A Vittoria
la mia dolce nipotina

F. Capasso

Farmacognosia

Botanica, chimica e farmacologia delle piante medicinali

In collaborazione con Rita De Pasquale e Giuliano Grandolini

Seconda edizione

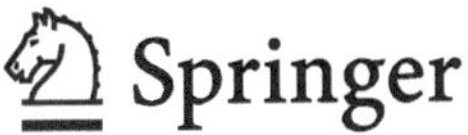

a cura di
F. Capasso
Professore di Farmacognosia
Università degli Studi "Federico II"
Napoli

R. De Pasquale
Professore di Farmacognosia
Università degli Studi
Messina

G. Grandolini
Professore di Tecnologia
Socio-economia e Legislazione Farmaceutica
Università degli Studi
Perugia

Seconda edizione

ISBN 978-88-470-1651-4 ISBN 978-88-470-1652-1 (eBook)

DOI 10.1007/978-88-470-1652-1

9 8 7 6 5 4 3 2 1 2011 2012 2013 2014

Layout copertina: Ikona Srl, Milano

Impaginazione: C & G di Cerri e Galassi, Cremona
Stampa: Printer Trento S.r.l., Trento

Springer-Verlag Italia S.r.l., Via Decembrio 28, I-20137 Milano
Springer fa parte di Springer Science+Business Media (www.springer.com)

Presentazione alla seconda edizione

È con estremo piacere che mi accingo a scrivere la presentazione di questa opera, frutto dell'intensa collaborazione di tre stimati colleghi, F. Capasso, R. De Pasquale e G. Grandolini, noti nel mondo scientifico per la loro grande esperienza professionale e per il rigore delle loro pubblicazioni scientifiche.

Il testo di Farmacognosia da loro redatto rappresenta uno strumento ricco di informazioni, sia scientifiche che pratiche, preziose per tutti coloro che operano nel settore farmaceutico e salutistico.

Infatti la multidisciplinarità di questo trattato, che compendia conoscenze di varie discipline quali la Farmacologia, la Botanica Farmaceutica, la Fitochimica e la Tecnologia e Legislazione farmaceutiche, rappresenta un sicuro riferimento, non solo per i preparatori e prescrittori di medicinali a base di prodotti naturali, ma anche per coloro che, per ragioni culturali, desiderano conoscere il mondo vegetale che li circonda per poter trarne utili indicazioni e informazioni.

Del resto, il sempre crescente interesse da parte dell'opinione pubblica per questo settore rende questa opera molto attuale ed interessante anche per il rigoroso taglio scientifico che gli Autori le hanno impresso, prendendo in considerazione le piante e/o parti di esse di sicura e riconosciuta validità terapeutica, frutto anche di un intenso ed ampio lavoro di ricerca bibliografica.

Il libro è il risultato di studi, ricerche, esperienze di lettura e di contatti personali che ne arricchiscono i contenuti e lo rendono anche di facile lettura.

La parte iconografica è ampia, chiara, ricca di immagini e di particolari che hanno il pregio di porre a diretto contatto il lettore con la natura.

Infine il testo comprende anche un utilissimo formulario fitofarmaceutico che ne amplia i contenuti e lo caratterizza anche dal punto di vista pratico.

Questo libro di "Farmacognosia" è per me quindi un lavoro di sicuro interesse e rappresenta un'indispensabile e quasi illimitata fonte di conoscenze per tutti gli operatori del settore sia dal punto di vista culturale che pratico. Sono convinto che le conoscenze farmacognostiche si arricchiscano oggi di un'opera di grande importanza per le preziose e interessanti notizie che contiene sulle piante medicinali e sulle droghe vegetali, sulla loro storia e descrizione botanica, sulla loro composizione in principi attivi e sul loro meccanismo d'azione ed infine sulle applicazioni terapeutiche e sugli effetti indesiderati.

Pertanto sono molto grato e mi congratulo con i colleghi F. Capasso, R. De Pasquale e G. Grandolini per aver dedicato le loro esperienze, le loro conoscenze professionali ed il loro tempo per compilare questa seconda edizione dell'opera "Farmacognosia – Botanica, chimica e farmacologia delle piante medicinali", edita da Springer, che costituisce un sicuro, essenziale approfondimento delle conoscenze per coloro che operano nel campo dei prodotti naturali e per le possibili applicazioni nella cura di patologie importanti ed anche per quelle minori, contribuendo così a migliorare il nostro benessere.

Perugia, gennaio 2011

Carlo Rossi
Preside Facoltà di Farmacia di Perugia
Vice-Presidente dell'European Association
of Faculty of Pharmacy

Presentazione alla seconda edizione

La Farmacognosia rientra a pieno titolo tra le materie rese obbligatorie dalla Direttiva 85/432/CEE per le Lauree specialistiche delle Facoltà di Farmacia ai fini della libera circolazione in Europa degli abilitati alla professione di Farmacista.

Nell'ordinamento degli Studi di questa Facoltà, la Farmacognosia tradizionalmente ricopre il ruolo di primo esame che si affronta nell'ambito delle discipline Farmacologiche. Sulla base delle conoscenze propedeuticamente acquisite, specie con la botanica farmaceutica (oggi biologia vegetale) e le chimiche, essa svolge il delicato compito di formare quella mentalità scientifica necessaria per conoscere e valutare i principi attivi di origine naturale in grado di garantire attività di interesse terapeutico e sanitario. Appare quindi chiaro che la Farmacognosia è innanzitutto una disciplina importante per gestire i farmaci che hanno tracciato la storia della terapia, così da essere uno strumento professionale obbligatorio per il Farmacista, e la sua conoscenza è anche indispensabile per altri operatori sanitari, specie se prescrittori e/o preparatori.

Storicamente i contenuti didattici della Farmacognosia riguardavano il riconoscimento e la coltivazione delle piante officinali con riferimento alla Farmacopea in vigore al momento, nonché la preparazione, la conservazione, il controllo di qualità delle piante medicinali con l'identificazione dei principi attivi ed infine le preparazioni con droghe vegetali. Completava il programma didattico la conoscenza di sostanze di origine animale e di sostanze di origine minerale.

Più di recente, con l'era dei farmaci di sintesi, sembrava che il ruolo della Farmacognosia, come scienza delle sostanze naturali, fosse molto circoscritto ed una certa marginalità negli studi è per alcuni decenni avvenuta. La crescente sfiducia degli ultimi anni verso la medicina tradizionale, derivata da clamorosi insuccessi e da danni tossicologici scaturiti dall'impiego di farmaci di sintesi (o etici), ha nuovamente risvegliato l'interesse del mondo farmaceutico e dei consumatori verso le sostanze di origine naturale.

L'impostazione che la moderna Farmacognosia, come scienza di primo livello della Farmacologia e della Farmacoterapia, si deve oggi dare è molto più ampia rispetto allo storico binomio con la Farmacopea.

Nuovi settori terapeutici sono oggi, nel bene e nel male, patrimonio del terapista ma, con mia convinta preoccupazione, anche dei consumatori e di loro mode terapeutiche per lo più enfatizzate dalla globalizzazione.

Se da una parte la ricerca scientifica ha arricchito le conoscenze sui fitocomplessi, ha individuato nuovi importanti principi attivi presenti negli alimenti di origine vegetale che si stanno dimostrando potenziali farmaci (ad es. ad azione chemiopreventiva, ad azione immunomodulatoria e adattogena), ha ottenuto principi attivi vegetali utili nel controllo di stili di vita anormali e di dipendenza ovvero ha proposto antiparassitari naturali, d'altra parte è anche vero che oltre ai benefici sono immancabilmente emersi rischi tossicologici di varia gravità per la salute dell'uomo e dell'ambiente. L'uso e l'abuso di piante o parti di piante hanno causato nell'uomo gravi avvelenamenti e portato a situazioni di dipendenza. Non ultimo da evidenziare è l'ampia e variegata area di impiego di erbe e di prodotti vegetali nell'ambito delle Medicine alternative che hanno imposto aspetti commerciali e speculativi non di facile definizione nel rapporto rischio-beneficio: non va dimenticato che il rischio per un paziente non è solo dato dalla comparsa di risposte tossiche a seguito di una pratica o di una moda terapeutica, ma anche dal mancato o dal diverso effetto farmacologico rispetto a quello atteso.

Da tutte queste brevi riflessioni emerge la necessità di ridefinire, attualizzandolo, il contenuto dell'insegnamento della Farmacognosia non solo per rispondere all'esigenza formativa obbligatoria del Farmacista, ma anche per fornire quella cultura critica necessaria ad ogni prescrittore sia esso Medico Chirurgo o Medico Veterinario. Inoltre una moderna didattica in Farmacognosia è professionalmente vincolante per i Laureati in Scienze Erboristiche.

Quale moderna organizzazione dei contenuti bisogna dare a questa Disciplina e quale testo può essere fondamentale strumento per formare gli Studenti ovvero per aggiornarsi sentendone la necessità?

Con l'opera "Farmacognosia – Botanica, chimica e farmacologia delle piante medicinali" i Colleghi Francesco Capasso, Rita De Pasquale e Giuliano Grandolini hanno saputo sapientemente affrontare, trattare e dare risposta a tutte le problematiche sopra espresse, in modo moderno e sopratutto didatticamente molto fruibile. Sono molto grato a questi Colleghi per avermi offerto l'opportunità di conoscere in anteprima la loro opera che ha stimolato la mia curiosità garantendomi un aggiornamento culturale e scientifico della Farmacognosia.

Bologna, gennaio 2011

Giorgio Cantelli Forti
Professore Ordinario di Farmacologia e Farmacoterapia
Alma Mater Studiorum - Università di Bologna

PRESENTAZIONE ALLA SECONDA EDIZIONE

Scrivere un libro moderno di Farmacognosia è una sfida molto complessa che, oltre ad una grande cultura, richiede una certa dose di coraggio. Come tutte le discipline che coinvolgono più soggetti, anche la collocazione della Farmacognosia è spesso controversa. Si tratta infatti di una materia che investe gli aspetti botanici, chimici, biologici e farmacologici connessi con una specie vegetale (pur includendo anche animali e minerali), o meglio di una "droga" (dall'olandese 'droog': sostanza secca) intesa come: "... un prodotto di origine vegetale contenente principi attivi utilizzabili per usi che coinvolgono attività biologiche" o, ancora in termini più estesi ed attuali, di un "fitocomplesso" e cioè "l'insieme dei componenti di una droga vegetale o di un prodotto da essa derivato che si caratterizza per composizione chimica ed attività biologica". D'altra parte, proprio per la molteplicità di conoscenze che richiede, la Farmacognosia è oggi una disciplina autoconsistente che per principi e contenuti si discosta decisamente da quelle da cui ha origine. Si tratta di una scienza che ha le sue radici in una delle più antiche esigenze dell'uomo e cioè il mantenimento dello stato di ben-essere e/o il superamento dello stato di mal-essere, come dimostra il grande sapere farmacognostico che racchiudono le medicine tradizionali di un po' tutti gli angoli della terra. Ormai da parecchi anni, noi assistiamo ad un forte ritorno alla natura, in particolare per il mantenimento dello stato di ben-essere: si tratta di un fatto assolutamente positivo, ma che si porta dietro anche tutta una serie di distorsioni, dimostrando quanto sia indispensabile una corretta cultura farmacognostica. Queste conoscenze sono fondamentali anche per limitare i danni che possono derivare da una commercializzazione indiscriminata e fuori controllo dei prodotti soprattutto a base vegetale, che può avere conseguenze anche drammatiche quando cade in mano a "mestatori e fattucchiere". Questa premessa per ribadire come lo scrivere un libro di Farmacognosia al passo con i tempi e scientificamente corretto richieda un notevole bagaglio di conoscenze in parecchie discipline, che vanno dalla biologia vegetale alla farmacologia, dalle tecniche di coltivazione alla fitochimica, dalla botanica all'analisi chimica ed alla chimica e tecnologia farmaceutiche per finire al costante aggiornamento degli aspetti legislativi. Questo libro ha il pregio di affrontare la Farmacognosia in chiave moderna e di soddisfare l'esigenza di multidisciplinarietà che questa richiede. Esso si divide fondamentalmente in tre parti: una prima di introduzione alla materia e di descrizione degli aspetti generali, a cui segue una classificazione delle droghe sulla base della struttura chimica dei costituenti principali in essa contenuti, cioè sulla base dell'approccio che oggi va per la maggiore, per concludersi con una miscellanea in cui vengono soprattutto presi in considerazione principi attivi di origine vegetale che presentano specifiche attività biologiche e farmacologiche.

La prima parte include tutte le informazioni fondamentali che sono necessarie ad affrontare correttamente lo studio della Farmacognosia, cominciando dalla sua evoluzione storica. I capitoli successivi riguardano i concetti di base (principi attivi e caratteri delle droghe) e gli aspetti tecnici e pratici che stanno alla base di una preparazione vegetale (coltivazione delle piante, preparazione della droga e controllo, preparazioni galeniche, aspetti industriali e legislazione).

La seconda parte invece prende in considerazione quelle classi di metaboliti primari e secondari che, grazie alla loro attività biologica ed al largo uso, assumono grande importanza in Farmacognosia sia a livello industriale che nella tradizione. Vengono così affrontati i carboidrati, i lipidi, gli aminoacidi, i peptidi e gli enzimi, i terpenoidi, i glicosidi, i fenil propanoidi e fluoroglucinoli e gli alcaloidi. Il criterio adottato è misto, e cioè ad una prima parte del capitolo che descrive le strutture dei sottogruppi di composti attivi più importanti, ne segue una seconda più monografica che illustra le specie più rappresentative contenenti le sostanze in oggetto e le loro attività.

L'ultima parte è una miscellanea che riguarda principalmente importanti attività biologiche e farmacologiche, i principi attivi e le piante che li contengono, e prende in considerazione una serie di soggetti in cui i composti di origine vegetale hanno un ruolo preminente, in particolare antitumorali, allucinogeni, immunomodulatori, adattogeni, insetticidi, piante nella terapia dell'alcolismo o che agiscono sui canali del calcio, e piante tossiche. Gli ultimi capitoli riguardano le medicine tradizionali, le sostanze di origine animale e minerale e gli integratori alimentari. Il testo si conclude con un formulario fitofarmaceutico e la descrizione di una serie di droghe obsolete.

Il libro è congegnato in modo da poter essere utile sia a livello didattico, in particolare per gli studenti della Facoltà di Farmacia, che professionale, ed io ritengo che, per completezza, abbia le carte in regola per essere parte della collezione di testi di consultazione di cui farmacisti ed erboristi dovrebbero disporre a supporto della loro attività professionale. Credo che per modernità di impostazione e aggiornamento di contenuti questo libro possa mantenersi a lungo attuale, sicuramente per il prossimo decennio.

Ho lasciato alla fine le considerazioni sugli autori. Come è ovvio, il testo è stato concepito secondo il vedere e le conoscenze di chi l'ha scritto. In primo luogo, devo rendere atto agli Autori dell'impegno profuso per sviluppare il testo secondo i dettami ed i concetti più recenti in questo settore, cambiandolo profondamente rispetto alla prima edizione, dando così prova di grande serietà. I nomi degli autori sono una garanzia di qualità dei contenuti del libro, sia come docenti della materia che come esperti del settore delle piante medicinali; si tratta di ricercatori di fama che con i loro studi, i loro risultati e le loro iniziative hanno dato un importante contributo allo sviluppo ed alla divulgazione della Farmacognosia moderna, e non soltanto in Italia. Le scuole di Messina inizialmente, e, in termini temporali, di Napoli subito dopo, a cui due degli autori appartengono, sono state e sono tuttora un punto di riferimento per questa disciplina, ancora una volta, non soltanto in Italia. La Farmacognosia è ancora oggi sottostimata, in particolare nel nostro Paese, in quanto è molto difficile da una parte far comprendere quanto sia articolata e, soprattutto, quanto sia indispensabile una approfondita e specifica conoscenza per poter "maneggiare" correttamente e con cognizione di causa prodotti che presentano attività biologica, e dall'altra sfatare la credenza errata, anche a livello accademico, che possa essere assimilata ad una delle discipline da cui deriva. Conosco gli Autori da anni, abbiamo combattuto molte battaglie insieme per l'affermazione della Farmacognosia, qualche volta abbiamo vinto, molte volte abbiamo perso, conosco la loro passione professionale e la loro preparazione scientifica: per queste ragioni, per l'impostazione e per averlo letto non ho difficoltà a definire questo un "bel" libro di Farmacognosia nuovo, moderno e chiaro.

Torino, gennaio 2011

Carlo Bicchi
Ordinario di Biologia Farmaceutica
Università degli Studi di Torino

Prefazione alla seconda edizione

La farmacognosia, etimologicamente parlando, è la conoscenza (da *gnosis*) dei veleni (da *pharmacon*). Comunque *pharmacon* non significa soltanto veleno, ma anche farmaco: la differenza sta nella dose. Questo potrebbe far pensare che la farmacognosia s'interessa dei farmaci. Le cose in effetti stanno diversamente in quanto la farmacognosia si è sempre limitata a trattare unicamente le sostanze naturali, indipendentemente dalla loro provenienza. La Materia Medica, progenitrice della Farmacognosia, dava giustamente eguale importanza ai prodotti provenienti dal regno minerale, animale e vegetale. Con il passare del tempo, però, le sostanze minerali ed animali hanno perso la loro importanza e quelle poche che ancora si utilizzano sono prodotte per via sintetica. Pertanto sono estromesse da un testo di farmacognosia o soltanto accennate, per un fatto più ancestrale che pratico. Con il trascorrere degli anni e nonostante la enorme diffusione dei farmaci di sintesi (etici), una profonda evoluzione si è invece avuta nell'ambito dei prodotti vegetali, grazie ad una vera e propria "esplosione" nella ricerca e nella offerta di sempre nuovi fitoterapici. Studi clinici adeguati hanno, in particolare, riportato all'attenzione del "mondo sanitario" il potenziale terapeutico di diverse piante medicinali sia vecchie che nuove. Questa seconda edizione, dopo quasi dieci anni dalla prima, si presenta aggiornata, rispetto ad un passato anche recente, ed ampliata, pur mantenendo le caratteristiche strutturali di praticità della precedente edizione. La parte generale è stata in alcune parti rimodulata, ma sostanzialmente non presenta differenze significative rispetto alla prima edizione. Al contrario, la parte speciale è profondamente mutata. È stata aggiornata ed ampliata; inoltre particolare rilievo è stato dato ad alcune droghe vegetali maggiormente studiate in campo sperimentale e clinico. Inoltre, per far fronte a nuove acquisizioni interi paragrafi e/o capitoli sono stati riscritti. Così pure gli aspetti più moderni della Fitoterapia quali le interazioni e le incompatibilità con farmaci convenzionali, trovano nel testo una trattazione adeguata alla loro importanza attuale. Infine, si è ritenuto opportuno accennare ad alcuni disturbi ed alcune patologie in modo da rendere più semplice, ma anche più organica, la lettura dell'opera. Alcuni argomenti, molto diversi tra loro, ma attuali e di particolare interesse, sono stati infine trattati a parte, in una sezione chiamata Miscellanea. Un formulario fitofarmaceutico ed un elenco di droghe di uso popolare completano l'opera che, come sempre, è rivolta non solo agli studenti dei corsi di laurea istituiti presso le Facoltà di Farmacia e di Medicina, ma anche a tutti coloro che quotidianamente devono affrontare i complessi problemi di salute connessi con disturbi lievi e passeggeri, premonitori il più delle volte di malattie. La comprensione della Springer, una casa editrice a larga diffusione internazionale, e la disponibilità di suoi validi collaboratori, in particolare l'eccellente collaborazione della dott.ssa Donatella Rizza, ci è stata di conforto e di aiuto, per la realizzazione dell'opera. L'augurio è che questo volume, realizzato per rendere più semplice, più razionale e più responsabile l'uso dei prodotti naturali, incontri un consenso corrispondente all'impegno posto nel realizzarlo.

Napoli, gennaio 2011

F. Capasso
R. De Pasquale
G. Grandolini

PRESENTAZIONE ALLA PRIMA EDIZIONE

Ho accettato di presentare questo libro agli studenti ed ai cultori di Farmacognosia con la consapevolezza di rendere merito all'impegno didattico e scientifico che da un ventennio profondono in quest'area culturale i miei allievi Francesco Capasso e Nicola Mascolo.

Sapevo che Capasso e Mascolo erano impegnati, assieme ai colleghi Rita De Pasquale e Giuliano Grandolini, alla stesura di un testo di Farmacognosia, ma non immaginavo di trovare un'opera di tale impegno e nel contempo chiara e semplice da consultare. Ritengo che questo testo sarà una gradita sorpresa per tutti, perché affronta, con diverso grado di approfondimento, le conoscenze che si sono acquisite in questi ultimi anni sui prodotti naturali, dando una visione moderna della Farmacognosia. Ne vengono presi in esame gli aspetti generali ed introduttivi, dalle semplici definizioni, alle biotecnologie, alle forme farmaceutiche, alla legislazione sui prodotti fitofarmaceutici. Con eguale accuratezza si esaminano poi le droghe vegetali secondo la classe chimica di appartenenza dei componenti più attivi o più abbondanti, mettendo in risalto il ruolo che questi farmaci naturali possono avere nella moderna medicina.

Gli Autori si soffermano sulle droghe più in uso e su quelle storiche, descrivendole da un punto di vista botanico, chimico e farmacologico e segnalando eventuali effetti indesiderati ed interazioni con altri farmaci. Il libro comprende anche capitoli rivolti all'approfondimento dell'uso di droghe e prodotti naturali in campo vegetale e veterinario e per combattere l'alcolismo. Non vengono tralasciati, infine, argomenti che, come la medicina alternativa e gli integratori alimentari, necessitano di una rigorosa puntualizzazione onde evitare il persistere di abitudini errate che spesso fanno della medicina non un "arte del guarire", ma un "arte del profitto". Tabelle, schemi riassuntivi, disegni di piante e di droghe ed una ricca iconografia impreziosiscono l'opera.

Gli Autori, piuttosto che alla luce delle convinzioni predominanti, giudicano le conoscenze farmacognostiche in base alla loro attendibilità, offrendo a chiunque la possibilità di confrontarsi. Questo rigore scientifico, che assicura l'intento pedagogico, è una garanzia per tutti coloro che adotteranno questo testo.

Anche se questo libro è rivolto ai giovani studenti di Scienze Farmaceutiche, è assai più vasto il pubblico che potrà essere interessato ad una riflessione equilibrata sui prodotti naturali di uso terapeutico. Scorrendo altri testi di Farmacognosia, opere senz'altro valide che arricchiscono il nostro patrimonio culturale, ci s'imbatte spesso in vaghi riferimenti circa l'attività farmacologica, il meccanismo d'azione e la tossicità delle droghe e dei loro principi attivi. Ben venga dunque un'opera che di questi aspetti ne fa uno scopo caratterizzante.

La nostra letteratura, dunque, si arricchisce di un'opera funzionale più che descrittiva, senz'altro utile a chi ricorre, per mera conoscenza o per motivi professionali, ai prodotti naturali. Per questo dobbiamo essere grati agli Autori di quest'opera e congratularci con essi.

Napoli, novembre 2000

Prof. Ludovico Sorrentino

Prefazione alla prima edizione

I progressi raggiunti in questi ultimi anni in alcuni settori della chimica e della biologia hanno consentito non solo un ampliamento delle conoscenze in campo farmacognostico, ma anche un approfondimento in quel vasto ramo della farmacognosia che riguarda le piante medicinali, per le quali oggi esiste un rinnovato interesse, soprattutto pratico-applicativo.

La chimica estrattiva e la farmacologia sperimentale permettono oggi di raggiungere livelli di conoscenze tali da consentire la preparazione di prodotti naturali stabili, costanti nella composizione, efficaci ed anche sicuri o comunque privi di effetti collaterali di una certà gravità.

Quest'opera non è stata, comunque, concepita con l'intento di sostituire manuali di fitoterapia, fitofarmacia o farmacologia, ma piuttosto di integrare questi con nozioni aggiornate di chimica, biologia e farmacoterapia.

Gli obiettivi che hanno guidato la stesura di questo libro sono stati: la correlazione della farmacognosia con scienze ad essa affini, la revisione dei meccanismi che sono alla base dell'azione farmacologica dei farmaci naturali e l'esame critico dell'impiego terapeutico di questi farmaci.

Nella bibliografia abbiamo preferito, essendo impensabile riportare tutti i fatti citati, elencare le rassegne, i testi più recenti o più significativi ed i contributi più originali.

Ci auguriamo che il lavoro fatto, forse non del tutto omogeneo e con inevitabili manchevolezze, possa soddisfare non solo le esigenze degli studenti di Farmacia, di C.T.F. e del D.U. in Tecniche Erboristiche, ma anche quelle dei farmacisti, dei medici e di coloro che svolgono attività di ricerca e di studio nell'area farmacognostica.

Ringraziamo quanti, colleghi ed amici, hanno incoraggiato e sostenuto questa iniziativa, compresi i nostri familiari, che con pazienza ed amore si sono privati spesso della nostra compagnia. A questi ultimi va anche la nostra gratitudine per la comprensione che hanno sempre manifestato per il lavoro che da anni facciamo con passione, serietà e serenità d'animo.

Ringraziamo infine la Springer-Verlag Italia per la fiducia accordataci e per la continua assistenza.

Napoli, novembre 2000

F. Capasso
R. De Pasquale
G. Grandolini
N. Mascolo

Indice

Parte generale 1

Capitolo 1 **Introduzione** 3
Definizioni 3
Storia della farmacognosia 4
La farmacognosia oggi 12
La ricerca farmacognostica 13
Bibliografia essenziale 15

Capitolo 2 **Principi attivi** 17
Fattori che influenzano il contenuto e la qualità dei principi attivi 19
Colture cellulari e produzione di principi attivi 22
Bibliografia essenziale 24

Capitolo 3 **I diversi caratteri delle droghe vegetali** 27
Bibliografia essenziale 31

Capitolo 4 **Preparazione e conservazione delle droghe vegetali** 33
Tempo di raccolta 33
Mondatura ed essicamento 34
Stabilizzazione 35
Sterilizzazione 36
Conservazione 36
Bibliografia essenziale 37

Capitolo 5 **Controllo di qualità delle droghe vegetali** 39
Esame dei caratteri organolettici (odore, sapore) 39
Esame dei caratteri morfologici (aspetto, forma, colore) 41
Esame microscopico 41
Analisi chimico-fisiche 42
Saggi biologici 42
Analisi tossicologiche 44
Bibliografia essenziale 45

Capitolo 6 **Coltivazione delle piante medicinali** 47
Aspetti agronomici 48
Aspetti biotecnologici 50
Aspetti economici 51
Aspetti informatici 52
Protezione delle piante medicinali 52
Bibliografia essenziale 54

Capitolo 7 **Preparazioni con droghe vegetali** 55
Il laboratorio galenico e le Norme di Buona Preparazione (NBP) 56
Preparazione della droga 60
Forme farmaceutiche 61
Bibliografia essenziale 84

Capitolo 8 **Aspetti industriali dei prodotti fitoterapici** 85
Le esigenze dell'Autorità sanitaria 85
Le esigenze del produttore 85
Processo di lavorazione 86
Bibliografia essenziale 89

Capitolo 9 **Legislazione sulle piante medicinali e sull'uso delle droghe vegetali** 91
Normativa sovranazionale - OMS 92
Normativa europea 93
Precedenti iniziative legislative in alcuni Paesi dell'Unione Europea 98
Normative extraeuropee 101
Farmacopee e piante medicinali 101
Bibliografia essenziale 102

Parte Speciale 105

Capitolo 10 **Classificazione delle droghe vegetali** 107
Bibliografia essenziale 108

Capitolo 11 **Droghe contenenti carboidrati** 109
Monosaccaridi 109
Droghe contenenti monosaccaridi e loro derivati 110
Oligosaccaridi 113
Polisaccaridi 113
Gomme e mucillagini 115
Polisaccaridi delle alghe 123
Pectine 124
Bibliografia essenziale 125

Capitolo 12 **Droghe contenenti lipidi** 127
Oli e grassi 127
Cere 132
Prostaglandine, eicosanoidi e sostanze affini 133
Aspetti nutrizionali e farmacologici dei lipidi 137
Droghe di interesse farmaceutico per il loro contenuto lipidico 141
Bibliografia essenziale 143

Capitolo 13 **Aminoacidi, peptidi ed enzimi** 145
Aminoacidi 145
Enzimi di origine vegetale 147
Enzimi proteolitici 148
Bibliografia essenziale 149

Capitolo 14	**Terpeni**	151
	Essenze o oli essenziali	152
	Droghe che contengono prevalentemente oli essenziali	155
	Resine e derivati	166
	Balsami	167
	Iridoidi	168
	Carotenoidi	173
	Curcuminoidi e gingeroli	176
	Droghe che contengono terpenoidi ed altri componenti attivi	178
	Bibliografia essenziale	188
Capitolo 15	**Glicosidi**	193
	Antrachinonici e diantronici	194
	Cianogenici	205
	Solforati	207
	Saponinici	211
	Aldeidici	224
	Fenolici	225
	Alcolici	226
	Bibliografia essenziale	229
Capitolo 16	**Glicosidi cardiaci**	233
	Droghe digitaliche	236
	Altre droghe cardioattive	239
	Bibliografia essenziale	241
Capitolo 17	**Fenilpropanoidi e fluoroglucinoli**	243
	Cumarine	243
	Lignani	245
	Flavonoidi	246
	Antocianine	254
	Tannini	257
	Fluoroglucinoli	259
	Bibliografia essenziale	260
Capitolo 18	**Alcaloidi**	263
	Alcaloidi fenilalchilaminici	265
	Alcaloidi isochinolinici	268
	Alcaloidi indolici	279
	Alcaloidi chinolinici	286
	Alcaloidi imidazolici	289
	Alcaloidi piridinici e piperidinici	290
	Alcaloidi tropanici	293
	Alcaloidi purinici	299
	Bibliografia essenziale	305
Miscellanea		307
Capitolo M1	**Antitumorali**	309
	Principi attivi di origine vegetale utilizzati in terapia antitumorale	309

	Altre sostanze di origine vegetale ad attività citotossica di potenziale interesse antitumorale	313
	Chemioprevenzione dei tumori da parte di fitocomplessi e altri componenti attivi di origine vegetale	313
	Uno sguardo al regolatorio	315
	Bibliografia essenziale	315
Capitolo M2	**Allucinogeni, *cannabis sativa*, *salvia divinorum***	317
	Sostanze psichedeliche	320
	Anestetici psichedelici	331
	Cannabis sativa	332
	Salvia divinorum	338
	Bibliografia essenziale	339
Capitolo M3	**Immunomodulatori e adattogeni**	341
	Bibliografia essenziale	351
Capitolo M4	**Piante che curano altre piante**	353
	Il mercato degli insetticidi	353
	L'interazione insetti-piante	354
	Fonti di sostanze con attività *antifeedant*	355
	Considerazioni conclusive	359
	Bibliografia essenziale	360
Capitolo M5	**Piante e alcolismo**	363
	Introduzione	363
	Iperico	363
	Pueraria	364
	Salvia Cinese	365
	Tabernanthe	366
	Ginseng	367
	Considerazioni conclusive	367
	Bibliografia essenziale	367
Capitolo M6	**Piante e canali del calcio**	369
	Canali del calcio	369
	Antagonisti dei canali del calcio di origine vegetale	370
	Antagonisti dei canali del calcio di origine animale	373
	Considerazioni conclusive	373
	Bibliografia essenziale	373
Capitolo M7	**Piante tossiche**	375
	Introduzione	375
	Avvelenamento da prodotti naturali	375
	Bibliografia essenziale	384
Capitolo M8	**Medicine alternative**	385
	Medicina Tradizionale Cinese (MTC)	386
	Medicina Tradizionale Indiana (ayurveda)	388
	Agopuntura	389
	Omeopatia	390
	Fiori di Bach	391

Biofeedback 392
Chelazione 393
Chiroterapia 393
Termalismo 394
Bibliografia essenziale 395

Capitolo M9 **Sostanze di origine animale** 397
Impieghi farmacologici dei prodotti di origine animale 398
La titolazione biologica dei medicamenti 398
Prodotti attivi sull'emostasi e sulla fibrinolisi 399
Preparati di origine animale impiegati nei difetti della coagulazione e della fibrinolisi 401
Fattori di crescita 403
Interferone 403
Eritropoietina 404
Interleuchine 405
Bibliografia essenziale 405

Capitolo M10 **Sostanze di origine minerale** 407
Allume 407
Altri sali di alluminio 408
Sali di bismuto 408
Acido borico 409
Sali di calcio 409
Sali di magnesio 410
Silicati 411
Sali di zinco 412
Bibliografia essenziale 412

Capitolo M11 **Integratori alimentari** 410
Allegato I 419
Allegato II 420
Bibliografia essenziale 424

Capitolo M12 **Droghe obsolete e/o poco studiate** 425
Bibliografia essenziale 436

Attrezzature presenti in una farmacia all'inizio del XX secolo (iconografia) 437

Formulario fitofarmaceutico 445

Glossario e acronimi 459

Indice terapeutico 471

Indice analitico 473

Collaboratori

Ludovico Abenavoli (seconda edizione)
Ricercatore, Dipartimento di Medicina Sperimentale e Clinica "G. Salvatore", Catanzaro

Roberta Agabio
Ricercatore, Dipartimento di Neuroscienze "Bernard B. Brodie", Università degli Studi di Cagliari

Ezio Bombardelli
Presidente Comitato Scientifico, Indena S.p.A., Milano

Francesca Borrelli (seconda edizione)
Ricercatrice, Dipartimento di Farmacologia Sperimentale, Università degli Studi di Napoli "Federico II"

Enrica Bosisio
Professore associato di Farmacologia, Dipartimento di Scienze Farmacologiche, Università degli Studi di Milano

Alessandro Bratti
Ricercatore, Dipartimento di Biologia ed Evoluzione, Sezione di Biologia Botanica, Università degli Studi di Ferrara

Jasna M. Canadnovic-Brunet
Professore associato di Chimica Organica, Dipartimento di Chimica Organica, Università degli Studi di Novi Sad, Serbia

Alessandro Bruni
Direttore Centro di Ateneo AGRI-UNIFE
Università di Ferrara

Raffaele Capasso (seconda edizione)
Ricercatore, Dipartimento di Farmacologia Sperimentale, Università degli Studi di Napoli "Federico II"

Mauro A.M. Carai
Ricercatore, Cagliari Pharmacological Research S.r.l., Cagliari

Stefano Castaldo
Cardiologo
Responsabile Centro Medico
Legale INPS - Napoli 1

Giancarlo Colombo
Dirigente di ricerca
Consiglio Nazionale delle Ricerche (CNR)
Istituto di Neuroscienze, Cagliari

Diana Conte Camerino
Professore ordinario di Farmacologia, Dipartimento Farmaco-biologico, Facoltà di Farmacia
Università degli Studi di Bari "Aldo Moro"

Aldo Cristoni
Consulente in Fitoterapia
Milano

Michela De Bellis (seconda edizione)
Ricercatore, Dipartimento Farmaco-biologico
Facoltà di Farmacia, Università degli Studi di Bari "Aldo Moro"

Marco De Liguoro
Professore associato di Tossicologia degli animali in produzione zootecnica, Facoltà di Medicina Veterinaria, Università degli Studi di Padova

Annamaria De Luca
Professore Ordinario di Farmacologia
Dipartimento Farmaco-biologico,
Facoltà di Farmacia
Università degli Studi di Bari "Aldo Moro"

Anna De Pasquale
Professore ordinario di Farmacologia,
Dipartimento Farmaco-Biologico,
Università degli Studi di Messina

Peter de Witte
Professore associato, Dipartimento di Biologia
Farmaceutica e Fitofarmacologia,
Università Cattolica di Leuven, Belgio

Giulia Di Carlo †
Ricercatore, Dipartimento
di Farmacologia Sperimentale,
Università degli Studi di Napoli "Federico II"

Gianfranco di Renzo
Professore ordinario di Farmacologia,
Dipartimento di Neuroscienze,
Facoltà di Medicina e Chirurgia,
Università degli Studi di Napoli "Federico II"

Sonja M. Djilas
Professore associato di Chimica Organica,
Dipartimento di Chimica Organica,
Università degli Studi di Novi Sad, Serbia

Timothy S. Gaginella
Professore aggiunto, Facoltà di Farmacia,
Università del Wisconsin, Madison, USA

Enza Maria Galati
Professore associato di Farmacognosia,
Dipartimento Farmaco-Biologico,
Università degli Studi di Messina

Claudio Galli
Docente di Farmacologia, Facoltà di Farmacia,
Presidente del Corso di Laurea in Scienze
e Tecnologie Erboristiche
Università degli Studi di Milano

Gian Luigi Gessa
Professore emerito,
Università degli Studi di Cagliari

Angelo A. Izzo
Professore associato, Dipartimento
di Farmacologia Sperimentale,
Facoltà di Farmacia
Università degli Studi di Napoli "Federico II"

Giuseppe Lima (seconda edizione)
Professore ordinario, Dipartimento di Scienze
Animali, Vegetali e dell'Ambiente,
Università degli Studi del Molise

Antonia Lucisano
Professore ordinario di Tossicologia Veterinaria,
Dipartimento di Patologia e Sanità Animale,
Università degli Studi di Napoli "Federico II"

Nicola Mascolo
Professore Ordinario di Farmacognosia
Dipartimento di Farmacologia Sperimentale
Università degli Studi di Napoli "Federico II"

Gabriela Mazzanti
Professore ordinario di Farmacognosia
Dipartimento di Fisiologia e Farmacologia
"Vittorio Erspamer"
Università di Roma "La Sapienza"

Luigi Menghini
Professore associato,
Dipartimento di Scienze del Farmaco
Facoltà di Farmacia
Università "G. d'Annunzio"di Chieti

Bozidar Lj. Milic
Professore ordinario di Chimica Organica,
Dipartimento di Chimica Organica,
Università degli Studi di Novi Sad, Serbia

Natasa B. Milic
Dottore in Chimica, Dipartimento
di Farmacologia Sperimentale,
Università degli Studi di Napoli "Federico II"

Dario Novellino
Ricercatore, Istituto di Culture Filippine,
Manila,Università delle Filippine

Ferruccio Poli
Professore ordinario di Botanica Farmaceutica,
Dipartimento di Biologia
Evoluzionistica Sperimentale,
Università degli Studi di Bologna

Ester Speroni
Ricercatore, Dipartimento di Farmacologia,
Università degli Studi di Bologna

Maria Cristina Tiralti
Ricercatore, Dipartimento di Chimica
e Tecnologia del Farmaco,
Università degli Studi di Perugia

Paola Zanoli
Professore associato di Farmacognosia
e di Fitoterapia
Dipartimento di Scienze Biomediche,
Sezione di Farmacologia
Università di Modena e Reggio Emilia

PARTE GENERALE

Capitolo 1 INTRODUZIONE

La farmacognosia ha il compito di descrivere sotto tutti i punti di vista le droghe vegetali (animali e minerali) dotate di proprietà farmacologiche. Le droghe vegetali sono parti di piante che ci vengono fornite tal quali dal regno vegetale e che opportunamente preparate e conservate vengono utilizzate in terapia. Se la droga vegetale non ha proprietà farmacologiche non viene presa in considerazione dalla farmacognosia. Tuttavia, alcune droghe, anche se prive di attività farmacologica, vengono trattate in alcuni testi di farmacognosia perché impiegate come eccipienti (ad es. l'*amido*) nelle officine farmaceutiche, o usate nella pratica medica (*cotone*) o ancora perché possono causare reazioni allergiche (*pollini*).

Il termine farmacognosia, dal greco φάϱμακον = veleno/farmaco e γνῶσις = conoscenza, compare per la prima volta in un testo di Johann Adam Schmidt nel 1811, *Lehrbuch der Materia Medica*. Il termine venne successivamente adottato da Seydler nel 1815 in *Analecta pharmakognostica* e da Martius nel 1832 in *Grundriss der Pharmakognosie des Pflanzenreiches*. In seguito diverrà di uso comune.

Comunque la farmacognosia come scienza ha origini remote. Farmacognosti erano i *rizotomi* presso gli antichi greci e Dioscoride è considerato uno dei primi maestri di farmacognosia del mondo greco-romano.

Va tuttavia precisato che la farmacognosia non era considerata una disciplina a sè, bensì come parte della materia medica e tossicologica. Solo più tardi ha acquisito l'indipendenza e la dignità di scienza, anche se le nozioni farmacognostiche rimasero delimitate e anche piuttosto vaghe per la progressiva espansione culturale di botanica, chimica estrattiva e farmacologia. Quando, verso la metà del XIX secolo, fece la sua comparsa il ternine *farmacognosia*, si volle con questo indicare quella disciplina che, con finalità scientifiche, studiava le droghe medicinali dal punto di vista della storia, etimologia, provenienza, classificazione, raccolta e confezionamento, riconoscimento, composizione chimica, preparazione farmaceutica e usi. Nel XX secolo diversi Autori, nel trattare argomenti di farmacognosia, hanno preso in considerazione prevalentemente alcuni aspetti quali (i) l'identificazione della fonte del materiale che costituisce la droga, (ii) la sua natura morfologica, (iii) la sua purezza ed efficacia e (iv) il suo uso in terapia.

Definizioni

Nel linguaggio comune si definisce droga *«una sostanza naturale o di sintesi capace di modificare temporaneamente lo stato psichico dell'individuo che è alla ricerca di una condizione patologica del piacere»*. Pertanto con il termine droga s'identificano quelle sostanze capaci di provocare un effetto stupefacente o allucinogeno (oppio, hashish, marihuana, peyote, morfina, cocaina, eroina, mescalina, LSD, amfetamina, barbiturico ecc.) e drogato è colui che usa o è sotto l'effetto di sostanze voluttuarie. Droghe sono considerate anche alcuni alimenti (aglio ecc.) e spezie (noce moscata, chiodi di garofano, zafferano, cannella ecc.) utilizzate in cucina per rendere più appetibili e digeribili i cibi.

In farmacognosia invece con il termine droga s'intende un *corpo vegetale (animale o minerale) o una parte di questo che contiene, assieme ad altri componenti inattivi o di scarso interesse farmacologico, una o più sostanze farmacologicamente attive dette principi attivi della droga*. Droga è quindi sinonimo di medicamento semplice, tanto è che nel Medio Evo le droghe si chiamavano *semplici* e *semplicista* era colui che preparava, conservava e vendeva droghe vegetali per scopi medicinali.

Diverso è invece il significato di farmaco, termine comunemente adoperato per indicare prodotti chimici puri dotati di proprietà farmacologiche, capaci cioè di provocare una variazione funzionale. Pertanto, mentre la foglia di *Digitalis purpurea* è una droga (o un *semplice*), il suo componente più importante, la digitalina, isolato allo stato puro è un farmaco. Così pure l'oppio è una droga mentre la morfina, il suo principale componente, è un farmaco se isolata ed utilizzata allo stato puro. Questo lascia intendere che la droga può essere una parte della pianta, la pianta intera oppure un succo, un latice o un essudato, che agisce su un organismo vivente per i principi attivi che contiene.

A seconda della loro origine, le droghe e i farmaci possono quindi dividersi in *naturali* (se si ottengono dal regno vegetale, animale o minerale) e *artificiali* o *sintetici* (se si ottengono per sintesi nei laboratori chimici).

Il termine droga compare per la prima volta in Inghilterra nel XIV secolo ed in Italia nel XV secolo e viene per la prima volta riportato nel *Dispensatorium et aromatariorum* di Pseudo-Nicolaus, nel 1536, che definisce le droghe *medicine di gran pregio provenienti da lontani Paesi*. Ciò nonostante resta ancora da chiarire l'etimologia del termine "droga". Secondo alcuni deriverebbe dal tedesco *troken*, che significa secco, asciutto, e sarebbe stato usato perché le droghe vengono appunto seccate e conservate. Altri vorrebbero invece far derivare questa parola dall'olandese *droog* che significa corpo, arido, asciutto, dall'illirico *drug* che vuol dire pregiato, dal persiano *drogue* che significa baratto o inganno, dall'irlandese *droch*, dal brettone *droug* o *drouk* oppure dal celtico *droch*, tutti termini dalla pronuncia alquanto simile, impiegati per indicare sostanze di sapore particolare.

Le droghe vegetali che oggi si trovano in commercio possono essere fornite sia da piante spontanee che coltivate. Le piante che forniscono le droghe sono considerate medicinali. Per l'OMS (Organizzazione Mondiale della Sanità) la **pianta medicinale** è quella che contiene, in uno o più organi, sostanze che possono essere utilizzate a fini terapeutici o che sono i precursori di emisintesi chemiofarmaceutiche. Più generico è invece il termine **pianta officinale** con il quale s'intende una pianta utile in campo farmaceutico, cosmetico, liquoristico, industriale ecc.

Le droghe possono trovarsi in commercio come tali, cioè come sono fornite dalla natura, dopo mondatura ed appropriato essiccamento, oppure snaturate, cioè decorticate, raschiate, sbucciate, spezzettate, polverizzate o addirittura sotto forma di estratti grezzi, purificati e/o concentrati. A seconda poi della loro morfologia possono distinguersi in *organizzate* e *non organizzate*: le prime sono quelle che presentano una struttura cellulare, le seconde risultano invece prive di elementi cellulari. Pertanto le droghe vegetali risultano organizzate quando sono costituite da tutto il corpo del vegetale o da una parte di questo (foglia, seme, radice ecc.), mentre non sono più organizzate quando sono costituite da un prodotto secreto o comunque fuoriuscito dalle cellule o dai vasi o estratto dai tessuti vegetali (latice, succo, essudato, balsamo, olio essenziale ecc.).

I principi attivi, cioè i componenti farmacologicamente attivi, possono essere estratti direttamente dalle droghe o dai calli (colture di cellule), oppure sintetizzati in laboratorio; contrariamente a quanto si afferma non c'è alcuna differenza tra il principio attivo estratto dal vegetale e quello ottenuto per sintesi. Entrambi sono chimicamente identici ed entrambi provocano la stessa risposta biologica sull'organismo vivente e causano gli stessi effetti indesiderati o tossici.

Storia della farmacognosia

L'uomo primitivo, all'alba della sua vita cosciente, sentì subito il bisogno di alleviare in qualche modo le sofferenze causate dalle malattie e dalle insidie dell'ambiente circostante (belve, insetti, intemperie delle stagioni ecc.). Così, per istinto, lasciò riposare il corpo stanco o sofferente, bevve acqua fredda nell'arsura della febbre, lavò con acqua le ferite e guarì le stesse coprendole con una foglia. Con l'aiuto dell'istinto e del caso venne quindi a conoscenza delle capacità salutari di alcune sostanze vegetali. Il prato ed il bosco furono le prime *farmacie* dell'ominide che ben presto imparò a riconoscere tali sostanze da quelle innocue o alimentari, come pure a distinguere tra le prime quelle velenose da quelle utili in caso di malattia (*medicina istintiva*).

D'altronde, molti animali, grazie al loro intuito, avvertono la pericolosità ed evitano durante il pascolo vegetali velenosi, mentre in caso di malattia vanno alla ricerca e mangiano altri vegetali che in molti casi sono sfruttati dall'uomo per le loro proprietà terapeutiche.

Comunque l'uomo, a differenza degli animali, imparò a riconoscere l'azione tossica e velenosa di alcune sostanze vegetali (curaro, veratro, belladonna ecc.) e l'azione benefica di altre (oppio, coca, china, guaiaco, giusquiamo ecc.) e soprattutto ad usare le une e le altre per sua utilità (con le prime avvelenava le frecce usate per la caccia e la pesca, con le seconde si curava), come documentano alcuni reperti antichi provenienti da caverne e da palafitte (fossili, manufatti di pietra, figurazioni).

Questa rudimentale arte medica, fatta di uno strano miscuglio di scongiuri, incantesimi e di antiche ricette, veniva inizialmente trasmessa da padre in figlio. In seguito, però, l'uomo cominciò a riflettere sui fenomeni piacevoli e spiacevoli della natura ed interpretò questi come segni di un essere soprannaturale (divino). Le malattie (tra cui le intossicazioni) e le proprietà terapeutiche apparvero come espressioni di divinità malefiche (avverse all'uomo) nel primo caso, e benefiche (buone, amiche) nel secondo. Nacque così nell'ingenua fantasia dell'uomo antico l'idea degli dei[(1)] e dei demoni. Questo fece sì che quelle primitive conoscenze mediche e terapeutiche passassero nelle mani dei maghi-stregoni e dei sacerdoti che, sotto la spinta dell'amore verso il prossimo ed il desiderio di recare sollievo ai sofferenti o per mantenere il potere delle Caste, ne trasmisero il segreto (*medicina sacerdotale, magica, demoniaca*). In questo lungo periodo della preistoria che va dal 4000 a.C., data d'inizio della vita civile dei popoli oltre la quale una spessa ombra ostacola le ricerche degli storici, al periodo postomerico (500 a.C.), l'uomo, guidato da un inconsapevole empirismo, e con l'osservazione ripetuta di effetti ottenuti in certe malattie, sviluppa le conoscenze e le virtù salutari di alcune sostanze vegetali, animali e minerali (*medicina empirica*). *L'introspezione*, lo strumento certamente più importante che l'uomo ha a disposizione, ha sicuramente avuto un ruolo nella scoperta dei medicamenti.

Di questo periodo sono i primi documenti scritti (erbari, papiri, iscrizioni geroglifiche ecc.) che trattano sia delle malattie che dei medicamenti illustrandone gli usi e le nozioni generali che se ne possedevano. Importanti per la storia della farmacognosia sono: il *trattato di Imotep*[(2)] (4000 a.C.); gli *erbari cinesi* di *Pen ts'ao*[(3)] dell'imperatore Shen Nung (vissuto nel 2800 a.C.), detto "padre della medicina cinese", *Nei-ching* di Huang Ti (2698 a.C.) e *Nang-ching* di Pian Ch'iao (651 a.C.); i *papiri egiziani*[(4)] di Smith, Ebers, ecc; il *Codice di Hammurabi* (200 a.C.) (grande stele di pietra trovata nel 1902 tra le rovine dell'antica Susa) che contiene tra l'altro prescrizioni mediche ed indicazioni sulle pene inflitte al medico in caso d'imperizia; numerose *tavolette di argilla* (circa 2000 a.C.) a scrittura cuneiforme delle civiltà mesopotamiche, tra cui quella di Ashurbanipal (669-629 a.C.) che descrive 250 droghe vegetali tra cui l'aloe, l'assa fetida, la belladonna, la canape indiana, il cardamomo, la cassia, l'olio di ricino, la coloquintide, il ginepro, la liquirizia, la mandragora, la mirra, il melograno, l'oppio ecc. e 120 droghe minerali; i libri indiani *Aiurveda* [Ayurveda o saper (*veda*) vivere in sanità a lungo (*ayus*)] e *Atharvaveda* (100-800 a.C.), come pure i testi medici attribuiti ai tre sapienti *Charaka* (600 a.C.), *Vagbhata* (700 a.C.) e *Sushruta* (100 a.C.): quest'ultimo elenca ben 798 droghe medicinali tra le quali l'oppio, l'olio di ricino, l'olio di croton, la cassia, l'aconito, la canape indiana, il chenopodio, l'acacia, il melograno ed inoltre il mercurio, il solfato di rame, l'antimonio ecc.

Non è facile precisare quando l'arte del guarire, uscendo dai templi, cominciò a svilupparsi ed a progredire liberamente e quando in tale evoluzione l'uomo abbia realizzato che una stessa droga poteva riuscire ora dannosa, ora utile in senso terapeutico, a seconda della dose o delle condizioni individuali ed ambientali. Sta di fatto però che già i greci del periodo omerico (1000-500 a.C.) con il nome di φάρμακον indicavano sia un veleno che un medicamento. Anche Ovidio, a distanza di tempo, ripeteva ai suoi allievi: *nulla è così buono che in eccesso non possa nuocere*. Nelle opere di Omero troviamo, anche se di rado, notizie di piante medicinali, filtri inebrianti ed infusi con erbe. Malgrado ciò non esistono opere di interesse farmacognostico da Omero ad Ippocrate.

---

(1) La massima *divinus opus sedare dolorem* (è opera divina sedare il dolore) è entrata nella storia dell'uomo.

(2) È un trattato sui medicamenti, considerato da alcuni la prima Farmacopea del mondo; Imotep era architetto e medico presso l'imperatore Zoser.

(3) Il *Pen ts'ao* (materia medica) descrive circa 360 droghe ed è composto di 3 parti: la prima elenca le droghe innocue che *conservano la salute*, la seconda studia le droghe innocue e velenose che *aiutano la natura* mentre la terza comprende le droghe che *curano le malattie* e che sono tutte velenose.

(4) I papiri che trattano di medicina (*papiri medici*) sono poco più di mezza dozzina e sono stati scoperti e tradotti negli ultimi 170 anni. I più importanti sono noti coi nomi di Smith, Ebers, Brugsch, Gardiner, Westcar. Il più antico è il papiro di Smith, redatto nell'anno 3000 a.C. Il papiro di Ebers (1550 a.C.) contiene ricette per numerose malattie, medicamenti di origine minerale e vegetale e sostanze utilizzate per mummificare i cadaveri (mirra, storace, colofonia, incenso ecc.). Delle 160 droghe medicinali identificate ricordiamo: il papavero, la senape, il ricino, l'aloe, la menta, il ginepro, la mandragora, il rabarbaro, la senna, il melograno, il tannino ecc. Il papiro di Brugsch (1300 a.C.) riporta 1700 ricette. I papiri di Gardiner e di Westcar trattano argomenti di ginecologia.

Ciò nonostante è in questo periodo che si stabilisce la classe dei ῥιζοτόμοι (tagliatori di radici), esperti nel raccogliere e preparare radici di piante medicamentose, contrapposta a quella dei φαρμαχπυλαι, girovaghi che nelle piazze vendevano le loro medicine.

Le prime notizie organiche sulle piante medicinali le troviamo in **Erodoto** (V sec. a.C.), il quale nelle sue *Storie* illustra le colture di ricino e come estrarre l'olio, in Ippocrate ed in Teofrasto. Nell'opera di **Ippocrate** (460-370 a.C.), universalmente riconosciuto come il "padre della medicina" (Fig. 1.1a) i medicamenti, in numero di circa 250, rappresentano un'appendice terapeutica all'opera sostanzialmente clinica, senza traccia di organica e sistematica trattazione in senso farmacognostico, farmacoterapeutico o tossicologico.

In tale periodo iniziò pure la prima rudimentale sperimentazione scientifica dei tossici e dei medicamenti con l'intento di precisarne le azioni e di aumentarne la possibilità d'impiego, come pure si cercò di accrescere ogni conoscenza che li riguardasse. Con l'arricchirsi del patrimonio farmacognostico, furono fatti i primi tentativi per un ordinamento sistematico delle sostanze tossiche e di quelle medicamentose.

Teofrasto di Efeso (371-286 a.C.) nella sua opera *De historia plantarum* divisa in 15 volumi, descrive centinaia di piante e di droghe (oppio, belladonna, aloe, scilla, felce maschio ecc.), molte delle quali ignote ad altri Autori del tempo. La sua descrizione è però incompleta, tale da rendere difficile l'identificazione di molte piante medicinali. Pur tuttavia, Teofrasto è considerato il primo maestro della botanica descrittiva.

Diversi medici greci non si limitarono all'impiego di sostanze semplici (*simplicia*), ma utilizzarono sostanze composte (*composite*). Le combinazioni più complesse furono gli "antidoti", impiegati per combattere malattie di presunta natura velenosa. A tal proposito merita di essere ricordato **Mitridate** (132-63 a.C.) che, per timore di essere avvelenato, preparò l'antidoto medicinale (*mitridaticum*), più tardi modificato da *Andromaco,* medico personale di Nerone, e chiamato *triaca*. L'innovazione in questa miscela di 64 sostanze era l'aggiunta di carne di vipera, considerata un eccellente rimedio contro ogni genere di veleno. La triaca, o teriaca, verrà poi utilizzata fin

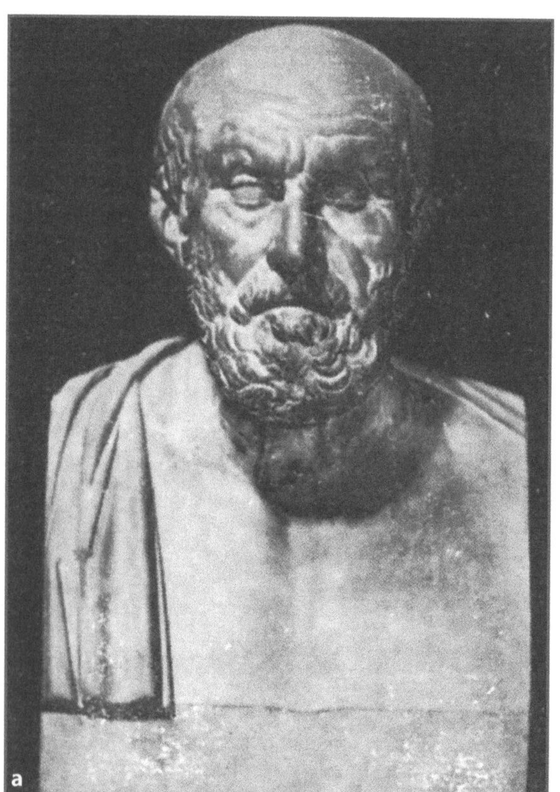

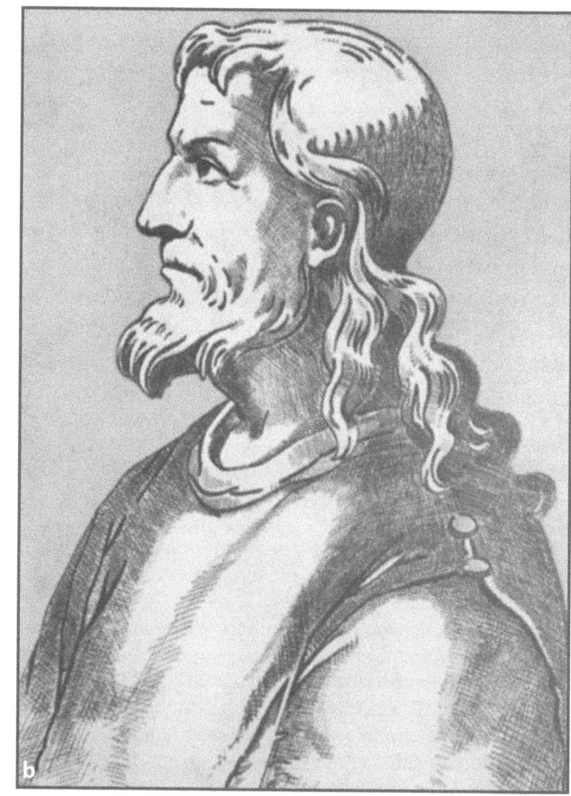

Fig. 1.1 Ippocrate, il padre della medicina (**a**) e Galeno, il padre della farmacia (**b**)

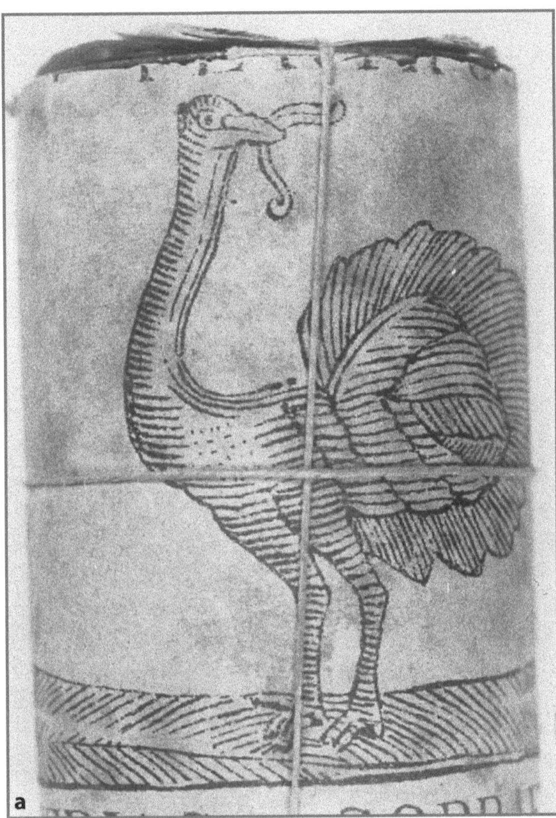

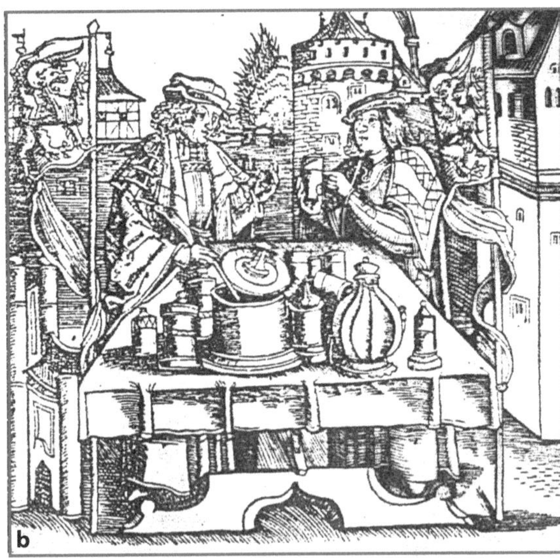

1° *Fundamentum firmissimum Theriacae*: carnis viperarum:
SIMPLICIA:
2° *sedativa*: opium depuratum, castoreo. croco orientale. liquirizia. matricaria. valeriana magna, gomma arabica:
3° *stimulantia*: amaraco. camedrio. galanga. ginepro. maggiorana. menta. miristica. nardo. opobalsamo. pepe lungo. pepe nero:
4° *acria peptica*: agarico. angelica. bitume giudaico. centaurea minore. dittamo cretico, genziana, incenso. lauro nobile. marrubio. mirra. scordio. seseli gallico. tarassaco. timo. zenzero bianco:
5° *ructus dissolvetia*: acoro selvatico. anice. cardamomo. cariofillo. cinnamomo zeilanico. finocchio. serpentaria:
6° *catarthica*: aloè. ramno cretense. aristolochia trilobata. cassia. iride florentina. rapontico. tapsia. zedoaria:
7° *urinam ejectanda*: calaminta montana. cardo stellato. gramigna. petroselino macedonico. scilla rubra, terebentina chinese:
8° *adstringentia*: acacia vera. benzoino, bolo armeno o terra di Lemno. calcite usta. catecù. ferro vetriolato. rosa gallica. salvia;
9° *alexipharmaca*: balsamo di Siria. galbano. iperico, mastice. napio. meo atamantico. scoeranzio arabico. storace liquido:
10° *solventia*: vinum Falernum: si careas. limpidum quaeres validumque vinum. seu Galliae Narbonensis seu Hispanicum vetus album:
11° *eccipientia conglutinantia*: mel purum. fragrans. aureum. glutinosum. grave; alterum gummi arabicum, si necesse est.

c

Fig. 1.2 Faccia anteriore di un campione di teriaca veneziana (**a**); esame dei componenti della teriaca (**b**); i componenti della teriaca durante i secoli XVI-XVIII, disposti in gruppi terapeutici latini (**c**)

quasi all'inizio del XIX secolo come tonico, stomachico e sedativo dello stomaco[5] (Fig. 1.2).

Si arriva così al periodo dell'Impero romano in cui insigni medici riunirono in opere scientifiche ogni conoscenza relativa ai medicamenti. Ricordiamo Pedanio **Dioscoride** di Anazarbo (I secolo d.C.), il padre della farmacologia, che descrive nel trattato di *De materia medica*, in 5 libri (un sesto dedicato ai veleni ed agli antidoti, fu scoperto più tardi ed attribuito allo stesso Autore), le droghe medicinali allora conosciute e gli effetti ad esse attribuiti. Descrisse circa 600 piante officinali e farmaci di natura animale e minerale (caolino, mercurio), non più secondo l'ordine alfabetico o in appendice alle malattie, ma secondo un suo particolare ordine sistematico. Le descrizioni sintetiche, ma ordinate e precise, dei medicamenti vegetali, animali o minerali ed i commenti sulle applicazioni terapeutiche hanno fatto sì che quest'opera venisse adottata come testo di farmacognosia in tutto il Medio Evo fino al Rinascimento. Dioscoride è oggi considerato il padre della botanica medica.

Aulo Cornelio **Celso**, detto il Cicerone dei medici (ma anche l'Ippocrate romano), nella sua opera *De medicina* (o *De re medica*) raggruppa invece in

[5] La composizione della triaca subì nei secoli sostanziali modifiche sino a contenere più di 100 sostanze (quella Benedetta di Quercetano). Un po' dovunque sorsero dispute tra medici e speziali sull'esclusività nel prepararla e nel venderla. La preparazione della triaca, più tardi *teriaca*, avveniva in Italia, ma anche in altri Paesi europei come Francia e Germania, con cerimonie pubbliche: a Bologna nel cortile dell'Archiginnasio; a Venezia la pesata dei *semplici* avveniva in presenza del popolo; a Genova in presenza delle autorità; a Parigi solo la *Societé de la Triaca* (1750-1784), di cui facevano parte farmacisti che pagavano annualmente 600 franchi, poteva prepararla. La triaca è un esempio dell'ingenuità della gente nel credere in virtù terapeutiche e nel fatto che *il più fa meglio del meno*.

una vasta opera enciclopedica i medicamenti secondo il loro effetto curativo ed elenca diverse formulazioni da applicare o spalmare sulla parte ammalata (impacchi, unguenti, estrazioni acquose di piante medicinali). Di quest'opera (*De artibus*) ci è pervenuto solo il libro *De medicina*. **Plinio** il naturalista (23-79 d.C.), un altro enciclopedista latino, dedica 8 volumi della sua *Naturalis historia* (37 volumi in tutto) alle virtù terapeutiche delle piante. Le notizie riportate sono tante, ma senza approfondimento critico, per cui spesso la fantasia e la superstizione si confondono con la realtà. Ciò nonostante l'opera di Plinio è considerata più preziosa di quella di Celso perché ricca di informazioni storiche e per la visione panoramica che offre di tutto il sapere scientifico del suo tempo. Claudio **Galeno** (Fig. 1.1b), medico dei gladiatori a Pergamo (138-201 d.C.), nel suo *Methodus medendi* prende in esame i medicamenti soltanto dal punto di vista della loro capacità curativa, classificandoli in ordine alfabetico, per cui, pur dando nozioni specifiche, resta sempre un'opera di farmacoterapia. Comunque Galeno è considerato a ragione il padre della farmacia in quanto nella sua scuola si insegnò a redigere la ricetta medica seguendo dei formalismi, alcuni dei quali ancor oggi di uso comune. Inoltre, nel suo *De simplicium medicamentorum temperamentis et facultatibus*, opera in undici volumi, nella quale sono elencate 473 droghe vegetali, espone concetti fondamentali, quali quello di medicamento *semplice* e di medicamento *composto*, e la maniera di trasformare i primi nei secondi, cioè in preparazioni farmaceutiche (formulazioni) adatte alla somministrazione. Ancor oggi una preparazione farmaceutica codificata da un testo ufficiale (ad es. la Farmacopea) s'indica con il termine di *galenica*.

Degli scrittori che si occuparono in questo periodo di Materia Medica menzioniamo **Scribonio Largo**, Autore di un ricettario farmacologico (*Medicamentorum compositiones*). La sua opera, considerata la prima Farmacopea rimastaci, espone 242 rimedi vegetali, 36 minerali e 26 animali. Riporta, tra l'altro, l'estrazione dell'oppio dal papavero e la preparazione dell'olio di ricino; questo terapeuta merita di essere ricordato anche per l'ammonimento deontologico che riporta nel suo scritto: *perfino i nemici della patria hanno diritto alla sollecitazione del medico*. **Areteo** di Cappadocia (I sec. d.C.) nella sua opera descrive con chiarezza le malattie (in particolare le convulsioni tetaniche, la pleurite e la lebbra) anche se non va oltre le conoscenze e le pratiche terapeutiche del suo tempo, limitate all'uso delle piante medicinali. Successivamente (IV-VII sec. d.C.) **Oribasio** (326-403 d.C.), medico di Giuliano l'Apostata, **Alessandro di Tralles** (525-605 d.C.), **Paolo di Egina** (625-690 d.C.) ed altri si limitarono a fare dei compendi, riassumendo le conoscenze medicamentose di Dioscoride e di Galeno.

Intanto in India compare il testo di medicina *Charakia samhita* (120 d.C.), che tra l'altro riporta oltre 500 droghe vegetali, animali e minerali e relative prescrizioni (più di 100 per la lebbra e circa altrettante per la tisi), ed in Cina le opere di T'sang Kung (180 d.C.), di Chang Chung-Ching (168 d.C.) e di Hua T'o (190 d.C.), con annotazioni relative a varie droghe medicinali, tra cui alcune usate anche a scopo anestetico.

Nel Medio Evo la medicina decade e ristagna. Le raggiunte acquisizioni sulle proprietà medicamentose e tossiche delle droghe sono trasmesse da un lato dai **Padri della Chiesa**, che nei monasteri ricercano alacremente, ricopiano, traducono e commentano i manoscritti antichi (Codici di Montecassino, Scuola di Tours, Chiostro di S. Gallo, Chiostro di Bobbio presso Pavia, Benedetto Crupo del 700, Macer Floridus dell'800 ecc.) e coltivano nei loro chiostri[(6)] piante medicinali proprio come facevano i romani nei loro giardini, e dall'altro dalla **Scuola Araba** e **Salernitana**.

Gli arabi, oltre ad essere bravi nell'arte della guerra, seppero impadronirsi della cultura medica greco-romana e fonderla con la propria e con quella indiana. Attraverso la Spagna diffusero in Europa droghe vegetali (cannella, noce d'areca, noce moscata, noce vomica, senna, tamarindo, canfora, manna ecc.), nuove forme farmaceutiche (sciroppo, tinture) e preparazioni complesse che richiedevano, per essere realizzate, locali adatti alla preparazione (*farmacie*). Queste nozioni furono tramandate in opere sempre più complesse e dinamiche quali il *Libro degli Alchimisti*. Nel contempo crearono le prime Università mediche (Bagdad, 830); solo 3-4 secoli più tardi avremo Università mediche in Spagna (diciassette), Francia (una) e Salerno (una). Dei medici arabi, che descrissero in maniera esatta ed oggettiva droghe e piante medicinali rare, coltivate in appositi orti, ricordiamo: Isacco Giudeo, Avicenna, Averroè, Mesuè il giovane, Serapione e Jrn Batuta, un famoso viaggiatore che lasciò documenti importanti per la storia della farmacognosia.

La Scuola medica salernitana ebbe il grande merito di assimilare la medicina araba e quella greco-romana senza lasciarsi soppraffare dal mistico,

---

(6) Questa pratica di coltivare piante medicinali nei chiostri e nei giardini fu favorita e trasmessa ai popoli d'Europa da un editto di Carlo Magno dell'812 (*Capitulare de villis et curtis imperialibus*).

dall'empirico e dall'eccessivo alchimismo di queste dottrine. Le sue origini sono oscure; forse nel IX sec. esisteva un'Accademia di medici che sviluppandosi si trasformò in Scuola (verso il 1050) prima e Università per medici e farmacisti (1231) dopo, ad opera di Federico II. In quest'epoca Salerno, come centro di cultura e di erudizione scientifica, si meritò il titolo di *Civitas hippocratica*. Opere importanti per la storia della farmacognosia ed appartenenti alla Scuola salernitana sono: il *Regimen sanitatis*, *l'Antidotarium* di Nicolao Preposito, il *Liber de semplici medicina* di Matteo Plateario, che descrive tutte le droghe usate dalla Scuola salernitana e l'*Alphida*, un vocabolario di droghe e di malattie (1318 citazioni di cui 645 dedicate alle droghe vegetali, animali e minerali).

In questo periodo o di lì a poco nasce la figura del **Lettore dei semplici**, di colui cioè che elencava ed illustrava in senso generico i medicamenti forniti dalla natura. Con la cattedra della *Lectura simplicium* si costituisce un pur limitato insegnamento di Farmacologia e farmacognosia. Dato che in tale periodo la maggior parte dei medicamenti apparteneva al regno vegetale, lo studio dei *semplici* è sostanzialmente botanico. Intanto le arti sanitarie continuavano ad essere esercitate dal medico in quanto le disposizioni legislative in materia non distinguevano il medico dal farmacista o speziale. Ma il florido commercio delle Repubbliche Marinare con l'Oriente arricchisce enormemente il numero delle droghe e spezie usate in medicina, per cui il medico si ritrova sempre più in difficoltà nel riconoscere, confezionare, approvvigionarsi di tali droghe. Inoltre i procedimenti estrattivi e le preparazioni erano di una tale complessità che andavano oltre le competenze del medico pratico, per cui si avvertiva la necessità di avere dei preparatori specializzati in materia. Tale necessità era già stata avvertita dagli arabi che, particolarmente inclini alle ricerche chimiche, avevano acquisito larga competenza nella preparazione di complesse preparazioni farmaceutiche ed avevano formato i primi farmacisti e dato luogo alle prime farmacie[7], ove si preparavano e si vendevano i medicamenti. È tra il 1100 ed il 1200 che in Italia si diffondono le prime farmacie private (nelle corti dei principi e nei chiostri delle ricche confraternite) e poi anche pubbliche, senza che tuttavia esistessero disposizioni legislative al riguardo. Nella preparazione dei farmaci si seguivano gli *Antidotari* ed i *Dispensari*, che funzionavano da Farmacopee. Si arriva così al XIII secolo in cui Federico II vieta nell'Italia meridionale al medico di preparare medicamenti, fissa i regolamenti (editto di Melfi del 1240) per l'apertura delle farmacie e favorisce la diffusione dei primi codici o ricettari o Farmacopee, quali ad es. quello di Nicolò Mirepso di Alessandria. Subito dopo disposizioni legislative e speciali statuti furono adottati ovunque in Europa (secoli XIII-XIV) e furono dettate norme sia per la professione del farmacista, sia per l'insegnamento delle piante medicinali (*Statuto dell'Arte degli Speziali* a Venezia nel 1258 ed a Firenze nel 1300). Molte farmacie pubbliche appaiono in tutta Europa (a Napoli nel 1241, a Trier nel 1264, a Schweidnitz nel 1264, a Munster nel 1267 ecc.) e l'arte degli speziali si avvia ad essere nettamente distinta da quella dei medici.

[7] Le prime farmacie comparvero a Bagdad tra il 699 ed il 765.

Nel Rinascimento le piante medicinali hanno una notevole importanza perché rappresentano il principale mezzo terapeutico per la cura delle malattie. I medici di questo periodo umanistico-rinascimentale si rendono conto che, oltre a conoscere le proprietà terapeutiche delle piante, era per loro importante anche identificare le piante e le eventuali sofisticazioni. Questa nuova tendenza trova nell'invenzione della stampa a caratteri mobili un aiuto inaspettato con la pubblicazione di codici farmaceutici, alcuni non ufficiali quali i *Compendi*, i *Dispensari*, gli *Antidotari* (come quello di Bologna del 1574) ed i *Tesori aromatariorum ed apothecariorum*, altri ufficiali quali il *Ricettario dei Dottori dell'Arte e di Medicina del Collegio Fiorentino* del 1492, detto *Ricettario Fiorentino* (la prima Farmacopea Italiana), la *Farmacopea Romana* del 1583, la *Farmacopea Ferrarese* del 1595, la *Farmacopea di Barcellona* del 1535 (*Concordia Pharmacopolarum Barcinonensium*), il *Ricettario* di *Norimberga* del 1546, la *Farmacopea di Saragozza* del 1553, quella di *Anversa* del 1560, quella di *Metz* del 1561, quella di *Vienna* del 1570, quella di *Augusta* del 1572, il *Codex Medicamentarius di Parigi* del 1590; la *Farmacopea Londinese* apparirà nel 1618 e quella *di Basilea* nel 1771.

Particolare importanza rivestono poi le opere *Paragranum e Paramirum* del medico svizzero **Paracelso** (1493-1541), detto il "Lutero della medicina". Costui diffonde l'uso dei medicamenti chimici (zolfo, mercurio, piombo, arsenico, zinco, antimonio), sostiene che la droga non è un'entità terapeutica inscindibile e dimostra che essa agisce per una *quinta essenza* o principio attivo, che può essere estratto ed usato come e meglio della stessa droga (*spagirici* furono detti i principi chimici estratti e *preparazioni spagiriche* quelle con cui si ottenevano i detti). Paracelso preferì alla droga l'uso dei principi chimici e di estratti (tinture, decotti, essenze) ed introdusse la distillazione e l'estrazione. Disgraziatamente introdusse anche il concetto di *signatura* (piante aventi forma e colori di determinati organi devono servire per la loro stessa cura) che gli procurò solo guai ed offuscò l'importanza della droga. In questo periodo vengono anche tradotte opere di Autori del mondo classico come Aristotele (IV sec. a.C.), Teofrasto (IV sec. a.C.), Plinio il Vecchio (I sec. d.C.), Galeno (II sec. d.C.), Dioscoride (I sec. d.C.), testi arabi di *Mesuè* (857) e di Avicenna (980-1037) e quelli di Autori medioevali che avevano approfondito la materia medica ed in particolare l'impiego delle piante medicinali. Queste opere rinascimentali non si limitano a riportare la traduzione dei testi greci e latini, ma si arricchiscono di commenti, a volte analitici, da parte di medici dell'epoca. L'esempio più noto è dato dall'opera *Commentarii in libros Dioscoridis* del senese **Pietro Andrea Mattioli** (1500-1577) che appare a Venezia per la prima volta nel 1544 ampliata, commentata ed aggiornata. L'opera del Mattioli fu ben presto dichiarata testo ufficiale per la cattedra di *Lectura simplicium* in quasi tutte le università europee. Sono poi da ricordare **Leonhard Fuchs**, uno dei padri della botanica moderna (1501-1566), che nell'opera *Historia stirpium* propone una nuova nomenclatura vegetale; **Charles de L'Ecluse** (1525-1609) e **John Gerard** (1545-1624) che contribuiscono alla conoscenza delle piante con le loro opere *Rariorum plantarum historia* e *General historie of plantes* rispettivamente. Nel sec. XVII, detto delle Accademie, ed in quello XVIII, detto della ricerca sistematica, si procede all'identificazione di nuove piante, si applicano metodi sperimentali per la ricerca di nuovi farmaci naturali e si divulgano testi vecchi e nuovi. In questo periodo vengono pubblicate importanti opere botaniche come *Methodus plantarum nova* di **John Ray** (1628-1704), un dizionario medico di **Robert James** (1703-1776) in cui le piante trovano ampio spazio, ed altre, riportate nella Tabella 1.1.

Tabella 1.1 Opere di farmacognosia risalenti ai secoli XVI-XVIII

Autore	Opera	Commento
Leonhard Thurneisser (1531-1596)	*Descriptio*	Tavole botaniche assieme a carte astrologiche ed annotazioni in greco ed ebraico
Ulisse Aldrovandi (1522-1605)	*Dendrologia*	Opera enciclopedica e critica. Interessante è il costante richiamo all'osservazione dei fenomeni naturali
Andrea Cesalpino (1524-1603)	*De plantis*	Opera in 6 volumi che descrive 1300 piante. Nel primo volume espone una classificazione tassonomica basata sulla struttura degli organi di fruttificazione, ripresa poi da Linneo che lo definì *primus verus systematicus* dedicandogli il genere *Caesalpinie*
Mathias de Lobel (1538-1616)	*Cones stirpium*	Raccolta di 2000 piante con un indice in sette lingue
Prospero Alpino (1553-1616)	*De plantis Aegypti*	Piante medicinali in uso in Egitto, e prime descrizioni del caffè, della banana e del baobab
Emanuel Sweerts (1552-1612)	*Florilegium*	Opera che raffigura 110 piante tra cui i tulipani, la fritillaria, i gigli, il girasole. Linneo gli dedicò il genere *Swertia*
Jean Bauhin (1541-1613)	*Historia plantarum*	Opera enciclopedica che tratta circa 6000 piante. A lui Linneo dedicò il genere *Banhinia*
Robert Morison (1620-1683)	*Praeludia botanica*	Classificazione delle piante del Giardino di Blois in base alla forma dei frutti e dei semi (proposta dal Cesalpino)
	Historia plantarum	Illustrazione di 6000 piante
Marcello Malpighi (1627-1694)	*Anatome plantarum*	I tessuti vegetali sono studiati con l'ausilio del microscopio
Charles Plumier (1646-1706)	*Description des plantes de l'Amerique*	Descrizione di piante sconosciute in Europa
Joseph Pitton de Tournefort (1656-1708)	*Voyage du Levant*	Relazione su 355 nuove piante illustrate con cura
Hendrik A. Van Reede (1636-1691)	*Hortus malabaricus*	Opera in 12 volumi che descrive la flora delle Indie
Stephen Hales (1677-1761)	*Statical essays*	Testo di fisiologia vegetale

Con **Linneo** la botanica chiude definitivamente con il passato. Carl von Linnè, naturalista svedese (1707-1770), è il più profondo conoscitore delle piante in questo periodo. Il suo grande merito è l'avere individuato nei caratteri degli organi di riproduzione delle piante il criterio per poter procedere alla loro classificazione. Il sistema di classificazione da lui proposto, il *Systema plantarum* è tuttora largamento adottato.

Verso la fine del 1700 e l'inizio del 1800 scompare definitivamente la dizione *Lectura simplicium* e ad essa si sostituisce l'insegnamento della *Materia medica*, nome più appropriato per esprimere il rinnovato contenuto della disciplina.

Compare per la prima volta il termine farmacognosia e studiosi europei (Guibourt, Fluckiger, Tschirch, ecc) ed americani (Lloyd) danno nuovo impeto allo studio delle piante medicinali.

Nella prima metà dell'800 si scoprono e si isolano molti dei principali costituenti attivi delle droghe: la morfina nel 1806 (o nel 1803 secondo altri), la stricnina nel 1817, la chinina e la caffeina nel 1820, la nicotina nel 1828, l'atropina nel 1833, la cocaina nel 1855, la digitalina (una miscela di glicosidi cardioattivi) nel 1868, l'efedrina[(8)] nel 1887. Nel 1889 si determina e si ottiene per sintesi il primo alcaloide, la coniina. Oggi i principali componenti delle droghe di più comune uso sono stati identificati e di molti sono note anche le vie biosintetiche. Fino al 1930, o anche dopo, le droghe verranno ancora usate sotto forma di preparazioni (tinture, sciroppi) elaborate in farmacia. Ma in questo periodo si fanno anche i primi tentativi per ottenere farmaci di sintesi e prende origine lo sviluppo dell'industria farmaceutica che, a partire dalla seconda metà del XX secolo, s'impadronisce dei medicamenti e produce vari tipi di medicine in quantità enorme: le *specialità farmaceutiche*, vendute con un nome di fantasia che si accompagna al nome comune (così la cimetidina, nome comune di un farmaco antiulcera, venduto con il nome di Tagamet).

Oggi in farmacia vengono dispensati anche altri tipi di medicinali, come i *generici* (o *equivalenti*), farmaci di cui è scaduto il brevetto (e che quindi possono essere copiati da altre ditte farmaceutiche), i *galenici*, che possono essere preconfezionati, ed i *magistrali* (*magister* è il medico che formula la ricetta).

Da questo momento le droghe vengono messe da parte perché sostituite da prodotti puri, forniti già confezionati dall'industria. Il fatto è che i principi attivi, una volta ottenuti puri e preparati in forma stabile dall'industria hanno, rispetto alle droghe ed alle loro preparazioni, una maggiore costanza d'azione, in dipendenza di una migliore conservazione, preparazione e confezione; offrono inoltre la possibilità di stabilire un più esatto rapporto tra dose ed attività desiderata e sono sempre disponibili. Un'altra ragione per la quale le specialità medicinali sostituiscono sempre di più i *semplici* va ricercata nella pigrizia, sempre maggiore, e nella cultura del medico: sempre più specialistica e settoriale, quest'ultimo infatti trova più pratico prescrivere una specialità medicinale che elaborare una preparazione magistrale, con precise istruzioni per il farmacista preparatore ed il paziente. L'industria, per ovvie ragioni, dà più affidamento nella preparazione dei medicamenti ed è più attenta nel segnalare il corretto dosaggio ed eventuali effetti collaterali del prodotto immesso in commercio. Inoltre, con lo sviluppo della sintesi chimica si amplia la possibilità di avere a disposizione nuove (e sempre più attive) molecole di interesse medico.

Se però da una parte si riconoscono i benefici prodotti dai farmaci preconfezionati, dall'altra si denunciano con sempre maggior frequenza i danni che questi provocano e viene coniato il termine di malattia iatrogena per indicare stati patologici sostenuti da medicamenti[(9)].

Ad ogni modo, malgrado la diffusione dei prodotti chimici di sintesi, le droghe non sono del tutto dimenticate in Italia, grazie anche alla Scuola messinese di farmacognosia di **Antonio Imbesi** ed **Anna De Pasquale** e di quella senese di **Italo Taddei**, ed all'opera di valorosi maestri tra i quali **Serafino Dezani**, Autore di un *Trattato di farmacognosia* (1919), **Leonardo Donatelli**, Autore di un *Trattato di Farmacologia* (1958), nel quale i medicamenti naturali trovano ampia collocazione e **Pietro Benigni**, Autore assieme a **Capra** e **Cattorini** di un *Trattato sulle Piante Medicinali* (1962).

[(8)] Nel 2700 a.C. era noto in Cina un rimedio dal nome Huang, il cui principio attivo è stato riconosciuto nell'efedrina.

[(9)] La progressiva crescita delle malattie iatrogene viene da alcuni attribuita all'automedicazione e da altri al dilagare dei prodotti di sintesi che, sempre più diversi da quelli naturali, vengono con difficoltà, secondo alcuni, neutralizzati con i consueti processi metabolici ed eliminati. Comunque, nonostante la crescita delle malattie iatrogene, i farmaci preconfezionati sono molto sicuri se si valuta la frequenza con cui compaiono gli effetti indesiderati e tossici e la si confronta con la loro enorme diffusione.

La farmacognosia oggi

A partire dalla seconda metà del XX secolo le specialità medicinali hanno lentamente, ma progressivamente, sostituito le droghe vegetali. Quest'evento ha influenzato, naturalmente, il contenuto dell'insegnamento della farmacognosia.

Di fatto, nell'immediato dopoguerra, le farmacie custodivano ancora un numero piuttosto ampio di droghe vegetali che venivano utilizzate per la preparazione di tisane, estratti e tinture. Il medico era in grado di prescrivere preparazioni magistrali ed il farmacista, con competenza e perizia, preparava in farmacia questi medicinali semplici, avendo cura di utilizzare droghe di ottima qualità. La capacità di identificazione delle droghe e di riconoscerne la bontà erano quindi elementi essenziali che il farmacista approfondiva durante il corso di farmacognosia. Intanto i prodotti farmaceutici contenenti composti puri di sintesi con sempre maggiore frequenza cominciavano ad entrare nell'uso corrente al posto delle droghe o degli estratti grezzi. Si stava verificando quello che ha poi messo in crisi la professione del farmacista.

La preparazione del medicamento si trasferiva così dalla farmacia all'industria farmaceutica (produzione) con la conseguenza che il farmacista manipolava sempre di meno il prodotto naturale. Stando così le cose per il farmacista divenne ben presto superfluo riconoscere le droghe da un punto di vista botanico; contemporaneamente l'insegnamento di farmacognosia veniva ridimensionato fino a scomparire quasi completamente nelle Facoltà di Farmacia e prima ancora in quelle di Medicina. Il medico, non avendo più la capacità di ricettare i *semplici*, ed il farmacista, non avendo più la possibilità di approntare le preparazioni galeniche, entrambi lasciarono scivolare nel più banale empirismo l'uso terapeutico delle droghe.

L'aspetto terapeutico delle droghe vegetali è stato, dopo un periodo di oblio, ripreso dagli erboristi, il cui merito è stato quello di aver salvato la cultura dei *semplici* e di averla potenziata non appena si è configurato un ritorno al prodotto naturale.

Oggi le droghe sono ricomparse in Farmacia e nel contempo è ritornata la necessità di riconoscerle, provarne la qualità terapeutica, scoprirne le sofisticazioni e le contaminazioni. È ritornato anche l'insegnamento di farmacognosia nelle Facoltà di Farmacia, questa volta come disciplina completamente autonoma. È però una notevole limitazione concettuale il voler trattare oggi la farmacognosia alla stregua di una botanica farmaceutica: gli aspetti botanici rappresentano un punto di partenza, ma non certo un punto di arrivo. D'altra parte la farmacognosia non può essere considerata espressione della chimica estrattiva, anche se questa disciplina oggi si occupa, tra l'altro, della identificazione dei principi attivi e della titolazione e standardizzazione dei prodotti finiti. Né la farmacognosia può essere identificata con la farmacologia per quanto essa si avvalga di metodiche e tecniche ben note in campo farmacologico per definire le proprietà biologiche delle droghe vegetali. La farmacologia sperimentale consente la valutazione biologica della droga, premessa necessaria per un'applicazione terapeutica della stessa, ma non per questo la farmacognosia deve essere considerata una appendice della farmacologia. Indubbiamente la farmacognosia non è autonoma nelle sue possibilità di sviluppo, lo è invece nella sua finalità. Ed è per questo che è considerata altamente specialistica ed in grado di integrare e completare la preparazione "sanitaria" del farmacista (e del medico).

Oggi la farmacognosia, oltre al suo contenuto culturale specifico, cioè istruire al riconoscimento delle droghe ed alla valutazione della qualità di queste, ha come fondamentale compito pratico quello di indicare il reale valore terapeutico delle droghe, mentre come compito scientifico ha quello di accertarne la composizione chimica, l'attività biologica e la tossicità.

Lo studio anatomico delle droghe conserva, comunque, la sua importanza in farmacognosia e l'esame microscopico è un utile mezzo per individuare sofisticazioni ed adulterazioni. A volte è sufficiente individuare al microscopio un elemento diagnostico per essere sicuri della genuinità della droga: questo è il caso della forma dei peli nelle foglie di digitale o nel seme di noce vomica, dei cristalli di ossalato di calcio nella belladonna (giusquiamo o stramonio), dei granuli di aleurone disfatti nel frutto di anice sottoposto a distillazione.

Di enorme importanza è anche lo studio fisiologico della pianta che consente di migliorare lo sviluppo e la crescita delle piante coltivate e di conseguenza la produzione di principi attivi. Indagini del genere hanno consentito di migliorare il contenuto in alcaloidi nella china, di esaltare l'aroma della cannella con la scelta di un terreno sabbioso o di scegliere il periodo più adatto per la raccolta di determinate droghe.

Lo standard di qualità delle droghe oggi viene migliorato con l'impiego di tecniche agronomiche avanzate che consentono tra l'altro un miglioramento genetico delle piante ed una maggiore resistenza di queste agli agenti patogeni.

La conoscenza della composizione chimica della droga è un'altra tappa fondamentale in campo farmacognostico.

Gli antichi consideravano la droga un tutto inscindibile. Paracelso (XVI secolo) fu il primo a ritenere che la droga possedesse sostanze (quinte essenze) ad azione analoga a quella della droga stessa. Per decenni si è attribuito ad un solo componente l'azione della droga, ma poi si è visto che le sostanze presenti in una droga sono diverse ed interagiscono tra di loro ed il loro effetto farmacologico talora si attenua, talora si potenzia, comunque si modifica. Pertanto oggi si ritiene che più che un singolo componente è il *pool* di sostanze presenti nella droga che è responsabile dell'azione di questa.

Così oggi sappiamo che l'azione sedativa dell'oppio non è ascritta alla sola morfina che l'azione spasmolitica della belladonna non è attribuibile alla sola atropina.

Per questo non basta caratterizzare i componenti più abbondanti, o più attivi (questo dice poco circa la qualità terapeutica della droga); è necessario dare un quadro il più possibile completo (un'impronta digitale) circa la composizione chimica della droga. Così pure è di estremo interesse conoscere le vie biosintetiche che portano alla formazione dei principi attivi e questo per avere la possibilità di incrementare e soprattutto stabilizzare la loro presenza nel vegetale che fornisce la droga.

Comunque le conoscenze sull'efficacia e sulla sicurezza delle droghe medicinali hanno una importanza fondamentale. Le droghe vegetali non sono tutte innocue. Alcune hanno una ristretta zona di maneggevolezza e possono provocare effetti collaterali di una certa gravità se somministrate a dosi piuttosto alte e per un certo periodo di tempo. Altre sono più sicure perché ad azione più blanda e prive o quasi di effetti collaterali. Le prime devono essere necessariamente prescritte dal medico, a dosi terapeutiche e per brevissimi periodi, le seconde possono essere consigliate anche dal farmacista e pertanto rientrare nei prodotti da banco (OTC).

La farmacognosia, anche se marginalmente, deve occuparsi anche delle preparazioni fitofarmaceutiche di più largo uso e più idonee (la forma migliore e più stabile) per la somministrazione di una droga vegetale come tale o sotto forma di estratto grezzo o purificato. La maggior parte delle droghe vegetali è sottoposta a manipolazioni (semplici o complesse) allo scopo di adattarle meglio alla via di somministrazione. È anche importante conoscere le norme di buona conservazione delle droghe, questo per evitare che le stesse possano andare incontro ad alterazioni o inattivazioni, sapere che le droghe devono avere le caratteristiche riportate dalla FU e corrispondere ai saggi indicati, conoscere infine le preparazioni fitofarmaceutiche da poter effettuare in Farmacia.

Infine, le indicazioni di massima, le controindicazioni relative, la posologia e la opportuna via di somministrazione sono aspetti che devono essere ben chiari a chi consiglia le droghe vegetali.

Più si approfondiscono i quadri sintomatici che si possono avere a causa di dosi elevate e ripetute di droghe vegetali, la maniera come le manifestazioni insorgono e si evolvono e la loro frequenza, più si evitano complicazioni di ogni genere, da quelle più banali (allergie, mal di testa, nausea, vomito) a quelle più serie (disturbi cardiocircolatori o a carico del fegato o del rene).

La ricerca farmacognostica

La ricerca farmacognostica richiede competenze specifiche in aree culturali diverse tra loro: etnobotanica, fitochimica, biologia vegetale, biochimica, farmacologia.

Lo studio di una droga vegetale prevede, pertanto, più fasi (Tabella 1.2): è ovvio che la possibilità di scoprire effetti farmacologici interessanti è più elevata quando le droghe studiate vengono usate da secoli dalla medicina tradizionale che ha già fatto una selezione.

La farmacognosia persegue anche altri obiettivi come ad es. la ricerca in natura di nuovi composti di interesse biologico. Se si pensa che solo il 10% circa delle piante è stato studiato in tal senso, la possibilità di scoprire nuove sostanze utili in terapia è

Tabella 1.2 Studio delle droghe vegetali

- Osservazione sul campo degli usi medicinali delle droghe presso la popolazione indigena
- Screening farmacologico di estratti grezzi
- Frazionamento, pilotato da saggi biologici, degli estratti grezzi
- Isolamento e determinazione strutturale dei componenti responsabili dell'attività biologica
- Valutazione della tossicità, a breve ed a lungo termine, degli estratti purificati e delle sostanze isolate allo stato puro
- Valutazione delle attività farmacologiche e determinazione del meccanismo d'azione
- Studi clinici

abbastanza alta. In questo caso la selezione delle piante da studiare viene fatta con un criterio diverso da quello etnobotanico o etnofarmacologico: si stabilisce il tipo di composto da scoprire (ad es. un alcaloide con una determinata struttura di base) e si selezionano le piante che, trattate con adatti reagenti chimici, dimostrano di contenere strutture appartenenti a quella classe chimica.

Il rapporto che intercorre tra etnobotanica e medicina è di importanza fondamentale. Allo stato attuale, una grande quantità di farmaci origina da sostanze presenti in piante tropicali, ed il futuro della ricerca farmaceutica dipende anche fortemente dalle conoscenze che si hanno su tali piante. Basti pensare che alcuni centri internazionali, come ad es. il *National Cancer Institute* americano, hanno identificato numerose piante tropicali potenzialmente in grado di curare il cancro ed isolato numerosi composti antitumorali (Tabella 1.3).

Ma la ricerca farmacognostica, oggi, comprende anche studi inerenti la biosintesi dei composti biologicamente attivi, la selezione di piante capaci di produrre quantità significative e soprattutto costanti di principi attivi e la emisintesi o la produzione *in vitro* di prodotti naturali. Un aspetto molto importante a questo riguardo è l'utilizzo di sostanze naturali come materie prime per l'emisintesi di farmaci.

Alcune specie di *Artemisia* vengono ad es. coltivate con l'intento di estrarre l'artemisinina da utilizzare come antimalarico o come substrato per l'emisintesi di antimalarici più sicuri e più efficaci. Comunque le difficoltà legate alla coltivazione delle piante medicinali ed all'estrazione e purificazione dei principi attivi, siano essi di origine animale o vegetale, hanno indirizzato gli sforzi dei ricercatori alla riproduzione per sintesi o alla produzione *in vitro* di principi attivi di interesse terapeutico; così oggi sono prodotti per sintesi la papaverina, la tubocurarina ecc. e da colture fungine o batteriche vengono ottenuti antibiotici ed ormoni quali l'insulina.

Ma non sempre la sintesi o la produzione *in vitro* di molecole naturali sono realizzabili e spesso la complessità dei processi di lavorazione, la scarsa resa o l'incostanza dei risultati rendono questi metodi scarsamente remunerativi per l'industria farmaceutica. In questi casi una valida alternativa è l'emisintesi a partire da molecole presenti in quantità significative in droghe vegetali.

L'esempio più significativo al riguardo è quello degli ormoni steroidei che vengono prodotti per emisintesi adoperando materie prime di origine animale e vegetale:

- la diosgenina, che si ottiene dai tuberi di alcune specie di *Dioscorea* (*D. composita*, *D. mexicana*, *D. deltoidea*, *D. nipponica*, *D. floribunda*). Sono piante rampicanti che crescono nei climi tropicali e presentano foglie cordate con apice ricurvo. Il contenuto in diosgenina è di circa il 5% nei tuberi di quattro anni ed aumenta con l'età della pianta. I tuberi vengono triturati e messi a fermentare per aumentare la resa in diosgenina;
- l'ecogenina si ottiene per fermentazione dal materiale di scarto delle foglie di *Agave sisalana*, adoperate per la produzione delle fibre di sisal. L'agave è una pianta succulenta con foglie sottili, ricche di fibre, lunghe oltre 1 m, che sono adoperate per corde, sacchi ecc. L'ecogenina è adoperata per la sintesi di glucocorticoidi e mineralcorticoidi, per la presenza di un gruppo chetonico nell'anello C, che con mezzi chimici o microbiologici viene spostato in posizione 11;
- la solasodina, un alcaloide analogo alla diosgenina con un atomo di azoto nell'anello F. Si ottiene in forma glicosidica dai frutti di *Solanum laciniatum* e *S. khasianum* e dalle foglie di *S. laciniatum* ed *S. aviculare*;
- lo stigmasterolo, che costituisce il 12-25% della frazione insaponificabile dell'olio di semi di soia, ed è il prodotto di partenza per l'emisintesi del progesterone;

Tabella 1.3 Alcune sostanze ad attività antitumorale isolate da piante

Pianta	PA naturale	Per emisintesi
Camptotheca acuminata	Camptotecine	
Cephalotaxus spp.	Cefalotossine	
Colchicum autumnale	Colchicina	
Cucurbitaceae spp.	Curbitacine	
Podophyllum spp.	Podofillotossina	Etoposide
Taxus baccata	Tassolo	Docetaxel
Tabebuia impetiginosa (Lapaco)	Lapacolo	3-allyl-β-lapachone
Vinca rosea (*Catharanthus roseus*)	Vincristina Vinblastina	Vindesina Vinorelbina

PA, principio attivo

- il sitosterolo, oltre che dall'olio di semi di soia si può ottenere da altri oli quali l'olio di mais; è un analogo dello stigmasterolo privo di doppio legame nella catena laterale e ciò rende più difficile la sua degradazione che viene effettuata con metodi microbiologici. Il sitosterolo viene adoperato per la sintesi di ormoni sessuali e del farmaco diuretico spironolattone;
- la bile bovina, gli acidi biliari e il grasso di lana, che contiene circa il 30% di colesterolo, vengono adoperati come materie prime per la produzione di ormoni steroidei.

Per emisintesi si ottengono l'antitumorale tassolo (a partire dalla 10-desacetilbaccatina III) ed alcuni pesticidi.

Un altro importante aspetto dell'impiego di principi attivi naturali come materie prime per la produzione di farmaci è quello di modificare strutture farmacologicamente attive per aumentarne l'efficacia e/o la selettività o ridurne la tossicità. È questo il caso della N,N-diallilbisnortossiferina (alcuronio), adoperata in chirurgia come rilassante muscolare di breve durata, che si ottiene per emisintesi dalla tossiferina, rispetto alla quale presenta una maggiore stabilità; degli alcaloidi della vinca ad attività antitumorale e dei derivati degli alcaloidi della *Claviceps purpurea* quali la metilergometrina, che ha un'azione ossitocica più prolungata e più potente dell'ergometrina, suo precursore naturale, e la metisergide, ottenuta per metilazione della lisergide, antagonista della serotonina ed adoperata nel trattamento dell'emicrania.

Bibliografia essenziale

Aiazzi Mancini M, Donatelli L (1958) Trattato di Farmacologia. Vallardi F – Casa Ed. Libraria, Milano

Balick MJ, Cox PA (1996) Plants, people, and culture. The science of ethnobotany. Scientific American Library, New York

Benigni R, Capra C, Cattorini PE (1962) Piante Medicinali. Chimica, Farmacologia e Terapia. Inverni Della Beffa, Milano

Capasso F, Donatelli L (1982) Farmacognosia. Le droghe della F.U. Piccin, Padova

Capasso F, Grandolini G, Izzo AA (2006) Fitoterapia. Impiego razionale delle droghe vegetali. Springer-Verlag Italia, Milano

Colapinto L, Annetta A (2008) Il progresso terapeutico. Dalla tavoletta sumerica alla medicina molecolare. Aboca Museum Ed., Sansepolcro

Dezani S, Guidetti E (1953) Trattato di farmacognosia, 2ª Ed. UTET, Torino

Etkin NL (1988) Etnopharmacology: biobehavioral approaches in the anthropological study of indigenous medicines. Ann Rev Anthropol 17:23-42

Farnsworth NR (1988) Screening plants for new medicines. Chapter 9 in Biodiversity, ed. E.O. Wilson. National Academy Press, Washington, D.C.

Giarelli G (2005) Medicine non convenzionali e pluralismo sanitario. Franco Angeli, Milano

Hideji Itokawa et al (2008) Plant-derived natural product research aimed at new drug discovery. J Nat Med 62:263-386

Howells LM, Manson MM (2005) Prospects for plant-derived chemopreventive agents exhibiting multiple mechanisms of action anti-cancer agents. Medicinal Chemistry 5:201-213

Koelbing HM (1989) Storia della terapia medica. Ciba-Geigy Edizioni, Verbania

Latronico N (1956) La medicina degli antichi. U. Hoepli, Milano

Prance GT (1991) What is ethnobotany today? J Ethnopharmacol 32:209-216

Samuelson G (2003) Farmacognosia. Farmaci di origine naturale. Ed EMSI, Roma

Singh VK, Govil JN, Singh G (2002) Recent progress in medicinal plants, Vol I: Ethnomedicine and Pharmacognosy. Sci Tech Publishing LLC, Houston, TX

Capitolo 2 Principi attivi

Lo studio della biogenesi dei principi attivi è fondamentale in farmacognosia perché aiuta a chiarire (i) i meccanismi che consentono la formazione dei principi attivi, (ii) i rapporti che intercorrono tra la sintesi dei principi attivi e quella dei normali costituenti cellulari, (iii) il ruolo fisiologico dei principi attivi ed infine (iv) le relazioni filogenetiche tra i diversi vegetali (la presenza di principi attivi in specie vegetali diverse può fornire un'indicazione più attendibile sulle affinità morfologiche per quanto concerne una comune storia "ancestrale", rispetto alle analogie che possono essere frutto di una evoluzione convergente).

L'esatta conoscenza delle vie metaboliche e dei fattori che modulano la formazione dei principi attivi è essenziale quando si cerca di migliorarne (incrementare, rendere costante) il contenuto in una pianta.

È ormai noto che i diversi organismi viventi utilizzano per i loro processi vitali un numero piuttosto limitato di sostanze: carboidrati, lipidi, proteine, acidi nucleici, coenzimi, vitamine ecc. La biosintesi e la degradazione di queste sostanze, indispensabili per lo sviluppo ed il funzionamento delle strutture biologiche, costituiscono il *metabolismo primario*. Esempi di metabolismo primario sono la degradazione anaerobica ed aerobica del glucosio, la sintesi degli acidi nucleici e delle proteine.

Il metabolismo primario o essenziale è abbastanza simile in tutte le forme viventi, dai batteri alle piante all'uomo, e le sostanze che si formano rappresentano i *metaboliti primari*. I vegetali però sono spesso capaci di sintetizzare una grande varietà di altre sostanze, alcune semplici, altre alquanto complesse da un punto di vista chimico. La biosintesi di tali sostanze, che avviene attraverso vie metaboliche che utilizzano prodotti intermedi del metabolismo primario (Fig. 2.1), costituisce il *metabolismo secondario* e le sostanze che si formano costituiscono i *metaboliti secondari*. Questi sono prodotti in quantità significative dalle piante, sono di solito ubiquitari, sono sintetizzati in un organo ben preciso (per lo più nelle radici) e si accumulano in un organo che può essere diverso da quello deputato alla loro sintesi: gli alcaloidi tropanici, ad es., sono sintetizzati nelle radici, ma si accumulano nelle foglie (Fig. 2.2).

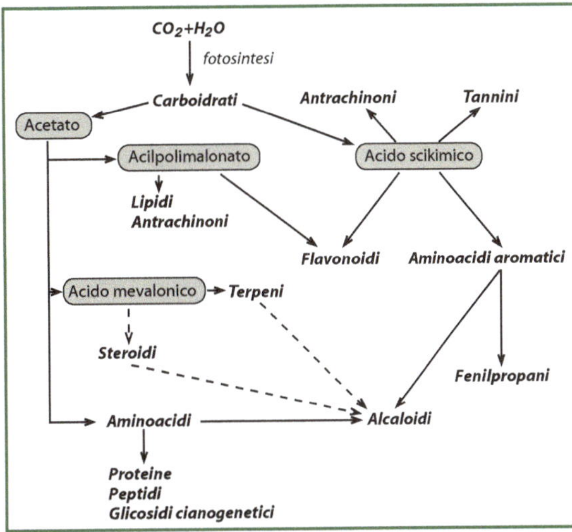

Fig. 2.1 Biogenesi dei principi attivi. I carboidrati sono i primi prodotti che derivano dalla fotosintesi. I flavonoidi sono sintetizzati attraverso una combinazione di due vie biosintetiche: acilpolimalonato ed acido scikimico. Gli antrachinoni possono essere sintetizzati sia attraverso l'acilpolimalonato (*Poligonaceae, Ramnaceae*) che l'acido scikimico (*Rubiaceae, Gesneriaceae*). Gli alcaloidi si formano a partire dagli aminoacidi: comunque terpeni e steroidi spesso vengono inglobati nello scheletro terminale di un alcaloide (F. Capasso e G. Grandolini, 1999)

Nel metabolismo secondario si possono distinguere due fasi: una prima fase che appartiene al metabolismo primario ed una seconda che utilizza un prodotto intermedio del metabolismo primario per sintetizzare, attraverso diverse vie metaboliche, metaboliti secondari spesso diversi da specie a specie. La prima fase, quella comune al metabolismo primario, è oggi ben nota. Meno conosciuta, sotto certi

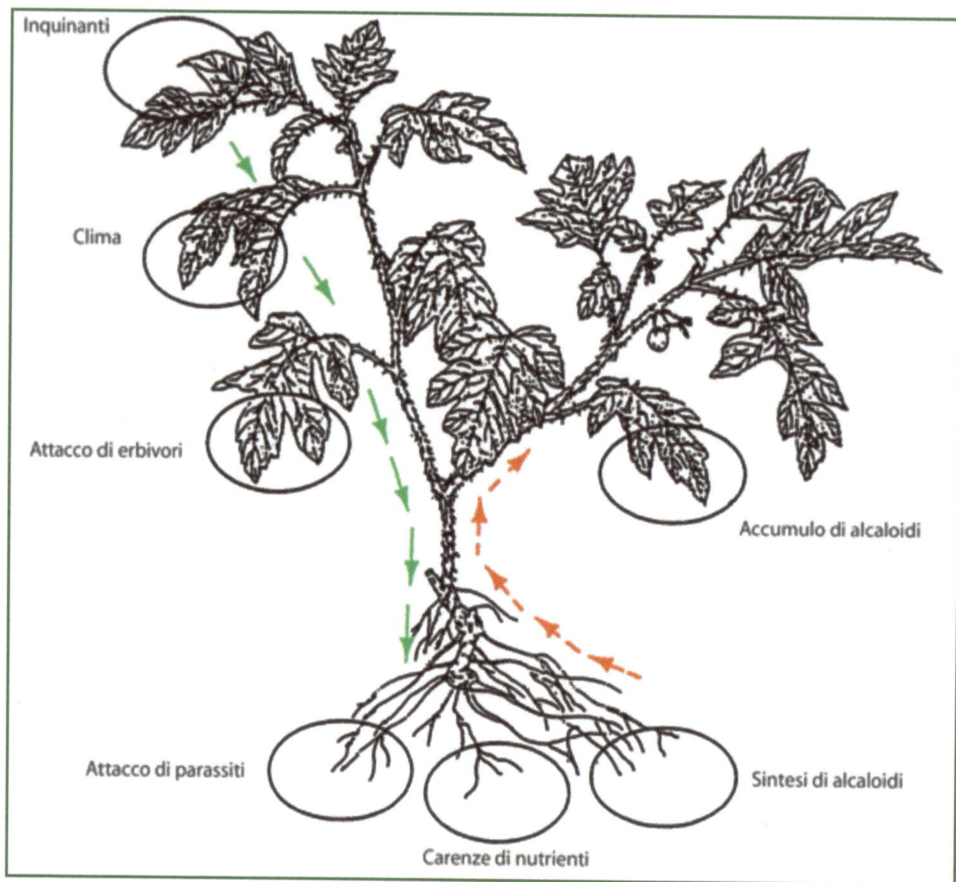

Fig. 2.2 Sintesi ed accumulo di alcaloidi tropanici in una solanacea.
→ via indotta
- -→ via costitutiva

aspetti, è invece la seconda fase, quella che porta alla formazione di metaboliti secondari quali alcaloidi, saponine, tannini, antrachinoni, flavonoidi, fenoli ecc. L'impiego di precursori con elementi marcati ha consentito, in alcuni casi, di stabilire delle correlazioni tra prodotti intermedi del metabolismo primario e metaboliti secondari, come anche di accertare che uno stesso prodotto intermedio può essere utilizzato dalla pianta per la sintesi di metaboliti secondari molto diversi (Tabella 2.1).

I prodotti intermedi del metabolismo primario sono sintetizzati e metabolizzati dalla cellula vegetale. In parte però vengono anche accumulati sotto forma di polimeri (grassi, proteine, polisaccaridi) e continuamente trasformati in prodotti più semplici; pertanto la loro presenza nella pianta è esigua. Comunque, se per una qualsiasi ragione (fattori ambientali soprattutto) il metabolismo primario subisce un rallentamento, questo può causare un accumulo intracellulare di un prodotto intermedio. Quest'accumulo può provocare una reazione della

Tabella 2.1 Relazioni biosintetiche tra prodotti intermedi del metabolismo primario e struttura chimica di metaboliti secondari

Prodotti intermedi	Metaboliti secondari (struttura chimica)	Droga
Aceto acetato	Tropanica	Belladonna Coca
	Antrachinonica	Senna
Acido mevalonico	Steroidea Terpenica	Digitale
Aspartato	Piridinica	Noce betel
α-Chetoglutarato	Tropanica	Belladonna Coca
	Pirrolidinica	Tabacco
Fenilalanina	Fenolica Tropanica	Belladonna Coca
Lisina	Piperidinica	
Tirosina	Isochinolinica	Oppio
Triptofano	Chinolinica	China

In alcuni casi i metaboliti secondari originano da specifiche vie biosintetiche prive di connessioni con il metabolismo primario

cellula vegetale che consiste nel trasformare il prodotto accumulatosi (attraverso reazioni spontanee o catalizzate da sistemi enzimatici) in uno più innocuo, chiamato metabolita secondario. L'accumulo di un prodotto intermedio in una cellula può avvenire sostanzialmente per due ragioni: per un'inibizione enzimatica e/o per una imperfezione biochimica della cellula (un sistema enzimatico diviene aspecifico e pertanto trasforma un substrato diverso da quello prestabilito). I metaboliti secondari si formano quindi in conseguenza di un difetto metabolico o di una imperfezione biochimica della cellula. Comunque c'è chi sostiene che i metaboliti secondari sono prodotti normalmente dalle piante, solo che in determinate circostanze le quantità sono talmente esigue da renderne difficile la determinazione. Inoltre, a parte la via metabolica costitutiva, che porterebbe alla formazione di quantità fisiologiche di metaboliti secondari, ne esisterebbe una indotta che, attivata da stimoli esterni, porterebbe in alcuni casi alla formazione di quantità esagerate di metaboliti secondari (Fig. 2.2). Questo è quanto si può oggi ipotizzare in attesa che si chiarisca il ruolo fisiologico di queste sostanze. Allo stato attuale si sa che: gli oli essenziali facilitano la cicatrizzazione delle ferite, regolano la traspirazione e si comportano da sostanze di riserva; gli alcaloidi regolano la crescita e rappresentano una riserva di azoto per la pianta; i tannini difendono i vegetali da infezioni di funghi del genere *Verticillium* e che alcuni fenoli e naftochinoni (iuglone) conferiscono particolari vantaggi nella competizione tra specie vegetali in un preciso ambiente.

In uno stesso vegetale coesistono, dunque, metaboliti primari, prodotti intermedi e metaboliti secondari: sono questi ultimi quelli più interessanti da un punto di vista farmacologico, tanto da essere comunemente chiamati principi attivi.

Prima di concludere ci sembra interessante segnalare il fatto che alcuni principi attivi come morfina, codeina e ouabaina, considerati fino a qualche anno fa di esclusiva origine vegetale, sono stati ritrovati, anche se in tracce, nell'uomo. La presenza di morfina e codeina aumenta nei tessuti e liquidi organici in seguito alla somministrazione di alcol, mentre quella di ouabaina aumenta nel miocardio in seguito ad una disfunzione del ventricolo sinistro.

Recente è poi la scoperta nell'uomo di recettori specifici per i cannabinoidi e di cannabinoidi endogeni (anandamide).

Fattori che influenzano il contenuto e la qualità dei principi attivi

Il contenuto in principi attivi di una pianta medicinale può variare sensibilmente e può anche mancare del tutto. Al contrario, è improbabile che nelle piante i metaboliti primari siano presenti in quantità minime, tali da non garantire il funzionamento delle strutture biologiche, o che siano addirittura assenti. Questo, se da una parte impedisce di stabilire un parallelismo tra metaboliti primari e secondari, dall'altra lascia chiaramente intendere che il contenuto in principi attivi di una droga non è affatto costante, ma soggetto a variazioni anche significative (Tabella 2.2).

I fattori che influenzano il contenuto in principi attivi di una droga sono numerosi: alcuni dipendono dalla pianta che fornisce la droga (fattori genetici o endogeni), altri dall'ambiente (fattori ecologici o esogeni e fattori biotici) nel quale la pianta si sviluppa, altri ancora riguardano la raccolta, la preparazione e la conservazione della droga stessa; quelli relativi alla droga verranno illustrati in un capitolo a parte.

Tabella 2.2 Esempi di variabilità nel contenuto in principi attivi

Droga	Pianta	PA	Contenuto %
Altea	*Althaea officinalis*	Mucillagini	5-9
Amamelide	*Hamamelis virginiana*	Tannini	1-8
Belladonna	*Atropa belladonna*	Alcaloidi	0,3-1
Carciofo	*Cynara scolimus*	Flavonoidi	0,05-1
China	*Cinchona succirubra*	Chinina	9-12
Liquirizia	*Glycyrrhiza glabra*	Glicirrizina	1-24
Mandorla amara	*Prunus amygdalus*	Amigdalina	0,1-8,5
Menta	*Mentha piperita*	Olio essenziale	0,5-4
Oppio	*Papaver somniferum* var. *album*	Morfina	7-20
Salice	*Salix alba*	Salicilati	1-10
Senna	*Cassia angustifolia*	Sennosidi	1,5-3,2
Uva ursina	*Arctostaphylos uva-ursi*	Chinoni	1-6

PA, principio attivo

Fattori endogeni

Per anni si è detto che le piante appartenenti alla stessa specie botanica contengono gli stessi principi attivi, e si è creduto che i caratteri morfologici fossero l'espressione di determinate sostanze chimiche. I progressi raggiunti nel campo della chimica estrattiva hanno poi evidenziato che molte piante superiori, sebbene morfologicamente somiglianti, contengono (o producono) principi attivi completamente differenti (chemiotipi). Le piante che producono l'essenza di eucalipto sono ad es. morfologicamente identiche; ciò nonostante i caratteri organolettici dell'essenza risultano diversi da pianta a pianta. Le piante che producono il benzoino del Siam (*Styrax siamense* Rordorf., *S. benzoides* Craib), il quale contiene acido benzoico, non si distinguono affatto per caratteri botanici dalla pianta che produce il benzoino di Sumatra (*S. benzoin* Driand), il quale contiene acido cinnamico insieme all'acido benzoico. La canape dell'India, ugualmente, non si distingue dalla canape europea che per la sua enorme produzione di resina, e la mandorla amara dalla mandorla dolce soltanto per mezzo dell'amigdalina. Così pure la *Duboisia myoporoides*, che vegeta nel Nord dell'Australia, produce soprattutto scopolamina, mentre quella che vegeta nel Sud del Paese contiene in prevalenza iosciamina. Ciò avviene anche per molte altre piante officinali.

Queste differenze fisiologiche e biochimiche vengono oggi sfruttate per migliorare le piante medicinali, attraverso la selezione di varietà che producono un tenore costante in principi attivi.

Il miglioramento può essere fatto innanzitutto agendo sui fattori endogeni (intrinseci o genetici) delle piante, cioè sul loro genoma.

La selezione massale e genealogica, l'ibridazione e le mutazioni sono alcune delle tecniche che oggi vengono impiegate a detti scopi.

La selezione massale si pratica utilizzando i semi di piante che possiedono i caratteri desiderati in modo da avere una coltura d'*élite*. Questa selezione, ripetuta nel corso degli anni, consente di evitare la degenerazione della varietà selezionata.

La selezione genealogica consiste nell'utilizzare un individuo particolare e di seguirne la discendenza attraverso generazioni. Se l'individuo di partenza è omozigote e autogamo (cioè autofecondante) si ha una linea pura, cioè stabile e quindi non migliorabile. Se invece l'individuo di partenza è eterozigote si otterrà una prima linea eterogenea. Seminando ogni volta i semi di individui dotati di alcune caratteristiche utili per un determinato scopo si ottengono linee pure selezionate. Per selezione genealogica è stato così possibile raddoppiare il contenuto in morfina nel *Papaver somniferum* var. *album* (dal 10% al 18-20%) e decuplicare quello in alcaloidi negli sclerozi di segale cornuta (dallo 0,8-1,5% al 10-15%). Analoghi risultati sono stati ottenuti selezionando piante contenenti oli essenziali. È stato anche possibile selezionare una determinata classe di composti (ad es. i glucosidi nella digitale).

L'ibridazione consiste nell'incrociare varietà della stessa specie (specifica) o di specie vicine (interspecifica). Gli ibridi che si ottengono sono più resistenti ai parassiti, più vigorosi e quindi più facilmente coltivabili. Ad es. la *Mentha piperita*, ibrido tra *M. viridis* e *M. aquatica*, produce un'essenza di qualità migliore, ed anche più abbondante, delle specie di partenza. I "lavandini", ibridi tra *Lavandula officinalis* e *L. latifolia*, forniscono una quantità maggiore di essenza rispetto alle specie genitrici. Ibridi ottenuti *tra Cinchona pubescens* e *C. ledgeriana* forniscono cortecce con un tenore più elevato in alcaloidi (11%) rispetto alle specie di partenza (3-4% e 5,1% rispettivamente).

Il contenuto in principi attivi di una pianta può anche essere migliorato modificando il numero di cromosomi (mutazione genomica) o la struttura di un cromosoma (mutazione cromosomica). La prima (m. genomica) consiste nella moltiplicazione del numero cromosomico (poliplodia) che si trova nella pianta diploide. La poliplodia si provoca immergendo i semi in soluzioni diluite di colchicina o trattandoli con il calore. Nelle piante poliploidi gli organi (fiori, frutti, foglie ecc.) sono nettamente più grandi ed è stato constatato anche un aumento significativo di alcuni principi attivi quali alcaloidi (nella belladonna, lobelia, china ecc.) ed essenze, ma non di altri quali gli eterosidi.

Le piante poliploidi sono, secondo alcuni, meno resistenti all'attacco di parassiti, scarsamente adattabili al clima e presentano una minore fecondità; questo, comunque, non sempre è un aspetto negativo. La segale tetraploide, infatti, a differenza di quella diploide, è più facilmente parassitata da *Claviceps purpurea* con conseguente maggiore produzione di sclerozi e quindi di alcaloidi.

Comunque si può conservare il numero dei cromosomi, ma modificare uno o più geni (mutazioni geniche) mediante raggi X, raggi ultravioletti, raggi gamma o utilizzando sostanze chimiche (iprite, etilmetansulfonato). Con mutazioni geniche si sono ad es. ottenuti ottimi risultati nella produzione di antibiotici (Tabella 2.3).

Tabella 2.3 Produzione di penicillina dal ceppo *Penicillium crysogenum* sottoposto a selezione e mutazione genica

Tipo di ceppo	Unità di penicillina/ml
Ceppo primitivo	50
Ceppo selezionato	250
Ceppo irradiato con raggi X	500
Ceppo esposto a raggi ultravioletti	1000

Fattori esogeni

È ovvio che la pianta medicinale deve essere innanzitutto capace di sintetizzare determinati principi attivi, ma è anche vero che le caratteristiche dell'ambiente (clima, latitudine ed altitudine, tipo di terreno ecc.) ne influenzano lo sviluppo e la capacità di sintetizzare metaboliti secondari.

Le condizioni climatiche possono, infatti, agire sullo sviluppo della pianta, sulla fioritura e sulla maturazione dei frutti, ma anche condizionare la disponibilità dei metaboliti indispensabili per la biosintesi dei principi attivi. Numerose ricerche hanno ad es. dimostrato che la **luce** influenza la produzione dei principi attivi di una pianta. Lo stramonio proveniente da piante esposte al sole contiene un titolo di scopolamina 3-4 volte superiore rispetto a quello ottenuto da piante tenute all'ombra. Lo stesso dicasi per la belladonna. Al contrario l'achillea è più ricca in olio se proviene da piante mantenute all'ombra. Simili variazioni si verificano anche per altre droghe che contengono un olio essenziale. I glicosidi digitalici sono poi presenti in maggiori quantità nelle foglie di *Digitalis purpurea* di pomeriggio piuttosto che durante la notte; lo stesso dicasi per gli alcaloidi isochinolinici del papavero da oppio e per quelli presenti nella corteccia di *Cinchona succirubra*.

Anche la **temperatura** esercita un'influenza significativa sul contenuto in principi attivi. Un clima freddo, nel periodo primaverile, rallenta l'accumulo di oli essenziali nella lavanda ed in altre droghe essenziere, ma aumenta la presenza di bisabolossido nella camomilla comune (*Matricaria chamomilla*). Decorsi stagionali caldi favoriscono invece l'accumulo di silibina nel cardo mariano (*Silybum marianum*) e di alcaloidi tropanici nella belladonna (*Atropa belladonna*), mentre inibiscono quello di acido γ-linolenico nei semi *di Oenothera lamarckiana*. Quest'ultimo esempio ci fa anche comprendere che semi provenienti da aree geografiche calde possono essere qualitativamente più scadenti se paragonati con quelli provenienti da regioni fredde.

Sostanziali differenze possono essere poi determinate dalla **latitudine**. Spostandosi dai climi più caldi a quelli più freddi la presenza di acidi grassi insaturi aumenta. Il cardo mariano coltivato nel meridione è più ricco di acido oleico, mentre quello coltivato nel settentrione è più ricco di acido linoleico. Così pure le piante tropicali contengono quasi esclusivamente acidi grassi saturi (olio di palma, burro di cacao), quelle subtropicali una maggiore percentuale di acidi grassi insaturi (olio di oliva, arachide o mandorle = acido oleico) e quelle temperate acidi grassi con un grado maggiore di insaturazione (cotone, girasole = acido linoleico) mentre quelle che vegetano in climi freddi presentano il massimo contenuto in acidi grassi insaturi (lino = acido linolenico). Così pure nelle regioni settentrionali le piante contengono una maggiore quantità di alcaloidi rispetto a quelle che vegetano in ambienti meridionali. Viceversa, in zone calde, come in presenza di radiazione intensa, si ha una riduzione del contenuto di piretrine nel piretro di Dalmazia (*Chrysanthemum cinerariaefolium*).

Per quanto riguarda l'**altitudine**, si osserva che in alta montagna aumentano le sostanze amare nella genziana; così pure aumentano gli steroidi nelle *Dioscoree*, la solasodina nei frutti di *Solanum laciniatum* ed i principi attivi della valeriana; diminuiscono invece gli azuleni nelle artemisie (*Artemisia absinthium*), gli alcaloidi nell'aconito (*Aconitum napellus*) e nella lobelia (*Lobelia inflata*) e gli oli essenziali nel timo e nella menta.

Nelle **aree umide** e **piovose** le piante possono perdere in parte la capacità di accumulare principi attivi. Le ombrellifere, ad es., perdono in parte il loro aroma, le solanacee presentano un più basso contenuto in alcaloidi e le scrofulariacee, apocinacee o ranuncolacee quello in glucosidi. Una spiegazione potrebbe essere quella di una perdita di sostanze solubili in acqua attraverso i tessuti epidermici delle parti aeree della pianta. Anche la carenza di acqua limita l'accumulo di oli essenziali. La pianta in ambiente arido tende ad ossidare i componenti dell'olio; i prodotti dell'ossidazione, influenzando i fenomeni osmotici cellulari, riducono la traspirazione conferendo così alla pianta una maggiore resistenza alla siccità.

Anche la tessitura ed il pH del **terreno** influenzano la produzione di principi attivi. L'altea se proviene da piante cresciute su terreni sabbiosi contiene più mucillagini; la saponaria e la tussilago sono più attive se le piante fornitrici vegetano su terreni argilloso-calcarei; la valeriana è meno attiva se la pianta cresce in terreni paludosi. Anche le piante che producono oli essenziali trovano nel terreno sabbioso il substrato ideale. *Glycyrrhiza glabra* si adatta invece a terreni a falda alta e salmastri, mentre *Coriandrum sativum* non tollera i terreni argillosi. La Tabella 2.4 riporta l'influenza del terreno su alcune piante medicinali ed aromatiche.

Per quanto riguarda il pH si sa ad es. che *Anthemis nobilis* sopporta bene terreni a pH alcalino e *Papaver somniferum* var. *album* non tollera i terreni acidi come del resto la lavanda non tollera quelli alcalini.

Anche gli elementi nutritivi del terreno influenzano lo sviluppo della pianta ed il suo biochimismo. Si è infatti osservato che l'eccesso di azoto riduce la presenza di principi attivi nella liquirizia e nella camomilla (i capolini sono piccoli e di modesto valore commerciale); al contrario l'azoto favorisce nella valeriana (*Valeriana officinalis*) e nella genziana (*Gentiana lutea*) lo sviluppo di organi epigei a svantaggio di quelli ipogei. Importante è poi il rapporto azoto/potassio per le specie azuleniche e la presenza di sodio, il cui eccesso danneggia la qualità dell'olio di lavanda in quanto incrementa il contenuto in canfora. Il fosforo infine sembra giovare alla *Digitalis*, visto che risulta più ricca in glucosidi; al contrario riduce la produzione di olio da parte di *Lavandula officinalis*.

È facile dunque immaginare che una pianta, al di fuori del proprio *habitat*, può perdere quasi completamente la capacità di sintetizzare determinati principi attivi; di conseguenza, la droga che ne deriva può risultare inattiva. Così l'aconito, ma anche la cicuta, droghe molto tossiche nei Paesi mediterranei, sono praticamente innocue o poco tossiche se provengono da Paesi freddi. La cannella dello Sri Lanka prodotta in zone diverse presenta caratteristiche molto differenti ed il frassino non è in grado di produrre la manna in Paesi diversi da quelli mediterranei. È logico quindi pensare che al di là delle capacità intrinseche, la pianta per continuare a produrre principi attivi deve crescere in un ambiente favorevole per clima e natura del terreno: più questi requisiti si avvicinano all'*habitat* naturale più la pianta conserva le sue caratteristiche iniziali.

Tabella 2.4 Tipo di terreno e produzione di principi attivi

Pianta	Terreno	Principio(i) attivo(i)
Althaea officinalis	Argilloso Sabbioso	Mucillagini ↓ Mucillagini ↑
Mentha spp.	Sabbioso Paludoso o argilloso	Olio essenziale ↑ Olio essenziale ↓
Salvia officinalis	Sabbioso Paludoso o argilloso	Olio essenziale ↑ Olio essenziale ↓
Valeriana officinalis	Paludoso	Valepotriati ↓
Datura stramonium	Calcareo	Alcaloidi tropanici ↑
Hamamelis virginiana	Siliceo	Tannini ↑
Digitalis purpurea	Siliceo	Glicosidi ↑

↑ aumento; ↓ diminuzione

Comunque, non bisogna trascurare il fatto che le piante vegetano il più delle volte le une accanto alle altre e questo può influenzare, entro certi limiti, la germinazione del seme, lo sviluppo delle foglie o del fiore, la maturazione del frutto ed in definitiva la crescita stessa delle piante (**fattori biotici**). Alcuni studi dimostrano che può verificarsi anche una reciproca influenza sul contenuto in principi attivi delle piante medicinali. Lo stramonio ad es. presenta un titolo maggiore di alcaloidi (+ 20-30%) se proviene da piante (*Datura stramonium*) coltivate in presenza di lupino; al contrario, la presenza di *Mentha piperita* riduce del 50-60% il contenuto normale degli alcaloidi. Così pure *Atropa belladonna* è favorevolmente influenzata dalla vicinanza di piante di assenzio (gli alcaloidi nelle foglie risultano aumentati del 20-50%).

Arnica montana invece è addirittura incapace di svilupparsi in colture singole. Esiste poi, per molte specie, la difficoltà di germinare e di crescere in terreni ricchi di residui vegetali di altre specie. Il terreno in cui cresce il noce si rende ad es. inospitale per molte specie, per l'accumulo nell'ambiente circostante di iuglone, una sostanza naftochinonica prodotta dal noce che impedisce la vegetazione ad altre piante.

Colture cellulari e produzione di principi attivi

L'uso di cellule vegetali incubate *in vitro* ha avuto un enorme impulso nel 1950, quando fu dimostrato che la cellula vegetale indifferenziata è in grado di generare un organismo completo.

Le colture di cellule vegetali *in vitro* consentono di migliorare e proteggere (conservare) specie vegetali esistenti, di creare specie del tutto nuove e di studiare vie biosintetiche che conducono alla formazione di principi attivi. Le colture *in vitro* sono utilizzate anche per la produzione di principi attivi. Le cellule che danno i migliori risultati sono quelle giovani in attiva proliferazione provenienti dal cambio o dal mesofillo vascolare, dal periciclo di riserva, dall'endosperma del seme e dall'apice meristematico. Le cellule, anche se prelevate da tessuti differenziati, si sviluppano in ammassi amorfi (calli) che possono essere mantenuti *in vitro* come tali (indifferenziati) oppure indotti a rigenerare piante o organi.

La sterilizzazione del materiale da incubare è una operazione preliminare, essenziale, che viene fatta immergendo il materiale biologico di partenza (foglie, semi ecc.) prima in alcol al 70-95% per pochi minuti, poi in ipoclorito di sodio al 2% (addizionato di qualche goccia di un agente detergente) per trenta minuti, quindi lavando ripetutamente con acqua sterile. Il materiale biologico (espianto), una volta sterilizzato, viene posto su terreni solidi o liquidi. Colture su terreni solidi (agarizzati) possono aversi sia con espianti multicellulari che con singole cellule; ottimi risultati si hanno quando le cellule, piuttosto che sulla superficie del terreno, sono disposte all'interno del terreno stesso. I terreni liquidi, al contrario di quelli solidi, facilitano gli scambi gassosi e nutritivi e consentono una maggiore frammentazione del callo in piccoli aggregati o addirittura in cellule singole. Le tecniche di coltura liquide sono diverse (coltura su terreno liquido stazionario, ad immersione periodica, ad immersione permanente) e si adattano a scopi sperimentali differenti.

La coltura, sia che venga fatta in terreni solidi che liquidi, richiede, almeno inizialmente, un numero minimo (critico) di cellule altrimenti queste non riescono a dividersi e muoiono.

Importante è poi la composizione del terreno (o liquido) di coltura; questo deve contenere, in opportune concentrazioni, sali ($CaCl_2$, $MgSO_4$, KH_2PO_4, $FeSO_4$, $MnSO_4$, $ZnSO_4$, KI, $CoCl_2$, $CuSO_4$, Na_2 MoO_2 ecc.), azoto (citrato di ammonio), tracce di elementi, una sorgente di carbonio organico (saccarosio), vitamine (tiamina) e fitormoni o regolatori della crescita quali auxine (acido 3-indolacetico), giberelline, citochinine (chinetina), acido abscissico, etilene (Tabella 2.5). La presenza di auxine e citochinine nel terreno di coltura è di particolare importanza per la crescita delle cellule e lo sviluppo della pianta (Fig. 2.3).

Altri fattori che condizionano la crescita *in vitro* di cellule vegetali, e quindi la produzione di principi attivi, sono la temperatura (quella ottimale è compresa tra i 25 °C ed i 30 °C), la luce e l'ossigeno. La lampada fluorescente è un'ottima fonte di luce; comunque, qualsiasi sorgente di luce di cui è possibile controllare l'intensità e la lunghezza d'onda può essere utile allo scopo. È noto che i raggi ultravioletti e quelli blu inibiscono la crescita cellulare mentre i raggi rossi possono inibire o favorire la crescita cellulare in funzione della specie vegetale presa in esame (dalla quale proviene l'espianto).

Così pure, colture tenute in completa oscurità limitano la crescita cellulare e producono una minore quantità di principi attivi rispetto ad analoghe colture esposte periodicamente alla luce. Comunque, il continuo trasferimento delle cellule in terreno fresco, necessario per il loro mantenimento, causa una progressiva alterazione del corredo cromosomico ed una perdita del potenziale morfogenetico delle cellule stesse. Questo pone il problema della stabilizzazione delle cellule vegetali da utilizzare per colture *in vitro*. Una tecnica

Tabella 2.5 Azione dei fitormoni su alcuni processi fisiologici

Fitormone	**Azione**	
	Stimolante	**Inibente**
Auxine	Allungamento germogli Crescita radici e frutti	Caduta foglie e frutti
Giberelline	Crescita pianta Sviluppo foglie e frutti Germinazione semi	
Citochinine	Espansione foglie Sviluppo gemme	Senescenza foglie
Acido abscissico	Caduta foglie e frutti	Sviluppo gemme Germinazione semi
Etilene	Maturazione frutti Sviluppo gemme ascellari	Divisione cellulare

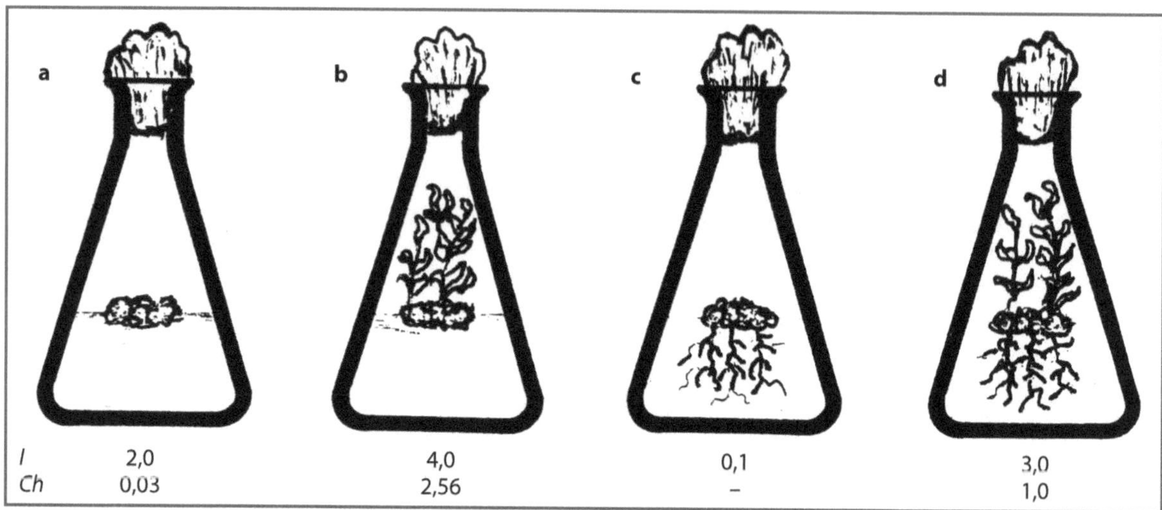

Fig. 2.3 Esempio di crescita cellulare e sviluppo della pianta in presenza di ormoni. Variando opportunamente la concentrazione di indolacetico (*I*) e chinetina (*Ch*) nel terreno di coltura si ottiene la crescita delle cellule di tabacco come callo indifferenziato (**a**) oppure la differenziazione in foglie (**b**), radici (**c**) e dell'intera pianta (**d**)

che consente la conservazione a lungo termine di una linea cellulare è il congelamento in azoto liquido a –196 °C (Tabella 2.6).

Risultati soddisfacenti si hanno anche con un lento raffreddamento (– 2 °C al minuto) ed un veloce congelamento; in queste condizioni il 70% delle cellule conserva la capacità a riprodursi.

Per produrre quantità significative di principi attivi si è cercato di modificare la composizione dei terreni di coltura, di differenziare la crescita cellulare e la produzione dei metaboliti secondari, di utilizzare linee cellulari selezionate ed espianti di radici di piante differenziate. Si è cercato anche di sfruttare l'attività di enzimi molto selettivi. Ciò nonostante risulta ancora difficile produrre quantità considerevoli (dell'ordine di grammi) di principi attivi. Comunque, le colture cellulari consentono anche la produzione di sostanze del tutto nuove per le piante, come gli alcaloidi voafrina e pirecina, prodotti rispettivamente da cellule di *Catharanthus roseus* e di *Picralinia nitida* ed i paniculidi, una nuova classe di sostanze. Questo lascia supporre che le cellule vegetali in coltura costituiscono una fonte di "geni dormienti" che, inattivi nelle piante, potrebbero dar luogo, in condizioni sperimentali adatte, alla formazione di nuove sostanze biologicamente attive.

Tabella 2.6 Piante medicinali molto note che sono state conservate in azoto liquido

Atropa belladonna
Catharanthus roseus
Datura stramonium
Rauvolfia serpentina

Ad ogni modo, i principi attivi che si formano si accumulano nel terreno di coltura dal quale si estraggono (mediante un sistema continuo di pompaggio se il mezzo è liquido) e si purificano. I principi attivi possono però accumularsi anche all'interno della cellula vegetale; in questo caso bisogna prima operare una rottura (meccanica, enzimatica) della parete cellulare e poi procedere all'estrazione e purificazione dei principi attivi.

Bibliografia essenziale

Alpi A, Pupillo P, Rigano C (1992) Fisiologia delle piante. E di SES, Napoli

Arens H, Borbe HO, Ulbrich B, Stockigt J (1982) Detection of pericine, a new CNS-active indole alkaloid from *Picralimia nitida* cell suspension culture. Planta Medica 46:210-214

Bajaj YPS (1985) Regeneration of plants from cell suspensions frozen at –20, –70 and –190 °C. Physiologia PL 37:263-268

Capasso F, Grandolini G, Izzo AA (2006) Fitoterapia. Impiego razionale delle droghe vegetali. Springer-Verlag Italia, Milano

Dewick PM (2001) Chimica, biosintesi e bioattività delle sostanze naturali. Piccin, Padova

Flores HE, Hoy MW, Pickard JJ (1987) Secondary metabolites from root cultures. Trends Biotech 5:64-69

Flores HE, Vivanco JM, Loyola-Vargas VM (1999) "Radicle" biochemistry: the biology of root-specific metabolism. Trends in Plants Sciences 4:220-226

Kolb VM (1998) Biomimicry as a basis for drug discovery. In: Jucher E (ed) Progress in Drug Research, vol 51. Birkhauser Verlag, Basel, pp 188-217

Kolewe ME, Gaurav V, Roberts SC (2008) Pharmaceutically active natural product synthesis and supply via plant cell culture technology. Mol Pharm. Mar-Apr 5(2):243-56

Nag KK, Steet HE (1975) Freeze-preservation of cultured plant cells. II. The freezing and thawing of plant cells. Physiol Plantarum 34:261-265

Overtone KH (1977) Biosynthesis of mevalonoids derived compounds in cell cultures. In: Barz W, Reinhar E, Zenk MH (eds) Plant tissue culture and its biotechnological application. Springer-Verlag, Berlin Heidelberg New York, pp 66-76

Pertwee RG (1997) Pharmacology of cannabinoid CB_1 and CB_2 receptors. Pharmacol Ther 74:129-180

Pfitzner U, Zenk MH (1985) Isolations and immobilisation of strictosidine synthase. In: Mosbach K (ed) Methods in enzymology. Academic Press, New York, pp 342-350

Samuelsson G (1999) Drugs of natural origin. Swedish Pharmaceutical Press, Stockholm

Stockigt J, Pawelta KH, Tanahashi T et al (1984) Voafrin A and B. New dimeric indole alkaloids from suspension cultures of *Voacanga africana* Stapf. Helvetica. Chim Acta 8:2525-2533

Withers LA (1985) Cryopreservation of cultured plant cells and protoplasts. In: Kartha KK (ed) Cryopreservation of plant cells and organs. CRC Press, Boca Raton, pp 243-269

Zenk MH, Deus B (1982) Natural product synthesis by plant cell culture. In: Fujiwara A (ed) Plant tissue and cell culture. Maruzen, Tokyo, pp 391-395

Zenk MH, El-Shagi H, Arens H et al (1977) Formation of the indole alkaloids serpentine and ajmalicine in cell suspension cultures of Catharanthus roseus. In: Barz W, Reinhard E, Zenk MH (eds) Plant tissue culture and the bio-technological application. Springer-Verlag, Berlin Heidelberg New York, pp 27-44

Zenk MH, El-Shagi H, Schulte U (1975) Anthraquinone production by cell suspension cultures of Morinda citrifolia. Planta Medica 25 (Suppl):79-101

Capitolo 3

I DIVERSI CARATTERI DELLE DROGHE VEGETALI

Le droghe di origine vegetale si possono suddividere in organizzate e non organizzate:

Organizzate
- Radici
- Fusti: ipogei (rizomi, tuberi, bulbi)
  epigei (fusto *in toto*, legno, corteccia)
- Cortecce
- Erbe
- Foglie
- Fiori e sommità fiorite
- Frutti
- Semi
- Gemme
- Peli
- Talli

Non organizzate
- Succhi
- Latici
- Oli fissi
- Oli eterei (essenziali o essenze)
- Mucillagini
- Gomme
- Resine
- Balsami
- Essudati

L'importanza dei caratteri morfologici delle droghe vegetali è diminuita da quando si possono trovare in commercio droghe provenienti da piante coltivate con aspetti esterni che non corrispondono esattamente a quelle descritte nelle vecchie Farmacopee. Comunque cercheremo di descrivere, per alcune, i caratteri generali.

■ **Radici.** Sono organi prevalentemente sotterranei, privi di clorofilla, di foglie e di gemme. Fissano la pianta al suolo e permettono l'assorbimento di acqua e di sostanze nutritive; sono munite di una zona pilifera, che nella parte più esterna si estroflette dando luogo ai peli radicali. La radice può essere: (a) a fittone, se assume uno sviluppo predominante e s'impianta perpendicolarmente al terreno; (b) fascicolata, se la radice primaria si atrofizza e alla base del tronco si sviluppano numerose radici secondarie; (c) tuberosa, se sviluppa in modo esagerato il tessuto parenchimatico dando luogo a un corpo ovoidale o conoidale (Fig. 3.1). Le radici possono essere confuse con gli stoloni, fusti sotterranei muniti di gemme che riproducono ad una certa distanza dalla pianta madre nuovi individui. La radice presenta, dall'esterno all'interno: un'epidermide munita di peli assorbenti; un parenchima corticale che può contenere cellule oleifere, canali secretori, cellule mucillaginose ecc.; un endoderma; un cilindro centrale, che comprende il periciclo e la zona legnosa; il midollo. Questa struttura si conserva tale nella maggior parte delle monocotiledoni mentre nelle dicotiledoni la radice, con il progredire dell'età, subisce dei cambiamenti che portano alla formazione di sughero, felloderma, nuovi vasi e nuovi fasci cribrosi.

■ **Fusti.** Possono essere aerei e sotterranei. I primi sono provvisti di clorofilla e portano il nome di cauli, se erbacei; di suffrutici, se legnosi solo alla base; di fusto, se interamente legnosi. I secondi (quelli sotteranei) sono privi di clorofilla e possono assumere una posizione dorso-ventrale (**rizoma**), la forma di un corpo breve e carnoso (**tubero**) oppure trovarsi circondati da numerose foglie squamose (**bulbo**). I rizomi sono ricchi di materiale di riserva, necessario per lo sviluppo della pianta nel successivo periodo di vegetazione e sono muniti di germogli.

■ **Cortecce.** Quelle utilizzate in campo farmaceutico si ricavano da piante che hanno più anni di vita. Si sviluppano esternamente al cambio e pre-

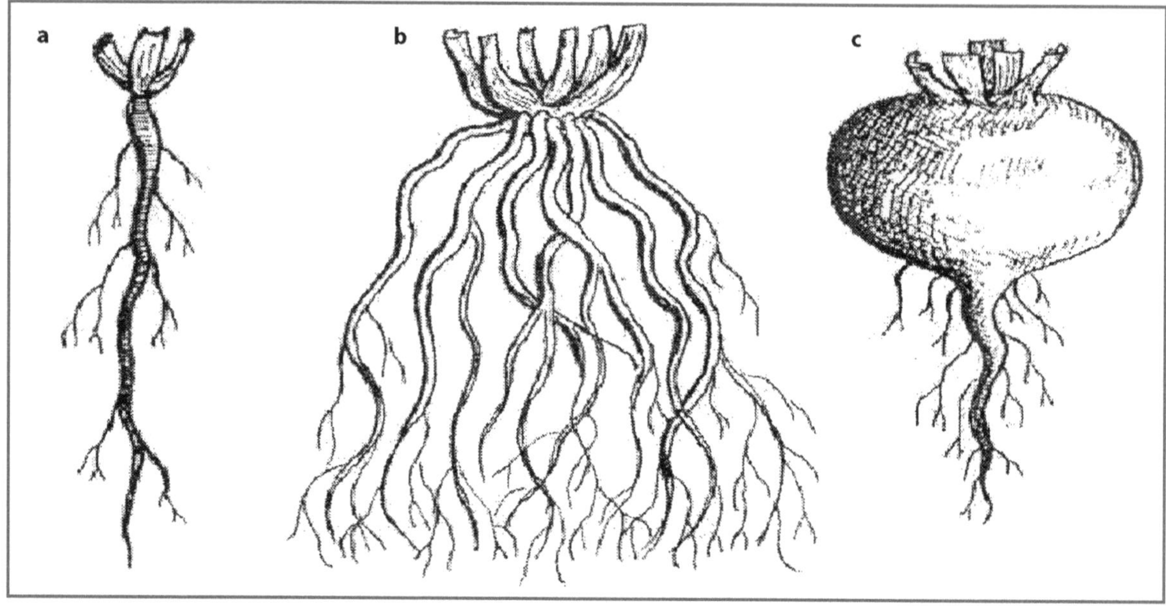

Fig. 3.1 Radici. Modificata da: Capasso F, Donatelli L (1982)

sentano una zona generatrice (fellogeno) che internamente produce il felloderma ed esternamente il sughero o sovero. La superficie esterna è rugosa e scabra, per il distacco di placche (ritidoma) di tessuto di cellule morte.

Erbe. Con questo nome si indicano le droghe costituite dall'intera pianta erbacea (esclusi gli organi sotterranei). Si possono pertanto trovare foglie, fiori e frutti, i cui caratteri morfologici sono descritti qui di seguito.

Foglie. Si chiamano monofilli se sono aeree, sviluppate e contengono clorofilla, catafilli se sono ridotte in squame e/o sotterranee. Di norma presentano una base, un picciolo ed un lembo: se le parti del lembo sono riunite le foglie si definiscono semplici; se sono distinte, ma legate tra di loro da un rachide comune, si chiamano composte. Queste ultime sono pennate se le foglioline sono disposte lungo il rachide come la barba di una penna; palmate se sono divergenti a partire dall'estremità del peziolo comune. La base delle foglie è in genere ridotta; talora è sviluppata (foglie inguainanti) oppure porta delle appendici (stipole). Il picciolo può mancare; in questo caso le foglie sono sessili. Il lembo può essere: intero, crenato, dentato, seghettato, lobato ecc. Gli stomi possono trovarsi su di una sola faccia (foglie coriacee) oppure su entrambe (foglie molli). Il tessuto delle foglie si chiama mesofillo: è simmetrico se presenta superiormente ed inferiormente un tessuto a palizzata ed in mezzo un tessuto lacunare, asimmetrico se presenta superiormente il tessuto a palizzata ed inferiormente il tessuto lacunoso. Nei riguardi delle nervature possono poi essere penninervie, plurinervie, palminervie ecc. Le foglie possono infine recare peli e/o ghiandole, elementi diagnostici importanti per il riconoscimento della droga.

Fiori e sommità fiorite. Sono organi deputati alla riproduzione. Sostenuti da un peduncolo o gambo (se privi si dicono sessili), risultano formati da un ricettacolo (o talamo) sul quale si inseriscono il perianzio, il gineceo e l'androceo. Il ricettacolo è uno slargamento del peduncolo e può presentarsi convesso, piano o concavo. Il perianzio è la parte più esterna del fiore (se manca il fiore si dice nudo): può essere formato da strutture eguali ed allora si dicono tepali (questi formano il perigonio) oppure si distinguono in sepali all'esterno (si tratta di foglioline verdi che nell'insieme formano il calice) ed in petali all'interno (foglioline bianche o colorate che nell'insieme formano la corolla). Il calice può presentarsi a forma di tubo, se i sepali sono saldati tra di loro (in questo caso il fiore si dice gamosepalo) oppure può essere dato da sepali liberi, divisi tra di loro (dialipetalo). L'androceo (organo maschile) è dato da più stami rappresentati da un filamento con base slargata ed una estremità libera rigonfiata e colorata (antera) contenente granuli di polline. Il gineceo (organo femminile) è dato da uno o più pistilli a forma di cla-

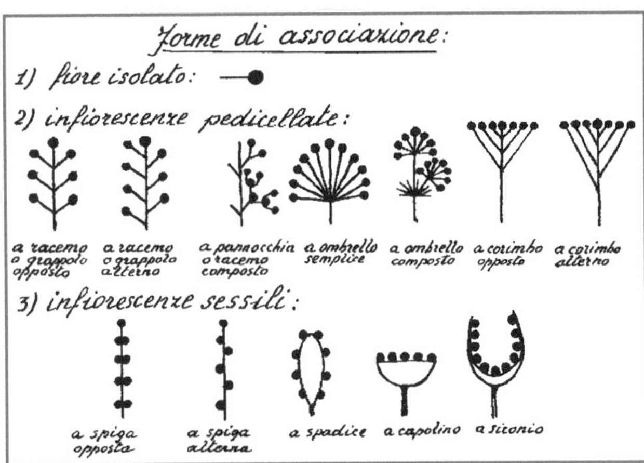

Fig. 3.2 Fiori. Modificata da: Capasso F, Donatelli L (1982)

va, di cui la parte inferiore, rigonfia, è detta ovario (contenente gli ovuli), la parte intermedia stilo e quella superiore slargata stigma. I fiori si dicono diclamidati, se hanno calice e corolla; monoclamidati, se hanno soltanto il calice o soltanto la corolla; aclamidati, se sono privi di calice e corolla. Si dicono poi ermafroditi se hanno contemporaneamente androceo e gineceo; unisessuali, se hanno l'androceo o il gineceo; sterili, se privi di androceo e gineceo. I fiori possono infine trovarsi isolati (terminali al fusto ed ai rami oppure ascellari alle foglie) o riuniti in infiorescenze pedicillate, se hanno peduncolo, o sessili, se sono prive di peduncolo (Fig. 3.2).

■ **Frutti.** Rappresentano la trasformazione dell'ovario dopo l'avvenuta fecondazione e successiva maturazione. Constano di un pericarpo che racchiude uno o più semi. Il pericarpo consta di 3 parti: esocarpo o epicarpo (che deriva dall'epidermide esterna dell'ovario), mesocarpo (che deriva dal parenchima dell'ovario), endocarpo (che deriva dall'epidermide interna dell'ovario). L'esocarpo è provvisto di cuticola resistente o di peli o di aculei; talora è lignificato. Il mesocarpo è polposo o succoso nei frutti carnosi, lignificato nei secchi. L'endocarpo può essere lignificato, cartilagineo o succulento. I frutti si distinguono in carnosi, se le 3 parti del pericarpo sono distinte tra di loro; viceversa si dicono secchi. Gli uni e gli altri si classificano diversamente come riportato in Figura 3.3.

■ **Semi.** Rappresentano la trasformazione degli ovuli dopo l'avvenuta fecondazione. Constano di un guscio e di una mandorla. Il guscio è consistente, colorato, liscio o rivestito di peli, spine, aculei. La mandorla è formata da un albume e da un embrione.

■ **Gemme.** Si tratta di foglie rudimentali attaccate ad un piccolo caule rudimentale e protette esternamente da foglioline trasformate in scaglie protettrici (perule). Possono essere apicali (se sono all'apice del fusto o dei rami) e ascellari, se sono all'ascella delle foglie. Le prime provvedono all'accrescimento della pianta, le seconde alla ramificazione.

■ **Peli.** Sono degli annessi epidermici, uni- o pluricellulari, protettori o secretori. In genere i peli vegetali presentano una estremità progressivamente acuminata, mentre l'altra, quella d'impianto, si presenta slargata. I peli protettori, deputati alla protezione del vegetale, formati da cellulosa, presentano un aspetto filiforme; i peli secretori, invece, sono formati da un peduncolo ed una capocchia rotondeggiante, uni- o pluricellulari.

■ **Talli.** Sono corpi vegetali non differenziati in radici, fusto, foglie ecc. Ne esistono di unicellulari e di pluricellulari: questi ultimi pure assumendo forme diverse presentano sempre lo stesso tipo di tessuto.

■ **Succhi.** Liquidi acquosi presenti nelle cellule, nei parenchimi acquiferi e nelle lacune intercellulari. Si ricavano per spremitura o torchiatura, preceduta da tagli o incisioni. Si presentano come liquidi torbidi, variamente colorati; contengono sali e diverse sostanze organiche. Poco stabili, vengono commercializzati dopo essere stati essiccati e stabilizzati.

■ **Latici.** Liquidi acquosi lattescenti, biancastri, presenti nei tubi laticiferi, dai quali fuoriescono spontaneamente per rottura o per incisione. All'aria si rapprendono imbrunendo. Contengono sali minerali, alcaloidi, tannini, gomme, grassi, resine ecc.

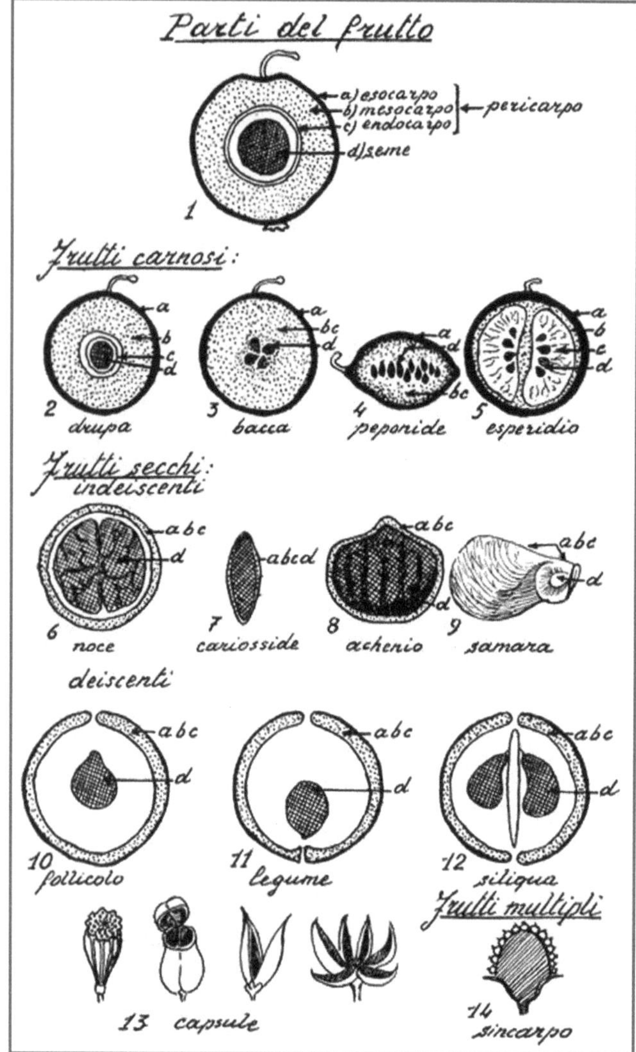

Fig. 3.3 Frutti. Modificata da: Capasso F, Donatelli L (1982)

Oli fissi. Liquidi oleosi incolori o colorati, untuosi al tatto, insolubili in acqua, non volatilizzabili, che lasciano sulla carta una macchia permanente untuosa, solubili in solventi organici (etere etilico o di petrolio, cloroformio ecc.). Sono costituiti da acidi grassi monocarbossilici, esterificati con glicerolo. Col tempo irrancidiscono. Si ottengono per spremitura o torchiatura oppure per estrazione con adatti solventi.

Oli eterei (essenziali o essenze). Liquidi untuosi al tatto, di odore gradevole, che non lasciano una macchia persistente su carta, volatili, solubili in solventi organici (etanolo, etere etilico o di petrolio, cloroformio ecc.). Si ritrovano in cellule, lacune, peli, ghiandole e poi nei diversi tessuti della pianta (legno, frutto, seme, radici ecc.). Si ottengono per spremitura e soprattutto per distillazione. Contengono mescolanze di idrocarburi, alcoli, aldeidi e chetoni.

Mucillagini. Si tratta di polisaccaridi complessi, elaborati fisiologicamente per trasformazione dell'amido endocellulare e della cellulosa delle membrane cellulari. Si sciolgono in acqua dando luogo a soluzioni colloidali viscose. Si estraggono con acqua calda o bollente. In genere si commercializzano le droghe che le contengono e non gli estratti che si ricavano da esse in quanto poco stabili.

Gomme. Si tratta di polisaccaridi complessi non presenti normalmente nella pianta, ma elaborati patologicamente in seguito a lesioni, punture di insetti ed ingiurie varie, per trasformazione della cellulosa delle pareti cellulari. Riversandosi all'esterno le gomme si rapprendono all'aria ostruendo eventuali lesioni ed impedendo la fuoriuscita di linfa e l'ingresso di parassiti. Essudano spontaneamente oppure se ne provoca la formazione per mezzo di incisioni, decorticazioni o altri tipi di insulti. In commercio si trovano sotto forma di sostanze solide, traslucide, dure, friabili, solubili in acqua fredda.

■ **Resine.** Si tratta di elaborati fisiologici di complessa struttura chimica, secreti all'esterno oppure presenti in cavità interne (idioblasti, dotti e ghiandole schizogene). Vengono prodotte da particolari cellule assieme a terpeni, oli volatili ed esteri che le mantengono fluide, in maniera da potersi riversare all'esterno in caso di lesioni e a contatto dell'aria liberare le sostanze volatili e rapprendersi proteggendo e cicatrizzando le lesioni. In commercio si presentano allo stato solido o semisolido, rammolliscono al calore e bruciano con fiamma fuligginosa.

■ **Balsami.** Miscele omogenee di resine ed oli essenziali, con caratteri di entrambi e quindi parzialmente volatili e distillabili. Se contengono gli acidi benzoico e cinnamico o uno di questi sono parzialmente solubili in acqua.

■ **Essudati.** Prodotti patologici riversati all'esterno in seguito a lesioni, ferite o punture di insetti. Quelli che essudano spontaneamente si rapprendono all'aria mentre quelli che fuoriescono per incisioni o altro si raccolgono ancora fluidi e si essiccano. Alcuni contengono alcoli polivalenti come ad es. la mannite.

Bibliografia essenziale

Capasso F, Donatelli L (1982) Farmacognosia. Le droghe delle FUI VIII. Piccin, Padova

Capasso R, Borrelli F, Longo R, Capasso F (2007) Farmacognosia applicata. Controllo di qualità delle droghe vegetali. Springer-Verlag Italia, Milano

Rost TL, Barbour MG, Stocking CR, Murphy TM (2009) Biologia delle piante. Zanichelli, Bologna

Capitolo 4 PREPARAZIONE E CONSERVAZIONE DELLE DROGHE VEGETALI

Il contenuto in principi attivi di una droga dipende non solo dalle condizioni individuali della pianta e dall'ambiente nel quale cresce, ma anche dal modo in cui essa viene raccolta, preparata e conservata. Da queste ultime operazioni dipendono la qualità ed il valore commerciale della droga.

Tempo di raccolta

Le piante medicinali, o le loro parti, devono essere raccolte nell'epoca più opportuna (tempo balsamico), quando cioè contengono la massima quantità di principi attivi. Questo è importante da un punto di vista terapeutico, ma anche da un punto di vista commerciale perché il prezzo delle droghe è direttamente proporzionale al loro contenuto in principi attivi. Quest'epoca dipende dal tipo di pianta (erbacea o legnosa, annua o perenne), dalle parti della pianta da raccogliere (fiori, radici, frutti ecc.) e dalle condizioni climatiche e di terreno.

Il raccoglitore di piante spontanee deve saper organizzare la raccolta in modo da non estirpare tutti gli individui della stessa specie e questo per non esaurire le risorse della flora medicinale spontanea. Nella Tabella 4.1 sono riportati i periodi più opportuni per la raccolta delle singole parti della pianta. Comunque gli accorgimenti da tener presente sono numerosi; ad es., le radici di piante annuali devono essere raccolte prima della fioritura, per quelle di piante bienni la raccolta deve essere fatta in autunno e nell'inverno successivo al primo anno di vita (per impedire che il nuovo periodo vegetativo le impoverisca in principi attivi), infine le radici di piante perenni si raccolgono nell'autunno e nell'inverno successivi al secondo anno di vita (altea, genziana, liquirizia ecc.). I rizomi ed i tuberi vengono raccolti sempre nell'autunno o nell'inverno del secondo o terzo anno di vita (calamo, aconito ecc.), prima che inizi la nuova epoca di vegetazione. Anche i bulbi vengono raccolti in autunno (scilla), per mezzo di coltelli piuttosto larghi o di opportune vanghe, avendo cura di non romperli. I legni si raccolgono in autunno, dopo la caduta delle foglie, o in inverno, prima che si sviluppino le gemme. Le cortecce si raccolgono in primavera, quando il cambio produce cellule parenchimatose tenere che ne facilitano l'asportazione. Le foglie si raccolgono quando i fiori si sono appena formati; la belladonna però si raccoglie in agosto, quando i fiori sono ben sbocciati. Così pure le foglie di *Laminaceae* si raccolgono all'epoca della fioritura. Le foglie si raccolgono avendo cura di scegliere quelle intere, non corrose da insetti o attaccate da funghi, di un bel colore verde, in una giornata asciutta, 2-3 ore dopo il levar del sole.

Tabella 4.1 Tempo balsamico per la raccolta delle diverse parti (organi) della pianta

Organi	Periodo
Radice, tubero, rizoma, bulbo	Autunno (prima della caduta delle foglie) Primavera (prima della gemmazione)
Fusto (legno)	Inverno (prima dello sviluppo delle gemme)
Corteccia	Autunno-primavera
Gemma	Primavera
Fiore	Primavera-estate
Foglia	Primavera
Frutto	Estate-autunno
Seme	Estate-autunno

Le erbe in genere si raccolgono quando sono fiorite, liberandole dai fusti troppo grossi o dai rami o dalle foglie ingiallite o attaccate da insetti. Talune erbe però vengono raccolte prima della fioritura della pianta.

I fiori e le infiorescenze si raccolgono quando sono completamente sbocciati, però la camomilla, l'arnica, la farfara ed altre è preferibile raccoglierle quando sono in bottone. La raccolta dei fiori richiede una certa cura (i fiori vanno raccolti ad uno ad uno e non devono essere compressi perché si altera facilmente il colore); inoltre deve essere fatta nei giorni di buon tempo, nelle prime ore del mattino, quando la rugiada è completamente evaporata.

I frutti carnosi si raccolgono all'epoca della loro completa maturità, o in un periodo molto prossimo, se si tratta di frutti il cui succo, a completa maturazione, diviene così viscoso da non potersi estrarre (lamponi, more, ribes ecc.). Gli aranci amari, i limoni ed altri frutti (cotogne) si raccolgono immaturi.

I frutti deiscenti si raccolgono quando sono maturi, ma prima che si dissecchino (papavero). I frutti indeiscenti si raccolgono prima della loro completa maturazione.

I semi dei frutti carnosi si raccolgono prima della maturità del pericarpo (zucca) perché a completa maturazione del frutto i semi possono alterarsi per fermentazione oppure marciscono. I semi dei frutti secchi (ricino, senape) devono essere raccolti solo quando i frutti sono completamente maturi; però per i frutti deiscenti, che a maturità si aprono lasciando cadere i loro semi, è il caso che questi siano raccolti prima che avvenga l'apertura del frutto.

Mondatura ed essiccamento

Una volta raccolte, le parti della pianta che interessano vengono mondate, cioè private di residui, di parti guaste o estranee. Così le radici vengono accuratamente pulite della terra che le copre e lavate, quindi si separano dai residui dei fusti e dalle radichette o radici avventizie. Lo stesso dicasi per gli altri organi sotterranei (tuberi, bulbi, rizomi). Così pure le foglie si separano dal picciolo ed i fiori si privano del peduncolo, separando spesso il calice dal ricettacolo, i petali dalle unghiette.

Le droghe che vengono utilizzate allo stato fresco non richiedono altre operazioni e quindi possono essere senz'altro assoggettate alle operazioni necessarie all'ottenimento di determinate forme medicamentose (tinture madri).

Nella maggior parte dei casi però le droghe vengono conservate, per averle a disposizione in ogni periodo dell'anno. Appena raccolte, le diverse parti della pianta sono ricche in acqua (Tabella 4.2) e questa, essenziale per le attività della cellula vivente, risulta dannosa quando le cellule cessano di vivere. Infatti, negli organi divelti, grazie alla presenza di acqua, permangono per lungo tempo delle attività enzimatiche (ossidazioni, idrolisi ecc.) che concorrono all'alterazione morfologica e chimica degli organi stessi (fenomeni autolitici). La sottrazione di acqua è il sistema più idoneo per impedire (o ridurre) i processi enzimatici che alterano le droghe durante la loro conservazione, depauperandole tra l'altro in principi attivi. Pertanto, il mezzo più sicuro e comune per la conservazione delle droghe, senza che queste perdano la maggior parte dei loro principi attivi, è l'essiccazione. Questa è tanto più efficace quanto più è rapida ed omogenea; inoltre, deve essere effettuata a temperatura non molto elevata. In genere viene fatta in locali adatti (essiccatoi), ben aerati, dove il materiale vegetale è protetto sia dai raggi solari che dall'aria umida. Negli essiccatoi si possono collocare dei graticci sovrapposti, avendo cura di lasciare una distanza conveniente tra l'uno e l'altro per la circolazione dell'aria. Le droghe vengono distribuite (disposte) su di essi in strati poco spessi e rivoltate con una certa frequenza. Particolare cura richiedono le radici ed i rizomi voluminosi, che vanno tagliati a fette o a pezzi prima di essiccarli, e le squame dei bulbi (scilla) che si tagliano longitudinalmente in fette. Nell'essiccare le foglie e le erbe la cura principale deve essere la conservazione del colore verde. Anche i fiori vanno essiccati con cura, cercando di non far perdere loro il colore.

L'essiccatoio è preferibile per le piante aromatiche, perché una temperatura troppo alta causa la perdita (volatilizzazione) di notevoli quantità di oli essenziali. Per gli organi carnosi, per lo più molli e ricchi di acqua (tuberi, bulbi, rizomi ecc.)

Tabella 4.2 Contenuto in acqua di alcune parti della pianta

Organo	Contenuto % in acqua
Erba	60-70
Foglia	60-70
Radice	60-70
Frutto	90
Corteccia	40
Legno	45
Seme	5-10

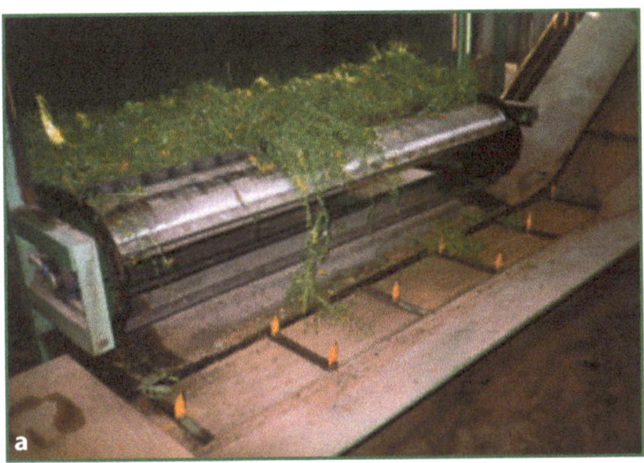

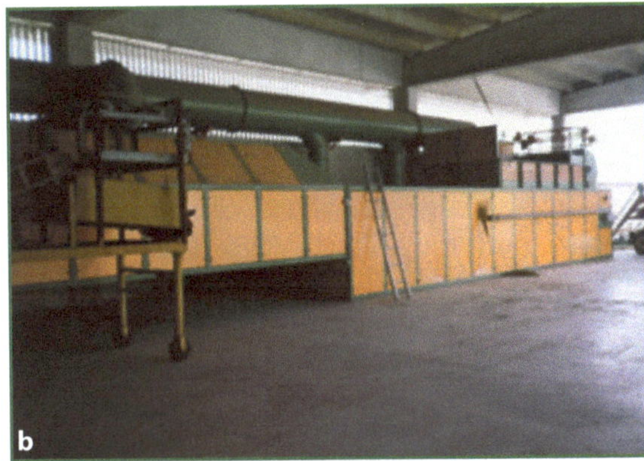

Fig. 4.1 **a** Dispositivo di alimentazione automatica del nastro trasportatore dell'essiccatoio. **b** Essiccatoio ad aria calda (45-50 °C) entro il quale scorre il nastro trasportatore con la droga fresca (C. Sessa)

si preferiscono invece le stufe. Nelle stufe la temperatura può essere elevata al grado voluto, l'aria vi si rinnova automaticamente ed il processo di essiccazione è indipendente dalle condizioni meteorologiche. La temperatura iniziale della stufa deve essere di 20-25 °C, per innalzarla più tardi a 50-60 °C. Queste temperature, oltre a facilitare la disidratazione delle droghe (la % di acqua che rimane non supera il 5%), operano anche una parziale sterilizzazione in quanto consentono la morte di molti lieviti e batteri non sporigeni.

Oggigiorno si utilizzano anche degli essiccatoi ad aria calda, muniti di un nastro trasportatore (Fig. 4.1).

Comunque, dal tipo di essiccamento può dipendere la bontà della droga: una disidratazione rapida altera ad es. il colore delle foglie e dei fiori; una disidratazione lenta e protratta nel tempo è invece causa di colorito nerastro o bruno della droga e del suo odore sgradevole. Così pure ad una temperatura piuttosto alta la droga diviene estremamente fragile.

Quando i componenti chimici di una droga sono sensibili al calore si opera una disidratazione a bassa temperatura. La droga viene in questi casi congelata rapidamente tra i –20 °C ed i –40 °C, e sottoposta a vuoto spinto (liofilizzazione). Il materiale disidratato in questo modo si presenta spugnoso e facilmente idratabile.

Stabilizzazione

L'essiccamento delle droghe non è certo sufficiente a bloccare le attività enzimatiche: queste rimangono allo stato di quiescenza fino a che, per il ripristino delle condizioni ottimali di temperatura ed umidità, non riprendono la loro attività con conseguente alterazione chimica e morfologica della droga nel tempo (invecchiamento). L'umidità può senza dubbio causare una ripresa delle attività enzimatiche. Per questo si consiglia di tenere le droghe in luoghi asciutti, in contenitori ben chiusi ed eventualmente muniti di un doppio fondo, sul quale si pone una sostanza igroscopica che serve a mantenere nello spazio chiuso del contenitore una secchezza che permetta la conservazione della droga per 1-2 anni (calce sodata ecc.).

L'umidità favorisce anche lo sviluppo di muffe e batteri che contribuiscono, con le loro azioni fermentative, ad alterare la droga, impartendo a questa anche un odore sgradevole. Con il passare del tempo le droghe divengono poi preda degli insetti, specie quelle ricche di sostanze di riserva (rizomi, tuberi, radici ecc.). È difficile, dunque, sottrarre le droghe all'azione deleteria del tempo che, oltre ad alterare la morfologia, modifica i principi attivi fino a renderli inattivi.

Per fare in modo che le droghe conservino la loro attività iniziale è possibile stabilizzarle, inattivando in modo irreversibile gli enzimi in esse presenti. Quest'operazione, possibile solo se i principi attivi sono termostabili e non di natura enzimatica, consiste nell'esporre in autoclave, alla pressione di $^1/_4$ di atmosfera, la droga fresca a vapori di acqua, alcol o acetone, per pochi minuti, alla temperatura di 105-110 °C. Se l'operazione è ben fatta non si verifica la fuoriuscita di succo cellulare dai tessuti vegetali. Dopo stabilizzazione, la droga si essicca in stufa. Si ottiene così una droga priva di enzimi nella quale i principi attivi si conservano nel medesimo stato nel quale si trovavano al momento della raccolta. Questa procedura è però poco praticata.

Sterilizzazione

Le droghe, al momento della raccolta, sono tutte inquinate da microrganismi. Una foglia può contenere da 700 a 2,5 milioni di batteri per grammo; quantità maggiori si trovano nelle foglie rivestite di peli e soprattutto negli organi sotterranei. Le droghe possono essere sterilizzate con ossido di etilene; esiste però il rischio che questa sostanza possa (a) interagire con sostanze presenti nella droga dando luogo a composti tossici, (b) ridurre il contenuto in principi attivi di una droga (belladonna) e/o (c) modificare la viscosità delle mucillagini. Nel caso poi che l'ossido di etilene venga adsorbito, si rende necessario far trascorrere un certo periodo di tempo prima che la droga possa essere utilizzata.

Un'altra tecnica di sterilizzazione è l'esposizione della droga ai raggi gamma. L'inconveniente della "gammatura" è però quello di causare una riduzione del titolo in principi attivi.

Comunque, il problema non è tanto quello della carica batterica presente in una droga quanto quello di assicurare l'assenza di microrganismi patogeni o indesiderati e di limitare il numero degli enterobatteri, sia nei prodotti naturali (droghe) che in quelli ottenuti per estrazione (tintura, infuso ecc.). È pertanto opportuno che le operazioni di raccolta e conservazione delle droghe (e dei prodotti di estrazione) seguano le più elementari norme di igiene. Inoltre più che la sterilizzazione è importante che le droghe presentino una carica microbica accettabile (Tabella 4.3) e siano prive di tossine cancerogene ed epatotossiche (aflatossine).

Conservazione

Le droghe per non alterarsi devono essere conservate in luogo ben asciutto ed al riparo da agenti esterni, fisici (luce e calore), chimici (ossigeno atmosferico ed umidità) e biologici (insetti, muffe). Bisogna poi avere l'accortezza di conservare le droghe sensibili alla luce in contenitori che non permettono il passaggio dei raggi luminosi (vasi di creta o terracotta); quelle sensibili all'umidità (altea, verbasco, papaveraccio) in recipienti ermeticamente chiusi e quelle sensibili al calore in contenitori posti lontano da fonti di calore (termosifoni, stufe ecc.). I fiori, in particolare, devono essere conservati con cura per evitare che assorbano umidità che ne favorisce l'ammuffimento e determina alterazioni di colore che rendono le droghe invendibili. I locali, poi, devono essere freschi, asciutti e ben aerati. Inoltre, sia nei locali che nei contenitori sarebbe opportuno sistemare sostanze insetticide ed igroscopiche (calce sodata).

Così facendo, si riduce il rischio che la droga cambi colore, odore, sapore e consistenza e mostri tarlature e muffe. Il colore cambia per l'esposizione della droga alla luce (diretta o diffusa) ed all'umidità. La luce altera soprattutto le foglie e le sommità (erbe) che decolorano rapidamente ed ingialliscono in modo più o meno intenso, dando alla droga un aspetto decisamente scadente. La luce altera anche i fiori e droghe quali, ad es., zafferano e cannella; quest'ultima, se alterata, presenta delle macchioline rossastre. L'odore, a causa del calore e dell'umidità, può diventare sgradevole, come nel caso dell'altea, o ammoniacale, come nel caso della segale cornuta, o sapere di muffa. L'umidità altera sostanzialmente la consistenza della droga; radici, rizomi, bulbi, tuberi, legni, cortecce e semi rammolliscono facilmente se conservati in ambiente non completamente asciutto. La tarlatura, infine, viene provocata dagli insetti presenti all'interno del contenitore utilizzato per conservare la droga. Per tutte queste ragioni è indispensabile un controllo periodico, per verificare lo stato di conservazione delle droghe.

Ad ogni modo una droga, anche se ben conservata, è destinata a perdere la propria attività con il passare del tempo e questo perché, nonostante la disidratazione, nella droga permangono piccole quantità di acqua. Pertanto gli enzimi seguitano, anche se in minima parte, a indurre fenomeni autolitici con conseguente degradazione dei principi attivi. Ciò porta ad una progressiva "alterazione biologica" della droga con perdita di principi attivi. Una idonea conservazione quindi non evita, ma ritarda solamente l'invecchiamento e quindi la perdita di attività della droga. Per tale ragione le droghe, sebbene essiccate, devono essere rinnovate periodicamente, di regola ogni anno.

Tabella 4.3 Carica microbica: valori limite tollerati

Microrganismo	Limiti[a]
Batteri aerobi	$< 10^3$-10^4
Lieviti e muffe	$<10^2$
Enterobatteri	$< 10^2$
Escherichia coli	n.r.
Salmonella	n.r.
Pseudomonas aeruginosa	n.r.
Staphylococcus aureus	n.r.

[a] valori (UFC) riferiti ad 1 g di droga
n.r., non rilevabile
(F. Capasso e G. Grandolini, 1999)

Bibliografia essenziale

Bonati A (1992) Industry and the conservation of medicinal plants. In: Akerele O, Heywood V, Synfe H (eds) Conservation of medicinal plants. University Press, Cambridge, pp 141-145

Capasso F, Donatelli L (1982) Farmacognosia. Le droghe della farmacopea, 8ª ed. Piccin, Padova

Capasso F, Grandolini G, Izzo AA (2006) Fitoterapia. Impiego razionale delle droghe vegetali. Springer-Verlag Italia, Milano

Dezani S, Guidetti E (1953) Trattato di Farmacognnosia, 2ª Ed., UTET, Torino

Eskinazi D (1999) Botanical Medicine. Efficacy, Quality Assurance, and Regulation. Mary Ann Liebert Inc. New York

Flaster T (1999) Shipping, handling, receipit, and short-term storage of raw plant materials. In: Eskinazi D (ed) Botanical medicine. Mary Ann Liebert Inc., Larchmont, pp 139-142

Sangiorgi E, Minelli E, Crescini G, Garzanti S (2007) Fitoterapia. Principi di Fitoterapia Clinica, Tradizionale, Energetica, Moderna. Casa Ed. Ambrosiana, Milano

Capitolo 5 Controllo di qualità delle droghe vegetali

Il controllo di qualità delle droghe vegetali riveste un grande interesse, sia dal punto di vista scientifico che da quello economico e legislativo, per il sempre più vasto impiego delle piante medicinali ed è indubbiamente il dato più importante per definire l'affidabilità di una droga utilizzata nella pratica terapeutica. In questi ultimi anni, inoltre, il commercio delle droghe vegetali è stato notevolmente incrementato mediante importazioni da Paesi dell'Europa orientale, dell'Asia e dell'Africa, Paesi carenti di norme di controllo relative all'inquinamento ambientale e all'uso nelle colture di pesticidi e diserbanti.

Le autorità sanitarie dei diversi Paesi, attraverso le Farmacopee, indicano oltre ai saggi di identificazione, i requisiti minimi di qualità cui deve rispondere qualunque sostanza che venga adoperata come tale o che entri a far parte di preparazioni impiegate a scopo terapeutico, sia in preparazioni magistrali (cioè preparate estemporaneamente dal farmacista), che in preparazioni officinali (cioè ottenute da industrie farmaceutiche).

Le specifiche riportate nelle Farmacopee per le droghe vegetali, descritte nelle singole monografie, costituiscono quindi la norma per esercitare i controlli di qualità delle droghe stesse. Ma, anche se le droghe vegetali riportate nelle Farmacopee dei diversi Paesi sono in continuo aumento, sono sempre in numero limitato rispetto alla grande varietà di droghe presenti sul mercato erboristico.

Pertanto la legislazione sulle droghe vegetali, è ancora oggi molto carente ed in moltissimi casi le droghe che si utilizzano non soddisfano i requisiti chimico-fisici e farmacologici cui devono rispondere per un corretto impiego terapeutico.

Talvolta, le droghe vegetali morfologicamente corrispondono alla descrizione farmacognostica, ma non possiedono gli effetti terapeutici o salutistici attesi.

Ciò può essere causato da diversi fattori, quali:

- raccolta della droga in periodo diverso dal tempo balsamico;
- presenza nella droga di parti della pianta con minor contenuto o prive di principi attivi;
- invecchiamento eccessivo della droga;
- cattiva conservazione;
- presenza di chemiotipi, che vengono confusi con la specie richiesta.

Per tutti questi motivi si rende indispensabile, oltre all'esame morfologico, il controllo delle caratteristiche chimico-fisiche e farmacodinamiche delle droghe poste in commercio.

La legislazione italiana ha recepito tale necessità e la circolare del 18 luglio 2002, n. 3, del Ministero della Salute – Applicazione della procedura di notifica di etichetta di cui all'art. 7 del decreto legislativo n. 111/1992, ai prodotti a base di piante e derivati aventi finalità salutistiche – prevede che "*il campo di applicazione dell'art. 7 del decreto legislativo è esteso anche ai prodotti contenenti solo ingredienti erboristici che presentino requisiti di composizione compatibili con una finalità di tipo salutistico. La procedura di notifica di etichetta consente al Ministero della salute di esaminarne la composizione e quindi anche di valutare l'ammissibilità degli ingredienti in questione di cui devono essere fornite schede tecniche* (Tabella 5.1) *o altra documentazione che ne attesti l'idoneità all'uso alimentare e, se del caso, la conformità alla farmacopea ufficiale*".

Nella Tabella 5.2 è riportato un esempio di scheda delle analisi richieste nel controllo di qualità delle droghe vegetali e dei loro derivati.

Esame dei caratteri organolettici (odore, sapore)

Per le piante che contengono oli essenziali, l'odore è un carattere distintivo fondamentale che permette non solo di riconoscere la droga ma anche di avere delle indicazioni sullo stato di con-

Tabella 5.1 Scheda tecnica

MINISTERO DELLA SALUTE

CIRCOLARE 18 luglio 2002, n. 3
(G.U. n. 188 del 12 agosto 2002)

Applicazione della procedura di notifica di etichetta di cui all'art. 7 del decreto legislativo n. 111/1992, ai prodotti a base di piante e derivati aventi finalità salutistiche

Allegato 1

SCHEDA

Nome botanico: ....
Origine della pianta: ....
Provenienza della materia prima impiegata nel prodotto: ....
Parte della pianta utilizzata: ....
Tipo di preparazione utilizzata: ....
Costituenti attivi della pianta e titolo relativo: ....
Marker biologico: ....
Finalità fisiologiche e salutistiche: ....
Dati tossicologici: ....
Contaminanti: ....
Controindicazioni, avvertenze, interazioni: ....
Eventuali note particolari: ....

Tabella 5.2 Schema delle analisi da condurre per il controllo di qualità delle droghe vegetali

SCHEDA ANALISI N°
Prodotto: ....
Osservazioni sulla confezione: ....
Aspetto del prodotto: ....
N° dei prelievi: .... N° dei campioni: .... G/campione: ....
Data .... Firma del prelevatore ....

1) CONTROLLO MORFOLOGICO			2) CONTROLLO CHIMICO ANALITICO		
SAGGI	RISULTATI	SIGLA	SAGGI	RISULTATI	SIGLA
Aspetto	....	....	Perdita in peso	....	....
Colore	....	....	a temp. ambiente	....	....
Odore	....	....	Perdita in peso a °C	....	....
Identità	....	....	Reazioni identificazione	....	....
Caratteri microscopici	....	....	Caratter. cromatografiche	....	....
Adulterazioni	....	....	Titolo	....	....
Elementi estranei	....	....	Saggi purezza	....	....
NOTE			Ceneri	....	....
....			Ceneri insolubili in HCl	....	....
....			Residui pesticidi	....	....
....			Metalli pesanti	....	....

3) CONTROLLO BIOLOGICO		
SAGGI	RISULTATI	SIGLA
Carica Batterica	....	....
Attività biologica	....	....

SERVIZIO CONTROLLO QUALITÀ

APPROVATO ☐ RESPINTO ☐ SCADENZA ....
Data .... Firma ....

servazione. Infatti, nelle droghe mal essiccate o troppo vecchie si avrà perdita o alterazione dell'odore.

L'esame olfattivo potrà essere utile anche per il riconoscimento di droghe non essenziere, ma con odore caratteristico (rabarbaro, seme santo, valeriana ecc.).

Per quanto concerne il sapore, molte droghe sono di sapore amaro (china, aloe, genziana, noce vomica ecc.), altre di sapore dolce (liquirizia, stevia). Le droghe tanniche hanno sapore astringente, mentre quelle che contengono saponine hanno sapore acre ed irritante.

Esame dei caratteri morfologici (aspetto, forma, colore)

L'osservazione morfologica è mirata non solo alla ricerca dei caratteri botanici identificativi della pianta ed in particolare della droga, ma anche di elementi di differenziazione rispetto ad altre specie dello stesso genere – ad es. nella radice di *Uragoga ipecacuanha* o *Cephaelis ipecacuanha* (anellata minore) (Rubiaceae) gli anelli sono meno distanziati e più marcati rispetto a *Uragoga granatensis* o *Cephaelis acuminata* (anellata maggiore); le foglioline delle varie specie di Cassia (*C. angustifolia*, *C. acutifolia*) (*Leguminosae*), sono diverse per forma e dimensione; la disposizione dei sistemi stellati, osservabile con una lente di ingrandimento, è sparsa in *Rheum officinale*, mentre è in forma di cerchio regolare in *Rheum palmatum* (*Poligonaceae*).

L'aspetto ed il colore, oltre ad indicare se si tratta di una droga organizzata (foglie, fiori, radici, cortecce, semi, erba) o non organizzata (gomme, resine, latici, succhi), possono mettere in evidenza possibili alterazioni dovute al non completo essiccamento, o troppo lunga conservazione. Infatti, se la conservazione è troppo prolungata, le droghe fragili si sbriciolano, i parenchimi clorofilliani ingialliscono, i fiori perdono il colore.

La presenza di insetti o muffe sarà indice di essiccamento insufficiente o conservazione in ambienti umidi.

Se la droga è polverata o triturata (il cosiddetto taglio tisana), come spesso viene posta in commercio per comodità dell'utilizzatore, l'esame morfologico potrà dare limitate indicazioni e per identificare la droga e le eventuali sofisticazioni, bisognerà ricorrere all'esame microscopico.

Esame microscopico

L'esame microscopico può dare un ulteriore contributo al riconoscimento delle droghe intere, ma è indispensabile per il riconoscimento delle droghe triturate o polverate dove è impossibile riconoscere e valutare elementi identificativi quali ad es. i margini fogliari, la forma dei semi ecc. L'esame microscopico per le droghe intere viene effettuato, di norma, su sezioni trasversali, previa inclusione in paraffina e successiva colorazione per differenziare i diversi tessuti. Ad es., il cloruro di zinco iodato colora in blu-viola il legno ed in giallo-bruno la cellulosa ed il sughero.

Per quanto concerne le droghe polverate, di norma l'osservazione viene effettuata su un vetrino preparato estemporaneamente sospendendo la polvere in una miscela in parti uguali di glicerolo-acqua-alcol.

Per una migliore osservazione può essere eseguita una chiarificazione, aggiungendo al vetrino alcune gocce di soluzione di cloralio idrato e riscaldando lievemente.

Per meglio evidenziare specifiche strutture possono essere eseguite alcune semplici reazioni:

- i granuli di amido si colorano in blu per aggiunta di soluzione di iodio;
- la cellulosa si colora in violetto con soluzione iodurata di cloruro di zinco;
- le pareti cellulari lignificate si colorano in rosso per imbibizione con fluoroglucina ed aggiunta di una goccia di acido cloridrico.

L'osservazione microscopica consente di differenziare droghe appartenenti alla stessa famiglia e contenenti gli stessi principi attivi. Ad es. al microscopio è possibile differenziare le foglie di belladonna, giusquiamo e stramonio:

- nella belladonna si osservano: epidermide con cuticola striata, peli protettori pluricellulari uniseriati con cuticola liscia e peli ghiandolari con capocchia pluricellulare e peduncolo unicellulare o con capocchia unicellulare e peduncolo pluricellulare, sabbia cristallina di ossalato di calcio;
- nel giusquiamo: epidermide con cuticola liscia, peli protettori pluricellulari molto lunghi e prismi di ossalato di calcio;
- nello stramonio: peli protettori con cuticola verrucosa e druse di ossalato di calcio.

L'osservazione microscopica può fornire utili informazioni anche nel caso di alcune droghe non organizzate. Ad es., nella gomma adragante si notano residui cellulari e granuli di amido, nell'hashish peli a cistoliti con punta ricurva, peli unicellulari conici e peli ghiandolari pluricellulari, sessili o peduncolati con peduncolo pluriseriato.

Analisi chimico-fisiche

Determinazione dell'umidità

Con il termine umidità s'intende la quantità di acqua residua nelle droghe dopo l'essiccamento. È questo un indice della buona conservazione delle droghe, in quanto un elevato contenuto di acqua insieme ad una idonea temperatura dell'ambiente (locali riscaldati, temperature estive), determinano l'attivazione degli enzimi e quindi la possibilità di alterazione dei principi attivi (idrolisi, ossidazione, polimerizzazione ecc.) e la proliferazione di organismi viventi (funghi, muffe, insetti).

Ci sono numerosi metodi per la determinazione dell'umidità. Il metodo prescritto dalla Farmacopea Europea (Ph. Eur.) è quello della determinazione della perdita di acqua per essiccamento. Una quantità pesata di droga polverata, posta in capsula tarata, viene introdotta in stufa a 105 °C per almeno un'ora e quindi pesata per determinare la perdita di acqua durante l'essiccamento. Il procedimento viene ripetuto finché si ottiene un peso costante in due pesate consecutive. Dalla riduzione di peso si risale alla percentuale di umidità.

Il valore può essere falsato dalla perdita di principi attivi volatili nel caso di droghe contenenti essenze, balsami, resine.

Determinazione delle ceneri

La determinazione delle ceneri può essere importante, non tanto per l'identificazione della droga, quanto per riconoscere eventuali contaminazioni o sofisticazioni con materiale inorganico.

Una quantità pesata di droga viene posta in un crogiuolo tarato e quindi mantenuta in muffola per diverse ore. La temperatura della muffola viene gradualmente innalzata fino a 800-1000 °C. Il residuo, costituito da ossidi e carbonati dei metalli presenti (Na, K, Ca, Mg ecc.) viene pesato e rimesso in muffola finché due pesate consecutive sono uguali. La percentuale di ceneri così ottenuta costituisce le ceneri totali. Queste possono assumere un valore elevato nelle droghe con alto contenuto di ossalato di calcio (ad es. rabarbaro cinese) o in presenza di sofisticazioni volontarie (ad es. lo zafferano mescolato a polvere di mattone).

Le ceneri totali, trattate con HCl, danno un residuo di ceneri acido-insolubili costituite generalmente da silice.

Viscosità

La viscosità è un parametro molto importante nella valutazione della qualità di alcune droghe non organizzate, quali le gomme e le mucillagini (Cap. 11), che nell'acqua formano sospensioni colloidali. La viscosità è la resistenza allo scorrimento che incontra una massa di fluido in moto. Essa dipende dalle forze di coesione delle molecole del fluido, che impediscono il libero scorrimento dei vari strati.

La viscosità dei fluidi può essere misurata con diverse tecniche basate principalmente (i) sul tempo di efflusso del fluido attraverso un capillare – il tempo di efflusso di un volume noto, a pressione e temperatura costante, è tanto più lungo quanto maggiore è la viscosità del fluido in esame – o (ii) sull'attrito che incontra un corpo in movimento in un fluido e che sarà proporzionale alla viscosità del fluido in esame. Per la misura della viscosità assoluta o dinamica è usato il centipoise (cP), corrispondente al millipascal per secondo (mPa·s).

Analisi dei principi attivi

La determinazione quali-quantitativa dei principi attivi presenti nelle droghe vegetali viene compiuta essenzialmente mediante metodi analitici strumentali altamente sensibili e specifici. Le tecniche più importanti nello studio delle sostanze naturali e nel controllo di qualità delle droghe e dei loro derivati sono quelle cromatografiche e spettrometriche.

Saggi biologici

I saggi biologici comprendono tutti quei test che vengono eseguiti, sia *in vivo* che *in vitro*, su un mezzo biologico (animali, tessuti isolati, batteri); possono dividersi in due categorie principali. Alla prima appartengono i saggi di controllo, i saggi di riconoscimento delle droghe e i saggi che consentono di studiare l'attività delle droghe poco note. Alla seconda categoria appartengono i dosaggi biologici, cioè i saggi che si utilizzano per la titolazione dei principi attivi presenti in una droga o in una preparazione farmaceutica mediante la misura della sua attività biologica.

Saggi biologici di controllo

I saggi biologici di controllo o di sicurezza comprendono l'insieme dei saggi ai quali un prodotto viene sottoposto al fine di escludere che possa risultare nocivo per l'uomo (ad es. il controllo microbiologico)

Alcuni di essi sono specifici per determinate categorie di preparazioni farmaceutiche (come il controllo di sterilità richiesto per i fili di sutura di uso chirurgico, cotone e garze sterili, contenitori per sangue e derivati, colliri e pomate oftalmiche e tutte le preparazioni iniettabili per le quali è prescritto inoltre il saggio per la verifica dell'assenza di pirogeni), o per determinate categorie di farmaci (saggio per la verifica di tossicità anormale per eparina, antibiotici, sieri, vaccini, immunoglobuline; ricerca di sostanze ipotensive o dell'istamina per alcune categorie di antibiotici).

Saggi di attività

Questi saggi consentono di riconoscere una droga vegetale o un suo derivato in base alla valutazione dell'attività osservata su colture di cellule, su tessuti ed organi isolati o su un organismo vivente. L'attività delle droghe vegetali viene studiata *in vivo* sugli animali da esperimento, osservando gli effetti provocati dalla somministrazione della droga in esame o di un suo derivato, su una specifica funzione (ad es. attività analgesica, antipiretica, ipotensiva) o *in vitro* su organi isolati (ad es. attività cardiovascolare su cuore isolato o strisce di aorta) o su cellule o frazioni cellulari (ad es. attività antiossidante su frazioni microsomiali; attività antitumorale su linee di specifiche cellule tumorali).

Dosaggi biologici

Non sempre i metodi chimico-fisici sono idonei per la titolazione dei principi biologicamente attivi presenti in una droga o in una preparazione farmaceutica. È questo il caso di numerosi prodotti biologici, di estratti grezzi di droghe vegetali e, in genere, di tutti quei prodotti la cui composizione chimica non è ben definita.

Diversi prodotti biologici, quali sieri, vaccini, immunoglobuline, ormoni, enzimi, hanno una struttura complessa, spesso di natura polipeptidica. L'attività biologica è legata non solo alla natura ed al numero dei componenti, ma, principalmente, alla sequenza aminoacidica ed alla configurazione della molecola che spesso non può essere rilevata con analisi chimico-fisiche che la distruggerebbero.

Inoltre le droghe vegetali talvolta contengono componenti con struttura molto simile, per cui è impossibile la loro differenziazione in un estratto totale della droga, ma che presentano sostanziali differenze quali-quantitative nell'attività biologica (ad es. gli stereoisomeri ergometrina ed ergometrinina, ergocristina ed ergocristinina ecc. nella *Claviceps purpurea*). Inoltre, numerose droghe adoperate nella medicina tradizionale dei Paesi asiatici ed africani, i cui principi attivi non sono noti, manifestano effetti terapeutici.

In tutti questi casi la determinazione quantitativa dei principi attivi viene effettuata mediante un dosaggio biologico, che permette di risalire alla concentrazione dei componenti terapeuticamente utili, mediante la valutazione dell'attività biologica osservata su di un tessuto, un organo o un organismo vivente.

L'attività di questi prodotti è espressa in unità convenzionali (unità internazionali UI) e viene misurata in paragone con una preparazione analoga a concentrazione nota (Standard Internazionale).

I dosaggi biologici sono prescritti principalmente per droghe di origine animale, ma possono essere di grande utilità nella titolazione di droghe della medicina tradizionale dei Paesi in via di sviluppo, delle quali, molto spesso, non è completamente conosciuta la composizione quali-quantitativa dei principi attivi.

Esempi di dosaggi biologici sono:

- dosaggio microbiologico degli antibiotici: l'attività di un antibiotico è valutata confrontando l'alone di inibizione della crescita di microrganismi sensibili prodotta da concentrazioni note dell'antibiotico in esame con quello prodotto da una sostanza di riferimento;
- dosaggio della corticotropina: si determina la deplezione di acido ascorbico dalle ghiandole surrenali di ratti ipofisectomizzati, in paragone ad uno standard internazionale di corticotropina di maiale purificata e liofilizzata;
- dosaggio dell'eparina: l'attività anticoagulante dell'eparina è determinata *in vitro* confrontando la capacità di ritardare la coagulazione del sangue di montone citratato e ricalcificato, con quella di una preparazione standard di eparina ottenuta dalla mucosa intestinale di maiale;
- dosaggio del vaccino tetanico: si confronta la dose di vaccino necessaria per proteggere le cavie o i topi dagli effetti di una dose paralizzante di tossina tetanica inoculata per via sottocutanea,

con quella di uno standard, necessaria per ottenere la stessa protezione;
- dosaggio della calcitonina: si valuta, nel ratto, la riduzione della calcemia in paragone ad uno standard di calcitonina di salmone.

Analisi tossicologiche (contaminanti)

Pesticidi

Ai fini della Farmacopea è da considerare come pesticida ogni sostanza destinata a distruggere, respingere o combattere le specie indesiderate di piante e di animali che danneggiano o comunque interferiscono negativamente con la produzione, la trasformazione, la conservazione, il trasporto o il commercio di droghe vegetali.

Per quanto concerne le analisi tossicologiche da eseguire nell'ambito dei controlli di qualità delle droghe vegetali, il termine comprende anche le sostanze utilizzate come regolatori della crescita, esfolianti, disseccanti e tutti quei composti che possono essere applicati sulle colture, sia prima che dopo la raccolta, per proteggere le droghe dal deterioramento durante l'immagazzinamento ed il trasporto.

Se non è diversamente indicato in monografia, la droga in esame deve soddisfare almeno i limiti indicati nella tabella riportata dalla Ph. Eur. o, in mancanza di monografie specifiche, i limiti previsti per gli alimenti.

Metalli pesanti

La contaminazione da metalli pesanti non è un evento infrequente per quanto concerne le droghe vegetali. Infatti, la coltivazione in vicinanza di industrie o di strade ad intenso traffico veicolare, l'irrigazione con acque inquinate da scarichi industriali e/o l'uso di pesticidi contenenti rame possono determinare la presenza di elevati quantitativi di metalli nelle droghe del commercio.

Gli inquinanti più frequenti sono piombo e cadmio, ma possono trovarsi anche mercurio, rame, manganese.

I quantitativi presenti sulla superficie della droga dipendono non solo dalla percentuale presente nell'ambiente, ma anche dalla vicinanza al suolo e dalla struttura dei tessuti superficiali della droga stessa (le foglie di digitale che crescono a livello del suolo e presentano una superficie fogliare ricca di peli, avrà, a parità di inquinamento ambientale, una maggior percentuale di metalli rispetto alle foglie del tè o dell'eucalipto). Un accurato lavaggio ed i metodi di estrazione ridurranno notevolmente la presenza di inquinanti nella droga e nelle sue preparazioni, per cui raramente si raggiungono livelli superiori a quelli consentiti dalla FDA (*Food and Drug Administration*) per gli alimenti.

Studi sperimentali hanno messo in evidenza che i metalli pesanti interferiscono con le tappe metaboliche che portano alla formazione dei principi attivi. Ad es. nelle foglie di *Datura stramonium* sottoposte ad inquinamento da cadmio, si ha un aumento di tropina ed una riduzione dei livelli di atropina con un chiaro effetto sui processi di esterificazione; nei semi di *Coriandrum sativum* elevati livelli di cadmio determinano la scomparsa di alcuni componenti l'essenza quali limonene e geraniolo.

Il contenuto di metalli nelle droghe viene determinato mediante spettrofotometria ad assorbimento atomico, previa digestione della sostanza organica.

Carica microbica

Per quanto concerne la carica microbica, le droghe vegetali, salvo poche eccezioni, devono rispettare i limiti previsti per le derrate alimentari o, se adoperate per preparazioni farmaceutiche, quelli previsti dalla Ph. Eur. per i prodotti non obbligatoriamente sterili.

La Ph. Eur. prevede saggi microbiologici in coltura per: *Salmonella*, *Escherichia coli, Pseudomonas aeruginosa*, *Staphylococcus aureus*. La ricerca dei clostridi verrà effettuata solo per preparazioni che prevedono condizioni di conservazione in anaerobiosi.

Micotossine

I funghi filamentosi microscopici, comunemente noti come muffe, possono svilupparsi su droghe vegetali, alimenti e mangimi e, in particolari condizioni, produrre numerosi metaboliti secondari. Tra questi, le micotossine rappresentano un gruppo di circa cento sostanze chimicamente identificate che possono esercitare un'azione tossica sull'uomo e sugli animali d'allevamento, principalmente attraverso l'ingestione di alimenti contaminati. L'impianto e lo sviluppo delle muffe è influenzato da un ampio spettro di fattori chimici, fisici ed ambientali (temperatura, umidità ecc.) ed avviene su un numero rilevante di prodotti di origine vegetale, quali cereali, semi oleaginosi, spezie.

Le micotossine (aflatossine, ocratossina, patulina, zeralenone) vengono determinate mediante TLC o HPLC. I valori massimi ammissibili previsti dalla normativa CEE per le "piante infusionali o loro parti" sono di 5 μg/kg per le aflatossine B1 e di 10 μg/kg per le aflatossine totali. Valori massimi di zeralenone (100 μg/kg, 20 μ negli alimenti per l'infanzia), di patulina (50 μg/kg) e di ocratossina (8 μg/kg, 0.5 μ negli alimenti per l'infanzia) sono previsti solo per gli alimenti.

Radionuclidi

Dopo l'incidente nel 1986 al reattore nucleare di Chernobyl, anche la contaminazione da sostanze radioattive è oggi oggetto di regolari indagini, specie per droghe provenienti dall'Est Europa. Comunque, per i consumatori di infusi non esistono reali pericoli in quanto è stato accertato che solo una minima quantità di radionuclidi passa nell'infuso.

Bibliografia essenziale

Amandola G, Terreni V (1986) Analisi chimica strumentale e tecnica, 5ª ed. Masson Italia, Milano

Amorosa M (1998) Principi di tecnica farmaceutica. Libreria Universitaria L.Tinarelli, Bologna

Bauer HH, Christian GD, O'Reilly JE (1985) Analisi strumentale. Piccin, Padova

Capasso F, Gaginella TS, Grandolini G, Izzo AA (2003) Phytotherapy. A Quick Reference to Herbal Medicine. Springer-Verlag, Berlin Heidelberg

Farmacopea Europea, VI ed (2008) Conseil de l'Europe, Strasbourg

Fifield FW, Kealey D (1995) Principles and practice of analytical chemistry, 4ª ed. Blackie Academic Professional, London

Kirchner JG (1967) Thin-layer chromatography. Interscience Publishers. John Wiley & Sons, New York

Le Hir (1981) Tecnica farmaceutica. Masson Italia, Milano

List PH, Schmidt PC (1989) I farmaci di origine vegetale, tecnologie di estrazione delle piante medicinali. Hoepli, Milano

Sandra P, Bicchi C (1987) Capillary gaschromatography in essential oil analysis. Hüthig Verlag, Heidelberg

Sarsunova M, Hanc O, Kakac B (1990) HPLC in Pharmacy and Biochemistry. Hüthig Verlag, Heidelberg

Schulz V, Hansel R, Blumenthal M, Tyler VE (2004) Rational Phytotherapy. A Reference Guide for Physicians and Pharmacists, V Ed. Springer-Verlag, Berlin Heidelberg

Scott PM (1995) Mycotoxin methodology. Food Additives and Contaminants 12:395-403

Wittenberger W (1960) Tecniche del laboratorio di chimica. C. Manfredi, Milano

Capitolo 6 COLTIVAZIONE DELLE PIANTE MEDICINALI

Le droghe, come abbiamo già detto, possono ottenersi sia da piante spontanee che coltivate. Può essere più conveniente ricavarle da piante spontanee quando i popolamenti naturali, abbondanti e densi (*Ammi visnaga* in Marocco, *Matricaria* in Ungheria), interessano aree non impervie (facilmente accessibili), quando la richiesta, modesta, non giustifica la coltivazione, quando la loro coltivazione è difficile (*Viscum album*) e quando i costi non gravano eccessivamente sul prodotto finale; viceversa, costi elevati e la difficoltà di recuperare piante spontanee, rendono la coltivazione una valida alternativa. Per queste ragioni le radici di *Dioscorea* sono raccolte quasi esclusivamente da piante spontanee mentre l'oppio si ottiene da piante coltivate. Comunque, se alcune piante medicinali si coltivano da secoli e/o da millenni (*Papaver somniferum* var. *album*, *Erythroxilum coca*, *Cannabis sativa* ecc.), altre vengono, per una accresciuta richiesta, coltivate solo da qualche decennio (*Matricaria recutita*, *Calendula officinalis*, *Mentha piperita*, *Lavandula officinalis*, *Hypericum perforatum*, *Panax ginseng ecc.*, Figg. 6.1 e 6.2).

Spesso le coltivazioni vengono fatte in regioni lontane dal Paese di origine: è questo il caso di *Chrysanthemum cinerariaefolium*, endemico lungo le coste dalmate (Jugoslavia) e coltivato in Africa (Kenia) ed estremo oriente (Giappone), o di *Cassia angustifolia*, spontanea in Arabia e coltivata in India.

La raccolta di piante spontanee presenta, comunque, una serie di svantaggi per cui oggi si preferisce una droga proveniente da una pianta coltivata piuttosto che spontanea (Tabella 6.1). La possibilità infatti di coltivare piante medicinali, riprodotte per clonazione e che siano state migliorate geneticamente, consente di ottenere del materiale grezzo di qualità uniforme. Lo sviluppo poi di moderne tecniche di lavorazione e conservazione del materiale grezzo consente di garantire la qualità del prodotto (droga) per un periodo di tempo più lungo.

In Europa le più importanti aree di produzione sono localizzate in Ungheria, dove attualmente si coltivano oltre 20.000 ettari di piante officinali (soprattutto *Matricaria chamomilla*, *Anethum gra-*

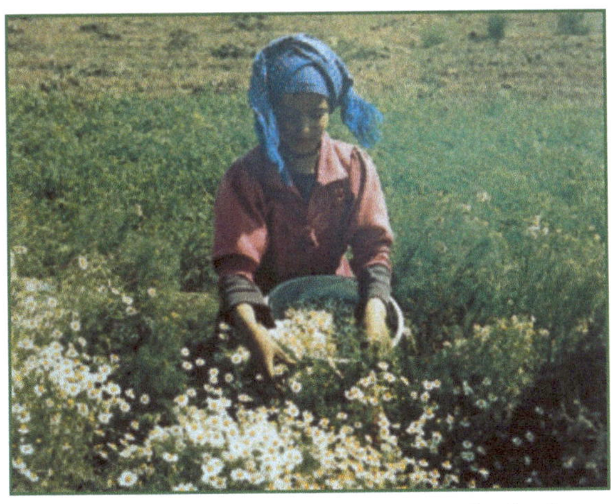

Fig. 6.1 Coltivazione di *Matricaria recutita* in Egitto (R. Longo)

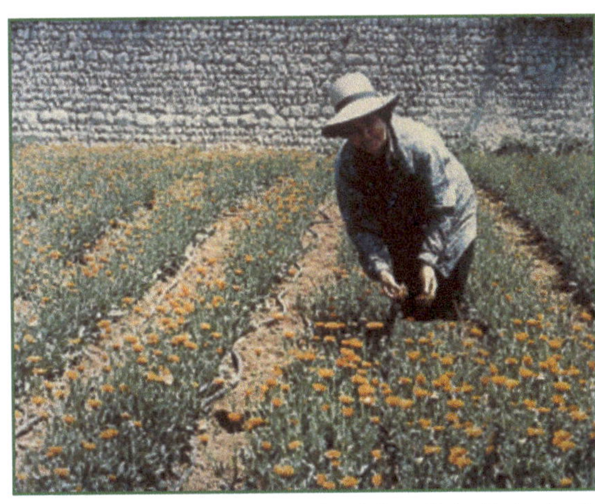

Fig. 6.2 Coltivazione di *Calendula officinalis* in Italia (Museo delle Erbe, Veroli)

Tabella 6.1 Droghe provenienti da piante spontanee o coltivate: vantaggi e svantaggi

	Piante spontanee	Piante coltivate
Disponibilità	In diminuzione	In aumento
Controllo di qualità	Scarso	Elevato
Identificazione botanica	Non sempre attendibile	Attendibile
Rifornimento	Instabile	Stabile
Resistenza ai parassiti	Maggiore	Minore*
Miglioramento genetico	Non possibile	Possibile
Manipolazione agronomica	Non possibile	Possibile
Manipolazione post-raccolta	Non accurata ed immediata	Immediata
Raccolta	Manuale (più costosa)	Meccanica (meno costosa)
Adulterazione	Possibile	Praticamente impossibile

* Un elevato numero di piante per unità di superficie consente una moltiplicazione dei parassiti e quindi una maggiore esposizione delle piante all'attacco di questi

veolens, Foeniculum vulgare, Carum carvi, Coriandrum sativum, Lavandula officinalis, Salvia officinalis, Pimpinella anisum, Majorana hortensis, Mentha piperita). Coltivazioni di piante officinali si hanno anche in Olanda, Francia, Polonia, Germania e Spagna. Dei Paesi extraeuropei, le più significative aree di coltivazione si trovano in Cina, Corea, India, Argentina, Brasile, Marocco ed Egitto (Fig. 6.3).

In Italia le aziende agricole specializzate nella coltivazione di piante medicinali sono talmente poche da soddisfare solo in minima parte la richiesta interna (l'85% del materiale erboristico utilizzato viene importato). Purtroppo la coltivazione delle piante medicinali è troppo spesso intesa come attività da svolgere nel rigido rispetto di norme che escludono tecniche agronomiche che prevedono l'impiego di concimi chimici e di antiparassitari di sintesi. Così pure è un luogo comune la scelta di terreni "marginali", poco fertili e per di più impervi, per la coltivazione di piante medicinali.

Questi atteggiamenti, assieme alla mancanza di approfondite conoscenze sulle piante da coltivare e all'assenza di una filiera in grado di garantire il collocamento del prodotto vegetale (droga) sul mercato con trasparenza, ostacolano da noi la coltivazione intensiva di piante medicinali. Di conseguenza si è costretti ad importare droghe vegetali provenienti da coltivazioni non sempre condotte nel rispetto delle regole comunitarie.

Aspetti agronomici

Una coltivazione appropriata, che fa ricorso a tecniche agronomiche adeguate, può migliorare la biomassa e quindi il contenuto in principi attivi di una pianta. Le tecniche agronomiche che migliorano le caratteristiche chimiche e botaniche delle piante medicinali sono diverse e riguardano il miglioramento genetico, le condizioni ambientali, le tecniche di irrigazione e coltivazione ed il trattamento post-raccolta.

Nel coltivare una pianta medicinale bisogna tener conto innanzitutto delle esigenze climatiche ed edafiche, che, ovviamente, variano da specie a specie vegetale, e delle specifiche tecniche di coltivazione. Per ottenere una buona raccolta bisogna selezionare gli individui, cercando di utilizzare le specie e le razze che più si adattano alle condizioni climatiche del luogo scelto per la coltivazione e che diano il maggior rendimento per unità di superficie. Trattandosi di piante medicinali, il miglioramento non consiste solo nel realizzare un raccolto più abbondante, ma di ottenere soprattutto un contenuto in principi attivi costante in modo da avere un prodotto vegetale di qualità uniforme. All'uopo si cerca di migliorare il suolo con trattamenti chimici opportuni, di modificare il pH e di apportare elementi nutritivi.

Un importante fattore agrotecnologico è poi l'acqua, un elemento che svolge un ruolo importante nella crescita e nello sviluppo delle piante. La mancanza di acqua solo in alcuni casi può favorire il contenuto in principi attivi di una pianta; più in generale ha un effetto negativo. Sono diverse le piante medicinali (*Digitalis purpurea, Atropa belladonna, Mentha piperita* ecc.) che in condizioni di carenza idrica rallentano notevolmente la produzione di metaboliti secondari. Comunque, anche il tipo di irrigazione può risultare dannoso per la pianta; così il metodo per aspersione è sconsigliabile per le piante aromatiche, quello a pioggia è dannoso in prossimità della fioritura (papavero da oppio). In genere le tecniche di irrigazione che non provocano dilavamento delle parti aeree della pianta sono meno dannose e

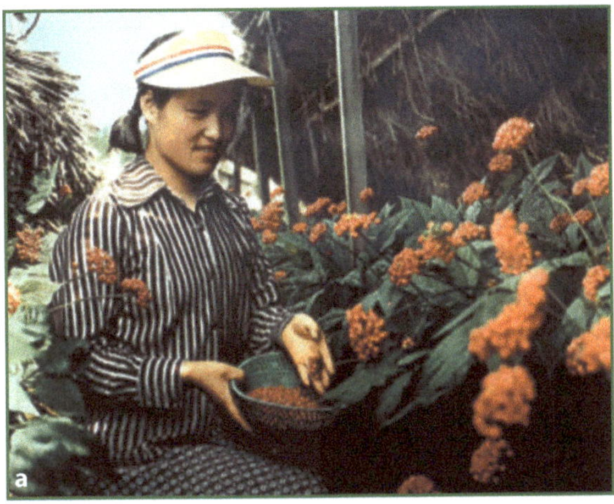

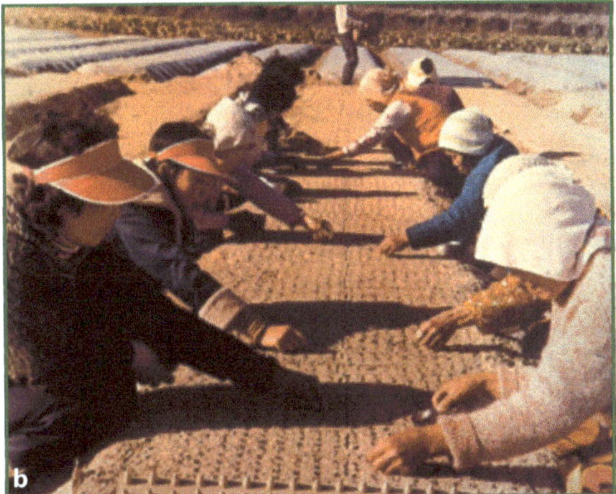

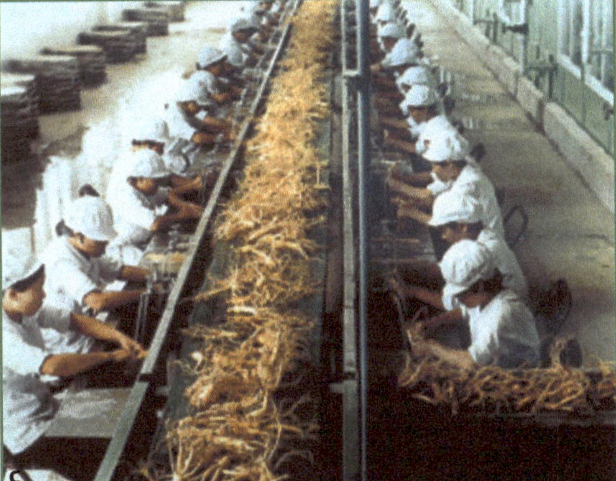

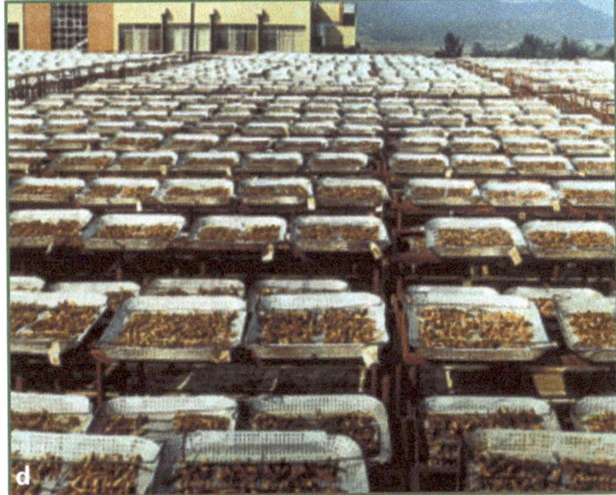

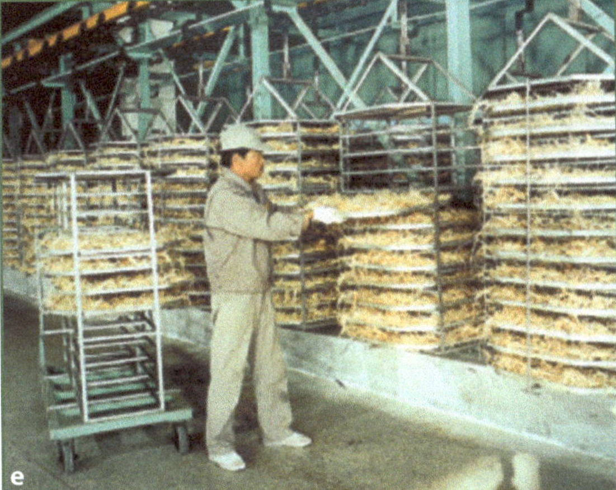

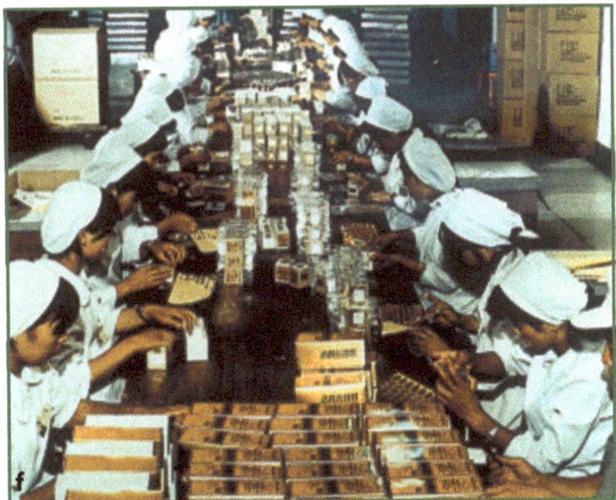

Fig. 6.3 Coltivazione, raccolta e confezionamento del *Panax ginseng* in Corea: **a** raccolta dei semi; **b** semina; **c** lavaggio con acqua delle radici; **d** essiccazione; **e** trattamento a vapore; **f** confezionamento (K. Ju Choi)

quindi da preferire; così pure è opportuno evitare irrigazioni in prossimità della raccolta, specie se si tratta di piante essenziere.

Diversi sono poi i fitormoni che controllano la crescita della pianta e la sua reazione a fattori ambientali. Le conoscenze al riguardo hanno consentito di incrementare la produzione di alcuni principi attivi. Ad es. è possibile aumentare di circa due volte la produzione di olio essenziale mediante applicazione di citochina sulle foglie di *Mentha piperita* o di *Salvia officinalis*. Così pure è stato possibile concentrare la tebaina nel *Papaver bracteatum* una volta trattato con acido giberellico (GA); l'introduzione di GA nei semi di *Solanum laciniatum*

Tabella 6.2 Contenuto di diosgenina in rizomi di *Costus spicosus* trattati con 2,4 D (10 ppm) e acetato di Na (50 ppm) dopo la raccolta

Ormoni	Durata del trattamento (ore)	Diosgenina %
Controllo	-	1,56
2,4 D	24	2,19
	48	3,36
	60	3,19
Acetato di Na	48	3,79
	60	3,23

incrementa anche la formazione di metaboliti secondari (solasodina).

È anche noto che molti alcaloidi sono formati da tessuti giovani, in prima crescita; influenzando lo sviluppo di questi con fitormoni s'incrementa la produzione di sostanze alcaloidee. I fitormoni possono anche aumentare il contenuto di metaboliti secondari nel materiale vegetale dopo che questo sia stato raccolto. Così i rizomi di *Costus spicosus* presentano una maggiore quantità di diosgenina se incubati con 2,4 D (acido 2,4-diclorofenossiacetico) o acetato di Na (Tabella 6.2).

La pianta può anche essere migliorata agendo sul suo patrimonio ereditario, mediante selezione, ibridazione, mutazione o poliplodia. Una volta migliorata, la pianta può essere facilmente moltiplicata con tecniche sia tradizionali che nuove (micropropagazione).

Aspetti biotecnologici

Tecniche analitiche altamente specifiche e sensibili come il RIA (*radioimmuno assay*) e l'ELISA (*enzyme-linked immunosorbent assay*) hanno consentito in questi ultimi anni di individuare quantità anche minime di metaboliti secondari nelle piante. Il RIA, ad es., ha consentito di individuare nel *Catharanthus roseus* quantità di vindolina pari a 110 fentomoli. Tali tecniche hanno indubbiamente facilitato la selezione di piante contenenti uno specifico metabolita o una determinata composizione chimica. Questo ha facilitato anche la ricerca di piante da utilizzare al posto di altre ben note; ad es. il *Solanum laciniatum* è stato utilizzato in sostituzione della *Dioscorea mexicana*, fornitrice di diosgenina, dopo che il RIA ha messo in evidenza la presenza di 0,7 μg di solasodina in questa pianta.

Comunque la biotecnologia non ha consentito solo di individuare e quantificare metaboliti secondari, ma anche di migliorare la produzione e la resistenza delle piante agli stress ambientali, ai parassiti ed agli altri patogeni.

Sin dai tempi antichi l'uomo ha cercato di migliorare la qualità e la produttività delle piante più importanti, sia di interesse alimentare che medicinale. Gli strumenti per farlo consistevano nelle procedure di selezione e di incrocio, acquisite grazie all'osservazione ed all'esperienza. Queste procedure tradizionali, che si basano semplicemente su incroci tra individui selezionati dei due sessi, continuano ad essere l'approccio predominante, anche se in questi ultimi anni si è cercato di migliorare la specie vegetale secondo procedure più rigorose quali la micropropagazione, la fusione di protoplasti e l'ingegneria genetica.

La tecnica della micropropagazione consente di ottenere un gran numero di piante complete, con fenotipo uniforme, a partire da piccoli frammenti di tessuto vegetale (ad es. meristema) mantenuti in coltura. Le piante di *Cinchona* e *Digitalis* sono ad es. riprodotte per micropropagazione, perché si riproducono in tempi più brevi rispetto alla propagazione per seme, non presentano caratteri agronomici diversi dagli individui di partenza e presentano un corredo chimico costante. La micropropagazione consente anche l'eliminazione di virus e di altri patogeni.

Se la riproduzione avviene a partire da protoplasti (cellule prive di parete cellulare), il fenotipo finale esibisce qualche cambiamento. Questo fenomeno, definito *variazione somaclonale*, è sfruttato per migliorare la produttività delle specie vegetali e soprattutto la loro resistenza agli erbicidi ed alle malattie.

Un vantaggio, per queste nuove tecniche, è dato dal fatto che le cellule vegetali possono essere prelevate e sottoposte a manipolazione genetica.

Più di recente, con l'avvento della tecnica del DNA ricombinante, è stato possibile trasferire, senza incrocio, geni singoli da una pianta all'altra. Uno dei primi tentativi è stato quello di alcuni biologi americani che sono riusciti a trasferire un gene da un fagiolo (leguminosa) al girasole (composita). Il risultato finale è stato l'ottenimento di un olio di girasole ad alto contenuto proteico. Risultati significativi si sono poi avuti con l'inserimento nelle piante di geni di origine batterica, che conferiscono, tra l'altro, la resistenza ai parassiti.

La tecnica che consente di ottenere piante transgeniche prevede diversi passaggi quali:

- l'isolamento del gene da trasferire, separandolo dal restante DNA;
- l'inserimento del gene "passeggero" in un vettore (plasmide batterico);

Tabella 6.3 Trasferimento di DNA in cellule vegetali

Tecnica	Probabilità di riuscita	Commento
Plasmidi Ti*	Elevata	La tecnica è facilmente riproducibile ma può essere applicata solo in piante dicotiledoni
Protoplasti**	Discreta	L'introduzione di DNA libero in cellule vegetali è facilitata nel caso di protoplasti. Infatti l'unica barriera esistente in queste cellule è la membrana plasmatica che può essere attraversata dal polietilenglicole (il vettore più usato per trasportare il DNA) o forata mediante impulsi a tensione elevata (elettroforazione). La tecnica è applicabile solo in protoplasti vegetali che possono rigenerarsi in pianta
Microproiettili	Scarsa	Piccole particelle di metallo (tungsteno, oro) del diametro di 1-2 micrometri, rivestite di DNA, vengono sottoposte a sufficiente accelerazione, tale da permettere la loro penetrazione attraverso i fori della parete cellulare. La tecnica del "bombardamento di microproiettili" è semplice ma non consente l'integrazione stabile dei costrutti
Microiniezione	Discreta	Il DNA può essere iniettato nella cellula vegetale ma per diverse ragioni la microiniezione di DNA è inefficace. Comunque è praticabile solo in singole cellule e richiede, naturalmente, una grande abilità
Liposomi***	Discreta	Il DNA può essere incapsulato in liposomi. Questa tecnica è praticabile solo in protoplasti vegetali che possono rigenerarsi in piante

* *Plasmide*, struttura circolare di DNA presente nei batteri ed in altri organismi (lieviti); porta geni non essenziali e si replica in maniera indipendente dai cromosomi; ** *Protoplasto*, cellula vegetale che assume forma sferica in seguito alla rimozione della parete cellulare; *** *Liposoma*, vescicola artificiale formata da un doppio strato lipidico con diametro variabile da 25 nm a 1 μm

- la replicazione del batterio. La replicazione consente l'amplificazione del gene "passeggero" da trasferire;
- il trasferimento del vettore (plasmide) che veicola il gene nella cellula germinale di un'altra specie vegetale che presenterà le caratteristiche desiderate.

Il primo vettore utilizzato per il trasferimento di geni nelle cellule vegetali è stato il batterio *Agrobacterium tumefaciens*, che veicola il plasmide Ti (*tumour inducing*) capace di penetrare ed integrarsi facilmente nel genoma della cellula vegetale. Il plasmide Ti trasmette tumori nelle piante. La sostituzione degli oncogeni T con il gene "passeggero" da trasferire ha consentito l'ottenimento di un organismo vegetale con determinate caratteristiche (quelle desiderate). Un altro batterio che sembra integrarsi facilmente con il genoma delle cellule vegetali è *l'Agrobacterium rhizogenes*. Questo batterio, denominato Ri (*root inducing*), rappresenta un altro potenziale vettore.

In questi ultimi anni sono state sperimentate diverse nuove tecniche per trasferire i geni desiderati nelle cellule vegetali (Tabella 6.3) allo scopo di ottenere piante transgeniche. Alcune di queste tecniche hanno già dato risultati significativi sia in campo alimentare che farmaceutico. Nelle piante, ad es., sono state prodotte sostanze terapeutiche come l'insulina e la sieroalbumina e sono allo studio sistemi per incrementare la produzione di principi attivi nei vegetali.

Aspetti economici

Secondo stime recenti le prescrizioni di prodotti erboristici (o fitoterapici) si aggirano intorno al 30% nei Paesi industrializzati. In questi Paesi diverse sostanze presenti in natura si utilizzano allo stato puro (di sintesi o estrattive); inoltre numerosi estratti vegetali vengono utilizzati in medicina a fronte di circa 150 piante considerate utili in terapia.

Gli estratti presentano dei vantaggi rispetto ai prodotti puri: contengono classi di sostanze che interagiscono tra di loro dando una risposta farmacologica più complessa; presentano una biodisponibilità migliore rispetto al composto puro, per la presenza (o formazione) di complessi o coniugati naturali; sono meno costosi dei prodotti puri. Gli estratti sono poi da preferire alla droga tal quale perché sono standardizzati, più stabili e meno inquinati ed inoltre possono essere concentrati per migliorare la risposta farmacologica.

Naturalmente l'estratto vegetale deve soddisfare certi requisiti di sicurezza e di qualità, cioè deve presentare una composizione chimica costante, essere stabile e contenere contaminanti (botanici, chimici, batterici ecc.) entro limiti accettabili. Per migliorare questi requisiti è necessario ottimizzare le tecniche di produzione e di analisi delle droghe vegetali. Innanzitutto le droghe, prima di essere utilizzate, devono essere identificate botanicamente e controllate per verificare l'assenza di specie o varietà diverse da quelle richieste o parti della pianta diverse da quelle comunemente utilizzate (contaminazioni botaniche); l'esame batteriologico deve inoltre definire la carica microbica e verificare l'assenza di batteri patogeni. Superate queste analisi, il prodotto viene estratto e prima di essere concentrato (o diluito per la preparazione dei prodotti omeopatici) viene analizzato per l'assenza di contaminanti chimici (pesticidi, metalli pesanti, radionuclidi) e per il suo contenuto in principi attivi, rapportato ad altre sostanze presenti nella droga di partenza. Conoscere la composizione chimica dell'estratto è importante ai fini pratici. È noto che gli acidi valerianici ed i valepotriati sono i più importanti e caratteristici componenti degli estratti di *Valeriana officinalis*; mentre però i valepotriati sono presenti anche in altre specie di *Valeriana*, gli acidi valerianici sono presenti solo nella *V. officinalis*.

L'obiettivo finale è comunque quello di preparare estratti standardizzati; pertanto è importante miscelare opportunamente i diversi lotti di materiale grezzo (droghe) per mantenere costante e del valore desiderato il titolo dell'estratto finale. Questo vale soprattutto quando il materiale vegetale proviene da piante spontanee.

La necessità di preparare prodotti con determinate caratteristiche condiziona in maniera significativa il mercato delle piante medicinali con ripercussioni economiche notevoli nei Paesi produttori di piante medicinali.

Aspetti informatici

Il settore della farmacognosia è piuttosto vasto e questo ha spesso creato una certa difficoltà nel reperire notizie attendibili sulle piante medicinali. Anche la collaborazione tra i diversi ricercatori dell'area farmacognostica non è stata semplice per cui l'industria erboristica non sempre è riuscita a conoscere la pianta da privilegiare, il medico la esatta formulazione ed il farmacognosta la droga da studiare.

Un fenomeno che sta caratterizzando la nostra epoca è senza dubbio la creazione di sistemi elettronici per la diffusione in tempo reale di informazioni. Questa tecnologia è in piena evoluzione e garantisce un sistema informativo sempre più veloce ed automatizzato. L'esistenza di banche dati *online* che coprono vasti settori delle scienze mediche (Medline, Embase ecc.) ha ad es. facilitato in questi ultimi anni la ricerca biomedica. Anche nel settore farmacognostico esistono banche dati che coprono settori specifici come TNC (*The Nature Conservancy*), CPG (*Center for Plant Conservation*), TDWG (*Taxonomic Databases Working Group*), e NAPRALERT (*Natural Products Alert*). NAPRALERT, in particolare, creata dal Prof. Farnsworth presso l'Università dell'Illinois di Chicago, seleziona i lavori scientifici di oltre 200 riviste internazionali e copre argomenti riguardanti i componenti chimici delle piante, estratti di animali e microrganismi, la chimica e la farmacologia (sperimentale e clinica) dei principi attivi. Esistono anche banche dati regionali come NAPRECA, fondata nel 1984 dal Prof. Dagne, che fornisce informazioni sulle piante medicinali africane.

Queste banche dati oggi facilitano la ricerca in farmacognosia, accrescono le conoscenze sulle piante medicinali ed avvicinano i diversi ricercatori che operano in questo settore. C'è comunque da sottolineare che scarseggiano ancora banche dati sulla fitoterapia e sulla fitofarmacia. Per cui, per ottenere informazioni più ampie su questi argomenti, bisogna ricorrere a sistemi informatici non specifici (*Chemical Abstracts*, *Current Contents* ecc.).

L'auspicio è che nel prossimo futuro, grazie anche all'ampliamento della rete informatica, sia data a chiunque la possibilità di accedere, con un semplice collegamento *online*, all'argomento di suo interesse.

Protezione delle piante medicinali

A partire dall'inizio del XX secolo ad oggi circa la metà delle foreste tropicali è stata distrutta, con un ritmo in questi ultimi anni di circa 11 are per anno. Un'altra considerazione da fare è che soltanto il 5-10% delle piante identificate è stato studiato per le sue proprietà biologiche, spesso non in maniera adeguata (disegno sperimentale discutibile e metodiche obsolete). Andando avanti di questo passo c'è il rischio di distruggere nel giro di pochi anni piante mai studiate e che potrebbero risultare, in seguito ad uno studio accurato, utili nella cura di affezioni anche gravi.

È ben noto che la vincristina e la vinblastina, alcaloidi scoperti nel *Catharanthus roseus*, sono efficaci in alcune forme di carcinomi e che la *forskolina*, scoperta nel *Coleus forskohlii*, è un utile farmaco nel trattamento dell'acne e di alcuni disturbi cardiaci. Così pure studi approfonditi hanno permesso di caratterizzare nuove attività farmacologiche in piante ben note come l'attività immunostimolante nell'*Arnica montana* o nell'*Echinacea angustifolia* o l'attività antitumorale nel *Taxus brevifolia*. Questi esempi aiutano a comprendere come ancora oggi sia possibile trovare nelle piante sostanze dotate di sorprendenti proprietà farmacologiche.

Nessuno sa quanti metaboliti secondari devono essere ancora scoperti nelle piante: se una specie vegetale contiene 10 diversi metaboliti secondari e se ognuno di questi viene sintetizzato attraverso 10 vie biosintetiche, in questo vegetale lavorano un centinaio di differenti enzimi. Questo valore raggiunge i 37 milioni se si considera il numero di piante che attualmente vegetano sul nostro pianeta.

Queste sostanze (enzimi, metaboliti), elaborate nel corso dei millenni, sono in qualche modo utili alle piante e forse anche all'uomo. Per questo è nostro dovere proteggere e consegnare ogni specie vegetale, con il proprio potenziale biochimico, alle future generazioni. Se nei secoli scorsi i nostri avi avessero distrutto piante come *Atropa belladonna*, *Digitalis purpurea*, *Cassia angustifolia* e tante altre ancora (Tabella 6.4) noi non avremmo mai conosciuto sostanze dotate di specifiche attività farmacologiche come l'atropina, la digitalina o la reina.

Il modo più razionale per conservare le piante è quello di proteggerle nel loro ambiente naturale con la creazione di aree protette (biodiversità). Un altro sistema di conservazione è rappresentanto dalla creazione di giardini officinali o orti botanici. Questi approcci, anche se validi, presentano ovviamente dei limiti in quanto si tratta comunque di aree piuttosto ristrette.

Da alcuni anni sono state introdotte le banche genetiche le quali, agevolmente e senza spese eccessive, consentono la conservazione di quantità anche enormi di semi di ogni singola specie. Il seme garantisce tra l'altro la conservazione di variabilità intraspecifiche. La realizzazione di una banca genetica è possibile quando sono disponibili quantità enormi di semi e quando questi possono essere essiccati e conservati per periodi di tempo piuttosto lunghi. Comunque questa strada non è praticabile nei casi di propagazione vegetativa o

Tabella 6.4 Composti di origine vegetale usati in medicina

Composto	Pianta	Attività farmacologica
Iosciamina	*Atropa belladonna*	Parasimpaticolitica
	Datura stramonium	Parasimpaticolitica
Digossina	*Digitalis purpurea*	Cardiotonica
Agimalicina	*Catharanthus roseus*	Vasodilatatrice
Vincristina	*Catharanthus roseus*	Antitumorale
Vinblastina		
Pilocarpina	*Pilocarpus jaborandi*	Parasimpaticomimetica
Efedrina	*Ephedra vulgaris*	Simpaticomimetica
Emetina	*Cephelis ipecacuanha*	Antiamebica
Ergometrina	*Claviceps purpurea*	Ossitocica
Ergotamina	*Claviceps purpurea*	Vasocostrittrice
Ergotossina	*Claviceps purpurea*	Vasodilatatrice
Vincamina	*Vinca minor*	Vasodilatatrice
Berberina	*Berberis vulgaris*	Antidiarroica
Silimarina	*Silybum marianum*	Antiepatotossica
Artemisina	*Artemisia annua*	Antimalarica
Podofillotossina	*Podophyllum peltatum*	Antitumorale
Camptotecina	*Camptotheca acuminata*	Antitumorale
Ipericina	*Hypericum perforatum*	Antivirale
Sennoside	*Cassia angustifolia*	Lassativa
Acemannano	*Aloe vera*	Immunostimolante
	Astragalus membranaceus	Immunostimolante
Indigotina	*Indigofera tinctoria*	Antisettica
Deguelina	*Tephrosia vogelii*	Pesticida
Rotenone	*Tephrosia vogelii*	Citotossica
Tefrasina	*Tephrosia vogelii*	Citotossica
Daidzeina	*Pueraria montana var. lobata*	Coronaro dilatatrice, rilassante muscolare
Prodel finidina	*Thynchosia minima*	Antibiotica
Tassolo	*Taxus brevifolia*	Antitumorale
Lindleina	*Rheum palmatum*	Antiflogistica
Aloe-emodina	*Rheum palmatum*	Antibatterica
Emodina	*Rheum palmatum*	Lassativa
Reina	*Rheum palmatum*	Lassativa

quando, nel caso di alberi, la propagazione attraverso il seme è piuttosto difficile.

La micropropagazione, la criopreservazione e le colture cellulari *in vitro* sono altri mezzi che oggi vengono utilizzati per evitare la scomparsa di una specie vegetale. Probabilmente, nel prossimo futuro la conservazione di determinati geni o di campioni di DNA surgelati rappresenterà un sistema di conservazione ancora più semplice.

Bibliografia essenziale

Baerheim-Swendsen A (1984) Biogene Arzneistoffe - Heute noch oder heute wieder. In: Crygan FC (ed) Biogene Arzneistoffe. Braunschweig, Vieweg, pp 27-42

Basso F (1996) Le piante officinali per lo sviluppo di un'agronomia sostenibile. Annali Piante Officinali 3:14-23

Catizone P, Marotti M, Toderi G, Tetenyi P (1986) Coltivazione delle piante medicinali e aromatiche. Patron Editore, Bologna, pp 18-23

Farnsworth NR (1999) Databases containing information pertaining to botanical medicine. In: Eskinazi D (ed) Botanical medicine. Mary Ann Liebert, Larchmont, pp 55-57

Loub WD, Farnsworth NR, Soejarto DD, Quinn ML (1985) NAPRALERT: computer handling of natural product research data. J Chem Inf Comput Sci 25:99-103

Pahlow M (1999) Healing Plants. Barron's, New York

Palevitch D (1992) Agronomy applied to medicinal plant conservation. In: Akerele O, Heywood V, Synge H (eds) Conservation of medicinal plants. Cambridge University Press, Cambridge, pp 167-178

Schumacher HM (1992) Biotechnology in the production and conservation of medicinal plants. In: Akerele O, Heywood V, Synge H (eds) Conservation of medicinal plants. Cambridge University Press, Cambridge, pp 179-198

Synge H, Heywood V (1992) Information systems and databases for the conservation of medicinal plants. In: Akerele O, Heywood V, Synge H (eds) Conservation of medicinal plants. Cambridge University Press, Cambridge, pp 147-164

Tanaka H, Shoyama Y (1998) Development of ELISA-analysis methods for the quantification of bioactive natural products in plants, phytomedicines and in humans or similar. Phytomedicine 5:397-415

Teuscher E (2006) Medicinal Spices. CRC Press, Stuttgart

Capitolo 7 PREPARAZIONI CON DROGHE VEGETALI

È a tutti noto che il regno vegetale è stato da sempre la fonte principale di rimedi contro le malattie. Nel corso dei secoli si sono via via sviluppati molti metodi per la preparazione di idonee forme di somministrazione di droghe vegetali, attraverso numerose sperimentazioni ed anche errori. Come tutti i prodotti medicinali, anche i rimedi ottenibili dalle piante devono essere confezionati e presentati in determinate forme farmaceutiche per ottenere da esse i migliori risultati sia per il ristabilimento della salute che per il suo mantenimento.

Le droghe vegetali possono essere somministrate come tali, cioè sotto forma di polveri, in diverse confezioni, oppure utilizzate per ottenere soluzioni estrattive con varie caratteristiche. Le diverse forme farmaceutiche ottenibili sono commercializzate come specialità medicinali o galenici, officinali o magistrali. I rimedi fitoterapici sono medicinali a tutti gli effetti e pertanto devono sempre possedere i requisiti di efficacia, innocuità e qualità per poter essere legalmente impiegati.

Per una corretta preparazione delle forme farmaceutiche fitoterapiche è di fondamentale importanza conoscere la composizione quali-quantitativa della droga vegetale e le caratteristiche chimico-fisiche dei componenti responsabili dell'attività terapeutica, soprattutto le caratteristiche di solubilità, per scegliere il più opportuno solvente di estrazione e poi anche la forma di somministrazione più appropriata per ottenere l'effetto desiderato e la migliore biodisponibilità.

Inoltre è importante conoscere anche i componenti non attivi della droga perché questi, nel fitocomplesso, possono interferire, in maniera più o meno evidente, con le proprietà sia chimico-fisiche che biologiche dei principi attivi della droga stessa. Infine, per mantenere il fitocomplesso nella sua integrità, cioè per evitare alterazioni dei principi attivi, è necessario operare l'essiccamento o la stabilizzazione della droga nella maniera più idonea caso per caso, a seconda che sia necessaria un'inibizione enzimatica reversibile o irreversibile.

Pertanto per ogni droga si dovrà scegliere, caso per caso, il metodo di lavorazione più appropriato per ottenere la forma farmaceutica rispondente alle particolari esigenze terapeutiche.

È molto importante la scelta della formulazione perché questa deve essere mirata per lo scopo terapeutico che si vuol raggiungere, in quanto preparazioni diverse di una stessa droga possono dar luogo ad azioni farmacologiche anche molto differenti. In questo contesto anche la scelta delle parti della pianta da utilizzare è importante, come pure quella della specie vegetale. Infine la scelta del tipo di preparazione dovrebbe essere relazionata anche alle caratteristiche del paziente (età, sesso, eventuali patologie ecc.).

Generalmente le droghe posseggono più proprietà medicamentose o salutari e pertanto ogni droga può essere impiegata nel trattamento di diversi disturbi. Esistono farmaci vegetali sia per il trattamento di patologie serie che per curare disturbi lievi: generalmente quest'ultimo caso è quello più frequente. Comunque è sempre consigliabile, come per tutti i farmaci, attenersi ai consigli del medico o del farmacista.

In fitoterapia, molto spesso, vengono utilizzate miscele appropriate di più droghe, o di loro derivati, per ottenere soprattutto effetti sinergizzanti, ma anche correttivi sia delle caratteristiche organolettiche, sia di effetti secondari indesiderati. Spesso le miscele hanno lo scopo di ampliare il campo di azione del preparato fitoterapico. Sono state fissate delle Linee Guida generali per la preparazione di miscele di droghe vegetali. Le associazioni devono essere studiate anche in relazione alla forma farmaceutica. Si possono miscelare insieme droghe con indicazioni terapeutiche simili o complementari; a queste potranno essere aggiunte droghe correttive delle caratteristiche organolettiche (sapore e aspetto) del preparato.

Nelle specie per tisane, ad es., è consigliato usare al massimo 5 droghe attive (che non dovranno risultare inferiori al 70-80% della miscela totale), da 1 a 3 droghe come correttivi del sapore (al massimo il 15% del totale) e 1 o 2 droghe come correttivi dell'aspetto. Comunque è raccomandabile non usare mai più di 8 droghe diverse.

Per le altre forme farmaceutiche orali sono consigliate miscele formate da 2-4 droghe attive e da 1-2 droghe correttive del sapore quando ciò sia ritenuto necessario. Con 4-6 droghe si può quindi allestire una buona miscela, razionalmente progettata. Comunque, se si considera che ogni singola droga è paragonabile ad una complessa forma farmaceutica, quando si miscelano più droghe si dovrà prestare molta attenzione ad evitare incompatibilità, di natura sia tecnologica che farmacologica, e ad usare quantità insufficienti della droga o delle droghe attive (*remedium cardinale*). L'ideale sarebbe quello di utilizzare una sola droga.

Il laboratorio galenico e le Norme di Buona Preparazione (NBP)

È qui opportuno precisare innanzitutto quali sono le competenze del farmacista come preparatore di prodotti per uso medicinale e per uso salutare.

Nell'area medicinale il farmacista può allestire in farmacia a) qualsiasi prodotto richiesto con ricetta medica, nel rispetto della normativa vigente: preparato o formula magistrale; b) senza ricetta medica soltanto i medicinali iscritti nella sezione *Preparazioni farmaceutiche specifiche* della FU XII o in una delle Farmacopee degli altri Stati dell'UE (preparato o formula officinale). Può eseguire inoltre le operazioni di dispensazione (punto 10 dell'allegato B della Tariffa Nazionale dei Medicinali del 1993 che, al punto 4, riporta gli onorari professionali per polveri composte e specie, cioè miscelazione di droghe vegetali).

Al farmacista non è consentito formulare autonomamente un prodotto medicinale in quanto non gli è attribuita dalla normativa vigente la capacità di assicurarne l'efficacia e la sicurezza e pertanto, per poter eseguire preparazioni medicinali, necessita sempre di una fonte di legittimazione (ricetta medica per le formule magistrali; la Ph. Eur., o la farmacopea di uno dei Paesi membri della UE per le formule officinali).

Le **preparazioni magistrali** sono formule personalizzate per uno specifico paziente, che possono essere preparate solo estemporaneamente.

Le **formule officinali** possono essere preparate estemporaneamente o, secondo le NBP, **su scala ridotta**, cioè la quantità, compatibile con la stabilità del preparato stesso, ottenibile da una massa non più grande di 3000 grammi di formulato.

Per quanto riguarda i **prodotti a valenza salutare**, il farmacista può eseguire, senza ricetta medica, preparazioni erboristiche che non contengano droghe vegetali presenti nella lista ministeriale delle piante non ammesse negli integratori alimentari (Circ. Min. 25.11.2004, n. 2), non vantino in etichetta attività terapeutica e siano destinate solo ai clienti della farmacia. Anche ad essi si applicano le NBP (Nota Min. Sal. del 5.12.2002).

Per preparare **prodotti cosmetici** (L. 713/86 e successive modificazioni), da vendere unicamente nella propria farmacia (non a terzi), è necessario soltanto inviare comunicazione al Ministero della Salute ed alla Regione competente per territorio e acquisire il parere di igienicità dell'ASL.

Nel laboratorio galenico vengono dunque eseguite preparazioni: a) magistrali, b) officinali c) per uso cosmetico, d) prodotti erboristici salutari.

Per garantire la qualità dei prodotti preparati nel laboratorio galenico, il farmacista deve seguire le ***Norme di Buona Preparazione dei medicamenti in farmacia*** (NBP).

Tali norme, riportate nella FU XII, a pag. 1417, sono obbligatorie dal 1° gennaio 2004 per la corretta preparazione dei medicamenti, per ottenere prodotti finali nei quali siano garantite l'efficacia, la sicurezza e la qualità. Il sistema di controllo per garantire la qualità dei medicinali preparati in farmacia, supporto imprescindibile all'efficacia ed alla sicurezza, è generalmente chiamato ***Sistema di Assicurazione della Qualità*** (SAQ) e si basa essenzialmente su tre strumenti: responsabilità, pianificazione e documentazione delle attività.

Tutti questi strumenti sono dettagliatamente descritti nelle NBP come anche i requisiti richiesti al personale addetto alla preparazione. Viene specificato che il responsabile di ciascuna preparazione è il farmacista e dalla sua capacità e specifica competenza, oltre che dalla validità del SAQ predisposto, dipende la qualità dei medicinali allestiti in farmacia.

Riteniamo necessario evidenziare alcuni punti salienti delle NBP.

Il punto 4, "**Laboratorio e attrezzature**", è stato inizialmente oggetto di preoccupazione da parte dei farmacisti, in quanto molte farmacie, specialmente quelle poste nei centri storici, nell'imminenza dell'entrata in vigore delle NBP, hanno dovuto adeguare i locali rispetto alla normativa vigente igienico-sanitaria, antincendi e sulla sicurezza sui luoghi di lavoro. Per questo motivo è stata concessa una proroga e alcune disposizioni sono state semplificate, con DM 18.11.2003, per le farmacie che non eseguono preparazioni sterili. Il laboratorio, in particolare, deve essere adeguato al tipo di preparazioni e all'entità dell'attività galenica svolta. L'area destinata alle preparazioni deve essere separata o separabile; solo eccezionalmente, le farmacie non munite di laboratorio possono eseguire le preparazioni nell'orario di chiusura della farmacia.

Il **laboratorio** deve avere pareti, soffitto e pavimento di materiale non poroso, resistente e non sgretolabile, uniformemente ricoperto e privo di parti che perdono il rivestimento, capace di sopportare acqua calda e detergenti. La pulizia dei locali, dei piani di lavoro e delle attrezzature deve essere assicurata seguendo delle procedure scritte predisposte ed aggiornate dal responsabile.

Le condizioni ambientali come l'illuminazione, la temperatura, la ventilazione, l'umidità devono essere appropriate e controllate, per consentire la corretta preparazione, conservazione delle materie prime e dei medicinali e a tutela del personale impiegato. I locali devono essere protetti dall'infestazione da insetti e roditori, ricordando che le droghe vegetali sono facilmente aggredibili e vanno incontro a tarlatura.

Le apparecchiature e gli utensili devono essere almeno quelli previsti dalla Tabella n. 6 della FU vigente, adeguati alla quantità e alla tipologia delle preparazioni abitualmente realizzate e conservati adeguatamente in un'apposita zona. Gli strumenti di misura devono essere periodicamente e regolarmente controllati e calibrati, oltre a quelli che sono gli obblighi di legge.

Nella **Tabella n. 6 della FU XII**, pag. 1349, sono elencati:

Apparecchi ed utensili obbligatori in farmacia (Art. 34, secondo comma e art. 44 del Regolamento per il Servizio Farmaceutico; R.D. 30 settembre 1938, n. 1706).

1) Bilancia sensibile a 1 mg della portata di almeno 500 g o in alternativa due distinte bilance, l'una sensibile a 1 mg della portata di almeno 50 g e l'altra sensibile a 0,50 g della portata di almeno 2 kg.
2) Bagnomaria o altra apparecchiatura idonea ad assicurare, nel riscaldamento, temperature fino a 100 °C.
3) Armadio frigorifero in grado di assicurare le corrette condizioni di conservazione, compresi i limiti di temperatura quando previsti.
4) Apparecchio per il punto di fusione.
5) Alcolometro centesimale.
6) Corredo di vetreria chimica comune e graduata, sufficiente alla esecuzione delle preparazioni.
7) Percolatore – Concentratore a vuoto[(1)].
8) Incapsulatrice[(2)].
9) Comprimitrice[(3)].
10) Sistema di aspirazione per polveri[(4)].
11) Stampi o valve in plastica per ovuli e supposte[(5)].

Oltre agli apparecchi elencati, le farmacie devono essere fornite di tutti gli apparecchi, utensili, materiali, prodotti e reattivi adeguati al numero ed alla natura delle preparazioni abitualmente eseguite e di idonee apparecchiature per il loro controllo da effettuare secondo le indicazioni della Farmacopea.

Il SAQ deve consentire di risalire alla responsabilità dei soggetti coinvolti attraverso la documentazione archiviata in farmacia e che riguarda i locali, le attrezzature, le materie prime, i preparati officinali e magistrali allestiti.

Molto rilevante ai fini della qualità delle preparazioni allestite è la **documentazione** delle materie prime, scritta o su sistema informatico, che deve essere rilasciata da un fornitore qualificato (produttore o grossista, autorizzati ai sensi del D.L.vo 219/2006) che attesta per ogni sostanza la provenienza e il nome del produttore (qualora il fornitore sia un rivenditore), il lotto di produzione, la data limite di utilizzazione e/o di rititolazione, l'indicazione dell'appartenenza allo stesso lotto di produzione di tutta la quantità di materia prima fornita; il **certificato di analisi, datato e sottoscritto dal responsabile di qualità del produttore**, deve riportare la rispondenza ai requisiti di farmacopea o alle specifiche di qualità del produttore, la data limite di utilizzazione e/o di rititolazione, le condizioni di conservazione e di manipolazione, le eventuali impurezze presenti e la loro concentrazione.

Il punto 6.4 della NBP, "**Materie prime**" riguarda in particolare (comma 4) le droghe vegetali che devono essere fornite alla farmacia in confe-

(1) Obbligatori per le farmacie che preparano estratti. Devono essere di materiale e dimensioni adeguate al volume ed al carattere delle preparazioni da eseguire.
(2) Obbligatoria per le farmacie che preparano capsule.
(3) Obbligatoria per le farmacie che preparano compresse.
(4) Obbligatorio per le farmacie che preparano compresse, capsule, tisane, o bustine.
(5) Obbligatori per le farmacie che preparano supposte e/o ovuli.

zione integra, recante in **etichetta**, anche altre informazioni rilevanti ai fini della qualità:

- *denominazione della droga e nome botanico della pianta secondo il nome scientifico della specie ufficialmente riconosciuto ed accettato dalle Farmacopee o da documenti scientifici particolarmente qualificati, con eventuale indicazione, in parentesi, dei sinonimi più utilizzati;*
- *luogo di origine della droga;*
- *se ottenuta da pianta spontanea o coltivata;*
- *data di raccolta, data di confezionamento e data limite di utilizzazione;*
- *forma di presentazione della droga (se polvere con indicazione del numero);*
- *il titolo, che deve essere riferito al o ai principi attivi o costituenti caratteristici o ad altri caratteri specifici, riportati nelle singole monografie.*

Per le droghe vegetali sono infatti necessarie maggiori informazioni, in quanto sono tanti i parametri, legati all'origine e ai trattamenti subiti, che influiscono sul contenuto in principi attivi e sulla qualità della droga.

È importante sottolineare che le NBP hanno introdotto l'obbligo di conservare, tra la documentazione delle materie prime, il certificato di analisi, che riporta i risultati delle analisi eseguite su un campione del lotto a cui appartiene la sostanza acquistata e permette al farmacista di comprendere se essa può essere accettata. "L'accettazione o il rifiuto per l'utilizzazione" vengono dichiarate dal farmacista responsabile, con data e firma, sul certificato di analisi. Riguardo alle materie prime vegetali è difficile per il farmacista eseguire i controlli al momento dell'arrivo, decidere l'accettazione ed anche valutare i dati del certificato di analisi per diversi motivi: le monografie presenti nella FU XII sono veramente poche, per cui il farmacista dovrebbe disporre di altre Farmacopee o almeno di testi accreditati; i preparati vegetali, che, come è noto, hanno una composizione chimica complessa, possono essere stati titolati rispetto a componenti diversi del fitocomplesso e con metodiche diverse e quindi occorre conoscere piante, droghe e preparati vegetali in maniera approfondita per capire, leggendo il certificato di analisi, se il prodotto acquistato è rispondente all'uso richiesto. Occorre pertanto acquistare le materie prime vegetali solo da fornitori autorizzati, specializzati e da tempo presenti nel settore e per il farmacista frequentare corsi di specializzazione ed aggiornamento.

È stata anche introdotta la **data limite di utilizzazione**, oltre la quale il prodotto non potrà essere più utilizzato, se non dopo rititolazione presso un laboratorio accreditato. Anche questa è una novità delle NBP, perché, nel passato, la giurisprudenza aveva affermato che la data di scadenza era prevista per i medicinali finiti e non per le materie prime.

La **conservazione** delle materie prime in farmacia deve essere fatta seguendo le indicazioni del produttore; per le droghe e i preparati vegetali richiede particolare attenzione, perché è noto come essi siano sensibili alla luce, al calore, all'ossigeno atmosferico, all'umidità ed ai microrganismi.

Le droghe vanno frequentemente controllate, prendendo tutte le precauzioni per evitare cambiamenti dei caratteri organolettici, della consistenza, ammuffimento e la tarlatura dovuta agli insetti.

La corretta conservazione, responsabilità del farmacista, riguarda naturalmente anche i medicinali finiti, per i quali in etichetta deve essere indicata anche la data di scadenza.

Qualora non si disponga di precise informazioni sulla stabilità del preparato, le NBP, per i preparati non sterili, stabiliscono come calcolare i limiti di utilizzazione delle preparazioni allestite, conservate nelle condizioni che verranno indicate in etichetta, e cioè, per le formulazioni solide, liquide non acquose o con un contenuto alcolico non inferiore al 25 per cento *"Non oltre il 25 per cento del più breve periodo di validità dei componenti utilizzati; tale periodo non può comunque superare i 6 mesi"*. Per tutte le altre formulazioni *"Utilizzare entro 30 giorni dalla data di preparazione"*. Questo limite deve essere ridotto o può essere superato solo sulla base di specifiche conoscenze o adottando accorgimenti tecnici.

L'etichettatura del medicinale finito dovrà riportare ulteriori informazioni, oltre a quanto già disposto dall'art. 37 del Reg. Serv. Farm. del 1938, per garantire la corretta conservazione ed un impiego sicuro del prodotto da parte del paziente.

Secondo le NBP devono essere indicati in **etichetta,** chiaramente ed in modo facilmente leggibile ed indelebile:

- *nome, indirizzo e numero di telefono della farmacia;*
- *il nome del medico prescrittore, nel caso di preparati magistrali e, se del caso, il nome del paziente, ove indicato;*
- *l'indicazione che consente di risalire alla documentazione;*
- *la data di preparazione e la data entro la quale il medicinale deve essere utilizzato;*
- *il titolo della monografia nel caso di preparati officinali;*
- *la quantità e/o il numero di dosi-forma;*

- *la composizione quali-quantitativa dei principi attivi e qualitativa di tutti gli eccipienti impiegati; nel caso di preparazioni iniettabili la composizione quali-quantitativa completa. I componenti, incluse le droghe vegetali, devono essere indicati con la denominazione comune;*
- *altre indicazioni previste da leggi e regolamenti, dettagliate istruzioni e eventuali precauzioni per il corretto uso e conservazione, l'indicazione "Tenere fuori dalla portata dei bambini" e, se del caso, le modalità di eliminazione dei contenitori e del contenuto non utilizzato. In mancanza di spazio, le indicazioni potranno essere riportate su un'etichetta aggiuntiva applicata sul contenitore o, qualora ciò non fosse possibile, fornite su un foglio opportunamente allegato al contenitore stesso, anche ricorrendo all'uso di pittogrammi.*

Le NBP giustamente pongono attenzione anche alla scelta del **contenitore** primario, che va a diretto contatto col medicinale e pertanto, oltre a proteggerlo adeguatamente dagli agenti esogeni, non deve dar luogo ad incompatibilità. Al momento dell'acquisto deve essere richiesto al fornitore il certificato di conformità ai requisiti della FU. Il contenitore primario potrà essere sigillato se questo è preferibile (ad es. blister, bustine termo-saldate ecc.) per mantenere la qualità; deve poter essere utilizzato con facilità dal paziente, consentire agevolmente e razionalmente il prelievo del medicinale, essere proporzionato al contenuto ed avere, se necessario, una chiusura a prova di bambino.

In farmacia dovrà essere conservata la **documentazione scritta** di tutte procedure adottate, in particolare delle preparazioni magistrali ed officinali, per evitare che il personale adibito possa svolgere le stesse operazioni secondo logiche soggettive. Lo scopo delle procedure scritte, come nelle GMP dell'industria farmaceutica, è di individuare e tenere sotto controllo i punti critici del processo, a garanzia della qualità e della riproducibilità delle specifiche del prodotto.

In ogni farmacia dovrà essere conservata scritta la procedura generale di ogni forma farmaceutica eseguita, alla quale si può fare riferimento nella procedura specifica di ogni preparazione magistrale. Per le preparazioni officinali si compila il foglio di lavorazione. Le ricette relative alle preparazioni richieste in farmacia si conservano seguendo le norme per la spedizione delle ricette mediche ed il *Codice della privacy*. In ogni caso attraverso la documentazione conservata in farmacia si deve poter ricostruire la storia del medicinale a garanzia della sua qualità e della sicurezza del paziente.

Operazioni di preparazione

La precisione è il risultato di una sequenza di atti e di un atteggiamento che caratterizza ciascuno di essi. Non vi sono preparazioni che richiedano maggiore precisione di altre, e la maggior parte degli errori è dovuta alla insufficiente accuratezza delle operazioni eseguite, piuttosto che alla scarsa esperienza o alle carenti conoscenze tecnico-scientifiche dell'operatore.

Nessuna formulazione deve essere allestita quando una parte anche minima di essa non è stata ben compresa. Deve essere posta attenzione alle caratteristiche chimico-fisiche di ciascun componente, allo scopo di stabilire la più razionale tecnica di preparazione, prevedere le possibili interazioni, valutare la stabilità e la biodisponibilità del prodotto finale.

Ciascun componente la formulazione deve essere utilizzato con cautela in modo da evitare perdite e contaminazioni crociate, per cui una volta prelevata la quantità richiesta, il contenitore deve essere rimosso dal piano di lavoro.

Errori nel prelievo possono essere prevenuti adottando un qualsiasi schema ripetitivo, che consenta all'operatore di controllare le operazioni compiute, sia prima che dopo aver misurato i singoli componenti.

Prima di iniziare la preparazione, il farmacista deve verificare che:

- i materiali, gli utensili e le apparecchiature da utilizzare siano puliti, asciutti e sterilizzati, se previsto;
- ogni oggetto necessario sia disposto in ordine sul piano di lavoro e accessibile immediatamente;
- sia pronto il contenitore appropriato per il prodotto finale;
- siano allontanati materie prime, apparecchiature, contenitori e documentazione riferibili ad altra preparazione o che comunque possano generare confusione.

In caso di interruzione il farmacista deve assicurare che sia data ogni indicazione affinché lui stesso o altri possano riprendere senza incertezze le operazioni di preparazione.

Controllo di qualità del preparato

Il controllo generale da eseguirsi sul preparato finito comprende almeno:

- l'aspetto;
- le caratteristiche organolettiche (colore, odore, sapore);

- le proprietà fisiche (omogeneità, consistenza, trasparenza, ridispersibilità dell'eventuale sedimento, stabilità delle emulsioni ecc.);
- la quantità o il numero di dosi-forma da dispensare;
- l'uniformità di massa delle forme farmaceutiche a dose unica.

I controlli analitici sul prodotto finito possono essere omessi nella preparazione su scala ridotta, se ed in quanto il farmacista assicura personalmente e continuamente la qualità e la quantità delle sostanze impiegate, la correttezza delle operazioni eseguite e la corrispondenza alle procedure stabilite.

Preparazione della droga

Una terapia con rimedi naturali, cioè ottenuti da piante medicinali, può avere successo solo se le singole droghe vegetali sono state appropriatamente scelte, preparate ed impiegate. Certamente il metodo più facile e pratico di utilizzo delle droghe vegetali è quello dell'estrazione con acqua (tisane, infusi e decotti) dei principi attivi solubili, ma sicuramente sono gli estratti titolati che garantiscono meglio l'efficacia della droga, oltre che la costanza e la riproducibilità della risposta terapeutica.

Le droghe vegetali, a seconda del preparato che si vuol realizzare, possono essere utilizzate sia allo stato fresco che allo stato secco. Quando non venga altrimenti specificato, si intende allo stato secco.

La FU XII, nelle Prescrizioni generali, pag. 17, riporta: *"Oltre a quanto previsto nella monografia generale* "Droghe vegetali" *e nel capitolo 2.8* Metodi di farmacognosia, *le droghe vegetali devono*:

- *contenere, quando non sia fissato un limite, non più del 10 per cento di umidità (perdita all'essiccamento);*
- *se importate, rispondere a quanto stabilito dalle relative vigenti norme comunitarie".*

È opportuno ricordare che nel volume *"Droghe vegetali e preparazioni"*, successivamente incorporato nella FU, al punto 3 delle Avvertenze Generali, era riportato: "*Devono essere di raccolta recente, di qualità scelta ed in perfetto stato di conservazione".*

La droga fresca viene usata più raramente, ad es. per la preparazione delle tinture madri e dei gemmoderivati; viene utilizzata anche nella preparazione di polpe, succhi e per l'ottenimento di oli essenziali. L'impiego della droga fresca è molto limitato in quanto la presenza di acqua ostacola molti processi di lavorazione industriale e ne limita e condiziona la conservazione.

La FU XII, nella monografia generale "**Droghe vegetali**", riporta la seguente **definizione**:

"Le droghe vegetali sono essenzialmente piante intere, frammentate o tagliate, parti di piante, alghe, funghi, licheni in uno stato non trattato, generalmente in forma essiccata, ma talvolta fresche. Sono anche considerati droghe vegetali alcuni essudati che non sono stati sottoposti ad uno specifico trattamento. Le droghe vegetali vengono definite con precisione dal nome scientifico botanico secondo il sistema binominale (genere, specie, varietà e autore)".

Le parti di piante possono essere: radici, tuberi, rizomi, cortecce, legni, gemme, foglie, sommità fiorite, fiori, frutti, semi, gomme, gommoresine, oleoresine e latici.

È opportuno ricordare qui che le droghe hanno sempre una composizione complessa, infatti contengono: a) costituenti primari o essenziali; b) costituenti (metaboliti) secondari o anormali; c) sostanze inerti; d) sostanze di sostegno.

Per l'attività delle droghe e derivati rivestono una grande importanza la raccolta, la loro preparazione e conservazione. *Le droghe vegetali si ottengono da piante coltivate o selvatiche. La loro qualità è garantita da adeguate procedure di campionamento, coltivazione, raccolta, essiccamento, frammentazione e condizioni di conservazione* (FU XII pag. 831).

I vari metodi impiegati per la conservazione possono essere classificati in due categorie.

A) Metodi che provocano una temporanea inibizione enzimatica: a) essiccazione al sole ed all'aria libera; b) essiccazione all'ombra; c) essiccazione con aria calda e secca; d) essiccazione con raggi infrarossi; e) essiccazione in stufa; f) liofilizzazione; g) triturazione con sali e zuccheri (inibitori enzimatici) e, infine, h) surgelamento, che mantiene inalterate le piante fresche fino al loro uso, ma è un metodo non economico.

B) Metodi che provocano una denaturazione irreversibile degli enzimi (stabilizzazione): a) metodo di Goris e Arnaud (vapor d'acqua a 105-120 °C); b) metodo Perrot-Goris (vapori di alcol sotto pressione, in autoclave); c) metodo Petersen (due ore con idrogeno solforato 1%); d) metodo Bourquelot (con alcol bollente, si ottengono alcolaturi stabilizzati).

Le droghe, prima della loro utilizzazione, devono essere identificate, controllate ed opportunamente preparate, cioè mondate e ridotte in pezzi di grandezza adeguata o in polvere più o meno fine a seconda dell'uso.

L'identificazione delle droghe vegetali, secondo la FU XII, viene effettuata *mediante le loro descrizioni macroscopiche, microscopiche e con qualun-*

que altro saggio che possa essere richiesto (ad es., cromatografia su strato sottile).

I saggi previsti dalla FU XII, pag. 831, riguardano: elementi estranei, perdita all'essiccamento, acqua, pesticidi, contaminazione microbica, ceneri totali, ceneri insolubili in acido cloridrico, sostanze estraibili, indice di rigonfiamento, indice di amarezza, metalli pesanti, aflatossine, contaminazione radiottiva. Questi saggi sono descritti nel capitolo 2.8 "Metodi generali di farmacognosia" a pag. 331.

Secondo le Avvertenze riportate nella FU X, pag. 2406, non più presenti sia nella FU XI che nella FU XII, ma che hanno sempre validità generale, "le droghe vegetali devono essere fornite alla farmacia in confezione integra, recante in etichetta le seguenti indicazioni:

- nome ed indirizzo del produttore o del responsabile della commercializzazione;
- denominazione della droga e nome botanico della pianta secondo il nome scientifico della specie ufficialmente riconosciuto ed accettato dalle Farmacopee o da documenti scientifici particolarmente qualificati, con eventuale indicazione, in parentesi, dei sinonimi più utilizzati;
- luogo di origine della droga;
- se ottenuta da pianta spontanea o coltivata;
- data di raccolta, data di confezionamento e data limite di utilizzazione (le droghe vegetali devono essere di raccolta recente; devono essere di qualità scelta ed in perfetto stato di conservazione. Di norma la raccolta va fatta: per le foglie a completo sviluppo, per le radici ed i rizomi durante la fase di quiescenza della vegetazione, per le cortecce ed i legni a completo sviluppo della pianta, per i fiori ad antesi completa ed al sorgere del sole, per i frutti ed i semi a maturità);
- numero del lotto di lavorazione;
- forma di presentazione della droga (se polvere con indicazione del numero).

Devono essere fornite anche le informazioni relative a:

- il titolo, che deve essere riferito al o ai principi attivi o costituenti caratteristici o ad altri caratteri specifici, riportati nelle singole monografie o comunque utili, se richiesti, ai fini di un idoneo impiego in terapia o in farmacia;
- la perdita all'essiccamento; quando non sia fissato un limite, le droghe vegetali non devono contenere più del 10% di umidità;
- i trattamenti fisici o chimico-fisici utilizzati per la conservazione, anche durante la fase del trasporto e della distribuzione".

Ricordiamo anche che la FU IX (Vol I, pag. 516) consentiva la disinfestazione delle droghe secche, contenute in recipienti idonei all'uso farmaceutico, mediante l'aggiunta di agenti disinfestanti volatili che, tra l'altro, dovevano essere compatibili con i procedimenti necessari alla preparazione delle forme farmaceutiche derivate.

Il farmacista è responsabile della qualità dei prodotti che impiega per effettuare le preparazioni e pertanto deve controllare i prodotti che acquista.

Il **controllo di qualità** sulle droghe da impiegare in preparazioni farmaceutiche può essere riassunto nei seguenti punti:

1) identità, tramite osservazione macroscopica e, possibilmente, microscopica o mediante analisi cromatografica dei principali costituenti;
2) impurezze estranee (inorganiche ed organiche ed eventuali sofisticazioni);
3) perdita di peso all'essiccazione;
4) presenza di insetti;
5) contaminazione batterica o fungina;
6) contenuto (titolo) in principi attivi; meglio il dosaggio del 70-80% dei componenti della pianta.

È importante comunque acquistare sempre droghe selezionate e garantite dal produttore e dal commerciante e conservarle nelle condizioni ottimali, cioè in locali asciutti e ben aereati.

Le droghe possono essere utilizzate come tali, ridotte in pezzi o in polvere con grado di finezza opportuno, o sottoposte a processi estrattivi. In quest'ultimo caso devono essere sottoposte a trattamenti preliminari, come ad es. la macerazione e la digestione.

Forme farmaceutiche

Le forme farmaceutiche nelle quali vengono preparati i medicinali fitoterapici sono numerose e possono essere classificate in solide (polveri, capsule, compresse) e liquide (soluzioni estrattive) o, meglio, secondo il metodo di ottenimento:

a) **per polverizzazione**
   - polveri;

b) **per distillazione**
   - in corrente di vapore (essenze, idrolati, acque coobate);
   - con alcol (alcolati);

c) **per estrazione** (soluzioni estrattive)
   - con adatti solventi (tisane, infusi, decotti, estratti, tinture);
   - con alcol (da droghe fresche: alcolaturi);
   - con vini (vini medicinali);
   - con aceto (acetoliti);
   - con oli (oleoliti).

In definitiva lo scopo di tutti i procedimenti tecnologici estrattivi è quello di ottenere in forma più pura, e talvolta più concentrata, i principi attivi della droga, in modo da ottenere un prodotto con una migliore biodisponibilità.

Attualmente le forme più usate sono: le polveri, le soluzioni acquose, le soluzioni idroalcoliche, i gemmoderivati, gli oli essenziali, le SIPF (sospensioni integrali di pianta fresca), gli estratti secchi e gli estratti fluidi. Tutti questi preparati galenici possono essere allestiti in farmacia, ma è da rilevare che oggi molte preparazioni, quelle cosiddette "di base" (estratti, tinture, SIPF, oli essenziali) sono più vantaggiosamente eseguite in stabilimenti industriali, dove è certamente più rigoroso il controllo di qualità a tutti i livelli ed il costo del prodotto finale è minore. Infatti vengono lavorati grossi quantitativi di materiale impiegando tecniche ed attrezzature tali da rendere tutte le operazioni più economiche. Pertanto le farmacie oggi possono rifornirsi di preparati galenici di base presso l'industria ed impiegarli per commercializzarli come tali o per la preparazione di altre forme farmaceutiche.

Polveri

Come è noto, la prima e più semplice forma di somministrazione di una droga è la polvere, che può essere semplice o composta a seconda che sia formata con una sola droga o con una mescolanza di polveri ottenute da droghe diverse. La FU XII riporta le *"polveri per applicazione cutanea"* (pag. 897) e le *"polveri per uso orale"* (pag. 898).

Generalmente le polveri si ottengono per polverizzazione della droga essiccata e devono poi essere setacciate per avere un preparato con granulometria omogenea.

In base alla consistenza, fibrosità e fragilità della droga si adoperano opportuni metodi di polverizzazione.

La **frantumazione**, impiegata soprattutto per corpi duri, viene effettuata con taglierine, macinini a coltelli rotanti, frantumatoi a cilindri o a lame, grattugie rotanti.

La **triturazione**, per polverizzare droghe erbacee, gemme, bulbi, tuberi, utilizza omogenizzatori a coltelli rotanti e taglierine di vario tipo.

La **polverizzazione** vera e propria viene ottenuta con vari tipi di mortaio e con molini di vario tipo: a coltelli (taglio), a martelli (urto e impatto), a rulli (compressione), a cilindri (attrito), a palle (attrito e impatto), a energia fluida (attrito e impatto). Inoltre polveri possono essere ottenute con la criofrantumazione (a –70 °C con azoto liquido) o con l'atomizzazione (da estratti fluidi).

Nella Figura 7.1 sono rappresentati i meccanismi di polverizzazione e nella Figura 7.2 alcuni tipi di molini. La Figura 7.3 mostra lo schema di un atomizzatore.

Come già detto, le polveri ottenute devono essere setacciate per avere materiale omogeneo: ciò è importante soprattutto per la mescolanza di polveri diverse.

Le polveri possono essere di varia grandezza. La FU XII, pag. 363, riporta la classificazione granulometrica delle polveri mediante setacciatura, utilizzando per la descrizione delle polveri i seguenti termini:

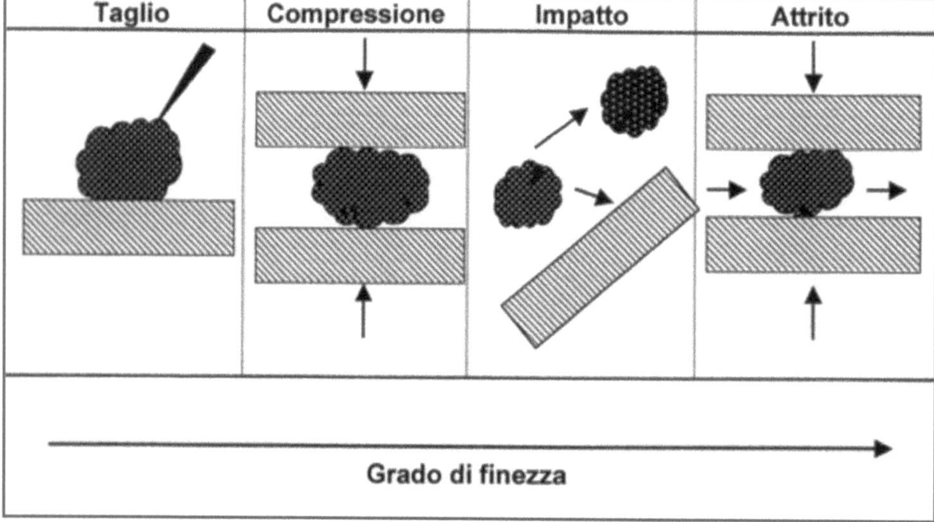

Fig. 7.1 Meccanismi di polverizzazione

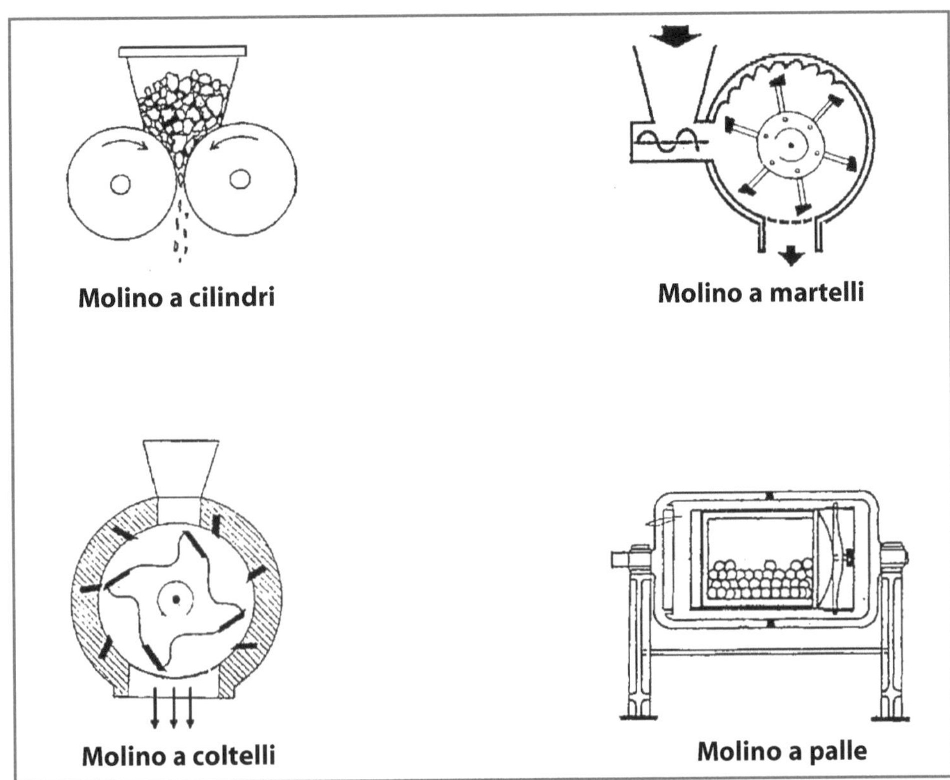

Fig. 7.2 Alcuni tipi di molini

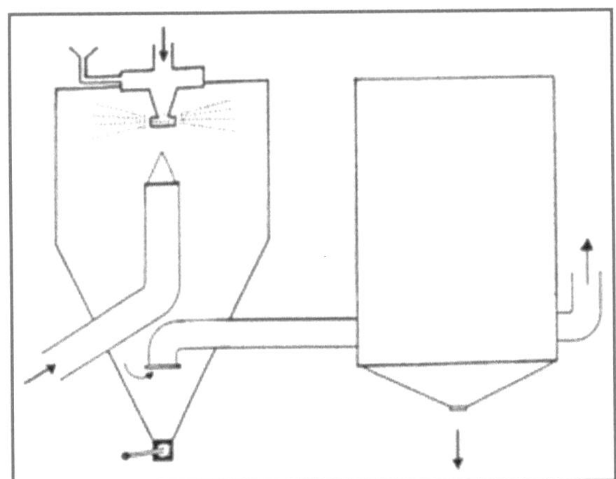

Fig. 7.3 Schema di atomizzatore

Polvere grossolana: non meno del 95% in massa passa attraverso il setaccio numero 1400 e non più del 40% in massa passa attraverso il setaccio numero 355.

Polvere moderatamente fine: non meno del 95% in massa passa attraverso il setaccio numero 355 e non più del 40% in massa passa attraverso il setaccio numero 180.

Polvere fine: non meno del 95% in massa passa attraverso il setaccio numero 180 e non più del 40% in massa passa attraverso il setaccio numero 125.

Polvere molto fine: non meno del 95% in massa passa attraverso il setaccio numero 125 e non più del 40% in massa passa attraverso il setaccio numero 90.

Quando la polvere è caratterizzata da un singolo numero di setaccio, salvo indicazione contraria, non meno del 97% della polvere passa attraverso il setaccio di quel numero. La Figura 7.4 rappresenta due tipi di setacci.

La FU XII riporta anche, pag. 420, la classificazione delle polveri mediante finezza:

- polvere *grossolana*: µm <355;
- polvere *moderatamente sottile*: µm 180-355;
- polvere *sottile*: µm 125-180;
- polvere *molto sottile*: µm ≤125.

Il grado di finezza più opportuno delle polveri è stabilito da tutte le Farmacopee ed è fondamentale non solo per gli impieghi diretti, ma anche per ottenere i migliori risultati nella preparazione delle soluzioni estrattive.

Quando si usano preparazioni con più polveri, è importante raggiungere il massimo grado di omogeneità della miscela e per ottenere ciò è necessario mescolare sempre polveri con lo stesso grado di finezza. Esistono in commercio molti

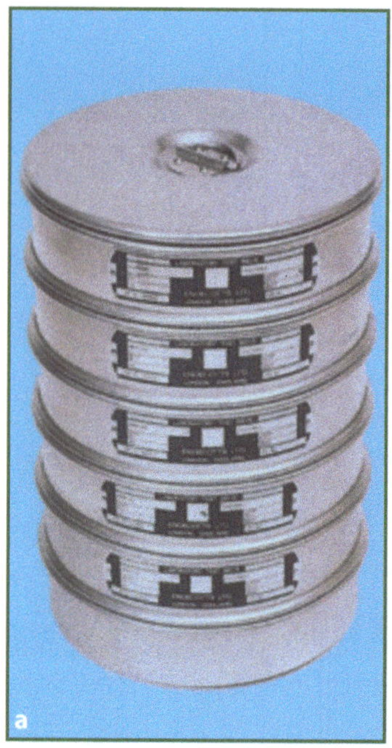

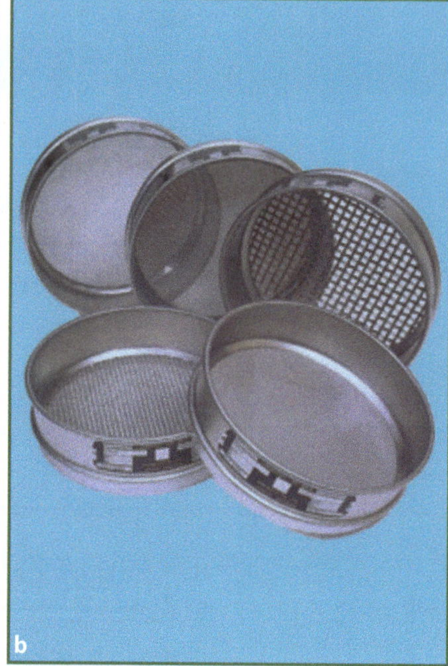

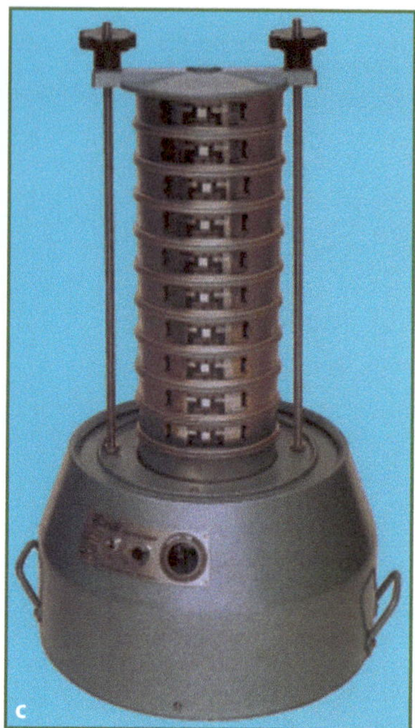

a b c

Fig. 7.4 Setacci (**a**, **b**) e vibrosetacciatore (**c**)

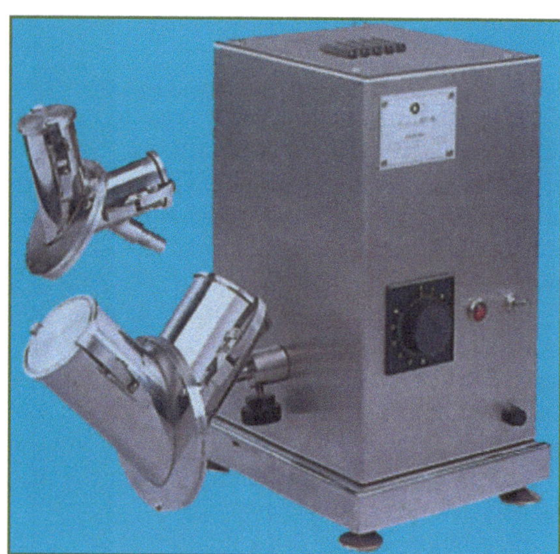

Fig. 7.5 Miscelatore a V

tipi di miscelatori, anche semplici, che consentono di ottenere una miscela perfettamente omogenea. La Figura 7.5 ne mostra un esemplare.

È oggi necessario conoscere il titolo in principi attivi delle polveri (*pulveres titrati*).

La *titolazione* delle polveri può essere effettuata con metodi chimici o biologici.

Per raggiungere il titolo desiderato, le droghe molto attive sono mescolate con materiale inerte (es. lattosio) o con la stessa droga con titolo più basso.

Nella Tabella 7.1 sono riportati alcuni esempi di polveri titolate presenti nella Farmacopea X. La titolazione del principio attivo viene effettuata sempre con metodo chimico. Nella Tabella 7.2 sono riportate le droghe (polvere) e gli estratti secchi che si trovano descritte nel capitolo *"Materie prime"* delle Farmacopee XI e XII. Il loro numero aumenta considerevolmente considerando le polveri, da estratti secchi e da droghe, presenti nella Ph. Eur. VI e Supplementi (sono più di ottanta).

Usi delle polveri. Le polveri, che sono costituite dal *totum* della droga vegetale, possono essere impiegate per ***uso interno*** (disperse in acqua, mescolate a miele, poste in capsule opercolate, compresse) o per ***uso esterno*** (incorporate in pomate).

Le **capsule** sono forme farmaceutiche che contengono il medicinale in un contenitore costituito da gelatina e che può essere molle o rigido.

Certamente il confezionamento delle polveri in ***capsule gelatinose opercolate*** (capsule rigide o opercoli), FU XII, pag. 886, è quello migliore, specie quando le caratteristiche organolettiche della polvere sono sgradevoli o quando il preparato è mucillaginoso o igroscopico.

Le capsule opercolate sono oggi tra le forme farmaceutiche più diffuse, infatti sono facili da usare e possono essere anche rese gastroresistenti o a

Tabella 7.1 Polveri ed estratti secchi titolati della FU X

Denominazione	**FU X** pag.	**Titolo in principi attivi**	
Aloe estr. secco titolato	521	19,0-21,0%	Barbaloina
Belladonna polv. titolata	641	0,28-0,32%	Iosciamina
Digitalis purpurea folium	1011	0,3%	Digitossina
Frangola corteccia estr. secco titolato	1210	15,0-30,0%	Glucofrangolina
Giusquiamo polv. titolata	1237	0,05-0,07%	Iosciamina
Ipecacuana polv. titolata	1364	1,90-2,10%	Emetina
Mirtillo nero estr. idroalc. secco ad alto titolo	1570	23,8-26,2%	Antocianidina
Oppio polv. titolata	1639	9,5-10,5%	Morfina anidra
Stramonio polv. titolata	1988	0,23-0,27%	Iosciamina

Tabella 7.2 Estratti secchi e droghe nelle FU XI e FU XII (Materie prime)

Denominazione	**FU XI** pag.	**FU XII** pag.
Camomilla estr. idroalc. secco titolato	730	971
Carciofo estr. acquoso secco titolato	733	972
Cascara estr. acquoso secco	736	
Cascara estr. secco	738	
Mirtillo nero estr. idroalc. secco titolato	762	
Oppio polvere titolata	769	
Rabarbaro estr. secco	776	1000
Valeriana estr. idroalc. secco	792	
Idraste rizoma	750	
Ippocastano semi	754	984
Malva foglia	756	

rilascio modificato. Possono inoltre essere confezionate in farmacia per realizzare preparazioni con dosaggio preciso. Si trovano in commercio in otto differenti misure, indicate con numeri da 000 a 5. Per i prodotti fitoterapici vengono generalmente usate le misure 0 (ml 0,68) e 1 (ml 0,50) (Fig. 7.6).

Le materie prime vegetali, droghe in polvere o estratti secchi (concentrato totale, atomizzato, granulato, liofilizzato) sono fornite da ditte specializzate nella coltivazione e lavorazione delle droghe che allegano il certificato analitico con il titolo del prodotto.

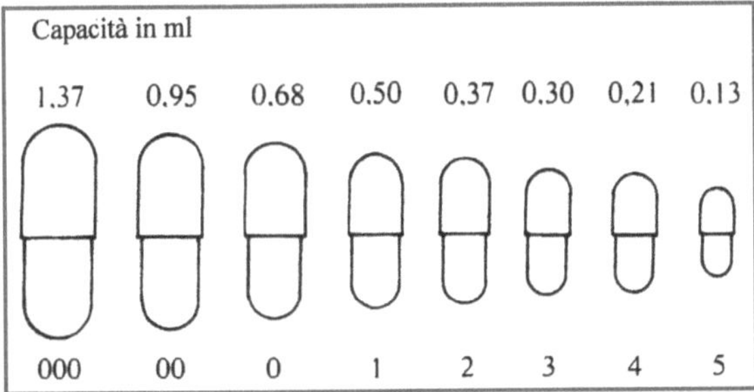

Fig. 7.6 Misura delle capsule

Per la preparazione delle capsule occorre pesare le quantità di prodotto richiesto, procedere alla setacciatura delle polveri ed alla loro miscelazione prima di riempire gli opercoli. Per la setacciatura si impiegano i setacci, almeno 4, per definire la distribuzione percentuale delle polveri.

La miscelazione delle polveri, che è una fase importante perché da essa dipende la qualità finale del prodotto e l'esatto dosaggio, viene effettuata con un miscelatore che può essere un semplice cilindro di vetro o un miscelatore meccanico o, addirittura, una busta di plastica.

L'***incapsulatrice*** può essere manuale, semiautomatica o automatica. Normalmente la farmacia dispone dell'apparecchio manuale o di quello semiautomatico (Fig. 7.7). Come già detto, per la preparazione in farmacia di compresse, capsule, tisane o bustine è obbligatorio un sistema di aspirazione per polveri (FU XII, Tabella 6).

Sulle capsule preparate è sempre opportuno eseguire i saggi della FU.

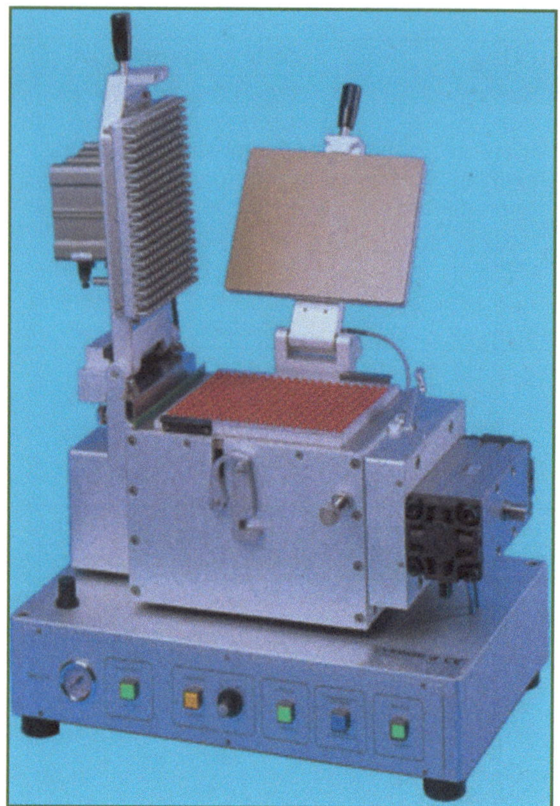

Fig. 7.7 Incapsulatrice semiautomatica

Soluzioni estrattive

Come è stato già ricordato, la droga deve essere preparata prima di operare l'estrazione, riducendola ad un opportuno grado di finezza e poi umettandola o, se del caso, sottoponendola alla macerazione.

Con ciò si facilita la penetrazione del solvente nelle cellule vegetali e la conseguente solubilizzazione dei principi attivi e la loro diffusione dalle cellule stesse.

Nella Figura 7.8 sono schematicamente riassunte le tecniche di estrazione ed i preparati estrattivi ottenibili, utilizzando droga essiccata o droga fresca.

Particolare importanza riveste la scelta del solvente di estrazione (menstruo), che:

- deve avere elevato potere solvente nei confronti dei principi attivi da estrarre;
- deve essere scelto anche in base all'uso dell'estratto;
- in caso di estratti idroalcolici o tinture madri deve avere un corretto grado alcolico. Importante è anche il tempo di contatto droga/solvente (Tabella 7.3).

Viene ora descritta schematicamente la preparazione delle più comuni soluzioni estrattive.

Infusi e decotti

La FU XII non riporta queste preparazioni liquide estemporanee da droghe vegetali. Erano invece presenti nella FU XI che riportava la seguente descrizione

Gli **Infusi** (FU XI, pag. 616) sono "*preparazioni liquide ottenute estemporaneamente versando sulle droghe, ridotte ad un grado conveniente di suddivisione, dalle quali si vogliono estrarre i principi attivi, acqua R alla temperatura di ebollizione e lasciando poi a contatto con l'acqua stessa per un tempo più o meno lungo. Dopo raffreddamento completo, filtrare attraverso ovatta o attraverso garza, senza comprimere; portare il filtrato alla massa prescritta con acqua R calda con la quale si lava il residuo ed il filtro*".

Talvolta può essere necessario aggiungere all'acqua piccole quantità di sostanze acide o alcali-

Tabella 7.3 Preparazione di soluzioni estrattive

Estratto	Droga	Tempo di contatto	Rapporto D/E*
Estratti fluidi	Secca	Fino ad esaurimento	1/1
Tinture	Secca	2-8 gg	1/5-1/10
Enoliti	Secca	10-15 gg	1/20
Acetoliti	Secca	10-15 gg	1/10
Oleoliti	Secca	5-15 gg oppure	1/10
	Fresca	1-12 ore a 50 °C	1/10
TM	Fresca	21 gg	1/10-1/20
MG	Gemme	21 gg	1/20
	Radichette		
	Germogli		
Estratti glicolici	Secca	21 gg oppure	1/1-1/2
	Fresca	4-48 ore a 50 °C	1/4-1/5

* *D*, droga; *E*, estratto

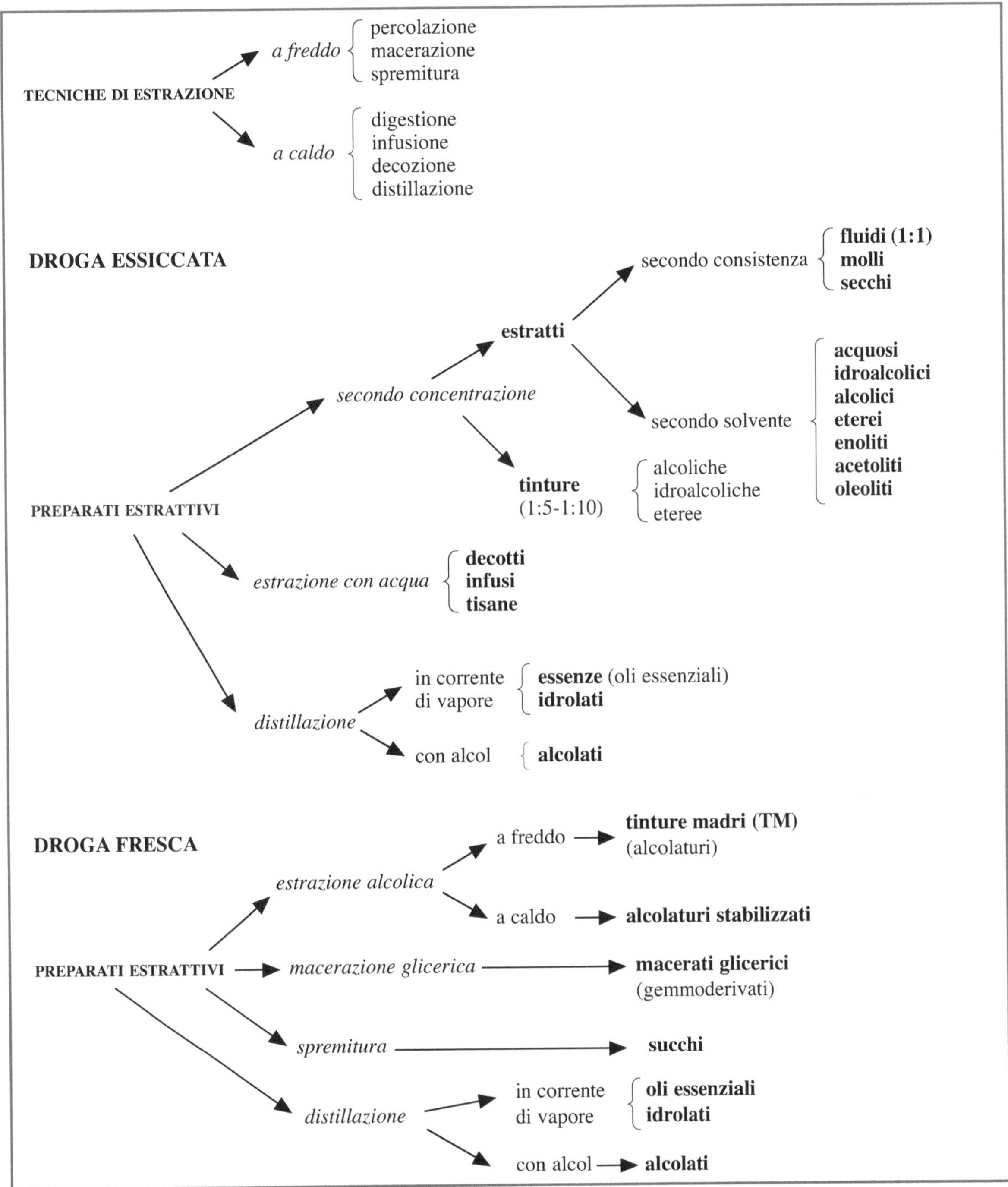

Fig. 7.8 Tecniche di estrazione e preparati estrattivi

ne per facilitare l'estrazione dei principi attivi dalla droga.

Generalmente si utilizzano le parti tenere e delicate (foglie, fiori, ramoscelli) delle piante, ma talvolta anche le radici quando è sconsigliabile applicare tecniche più drastiche (es. decozione). Si usano in genere da 1 a 10 parti di droga per 100 parti di infuso.

Le successive edizioni della Farmacopea non hanno riportato preparazione di infusi.

I **Decotti** (FU XI, pag. 616) sono *"preparazioni liquide ottenute estemporaneamente facendo bollire in acqua le droghe opportunamente polverizzate, dalle quali si vogliono estrarre i principi attivi. L'operazione corrispondente si chiama decozione* *ed essa non si applica mai a droghe contenenti principi attivi volatili. Solitamente si impiegano cinque parti di droga per preparare 100 parti di decotto; nel caso di droghe contenenti alcaloidi, l'acqua viene addizionata, per favorire l'estrazione, di una quantità di acido citrico R o acido cloridrico diluito R approssimativamente corrispondente alla quantità totale di alcaloidi contenuti nella droga".*

La decozione si applica solitamente a tessuti compatti, poco permeabili, privi di principi attivi volatili (legno, corteccia, radici, semi).

Le successive Farmacopee non riportano alcuna preparazione di decotti.

I limiti della decozione sono dovuti al fatto che, oltre alla distruzione dei principi attivi volatili, l'ebollizione prolungata può produrre trasformazioni irreversibili (ossidazioni, idratazioni, idrolisi, isomerizzazioni) con formazione di prodotti farmacologicamente inattivi o con attività diversa da quella desiderata.

Tisane

Nel Formulario Nazionale (FN), parte C "Galenici tradizionali di derivazione magistrale", le tisane erano definite *preparazioni acquose ottenute estemporaneamente da una o più droghe vegetali e sono destinate ad essere somministrate per via orale, come tali a fini terapeutici o come veicoli di altri medicamenti. Possono essere leggermente edulcorate od aromatizzate e vanno, di preferenza, consumate al momento.*

Nel FN, parte C, erano riportate le monografie di **16 specie** ("*Miscele per tisane*").

Le specie sono miscele di droghe vegetali destinate alla preparazione di tisane, suddivise in frammenti di dimensioni adatte alla esecuzione delle preparazioni, separati mediante setacci dalle polveri fini, che vanno scartate.

Fasi di preparazione della miscela per tisane

1) Setacciatura di droghe per miscele per tisane
   - Si utilizzano setacci classificati con un numero che indica la larghezza delle maglie (µm)
     foglie, fiori, erbe: 5600
     foglie, fiori, erbe di consistenza particolare o di spessore superiore a 300 µm: 4000
     radici, rizomi, cortecce, parti legnose, frutti, semi: 4000
   - Dopo la setacciatura le polveri fini vanno scartate
   - Le droghe di piccole dimensioni possono essere adoperate intere.
2) Miscelazione di droghe per tisane
   - La miscela deve essere quanto più possibile omogenea
   - La miscela di droghe è generalmente costituita da:
     rimedio base
     sinergizzante
     coadiuvante
     correttivo
   - È raccomandato di non utilizzare mai più di otto diverse droghe vegetali
   - Le specie riportate dal FN erano tutte composte da 4-5 droghe.

La FU XII riporta la monografia generale (FU XII, pag. 839) "**Piante per tisane**" con la seguente definizione: *"Le piante per tisane sono costituite da una o più droghe vegetali destinate a preparazioni acquose orali ottenute per decozione, infusione o macerazione: La preparazione viene effettuata immediatamente prima dell'uso. Le piante per tisane vengono generalmente fornite in quantità non ripartite in dosi od in sacchetti".*

Le piante utilizzate devono soddisfare le singole monografie di Farmacopea o la monografia generale *Droghe vegetali* (FU XII, pag. 831).

Vengono riportati qui due esempi di miscele per tisane (Formulario Nazionale – galenici tradizionali).

Miscela per tisana composta all'altea

Composizione. 100 g di miscela contengono:

Altea radice	g 30
Timo erba	g 25
Finocchio dolce frutti	g 10
Piantaggine foglie	g 15
Liquirizia radice	g 10
Lichene islandico tallo	g 10

Uso e posologia. Preparare la tisana al momento dell'uso per infusione. Un cucchiaio (5 g circa) per una tazza (250 g circa), 1-3 volte al giorno.

Miscela per tisana composta alla valeriana

Composizione. 100 g di miscela contengono:

Valeriana radice	g 40
Luppolo	g 20
Melissa foglie	g 15
Menta piperita foglie	g 15
Arancia amara corteccia	g 10

Uso e posologia. Preparare la tisana al momento dell'uso per infusione. Un cucchiaio (5 g circa) per una tazza (250 g circa), 1-3 volte al giorno.

Per la preparazione delle tisane è consigliabile l'uso di 10-20 grammi di droga per un litro di tisana, utilizzando acqua potabile; prima dell'assunzione sono decantate o filtrate attraverso garza o ovatta. Rispetto ad infusi e decotti quindi le tisane sono soluzioni estrattive più diluite, che possono essere assunte per via orale abitualmente anche più volte al giorno; talvolta possono essere impiegate per uso topico per bagni ed impacchi.

Una preparazione di moda oggi è la tisana espresso; questa viene realizzata con l'ausilio di una caffettiera tipo "moka". La droga, opportunamente sminuzzata (taglio espresso), viene posta sul filtro della caffettiera. Si procede quindi come per la preparazione del caffè, avendo però cura di usare l'acqua e la droga nelle giuste proporzioni. Queste saranno indicate dal farmacista, il quale dovrà anche indicare al paziente il numero di tazze di "tisana espresso" da prendere nella giornata e per quanto tempo. Poiché il materiale vegetale secco si rigonfia a contatto con l'acqua, si consiglia sempre di riempire il filtro della caffettiera fino a metà; questo eviterà l'intasamento del filtro. In conclusione la tisana è ottenuta con un processo di percolazione sotto pressione.

Le tisane oggi possono essere preparate, ancor più semplicemente e rapidamente, ma anche soprattutto con una maggior sicurezza di costanza nell'azione farmacologica, facendo assorbire gli estratti fluidi su eccipienti inerti e facilmente idrosolubili, quali saccarosio, lattosio o maltodestrine. Al momento dell'uso è sufficiente che l'utilizzatore disciolga il preparato in acqua calda per avere pronta una tisana di sicura composizione. Un altro vantaggio di questa forma è la possibilità di una lunga conservazione poiché i principi attivi si trovano allo stato secco.

Sempre allo scopo di semplificare la preparazione delle tisane sono stati anche commercializzati recentemente dei preparati liquidi in fialoni, costituiti da estratti di droga in soluzione acquosa da diluire con acqua calda edulcorata al momento dell'uso.

Le piante oggi adoperate per la preparazione di tisane sono circa 300 e vengono associate in base alle loro proprietà terapeutiche. Si devono presentare in una confezione pratica e piacevole ed eventualmente si dovrà aromatizzare in modo che la tisana risulti gradevole per facilitare la somministrazione ripetuta. Per una buona aromatizzazione è necessario aggiungere alla miscela una droga aromatica come: menta, melissa, verbena, finocchio, anice ecc. Talvolta, per rendere la tisana più gradita anche alla vista, si usa aggiungere anche una droga capace di impartire al liquido una bella colorazione: si avrà, ad es., un colore rosso con il karkadé e con il rosolaccio, giallo con la calendula, arancio con i fiori di carcamo ecc.

Questi dettagli sono importanti per la buona riuscita del preparato, in modo che questa forma farmaceutica, indubbiamente "minore", come taluni la chiamano, possa conservare il suo posto in terapia nei casi di disturbi lievi e passeggeri.

Estratti

La FU XII, pag. 832, ne dà la seguente definizione: "*sono preparazioni di consistenza liquida (estratti liquidi e tinture), semisolida (estratti molli e oleoresine) o solida (estratti secchi), ottenute da droghe vegetali o da materiali di origine animale generalmente allo stato essiccato*".

In alcuni casi le materie da estrarre possono essere sottoposte ad un trattamento preliminare, come ad es. l'inattivazione degli enzimi, la triturazione o la sgrassatura. Inoltre le sostanze indesiderate possono essere eliminate dopo l'estrazione. Se nella fabbricazione di medicinali sono utilizzati estratti di origine animale, si applicano i requisiti del capitolo *Sicurezza virale* (FU XII, pag. 703).

La Farmacopea distingue diversi tipi di estratti.

Gli estratti **titolati** sono aggiustati, con una tolleranza accettabile, al contenuto definito dei componenti con attività terapeutica conosciuta; l'aggiustamento si può fare usando materiale inerte o mescolando più lotti di estratti.

Gli estratti **quantificati** sono aggiustati ad un definito intervallo dei componenti e l'aggiustamento si effettua mescolando più lotti di estratti.

Gli estratti **purificati** derivano dai precedenti quando, durante la loro produzione, vengono applicate procedure di purificazione che portano ad un aumento delle proporzioni tipiche dei costituenti rispetto ai valori attesi.

Altri tipi di estratti sono definiti essenzialmente dalle loro specifiche e dal loro processo di produzione come, ad es., lo stato della droga vegetale o del materiale di origine animale da estrarre, il solvente e le condizioni di estrazione.

Produzione degli estratti. La FU XII riporta che *gli estratti sono preparati mediante metodi appropriati usando etanolo o altri solventi idonei*.

Nel corso delle diverse fasi del processo di produzione possono essere aggiunti eccipienti adeguati, allo scopo, ad es., di migliorare le qualità tecnologiche del prodotto, come l'omogeneità e la consistenza. Si possono inoltre aggiungere appropriati stabilizzanti e conservanti antimicrobici.

La FU XII riporta inoltre che il sovente organico recuperato dalla concentrazione degli estratti molli e secchi può essere riutilizzato purché le procedure di recupero siano controllate per assicurare che i solventi soddisfino appropriati standard.

La FU XI riportava due metodi di produzione: la macerazione e la percolazione.

La **macerazione** consiste nel ridurre il materiale da estrarre in pezzi di grandezza appropriata, mescolare uniformemente con il solvente di estrazione prescritto e lasciare a riposo, in un recipiente chiuso, per un tempo appropriato. Il residuo viene separato dal solvente di estrazione e, se necessario, pressato. In questo caso i due liquidi vengono riuniti. Talvolta la macerazione si utilizza come tecnica preventiva, prima della percolazione, per aumentare il tempo di contatto della droga con il menstruo. La macerazione preventiva risulta particolarmente utile per le droghe coriacee e per principi attivi non molto solubili nel solvente prescelto.

La **percolazione** consiste nel preparare la droga ed umettarla, mescolandola uniformemente con una parte del solvente di estrazione prescritto e lasciando a riposo per un tempo appropriato. Si trasferisce il tutto in un percolatore (Fig. 7.9) e, dopo una macerazione preventiva, si lascia fluire lentamente (si devono poter contare le gocce) il percolato, assicurandosi che il materiale da estrarre sia sempre coperto dal restante solvente di estrazione. Il residuo può essere pressato ed il liquido ottenuto riunito al percolato. La percolazione viene scelta nei seguenti casi:

1) droghe costose, dalle quali si vogliono estrarre tutti i principi attivi; 2) droghe non necessariamente costose, ma contenenti dei principi attivi particolarmente ricercati; 3) droghe costituite da cortecce o radici poiché, essendo poco voluminose, risultano facilmente lavorabili con tale sistema estrattivo; 4) quando si voglia esaurire la droga per ottenere estratti fluidi, estratti molli, estratti secchi.

La percolazione non può essere usata nei seguenti casi:

1) droghe che contengono pectine e/o mucillagini. In tal caso il solvente viene "catturato" da tali sostanze e la droga tende a rigonfiarsi sempre di più, impedendo al solvente di fluire correttamente; 2) droghe che, anche se non hanno le sostanze suddette, tendono lo stesso a rigonfiarsi molto; 3) droghe con poca sostanza vegetale, ovvero povere di fibre (mirra, aloe, propoli, benzoino ecc.); esse si impaccherebbero subito, impedendo al solvente di fluire; 4) se si vogliono preparare degli estratti fluidi e la droga è, per sua natura, troppo voluminosa e non viene coperta dalla quantità di solvente che può essere usata (nel caso degli estratti fluidi non è consentito usare un eccesso di solvente che andrebbe eliminato poi per evaporazione).

Di norma la macerazione e la percolazione sono seguite dalla concentrazione dei liquidi di estrazione fino alla consistenza desiderata.

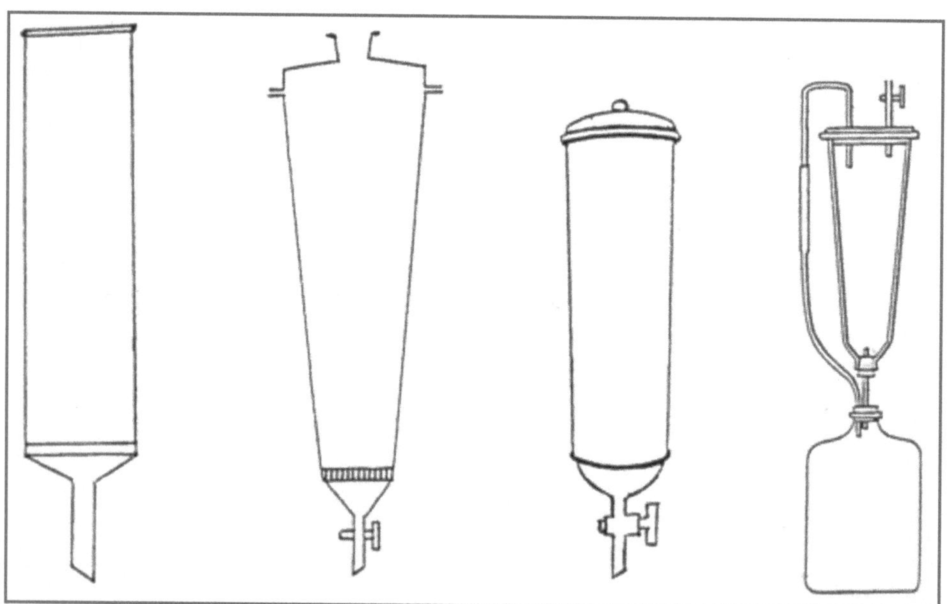

Fig. 7.9 Alcuni tipi di percolatore

La **concentrazione** viene realizzata mediante procedimenti appropriati, generalmente a pressione ridotta e ad una temperatura alla quale l'alterazione dei costituenti è minima. Il residuo di solventi nell'estratto non deve superare i limiti prescritti. L'apparecchio più comunemente utilizzato per operare la concentrazione a pressione ridotta è il rotavapor (Fig. 7.10).

Poiché la FU XII consente anche l'impiego di altri procedimenti, purché convalidati, si riportano qui alcune tecniche alternative:

1) La macerazione dinamica si effettua in maceratori, dotati di agitatori a paletta o di un asse eccentrico, collegati ad un motore elettrico.

Alcune volte, per favorire la successiva estrazione dei principi attivi, vengono aggiunti additivi:

- Acidificazione con HCl, acido citrico, lattico, tartarico (pH 4,5-5,5) per:
  alcaloidi, lattoni, antociani;
- Alcalinizzazione con NaOH (pH 8-9) per:
  glicirrizina, ipericina;
- Antiossidanti: acido ascorbico 0,1-0,2% sciolto nel solvente di estrazione per:
  iridoidi, flavonoidi solforati, depsidi (acido rosmarinico).

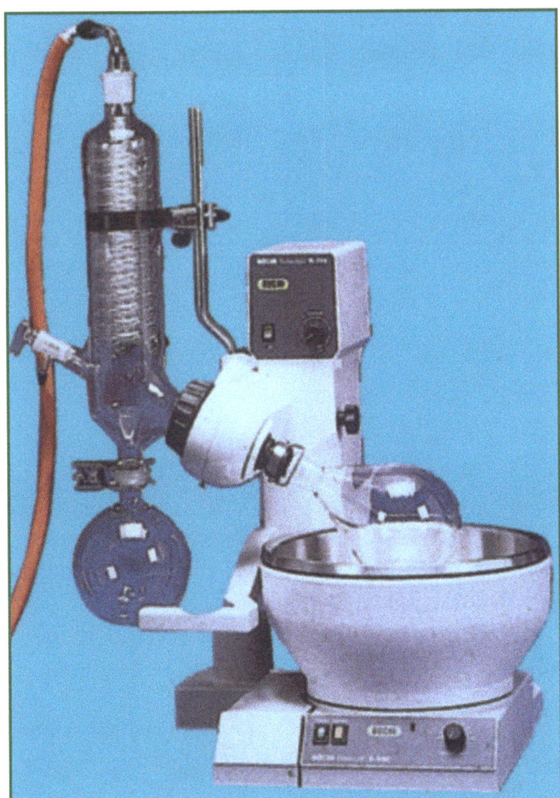

Fig. 7.10 Rotavapor

2) La macerazione ipobarica viene effettuata operando sotto vuoto, cioè in depressione.

Il solvente evapora e si ricondensa continuamente creando una circolazione che favorisce la solvatazione dei principi attivi nella droga. È utile per composti facilmente ossidabili.

3) La turboestrazione, o estrazione a vortice, consiste nel rimescolamento con agitatori a paletta (da 8.000 a 17.000 g/m) per 5 minuti della droga sminuzzata, posta nel turboestrattore.

Terminata l'operazione si lascia a riposo per 30 minuti.

Il metodo presenta i seguenti vantaggi: a) resa maggiore rispetto alla macerazione sia normale che dinamica; b) tempi molto più brevi; c) minore dispersione di solvente.

Etichette. Secondo la FU XII l'etichetta indica:

- *la droga vegetale o il materiale di origine animale utilizzati;*
- *se l'estratto è liquido, molle o secco o se si tratta di tintura;*
- *per gli estratti titolati, il contenuto dei costituenti con attività terapeutica nota;*
- *per gli estratti quantificati, il contenuto dei costituenti (markers) usati per la quantificazione;*
- *il rapporto tra la quantità di materia prima e l'estratto tal quale (estratto senza eccipienti);*
- *il solvente o i solventi usati per l'estrazione;*
- *se del caso, che sono state utilizzate droghe vegetali o materiali di origine animale freschi;*
- *se del caso, che l'estratto è "purificato";*
- *il nome e la quantità di ogni eccipiente utilizzato compresi gli stabilizzanti e i conservanti antimicrobici;*
- *se del caso, la percentuale di residuo secco.*

Estratti liquidi (fluidi)

Gli estratti liquidi, FU XII, pag. 833, "*sono preparazioni liquide, nelle quali, in generale, una parte in massa o in volume è equivalente ad una parte in massa della droga vegetale o del materiale di origine animale essiccate. Queste preparazioni vengono aggiustate, se necessario, in modo da soddisfare i requisiti per il contenuto di solvente e, se del caso, dei costituenti*".

Gli estratti fluidi possono essere preparati con i metodi sopra descritti utilizzando solo etanolo di appropriata concentrazione oppure acqua o anche per dissoluzione di un estratto secco o molle in uno di questi stessi solventi, filtrando poi se necessario; qualunque sia il metodo di preparazione impiegato

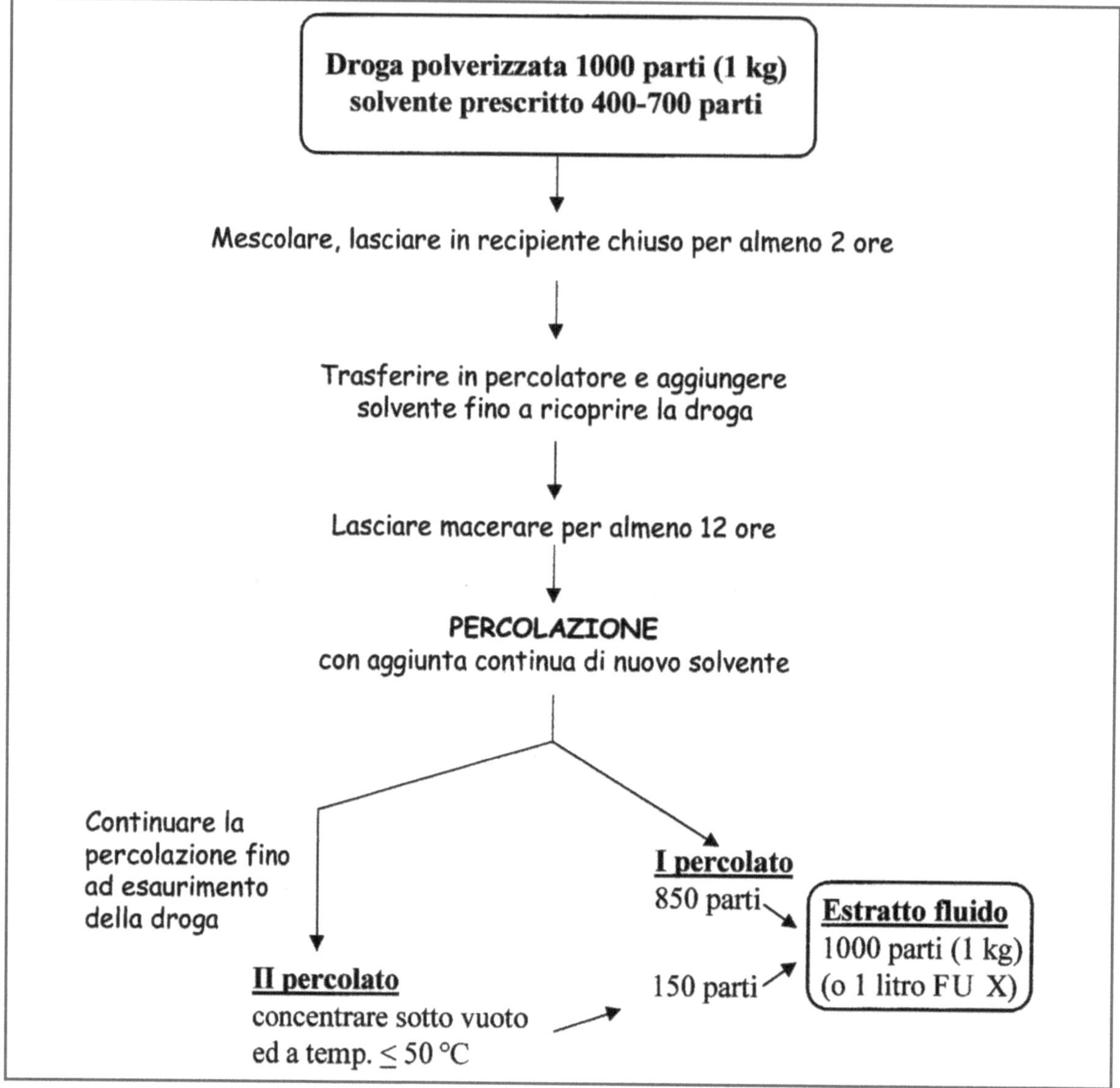

Fig. 7.11 Schema del procedimento generale di preparazione degli estratti fluidi secondo la FU VIII (non riportato nelle successive edizioni della FU)

(Figg. 7.11-7.14) gli estratti ottenuti devono avere una composizione comparabile. Lasciati a riposo, gli estratti fluidi possono formare un leggero deposito che è accettabile, a condizione, tuttavia, che la loro composizione non venga modificata in maniera significativa.

Gli estratti fluidi possono contenere appropriati antimicrobici.

La FU XII prescrive i seguenti saggi: densità relativa, contenuto di etanolo, metanolo e 2-propanolo, residuo secco.

La conservazione, particolarmente importante, deve essere effettuata in un recipiente ben chiuso, protetto dalla luce.

L'etichetta deve indicare, oltre ai requisiti indicati sopra: "*se del caso, il contenuto di etanolo in per cento V/V nell'estratto finale*".

La Tabella 7.4 mostra alcune caratteristiche degli estratti fluidi riportati nelle ultime Farmacopee.

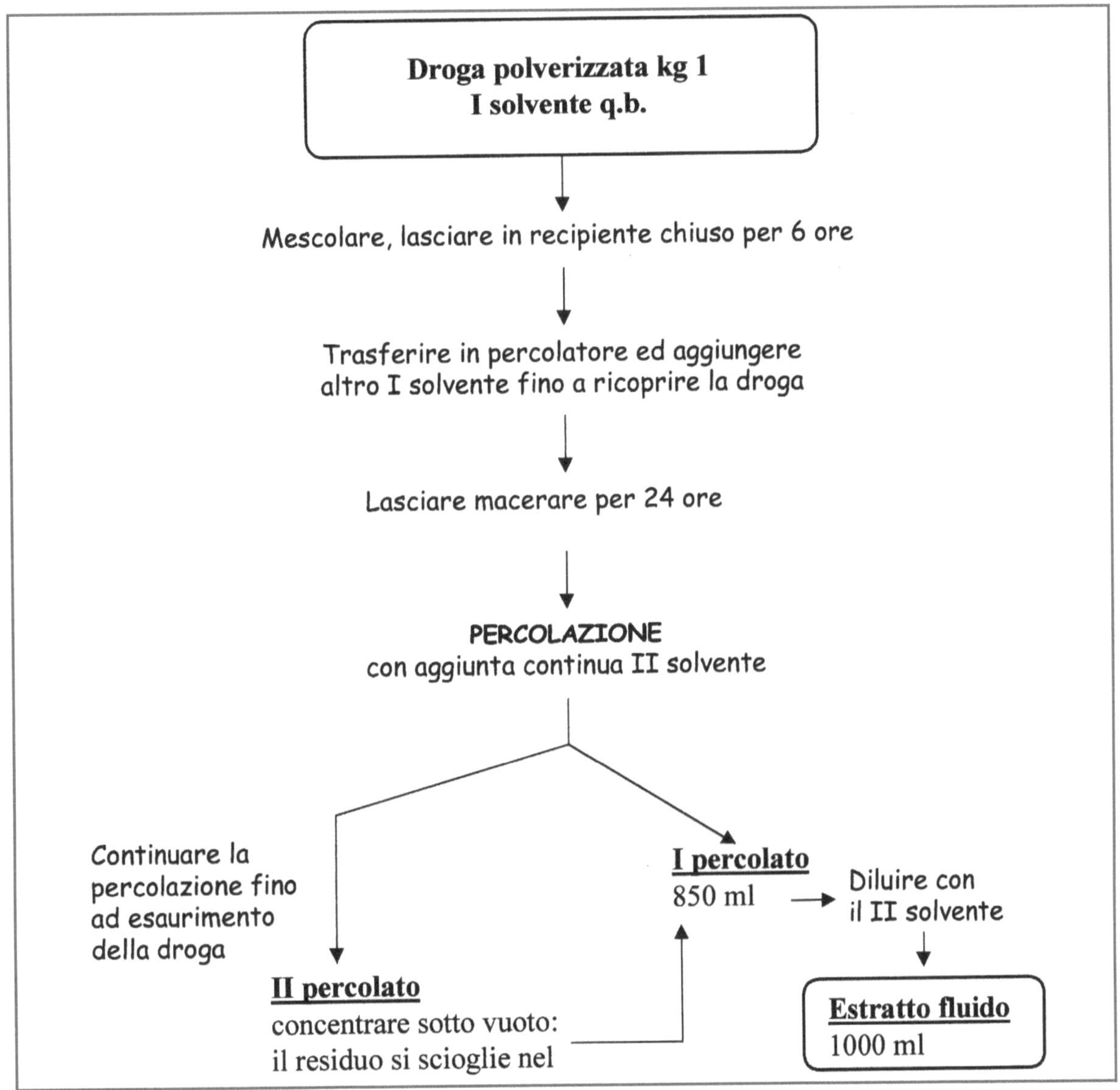

Fig. 7.12 Schema del procedimento per l'ottenimento di estratti fluidi secondo la FU VII (proc. n. 2) (non riportato nelle successive edizioni della FU)

Tabella 7.4 Estratti liquidi descritti nelle ultime FU*

Droga	FU X	FU XI	FU XII	Alcol prescritto per l'estrazione (% v/v)	Caratteristiche dell'estratto liquido: grado alcolico	residuo secco (% p/p)	colore
Belladonna foglie	•	•	•	70	57-63		Verde scuro
China rossa	•	•		70	42-50		Rosso bruno
Genziana radice	•	•	•	30	20-25	> 25	Giallo rossastro
Ipecacuana	•	•		70	55-61		Bruno
Rabarbaro	•	•	•	60	48-54	non < 15	Giallo bruno

* Nelle FU precedenti alla XII gli "estratti liquidi" venivano indicati come "estratti fluidi"

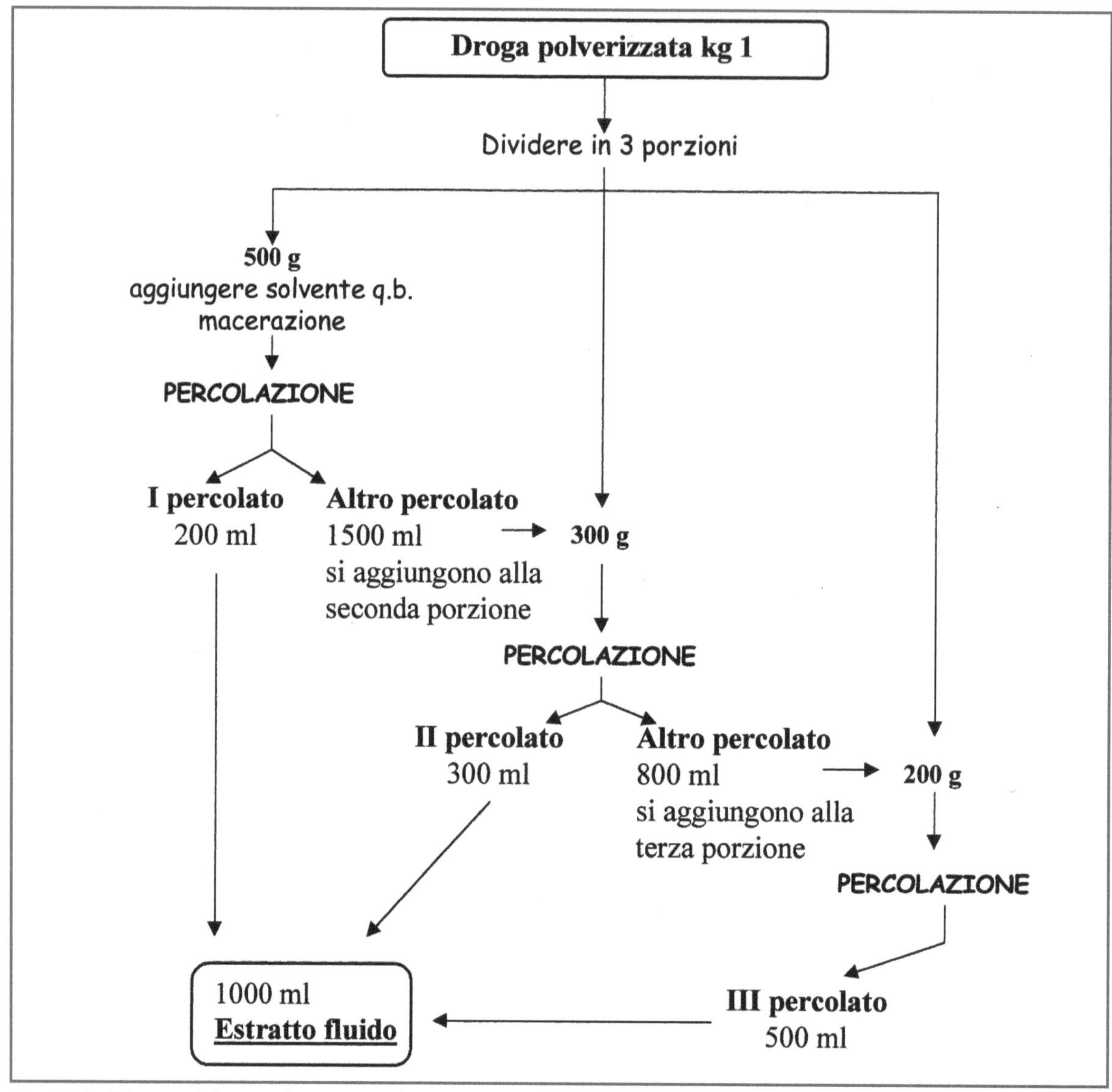

Fig. 7.13 Schema del procedimento per la preparazione di estratti fluidi con percolazione frazionata secondo la FU VII (proc. n. 3) (non riportato nelle successive edizioni della FU)

Estratti molli

"Gli estratti molli sono preparazioni semisolide ottenute per evaporazione o parziale evaporazione del solvente usato per l'estrazione" (FU XII, pag. 833).

Si impiegano solo etanolo di appropriata concentrazione o acqua. Possono contenere appropriati antimicrobici. Si conservano al riparo dalla luce.

I saggi della Farmacopea sono il residuo secco e i solventi residui.

Le FU XI e XII non riportano estratti molli, mentre la FU X riportava due estratti molli: belladonna, pag. 636, e poligala, pag. 1717.

Estratti secchi

Gli estratti secchi sono definiti dalla FU XII, pag. 833, *"preparazioni solide ottenute per evaporazione del solvente usato per la loro preparazione. Gli estratti secchi generalmente hanno una perdita all'essiccamento non superiore al 5 per cento m/m, a meno che nella monografia sia prescritta una perdita all'essiccamento con un limite diverso o un saggio per l'acqua"*.

La FU riporta i seguenti saggi: acqua, perdita all'essiccamento e solventi. Gli estratti secchi devono essere conservati in un recipiente ermeticamente chiuso, protetto dalla luce.

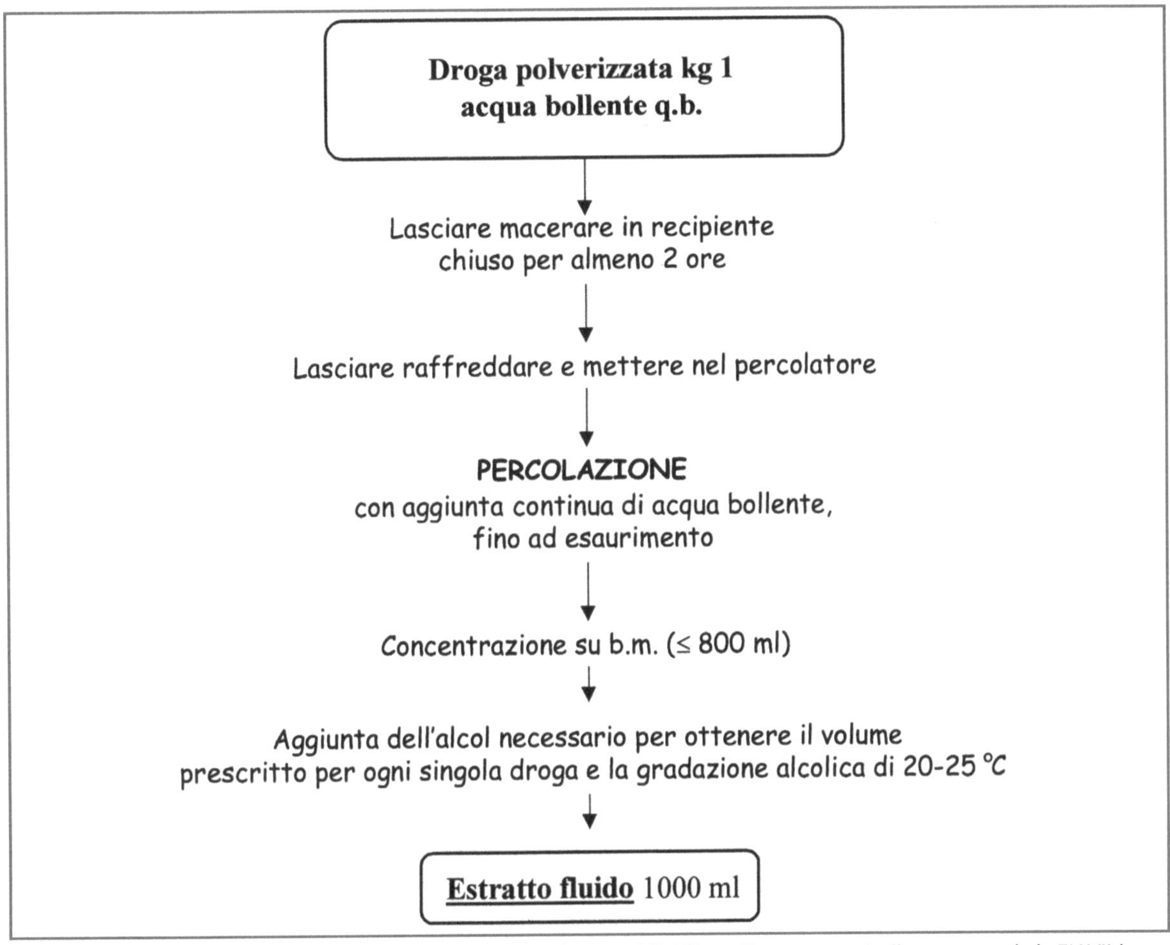

Fig. 7.14 Schema del procedimento per l'ottenimento di estratti fluidi mediante acqua bollente secondo la FU VII (proc. n. 4) (non riportato nelle successive edizioni della FU)

Gli estratti secchi possono essere preparati anche con altri metodi quali:

- nebulizzazione (atomizzazione)
- liofilizzazione

e alla fine possono essere titolati e portati al titolo prescritto per mezzo di sostanze inerti (lattosio, amido seccato).

Nella Tabella 7.5 sono riportati gli estratti secchi iscritti nelle FU X, XI e XII.

Tinture

Le tinture (FU XII, pag. 834) *"sono preparazioni liquide ottenute generalmente usando una parte di droga vegetale o di materiale animale e dieci parti di solvente di estrazione o una parte di droga vegetale o materiale di origine animale e cinque parti di solvente di estrazione.*

Produzione. *Le tinture sono prodotte per macerazione o per percolazione usando solo etanolo ad appropriata concentrazione per l'estrazione della droga vegetale o del materiale di origine animale, o disciogliendo un estratto molle o secco (che è stato prodotto usando la stessa concentrazione di solvente di estrazione usato nella preparazione della tintura per estrazione diretta) della droga vegetale o del materiale di origine animale in etanolo di appropriata concentrazione. Le tinture sono filtrate se necessario. Le tinture sono generalmente limpide. Un piccolo sedimento può formarsi a riposo ed è accettabile purché la composizione della tintura non cambi significativamente".*

Eccezionalmente una tintura può essere preparata anche a partire da una droga allo stato fresco: la denominazione di una tale preparazione dovrà, però, precisarlo.

La FU XII riporta dettagliatamente i metodi di produzione delle tinture: produzione per macerazione, produzione per percolazione. L'aggiustamento del titolo può essere effettuato, se necessa-

Tabella 7.5 Estratti secchi nelle ultime FU

Droga	Tipo di estratto	FU X	FU XI	FU XII	Alcol da impiegare nell'estrazione (% v/v)
Aloe	Acquoso	•			–
Belladonna foglie	Idroalcolico	•			70
Cascara	Idroalcolico	•	•		60
Cascara	Acquoso	•	•		–
Frangola	Idroalcolico	•			50-80
Rabarbaro	Idroalcolico	•	•	•	60
Camomilla	Idroalcolico	•	•	•	70
Carciofo	Idroalcolico	•	•	•	75*
Valeriana	Idroalcolico	•	•		70
Mirtillo nero	Idroalcolico	•	•		Metanolo

* La FU XII usa metanolo al 65-85% V/V R sulla droga intera (*R*, reagente)

Tabella 7.6 Tinture nella FU

Droga	Alcol da impiegare (% v/v)	FU VII	FU VIII	FU IX	FU X	FU XI	FU XII*
Genziana	60	•					
Rabarbaro	60	•	–				
Belladonna	70	•					
China	70	•					
Strofanto	70	•					
Noce vomica	70	•					
Capsico	30	•					
Lobelia	70		•				
Valeriana	70		•				
Ratania	70			•	•	•	
Mirra	90			•	•		

* La FU XII non riporta tinture, ma soltanto, nel capitolo "Preparazioni farmaceutiche specifiche", la "Soluzione gengivale di Mirra e Ratania" che contiene il 50% *m/m* di *Mirra tintura* e il 50% *m/m* di *Ratania tintura* (pag. 1219)

rio, sia per aggiunta del solvente di estrazione di titolo appropriato, sia per aggiunta di un'altra tintura ottenuta dalla materia prima vegetale o animale utilizzata per la preparazione.

La FU XII, pag. 834, prescrive i seguenti saggi: densità relativa, contenuto di etanolo, metanolo e 2-propanolo, residuo secco.

La **conservazione** deve essere effettuata in un recipiente ben chiuso, protetto dalla luce.

L'**etichetta** deve indicare, oltre ai requisiti riportati precedentemente: "*– per tinture diverse dalle tinture titolate e quantificate, il rapporto fra materia prima e liquido di estrazione o fra materia prima e tintura finale; – se del caso, il contenuto di etanolo in per cento V/V nell'estratto finale*".

La Tabella 7.6 riporta le tinture iscritte nelle FU dalla VII edizione alla XII.

Oleoresine

La FU XII (pag. 834) dà la seguente definizione: "*Le oleoresine sono estratti semi-solidi composti da una resina in soluzione in una essenza e/o olio grasso. Si ottengono per evaporazione del o dei solventi usati per la loro fabbricazione*".

Questa monografia riguarda le oleoresine ottenute mediante estrazione, non quelle naturali.

I saggi indicati dalla FU riguardano il contenuto di acqua e solventi.

Le oleoresine devono essere conservate in un recipiente ermeticamente chiuso, protetto dalla luce.

Alcolaturi

Sono forme farmaceutiche non riportate nella FU XII, ottenute per macerazione con alcol di droghe fresche. Si impiega quasi sempre alcol etilico a 95° in quanto la pianta fresca contiene sempre notevoli quantità di acqua che diluisce l'alcol di estrazione.

Gli alcolaturi sono preparati per semplice **macerazione di droghe fresche** che perderebbero del tutto o in parte i componenti attivi se sottoposte ad essiccamento. Quelli di limone e di arancio vengono ottenuti trattando le scorze con alcol di 80° nel rapporto di 1:2, come indica la Farmacopea Francese (FE). Sono impiegati come correttivi e per preparare gradevoli sciroppi per semplice mescolanza con soluzioni zuccherine.

Alcolaturi stabilizzati. Si preparano estraendo la pianta fresca con alcol bollente; in questo modo si ha la solubilizzazione della parte estrattiva e, allo stesso tempo, con la denaturazione degli enzimi, anche la stabilizzazione dei principi attivi. La FF IX riportava due alcolaturi stabilizzati, di limone (*citron*) e d'arancia dolce (*orange douce*).

Tinture madri

Sono preparazioni liquide ottenute generalmente dalla macerazione della pianta fresca in alcol etilico. Possono essere considerate dei particolari alcolaturi.

La loro denominazione deriva dall'uso come materiale di partenza per la preparazione di prodotti medicinali omeopatici. Infatti sono riportate nella monografia ***"Preparazioni omeopatiche"*** della FU XII, pag. 1330, che così le definisce: *"Le tinture madri per preparazioni omeopatiche sono preparazioni liquide ottenute mediante l'azione solvente di un appropriato veicolo su materie prime. Le materie prime generalmente fresche possono essere anche essiccate. Esse possono essere ottenute anche da succhi di piante con o senza l'aggiunta di un veicolo. Per alcune preparazioni il materiale da estrarre può subire un trattamento preliminare".*

La tintura madre viene comunemente designata mediante i simboli "TM" o "Ø".

Produzione. La FU XII riporta che *"le tinture madri per preparazioni omeopatiche sono generalmente preparate per macerazione, digestione, infusione, decozione, fermentazione o come descritto nella specifica monografia usando alcol con concentrazione appropriata".*

Si preparano generalmente con droghe fresche (rarissimamente con la droga secca) fornite da piante raccolte nel loro *habitat* naturale (quindi raramente si utilizzano piante coltivate) e durante il tempo balsamico. La macerazione della droga viene effettuata dopo avere determinato il contenuto di acqua (in stufa a 105 °C) impiegando alcol di titolo appropriato (stabilito dalla FF, in genere 80°-95°) ed in quantità tale da avere alla fine 10 p di TM da 1 p di droga, calcolata disidratata. La macerazione ha la durata precisa di 3 settimane, poi si decanta e si filtra spremendo il residuo. È noto anche un "metodo tedesco" di preparazione delle TM. Consiste nel preparare per spremitura il succo della droga che poi viene diluito con una uguale quantità in peso di alcol di 86°. La TM ottenuta ha quindi un grado alcolico di 43° ed una concentrazione in principi attivi del 50%.

Il grado alcolico delle TM (45°-65°) è inferiore a quello delle tinture ottenute da droghe secche (in genere 60°; se il principio attivo è alcaloideo 70°; per essenze e resine 80°). Anche il tempo di conservazione è diverso: le TM hanno una validità di 5 anni, mentre le altre soltanto di 2 anni. Inoltre le TM possiedono un'attività terapeutica senz'altro superiore a quella delle tinture tradizionali in quanto più ricche di principi attivi sia perché originano da un "*totum* vegetale" non sottoposto a trattamenti sia per la più lunga durata della macerazione.

In taluni casi è necessario procedere alla **correzione dei contenuti** che, secondo la FU, *può essere effettuata sia aggiungendo il solvente di estrazione ad una concentrazione appropriata, sia aggiungendo un'altra tintura madre per preparazioni omeopatiche del materiale vegetale o animale usato per la preparazione.*

La Farmacopea indica i seguenti saggi: densità relativa, etanolo, metanolo e 2-propanolo, residuo secco e pesticidi.

È raccomandato di conservare al riparo dalla luce. Può essere specificata una temperatura massima di conservazione.

L'etichetta indica:
- *che il prodotto è una tintura madre per preparazioni omeopatiche (indicata come "TM" o "Ø");*
- *il nome della materia prima usando il nome latino della Ph. Eur. quando esiste la monografia;*
- *il metodo di preparazione;*
- *la concentrazione dell'alcol o del solvente nella tintura finale in percentuale V/V;*
- *il rapporto materia prima/tintura madre;*
- *se del caso, le condizioni di conservazione.*

La FU XII nel capitolo "*Preparazioni omeopatiche*" (pag. 1327) descrive anche le droghe vegetali per preparazioni omeopatiche e, in maniera dettagliata, i metodi di preparazione di materiali di partenza omeopatici e diluizioni.

Alcolati

Si ottengono dalla distillazione su bagnomaria del macerato alcolico della droga, secca o fresca. Il procedimento fornisce quindi un prodotto ricco di sostanze volatili e solubili in alcol (oli essenziali).

La preparazione era riportata nella FU VI e consisteva nella macerazione con alcol a 60° o a 90° per un tempo variabile da 1 a 4 giorni.

Terminata la macerazione si filtra e si distilla a bagnomaria. Gli alcolati devono essere conservati in bottiglie ben chiuse di vetro scuro.

Enoliti

I vini medicinali sono dei particolari tipi di tinture ottenute utilizzando vini come solventi di estrazione. Sono noti anche come tinture vinose. Si ottengono per macerazione (10-15 giorni) di droghe secche. S'impiegano i vini rossi per ottenere un prodotto ad azione astringente, i vini bianchi per preparare enoliti da droghe che contengono alcaloidi, che precipiterebbero con i tannini dei vini rossi; infine i vini liquorosi come il Marsala servono per l'estrazione delle droghe contenenti forti quantità di resine.

Oggi non sono molto usati perché di limitata conservabilità.

Oleoliti

Gli oli medicati sono preparazioni estrattive ottenute dalla digestione della droga opportunamente preparata, con un olio vegetale, in genere olio di oliva, oppure per spostamento, cioè estraendo prima le sostanze liposolubili con un idoneo solvente (etere di petrolio o altri), evaporando poi la soluzione e sciogliendo il residuo nell'olio, eliminando infine a b.m. le restanti tracce di solvente (preparazione dell'olio di giusquiamo della FU VII, pag. 508).

Anche questa forma farmaceutica è oggi poco usata per la sua instabilità. Possono comunque essere preparati estratti oleosi, oltre che di giusquiamo, anche di aconito, camomilla, calendula, verbasco, iperico ecc.

Sospensione integrale di pianta fresca (SIPF)

Questa forma farmaceutica si prepara trattando con azoto liquido (–196 °C) la pianta fresca entro 6-12 ore (massimo 24 ore) dalla raccolta: si ha un abbassamento della temperatura a circa –50 °C con blocco di tutte le attività enzimatiche.

Sottoponendo a criofrantumazione questa pianta surgelata si ottiene una pasta omogenea che si tratta con alcol in modo da ottenere una concentrazione alcolica del 30% (in peso) per mantenere bloccata l'attività enzimatica anche a temperatura ambiente. Questa soluzione-sospensione viene sottoposta ad un trattamento brevettato detto di "ultrapressione molecolare" che la trasforma in una microsopensione stabile che costituisce la forma farmaceutica detta "sospensione integrale di pianta fresca" o, più comunemente, "SIPF".

Il preparato si somministra alla dose di 5 ml diluiti in poca acqua. Questa diluizione ripristina l'attività enzimatica ed il preparato ha quindi tutto quello che era contenuto nella pianta fresca, dagli enzimi ai fitormoni, dagli oli essenziali alle vitamine.

Con la SIPF il fitoterapeuta ha, per la prima volta, a disposizione un liquido con la stessa composizione della pianta fresca, ottenuto senza operazioni estrattive, essiccative ecc. e quindi senza degradazioni enzimatiche. Anche i controlli analitici, dimostrando l'identità di composizione con la pianta medicinale, hanno rilevato un contenuto in principi attivi superiore a quello di altri preparati tradizionali (tinture ecc.).

Le SIPF sono stabili e si conservano per almeno 3 anni. Si somministrano durante i pasti e si possono prescrivere anche loro associazioni in ricette magistrali, in cure personalizzate, che sono assai apprezzate dal paziente.

Si commercializzano con certificato di analisi che riporta le caratteristiche del preparato, il contenuto in principi attivi, l'accertamento dell'assenza di metalli pesanti e pesticidi ecc.

A causa del loro costo elevato, si usano soltanto per droghe con principi attivi molto delicati, poco solubili e pochissimo stabili. È chiaro che, per queste droghe, solo le SIPF garantiscono la presenza del "*totum*". Fino ad oggi sono state preparate e commercializzate solo 15 SIPF, cioè quelle di biancospino, bardana, carciofo, castagno d'India, equiseto, eucalipto, fuco, meliloto, melissa, olmaria, ortica, passiflora, ribes nero, tarassaco, valeriana.

Succhi vegetali

Un'altra forma di somministrazione che, pur essendo antica, ha avuto recentemente un rilancio è costituita dai succhi vegetali. Il loro rilancio si è verificato dopo che i progressi tecnologici hanno consentito di confezionarli in modo tale da garantire una lunga conservazione e, quindi, la commercializzazione di preparati industriali.

I succhi sono, come è noto, preparati erboristici di grande interesse terapeutico, ottenuti meccanicamente per pressione delle piante fresche, previamente frammentate.

Sono costituiti dai liquidi presenti nei tessuti vegetali e la definizione che ne è stata data di "piante bevibili" non è sbagliata perché essi conservano tutte le proprietà caratteristiche della pianta fresca. Il succo contiene, disciolte o sospese, diverse classi di composti: carboidrati, acidi organici, sali minerali, aminoacidi, proteine e quei metaboliti che rappresentano i principi attivi vegetali quali glucosidi, alcaloidi, flavonoidi ecc.

Poiché tutto quello che è contenuto nella droga passa nel succo, si ha praticamente un estratto che è molto più completo di quello che si ottiene con l'impiego di solventi. Se si considera poi che l'attività di una droga non è mai riconducibile ad un solo principio attivo, ma al complesso dei suoi componenti, si comprende facilmente l'importanza di poter assumere con il succo tutto ciò che viene elaborato nella cellula vegetale. I migliori prodotti industriali sono oggi commercializzati sotto vuoto, senza l'aggiunta di conservanti (o di coloranti) e vengono somministrati a cucchiai, più volte al giorno.

I succhi di preparazione industriale hanno sostituito quelli che si possono preparare, almeno con certe piante comuni, in farmacia, o in casa, con una centrifuga per alimenti, come il succo di carota, ginepro, crescione, ortica, aglio, carciofo. L'industria fitoterapica ne prepara moltissimi e li garantisce per genuinità e purezza. I succhi sono pertanto una forma molto semplice di somministrazione delle piante medicinali. Hanno il vantaggio rispetto alle polveri di non aver subito l'essiccamento, capace di provocare alterazioni di qualche componente.

Macerati glicerici (gemmoderivati)

Questa forma farmaceutica era stata inserita nella FU X nel capitolo *"Preparazioni omeopatiche"* a pag. 1759. La FU li definiva *preparazioni liquide ottenute da materie prime di origine vegetale o animale utilizzando glicerolo o una miscela di glicerolo e alcol di titolo appropriato o glicerolo e una soluzione di sodio cloruro a concentrazione appropriata.*

I macerati glicerici sono, come è noto, i preparati fondamentali della gemmoterapia ideata e studiata dal Prof. Georges Netien dell'Università di Lione, negli anni '50, e sviluppata dal medico belga Paul Henry che, nel 1958, pubblicando un trattato di fitoembriologia, preconizzò l'uso di derivati vegetali embrionali in terapia. Henry, indicando l'uso di giovani tessuti in fase di accrescimento, motivava la scelta con il fatto che solo questi tessuti contengono componenti particolarmente attivi che, con l'accrescimento della pianta, perdono le loro caratteristiche stimolanti di alcune attività del sistema reticolo-istocitario. Questi composti sono ormoni vegetali, auxine, gibberelline ecc.

I preparati adoperati nella gemmoterapia sono detti gemmoderivati e sono riportati fin dal 1965 sulla FF che ne indica il metodo di preparazione.

Questo metodo, in definitiva, è semplice: il materiale, costituito da gemme, giovani getti, radichette ecc. viene ripulito e poi essiccato in modo da determinarne il contenuto di acqua per poter fare i trattamenti successivi con riferimento al peso secco. Si fa poi macerare, per tre settimane, in una miscela in parti uguali di glicerina e alcol. Il liquido ottenuto, che è il "macerato glicerico", viene commercializzato, per l'uso, dopo averlo diluito con una miscela di glicerina, alcol e acqua (in proporzione di 9:3:2) in modo da avere, da 10 parti di macerato, 100 parti di soluzione pronta all'uso, confezionata in flaconi contagocce di vetro scuro. Se ne impiegano 30-50 gocce tre volte al giorno, diluite in poca acqua e mantenute per un po' in bocca in modo da avere un primo assorbimento per via sublinguale; poi si ingerisce, generalmente a digiuno o a stomaco vuoto (come per gli altri preparati omeopatici).

I gemmoderivati permettono di ottenere risultati terapeutici sicuri e documentati.

Essenze (oli essenziali)

La FU XII (pag. 834) specifica che *quanto riportato nella monografia si applica alle essenze che costituiscono l'oggetto di singole monografie presenti nella Ph. Eur. L'autorità competente può decidere di applicare la monografia anche ad altre essenze.*

Definizione. Le essenze, o oli essenziali, sono *"prodotti odorosi, generalmente di composizione complessa, ottenute a partire da materie prime vegetali botanicamente definite, mediante distillazione a vapore, distillazione a secco o un appropriato processo meccanico senza riscaldamento. Le essenze sono usualmente separate dalla fase acquosa con un procedimento fisico che non influisce significativamente sulla loro composizione"*.

Le essenze sono costituite da miscele complesse di sostanze organiche, per lo più volatili, di costituzione chimica varia: idrocarburi (alifatici saturi, aromatici, terpenici a catena aperta e chiusa, sesquiterpenici), alcoli (aromatici o terpenici), acidi (alifatici o aromatici), aldeidi e chetoni, esteri ed eteri, fenoli, composti eterociclici vari, sostanze azotate e solforate ecc. (vedi anche Cap. 14).

Sono contenute in diverse piante dove sono localizzate in particolari tessuti: fiori (arancio, lavanda, bergamotto), foglie (citronella, eucalipto, lauro, melissa, menta), corteccia (cannella), legno (sandalo, palissandro), rizoma (curcuma, zenzero), radici ecc.

Per quanto riguarda la **produzione**, la FU descrive: a) Distillazione a vapore, b) Distillazione a secco e c) Procedimento meccanico.

Si ottengono ordinariamente mediante distillazione in corrente di vapore. Possono essere ottenute anche per estrazione con solventi o per mezzo di procedimenti meccanici idonei:

a) metodo per pressione (scorza dei frutti, ad es. limone);
b) incisione (per oleoresine);
c) infusione a freddo (a pressione ridotta);
d) infusione a caldo (50-70 °C);
e) metodo pneumatico (con aria secca o CO_2 e grasso);
f) estrazione con solventi volatili (esano, metilene cloruro);
g) con gas supercritici (metodo industriale, CO_2);
h) estrazione per contatto con sostanze grasse (*enfleurage*).

Le essenze possono essere suddivise in:

- *essenze preformate*: sono le più numerose e sono localizzate in parti diverse della pianta (ad es. nelle cellule epidermiche della faccia superiore delle foglie, dei sepali e dei petali: rosa, gelsomino o tuberosa; nei peli secretori: geranio; nelle ghiandole secretrici interne ecc.);
- *essenze non preformate*: hanno origine da sostanze più complesse che, al momento della distillazione o della macerazione, si scindono per idrolisi. Ad es., nelle foglie di lauroceraso, durante la macerazione in acqua, l'enzima emulsina idrolizza il glucoside amigdalina liberando, oltre a glucosio, aldeide benzoica ed acido cianidrico che sono i principi volatili della droga.

Le essenze sono sostanze volatili, lipofile, generalmente liquide, poco solubili in acqua e solubili nei solventi organici; rifrangono la luce e sono otticamente attive, alcune presentano alla luce UV un colore ed un grado di fluorescenza caratteristici.

Generalmente hanno l'odore delle piante da cui si ottengono e, dopo la loro estrazione, spesso devono essere purificate o meglio deterpenate per aumentare il loro potere odoroso. L'eliminazione degli idrocarburi terpenici, poco odorosi, permette infatti di ottenere un'essenza 30-70 volte più odorosa di quella ordinaria, più solubile in alcol, con maggior potere antisettico e di più lunga conservazione (non ispessisce).

La FU XII riporta infatti che le essenze possono essere classificate commercialmente come deterpenate, desesquiterpenate, rettificate o prive di "x":

- *essenza deterpenata* è quella dalla quale sono stati rimossi, parzialmente o totalmente, gli idrocarburi monoterpenici;
- *essenza deterpenata e desesquiterpenata* è quella dalla quale sono stati allontanati, parzialmente o totalmente, gli idrocarburi mono- e sesquiterpenici;
- *essenza rettificata* è quella che è stata sottoposta ad una distillazione frazionata;
- *essenza priva di "x"* è una essenza dalla quale sono stati rimossi, parzialmente o totalmente, uno o più costituenti.

Gli oli essenziali sono presenti, sebbene in quantità molto diverse, in quasi tutte le piante. Le famiglie botaniche più ricche di essenze sono le *Asteraceae*, *Lauraceae*, *Apiaceae*, *Rutaceae*, *Liliaceae*, *Magnoliaceae*, *Cupressaceae* e *Pinaceae*.

La FU XII, a pag. 835, riporta diversi saggi relativi alle essenze, **saggi generali** (densità relativa, indice di rifrazione, potere rotatorio, oli grassi ed essenze resinificate) e **saggi supplementari** (punto di solidificazione, indice di acidità, indice di perossidi, esteri estranei, residuo alla evaporazione, acqua, solubilità in alcol).

La Farmacopea, nei "*Metodi generali di farmacognosia*", a pag. 325, riporta anche la **determinazione delle essenze nelle droghe vegetali**.

Si effettua per distillazione in corrente di vapore d'acqua in un apparecchio speciale, nelle condizioni che vengono di seguito precisate. Il distillato viene raccolto nel tubo graduato in presenza di xilene per fissare l'essenza, mentre la frazione acquosa ritorna automaticamente nel pallone generatore di vapore.

Apparecchiatura. L'apparecchiatura è costituita dalle seguenti parti:

(a) un pallone appropriato a fondo tondo, a collo corto ed estremità conica a smeriglio del diametro interno, all'estremità più larga, di circa 29 mm; **(b)** un apparecchio di condensazione (Fig. 7.15), che si adatta esattamente al collo del pallone, costituito da diverse parti saldate tra loro, in vetro a debole dilatazione termica; il tappo a smeriglio K' è cavo e forato e la tubatura K, di 10 mm di diametro interno nella parte più larga del tubo smerigliato, ha un orifizio del diametro di 1 mm circa che coincide con la foratura del tappo; un rigonfiamento piriforme J della capacità di 3 ml; il tubo graduato JL è diviso in

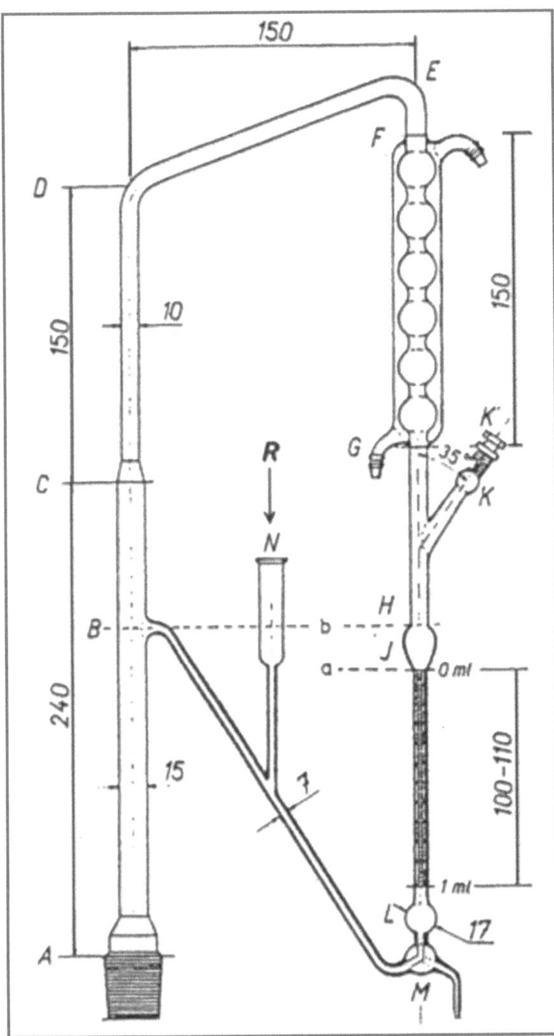

Fig. 7.15 Apparecchio per la determinazione delle essenze nelle droghe vegetali. Dimensioni in millimetri *R*, reattivo

0,01 ml; il rigonfiamento L è a forma di bolla con una capacità di circa 2 ml; un rubinetto M a tre vie; la saldatura B è a un livello di 20 mm più alto del punto superiore della graduazione, **(c)** un apparato idoneo di riscaldamento che permetta una regolazione precisa, **(d)** un sostegno verticale, con anello orizzontale, rivestito di materiale isolante.

Metodo. Utilizzare un apparecchio perfettamente pulito. Effettuare il dosaggio secondo la natura della droga in esame. Introdurre nel pallone la quantità di liquido indicata per la distillazione in corrente di vapore e qualche frammento di pietra porosa. Adattare al pallone l'apparecchio di condensazione. Introdurre acqua R attraverso il tubo di riempimento N fino al livello B. Togliere il tappo K' e introdurre la quantità prescritta di xilene R, utilizzando una pipetta, appoggiando la punta al fondo della tubatura K. Richiudere con il tappo K' assicurandosi che gli orifizi coincidano. Scaldare il liquido del pallone fino ad ebollizione e distillare alla velocità di 2-3 ml per minuto se non è diversamente prescritto. Per determinare la velocità di distillazione, abbassare il livello dell'acqua nell'apparecchio per mezzo del rubinetto a tre vie, durante la distillazione, in modo che il menisco si trovi nel tratto inferiore (a). Chiudere poi il rubinetto e cronometrare il tempo necessario per il riempimento del rigonfiamento fino al tratto superiore (b). Aprire quindi il rubinetto e continuare la distillazione, modificando il riscaldamento per regolare la velocità di distillazione. Distillare per 30 min, sospendere il riscaldamento e leggere, dopo almeno 10 min, il volume di xilene che si è raccolto nel tubo graduato.

Introdurre nel pallone la quantità di droga prescritta e procedere alla distillazione in corrente di vapore, con le stesse modalità sopra specificate, per la durata e con la velocità indicate. Arrestare il riscaldamento e dopo 10 min leggere il volume di liquido raccoltosi nel tubo graduato e sottrarre il volume dello xilene determinato in precedenza. La differenza costituisce la quantità di essenza presente nella massa esaminata del campione. Calcolare il risultato come millilitri per 100 g di droga.

Nel caso in cui l'essenza deve essere utilizzata per altri procedimenti analitici, la miscela xilene-essenza priva di acqua può essere recuperata come segue: togliere il tappo K' e introdurre 0,1 ml di una soluzione (1 g/l) di sodio fluoresceinato R e 0,5 ml di acqua R. Abbassare il livello della miscela xilene-essenza nella bolla L mediante il rubinetto a tre vie. Lasciare a riposo per 5 min quindi lasciare colare la miscela lentamente, esattamente fino al livello del rubinetto M. Aprire il rubinetto in senso antiorario, in modo che l'acqua possa colare dal tubo di comunicazione BM. Lavare quest'ultimo versando acetone R e quindi poco toluene R, nel tubo di riempimento N. Ruotare ancora il rubinetto nello stesso senso per recuperare la miscela xilene-essenza in un recipiente adatto.

Conservazione delle essenze: in un recipiente ben riempito, ermeticamente chiuso, protetto dalla luce.

L'**etichetta** indica:

- *il nome scientifico della materia prima vegetale utilizzata;*
- *nei casi appropriati, il tipo e/o il chemotipo dell'essenza;*
- *dove appropriato, il metodo di produzione;*
- *dove appropriato, il nome e la concentrazione di ogni antiossidante aggiunto;*
- *dove appropriato, le addizionali fasi del processo che non sono specificate sotto la Definizione.*

Le **essenze riportate nella FU XII** sono le seguenti: arancia amara, pag. 963; bergamotto, pag. 968; finocchio dolce, pag. 980; mandarino, pag. 986; niaouli, pag. 990.

Idrolati (acque distillate aromatiche)

Sono soluzioni acquose, non iscritte nella FU XII, ottenute per distillazione in corrente di vapore, in genere di droghe fresche; esse contengono la maggior parte dei principi volatili presenti.

Questi principi volatili sono normalmente le essenze o oli essenziali, che, sia pure in minima parte, sono solubili in acqua; accanto alle essenze sono presenti negli idrolati altre sostanze volatili, come acido acetico nell'acqua di rose, acido valerianico nell'acqua di valeriana, acido cinnamico in quella di cannella, acido cianidrico in quella di lauroceraso. I principi volatili, normalmente, sono già preformati nella droga fresca; tuttavia, in alcuni casi, essi si formano solo dopo macerazione più o meno lunga nell'acqua che, provocando reazioni di idrolisi, libera le sostanze volatili.

Per tale motivo anche le acque distillate aromatiche si dividono in due classi:

a) acque distillate a principi preformati: rosa, tiglio, fiori d'arancio, cannella, valeriana;
b) acque distillate a principi non preformati: acqua di lauroceraso.

Gli idrolati sono liquidi limpidi, ad eccezione di quello di cannella, di odore aromatico proprio, molto pronunciato al momento della preparazione, che tende ad attenuarsi col tempo.

Debbono essere conservate con cura, al riparo dalla luce e dall'aria e rinnovate almeno una volta all'anno; infatti tendono facilmente ad alterarsi, perdendo il loro odore, divenendo acide e dando luogo a sviluppo di funghi e muffe.

Il saggio più comune, da eseguire su un'acqua distillata aromatica, è quello che serve a mettere in evidenza (saggio qualitativo) o a dosare (saggio quantitativo) l'essenza che essa contiene.

Acque coobate. Sono acque ottenute per "coobazione" e cioè distillando un idrolato su altra quantità della stessa droga fresca: in tale maniera, si può aumentare la concentrazione in principi volatili dell'acqua distillata aromatica. In realtà tale operazione è oggi del tutto abbandonata e quando si vogliano ottenere idrolati a più elevata concentrazione è conveniente partire, all'inizio della distillazione, da una quantità più elevata di droga.

Acque aromatizzate. Si ottengono non per distillazione, ma aggiungendo l'essenza, in opportuna quantità, ad acqua distillata.

Per la loro preparazione, consentita solo da alcune farmacopee straniere, si "estingue" l'essenza con una sostanza inerte, insolubile in acqua (talco, o altro materiale inerte) e si aggiunge a poco a poco, sotto agitazione, la quantità prescritta di acqua distillata. Si filtra più volte fino ad ottenere un liquido limpido e si aggiunge acqua fino al peso prescritto. Per g 1 di essenza si impiegano g 10 di assorbente e 999 g di acqua.

La solubilizzazione delle essenze nell'acqua può essere facilitata dalla aggiunta di agenti tensioattivi, come i Tweens.

Le acque distillate e quelle aromatiche si usano soprattutto come aromatizzanti nella preparazione di altre forme farmaceutiche (sciroppi).

Preparazioni a base sciropposa

Per completare questa trattazione sulle preparazioni fitoterapiche si ritiene opportuno aggiungere anche alcune preparazioni a base sciropposa che sono oggi utilizzate anche come veicoli di forme farmaceutiche di origine vegetale. Gli sciroppi sono la forma farmaceutica più adatta per bambini ed anziani e per coloro che hanno difficoltà a deglutire.

Permettono di veicolare medicamenti di sapore amaro, salino o comunque sgradevole.

Se a base di fruttosio, sorbitolo o ammonio glicerizzinato sono adatti anche per diabetici.

Gli sciroppi "d'erbe" comprendono:

a) concentrato di mele;
b) sciroppi aromatizzati;
c) sciroppi medicati (con soluzioni estrattive).

a) Concentrato di mele. Veicolo sciropposo completamente naturale ottenuto dal succo dei frutti maturi di *Pyrus malus* L. per concentrazione fino a consistenza sciropposa.

Caratteristiche

Limpido, color giallo chiaro, leggermente acidulo con odore e sapore di mela

• densità	1,0465-1,0470
• residuo secco totale	11-12%
• fruttosio	60-62 g/l
• glucosio	19-25 g/l
• saccarosio	18-21 g/l
• ceneri totali	2-2,5%
• potassio	1-1,2 g/l

Conservazione

A temperatura ambiente fermenta rapidamente con evidenti alterazioni delle caratteristiche organolettiche, pertanto può essere conservato:

- in frigorifero tra 0 e 4 °C (per un anno) oppure
- in ambiente fresco addizionato di nipagina 0,1-0,15%.

Non può essere addizionato di alcol etilico in concentrazione elevata (incompatibile) e la sua miscelazione con estratti fluidi favorisce la fermentazione.

b) Sciroppi aromatizzati. Si usano per rendere più gradevoli gli sciroppi, specie quelli medicati. Si preparano:

- con estratti fluidi di piante aromatiche (5%), come menta, limone, cedro, arancio, mandarino, cannella, finocchio;
- con aggiunta di essenza naturale o ricostituita (0,01-0,05%) precedentemente sciolta nella minima quantità di etanolo;
- con dispersione (e successiva filtrazione) di aromi adsorbiti su talco (1,5%).

Esempi:

Sciroppo di arancio (USP XXI)

arancio dolce tintura	50	ml
acido citrico anidro	5	g
talco	15	g
saccarosio	820	g
acqua depurata q. b. a	1000	ml

Sciroppo di more

more di rovo	60	g
saccarosio	600	g
acqua depurata	300	g

Sciroppo di limone

limone tintura	25	g
acido citrico monoidrato	25	g
acqua depurata	25	g
sciroppo semplice	925	g

c) Sciroppi medicati. Si possono ottenere con due diverse metodiche:

1) ***Dissoluzione dei medicamenti nel veicolo sciropposo***

I medicamenti molto solubili in acqua si possono sciogliere direttamente nello sciroppo. Usando estratti fluidi o altri estratti vegetali occorre diluire o sciogliere preventivamente il materiale addizionando alcol o glicerolo (10-20%) per evitare la precipitazione di parte del fitocomplesso. La soluzione ottenuta si aggiunge poi allo sciroppo agitando.

2) ***Dissoluzione dei medicamenti in acqua e successiva aggiunta di zucchero***

Questo metodo si applica normalmente alle tisane, infusi e decotti ai quali si aggiunge lo zucchero, sempre sotto agitazione.

Alcuni sciroppi con principi attivi di origine vegetale erano riportati nel Formulario Nazionale Sezione C – "*Galenici tradizionali di derivazione magistrale*" – e possono essere preparati in farmacia anche come multipli. Se ne riportano qui due come esempi.

Sciroppo di poligala e narceina

poligala estratto fluido	2,50	g
narceina	0,05	g
veicolo sciropposo aromatizzato qb a	100	g

Sciroppo di rabarbaro

rabarbaro estratto fluido	5	g
veicolo sciropposo aromatizzato qb a	100	g

La FU XII, nel capitolo "*Preparazioni Farmaceutiche Specifiche*", riporta, pag. 1196.

Ipecacuana sciroppo emetico

ipecacuana estratto fluido	70	g
acido cloridrico	2,5	ml
glicerolo	100	ml
saccarosio	500	g
acqua depurata qb a	1000	ml

Lo sciroppo emetico di ipecacuana, obbligatorio in Farmacia (tabella 2), soddisfa anche ai requisiti definiti nella monografia "***Preparazioni liquide per uso orale***", pag. 908.

Aromatizzazione e conservazione delle preparazioni

La presenza nella droga di sostanze amare e poco palatabili rende indispensabile l'aromatizzazione delle preparazioni per uso orale, in particolare le tisane e le altre preparazioni liquide. Questa si effettua addizionando al materiale da estrarre almeno il 10-15% di una droga aromatica. Una droga spesso usata come aromatizzante è la menta (si possono usare indifferentemente sia le foglie che le sommità fiorite); lo stesso dicasi per la liquirizia (radice decorticata), la melissa (foglie), la verbena odorosa, l'arancio dolce (scorza), l'anice verde (seme), il finocchio (acheni), il limone (scorza). Per migliorare l'aspetto si può aggiungere una droga capace di impartire alla preparazione estrattiva una qualche colorazione: si otterrà, ad es., una bella colorazione rossa con un po' di karkadé o con il rosolaccio, una colorazione arancione con i fiori di carcamo, gialla con la calendula. Il gusto può anche essere migliorato con l'aggiunta di dolcificanti naturali (miele, zucchero di canna, melassa, malto, sciroppo d'acero) o sintetici (saccarina, aspartame); nei pazienti obesi o diabetici si preferiscono gli edulcoranti sintetici o polialcoli, come la mannite ed il sorbitolo. Queste modalità di presentazione del preparato sono importanti anche per una migliore *compliance* del paziente.

Per quanto riguarda la conservazione delle preparazioni farmaceutiche descritte, è da rilevare che quelle estemporanee acquose (macerati, tisane, infusi, decotti) sono di limitatissima conservabilità (24 ore a temperatura ambiente, 3-4 giorni in frigorifero) perché costituiscono un ottimo terreno di coltura per batteri e muffe, in quanto, con l'ebollizione, vengono estratte anche sostanze zuccherine e mucillaginose. Per gli sciroppi la FU X prevedeva l'aggiunta di idonei conservanti.

Le soluzioni estrattive contenenti alcol (estratti fluidi, tinture, alcolati, alcolaturi, elisir) sono sufficientemente stabili, se ben conservate, ma in certe condizioni possono alterarsi e allora presentano degli intorbidamenti istantanei o nel tempo; ciò può dipendere da diverse cause: gradazione alcolica non ottimale, impiego di un solvente (diluente) non idoneo, presenza di principi attivi poco solubili (oli essenziali, alcaloidi, composti a struttura steroidica come i ruscosidi).

Poiché intorbidamenti e precipitazioni si evidenziano facilmente quando la preparazione è composta, si consiglia di ridurre al minimo indispensabile le associazioni di più droghe o di estratti.

In casi di scarsa solubilità dei principi attivi si può ricorrere, nel corso dell'estrazione, per non perdere parte dell'attività farmacologica del preparato, all'aggiunta di cosolventi (glicerina, glicoli, sorbitolo ecc.), di tensioattivi (polisorbato 80, poliossietilenderivati di gliceridi grassi ecc.) o di acidi organici (citrico, tartarico, lattico ecc.). Questi ultimi, variando il pH della preparazione, facilitano la solubilità degli alcaloidi; comunque i più usati sono i tensioattivi non ionici perché sono efficaci in un ampio intervallo di pH e sono ben tollerati, mentre i meno adatti risultano essere i cosolventi perchè il loro effetto solubilizzante è spesso insufficiente.

Infine le polveri semplici e composte possono perdere colore e odore e cambiare il titolo se conservate in presenza di aria e umidità.

In conclusione è sempre necessario proteggere tutte le preparazioni fitoterapiche dagli agenti esterni fisici (luce, calore), chimici (aria, umidità) e microbiologici e quindi esse vanno conservate in luogo asciutto e fresco, in recipienti idonei, meglio di vetro scuro, ben chiusi e al riparo della luce (vedi Cap. 4).

Bibliografia essenziale

Amorosa M (1998) Principi di tecnica farmaceutica, 5ª Ed. Libreria Universitaria L. Tinarelli, Bologna

Bettiol F (2003) Manuale delle preparazioni galeniche, 3ª Ed. Tecniche Nuove, Milano

Bettiol F, Vincieri FF (2009) Manuale delle preparazioni erboristiche. Tecniche Nuove, Milano

Bisogno P, Piccinelli D (1997) Le Piante officinali. Prometeus, Roma

Brusa P, Germano A (2007) Prontuario pratico di galenica. Casa Ed. Ambrosiana, Milano

Capasso F, Borrelli F, Longo R, Capasso R (2007) Farmacognosia applicata. Controllo di qualità delle droghe vegetali. Springer-Verlag Italia, Milano

Capasso F, Grandolini G, Izzo AA (2006) Fitoterapia Impiego razionale delle droghe vegetali, 3ª Ed. Springer-Verlag Italia, Milano

Capasso F, Grandolini G, Pescitelli R (2008) La fitoterapia in uno sguardo. Springer-Verlag Italia, Milano

Chiereghin P (2005) Fitoterapia per il Farmacista. Tecniche Nuove, Milano

Cimino V (2007) Laboratorio e preparazioni galeniche. Editoriale Giornalidea, Milano

Colombo P, Catellani PL, Gazzaniga A, Menegatti E, Vidale E (2004) Principi di Tecnologie Farmaceutiche. Casa Ed. Ambrosiana, Milano

Elias Y, Masline SR (1995) Healing herbal remedies, Lynn Souberg Book, New York

ESCOP Monografie (2006) 2ª Ed. Planta Medica srl, Pistrino di Citerna, Perugia

Farmacopea Europea (2008) 6ª Ed. e Supplementi, Consiglio d'Europa, Strasburgo

Farmacopea Ufficiale della Repubblica Italiana, XII ed. (2008) Istituto Poligrafico e Zecca dello Stato, Roma

Keville K (1996) Herbs for Health and Healing. Rodale Press, Emmaus

Legrand G (1978) Manuel du préparateur en pharmacie, 8ª Ed. Masson, Parigi

List PH, Schmidt PC (1993) I farmaci di origine vegetale. Hoepli, Milano

Marchetti M, Minghetti P (2009) Legislazione farmaceutica, 5ª Ed. Casa Ed. Ambrosiana, Milano

Medicamenta (1991) VII ed. CoFa, Milano

Morelli I, Flamini G, Pistelli L (2005) Manuale dell'erborista. Tecniche Nuove, Milano

Pelle B (1994) Manuale del fitopreparatore. Erboristeria Domani, Milano

Ragazzi E (2006) Galenica pratica. Formulazione e tecnologia. Libreria Cortina, Padova

Ross AR (1999) Medicinal plants of the World. Ed. Humana Press, Totowa, NJ

Capitolo 8 Aspetti industriali dei prodotti fitoterapici

I fitoterapici sono rappresentati da una vasta gamma di preparati che va dalle piante raccolte e usate come tali fino ai vari tipi di estratti. In alcuni casi il loro utilizzo può esser fatto risalire a millenni fa, specialmente in India ed in Cina, nazioni con un'antica cultura fitoterapica; ancora oggi, si può affermare che, in termini globali (compresi quindi i Paesi in via di sviluppo), è molto più diffusa la medicina tradizionale che quella occidentale.

Inoltre, anche nei Paesi sviluppati (intendendo soprattutto l'Europa, l'America del Nord ed il Giappone) è oggi in atto, per svariati motivi, una tendenza verso un sempre maggior utilizzo dei fitoterapici. In alcuni casi (come ad es. in Germania) questa tendenza s'innesta su una robusta preesistente cultura di medicina tradizionale; in altri si tratta di una scoperta, o meglio di una riscoperta. Ovviamente, le Autorità sanitarie dei vari Paesi hanno sempre cercato e cercano tuttora di disciplinare la fitoterapia, nell'ottica di salvaguardare la salute pubblica, e se a volte si sono verificati dei vuoti legislativi, la tendenza a lungo termine è sicuramente quella di un sempre maggior controllo del fitoterapico sotto tutti i suoi molteplici aspetti.

Da questo punto di vista, un aspetto fondamentale è sicuramente la standardizzazione del fitoterapico: senza di essa, non ci può essere garanzia né della sicurezza del prodotto né della riproducibilità dei risultati sperimentali o terapeutici. Da sempre, è all'ottenimento di questo risultato che tendono le Farmacopee dei vari Paesi.

Le esigenze dell'Autorità sanitaria

Sempre tenendo conto delle esigenze mirate al massimo controllo del fitoterapico in termini di sicurezza e di riproducibilità, i principali elementi richiedibili dall'Autorità sanitaria sono:

- identificazione botanica del materiale vegetali (analisi macro e microscopica della parte della pianta usata, ricerca dei sofisticanti comuni, presenza di altre piante come contaminanti);
- origine del materiale vegetale (per ogni pianta va indicata l'area di provenienza, che deve restare costante nel tempo per evitare cambi di composizione chimica legati a condizioni climatiche e di terreno);
- metodo di processo valido che non può essere modificato;
- metodo di analisi chimica valido sia per il materiale vegetale sia per l'estratto che ne deriva;
- metodi di controllo del processo nelle varie fasi di lavorazione;
- metodo di analisi valido per la ricerca di metalli pesanti, pesticidi, solventi residui;
- analisi microbiologica che deve accertare l'assenza di patogeni;
- metodo di analisi del prodotto finito e relativi controlli di stabilità.

Per ogni pianta i metodi di analisi possono essere più o meno sofisticati a seconda che i principi attivi siano conosciuti (o supposti conosciuti) o che nella pianta siano presenti più classi di principi attivi che agiscano sinergicamente. Quest'ultima è una caratteristica peculiare delle piante ed è il vantaggio che spesso i derivati vegetali presentano rispetto a prodotti puri naturali o di sintesi.

Le esigenze del produttore

Gli aspetti pratici a cui deve porre attenzione il produttore, per ottenere un derivato vegetale standardizzato, quindi riproducibile in termini di composizione chimica, sicurezza ed efficacia, e ottemperante agli elementi del paragrafo precedente, sono i seguenti:

- parte della pianta da usare;
- areale di raccolta;

- condizioni di essiccamento;
- condizioni di conservazione del materiale essiccato;
- scelta del materiale vegetale e analisi dei singoli lotti prima di procedere all'estrazione (piante raccolte allo stato spontaneo vanno analizzate e mescolate opportunamente in modo da ottenere miscele omogenee);
- analisi dei costituenti attivi e loro rapporti reciproci fissando i limiti di oscillazione;
- ricerca preliminare di metalli pesanti e di pesticidi;
- metodo di preparazione dell'estratto (solvente impiegato, condizioni di temperatura e processo di purificazione).

I punti più delicati di tutto il processo sono le condizioni di raccolta e di essiccamento del materiale vegetale: gli essiccamenti tradizionali delle piante all'ombra o al sole si sono dimostrati deleteri per la conservazione dei principi attivi e per l'ottenimento di materiali di partenza standardizzati.

Inoltre le leggi di molti Paesi non consentono più la raccolta industriale di piante allo stato spontaneo, per la salvaguardia degli ecosistemi; si deve quindi provvedere alla coltivazione delle piante, dopo una selezione genetica, per una loro perfetta riproducibilità. Con la coltivazione sono risolvibili i problemi di disponibilità industriale ed i materiali vegetali possono essere essiccati nelle migliori condizioni e nel periodo di massima produttività di principi attivi.

Processo di lavorazione

Per effettuare le successive fasi di estrazione il materiale vegetale, secco o fresco, deve essere macinato, cioè ridotto meccanicamente in particelle il più possibile omogenee e di piccole dimensioni: in alcuni casi, fino a un diametro prossimo a 0,5 mm. L'omogeneità è un parametro fondamentale, perché è quello che successivamente regola i parametri di estrazione e l'esaurimento uniforme del materiale vegetale.

Macinazione

La macinazione di materiale fresco è più problematica perché la rottura cellulare in presenza di acqua consente la liberazione di enzimi che normalmente degradano le sostanze da estrarre. Si può ovviare surgelando il materiale a –25 °C prima della macinazione ed eventualmente mettendo poi il macinato a contatto con un solvente capace di immobilizzare o inattivare gli enzimi.

La prima fase della macinazione è di solito uno sminuzzamento, che richiede macchine apposite che riducono il materiale in pezzi da 1 a 10 mm di diametro. Successivamente il materiale è posto in un molino, di cui esistono vari tipi (vedi Cap. 7.0). Il più comune è il molino a martelli: i martelli, sistemati radialmente, seguono la rotazione del perno e rompono il materiale che è caricato dall'alto. Sulle pareti della camera c'è una griglia, che determina le dimensioni del macinato ricavato. Questo molino è adatto per materiale friabile, mentre il molino a coltelli è più adatto per foglie, corteccia e radici ed il molino a dischi dentati per semi e materiale presminuzzato. Con quest'ultimo tipo di molino si possono ottenere polveri molto fini: le dimensioni delle particelle dipendono dalla distanza fra i dischi e dalla loro velocità di rotazione relativa.

Estrazione

L'estrazione di principi attivi da droghe vegetali viene normalmente effettuata con solventi polari o apolari o miscele dei due (estrazione solido-liquido). Un caso particolare è l'estrazione con anidride carbonica in condizioni ipercritiche, cioè a condizioni particolari di temperatura e soprattutto di pressione (alcune centinaia di atmosfere). Con questa tecnica si possono ottenere estratti lipidosterolici il cui maggior pregio è l'assenza di solventi residui.

In generale, un'estrazione ottimale dipende dalla velocità di diffusione di una sostanza dalla particella di macinato al solvente, dal tempo di contatto e dalla velocità di passaggio del solvente attraverso il materiale. Le sostanze diffondono nel solvente o perché le cellule vegetali sono rotte o per diffusione attraverso membrane cellulari intatte; in ambedue i casi, il trattamento preparatorio del materiale vegetale con acqua o con solventi parzialmente acquosi, che fanno rigonfiare le cellule provocandone o la rottura o l'aumento della permeabilità di membrana, facilita il processo. Altri vantaggi di questo pre-trattamento sono:

- evitare l'improvviso rigonfiamento del materiale in un ambiente chiuso (l'estrattore), con un aumento di pressione che potrebbe ostacolare il passaggio del solvente;
- assicurare l'umettazione uniforme del materiale, evitando la formazione di canali preferenziali

che potrebbero ridurre l'area di contatto del solvente.

I procedimenti di estrazione possono essere classificati in due gruppi principali:

- procedimenti in cui il materiale è posto nel solvente a una determinata concentrazione e per un determinato periodo, e quindi filtrato, spremuto o centrifugato (tinture, decotti, macerati);
- procedimenti in cui il materiale è estratto fino ad esaurimento delle sostanze solubili nel solvente scelto (estratti fluidi, molli, secchi).

Il primo tipo di procedimento è in pratica la macerazione, che può essere statica (pressoché abbandonata industrialmente) o dinamica, e in cui si raggiunge un equilibrio fra estratto e materiale vegetale, che dipende dal contenuto d'acqua, dalla grandezza delle particelle, dal solvente usato e dal tempo di contatto.

Al raggiungimento dell'equilibrio l'estrazione si ferma, quindi per esaurire completamente il materiale occorre effettuare un sufficiente numero di estrazioni (ognuna delle quali è una macerazione), calcolabile in modo matematico.

Il procedimento che porta all'esaurimento del materiale attraverso ripetute macerazioni si chiama percolazione, che può essere semplice o continua. Nella percolazione semplice (Fig. 8.1), il materiale è estratto con ripetuti contatti con solvente fresco. Nella continua, si usano più percolatori in batteria ed i percolati meno ricchi in sostanze estratte sono usati per estrarre materiale fresco (Fig. 8.2). Ovviamente, con questa tecnica si ha un risparmio di solvente.

Un altro procedimento, il più usato industrialmente, è l'estrazione continua o controcorrente, che applica a un sistema solido-liquido i razionali teorici che erano già stati definiti per i sistemi liquido-liquido. In alcuni di questi macchinari è il materiale che è pompato contro il solvente, mentre in altri la controcorrente è relativa perché il materiale è fermo e si muove il solvente: in pratica, in ambedue i casi il materiale incontra continuamente solvente fresco, in condizioni controllate di temperatura, di pressione, di flusso e di tempi, in modo da ottimizzare l'estrazione. La Figura 8.3 mostra lo schema di funzionamento di uno fra i più diffusi tipi di estrattori, mentre la Figura 8.4 mostra un altro tipo di estrattore nel suo aspetto esteriore in un impianto industriale.

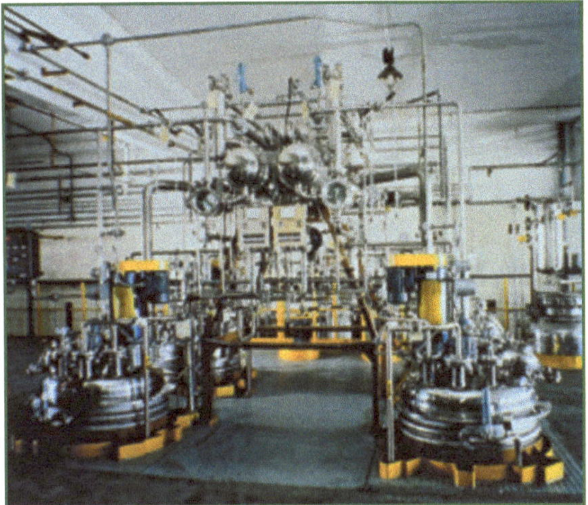

Fig. 8.2 Percolatori continui

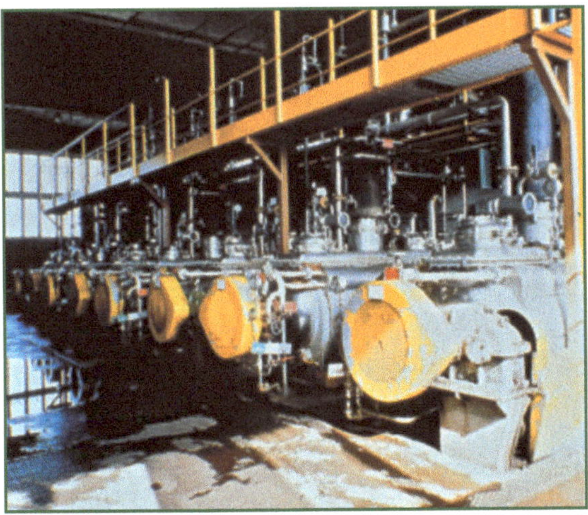

Fig. 8.1 Percolatori semplici

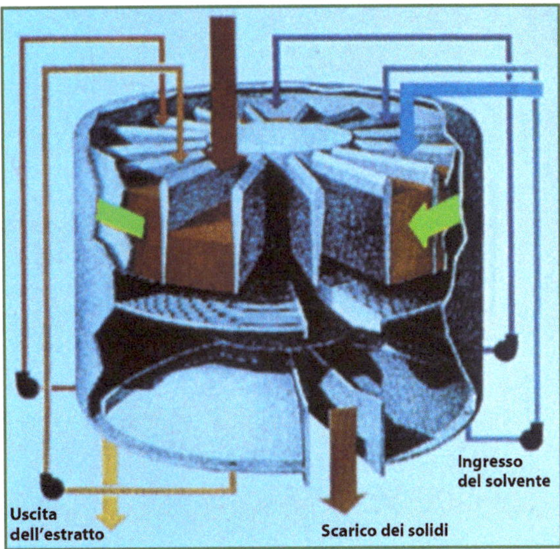

Fig. 8.3 Estrattore a carosello

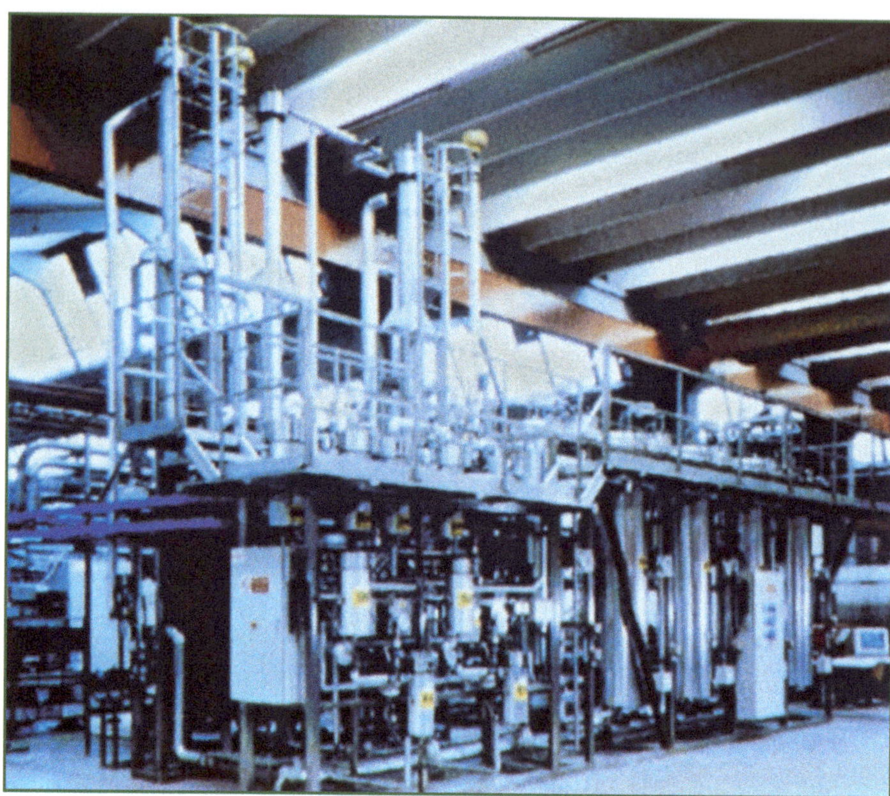

Fig. 8.4 Estrattore ad alta pressione

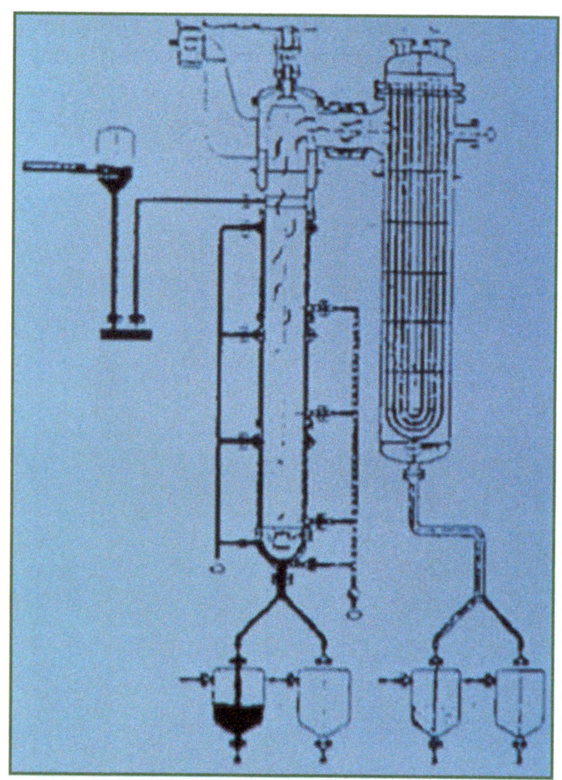

Fig. 8.5 Concentratore a pellicola in caduta

Concentrazione

Dopo l'estrazione del materiale, le soluzioni risultanti vanno concentrate se lo scopo è di ottenere estratti fluidi o solidi, o parzialmente concentrate e poi sottoposte ad una controestrazione liquido-liquido per isolare particolari prodotti o classi di molecole.

La concentrazione è effettuata con impianti che consentono l'eliminazione del solvente a basse temperature, in modo da non alterare la composizione dell'estratto e non degradare i principi attivi.

Per grandi quantità di estratto sono normalmente impiegati concentratori a pellicola in caduta o a strato sottile rotante (Figg. 8.5 e 8.6). Per prodotti particolarmente labili sono usati concentratori a piatti che incrementano in modo considerevole la superficie di evaporazione ed operano sotto vuoto.

Essiccazione e frazionamento

Sebbene ci siano ancora sul mercato numerosi estratti in forma liquida o semisolida, oggi il metodo preferito è essiccare l'estratto fino alla forma solida. Le ragioni principali sono la maggiore stabilità

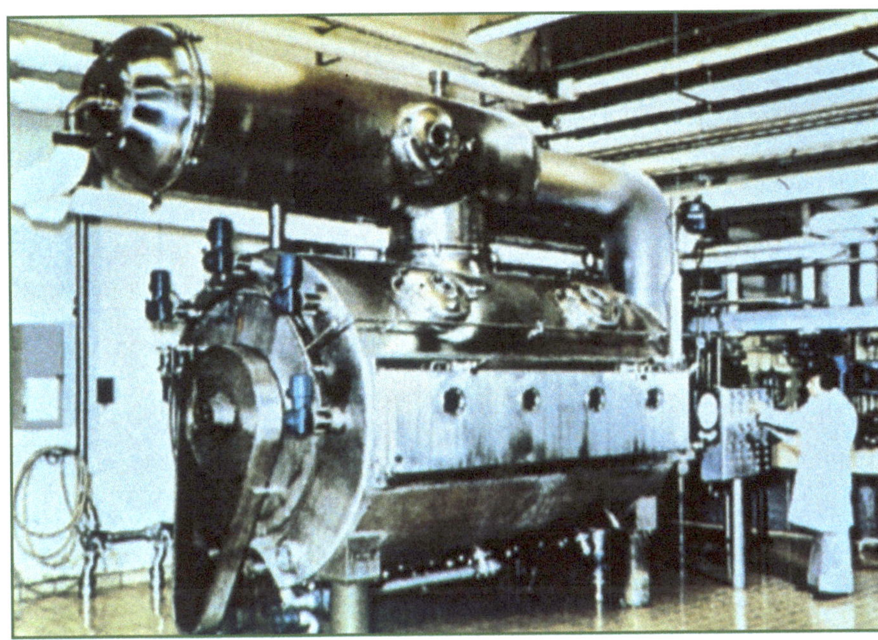

Fig. 8.6 Concentratore rotante a strato sottile

chimica, un minor rischio di contaminazione batterica ed una maggior praticità di immagazzinaggio e trasporto. Le tecniche di essiccazione impiegate comprendono la liofilizzazione e l'atomizzazione (vedi Fig. 7.3).

Se invece lo scopo è di isolare dall'estratto una molecola o una classe di sostanze, si usano procedimenti di cristallizzazione, di passaggio su resine di adsorbimento o a scambio ionico, oppure si utilizzano processi cromatografici quali ad es. l'HPLC (*High Pressure Liquid Cromatography*) preparativo.

Considerazioni conclusive

Oggi i prodotti fitoterapici sono a livello mondiale in forte espansione sia a livello produttivo che di ricerca. La recente scoperta di molecole di primaria importanza nella terapia oncologica, quali il tassolo e alcuni derivati della camptotecina, hanno stimolato a livello mondiale un nuovo interesse per i prodotti di origine vegetale e tutte le società multinazionali investono in modo rilevante nello *screening*.

Né del resto si ferma la ricerca sulle piante medicinali già note. Anzi, i continui progressi, sia nei metodi di produzione che analitici sia nella ricerca biologica, inducono ad approfondire sempre di più lo studio dei principi attivi e dei meccanismi d'azione; un corollario di questi studi è la tendenza a definire in maniera sempre più completa la composizione chimica di un fitoterapico. In altre parole, se un tempo ci si poteva accontentare di una titolazione su una *molecola marker* (il più delle volte con l'inespressa convinzione che si trattasse dell'unico principio attivo), oggi si tende a titolare il prodotto fitoterapico su più molecole o classi di prodotti. Anche la sperimentazione clinica valuta in maniera sempre più approfondita, anche attraverso studi di meta-analisi, l'efficacia terapeutica dei fitoterapici; ovviamente, la meta-analisi è possibile solo se i prodotti sono molto ben caratterizzati (standardizzati) e fra loro confrontabili.

Per concludere, i prodotti fitoterapici, siano essi sostanze pure od estratti, devono soddisfare tutti quei requisiti di qualità, costanza, stabilità, sterilità e purezza come si conviene ad un prodotto destinato, in una forma o nell'altra, ad un uso terapeutico in campo umano, sia acuto che cronico. La qualità dei prodotti, come più sopra mostrato, dipende in primo luogo dalla qualità del materiale vegetale, ma naturalmente anche dai solventi usati nella preparazione e dal procedimento impiegato.

Bibliografia essenziale

Bartholome E (ed) (1972) Ullmann's Enzyklopädie der technischen Chemie. Verlag Chemie, Weinheim

Bombardelli E (1991) Technologies for the processing of medicinal plants. In: Wijesekera ROB (ed) The medicinal plant industry. CRC Press, Boca Raton, FL, pp 85-98

Bombardelli E, Bombardelli V (2005) Twenty years' experience in the botanical health food market. Fitoterapia 76:495-507

Bonati A (1991) Formulation of plant extracts into dosage forms. In: Wijesekera ROB (ed) The medicinal plant industry. CRC Press, Boca Raton, FL, pp 107-113

Coenen H, Eggers R, Kriegel E (1982) Separation of mixtures by extraction with supercritical gases. Tech Mitt Krupp Forschungsber 40:1-12

Dedneva AL, Novikov FI (1968) Means for increasing the extraction of medicinal vegetable raw material. Tr 1 (Pervogo) Mosk Med Inst 61:78-82

Donsi G, Reverchon E, Tufano V (1986) Extraction of natural substances. ICP 14:85-91

Eggers R, Schuett M, Waldmann C (1995) Rapid expansion (in extraction) of natural substances. Chem-Ing-Tech 67:326-330

Farnsworth NR (1994) Ethnopharmacology and drug development. In: Ethnobotany and the search for new drugs. John Wiley & Sons, Chichester, pp 42-59

Figlmüller JK (1955) The quantitative fundamentals of the solid-liquid extraction system. Österr Chem-Ztg 56:261-264

Langmaack T, Jaeger PT, Eggers R (1996) The refinement of vegetable oils through countercurrent extraction with compressed carbon dioxide. Fett/Lipid 98:261-267

List PH, Schmidt PC (1993) I farmaci di origine vegetale. Hoepli, Milano

Pousset JL, Foucher JP (1973) Extraction of natural drugs. I. Rutoside. Prod Probl Pharm 28:290-293

Pousset JL, Foucher JP (1974) Extraction of natural drugs. II. Ajmaline and reserpine. Labo-Pharma - Probl Tech 22:603-605

Purushotham H, Koshy A, Sundar Rao VS et al (1994) Computer based technology for vegetable tannin extraction. J Soc Leather Technol Chem 78:178-186

Stahl E, Gerard D (1982) High-pressure extraction of natural substances with supercritical and liquified gases. 9. Methods for obtaining essential oils under mild conditions. Parfümerie Kosmetik 63:117-125

Capitolo 9 Legislazione sulle piante medicinali e sull'uso delle droghe vegetali

Le piante officinali (piante medicinali e piante aromatiche) e le loro preparazioni negli ultimi decenni hanno assunto in tutto il mondo sempre maggiore rilevanza sociale ed economica.

Attualmente, sotto l'aspetto normativo, in Italia, i prodotti a base di piante officinali possono essere inquadrati in quattro settori principali: medicinale, alimentare, cosmetico e salutare.

Mentre la normativa dei prodotti inquadrabili nell'area medicinale, alimentare e cosmetica negli ultimi anni è stata aggiornata ed armonizzata con quella degli altri Paesi dell'Unione Europea, in seguito al recepimento di numerose direttive europee, il settore dell'erboristeria salutare, peculiarità italiana, rimane ancorato a norme che risalgono ad oltre 70 anni fa (legge 6 gennaio 1931, n. 99; R.D. 19 novembre 1931, n. 1793, modificato con R.D. 30 marzo 1933, n. 675 e R.D. 26 maggio 1932, n. 722) ed è da tempo in attesa di una legge specifica ed organica, al passo con i tempi, tanto più che tuttora manca una definizione giuridica di "prodotto salutare" e di "prodotto erboristico".

Anche nel corso della corrente XVI legislatura, al Senato sono stati presentati diversi disegni di legge aventi per oggetto la regolamentazione del settore erboristico, ma sicuramente non si arriverà alla promulgazione della legge. Solo in parte il problema è stato affrontato inquadrando i prodotti erboristici per uso orale tra gli integratori alimentari, regolamentati dal D.L.vo 21 maggio 2004, n. 169, "*Attuazione della direttiva 2002/46/CE relativa agli integratori alimentari*".

In tutti i campi nei quali i prodotti a base vegetale trovano applicazione occorre sfatare presso il pubblico l'errata convinzione che essi siano esenti da rischi, perché l'origine naturale sicuramente non garantisce l'innocuità ed anzi richiede rigorosi controlli per verificare la qualità delle materie prime.

È necessario poi ricordare che nel passato i prodotti a base vegetale erano sottoposti a norme molto diverse anche nell'ambito della comunità europea e questo, oltre a costituire un rischio per la salute pubblica, ha rappresentato un ostacolo per la loro commercializzazione.

L'**area medicinale**, che rappresenta sicuramente il settore più rilevante e delicato per la salute pubblica, viene identificata come erboristeria medicinale o fitoterapia. Il termine "fitoterapia" è stato introdotto dal medico francese Henri Leclerc (1870-1955) e si è diffuso rapidamente a livello internazionale col significato di *scienza che si occupa dell'impiego di medicamenti vegetali per la cura delle malattie*. La "fitoterapia" utilizza le droghe vegetali come tali, da sole o in miscela, sotto forma di loro derivati o preparazioni farmaceutiche che sfruttano l'attività non di singoli principi attivi, ma del fitocomplesso. È stato chiarito dal D.L.vo 24 aprile 2006, n. 219, che in Italia attua il Codice comunitario dei medicinali per uso umano, che il fitoterapico è "*ogni medicinale che contiene esclusivamente come sostanze attive una o più sostanze vegetali o una o più preparazioni vegetali oppure una o più sostanze vegetali in associazione ad una o più preparazioni vegetali*". Quindi la fitoterapia non è, come spesso erroneamente molti credono, una medicina alternativa: i fitoterapici, come tutti i medicinali, devono possedere i requisiti fondamentali di qualità, sicurezza ed efficacia, anche se dimostrarne l'efficacia e la qualità per molti prodotti può risultare difficoltoso, soprattutto per problemi legati alla loro standardizzazione e quindi alla riproducibilità degli effetti terapeutici.

L'aumentata richiesta sul mercato internazionale di piante officinali, per uso sia medicinale che salutare, ha determinato l'esigenza di una normativa sovranazionale allo scopo di favorire in tutto il mondo il commercio di prodotti sicuri e l'impiego razionale di droghe vegetali e loro preparazioni.

Effettivamente, secondo i dati forniti dalla Organizzazione di Cooperazione e Sviluppo delle Nazioni Unite (OCSE), la richiesta di piante medicinali è ormai da anni in costante aumento in tutto il mondo e interessa, per motivi diversi, sia i Paesi industrializzati che quelli in via di sviluppo. Così, le più importanti organizzazioni internazionali hanno affrontato il problema elaborando delle Linee Guida per coordinare ed armonizzare le normative nazionali, fino a pochi anni fa carenti ed eterogenee. Pertanto riteniamo opportuno trattare l'argomento iniziando dalle norme più generali.

Normativa sovranazionale - OMS

Un ruolo fondamentale nella promozione e nello sviluppo della normativa sovranazionale è stato svolto dall'Organizzazione Mondiale della Sanità (OMS).

L'OMS, istituita nel 1948, opera nell'ambito dell'Organizzazione delle Nazioni Unite, non ha potere vincolante nei confronti dei Paesi membri, tuttavia le sue raccomandazioni e Linee Guida rappresentano un importante riferimento per i legislatori nazionali.

L'attività dell'OMS di promuovere lo studio delle piante medicinali, soprattutto di quelle impiegate nell'ambito della medicina tradizionale, è volta essenzialmente a favorire l'uso razionale e scientifico delle droghe vegetali ed a standardizzare le loro preparazioni. Questo programma rientra nell'ambito dell'obiettivo fondamentale dell'OMS, esplicitato nel corso della famosa Conferenza di Alma Ata del 1978, riassunto nelle parole dello slogan "*Salute per tutti entro l'anno 2000*". Per raggiungere questo risultato, non si poteva prescindere dalla considerazione che gran parte della popolazione dei Paesi in via di sviluppo (circa l'80%) non ha accesso ai farmaci della medicina ufficiale scientifica per motivi economici, logistici e culturali e per questo ricorre ai rimedi della medicina tradizionale. Così l'OMS ha avviato il *Programme on Traditional Medicines*, volto allo studio di problemi inerenti la coltivazione, l'identificazione, la preparazione, la conservazione e l'utilizzazione delle piante della medicina tradizionale. Per la realizzazione del programma sono stati istituiti alcuni centri collaboratori OMS, dei quali il primo fu fondato a Roma nel 1979, presso l'Istituto Italo-Africano. Le piante medicinali e la medicina tradizionale hanno interessato anche i successivi programmi di *Drug management and Policies*.

Nel corso della XXXI Assemblea Mondiale della Sanità, nel maggio 1978, veniva conferito al Direttore Generale dell'OMS l'incarico di promuovere le ricerche sulla utilizzazione delle piante medicinali, di provvedere ad una loro classificazione dal punto di vista terapeutico, di stabilire delle specifiche internazionali di identità, purezza ed attività dei prodotti a base di piante medicinali ed in particolare delle loro preparazioni galeniche.

Così, nell'ottobre del 1978, è stato istituito il *Comitato per la selezione e la specificazione delle piante medicinali*. Il Comitato ha stilato un elenco di 230 piante, tra le 12.000 inventariate, considerate le più usate nel mondo; di queste ha predisposto le specificazioni richieste ed inoltre ha proposto una denominazione internazionale per le relative droghe vegetali e per le loro preparazioni galeniche, che vengono indicate col nome botanico, in latino, della pianta, seguito dal nome latino della parte della pianta utilizzata (droga). L'OMS ha anche stabilito alcune importanti definizioni, prima tra tutte quella di *Pianta medicinale*. Pianta medicinale è: *ogni vegetale che contiene, in uno o più dei suoi organi, sostanze che possono essere utilizzate a fini terapeutici o preventivi, o che sono precursori di emisintesi chemio-farmaceutiche* (Pechino, 1980).

L'attività dei centri OMS ha dato risultati soddisfacenti soprattutto nel Sud-Est asiatico, grazie anche all'applicazione del sistema informatico NAPRALERT dell'Università dell'Illinois. In Thailandia è stato stilato un documento in favore della conservazione del patrimonio vegetale (biodiversità) e della valorizzazione della tradizione che può essere espresso dallo slogan *"Saving lives by saving plants*".

Tra i documenti di maggiore interesse, frutto del lavoro dei centri OMS, ricordiamo: *Guidelines for the assessment of herbal medicines* (Monaco1991) e *Research guidelines for evaluating the safety and efficacy of herbal medicines* (Manila, 1993).

Queste Linee Guida sono rivolte, come raccomandazioni, alle autorità regolatorie di tutti i Paesi per selezionare le piante dotate di efficacia e sicurezza tali da essere utilizzate dai sistemi sanitari nazionali, in particolare nei Paesi in via di sviluppo, nei quali le medicine naturali sono spesso le uniche reperibili. Le Linee Guida del 1991 sono state aggiornate e ripubblicate nel 1996 (WHO, Technical Report Series, n. 863, WHO Ginevra). Nello stesso anno furono pubblicate anche le Linee Guida per la buona fabbricazione dei medicinali vegetali (Annex 8 of WHO Technical Report Series, n. 863, WHO Ginevra).

Le Linee Guida del 1993, sulla valutazione della sicurezza e dell'efficacia delle medicine vegetali, hanno proposto dettagliati criteri per stabilire la qualità del materiale vegetale, per determinare la tossicità delle piante e per condurre studi farmacologici, farmacodinamici e clinici. Nel 1998 l'OMS ha adottato le Linee Guida sull'uso appropriato dei medicinali vegetali (WHO Regional Office of the Western Pacific, Manila, 1998), una rassegna sulla situazione regolatoria delle medicine vegetali nei vari Paesi del mondo (WHO/TRM/98.1, WHO Ginevra) ed ha pubblicato un importantissimo manuale per il controllo di qualità delle materie prime vegetali, aggiornato nel 2004 dalle *WHO Guidelines for assessing the safety and quality of herbal medicines with reference to contaminants and residues,* che completa le specifiche di qualità fornite dalla Farmacopea Internazionale per un limitato numero di droghe e piante medicinali. Dal 1999 L'OMS ha iniziato la pubblicazione di monografie, rivolte alle autorità regolatorie e a tutti gli operatori sanitari, recanti informazioni riguardanti i saggi per i controlli di qualità, aspetti farmacologici, forme farmaceutiche, usi terapeutici e bibliografia di riferimento. Le monografie sono state raccolte nel volume 1 (1999), volume 2 (2001), volume 3 (2004).

Normativa europea

Le Linee Guida dell'OMS hanno stimolato in tutto il mondo l'impegno scientifico nel campo delle piante medicinali e nell'ambito dell'Unione Europea (UE) hanno rappresentato un qualificato punto di riferimento nel lungo cammino per l'integrazione dei farmaci di origine vegetale nei sistemi europei di autorizzazione all'immissione in commercio (AIC).

Il tentativo di armonizzare a livello europeo la normativa riguardante l'AIC dei medicinali, compresi quelli di origine vegetale, è iniziato con l'emanazione delle direttive CEE 65/65 e 75/318 e l'entrata in vigore, nel 1974, della Ph. Eur.

Nella direttiva base 65/65/CEE, all'art. 1 erano enunciate le prime definizioni di medicinale, specialità medicinale, e sostanza: al punto 3, tra le sostanze vengono prese in considerazione anche le sostanze di origine vegetale. Successivamente, la direttiva 75/318, ai fini della registrazione, già richiedeva standard differenziati per i medicinali a base vegetale. L'applicazione della direttiva 75/318/CEE, però, avrebbe comunque determinato l'eliminazione dal mercato della maggior parte dei farmaci vegetali, per l'inadempibilità pratica delle procedure richieste per l'allestimento del *dossier*, quando i medicinali da registrare sono complesse miscele di derivati vegetali.

È noto infatti che i farmaci vegetali, per la complessità e la variabilità della loro composizione chimica, presentano problemi di standardizzazione e di riproducibilità degli effetti biologici, dipendenti dalla loro stessa natura. Accanto ai vantaggi del fitocomplesso si sono subito evidenziati problemi legati alla qualità delle materie prime vegetali, in particolare la presenza dei contaminanti (aflatossine, antiparassitari, metalli pesanti, radionuclidi ecc.), impurezze che potevano non essere contemplate nelle monografie della Farmacopea Europea. Per contro moltissime droghe vegetali hanno un impiego tradizionale consolidato ed hanno dimostrato validità terapeutica anche in assenza di studi clinici specifici, pertanto per alcune formulazioni a base di droghe vegetali di uso consolidato poteva essere accettabile una procedura di autorizzazione *ad hoc,* semplificata e diversificata rispetto ai medicinali di sintesi. Ricordiamo che, per questi medicinali, il processo di armonizzazione delle procedure di AIC è stato attuato pienamente con l'istituzione della *European Medicines Evaluation Agency* (EMEA), che è operativa dal 1° gennaio 1995 e garantisce l'uniformità e la qualità dei medicinali circolanti nei Paesi dell'UE.

Per quanto concerne i farmaci vegetali, in ambito comunitario si è manifestato un crescente interesse, dovuto sia all'ampia diffusione di questo tipo di medicinale, sia alla eterogeneità nei vari Paesi riguardo all'uso, requisiti tecnici, criteri di valutazione e regime di dispensazione. Tutto questo rappresentava un limite alla libera circolazione dei prodotti.

Il percorso di armonizzazione delle normative sui medicinali di origine vegetale è stato molto complesso, perché in ambito europeo alcuni Paesi, come la Germania, hanno da tempo una normativa specifica e ben articolata, mentre altri Paesi, tra i quali l'Italia, li hanno assoggettati alle norme generali sui farmaci. In sede comunitaria sono state prese da tempo numerose iniziative che nel 2004 si sono concretizzate nell'emanazione di una normativa europea specifica per le procedure di AIC dei farmaci vegetali tradizionali: la Direttiva 2004/24/CE.

Fin dal 1977, a Bruxelles, il *Commitee for Proprietary Medicinal Products* (CPMP) aveva istituito un gruppo di lavoro sulle specialità medicinali a base di piante che ha adottato il termine *herbal remedies* (HR) per tutti i prodotti medicinali aventi come ingredienti attivi droghe vegetali e/o preparazioni. Il gruppo di lavoro propose l'applicazione di standard semplificati alla maggior parte dei prodotti vegetali, riservando l'applicazione degli standard richiesti dalla direttiva 75/318/CEE solo a quelli dotati di rilevante attività biologica.

Nello stesso periodo anche il CPMP, allo scopo di evitare la scomparsa dal mercato europeo di migliaia di prodotti, propose di concedere un'AIC provvisoria ai prodotti che non contenessero sostanze vegetali pericolose e fossero destinati al trattamento sintomatico delle patologie minori, dispensabili senza obbligo di prescrizione medica.

Emergeva comunque sempre più la necessità di un inquadramento normativo completo e specifico per gli *herbal remedies* e di questa esigenza si rese interprete il Parlamento Europeo che, con la risoluzione del 16 ottobre 1987, auspicava, da parte della Commissione, l'elaborazione di una regolamentazione comunitaria della produzione e del consumo delle piante medicinali e dei loro preparati, conforme ai principi generali delle direttive sulle specialità medicinali. La risoluzione invitava la Commissione a favorire l'uso scientificamente documentato dei farmaci naturali, promuovendo anche la preparazione universitaria degli operatori sanitari in questo particolare settore. La stessa risoluzione auspicava tuttavia che le piante medicinali, dotate di blanda attività farmacologica, fossero inserite in un apposito elenco ed escluse dalla più rigida disciplina sulle specialità medicinali.

Nel 1989 la Commissione delle Comunità Europee, nel documento *The Rules Governing Medicinal Products in the European Community, vol. III, Guidelines on the Quality, Safety and Efficacy of Medicinal Products for Human Use,* ha stabilito le definizioni di droghe vegetali (*vegetable drugs*), rimedi o medicinali vegetali (*herbal remedies* o *herbal medicines*), preparati da droghe vegetali (*vegetable drugs preparations*) e ha fornito le modalità di applicazione della parte 1 dell'annesso alla Direttiva 75/318/CEE, riguardo alla qualità delle materie prime e dei prodotti finiti di origine vegetale. Nelle Linee Guida, anche per gli *herbal remedies*, si richiede il controllo qualitativo e quantitativo dei componenti, la descrizione dei metodi di preparazione, il controllo degli intermedi, del prodotto finito e le prove di stabilità. Deve essere specificata anche l'origine della pianta, la droga vegetale, accertata l'eventuale presenza di contaminanti e, nel caso non fossero conosciute le sostanze responsabili dell'attività terapeutica, deve essere tipizzato il prodotto per garantirne la qualità; la produzione deve avvenire seguendo le norme di buona fabbricazione, *Good Manufacturing Practices* (GMP).

Sempre nello stesso anno la direttiva 89/341/CEE ribadiva però l'applicazione degli stessi standard di qualità, sicurezza ed efficacia previsti dalle direttive 65/65/CEE e 75/318/CEE per tutti i farmaci di origine naturale, compresi i galenici.

La volontà del legislatore comunitario pertanto era di inquadrare gli *herbal remedies* tra i medicinali, come ha confermato anche la sentenza della Corte Europea di Giustizia del 28 ottobre 1992, che afferma che un prodotto vegetale, raccomandato o descritto con attività profilattica o terapeutica, deve essere considerato un prodotto medicinale, anche se viene generalmente utilizzato in campo alimentare e non sono stati ancora dimostrati effetti terapeutici. Ancora una volta, però, non venivano risolti i problemi riguardo alle modalità di AIC, connessi con la particolare natura dei prodotti vegetali. Nel 1995 la risoluzione del Consiglio dell'Unione Europea n. 95/C 350/05 del 20 dicembre 1995 ribadiva le note considerazioni sui rischi per la salute derivanti dalla composizione e dall'utilizzazione dei medicinali fitoterapici, invitando la Commissione a studiare i problemi connessi con l'uso delle piante medicinali e delle loro preparazioni, anche in linea con le raccomandazioni dell'OMS.

Così nel 1996 la Commissione Europea ha promosso studi sul mercato dei medicinali di origine vegetale allo scopo di tutelare la salute dei consumatori a livello di produzione, distribuzione e vendita. In questa fase è stata molto importante l'attività della Ph. Eur. di revisione delle monografie di droghe vegetali e preparazioni ed anche gli studi di numerose organizzazioni nazionali e sovranazionali che si occupano di fitoterapia.

Particolarmente rilevante è stato l'apporto dell'*European Scientific Cooperative on Phytotherapy* (ESCOP). L'ESCOP, costituita nel 1989, è una società alla quale fanno capo le più importanti associazioni nazionali di diversi Paesi europei che si occupano di piante medicinali e fitoterapia. L'ESCOP promuove studi nel campo delle fitomedicine di cui ha dato anche la definizione*: Prodotti medicinali contenenti come principi attivi solo piante, parti di piante o materiali vegetali o loro combinazioni sia allo stato grezzo che lavorato,* definizione che è stata poi adottata da altre organizzazioni nazionali ed internazionali.

Per favorire l'armonizzazione dei criteri di valutazione dei farmaci vegetali e l'emanazione di una normativa comune, l'ESCOP ha organizzato numerosi simposi internazionali e soprattutto ha elaborato circa sessanta monografie di piante e droghe vegetali e ha proposto l'istituzione di un sistema per la segnalazione di reazioni avverse correlate all'uso di prodotti vegetali.

Nel gennaio 1997 è stata pubblicata, a cura dell'UE, la *Notice to Applicants* (NTA), linea guida rivolta ai richiedenti per istruire il *dossier* di registrazione dei medicinali: anche in questo documento i requisiti richiesti per i farmaci vegetali sono essenzialmente gli stessi dei farmaci di sintesi, salvo alcune informazioni aggiuntive, ad es. sull'origine della materia prima (area geografica di provenienza della droga vegetale, descrizione macroscopica e microscopica, ricerca di componenti tossici e/o adulteranti ecc.).

Era sempre più evidente, quindi, la necessità di operare una completa revisione delle procedure di registrazione dei farmaci vegetali e così, nel 1997, nell'ambito dell'EMEA, è stato istituito *l'Emea's ad hoc working group on herbal medicinal products* (HMPWG), composto da esperti e rappresentanti delle più importanti organizzazioni comunitarie del settore, come l'ESCOP, l'EFPIA (*European Federation Pharmaceutical Industries Association),* l'AESGP (*Association Européenne des Specialités Grand Public),* l'EHPM *(European Herbal Products Manufactures)*, nonché del Parlamento Europeo e della Ph. Eur.

Il gruppo di lavoro dal 1997 al settembre 2004 ha elaborato nuove Linee Guida rivolte sia alle ditte produttrici che alle autorità regolatorie, rispettivamente per richiedere e concedere le AIC per gli *herbal medicinal products*, stabilire specifici criteri per la valutazione dei loro requisiti di qualità, sicurezza ed efficacia, che tengano conto pienamente delle peculiarità dei fitoterapici e possano facilitare l'accesso dei farmaci vegetali alla procedura europea di mutuo riconoscimento.

L'HMPWG aveva anche previsto l'elaborazione di monografie specifiche per ogni pianta e/o preparazione, al fine di valutare su base bibliografica l'efficacia e la sicurezza dei fitoterapici di uso tradizionale, ponendo così le basi per l'attuazione della direttiva 2004/24/CE.

In data 6 novembre 2001 era stata emanata la direttiva 2001/83/CE del Parlamento Europeo e del Consiglio, recante un Codice comunitario dei medicinali per uso umano. Il Codice comunitario abroga le precedenti direttive in materia e riunisce e coordina in un unico testo, ai fini di razionalità e chiarezza, l'insieme delle disposizioni vigenti sui medicinali per uso umano, comprese quelle riguardanti l'autorizzazione all'immissione in commercio. Nell'Allegato I sono specificate le norme e i protocolli analitici, tossico-farmacologici e clinici da applicare ai medicinali.

Il Codice comunitario però non ha recepito le numerose proposte sull'AIC dei medicinali vegetali e pertanto la normativa restava inadeguata. Solo la direttiva 2003/63/CE della Commissione ha tenuto conto della peculiarità di alcune categorie di "*medicinali particolari*", sostituendo l'allegato tecnico della direttiva 2001/83/CE ed ha meglio puntualizzato, al punto 4, i requisiti scientifici e tecnici che consentono di valutare la qualità, la sicurezza e l'efficacia dei "**medicinali a base di erbe**".

Per i medicinali a base di erbe dettagliate informazioni devono essere fornite dal richiedente riguardo alla nomenclatura della sostanza o del preparato a base di erbe, indicando eventuali solventi di estrazione, la forma fisica, la descrizione dei componenti con riconosciute proprietà terapeutiche o dei marcatori (formula molecolare, massa molecolare relativa, formula di struttura, compresa la stereochimica relativa e assoluta) e di eventuali altri componenti.

Per documentare la sezione sul fabbricante, occorre fornire nome, indirizzo e responsabilità di ciascun fornitore, appaltatori compresi, di tutti i siti di produzione o impianti di cui si propone la partecipazione alla fabbricazione, alla raccolta e alle prove sulla sostanza o sul preparato a base di erbe. Il richiedente deve fornire informazioni adeguate sulla produzione e la raccolta della pianta, compresi il luogo d'origine e le condizioni di coltivazione, raccolta, essiccazione e conservazione, che notoriamente influenzano la qualità delle piante e delle droghe. Occorre poi fornire un breve riassunto dello sviluppo delle sostanze e dei preparati a base di erbe, tenendo conto delle vie di somministrazione e d'uso proposte. Se opportuno vengono discussi i risultati del confronto tra la composizione fitochimica della o delle sostanze o dei preparati a base di erbe usati nei dati bibliografici di supporto e quelle contenute come sostanze attive nel medicinale vegetale oggetto della domanda.

Devono essere fornite le specificazioni delle materie prime vegetali presenti e indicate le procedure analitiche utilizzate per le prove su di esse e le informazioni sulla convalida delle procedure analitiche.

Occorre fornire una descrizione dei lotti e dei risultati delle analisi sui lotti per la/e sostanza/e ed eventualmente il/i preparato/i a base di erbe, inclusi quelle delle sostanze presenti in farmacopea.

Infine è necessario presentare un breve riassunto che descriva lo sviluppo del medicinale a base di erbe, tenendo conto delle vie di somministrazione e d'uso proposti. Se del caso, vengono discussi i risultati del confronto tra la composizione fitochimica dei prodotti usati nei dati bibliografici di supporto e il medicinale vegetale della domanda.

Il quadro giuridico modificato dalla direttiva 2003/63/CE si dimostrava però ancora inadeguato per molti prodotti a base vegetale in uso da tempo in alcuni Paesi dell'Unione Europea, per i quali la lunga tradizione di impiego a scopo medicinale può ridurre la necessità dell'esecuzione di nuove sperimentazioni precliniche e cliniche.

Era ormai evidente che le differenze nella regolamentazione di questi prodotti, ancora esistenti tra i singoli Stati membri, comportassero un ostacolo negli scambi nel settore dei medicinali tradizionali all'interno della Comunità, distorsioni della concorrenza tra i fabbricanti e rischi per la salute pubblica, poiché qualità, sicurezza ed efficacia non sempre erano garantite. Allo scopo di risolvere questi annosi problemi il Parlamento Europeo ed il Consiglio dell'Unione Europea hanno adottato la direttiva 2004/24/CE che istituisce una procedura di "*registrazione fondata sull'impiego tradizionale*", da applicare ai "*medicinali vegetali tradizionali*" quando non sia possibile ottenere un'AIC semplificata ai sensi della direttiva 2001/83/CE.

I **medicinali vegetali tradizionali** sono concepiti come medicinali di automedicazione, somministrabili solo per uso orale, esterno o inalatorio, in una determinata concentrazione o posologia, per i quali è trascorso il periodo di impiego tradizionale, cioè un prodotto di analoga composizione e dosaggio è impiegato da oltre 30 anni, di cui almeno quindici nell'ambito dei Paesi dell'Unione Europea. Durante questo periodo il prodotto deve aver dimostrato di non essere nocivo nelle condizioni d'uso indicate e i suoi effetti farmacologici o la sua efficacia devono risultare verosimili in base alla composizione dichiarata e all'impiego di lunga data. L'AIC sarà rilasciata dall'autorità competente dello Stato membro interessato a richiedenti stabiliti nella Comunità Europea: in questo modo sarà più facile ispezionare i siti produttivi delle aziende a cui è stata rilasciata l'autorizzazione alla produzione.

La richiesta di AIC dovrà riportare, oltre ai dati del produttore e al riassunto delle caratteristiche del prodotto, la descrizione dei metodi di controllo usati dal produttore, i risultati delle prove farmaceutiche (chimico-fisiche, biologiche o microbiologiche) comprovanti la qualità, la documentazione bibliografica o le certificazioni di esperti comprovanti il periodo di impiego tradizionale, la rassegna bibliografica dei dati inerenti la sicurezza e la relazione dell'esperto. È ammessa la presenza di vitamine e sali minerali di sicurezza ben documentata, purché la loro azione, per l'indicazione proposta, sia secondaria rispetto a quella dei componenti vegetali.

Poiché la qualità di un medicinale non è garantita dal suo impiego tradizionale, non sono concesse deroghe all'obbligo di effettuare le necessarie prove chimico-fisiche, biologiche e microbiologiche e i prodotti dovranno soddisfare le norme di qualità contenute nelle monografie della Ph. Eur. o in quelle della Farmacopea di uno Stato membro. La qualità farmaceutica non sufficientemente dimostrata è causa di rifiuto della registrazione, in quanto il prodotto può risultare non adeguatamente sicuro. Saranno tenute in debito conto, per il rilascio dell'AIC, ogni autorizzazione già ottenuta dal richiedente in uno Stato membro o in un Paese terzo o eventuali decisioni di rifiuto, le cui motivazioni, per trasparenza, dovranno essere indicate nella domanda. Il periodo di impiego tradizionale del medicinale si intende soddisfatto anche se il prodotto è stato commercializzato in assenza di una specifica autorizzazione e si applica a prodotti corrispondenti in principi attivi, con analoghe indicazioni, concentrazione e posologia equivalente, somministrati per una stessa o simile via di somministrazione.

Sul fronte della tutela della sicurezza dei pazienti riteniamo che essa sia garantita anche da una corretta informazione attraverso l'etichettatura ed il foglio illustrativo.

Oltre la normativa generale presente nel Codice comunitario dei medicinali per uso umano, specifiche indicazioni sono obbligatorie per i medicinali vegetali tradizionali nell'etichetta e nel foglio illustrativo, in particolare la dicitura "*il prodotto è un medicinale vegetale d'uso tradizionale da utilizzare per una o più indicazioni specifiche fondate esclusivamente sull'impiego di lunga data*" e "*l'utilizzatore dovrebbe consultare un medico o un operatore sanitario qualificato nel caso di persistenza dei sintomi durante l'impiego del medicinale in questione o qualora insorgano effetti collaterali negativi non riportati nel foglietto illustrativo*".

In questo modo si richiama l'attenzione dell'utilizzatore sulla necessità di attenersi alle modalità d'uso approvate e alla possibilità che insorgano reazioni indesiderate anche con medicinali di origine naturale.

Gli Stati membri potranno richiedere che l'etichettatura ed il foglietto illustrativo indichino anche il tipo di impiego tradizionale approvato, per maggiore chiarezza degli utilizzatori.

Con la direttiva 2004/24/CE presso l'EMEA è stato istituito un *Comitato dei medicinali vegetali* (HMPC), incaricato di esaminare le questioni scientifiche relative ai farmaci e alle sostanze vegetali. Il Comitato è formato da un membro effettivo ed un supplente nominato da ciascuno Stato membro, per un mandato di tre anni rinnovabile, e fino ad un massimo di cinque membri esperti cooptati.

Uno dei compiti più importanti assegnati dalla direttiva 2004/24/CE allo HMPC, che dal settembre 2004 prosegue l'attività dello HMPWG, è la redazione delle monografie comunitarie per i prodotti di origine vegetale, indispensabili per l'armonizzazione dei requisiti in materia di qualità, sicurezza ed efficacia dei medicinali di origine vegetale. Queste monografie, importanti per le richieste di AIC semplificate basate sull'impiego ben noto e soprattutto sull'uso tradizionale, sono fondamentali nel processo di armonizzazione dello *status* dei farmaci vegetali in Europa. Il Comitato avrà anche il compito di redigere un elenco comunitario di droghe vegetali i cui requisiti consentono l'accesso all' AIC fondata sull'impiego tradizionale.

Il Comitato ha inoltre revisionato ed aggiornato numerose importantissime Linee Guida sugli aspetti più rilevanti per la qualità, efficacia e sicurezza dei medicinali vegetali, documenti consultabili nel sito www.emea.eu.int.

Nella Gazzetta Ufficiale dell'Unione Europea, in data 30 aprile 2004, oltre alla direttiva 2004/24, è stata pubblicata la direttiva 2004/27/CE, che modifica la direttiva 2001/83/CE, Codice comunitario dei medicinali per uso umano. La direttiva 2004/27 include, all'art.1, una nuova, più ampia definizione di medicinale.

Medicinale è:

a) *ogni sostanza o associazione di sostanze presentata come avente proprietà curative o profilattiche delle malattie umane; o*

b) *ogni sostanza o associazione di sostanze che possa essere utilizzata sull'uomo o somministrata all'uomo allo scopo di ripristinare, correggere o modificare funzioni fisiologiche, esercitando un'azione farmacologica, immunologica o metabolica, ovvero di stabilire una diagnosi medica.*

Questa definizione fa riferimento alle sole malattie umane in quanto i medicinali veterinari sono definiti nella direttiva 2004/28/CE. La nuova definizione in primo luogo conferma l'importanza della presentazione e quindi dei caratteri estrinseci del prodotto (indicazioni, finalità d'impiego e proprietà vantate nell'etichettatura, foglietto illustrativo ed eventuale messaggio pubblicitario) ai fini del suo inquadramento normativo. Come già prevedeva la direttiva 65/65, a tutela del pubblico, se un prodotto vanta attività terapeutica deve essere sottoposto alla normativa farmaceutica per quanto riguarda la produzione, l'AIC, etichettatura e foglio illustrativo, pubblicità, commercio all'ingrosso e fornitura al pubblico, farmacovigilanza, fino alla distruzione del prodotto come rifiuto.

Una così ampia definizione di medicinale come sostanza o associazione di sostanze che può interferire con le funzioni fisiologiche o metaboliche dell'organismo, fa prevedere una possibile sovrapposizione con altre categorie merceologiche, già regolamentate dalla normativa comunitaria.

Proprio allo scopo di limitare la presenza sul mercato comunitario dei prodotti *borderline*, ancora numerosi tra quelli a base vegetale, a garanzia della salute pubblica, la direttiva 2004/27 enuncia all'art.2, c.2, il principio della prevalenza della normativa farmaceutica su quella di altri prodotti quali alimenti, integratori alimentari, biocidi o cosmetici: "*In caso di dubbio, se un prodotto, tenuto conto dell'insieme delle sue caratteristiche, può rientrare contemporaneamente nella definizione di "medicinale" e nella definizione di un prodotto disciplinato da un'altra normativa comunitaria, si applicano le disposizioni della presente direttiva*".

Solo se un prodotto rientra chiaramente nelle definizioni di categorie già regolamentate dalla normativa comunitaria non si applica la normativa farmaceutica, sicuramente più rigorosa.

L'insieme delle disposizioni e definizioni introdotte dalle direttive 2004/24 e 2004/27 induce a concludere che ogni sostanza vegetale di cui sia documentabile un uso medicinale per un periodo prolungato debba essere inquadrata tra i medicinali e non tra gli alimenti. È prevedibile che le modifiche al Codice comunitario dei medicinali per uso umano, introdotte dalle direttive 2004/24 e 2004/27/CE, insieme alle Linee Guida e alle monografie elaborate dall'EMEA, contribuiranno a sviluppare il settore dell'erboristeria medicinale e favoriranno la presenza sul mercato di un maggior numero di prodotti sicuri e di qualità più elevata. La normativa dovrà ancora essere implementata, come è previsto, per avere dei riferimenti certi nel tracciare una linea di demarcazione tra il settore alimentare e l'area medicinale; se sarà correttamente applicata scompariranno dal mercato quei prodotti non adeguatamente controllati che ancora espongono a rischi, anche gravi, la salute dei cittadini europei. In definitiva l'Unione Europea sta elaborando una normativa comunitaria che, in linea con le raccomandazioni dell'OMS, dovrebbe favorire l'uso razionale dei farmaci vegetali, che saranno caratterizzati e valutati in maniera adeguata alla loro natura. L'armonizzazione delle normative nazionali permetterà, anche per i farmaci vegetali, la libera circolazione nell'UE di un maggior numero di prodotti vegetali più sicuri, con vantaggio sia per i produttori che per la salute dei cittadini.

Precedenti iniziative legislative in alcuni Paesi dell'Unione Europea

Germania. La Germania, insieme alla Francia, è un Paese leader nel settore della fitoterapia in quanto lo studio e l'uso delle piante officinali fanno parte della tradizione e della cultura del popolo tedesco. Nel 1976 è stata emanata l'*Arzneimittelgesetz*, legge che imponeva dal 1° gennaio 1978 l'adeguamento della normativa nazionale sulla registrazione dei farmaci a quella europea. Tuttavia, per evitare che la maggior parte dei medicinali vegetali, largamente utilizzati in Germania, scomparisse dal mercato, fu concessa una proroga di 12 anni all'autorizzazione dei prodotti già in commercio. In considerazione che, dal 1° gennaio 1990, tutti i farmaci in commercio avrebbero dovuto avere i requisiti previsti dalla normativa europea, fu istituita presso il Ministero della Sanità la *Kommission E*, costituita da 24 esperti del settore naturale, medici, chimici e farmacologi, allo scopo di raccogliere e valutare la documentazione esistente sui prodotti fitoterapici ai fini di una loro registrazione e introduzione sul mercato.

Il lavoro della *Kommission E* si è concretizzato nella elaborazione di circa 300 monografie, che in Italia sono state pubblicate e commentate negli anni 1994-1996 da Rocco Longo col nome "*Le Monografie Tedesche*", raccolte in quattro volumi a fogli mobili. Ogni monografia è dedicata ad una singola droga e riporta: denominazione, costituzione, proprietà farmacologiche, farmacocinetica, tossicologia, indicazioni, controindicazioni, effetti indesiderati, interazioni con altre sostanze, posologia e modalità di impiego.

Le monografie in Germania sono state dapprima pubblicate in stesura provvisoria su diverse riviste specializzate del settore e, dopo tre mesi, con eventuali modifiche, sulla Gazzetta Ufficiale Federale (*Bundesanzeiger)*, acquisendo così valore legale. Le monografie, continuamente aggiornate, rappresentano anche un utile strumento pratico, di facile consultazione, per medici, farmacisti e per tutti coloro che si interessano di fitoterapia.

Le monografie di droghe le cui indicazioni terapeutiche non sono sufficientemente documentate recano la dizione "*non essendo dimostrata l'attività della droga per le indicazioni proposte, non può esserne sostenuto l'impiego terapeutico*". Queste sono state incluse in un elenco negativo di droghe il cui uso non è consigliato, anche se non vietato. Le monografie di piante e droghe vegetali con standard qualitativi e quantitativi ben definiti, approvate dalla *Kommission E*, sono state inserite nella Farmacopea Tedesca. Nel Formulario Nazionale tedesco sono state inserite formulazioni semplici e composte e preparazioni a base di droghe vegetali che possono essere preparate sia dal farmacista in farmacia che come galenici officinali dall'industria, con una procedura di registrazione semplificata.

Le monografie elaborate dalla *Kommission E* sono state di fondamentale importanza nella revisione dei medicinali in commercio in Germania: circa 148.000 prodotti, dei quali la metà erano *herbal remedies*. Nel 1991 solo 115 HR erano stati autorizzati come specialità medicinali, mentre circa 25.000 prodotti erano stati esentati dalla registrazione da parte del Ministero della Sanità e, in conformità all'art. 4 della direttiva CEE 65/65/CEE, potevano essere autorizzati sulla base delle monografie della *Kommission E*. Nell'agosto 1994 le Autorità Federali hanno emanato una nuova legge che stabiliva criteri più specifici riguardo agli ingredienti attivi. Dei fitoterapici in commercio poco più di 5.000 sono stati autorizzati con procedura individuale. I fitoterapici, considerati privi di rischio per l'uomo e che presentano i requisiti previsti dalle monografie della *Kommission E*, possono essere autorizzati alla vendita con una procedura standardizzata *ad hoc* e devono riportare in etichetta la dicitura "*impiegato tradizionalmente*". La Germania ha perciò anticipato la attuale normativa comunitaria.

Francia. Anche in Francia la fitoterapia ha una lunga tradizione ed i medicinali a base vegetale sono da tempo sottoposti ad una disciplina specifica. In base all'art. L. 601 del vigente *Code de la Santé Publique* (CSP) tutti i medicinali a base vegetale fabbricati industrialmente, prima della commercializzazione o anche della loro distribuzione a titolo gratuito, devono ottenere l'*autorisation de mise sur le marché* (AMM), sulla base di un *dossier* rispondente alle disposizioni degli artt. R. 5128 - R. 5136 del CSP. Per i medicinali a base di piante, il cui uso è ben noto, è sufficiente la presentazione di un *dossier* abbreviato (art. 5133 del CSP), cioè non è necessario allegare alla domanda la documentazione farmacologica e clinica.

Fin dal 1990 il *Ministère des Affaires Sociales et de la Solidarité* aveva pubblicato un "*Avviso ai fabbricanti*", un'estesa guida che permetteva di ottenere la registrazione semplificata per medicinali ottenuti da 174 droghe vegetali di consolidato uso tradizionale, specificate in un allegato.

Anche in Francia quindi è stato possibile, seguendo la procedura illustrata, mantenere in commercio medicinali impiegati tradizionalmente per i quali non era disponibile un'adeguata documentazione scientifica. Si tratta comunque di prodotti registrati con indicazioni per l'uso codificate e la cui qualità è controllata per confronto del profilo cromatografico del prodotto finito (come indicato nelle Linee Guida europee del 1989).

I farmaci vegetali innovativi, cioè o a base di nuove droghe o risultati da nuovi impieghi terapeutici di droghe note, richiedono sempre la presentazione di un dossier completo, in linea con le direttive comunitarie generali sui medicinali.

Nel 1998, a cura del *Ministère de l'Emploi et de la Solidarité – Agence du Médicament* è stato pubblicato il volume "*Les médicaments à base de plantes*", allo scopo di aiutare i richiedenti ad elaborare i *dossiers* per i medicinali a base di piante di uso ben noto, cioè quei *dossiers* "abbreviati", nei quali può essere omessa la parte dei saggi farmacologici, tossicologici e clinici, ai sensi dell'art. R 5133 del CSP. Il volume è suddiviso in cinque capitoli e quattro allegati. Il capitolo I riporta le definizioni e le caratteristiche dei medicinali a base di droghe vegetali di uso ben noto, con le relative preparazioni, indicazioni terapeutiche, specificazioni richieste per l'AMM; il capitolo II, specifica la documentazione necessaria per l'allestimento del *dossier*; il capitolo III riporta le associazioni di droghe vegetali considerate razionali in Francia e i principi per associare le droghe. Altre eventuali associazioni saranno esaminate caso per caso. Il capitolo IV è dedicato ai lassativi vegetali, riporta una classificazione delle droghe lassative e delle loro possibili associazioni, posologia e condizioni di impiego. Il capitolo V riporta le categorie terapeutiche e una lista di termini per esprimere le indicazioni terapeutiche, secondo l'uso tradizionale, dei medicinali a base di piante.

I quattro allegati, Annexe I, II, III e IV, sono liste di droghe vegetali, di facile consultazione.

I: riporta circa 90 droghe vegetali con indicazioni terapeutiche e dati tossicologici; II: è una lista di indicazioni terapeutiche distinte in informazioni per i sanitari e informazioni per il pubblico; III: lista di droghe raggruppate per categoria terapeutica; IV: riporta dettagliate informazioni ai sanitari ed al pubblico sui lassativi vegetali.

Questo sistema facilita le aziende produttrici e al tempo stesso tutela i consumatori.

Molto interessante è il documento pubblicato dall'*Agence Francaise de la Securité Sanitaire des Aliments* nel febbraio 2003 dal titolo "*Démarche d'évaluation de la sécurité e de l'allégation des denrées alimentaires contenant des plantes destinées à la consommation humaine*", che sviluppa delle argomentazioni utili per affrontare un problema molto attuale: individuare precisi parametri per distinguere i medicinali vegetali dagli integratori alimentari a base vegetale e garantire a questi ultimi una qualità non inferiore a quella richiesta per i medicinali.

Regno Unito. I prodotti a base di piante officinali nel Regno Unito sono disponibili al pubblico attraverso varie vie: le farmacie, i negozi di alimenti salutari, i supermercati e per corrispondenza.

Alcuni prodotti sono semplicemente droghe vegetali essiccate vendute sfuse, altri sono presentati come formulazioni preconfezionate destinate all'uso esterno o all'uso interno e possono contenere miscele di 4 o 5 droghe.

La maggior parte dei prodotti a base vegetale è commercializzata come integratori alimentari ed è sottoposta alla legislazione degli alimenti da parte del *Ministry of Agriculture, Fisheries and Foods* (MAFF). Diverse droghe vegetali e loro derivati sono registrati come specialità medicinali.

Esiste poi una categoria di prodotti di difficile collocazione in quanto, pur non essendo presentati con proprietà terapeutiche, possono possederle e nonostante ciò vengono commercializzati come alimenti: per queste loro caratteristiche vengono detti prodotti *border line*.

Le norme che regolano l'immissione in commercio dei farmaci vegetali sono le stesse dei farmaci di sintesi. Sono però escluse dalla registrazione le piante officinali di libera vendita, incluse in uno speciale elenco, che siano state sottoposte solo a trattamenti meccanici e confezionate col solo nome botanico, destinate ad essere usate entro dosaggi prestabiliti e solo per alcune vie di somministrazione. Alcune piante e droghe possono essere vendute solo dal farmacista e altre ancora dispensate dal farmacista solo con prescrizione medica. In seguito al *Medicines Act* del 1968 gli HR furono assimilati agli altri farmaci, ai fini della registrazione, ma dal settembre 1971 fu concesso un periodo di autorizzazione provvisoria (*Product licence of Right*) ai prodotti già in commercio. Lo stesso *Medicines Act* permetteva agli *Herbal practitioners* di esercitare la loro attività "paramedica" anche nell'ambito del Servizio Sanitario Nazionale. Con alcuni importanti documenti (MO 1977 SI 2130; MO 1983 SI 1212; MO 1984 SI 796) sono state però stabilite delle restrizioni alla vendita e alla fornitura degli HR da parte dei *practitioners*.

Tutti i medicinali, e quindi anche quelli a base vegetale, nel Regno Unito possono avere diversi regimi di fornitura: a) solo in farmacia (*Pharmacy only*), medicinali che per motivi di sicurezza richiedono la supervisione di un farmacista; b) prodotti che richiedono la prescrizione e il controllo di un medico (*Prescription Only Medicines);* c) prodotti di libera vendita che rientrano nella *General Sale List* e possono essere venduti anche al di fuori della farmacia e nei distributori automatici. Nella *General Sale List* è inclusa anche una serie di droghe vegetali la cui sicurezza d'impiego è garantita dall'ottenimento di una *Product Licence*; le confezioni sono corredate di foglio illustrativo che dà indicazioni per un uso sintomatico.

In seguito alla revisione degli HR nel Regno Unito, per adeguamento alla direttiva 75/318, nel 1991 erano stati approvati 600 HR per i quali sicurezza ed efficacia sono stati riconosciuti sulla base della bibliografia esistente. Le autorità regolatorie furono d'accordo di accettare le attestazioni di efficacia su base bibliografica per HR destinati all'uso nelle patologie minori. In etichetta dovevano recare l'indicazione *è un rimedio vegetale tradizionale per alleviare i sintomi di ... e se i sintomi persistono consulta il tuo medico*.

L'autorità regolatoria britannica (*Licensing Authority*) considerò però non conveniente rilasciare l'autorizzazione in maniera semplificata per gli HR indicati per patologie più serie, per i quali reputò necessaria l'esecuzione di studi clinici controllati.

Dal gennaio 1995 è entrato in vigore il Regolamento 1994 SI 3144 che recepisce la legislazione europea introducendo le nuove procedure di AIC, la normativa sull'etichettatura, il foglietto illustrativo e la farmacovigilanza.

Attualmente, prima della commercializzazione, tutti i nuovi prodotti a base vegetale, registrati come medicinali, sono valutati dalla *Medicines Control Agency* per sicurezza, qualità ed efficacia, secondo la legislazione britannica ed europea.

Nel Regno Unito esiste la *British Herbal Pharmacopoeia* (BHP) che è stata revisionata e pubblicata nel 1990 e nel 1992 è stata integrata dal *British Herbal Compendium* (BHC), ripubblicato nel 1997, un manuale che fornisce dettagliate informazioni tecniche sulle piante medicinali per le quali gli standard di qualità sono definiti nella BHP. Il BHC è stato pubblicato a cura della *British Herbal Medicine Association,* fondata fin dal 1964 per promuovere lo studio e l'uso delle piante medicinali nel Regno Unito.

Il BHC è particolarmente interessante perché ogni monografia, oltre a riportare le informazioni scientifiche sulla droga (composizione chimica e aspetti farmacologici) ha una parte, *Regulatory Status*, con riferimenti normativi sia nella legislazione inglese che di altri Paesi europei. La sezione *Regulatory Status* si riferisce all'impiego della droga in campo farmaceutico ed anche alimentare, con riferimento agli Stati Uniti ed al Consiglio d'Europa.

Ogni monografia è corredata anche da riferimenti alle altre Farmacopee e da un'ampia bibliografia e infine dalle *Regulatory guidelines from other EC countries*, informazioni su riferimenti normativi, usi, dosaggi, eventuali controindicazioni della droga in altri Paesi dell'Unione Europea.

La situazione in Italia

In Italia dal luglio 2006 è in vigore il D.L.vo 24 aprile 2006, n. 219, che attua il Codice comunitario dei medicinali per uso umano, rappresentato dalla direttiva 2001/83/CE con le modificazioni introdotte dalle citate direttive 2004/24 e 2004/27/CE.

Il D.L.vo 219/2006 riporta quindi tra le definizioni quelle di: medicinale vegetale, sostanze vegetali, preparati vegetali e medicinale vegetale tradizionale. I medicinali a base vegetale, a seconda delle caratteristiche delle materie prime vegetali, della presentazione, delle dosi, della via di somministrazione e della documentazione prodotta dal richiedente potranno accedere ad una delle procedure di AIC comunitarie. È sicuramente a garanzia dei cittadini che anche in Italia sia ormai applicabile la procedura di AIC *ad hoc* per i prodotti di uso tradizionale che saranno così inquadrati nell'area medicinale anziché in quella alimentare, dove, in applicazione del D.L.vo 169/2004, è sufficiente la notifica dell'etichetta al Ministero della Salute, basata sul principio del silenzio-assenso. I medicinali che ai fini della fornitura al pubblico saranno classificati "senza obbligo di prescrizione medica" potranno essere venduti anche al di fuori della farmacia, nelle parafarmacie e nei "corner" della grande distribuzione organizzata, con la presenza di un farmacista. È stato precisato dal D.L.vo 274/2007, che modifica il D.L.vo 219/2006, che il farmacista è responsabile della gestione e della dispensazione dei medicinali nel punto vendita, anche della loro corretta conservazione nel magazzino e della farmacovigilanza, aspetti fondamentali anche per i prodotti a base vegetale.

Nei prossimi anni dovrà essere fatta maggior chiarezza nel settore erboristico, in particolare è già previsto che il Ministero della Salute detti specifiche indicazioni volte a stabilire una linea di demarcazione tra alimenti, medicinali vegetali tradizionali e altri prodotti oggetto di direttive comunitarie.

Normative extraeuropee

Stati Uniti. Anche negli Stati Uniti, come nei Paesi europei, nel corso degli ultimi decenni si è verificato un sempre maggior interesse per i prodotti naturali di origine vegetale. La legislazione vigente negli Stati Uniti per i prodotti di origine vegetale è però attualmente inadeguata per la tutela della salute. Dal 1962, in seguito ai *Drug Amendments* al *Federal Food Drug and Cosmetic Act* del 1938, per tutti i farmaci commercializzati negli Stati Uniti doveva essere dimostrata la sicurezza e l'efficacia. Cominciò così un immane lavoro di revisione di tutti i medicinali in commercio da parte della *Food and Drug Administration* (FDA) che si avvalse dell'opera della *Division of Medical Sciences of the National Academy of Sciences*. Nel 1990 furono pubblicati i risultati di uno studio condotto dalla FDA sui farmaci da banco (OTC), nell'ambito del quale furono esaminati molti HR.

I risultati furono piuttosto deludenti. Per la maggior parte degli HR e delle droghe vegetali impiegate tradizionalmente non fu possibile documentare adeguatamente l'attività terapeutica o la loro sicurezza risultò insufficiente.

Anche la FDA, al pari delle autorità regolatorie europee, si trovò di fronte al problema che l'applicazione ai prodotti vegetali della legislazione sui medicinali avrebbe determinato la scomparsa dal mercato di migliaia di prodotti conosciuti ed usati tradizionalmente. Inoltre le industrie farmaceutiche avevano scarso interesse a finanziare costosi studi clinici su vecchi prodotti a base di droghe vegetali, perciò la sicurezza e l'efficacia della maggior parte degli HR rimase non dimostrata. La FDA ha mantenuto per un certo tempo una lista di sostanze "*Generally Recognized as Safe*", meglio nota come *GRAS list*. Compaiono in questo elenco circa 250 piante, principalmente usate come additivi nell'industria alimentare. Le droghe incluse nella *GRAS list* possono essere usate anche a scopo terapeutico, ma ciò non significa che la FDA le approvi per tale uso. Di conseguenza, praticamente tutti gli HR sono stati allontanati dalle farmacie e dalla supervisione del farmacista e sono finiti nei negozi di alimenti salutari e venduti come droghe, tisane, prodotti nutrizionali, integratori alimentari, etichettati solo col nome del prodotto. Sul contenitore, nel foglietto illustrativo o nelle informazioni che accompagnano il prodotto non deve apparire nessuna dichiarazione di attività terapeutica. I venditori generalmente evitano di dare informazioni sull'uso del prodotto per non incorrere nel reato di esercizio abusivo della professione medica, semmai consigliano di consultare libri e pubblicazioni di medicina naturale. L'etichettatura di un prodotto solo con il nome comune presenta alcuni seri inconvenienti, insieme alla mancanza di informazioni sull'utilizzazione. I nomi popolari delle piante sono numerosi ed anche inesatti.

L'*American Society of Pharmacognosy* ha raccomandato alla FDA che, oltre al nome scientifico della pianta, l'etichetta indichi anche la droga, e riporti tutte le informazioni utili alla sua identificazione e caratterizzazione.

Dal 1994, in seguito all'emanazione del *Dietary Supplement Health and Education Act* (DSHEA), la maggior parte degli HR è venduta nei negozi alimentari, designata come *dietary supplements*. Secondo l'intento del legislatore il DSHEA ha garantito la disponibilità dei prodotti sul mercato fornendo ai consumatori almeno alcune informazioni sui benefici del prodotto e sulle precauzioni d'uso.

Canada. La legislazione delle piante officinali in Canada ha avuto interessanti sviluppi. Nel 1984 la *Health Branch Protection* nominò un comitato per lo studio della classificazione dei prodotti vegetali che, nel 1986, codificò una nuova classe di rimedi chiamati *Folklore medicines*. Questa include i prodotti a base di droghe vegetali di comprovata sicurezza, la cui efficacia non necessariamente deve essere dimostrata con gli stessi metodi standardizzati per gli altri farmaci. La *Health Branch Protection* stabilì che, per la registrazione di prodotti a base vegetale, potevano essere presentate referenze di lavori scientifici e informazioni attinte dalle Farmacopee. L'etichettatura segue la normativa generale sui medicinali per informare il consumatore sull'uso terapeutico del prodotto e sulla posologia.

Farmacopee e piante medicinali

È noto che, fino alla fine del XIX secolo, la preparazione dei medicinali veniva effettuata in farmacia, seguendo le indicazioni delle Farmacopee e le prescrizioni del medico. Successivamente, dall'inizio del XX secolo, i principi attivi puri di origine vegetale o di sintesi hanno sostituito i prodotti naturali, droghe vegetali e loro derivati, ed è così nata l'industria farmaceutica che ha iniziato la produzione di quasi tutti i medicinali, sotto forma di specialità.

Per seguire questa evoluzione del farmaco, anche le Farmacopee hanno rielaborato la loro impostazione trasformandosi, da raccolte di ricette e di metodi di preparazione di medicamenti, in codici di qualità delle sostanze medicamentose. Oggi con il termine Farmacopea s'intende un rigoroso manuale tecnico, con valenza quasi sempre legale (FU), un Codice merceologico di farmaci, eccipienti, veicolanti ed additivi di uso farmaceutico, che include anche la descrizione delle metodiche analitiche. Questa trasformazione non può però essere interpretata soltanto con la produzione e diffusione delle specialità medicinali; altre motivazioni, soprattutto di carattere scientifico, devono essere prese in considerazione. Infatti oggi, con lo scopo di una sempre maggior tutela della salute pubblica, qualsiasi prodotto per uso medicinale deve possedere, come è stato già ricordato, tre requisiti fondamentali: sicurezza d'impiego (innocuità), qualità ed efficacia terapeutica.

Nel campo delle droghe vegetali, purtroppo, la difficoltà a stabilire con sicurezza, con metodi riproducibili, la composizione quali-quantitativa delle piante e dei loro derivati, le difficoltà della loro stabilizzazione, conservazione e standardizzazione, hanno allontanato questi medicinali dalle Farmacopee.

Oggi questo *gap* è stato superato con l'utilizzazione delle moderne tecnologie analitiche, chimiche, chimico-fisiche e spettroscopiche, con le quali è possibile riconoscere la presenza anche di ppm di sostanze chimiche, principi attivi, e di dosarle. Così, ad es., le varie tecniche cromatografiche, la risonanza magnetica nucleare, la spettrometria di massa permettono un controllo preciso sia dei prodotti originari che delle preparazioni e la loro standardizzazione accurata. Possono essere riconosciute e dosate eventuali sostanze inquinanti, tossiche o indesiderate (pesticidi, metalli pesanti ecc.). In conclusione si possono avere oggi a disposizione prodotti di elevata qualità anche in campo erboristico.

Si è quindi passati da un uso empirico ad un uso scientifico delle piante medicinali con la codifica della loro qualità. Questa situazione, insieme ad altre motivazioni, ha ridestato in tutto il mondo l'interesse per l'utilizzazione di rimedi vegetali, soprattutto per la cura di disturbi lievi e passeggeri, così le Farmacopee di questi ultimi anni hanno recepito questa tendenza e, conseguentemente, reintrodotto molte piante medicinali e droghe vegetali.

Ci sembrava necessaria questa introduzione per comprendere l'aumento, anche se talvolta contenuto, della presenza delle piante e droghe medicinali nelle ultime edizioni della nostra Farmacopea e nelle Farmacopee di altri Paesi europei ed extraeuropei.

La prima edizione della FU italiana è del 1892; in questo testo, come negli altri dell'epoca, ufficiali e non, sono descritte le diverse sostanze, la maggior parte di origine vegetale, usate come medicamenti e le relative formulazioni insieme alle operazioni generali dell'arte farmaceutica.

L'ultima edizione della FU, quella attualmente vigente, è la dodicesima (2008), entrata in vigore il 31 marzo 2009. In questo volume, come anche nella precedente XI edizione del 2002, sono in realtà riportate poche piante medicinali e come "materie prime" (essenze, estratti), rispetto al numero di piante presenti nelle precedenti edizioni. Ciò però è facilmente spiegabile tenendo conto che nella Ph. Eur., che è testo di riferimento per tutti gli europei, sono riportate monografie di tutte le piante, droghe e derivati di uso più comune.

Infatti l'ultima edizione della Ph. Eur., la VI del 2008 ed i suoi tre supplementi, elenca circa 220 piante medicinali e loro derivati.

Nella prefazione della FU XII viene riportato che *"... Per i Paesi dell'Unione Europea la "farmacopea di riferimento" è costituita dai testi in vigore della Ph. Eur. e delle eventuali farmacopeee nazionali; questi ultimi sono infatti, nella UE, norme sopranazionali.*

Per quanto riguarda il nostro Paese, la VI edizione della Ph. Eur. e supplementi (pubblicata e recepita in inglese e francese ed in vigore dal 1 gennaio 2008) insieme alla presente XII ed. della FU costituiscono, oggi, la Farmacepea Ufficiale della Repubblica Italiana".

Viene inoltre specificato che l'obbligo di detenzione in farmacia, sia essa ospedaliera che aperta al pubblico, è limitato alla sola FU XII. Ne consegue che il farmacista che esplica un'attività preparatoria deve *provvedere alla acquisizione dei testi europei necessari per una corretta esecuzione delle preparazioni stesse.*

Bibliografia essenziale

Capasso F, Borrelli F, Castaldo S, Grandolini G (2006) Fitofarmaceuticavigilanza. Vigilanza sulla sicurezza dei prodotti fitoterapici. Springer-Verlag Italia, Milano

Capasso F, Grandolini G, Izzo AA (2006) Fitoterapia. Impiego razionale delle droghe vegetali. Springer-Verlag Italia, Milano

Bodeker C, Ong C, Grundy C et al (2005) WHO Global Atlas of traditional, complementary and alternative medicine. WHO Kobe Centre, Japan

Brinckmann JA, Lindenmaier MP (2004) Herbal Drugs and Phytopharmaceuticals. Wichtl Max (Ed), MedPharm, Stuttgart

Foster S, Tyler VE (1998) Tyler's Honest Herbal. The Haworth Herbal Press, New York

Galeffi C (1996) Le piante officinali in farmacia ed erboristeria. Annali Piante Officinali 3:75-79

Monti L (1999) Quali vie percorrere per promuovere l'impiego razionale dei farmaci vegetali. Acta Phytother 3:124-129

Monti L, Tabusso G, Galante MA (1999) Farmaci vegetali: problemi scientifici e regolatori. Acta Phytother 1:2-10

Nicoletti M, Salvatore G (1998) Piante officinali e medicinali: guida alla normativa. Studio Edizioni, Milano

Silano M, Silano V (2006) Prodotti di origine vegetale in medicina, alimentazione, erboristeria e cosmetica. Tecniche Nuove, Milano

Silvestrini B (1997) Le Piante officinali. Prometeus, Milano

Tabusso G (1999) Farmaci vegetali e implicazioni regolatorie. Cronache farmaceutiche, XLII, 119

The Rules Governing Medicinal Products in the European Community, vol. III, Guidelines on the Quality, safety and Efficacy of Medicinal Products form Human Use (Official Publication EC, Luxembourg 1989)

Weiss RF (1996) Trattato di fitoterapia. Byokyma Editore, Ed. APORIE, Roma

PARTE SPECIALE

Capitolo 10 CLASSIFICAZIONE DELLE DROGHE VEGETALI

In ragione della multidisciplinarietà della farmacognosia non esiste una classificazione che possa tenere presente, contemporaneamente, l'aspetto morfologico, chimico analitico e farmaco-terapeutico delle droghe vegetali. Negli attuali trattati di farmacognosia, secondo il bagaglio culturale dell'Autore e delle finalità da perseguire, vengono seguiti sistemi di classificazione diversi, nessuno dei quali risponde pienamente al complesso delle finalità della disciplina, in quanto, in ogni caso, le droghe saranno ripartite secondo una particolare, limitata, visuale.

Si possono, infatti, riscontrare le seguenti classificazioni, ciascuna delle quali presenta dei vantaggi che possono essere utili nello studio di alcuni, settoriali, aspetti della farmacognosia (morfologico, chimico-analitico, farmacoterapeutico).

- Classificazione in ordine alfabetico delle droghe, elencate secondo la denominazione botanica binomiale linneana, o secondo il nome comune della pianta da cui si ottiene la droga. Questa classificazione, che è seguita nelle Farmacopee, o nelle enciclopedie o nei dizionari, può essere utile quando si vogliono notizie immediate su una specifica droga.

- Classificazione botanica, o tassonomica, che raggruppa le droghe secondo la classificazione che viene fatta, in base alle caratteristiche morfologiche delle piante da cui esse si ottengono.

- Classificazione morfologica, che suddivide le droghe in base alla parte di pianta utilizzata: droghe organizzate, costituite da specifiche parti della pianta (organi) – talli, radici, fusti sotterranei e fusti aerei, corteccia, legni, gemme, foglie, fiori, erbe, sommità fiorite, frutti, semi –, o da formazioni specifiche o da contenuti cellulari – kamala, licopodio, luppolino, amidi ecc. –; droghe non organizzate – succhi, essudati, latici, gomme, resine, essenze, grassi (burri ed oli) ecc.

Seguendo questa classificazione si trovano, in uno stesso gruppo, droghe con principi attivi e con attività farmacologica più diversi: ad es., tra le foglie noi troviamo la digitale a glicosidi cardiocinetici, il tè ed il caffè ad alcaloidi xantinici e ad azione psicoanalettica; l'uva ursina ad eterosidi fenolici ad azione disinfettante delle vie urinarie; la belladonna, il giusquiano e lo stramonio ad alcaloidi tropanici ad azione parasimpaticolitica; la senna contenente glucosidi antrachinonici ad azione lassativa ecc.

Questa classificazione può essere utile quando si debbano esaminare, in un controllo di qualità, i caratteri morfologici che permettono di identificare una data droga e di differenziarla da altre droghe o da sofisticazioni costituite da un organo analogo, ma appartenente a vegetali differenti.

- Classificazione chimica. Le droghe vengono raggruppate in base alla struttura chimica dei principali costituenti in esse contenuti: droghe ad alcaloidi, ad eterosidi, a terpeni, a tannini, ad essenze, a lipidi ecc. Ogni gruppo può essere, a sua volta, suddiviso in sottogruppi, ad es. droghe ad alcaloidi a nucleo tropanico, a nucleo isochinolinico, a nucleo fenantrenico, a nucleo indolico, a nucleo piridinico; glicosidi digitalici, glicosidi antrachinonici ecc.

- Classificazione farmacologica, in base alla quale le droghe sono raggruppate secondo l'attività biologica dei loro principali costituenti ed eventualmente ripartite in sottogruppi secondo la costituzione chimica dei loro principi attivi.

La classificazione oggi più diffusa è quella seguita in questo testo, una classificazione prevalentemente chimica, con riferimenti farmacologici e terapeutici, per una migliore comprensione dei contenuti e delle finalità di una disciplina complessa qual è la farmacognosia.

Bibliografia essenziale

Bruneton J (1999) Pharmacognosy, phytochemistry, medicinal plants, 7ème ed. Lavosier, Paris

Evans WC (1996) Trease and Evans' pharmacognosy, 14th ed. Saunders, London

Menssen HG (1983) Phytotherapeutische Welt. PMJ, Frankfurt

Paris RR, Moyse H (1976) Matière médicale. Tome I-III, 2ème ed. Masson, Paris

Robbers JE, Speedie MK, Tyler VE (1996) Pharmacognosy and pharmacobiotechnology. Williams and Wilkins, Baltimore

Ross MSF, Brain KR (1977) An introduction to phytopharmacy. Pitman Medical, Tunbridge Wells

Capitolo 11 Droghe contenenti carboidrati

La biomassa vegetale è costituita principalmente da carboidrati che nelle piante hanno una funzione plastica oltre che energetica.

Nelle piante l'elemento strutturale fondamentale è la cellulosa, che è il principale componente dei fusti legnosi, delle fibre e della maggior parte delle pareti cellulari.

L'amido, che è il primo prodotto visibile della fotosintesi clorofilliana, rappresenta il mezzo con cui le piante conservano l'energia solare sotto forma di energia chimica e costituisce la principale fonte di carbonio e di energia per le piante e per gli animali.

Inoltre i carboidrati ed alcuni loro derivati sono molecole ad elevato interesse biologico, cioè costituiscono dei principi attivi che rendono alcuni vegetali particolarmente interessanti per la loro utilizzazione in campo farmaceutico.

I carboidrati, o glucidi, sono composti ternari, costituiti da carbonio, idrogeno ed ossigeno, di formula generale $C_nH_{2n}O_n$.

I glucidi possono essere divisi in tre gruppi:

- monosaccaridi, molecole monomeriche;
- oligosaccaridi, molecole costituite da poche unità di monosaccaridi legate con legame glicosidico;
- polisaccaridi, polimeri ad alto peso molecolare di monosaccaridi e loro derivati.

Monosaccaridi

I monosaccaridi sono derivati aldeidici o chetonici di alcoli polivalenti. Possono contenere da 3 a 9 atomi di carbonio, ma i termini più importanti sono i pentosi ($C_5H_{10}O_5$) e gli esosi ($C_6H_{12}O_6$).

Tutti i monosaccaridi possiedono diversi (n) atomi di carbonio asimmetrici: quindi, per ogni formula bruta, esistono 2n stereoisomeri che differiscono per l'attività biologica. La maggior parte dei monosaccaridi naturali appartiene alla serie D, anche se vi sono alcune eccezioni come L-ramnosio, L-arabinosio, L-fucosio.

I monosaccaridi più importanti nel regno vegetale sono:

Pentosi. Il ribosio è un costituente dell'RNA e pertanto è ubiquitario.

D-xilosio ed L-arabinosio sono presenti nelle emicellulose, nelle pectine, nelle gomme e nelle mucillagini. Inoltre si trovano nella catena zuccherina di vari glicosidi.

Esosi. D-glucosio, D-galattosio e D-mannosio sono ubiquitari.

Il glucosio si trova libero in molti frutti (uva, ecc.) e sotto forma di polimero nella cellulosa, nell'amido e nei glucani. Inoltre è presente nella catena zuccherina di molti glicosidi. Anche il D-galattosio si trova nei glicosidi: insieme al mannosio e al glucosio forma polimeri presenti ad es. nelle *Fabaceae* (mannani, glucomannani e galattomannani).

Il D-fruttosio si trova nei frutti, sia in forma libera che legato al glucosio per formare il saccarosio. In forma polimerica costituisce l'inulina, presente in diverse *Asteraceae* (Fig. 11.1).

Diversi monosaccaridi e loro derivati sono ampiamente utilizzati in terapia. Tra questi ricordiamo:

D-glucosio. Si ottiene per idrolisi acida o enzimatica dell'amido. La miscela ottenuta viene filtrata, decolorata con carbone attivo e concentrata. Il glucosio viene quindi purificato per cristallizzazione. La soluzione isotonica di glucosio (5,6%) è utilizzata nella nutrizione parenterale per apportare un'adeguata quantità di acqua e calorie e rappresenta un ottimo substrato energetico. La soluzione ipertonica (dal 15 al 50%) ha effetto diuretico. In tecnica farmaceutica viene utilizzato come eccipiente e correttivo del sapore.

D-fruttosio. Si ottiene per idrolisi dell'inulina a bassa temperatura. È più dolce del glucosio e viene utilizzato nella nutrizione parenterale dei diabetici e nelle intolleranze al glucosio.

Sorbitolo. È un polialcol che si trova in alcune alghe e nei frutti di diverse *Rosaceae*. Si ottiene per riduzione catalitica o elettrolitica del D-glucosio. Viene

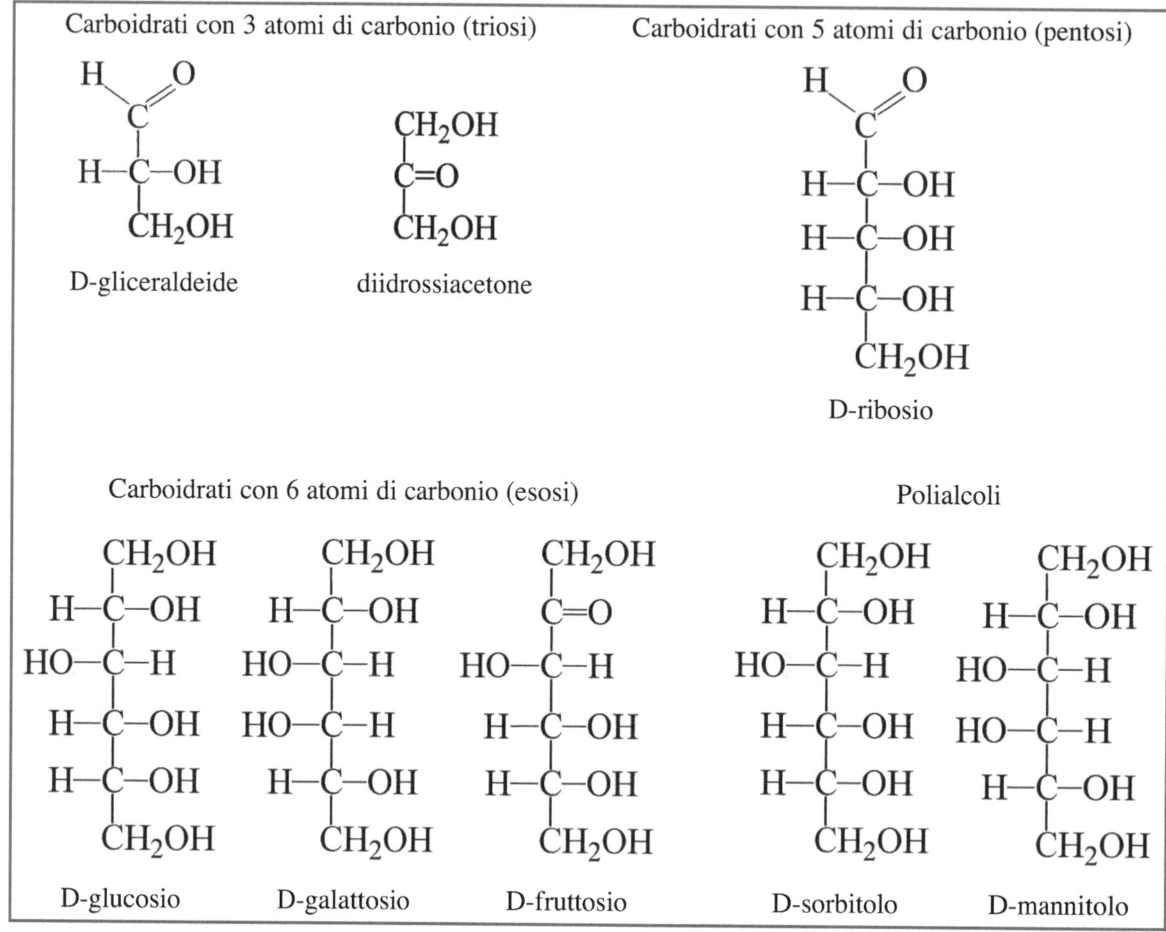

Fig. 11.1 Strutture dei principali monosaccaridi

utilizzato come lassativo (30 ml di una soluzione al 70%) e, mescolato con carbone attivo, nel trattamento degli avvelenamenti e sovradosaggi da farmaci.

La soluzione dal 5 al 10% ha le stesse indicazioni della soluzione glucosata e viene anche utilizzata come veicolo per somministrazioni terapeutiche.

È ampiamente utilizzato nell'industria alimentare perchè molto solubile, igroscopico e non soggetto a degradazione microbica.

Droghe contenenti monosaccaridi e loro derivati

I prodotti delle api: miele, propoli, pappa reale, polline

Miele

Il miele è il prodotto di elaborazione di diverse specie di api (*Apis mellifera* L, *A. ligustica*, *A. fasciata*, *A. cecropia* ecc.), insetti imenotteri appartenenti alla famiglia della *Apideae*. Le api traggono il miele dai succhi dolci dei fiori e delle gemme: questo nettare viene succhiato grazie ad una proboscide particolare (ligula) e trasformato dall'animale nel tratto digerente; quindi viene espulso per servire da nutrimento ai membri della colonia (che consiste di 10.000-50.000 individui) nella cattiva stagione. In Farmacia si distinguono due qualità principali di miele: miele comune e miele depurato. Il *miele comune* (naturale, grezzo o vergine) si presenta sciropposo, ma col tempo diviene alquanto solido, opaco e granuloso, oppure si rapprende in un magma cristallino bianco. Abbiamo anche del miele perfettamente liquido e trasparente; la consistenza dipende da diversi fattori: epoca della raccolta, luogo di provenienza, tipo di flora ecc. Il colore è bianco-giallognolo, ma in commercio possiamo trovare delle varietà di miele colorato in arancione, verde e marrone scuro. L'odore è aromatico, caratteristico, il sapore è dolce. È solubile in acqua, latte, tè e nell'alcol. La composizione del miele comune varia, secondo la provenienza e soprattutto secondo le sostanze (nettare, polline di fiori diversi) di cui si sono nutrite le api produttrici. In genere contiene il 18-25% di acqua, il 65-80% di zuccheri e piccole quantità di sostanze proteiche, flavonoidi, acidi [formico, malico, caffeico e derivati (CAPE)], cera, granuli di polline ecc. Gli zuccheri sono rappresentati da destrosio per il 34%, levulosio per il 39% e saccarosio per l'1-10%. Il *miele depurato* è quello sottoposto a chiarificazione allo scopo di allontanare i granuli di polline, i residui di cera e le sostanze albuminoidi che può contenere e che ne faciliterebbero l'alterazione. Si presenta di densità diversa, secondo i vari metodi di depurazione (caolino, argilla); in genere è un liquido sciropposo di colore giallo-bruno.

Il miele può essere adulterato o addirittura sofisticato con prodotti quali saccarosio, destrina, amido, glucosio da melassa o da amido, e con sostanze minerali. L'aggiunta di queste sostanze si svela facilmente con un attento esame, in quanto:

(i) il dosaggio di saccarosio prima e dopo idrolisi del prodotto con acido cloridrico non può superare l'11%;
(ii) la presenza di destrina si svela trattando il miele con acqua fredda: il filtrato si colora in rosso con lo iodio. Così pure 1 g di miele diluito con un eguale volume di acqua, precipita con l'aggiunta di 5 volumi di alcool assoluto;
(iii) la presenza di glucosio si svela se una soluzione di 1 g di miele in 4 ml di acqua dà un precipitato bianco con nitrato d'argento (da melassa) oppure con cloruro di bario (da amido);
(iv) il dosaggio delle ceneri se supera lo 0,4% del prodotto svela l'aggiunta di minerali.

Il miele è un alimento di notevole importanza poiché risulta composto, in buona parte, da zucchero invertito (deriva dall'idrolisi del saccarosio). Nella medicina popolare si utilizza come blando lassativo (in età pediatrica) e come emolliente ed espettorante nel trattamento locale di affezioni del cavo orale [si consiglia una accurata detersione e disinfezione della bocca prima di applicazioni topiche di miele (su lingua e/o gengive) o meglio ancora di **miele rosato** (miele depurato p 20, petali di rose rosse p 4, acqua bollente q.b.)] e delle prime vie aeree (tosse, raucedine ecc). Di recente è stato osservato che può svolgere un ruolo cardioprotettivo (impedisce la formazione di ROS) e favorire la guarigione di ferite (incrementa la formazione di collagene e di tessuto granulomatoso). Il miele si adopera anche come edulcorante di tisane e sciroppi, come veicolo di elettuari e come eccipiente di caramelle e pastiglie. Comunque, il suo principale uso è come dolcificante ed aromatizzante nelle industrie dolciarie ed alimentari.

Propoli

Il propoli è un materiale appiccicoso elaborato dalle api a partire dalle sostanze resinose che rivestono i germogli, le foglie e le cortecce di varie specie di alberi (betulla, pioppo, ontano, pino, ippocastano, salice ecc.); il colore varia dal giallo al verde-bruno; l'odore è aromatico e ricorda un pò la vaniglia e la cannella; il sapore è aspro, amarognolo.

Propoli deriverebbe da *pros* = avanti e *polis* = città, in riferimento al fatto che questo materiale viene depositato all'ingresso dell'alveare per restringerne il passaggio , ostacolando così l'ingresso di eventuali predatori. Le api si servono del propoli anche per altri scopi: cementare la cella dell'alveare, mummificare il corpo di insetti che introdottisi nell'alveare vengono uccisi dalle api, impedire la germinazione di semi introdotti accidentalmente nell'alveare. La raccolta del propoli avviene periodicamente e coincide con la pulizia delle arnie. La produzione annuale non supera in genere i 300 g. Per staccare facilmente il propoli dalle griglie del telaio lo si lascia raffreddare in modo che assuma una consistenza vitrea: sarà quindi sufficiente un colpo per consentirne il distacco. Il propoli era ben noto agli antichi. Gli egiziani lo usavano per mummificare i cadaveri, i romani per curare le ferite. Nel Medio Evo e nei secoli a seguite, il propoli verrà utilizzato per trattare le infiammazioni della bocca, le ulcere e gli stati febbrili.

La composizione chimica del propoli varia in funzione della provenienza. In genere contiene resine e balsami (50% circa), costituiti da terpeni, gomme, oli essenziali; cere (30-40%); acidi grassi quali palmitico, oleico, lignocerico, stearico ecc.; olio essenziale (0,5-10%); polline (5%); flavonoidi (circa il 3%), tra cui flavoni (crisina ecc.), flavanoli (galangina ,quercetina ecc.), flavonoli (pinocembrina ecc.), flavononoli (pinobanksina ecc.); acidi organici quali acido caffeico, ferulico, miristico, benzoico, cinnamico; aminoacidi (circa il 18%) quali acido glutamico ed aspartico, lisina, leucina, istidina, arginina, alanina, ecc; oligoelementi (1%), tra cui calcio, fosforo, magnesio, rame, ferro, zinco; vitamine, in particolare quelle del gruppo B (tiamina o B1, cianocobalamina o B12, acido pantotenico o B5, riboflavina o B2) e poi biotina (Vit. H) e niacina (Vit. PP). Contiene inoltre eugenolo, vanillina, cumarina ecc.

Studi piuttosto recenti hanno attribuito al propoli proprietà antiflogistiche, spasmolitiche, antisettiche ed antimicotiche, cicatrizzanti ed immunomodulanti. Utilizzato nelle affezioni cutanee facilita la cicatrizzazione perché incrementa la formazione di tessuto granulomatoso ed accelera il riformarsi di nuove cellule epiteliali. I principali responsabili di queste proprietà farmacologiche sono i flavonoidi (galangina, pinocembrina) e gli acidi organici (derivati dell'acido caffeico tra cui il CAPE). Al CAPE vengono in particolare attribuite proprietà antiflogistiche, antibatteriche ed antitumorali. Il propoli può causare dermatite in soggetti esposti a fenomeni allergici. Oggi il propoli si utilizza per combattere affezioni del cavo orale e delle prime vie aeree, sottoforma di spray, collutori, caramelle.

Pappa reale

È una particolare sostanza, ad elevata attività energetica, prodotta dalle api per nutrire le larve nei primi giorni di vita e l'ape regina per tutta la vita. Grazie a questo particolare nutrimento l'ape regina si differenzia da tutte le altre api per le enormi dimensioni e per la longevità: vive in media 5 anni mentre le api operaie solo 5 settimane. Si tratta di una emulsione semifluida di sapore acidulo-asprigno composto di acqua (65% circa), zuccheri (15% circa), lipidi (4,5%) ed altre sostanze (per il 13%) tra cui proteine, aminoacidi, vitamine (A, B, C, D, E), oligoelementi, enzimi, fosfolipidi, ormoni ecc.

La pappa reale si altera facilmente se non opportunamente conservata. La tecnica più idonea, che assicura la stabilità nel tempo, è la liofilizzazione, che consiste in un rapido congelamento seguito da un trattamento sotto vuoto. In questo modo i componenti della pappa reale conservano inalterate le proprietà nutritizie e salutistiche fino al momento in cui l'aggiunta di una bevanda acquosa la riporta in soluzione.

Alla pappa reale si ricorre nei casi di inappetenza, malnutrizione, gravidanza, allattamento, stress, anoressia, periodi di convalescenza ecc.

Per rispondere nel modo più adeguato alle differenti esigenze nutrizionali, il prodotto è presente in Farmacia, da solo o in associazione con altre sostanze (polline, estratto di fegato ecc.), in diverse forme. Il prodotto liofilizzato e sotto vuoto è quello più diffuso.

Polline

Si presenta come una polvere fine (da *pollen* = fior di farina) costituita di minutissimi granuli di colore giallognolo, oppure di un rosso scuro. I granuli di polline possono avere forme diverse (sferica, poliedrica, vermiforme) ed una superficie liscia o granulosa. Ogni granulo presenta una cellula con due nuclei e due membrane, una esterna (esina) ed un'altra interna di cellulosa (endina); tra le due membrane si può formare una sacca d'aria che rende più leggero il granulo di polline. I granuli di polline si formano nelle antere degli stami (sacche polliniche), raggiungono lo stimma del fiore e sviluppano un "budello" pollinico, grazie al quale si ha la copulazione dei nuclei.

I componenti chimici del polline variano con la provenienza. In genere sono presenti proteine (30-35%), carboidrati (35-50%), lipidi (3-5%) e poi vitamine, enzimi, proteine, aminoacidi, flavonoidi, carotenoidi, ecc: più o meno gli stessi della pappa reale. Il potenziale nutritivo del polline viene assimilato dalle api, grazie alla loro capacità di rompere le membrane cellulari polliniche resistenti agli agenti chimici. Perché anche l'uomo possa assimilare i principi attivi del polline è stata messa a punto una tecnica estrattiva capace di frantumare le membrane cellulari, lasciando inalterate le proprietà nutrizionali del polline. Al polline si attribuiscono proprietà stimolanti l'appetito. Può essere causa di gravi affezioni respiratorie (rinite o febbre da fieno) e congiuntivite.

Manna

È l'essudato zuccherino che si ottiene per incisione o per puntura di insetti (*Cicada orni*) dalla corteccia di *Fraxinus ornus* (*Oleaceae*), una pianta molto diffusa nell'area mediterranea. Le incisioni vengono praticate dall'epoca della fioritura alla fine dell'estate. Un albero produce mediamente 500 g di essudato in un anno.

La manna è formata da frammenti irregolari di colore bianco denominati manna "cannellata, in lacrime o in sorte". La prima è la più pregiata e si presenta in cannelli lunghi fino a 20 cm e viene raccolta ponendo sotto le incisioni dei pezzi di canna; la manna in lacrime cola lungo il tronco e si presenta in formazioni coniche di 10-15 cm di lunghezza; la manna in sorte si raccoglie alla fine dell'estate quando il succo non condensa rapidamente e cade per terra; quest'ultima è formata da frammenti di colore giallastro e spesso è mescolata a corpi estranei (Fig. 11.2).

La manna contiene D-mannitolo (60-80%), D-glucosio, D-fruttosio e oligosaccaridi.

La manna è utilizzata in pediatria, come lassativo ad azione osmotica, sciolta in acqua o nel latte a dosi comprese tra i 5 e i 20 g.

Il D-mannitolo è un polialcol contenuto oltre che nella manna anche nel tallo di diverse specie di *Laminaria*. Il mannitolo è utilizzato nella profilas-

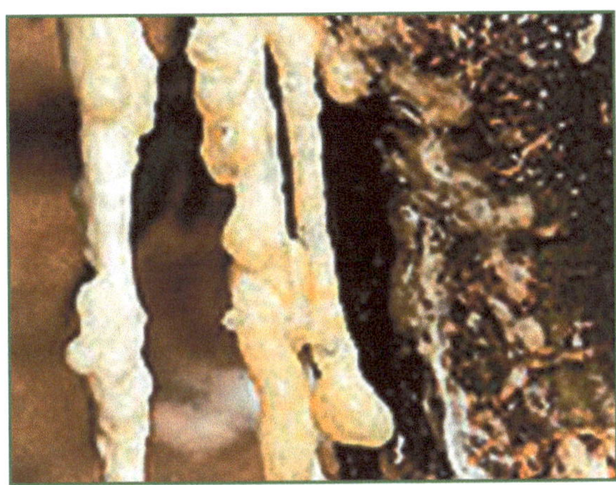

Fig. 11.2 Manna

si e nel trattamento dell'insufficienza renale acuta (come diuretico), per diminuire la pressione intracranica e quella intraoculare. Iniettato per via endovenosa (soluzione acquosa al 20%), viene eliminato rapidamente con le urine e provoca una rimozio di liquidi per effetto osmotico. Si utilizza anche come lassativo (nei bambini, alla dose di 1 g per anno di età sciolto in acqua o nel latte).

Oligosaccaridi

Questi zuccheri sono costituiti da 2, 3 o 4 molecole di monosaccaridi legate con legame glicosidico. Il legame si forma per eliminazione di una molecola di H_2O tra il gruppo emiacetalico di un monosaccaride e un ossidrile di un altro monosaccaride (Tabella 11.1).

Polisaccaridi

I polisaccaridi sono macromolecole ottenute, attraverso la formazione di legami glicosidici, da molecole di monosaccaridi e loro derivati.

Vengono divisi in omopolisaccaridi, costituiti da un solo tipo di monosaccaride ed eteropolisaccaridi, formati da monosaccaridi diversi e da loro derivati. Il legame glicosidico si forma per eliminazione di una molecola di acqua tra il gruppo emiacetalico di una molecola e un ossidrile di un'altra molecola.

Negli organismi vegetali possono avere funzioni energetiche (polisaccaridi di riserva) e funzioni plastiche (costituenti della parete cellulare).

Destrani

I destrani sono miscele di polisaccaridi con peso molecolare compreso tra poche migliaia a diversi milioni di *daltons*, costituiti da catene di unità di α-D-glucosio, legate con legame 1-6 e che presentano brevi ramificazioni attraverso legami 1-2, 1-3, 1-4.

L'azione dell'enzima destrano-sucrasi, presente in diversi batteri, trasforma il saccarosio in una massa gommosa che costituisce il destrano grezzo. Questo è sottoposto a parziale idrolisi acida ed a frazionamento, per dare il prodotto con il peso molecolare desiderato.

Il prodotto clinicamente utile ha un basso grado di ramificazione ed un peso molecolare compreso tra 10.000 e 100.000 *daltons*. Il destrano è usato come sostitutivo del plasma nel trattamento dello shock da emorragie o da scottature gravi.

Tabella 11.1 Oligosaccaridi

Nome	Monosaccaridi	Legame	Fonte
Disaccaridi			
Saccarosio	Glucosio-fruttosio	1-2α	Zucchero di canna
Maltosio	Glucosio-glucosio	1-4α	Idrolisi dell'amido
Genziobiosio	Glucoso-glucoso	1-6β	Radice di genziana
Lattosio	Galattosio-glucosio	1-4β	Raro nei vegetali
Cellobiosio	Glucosio-glucosio	1-4β	Cellulosa
Rutinosio	Ramnosio-glucosio	1-6α	Glicosidi flavonoidici
Scillobiosio	Glucosio-ramnosio	1-3β	Bulbo di scilla
Trisaccaridi			
Genzianosio	Glucosio-glucosio-fruttosio		Radice di genziana
Planteosio	Glucosio-fruttosio-galattoso		Semi di psillio
Raffinosio	Galattosio-glucosio-fruttosio		Semi diversi
Ramninosio	Ramnosio-ramnosio-galattosio		*Rhamnus infectoria*
Tetrasaccaridi			
Stachiosio	Galattoso-galattosio-glucosio-fruttosio		*Stachys tuberifera*; molti semi

Inoltre il destrano può formare polimeri insolubili (Sephadex), che vengono utilizzati per purificare e separare composti mediante tecniche cromatografiche.

Amidi

L'amido è il primo prodotto visibile della fotosintesi clorofilliana e, sotto forma di amido secondario, viene accumulato dal vegetale negli organi di riserva (radici, modificazioni di fusti, semi).

Si presenta sotto forma di masse irregolari angolate o di polvere bianca ed è costituito da granuli che, osservati al microscopio, permettono di identificare gli amidi di diversa origine (Fig. 11.3).

I granuli infatti possono essere semplici o composti, cioè formati dall'aggregazione di granuli semplici. Il punto iniziale di formazione del granulo nel leucoplasto è segnato dall'ilo, che può essere più o meno centrale. Intorno all'ilo si sovrappongono strati successivi di amido che formano degli anelli concentrici spesso visibili al microscopio. L'amido è insolubile in acqua e forma a caldo una soluzione colloidale che si colora in blu in presenza di iodio.

Composizione. L'amido è costituito da due polisaccaridi, l'amilosio e l'amilopectina, che costituisce circa l'80% della maggioranza degli amidi.

L'amilosio è formato da catene lineari di α -D-glucosio legate con legame 1,4- α -glicosidico. È solubile in acqua, ma forma soluzioni instabili ed è responsabile della colorazione blu con iodio. L'amilopectina è un polisaccaride ramificato costituito da molecole di α -D-glucosio legate con legame 1,4-α-glicosidico. I punti di ramificazione sono formati mediante legami 1,6-α-glicosidici (Fig. 11.4).

Usi. L'amido è utilizzato in tecnica farmaceutica come eccipiente e nella preparazione di polveri aspersorie. La soluzione acquosa colloidale (salda d'amido) è stata utilizzata come protettivo nelle infiammazioni gastriche e nel trattamento dell'avvelenamento da iodio. Sottoposto a vari trattamenti chimici (acetilazioni, idrossilazioni, este-

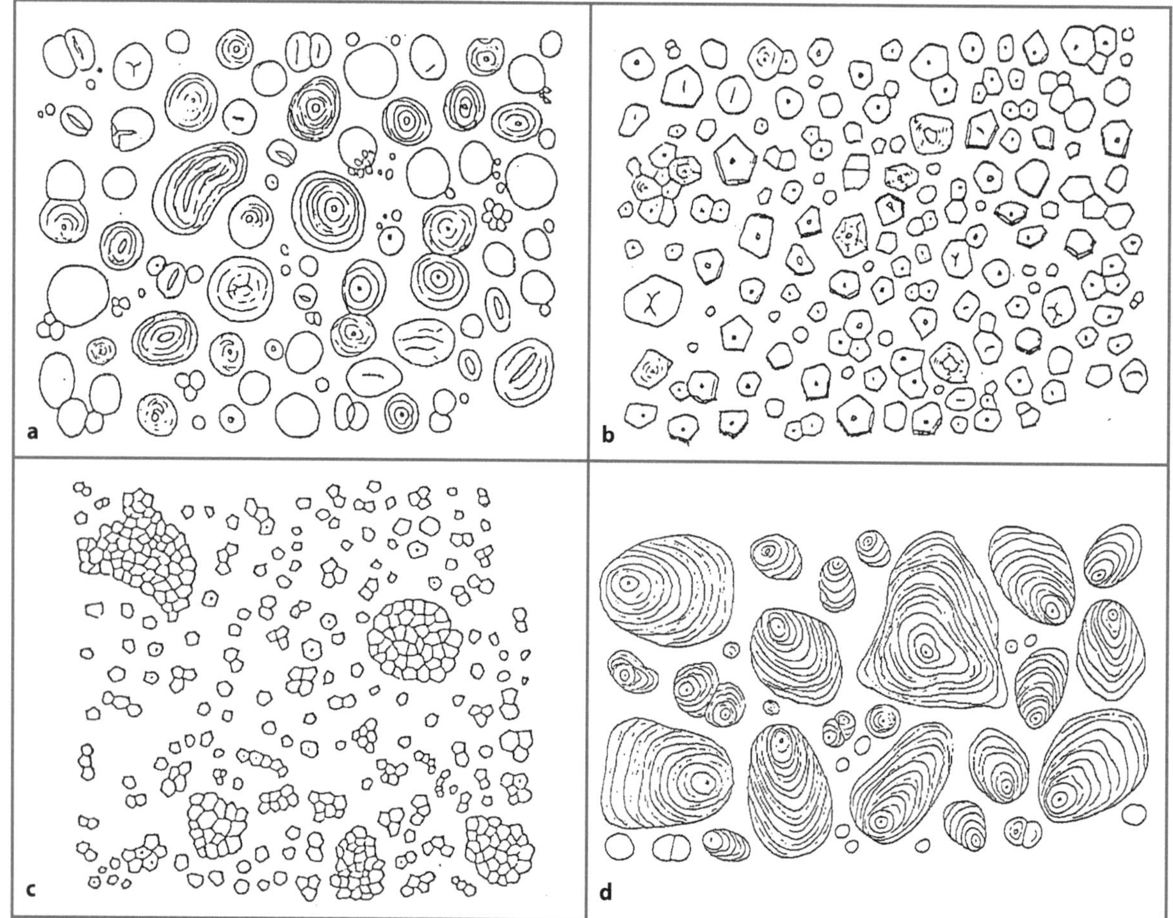

Fig. 11.3 Granuli di amido: **a** frumento; **b** mais; **c** riso; **d** patata

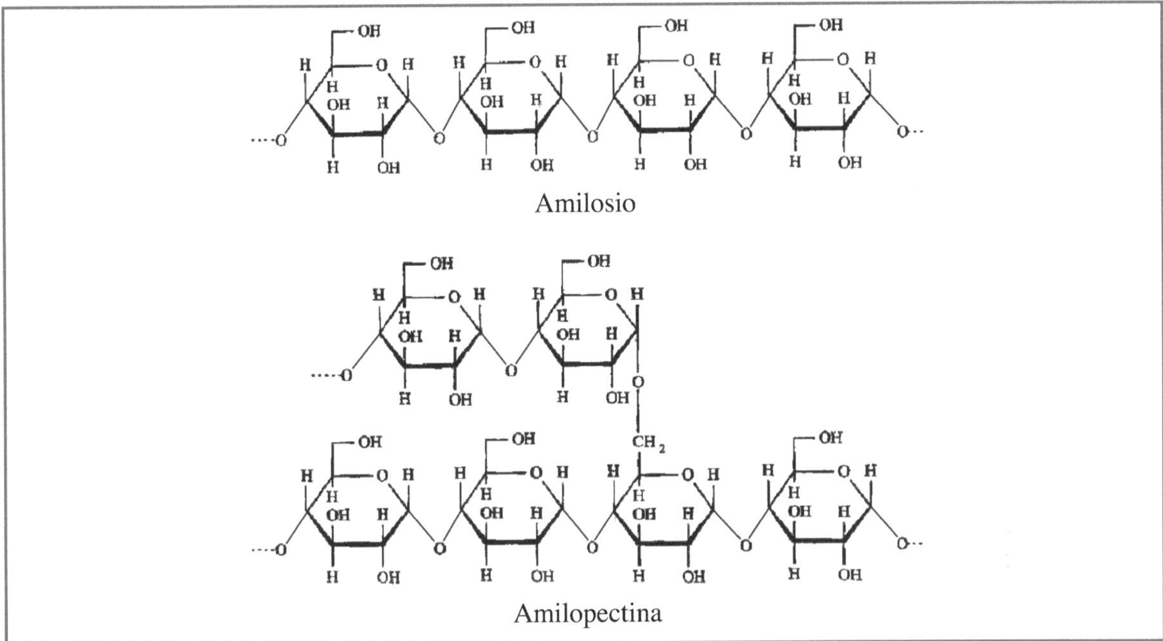

Fig. 11.4 Composizione dell'amido

rificazioni ecc.) fornisce dei prodotti utilizzati nell'industria alimentare, tessile, degli adesivi e della carta.

La Ph. Eur. considera officinali (sostanze per uso farmaceutico) l'amido di frumento, di riso, di mais e di patata.

Amido di frumento. Si ottiene dalle cariossidi di *Triticum sativum* (*Fam. Graminaceae*), che vengono ridotte in farina. La farina si lascia a macerare con H_2O e quindi si filtra. L'amido è separato per centrifugazione, essiccato e ridotto in polvere.

Al microscopio l'amido di frumento si presenta sotto forma di granuli semplici di forma discoidale, alcuni con ilo centrale, altri globosi più piccoli (Fig. 11.3 a).

Amido di mais. Si ottiene dalle cariossidi di *Zea mays* (*Fam. Graminaceae*). I chicchi vengono immersi in una soluzione allo 0,2% di acido solforico per almeno due giorni, quindi il materiale viene disintegrato dai mulini. Gli embrioni oleaginosi vengono separati e utilizzati per la preparazione dell'olio che costituisce un'importante fonte di vitamine. L'amido ed il glutine vengono separati dal materiale fibroso presente e poiché il glutine è più leggero dell'amido, la miscela di amido e glutine viene sottoposta a ripetute centrifugazioni per separare i due componenti. Al microscopio l'amido di mais si presenta sotto forma di granuli poligonali, con angoli smussati, di dimensioni uniformi , con ilo a forma di fessura raggiata (Fig. 11.3 b).

Amido di riso. Si ottiene dalle cariossidi di *Oryza sativa* (*Fam. Graminaceae*) che contengono circa l'85% di amido. Queste vengono immerse in una soluzione di idrossido di sodio allo 0,4%, finchè il chicco è disintegrato. Il materiale viene quindi macinato e portato in sospensione da cui l'amido viene separato per centrifugazione.

Al microscopio si presenta in forma di granuli poliedrici, molto piccoli e con ilo puntiforme, per lo più riuniti a formare granuli composti (Fig. 11.3 c).

Amido di patata. Si ottiene dai tuberi di *Solanum tuberosum* (*Fam. Solanaceae*). Le patate vengono lavate e ridotte in polpa. La polpa viene macerata con acqua ed il liquido lattiginoso che contiene amido, proteine solubili e sali minerali viene setacciato. L'amido viene separato per centrifugazione. Al microscopio si presenta sotto forma di granuli ovoidali, piriformi, con ilo eccentrico e striature marcate (Fig. 11.3 d).

Gomme e mucillagini

Gomme e mucillagini sono polisaccaridi complessi la cui distinzione non è di facile definizione; una distinzione viene fatta in base al loro comportamento in acqua in quanto le gomme sono generalmente abbastanza solubili dando luogo a gel, soluzioni gelatinose, mentre le mucillagini non si sciolgono, ma rigonfiano dando luogo a masse viscose.

Generalmente vengono definiti "gomme" gli essudati viscosi che si formano nella pianta, talvolta (gomma arabica) in risposta a un fatto traumatico (ad es. un'incisione fatta sul tronco) e "mucillagini" dei normali costituenti cellulari localizzati in cellule mucillaginose che si trovano frequentemente nel tegumento del seme. Le mucillagini si trovano principalmente nelle *Malvaceae*, nelle *Fabaceae* e nelle *Cactaceae*, dove hanno l'importante funzione di trattenere l'acqua ed inoltre giocano un ruolo nella germinazione dei semi.

Oggi si tende a sostituire i termini gomma e mucillagine con uno più generale come "idrocolloidi vegetali".

Questi composti sono polimeri di monosaccaridi e loro derivati ed hanno una struttura piuttosto complessa e non sempre del tutto nota. Anche la relazione tra la struttura dell'idrocolloide e le sue proprietà non è sempre chiara.

I polisaccaridi che costituiscono gli idrocolloidi possono essere di tre tipi:

- polisaccaridi acidi la cui acidità è dovuta alla presenza di acidi uronici;
- polisaccaridi acidi la cui acidità è dovuta alla presenza di gruppi solforici. Questo tipo non è presente nelle piante superiori, ma è largamente diffuso nelle alghe;
- polisaccaridi neutri che generalmente sono glucomannani e galattomannani e si trovano frequentemente nei semi.

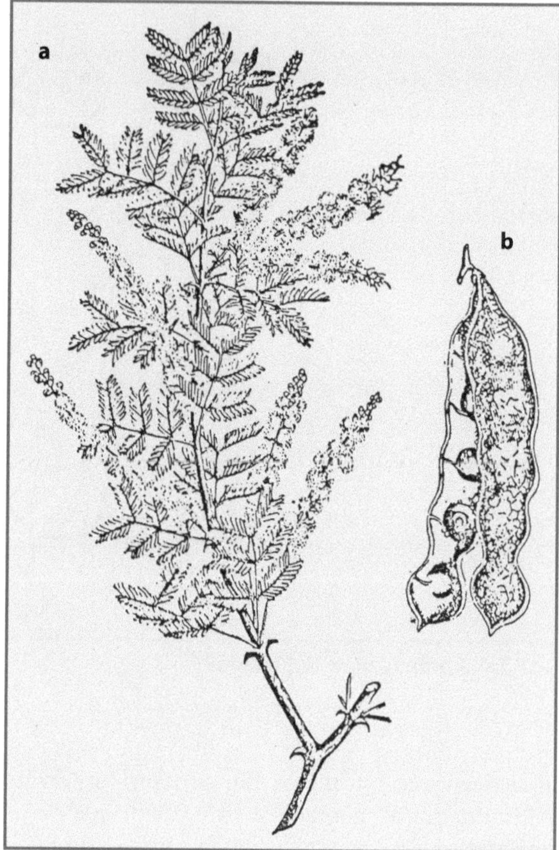

Fig. 11.5 *Acacia senegal* L.: ramo con foglie e fiori (**a**) e frutto (**b**)

Gomma arabica. È un essudato gommoso che si ottiene dalla corteccia dei rami e del tronco di diverse specie di *Acacia* (*Fam. Leguminosae*). Le specie di *Acacia* commercialmente più importanti si trovano nel Sudan e nell'Africa occidentale, anche se più di 500 specie sono diffuse in vaste zone dell'Africa, in Australia e nell'America centrale. *Acacia senegal* L. Willdenow (Fig. 11.5), un piccolo albero (4-6 m) che vive in condizioni climatiche sfavorevoli (scarsa umidità, temperatura elevata), produce la gomma di qualità migliore, denominata dalla Ph. Eur. *Acaciae gummi* (Fig. 11.6) Questa si forma, a livello della corteccia, negli alberi di 6-7 anni di età e si raccoglie in lacune derivate dalla dissoluzione delle cellule parenchimatiche. La produzione è massima nella stagione secca, dopo la caduta delle foglie.

La gomma fuoriesce talvolta spontaneamente, più spesso per incisioni praticate sulla corteccia ed ha l'aspetto di globuli sferoidali, ovali o reniformi, di colore bianco-giallastro. Viene raccolta a mano e ripulita dai frammenti di corteccia e da altre impurità, quindi lasciata ad asciugare al sole per diverse settimane.

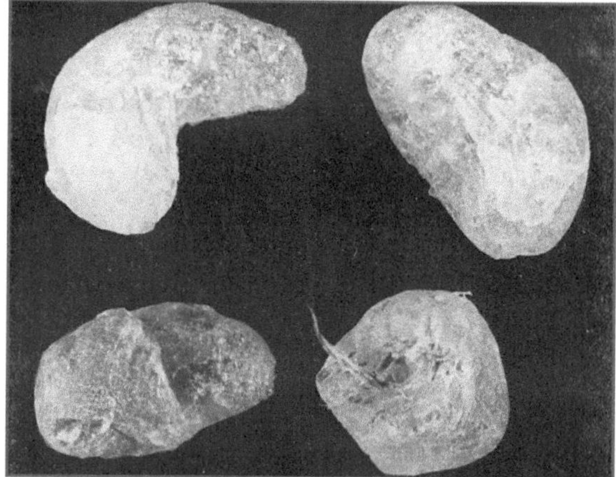

Fig. 11.6 *Acaciae gummi*

La gomma polverizzata, osservata al microscopio, presenta dei frammenti irregolari, lucidi, trasparenti. Sono visibili soltanto tracce di amido e tessuti vegetali.

Composizione. La gomma arabica è costituita principalmente da sali neutri, o debolmente acidi, dell'acido arabico con il calcio, il magnesio ed il potassio. L'idrolisi totale della molecola libera i monosaccaridi costituenti: D-galattosio, L-arabinosio, L-ramnosio e l'acido D-glucuronico. La struttura del polisaccaride è molto complessa e non completamente chiarita; inoltre varia, oltre che con la specie di *Acacia* da cui proviene la droga, con la sua origine geografica e con il periodo di raccolta.

Proprietà ed usi. La gomma arabica è solubile in due volte il suo peso di acqua.Generalmente le soluzioni sono debolmente acide ed il pH è compreso tra 4 e 5. A concentrazioni inferiori al 40-50% la soluzione presenta una viscosità molto bassa. Infatti, alla concentrazione del 10% la viscosità è soltanto di 17 cP. La viscosità delle dispersioni di gomma arabica diventa di circa 900 cP (centipoise ovvero un centesimo di Poise) alla concentrazione del 40%. La viscosità aumenta all'aumentare del pH, fino ad un massimo a pH compreso tra il 5 ed il 7 e diminuisce per aggiunta di elettroliti.

La gomma arabica, per le sue proprietà emollienti, è utilizzata in diversi preparati per la tosse e per proteggere la gola. Inoltre è stata anche utilizzata nella preparazione di pasti dietetici, ad es. per diabetici e come agente addensante. La sua più importante utilizzazione tuttavia è come stabilizzante delle emulsioni olio-acqua.

La gomma arabica viene anche utilizzata per preparare integratori alimentari a base di vitamine liposolubili.

Gomma adragante. È un essudato gommoso di alcune specie del genere *Astragalus* (*Fam. Leguminosae*), genere che comprende circa 1600 specie.

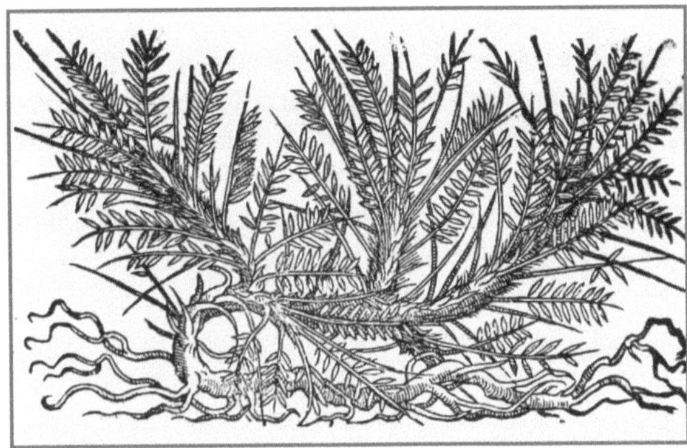

Fig. 11.7 *Astragalus gummifer* Labill. (da: "Dragante" "Discorsi ne' sei libri di Pedacio Dioscoride..." di P.A. Mattioli - Venezia 1744)

La Ph. Eur. VI, definisce gomma adragante (*Tragacantha*) l'essudato gommoso, essiccato all'aria, che fuoriesce naturalmente o per incisione dal caule e dai rami di *Astragalus gummifer* Labillardiere (Fig. 11.7) e di alcune altre specie del genere *Astragalus* dell'Asia occidentale.

Le piante che producono questa gomma sono generalmente dei frutici spinosi che vivono nelle zone montuose (1000-3000 m di altitudine) comprese tra la Turchia e la Russia. Le qualità migliori di adragante provengono dall'Iran e dal Kurdistan turco.

La gomma fuoriesce spontaneamente o per incisione ed essuda immediatamente dalla pianta. In alcune zone la fuoriuscita della gomma viene facilitata bruciando le estremità dei rami. Il processo di formazione della gomma si chiama gommosi e consiste in una graduale trasformazione delle pareti cellulari del midollo e dei raggi midollari. La gomma

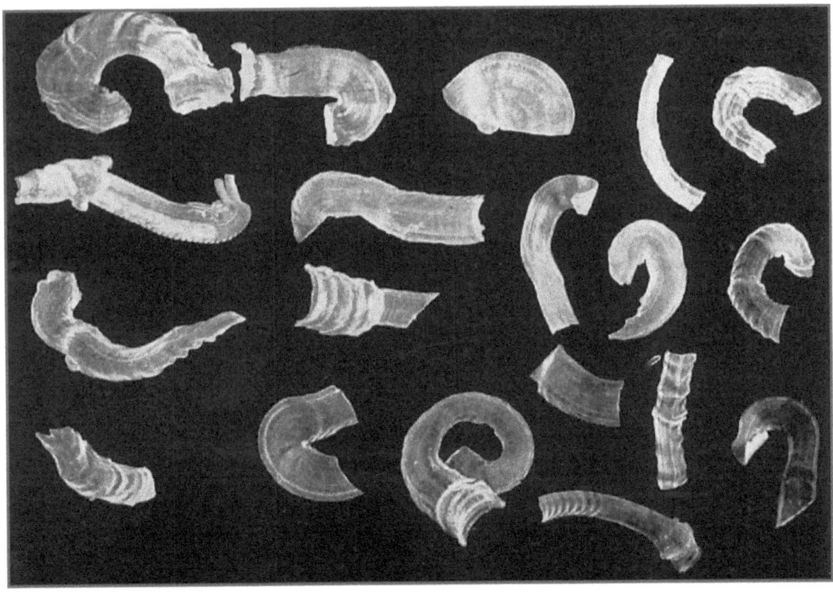

Fig. 11.8 Gomma adragante di Persia

(Fig. 11.8) assorbe acqua e si spinge verso l'esterno fuoriuscendo immediatamente dopo la lesione. La gomma si presenta in strisce vermiformi lunghe circa 3 cm e larghe 1 cm e viene generalmente raccolta al secondo anno di vita della pianta.
Composizione. La gomma grezza è costituita da una miscela di sali di un polisaccaride acido (bassorina), di un polisaccaride neutro (tragacantina) e da piccole quantità di un glicoside. Nella gomma si trovano anche piccole quantità di amido, cellulosa e materiale proteico. La bassorina costituisce il componente principale (60-70%) ed è insolubile nell'acqua; la tragacantina è solubile nell'acqua e nelle miscele acqua-alcol. L'idrolisi della gomma con acidi minerali libera acido D-galatturonico, L-arabinosio, D-xilosio, L-fucosio e D-galattosio. Il carattere acido della gomma dipende dalla presenza dell'acido galatturonico. La bassorina contiene inoltre circa il 5,4% di gruppi metossilici. Le gomme con un maggiore contenuto di gruppi metossilici e di bassorina forniscono le mucillagini più viscose.
Proprietà ed usi. La proprietà più importante della gomma adragante è l'elevata viscosità delle sue soluzioni. Una soluzione all'1% presenta una viscosità di circa 3400 cP. Rispetto ad altre gomme la gomma adragante presenta una viscosità abbastanza stabile anche a pH inferiore a 5.

La gomma adragante è un ottimo agente emulsionante perché aumenta la viscosità della fase acquosa e diminuisce la tensione superficiale all'interfacia olio-acqua nelle emulsioni.

La gomma adragante è utilizzata in farmacia come sospendente per polveri insolubili o legante in pillole e compresse.

Gomma karaya. È prodotta da *Sterculia urens*, o da *Sterculia tomentosa* (*Fam. Sterculiaceae*), alberi che crescono nelle zone montuose dell'India. Anche altre specie di *Sterculia* che vivono in Africa producono questa gomma. La gomma fuoriesce spontaneamente, o per incisione, dalla corteccia dei rami e del tronco. La droga si presenta in masse irregolari translucide di colore beige o bianco rosato. Il prodotto commerciale è generalmente polverato. Questa gomma è debolmente solubile in acqua, ma si rigonfia fino a raggiungere un volume molto maggiore di quello iniziale. Ha un odore spiccato di acido acetico.
Composizione. La gomma è un polisaccaride complesso ad alto peso molecolare (circa 9.500.000 *daltons*), caratterizzato da un notevole contenuto di gruppi acetilici. Per idrolisi acida si liberano acido D-galatturonico, acido D-glucuronico, acido acetico, D-galattosio e L-ramnosio. Il contenuto di acidi uronici è di circa 40% e il grado di acetilazione è di circa l'8%.
Proprietà ed usi. La gomma karaya assorbe rapidamente acqua e forma delle soluzioni colloidali viscose. La viscosità di una soluzione all'1% è di circa 3.300 cP. La viscosità presenta un massimo a pH 8,5 e diminuisce all'aumentare della temperatura e per aggiunta di acidi o di elettroliti.

La gomma è utilizzata come lassativo; a tale scopo può anche essere associata a solfato di magnesio o ad ossido di magnesio. È controindicata in caso di stenosi pilorica e nelle alterazioni della motilità del colon. Viene anche utilizzata nel trattamento dell'obesità e viene aggiunta nei pasti a basso contenuto calorico perché dà senso di sazietà e nella preparazione di paste e polveri fissative dentarie.

Gomma carrubba. Si ottiene dai semi di *Ceratonia siliqua* (*Fam. Cesalpinaceae*), un albero sempre verde originario delle zone orientali del Mediterraneo. La pianta ha foglie composte e fiori piccoli raggruppati in racemi ascellari. Il frutto (carrubba) è un legume contenente da 12 a 16 semi tondeggianti, schiacciati, separati da setti polposi. Il peso costante dei semi ne ha giustificato nell'antichità l'uso come unità di peso (1 carat = 200 mg). L'importanza della carrubba nell'alimentazione dell'uomo e degli animali è nota da millenni. La pianta è stata introdotta dagli arabi in Italia, in Spagna e nel Nord Africa e oggi viene coltivata in tutte le regioni del mondo dove il clima è favorevole al suo sviluppo.

I semi presentano un tegumento duro, di colore marrone, ed un endosperma semitrasparente che circonda l'embrione che è di colore giallastro. La gomma è costituita dall'endosperma e si ricava separando quest'ultimo dall'embrione e dal tegumento. La qualità della droga dipende dalla più o meno completa separazione dell'endosperma dalle altre parti del seme.

Il mesocarpo del frutto disidratato costituisce la farina di carrubba.
Composizione. La gomma è una polvere bianca costituita da galattomannani (88%), pentosani (3-4%), proteine (5-6%), cellulosa (1-4%) e ceneri (1%). Il galattomannano è un polimero in cui le unità di mannosio sono legate con legame 1-4 α o β-glicosidico. Per ogni 4 o 5 unità di mannosio si trova una unità di galattosio legata con legame 1-6. Il rapporto mannosio-galattosio sembra variare in funzione dell'habitat e dello stadio di sviluppo della pianta di provenienza.

I cotiledoni contengono C-glicosil-flavoni.

La polpa del frutto è povera di proteine e lipidi, ma contiene zuccheri semplici (40-40%) e tannini condensati.

Proprietà ed usi. La gomma carrubba è parzialmente solubile in acqua fredda, più solubile in acqua calda e dà, per raffreddamento, una soluzione pseudo plastica ad alta viscosità che è stabile entro larghi intervalli di pH e per aggiunta di elettroliti. Una soluzione all'1% ha una viscosità di 3.500 cP.

La gomma carrubba presenta numerose utilizzazioni nell'industria farmaceutica, alimentare, cosmetica, tessile e della carta.

Gomma guar. È costituita dall'endosperma del seme di *Cyamopsis tetragonolobus* (L.) Taub. (*Fam. Leguminosae*), una pianta erbacea annua coltivata in India, Pakistan, Texas ed America centrale. La gomma si ottiene separando l'albume dall'embrione e dal tegumento del seme.
Composizione. La gomma è costituita da galattomannano (78-80%), acqua (10-13%), proteine (4-5%), fibre grezze (1,5-2,0%), ceneri (0,5-0,9%), grassi (0,5-0,75%) e contiene tracce di ferro.
Proprietà ed usi. È una polvere bianca che in acqua si idrata rapidamente formando soluzioni ad alta viscosità. La viscosità non è influenzata dal pH e rimane costante in un intervallo di pH compreso tra 1,0 e 10,5.

La gomma guar è definita una "fibra dietetica" perché interferisce con il metabolismo di glucidi e lipidi. Probabilmente influenza l'assorbimento di glucidi della dieta e pertanto viene utilizzata in pasti per diabetici. Inoltre abbassa i livelli di colesterolo e di LDL. La somministrazione protratta determina però disturbi intestinali.

La gomma viene anche utilizzata per diminuire l'appetito negli obesi. È ampiamente usata nell'industria farmaceutica, alimentare, tessile e della carta.

Altea. La droga è costituita dalle radici di *Althaea officinalis* L. (*Fam. Malvaceae*) (Fig. 11.9), una pianta erbacea ad elevato contenuto di mucillagine nella radice, nelle foglie e nei fiori. È una pianta spontanea diffusa in tutta l'Europa e nel nord dell'Asia. Il fusto raggiunge un'altezza di circa 1 metro e porta foglie piuttosto grandi, violacee, alterne, ovali, lobate. Il fusto e le foglie sono ricoperte da una fitta peluria ed hanno un aspetto vellutato, biancastro. I fiori, bianco-rosati, sono raggruppati all'ascella delle foglie. Il frutto è un poliachenio.
Le radici vengono raccolte in autunno, lavate, liberate delle radichette, decorticate ed essiccate a circa 40 °C.
Descrizione della droga. Le radici si presentano in pezzi lunghi fino a 20 cm, di diametro di circa 2 cm. La superficie è percorsa da solchi e presenta le cicatrici delle radici secondarie.

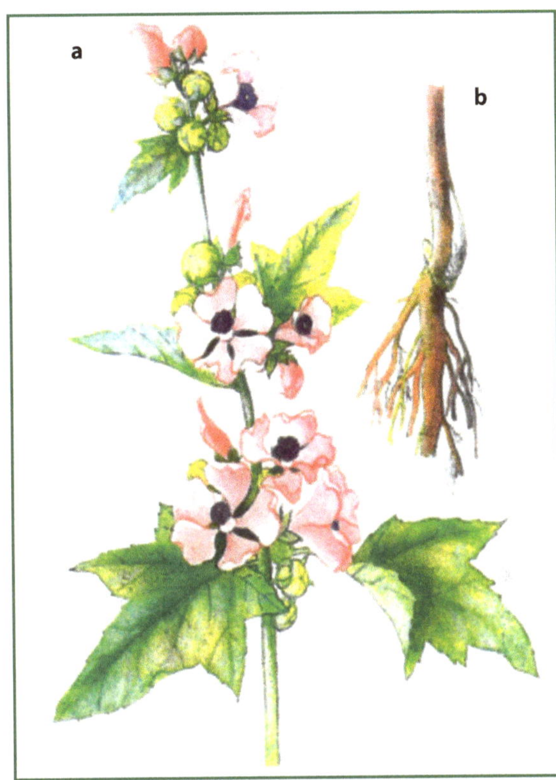

Fig. 11.9 *Althaea officinalis L.*: (**a**) ramo con foglie; (**b**) fiori e radice

Al microscopio, la radice polverizzata presenta, tra l'altro, granuli di amido di forma e dimensioni diverse, con ilo centrale, fibre liberiane, cellule mucillaginose e druse di ossalato di calcio (Fig. 11.10).
Componenti principali. La radice di altea contiene una mucillagine (fino al 20%) che, per idrolisi, libera ramnosio, arabinosio, galattosio, glucosio ed acido galatturonico.

Sono anche presenti amido, pectine, zuccheri e circa il 2% di asparagina, l'amide dell'acido aspartico.
Proprietà ed usi. L'altea ha un'azione emolliente e protettiva sulla mucosa orale, gastrica ed intestinale.

Viene utilizzata sotto forma di decotto. I fiori e le foglie, che contengono la stessa mucillagine presente nelle radici, vengono utilizzati, sempre come emollienti, sotto forma d'infuso.

Lino. La droga è costituita dai semi di *Linum usitatissimum* L. (*Fam. Linaceae*).

È un'erba annua, alta circa 80 cm (Fig. 11.11), con foglie alterne sottili. Il fusto nella parte terminale è ramificato in sottili rami che terminano con piccoli fiori solitari blu o bianchi. Il frutto è una capsula globosa. I semi sono ovali, appiattiti di colore bruno (Fig. 11.12).

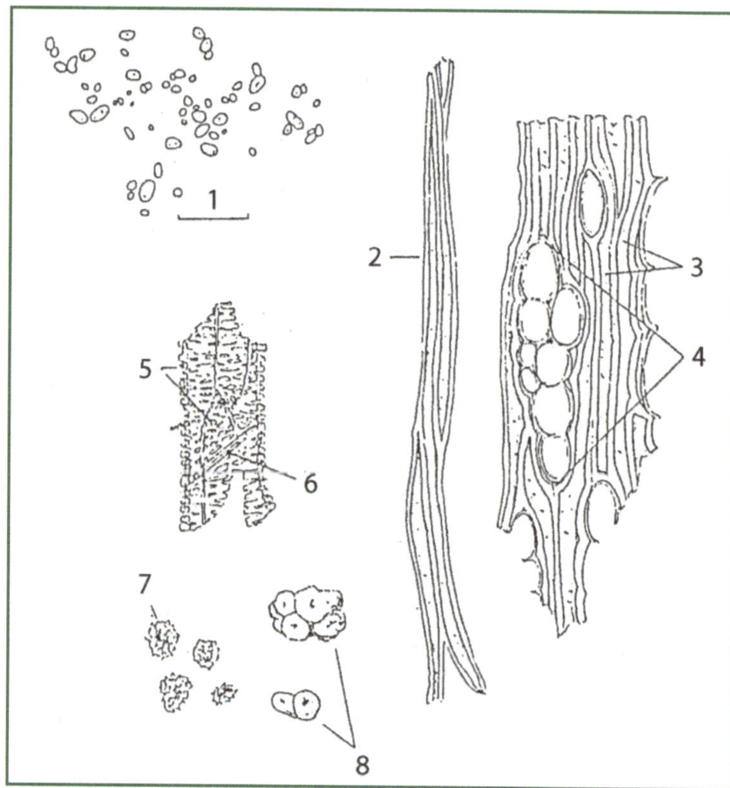

Fig. 11.10 Radice di altea al microscopio: *1* amido; *2* fibre liberiane; *3* legno; *4* raggi midollari; *5* frammento di vaso; *6* pori; *7* druse di ossalato di calcio; *8* cellule mucillaginose

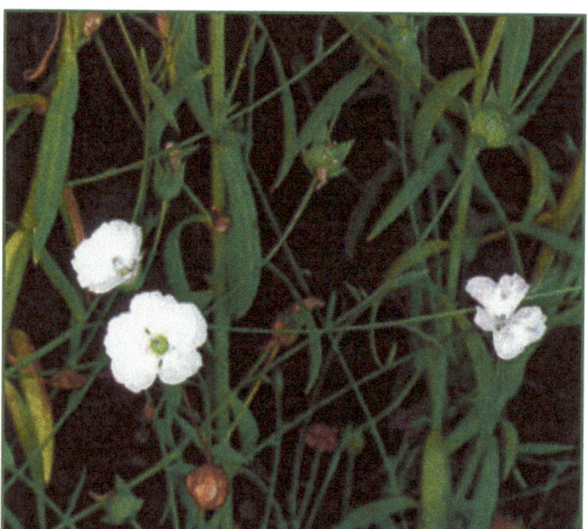

Fig. 11.11 *Linum usitatissimum* L.: pianta

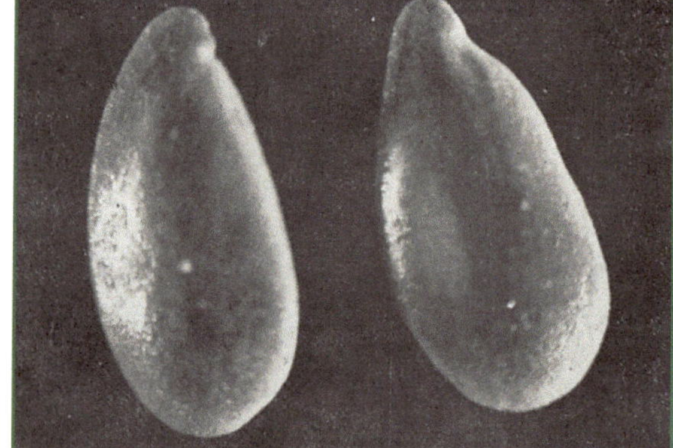

Fig. 11.12 *Linum usitatissimum* L.: semi

Descrizione della droga. I semi sono piccoli: 4-6 mm di lunghezza, 2-2,5 mm di larghezza e circa 1mm di spessore; nell'acqua rigonfiano e diventano viscidi perché si ricoprono di mucillagine.

Al microscopio i semi polverati presentano cellule pigmentate e cellule sclerosate del tegumento, frammenti dei cotiledoni e dell'albume, con cellule poligonali ripiene di olio e di granuli di aleurone.

Componenti principali. I semi di lino contengono una mucillagine (circa il 5%) che per idrolisi produce galattosio, ramnosio, arabinosio ed acido galatturonico. Nel tegumento si trovano glicosidi degli esteri metilici degli acidi p-cumarico e caffeico. I protidi sono abbondanti (20-25%). I lipidi rappresentano dal 30 al 40% e sono costituiti soprattutto da trigliceridi degli acidi linolenico (fino al

50%), linoleico (25%), oleico (10-18%) e da minori quantità di acidi grassi saturi (5-10%). È presente anche una piccola quantità di un glicoside cianogenetico che si decompone in acido cianidrico, glucosio e acetone.
Usi. I semi sono utilizzati sotto forma d'infuso come emollienti e protettivi. I semi macinati costituiscono la farina di lino che viene usata per cataplasmi emollienti ed antinfiammatori. L'olio è dotato di proprietà vitaminiche (vitamina F). Nell'industria è usato per le vernici e le pitture.

Psillio

Lo psillio (= **piantaggine, psillio indiano, psillio biondo o ispagula**) è costituito dai semi di *Plantago ovata* Forsk (= *P. ispaghula* Roxb.), (*Fam. Plantaginaceae*), pianta spontanea in India, Pakistan e Stati Uniti d'America. Si tratta di una pianta erbacea annua, con stelo ramificato, con foglie lanceolate, dentate e pubescenti, con fiori bianchi raggruppati in spighe cilindriche e con frutti capsulari deiscenti recanti due logge che racchiudono un solo seme (Fig. 11.13).

I semi sono ovali (1,5 × 3,5 mm), lisci, lucenti, di colore rosso-beige; la superficie convessa è chiaramente carenata e presenta una macchia marrone che si estende per un quarto della lunghezza complessiva del seme. Il tegumento del seme, ridotto in polvere, presenta cellule ricche di mucillagine e cellule tendenti al marrone; il seme contiene anche albume, nel quale sono immersi granuli di aleurone e goccioline di olio, e granuli di amido. Sia il seme (Fig. 11.14 a) che il solo tegumento (o cuticola) (Fig. 11.14 b) si rigonfiano a contatto dell'acqua: l'indice di rigonfiamento è non meno di 9 per il seme e non meno di 40 per il tegumento.

Lo psillio è un termine usato indifferentemente per indicare il seme, il tegumento ed anche la pianta.

Lo psillio contiene quantità significative di mucillagine (circa il 30%); inoltre triterpeni, aucubina, steroli, lipidi, proteine, ecc. La mucillagine è per l'85% un polisaccaride solubile rappresentato da D-xilosio; la struttura di base è uno xilano con legami $1\rightarrow3$ e $1\rightarrow4$ irregolarmente distribuiti nel polimero. I monosaccaridi identificati nella catena principale sono D-xilosio, L-arabinosio e α–D-galatturonil –

Fig. 11.13 *Plantago ovata*: pianta

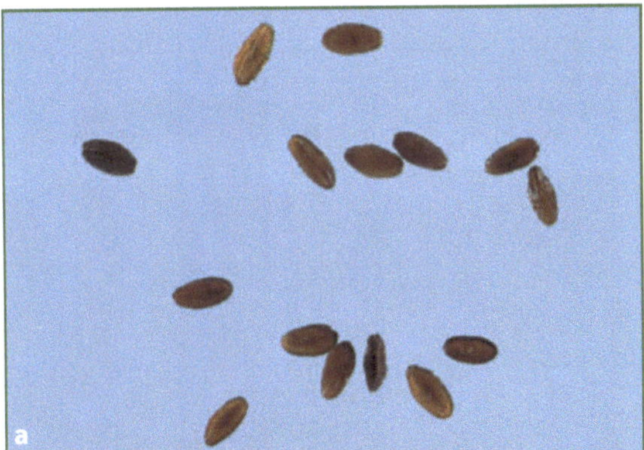

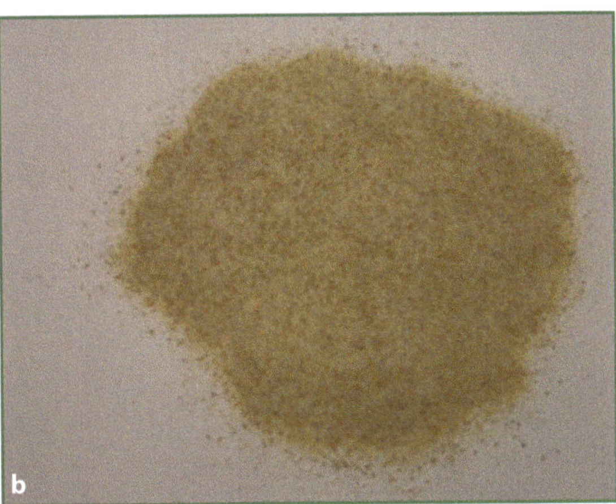

Fig. 11.14 *Psillio*: semi (**a**) e cuticola (**b**)

(1→2) – L-ramnosio. Oltre agli xilani è presente nello psillio cellulosa, sia nel seme che nel tegumento.

Lo psillio possiede un effetto lassativo che dipende dalla sua capacità di richiamare liquidi nel lume intestinale e di gonfiarsi: l'effetto *bulk forming* che ne deriva rende morbide le feci e stimola la peristalsi (Fig. 11.15). Una volta somministrato *per os*, lo psillio viene solo parzialmente digerito nel lume del primo tratto dell'intestino, dato che i componenti polisaccaridici dello psillio sono resistenti all'idrolisi operata dagli enzimi digestivi. Giunti nel lume del colon, i polisaccaridi subiscono una fermentazione, ad opera della flora batterica residente, con conseguente formazione di AGCC (acidi grassi a catena corta) e gas (idrogeno, diossido di carbonio). Gli AGCC abbassano il pH del lume del colon e favoriscono lo sviluppo di una flora batterica acidofila a scapito di specie batteriche ad azione putrefattiva. A parte l'azione antiputrefattiva, gli AGCC rappresentano un substrato ottimale per le cellule della mucosa colica che si rinnovano facilmente (azione trofica).

Una caratteristica dello psillio è poi quella di migliorare il peso e la consistenza della massa fecale sia nella stipsi che nella diarrea, contribuendo ulteriormente a normalizzare il transito intestinale della massa fecale (vedi Fig. 11.16).

Lo psillio provoca anche una riduzione dell'iperglicemia postprandiale (si ipotizza che l'aumentata viscosità intraluminale causata dallo psillio riduca l'assorbimento dello zucchero) ed abbassa i livelli ematici di colesterolo e di LDL proprio come i galattomannani e le pectine. In quest'ultimo caso lo psillio incrementa la eliminazione degli acidi biliari e del colesterolo con le feci e quindi ne riduce l'assorbimento; inoltre, gli AGCC prodotti dalla flora batterica residente inibiscono la sintesi epatica di colesterolo e questo riduce ulteriormente il tasso di colesterolo circolante.

La FDA ha da alcuni anni approvato l'uso dello psillio come lassativo di massa e la Commissione E tedesca riporta che lo psillio può esere utile nei casi di costipazione cronica e nei casi di emorroidi e ragadi anali. Lo psillio è considerato utile anche nei casi in cui si richiede un'evacuazione non forzata (in gravidanza, negli anziani, dopo interventi chirurgici al colon-retto).

La dose consigliata è di 3-5 g da prendere 1-2 volte nella giornata; la dose è decisamente ridotta nei casi in cui lo psillio è associato ad altri prodot-

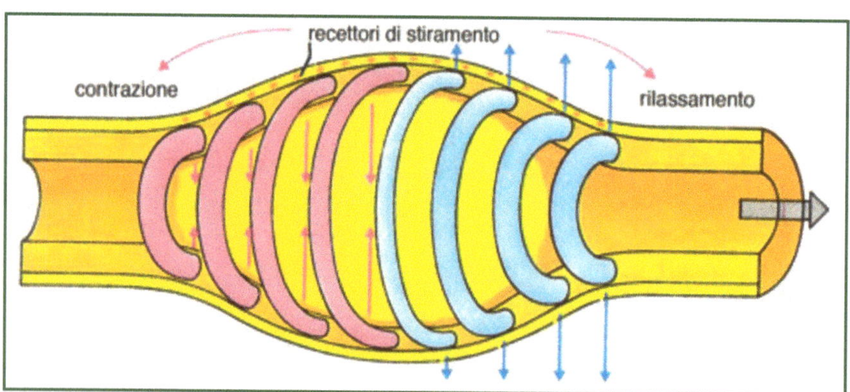

Fig. 11.15 Stimolazione della peristalsi da parte del contenuto intestinale

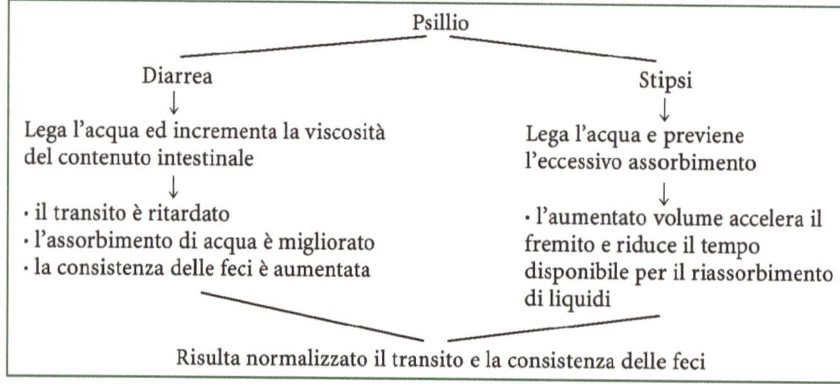

Fig. 11.16 Lo psillio nella diarrea e nella stipsi

ti ad azione lassativa oppure quando è richiesta la normalizzazione delle funzioni intestinali piuttosto che un vero e proprio effetto lassativo.

Lo psillio è controindicato nei casi di stenosi pilorica, di ostruzione intestinale (fecalomi), di ristagno delle feci, e va consigliato con cautela in caso di megacolon (perché altera la motilità del colon) ed in pazienti trattati con ipocolesterolemizzanti (ne potenzia l'azione).

Polisaccaridi delle alghe

Le alghe rosse e brune contengono polisaccaridi con proprietà addensanti e gelificanti, sono inoltre fonte di sali di potassio e di iodio e contengono molti metaboliti secondari ad alto potenziale terapeutico; la loro utilizzazione, sia in campo alimentare che terapeutico, risale, almeno nei Paesi orientali, a 3000 anni a.C.

Alghe rosse

Le alghe rosse, caratterizzate dalla presenza di un pigmento rosso, la ficoeritrina, contengono polisaccaridi solforati che si accumulano nelle pareti cellulari o negli spazi intercellulari.

Agar. L'agar è costituito da polisaccaridi ottenuti da diverse specie di *Rodoficeae*, appartenenti soprattutto al genere *Gelidium*. Si prepara per trattamento delle alghe con acqua bollente; l'estratto viene filtrato a caldo, concentrato ed essiccato. L'agar si presenta sotto forma di strisce o di scaglie traslucide, bianco-giallastre (Fig. 11.17), ed esiste in commercio in diverse qualità, di cui la più importante è l'agar del Giappone che si ricava da *Gelidium corneum* e da *G. cartilagineum,* alghe tipiche del litorale giapponese che crescono anche lungo i litorali della California.

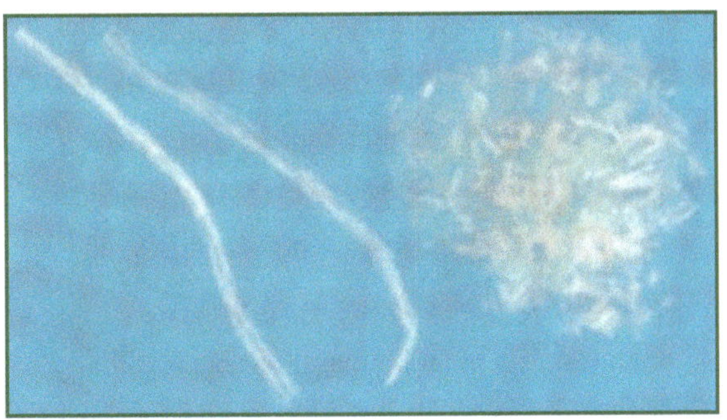

Fig. 11.17 *Agar*

Composizione. L'agar è una miscela di due frazioni, agarosio e agaropectina. L'agarosio è una molecola lineare costituita da unità di β-D-galattosio parzialmente metilate e di 3,6 anidro α-L-galattosio, unite con legami alternati 1-3, 1-4.

L'agaropectina è composta da agarosio con percentuali variabili di acido solforico, acido galatturonico ed acido piruvico.

Le proporzioni della miscela, costituita anche da polisaccaridi a struttura intermedia tra i due principali, varia profondamente a seconda della specie da cui la droga deriva.

Proprietà ed usi. Nell'acqua fredda l'agar assorbe acqua e si rigonfia, mentre nell'acqua calda si scioglie e, per raffreddamento, forma un gel elastico e resistente. Non è tossico, è indigeribile, non fermenta e può essere utilizzato come lassativo (meccanico) perché aumenta la massa e l'idratazione delle feci. Viene anche utilizzato per la preparazione di agenti gastroprotettivi. È inoltre utilizzato nelle industrie alimentari e come medium in colture cellulari *in vitro*.

Carragenina. La carragenina (carrageen), è ottenuta da varie *Rodophyceae* delle famiglie delle *Gigartinaceae*, delle *Solieraceae*, delle *Hypneaceae* e delle *Furcellariaceae*, dopo trattamento con acqua calda e precipitazione con etanolo, metanolo, 2-propanolo o potassio cloruro. Deve contenere non meno del 15% e non più del 40% di zolfo, espresso come solfato.

Composizione. La carragenina è costituita da una catena lineare di D-galattosio, legato con legami alternati 1-3, 1-4 e che presenta gruppi fosforici sul carbonio 2, 4 o 6. Nella catena si trovano anche unità di 3,6-anidrogalattosio.

La carragenina presenta strutture diverse a seconda della specie da cui si ottiene [si estrae soprattuto da *Chondrus crispus*, una piccola alga marina, con un tallo ramificato (Fig. 11.18), diffusa sulle coste dell'oceano Atlantico, ma anche da altre rodoficee (*Gigartina*, *Ahenfeltia*, *Gymnogongrus*, *Eucheuma* ecc.)]. La capacità di formare gel e le proprietà di questo gel dipendono dalla struttura del polisaccaride.

Usi. I carragenani vengono utilizzati nella preparazione di paste, creme ed emulsioni per applicazioni diagnostiche e terapeutiche: nella protezione della mucosa in proctologia, nel trattamento della costipazione, nelle diete dimagranti. Trovano anche ampia utilizzazione nell'industria cosmetica ed in quella alimentare.

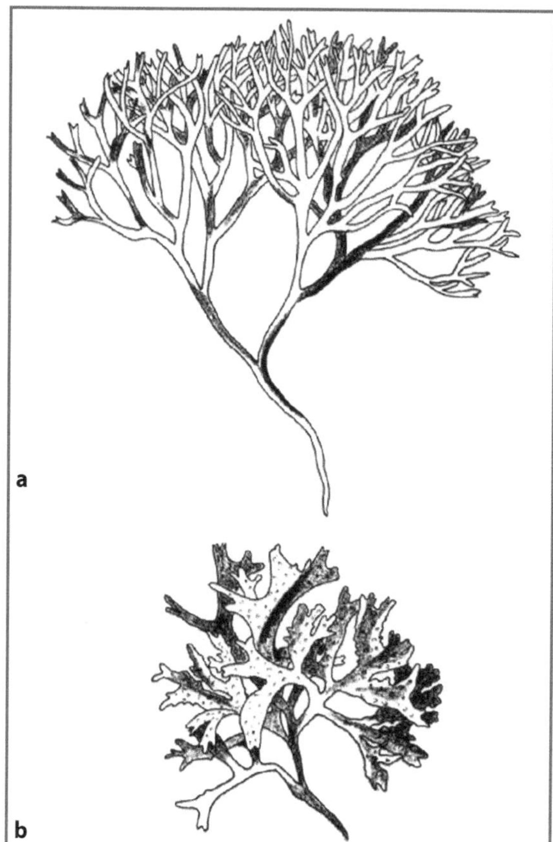

Fig. 11.18 *Chondrus crispus*: pianta (**a**) e ramo (**b**)

Alginati

L'acido alginico è una miscela di acidi poliuronici ottenuta da diverse alghe *Feoficeae*; *Laminaria spp.* (*Laminariaceae*), *Macrocystis pyrifera* (*Lessoniaceae*), *Fucus serratus* e *F.vesiculosus* (*Fulaceae*).

Composizione. L'acido alginico è un polimero lineare dell'acido D-mannuronico e dell'acido L-guluronico, legati con legame 1-4b. La proporzione tra i due acidi varia al variare della specie da cui l'acido alginico è stato ottenuto. Gli alginati sono sali di sodio, calcio o magnesio.

Proprietà ed usi. L'acido alginico è insolubile nell'acqua. I sali di sodio e magnesio sono invece solubili e formano soluzioni viscose che, a bassa concentrazione, mostrano un comportamento pseudoplastico. La viscosità della soluzione è stabile entro un largo intervallo di pH (4-10). Il pH inferiore a 4 o l'aggiunta di ioni polivalenti (calcio), porta alla formazione di un gel elastico.

Gli alginati sono utilizzati nelle patologie digestive e vengono incorporati in preparazioni antiacide. L'acidità dello stomaco libera l'acido alginico che forma un gel protettivo sulla mucosa gastrica. Vengono inoltre usati nella preparazione di prodotti cosmetici e parafarmaceutici.

L'alginato di calcio è utilizzato per bende e garze emostatiche.

Pectine

Le sostanze pectiche sono componenti strutturali delle cellule vegetali e sono localizzate prevalentemente nella lamella mediana della parete cellulare. Si trovano principalmente nei frutti e nelle piante erbacee dove conferiscono una certa rigidità ai tessuti e sembrano giocare un ruolo nel controllo dei movimenti dell'acqua e dei fluidi durante la crescita della piante. Le sostanze pectiche sono polimeri dell'acido poligalatturonico che si differenziano per il grado di metilazione dei gruppi carbossilici dell'acido.

Possono essere distinte in:

- acidi pectici: quasi privi di gruppi metilici;
- acidi pectinici: parzialmente metilati;
- pectine: solubili in acqua, con più alto grado di metilazione.

Estrazione. Le sostanze pectiche vengono estratte dalla polpa dei frutti, principalmente dai residui della lavorazione degli agrumi e delle mele. Il materiale viene sottoposto ad ebollizione per inattivare gli enzimi e viene quindi trattato con soluzione acida a caldo. L'estratto, contenente le sostanze pectiche, viene filtrato, privato dell'amido per trattamento con amilasi, e trattato con propanolo nel quale le sostanze pectiche sono insolubili. Il precipitato viene filtrato, lavato ed asciugato. Le condizioni di estrazione (temperatura, pH, durata del trattamento acido) condizionano il grado di metilazione (DM) del prodotto, che però può essere successivamente demetilato.

Composizione. Alcune pectine sono costituite da unità di α -D- acido galatturonico legate con legame 1-4. Queste pectine, altamente metilate, sono piuttosto rare.

La maggior parte sono invece costituite da catene di acido α- D-galatturonico interrotte, più o meno regolarmente, da unità di α-L-ramnosio, legate, con legame 1-2. In molti casi, sul C-4 del ramnosio sono presenti oligosaccaridi costituiti da arabinosio e galattosio.

Proprietà. Le proprietà delle sostanze pectiche dipendono dal peso molecolare e dal grado di metilazione. La caratteristica principale delle sostanze pectiche è quella di formare soluzioni colloidali che gelificano in presenza di adeguate quantità di zuccheri e acidi.

Usi. Le sostanze pectiche sono ampiamente usate nella preparazione di prodotti farmaceutici per formare soluzioni viscose che regolarizzano il tempo di transito intestinale. Vengono anche utilizzate nel trattamento sintomatico del vomito e della diarrea nei bambini. Insieme alla cellulosa e alla lignina fanno parte delle cosiddette "fibre alimentari", che possono essere usate in dietetica per prevenire l'obesità e regolarizzare la funzionalità dell'apparato gastrointestinale. Inoltre agiscono efficacemente nel controllo dei livelli ematici del colesterolo. Vengono anche utilizzate nell'industria alimentare come gelificanti e stabilizzanti.

Bibliografia essenziale

Ahmad A, Khan RA, Mesaik MA (2009) Anti inflammatory effect of natural honey on bovine thrombin-induced oxidative burst in phagocytes. Phytother Res 23:801-808

Aviello G, Scalisi C, Fileccia R et al (2010) Inhibitory effect of caffeic acid phenethyl ester, a plant-derived polyphenolic compound, on rat intestinal contractility. Eur J Pharmacol 640:163-167

Borrelli F, Posadas I, Capasso R et al (2005) Effect of caffeic acid phenetyl ester on gastric acid secretion in vitro. Eur J Pharmacol 521:139-143

Bruneton J (1995) Pharmacognosy, phytochemistry, medicinal plants. Lavosier, Paris

Capasso F, Castaldo S (2006) La fibra. Springer-Verlag Italia, Milano

Eschrich W (1966) Pulver-Atlas der Drogen. Gustav Fischer Verlag, Stuttgart

Farmacopea Europea, VI ed. (2008) Conseil de l'Europe, Strasbourg

Farmacopea Ufficiale della Repubblica italiana, XII[a] edizione (2008) Istituto Poligrafico dello Stato, Roma

Glicksman M (1969) Gum technology in the food industry. Academic Press, New York, London

Iftikhar F, Arshad M, Rasheed F et al (2010) Effects of acacia honey on wound healing in various rat models. Phytother Res 24:583-586

Jackson BP, Snowdon DW (1990) Atlas of microscopy of medicinal plants, culinary herbs and spices. Belhaven Press, London

Khalili B, Bardana EJ Jr, Yunginger JW (2003) Psyllium-associated anaphylaxis and death: a case report and review of the literature. Ann Allergy Asthma Immunol 91:579-584

Libèrio SA, Pereira AL, Araùjo MJ et al (2009) The potential use of propolis as a cariostatic agent and its actions on mutans group streptococci. J Ethnopharmacol 125:1-9

Marlett JA, Fischer MH (2003) The active fraction of psyllium seed husk. Proc Nutr Soc 62:207-209

Moreno LA, Tresaco B, Bueno G et al (2003) Psyllium fibre and the metabolic control of obese children and adolescents. J Physiol Biochem 59:235-242

Nolkemper S, Reichling J, Sensch KH, Schnitzler P (2010) Mechanism of herpes simplex virus type 2 suppression by propolis extracts. Phytomedicine 17:132-138

Orsatti CL, Missima F, Pagliarone AC (2010) Propolis immunomodulatory action in vivo on Toll-like receptors 2 and 4 expression and on pro-inflammatory cytokines production in mice. Phytother Res 24:1141-1146

Pridham JB (1974) Plant carbohidrate biochemistry. Academic Press, London, New York

Rodríguez-Cabezas ME, Gálvez J, Camuesco D et al (2003) Intestinal anti-inflammatory activity of dietary fiber (Plantago ovata seeds) in HLA-B27 transgenic rats. Clin Nutr 22:463-471

Samuelsson G (2003) Farmacognosia. Farmaci di origine naturale. 2 ed. italiana a cura di Capasso, De Pasquale, Morelli. EMSI Roma

Smith F, Montgomery R (1959) The chemistry of plant gums and mucilages. Reinhold Publishing Corporation, New York

Viuda-Martos M, Ruiz-Navajas Y, Fernàndez-Lòpez J, Pèrez-alvarez JA (2008) Functional properties of honey, propolis, and royal jelly. J Food Sci 73:117-124

Whistler RL, Paschall EF (1965) Starch chemistry and technology. Academic Press, New York, London

Capitolo 12 Droghe contenenti lipidi

Con il termine di **lipidi** si intende un'ampia classe di composti, con caratteristiche chimiche eterogenee, accomunati dalla proprietà di essere solubili in solventi non polari e di essere insolubili in acqua. Dal punto di vista dell'interesse biologico si possono classificare in composti semplici come gli acidi grassi e gli steroli, ed in quelli complessi quali gli esteri degli acidi grassi (trigliceridi, cere, glicerofosfolipidi e sterolo-esteri) e i derivati N-acilati della sfingosina (ad es. sfingomielina, uno sfingo-fosfolipide). Una posizione centrale nell'articolata famiglia dei lipidi è occupata dagli **acidi grassi**, catene carboniose in genere a numero pari di atomi di carbonio, con un'estremità metilica ed una carbossilica. Gli acidi grassi in natura sono presenti in tracce in forma libera, mentre la loro forma naturale è quella esterificata con glicerolo (**trigliceridi**), alcoli a lunga catena (**cere**), steroli ed aminoalcoli (ad es. sfingosina). Le formule di struttura di trigliceridi ed altri lipidi complessi sono riportati in Fig. 12.1.

I fosfolipidi sono i costituenti principali delle membrane cellulari e nelle piante; accanto a questi, si ritrovano anche dei galattolipidi, tipici della membrana dei cloroplasti. Fra i fosfolipidi costitutivi delle membrane non cloroplastiche, la fosfatidilcolina è il più importante sia quantitativamente che dal punto di vista metabolico. Altri componenti delle membrane sono gli steroli, detti **fitosteroli**, per distinguerli da quelli di origine animale, presenti come liberi o derivati di acidi grassi e zuccheri (esteri e glicosidi). Le cere usualmente sono componenti delle parti esterne, epidermide, delle foglie e dei frutti, con la funzione di prevenire le perdite d'acqua. Nelle piante i trigliceridi sono localizzati principalmente nei semi, mentre negli animali si concentrano nel tessuto adiposo. La funzione primaria è la riserva energetica, ma hanno enorme importanza economica, in quanto sono sfruttati dall'industria alimentare, farmaceutica, cosmetica ecc.

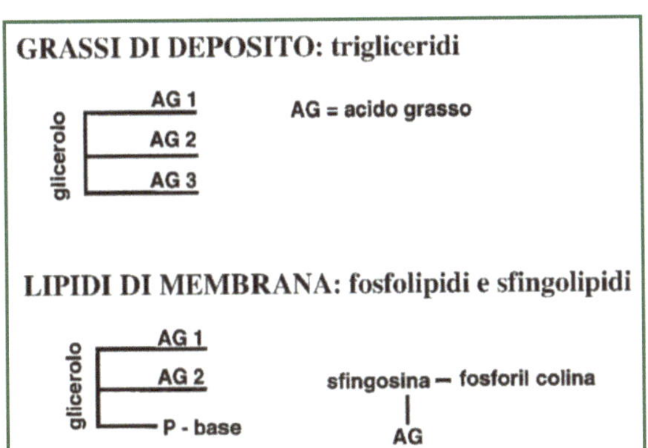

Fig. 12.1 I lipidi di deposito e di membrana presenti in natura. *P*, fosforo

Di natura lipidica, in quanto sostanze biologicamente derivate da acidi grassi insaturi, sono anche le **prostaglandine** e sostanze ad esse assimilabili. Le prostaglandine sono considerate essenzialmente di origine animale, ma strutture ad esse correlabili (ad es. l'acido jasmonico) si riscontrano anche nel regno vegetale.

La biosintesi degli acidi grassi inizia con la carbossilazione dell'acetil-CoA a malonil-CoA e coinvolge diversi sistemi enzimatici, che nelle piante sono localizzati nel cloroplasto. Enzimi desaturasi permettono l'introduzione dei doppi legami nella catena dell'acido grasso. I triglicerdi sono formati per reazione di acil-CoA con glicerolo-3-fosfato per mezzo di aciltransferasi. Gli alcoli a lunga catena derivano probabilmente dalla stessa via biosintetica degli acidi grassi.

Oli e grassi

Oli e grassi sono esteri di acidi grassi con glicerolo (mono-, di- e trigliceridi o acilgliceroli). Gli acidi grassi che esterificano i tre gruppi ossidrilici possono essere a catena satura o insatura, con uno o più doppi legami. Nella nomenclatura abbreviata, due numeri separati da due punti seguono la lettera C. Il numero davanti alla punteggiatura indica la lunghezza della catena, il numero che segue indica il numero dei doppi legami. Nei vegetali gli acidi grassi più rappresentati sono quelli a catena di 16-18 atomi di carbonio; gli acidi grassi a catena più corta o più lunga, da C20 in su, sono molto rari. La presenza e il numero dei doppi legami influiscono sulle caratteristiche dei trigliceridi: a temperatura ambiente, quelli composti da acidi grassi saturi sono solidi (**grassi**), quelli dove dominano gli acidi grassi insaturi sono liquidi (**oli**).

Esempi di acidi grassi saturi

C 10:0	Acido decanoico	Acido caprico
C 12:0	Acido dodecanoico	Acido laurico
C 14:0	Acido tetradecanoico	Acido miristico
C 16:0	Acido esadecanoico	Acido palmitico
C 18:0	Acido octadecanoico	Acido stearico
C 20:0	Acido eicosanoico	Acido arachidico
C 22:0	Acido docosanoico	Acido beenico
C 24:0	Acido tetracosanoico	Acido lignocerico
C 26:0	Acido esacosanoico	Acido cerotico

Esempi di acidi grassi insaturi

C 18:1	Acido 9-octadecanoico	Acido oleico
C 18:2	Acido 9, 12-octadecadienoico	Acido linoleico ω-6
C 18:3	Acido 9, 12, 15-octadecatrienoico	Acido α-linolenico ω-3
C 18:3	Acido 6, 9, 12-octadecatrienoico	Acido γ-linolenico ω-6
C 20:4	Acido 5, 8, 11, 14-eicosatetraenoico	Acido arachidonico ω-6
C 22:1	Acido 13-docosaenoico	Acido erucico

Impieghi

In generale gli oli e grassi vegetali si ottengono dai semi, ma possono derivare dal pericarpo del frutto (oliva), per pressione con presse idrauliche, centrifugazione o estrazione con solvente. La pressione può avvenire a freddo fornendo gli oli "vergini" o a caldo. Quello che resta del seme dopo l'estrazione dell'olio viene riutilizzato per l'alimentazione dei bovini. La produzione degli oli serve soprattutto per l'alimentazione ma anche per l'industria farmaceutica, quella di vernici, lubrificanti, saponi e colori. L'industria farmaceutica impiega gli oli e grassi per le proprietà emollienti, come veicoli nelle preparazioni farmaceutiche o come agenti della nutrizione parenterale. Taluni hanno un impiego medicamentoso vero e proprio come, ad es., l'olio di ricino.

Saggi chimici per il controllo di qualità

Diversi saggi sono disponibili per determinare l'identità, la qualità e la purezza degli oli e grassi. L'*indice di acidità* indica l'ammontare di acidi grassi liberi presenti nell'olio o grasso, misura il numero di mg di KOH necessario per neutralizzare gli acidi grassi liberi in 1 g di sostanza e serve per stabilire il grado di irrancidimento. L'*indice di saponificazione* misura il numero di mg di KOH necessari per neutralizzare gli acidi grassi liberi e per idrolizzare gli esteri contenuti in 1 g di sostanza. L'*indice di esterificazione* si ottiene per differenza degli indici di saponificazione ed acidità. L'*indice di iodio* fornisce una valutazione del grado di insaturazione e misura il numero di grammi di iodio consumati per 100 g di sostanza. L'*indice di perossidi* è il numero che esprime in termini di milliequivalenti di ossigeno attivo, la quantità di perossidi in 1000 g di sostanza. Altre costanti fisiche quali il *punto di fusione*, l'*indice di rifrazione* e la *gravità specifica* sono usate per il controllo di qualità. I requisiti degli oli riportati nelle Farmacopee, olio di arachide, mandorle dolci, oliva e ricino, sono elencati in Tabella 12.1. Ad esclusione dell'olio di ricino, gli altri oli quando sono utilizzati per preparazioni iniettabili devono avere *indice di acidità* minore di 0,5, *indice di perossidi* minore di 5 e il contenuto di acqua minore dello 0,3%.

Tabella 12.1 Le caratteristiche analitiche degli oli secondo la FU e altre Farmacopee

Olio	Indice di acidità	Indice di perossidi	Indice di iodio	Indice di saponificazione
Arachide	< 0,6	< 5	86-106	188-196
Mandorle	< 1,5	< 12	99-103	183-208
Oliva	< 2	< 15	79-88	185-196
Ricino	< 2	< 5	82-90	176-187
Cocco			7-11	250-264
Fegato di merluzzo			155-180	180-190

Oli vegetali

L'**olio di cocco** si ottiene per pressione dall'endosperma del frutto di *Cocos nucifera* L. (*Fam. Palmae*), pianta largamente distribuita ai tropici. L'olio, semisolido a 20 °C, contiene 80-85% di gliceridi saturi, principalmente acido laurico e miristico, ma anche acidi grassi a media catena quali acido caprilico (C8:0) e caprico (C10:0). L'alta proporzione di gliceridi di acidi grassi a catena media rende l'olio più facilmente digeribile e suggerito per la terapia nutrizionale enterale o per soggetti con problemi di assorbimento dei grassi.

L'**olio di mandorle** si ottiene per pressione dai semi di *Prunus amygdalus* Batsch (*Fam. Rosaceae*), una specie che esiste in due varietà, *dulcis* e *amara*. La presenza di amigdalina, un glicoside cianogenetico di sapore amaro, distingue le due varietà. La pianta è nativa dell'Asia Minore ma è coltivata e naturalizzata nelle regioni tropicali e a clima mite. L'olio di mandorle viene prodotto da ambedue le varietà, coltivate in Sicilia, Spagna, Francia e Africa del nord. L'eliminazione dell'amigdalina si ottiene per macerazione delle mandorle in acqua, in modo da indurre l'idrolisi della sostanza. La mandorla dolce (2-3 cm di lunghezza) ha un apice arrotondato ed uno appuntito, la testa sottile di color bruno cinnamomo, che si rimuove per lavaggio in acqua calda. La mandorla amara ha le stesse caratteristiche, ma è di dimensioni più piccole (1,5-2 cm). Il seme ha due cotiledoni pianoconvessi, una piumetta ed una radichetta. La presenza delle mandorle amare in campioni di mandorle dolci si evidenzia con il saggio del picrato di sodio per i glicosidi cianogenetici. L'olio di mandorle contiene gliceridi di acidi oleico (77%), linoleico (17%) e altri acidi. È usato in tecnica farmaceutica, per la formulazione di cosmetici e nell'industria alimentare. Per via orale può essere un blando lassativo alla dose di 30-50 ml.

L'**olio di oliva** si ottiene dal frutto maturo di *Olea europaea* L. (*Fam. Oleaceae*). L'olivo è diffusamente coltivato nei Paesi mediterranei e attualmente anche nel sud-ovest degli Stati Uniti e in altre regioni sub-tropicali. Ci sono parecchie varietà a cui è dovuta la grande variabilità di dimensione, colore, contenuto e composizione dell'olio. La qualità dell'olio di oliva presente sul mercato dipende dal metodo di fabbricazione: quello di qualità superiore (extra-vergine) è ottenuto per debole pressione a freddo dei frutti raccolti a mano, dopo averli privati dell'endocarpo. Se i frutti sono lasciati fermentare si ottiene un'olio con un alto grado di acidità. La composizione dell'olio di oliva varia notevolmente in funzione del luogo di coltivazione, ma contiene principalmente gliceridi dell'acido oleico (65-85%).

L'olio di oliva contiene anche un gran numero di composti di diversa natura: steroli, alcoli e acidi terpenici, tocoferoli in quantità inferiore a quella presente in molti oli di semi, e una miscela di composti polari a struttura fenolica (componenti minori polari: CMP). I CMP sono costituiti da acidi fenolici (caffeico, cumarico, siringico, *p*-idrossibenzoico, vanillico, gentisico, protocatechico ecc.), tirosolo e idrossitirosolo, liberi o esterificati a formare strutture secoiridoidi quali oleuropeina, ligustroside e sostanze analoghe (Fig. 12.2). La quantità di CMP nell'olio, 200-500 mg/l, dipende da diversi fattori (cultivar, grado di maturazione delle olive, metodo di pressione e stato di conservazione dell'olio) ed è molto elevata nell'olio extra-vergine. La componente fenolica dell'olio contribuisce al caratteristico aroma e sapore; inoltre, è indice della qualità dell'olio e, grazie alle proprietà antiossidanti, concorre alla stabilità all'ossidazione. Infatti si è vista una correlazione negativa fra con-

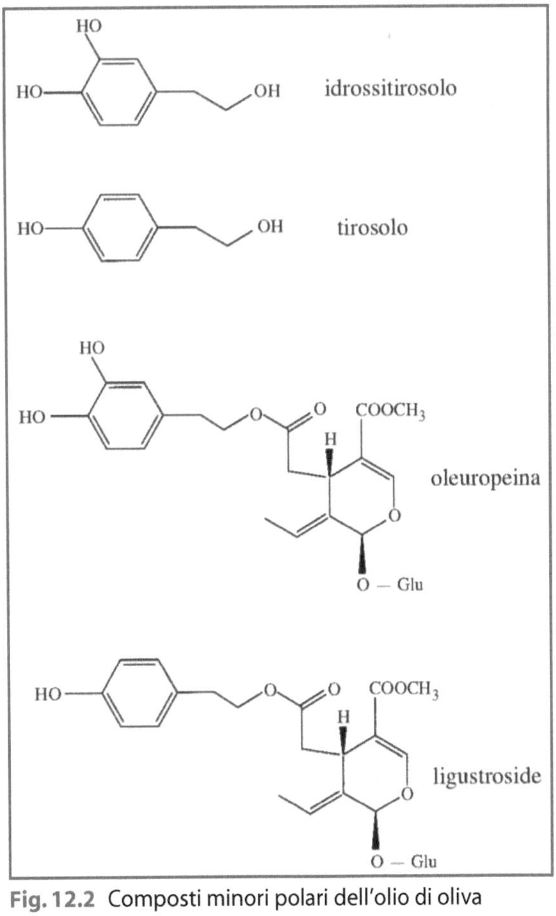

Fig. 12.2 Composti minori polari dell'olio di oliva

tenuto di CMP e accumulo di perossidi nel tempo. Il composto che maggiormente contribuisce alla stabilità dell'olio sembra essere l'idrossitirosolo.

Il saggio per la presenza di olio di arachide, cotone e sesamo deve essere negativo. L'olio di oliva ha principalmente un uso alimentare, ma viene prodotto anche per la fabbricazione dei saponi e per preparazioni farmaceutiche iniettabili.

L'**olio di ricino** si ottiene dai semi di *Ricinus communis* L. (*Fam. Euphorbiaceae*) (Fig. 12.3). Nei climi temperati la pianta è annua, mentre nei climi tropicali può raggiungere i 15 m d'altezza. I frutti sono capsule triloculari spinose che contengono un seme per loculo. La dimensione (8-15 mm di lunghzza; 4-7 mm di larghezza) e il colore (dal grigio al bruno) del seme possono differire in maniera non indifferente; sono ellissoidali, schiacciati, la testa è dura, marmorizzata. Ad una delle estremità è presente una caruncola giallastra, da dove si diparte un rafe che termina nella calaza leggermente rialzata. Per produrre l'olio la testa viene triturata fra rulli e separata dall'endosperma oleoso da cui la frazione lipidica viene pressata, a freddo per uso medicinale, a caldo per ottenere un olio più scadente per uso industriale. L'olio di ricino contiene principalmente gliceridi dell'acido ricinoleico, un acido insaturo e idrossilato. L'azione purgante è dovuta alla liberazione dell'acido ricinoleico ad opera delle lipasi nel duodeno.

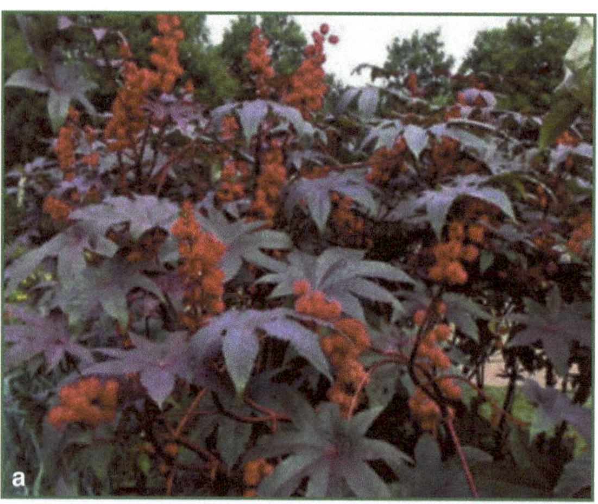

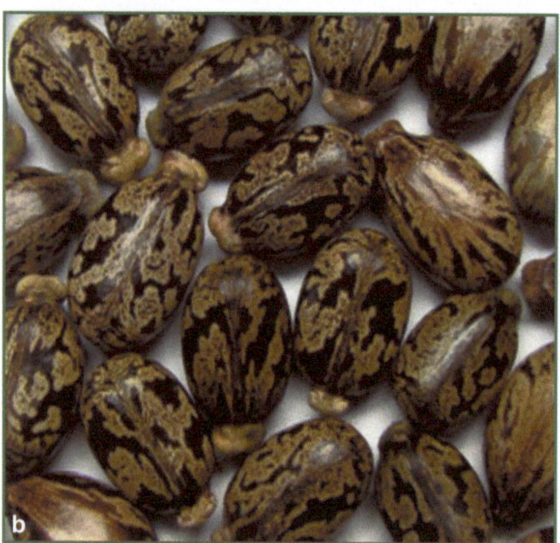

Fig. 12.3 *Ricinus communis*: **a** pianta intera e **b** semi

> **Cenni storici**
>
> I semi di ricino sono citati nel papiro di Ebers e l'olio veniva usato nel mondo greco-romano come combustibile e come purgante. Durante il Medio Evo la pianta del ricino verrà coltivata in Europa e il suo olio utilizzato per curare le malattie della pelle. Caduto in disuso, verrà riutilizzato come purgante verso la metà del XVIII secolo.

Inoltre i semi contengono delle proteine glicosilate molto tossiche, dette ricine e un alcaloide non particolarmente tossico, la ricinina, con struttura analoga alla nicotina.

L'olio di ricino era usato come purgante, prima di interventi chirurgici o nei casi di intossicazioni alimentari (5-15 ml nei bambini e 15-60 ml per l'adulto). L'impiego dell'olio di ricino oggi è principalmente industriale per la fabbricazione di saponi, vernici, e per l'estrazione dell'acido undecilenico, una sostanza antifungina e usata come conservante in cosmetologia. Comunque, di recente è stato osservato che l'olio di ricino (capsule da 0,9 ml, tre volte al giorno per 4 settimane) può essere utile nell'osteoartrite (risulta meno attivo del diclofenac, ma più sicuro).

L'**olio di arachide** si ottiene per pressione dai semi di *Arachis hypogaea* L. (*Fam. Fabaceae*), una pianta coltivata in Africa tropicale, Brasile, India, America del sud e Australia. I frutti maturano nel terreno da cui sono raccolti e i semi sgusciati meccanicamente. L'olio di arachide contiene trigliceridi di acido oleico, linoleico, arachidico, stearico e acidi C_{22} e C_{24}. È uno dei maggiori adulteranti dell'olio di oliva. Si usa nell'industria alimentare e come veicolo di farmaci per iniezioni intramuscolari.

L'**olio di semi di soia** viene prodotto dai semi di *Glycine max* L. Merr (*Fam. Fabaceae*), una pianta importante come fonte di cibo e foraggio. L'Italia è fra i maggiori produttori europei, ma la coltivazione maggioritaria nel mondo è negli Stati Uniti. I semi contengono 35% di carboidrati, fino a 50% di proteine e il 20% di olio. L'olio ha un alto contenuto di acidi grassi insaturi (25-56% di acido linoleico e 27-60% di acido oleico) per cui è una fra le maggiori materie prime dell'industria della margarina, ottenuta per idrogenazione dei grassi insaturi. La frazione non saponificabile contiene un alto contenuto di steroli vegetali, stigmasterolo e sitosterolo, substrati per la sintesi chimica degli ormoni steroidei. L'importanza economica dell'olio di soia è dovuta anche alla presenza di **lecitina**, un integratore alimentare che possiede attività ipocolesterolemica e antilipidemica. Anche le **proteine di soia** sono usate in sostituzione delle proteine animali nelle diete di soggetti con metabolismo lipidico alterato (ipercolesterolemie).

L'**olio di semi di lino** è ottenuto dai semi di *Linum usitatissimum* L. (*Fam. Linaceae*), una pianta che cresce nei climi temperati e tropicali. L'olio ha un alto contenuto di acidi grassi insaturi, in particolare l'acido α-linolenico (52%) che lo rende non adatto per l'uso alimentare. Se esposto all'aria si ossida facilmente formando una massa bruna solida, proprietà che viene sfruttata nella preparazione delle pitture. I semi di lino sono anche utilizzati per il contenuto in fibre (vedi mucillagini).

L'**olio di mais** è ottenuto dall'embrione dei semi di *Zea mays* L. (*Fam. Poaceae*); talvolta prende anche il nome di olio di germe di grano. Gli embrioni sono separati per flottazione dai semi durante il processo per ottenere la farina, liberati dal glutine e sottoposti a pressione a caldo. L'olio viene poi chiarificato, per filtrazione e sedimentazione. Si elimina l'eccesso di acidi grassi liberi e si sterilizza. È costituito da gliceridi di acido linoleico (30-60%) e oleico (19-50%). Ha un uso alimentare ed entra fra gli ingredienti della nutrizione parenterale. Quando idrogenato diventa componente delle margarine.

L'**olio di enagra** si ottiene dai semi di *Oenothera biennis* L. (*Fam. Ogranaceae*) (Fig. 12.4), una pianta originaria dell'America del nord, ma che cresce

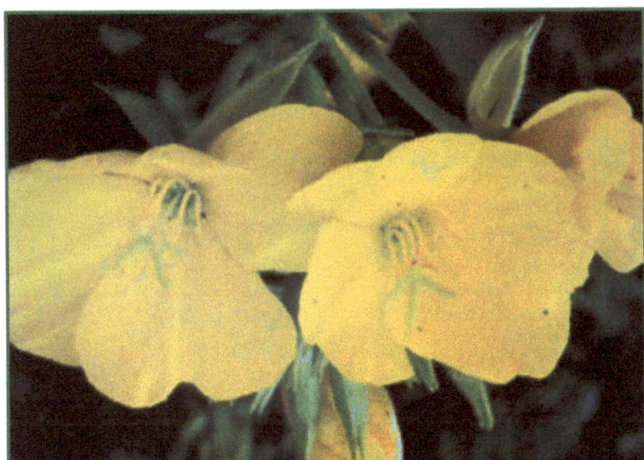

Fig. 12.4 *Oenothera biennis*: particolare della pianta (E. Bosisio)

nelle zone costiere del Mediterraneo e dell'Atlantico. È coltivata in Gran Bretagna per la raccolta dei semi che contengono una quantità considerevole di olio (25%) ricco in acidi grassi insaturi, tra cui l'acido γ-linolenico (C_{18} 6, 9, 12-triene). L'olio si ottiene per pressione a freddo. È usato per le formulazioni in cosmetica e negli articoli da toeletta; ha inoltre un interesse perché sembra prevenire le rughe e mantenere l'elasticità della pelle. Ne viene suggerito l'impiego nel trattamento delle forme di eczema atopico e per il trattamento dei dolori premestruali (la prostaglandina E_2 in questa situazione potrebbe essere deficitaria). Gli effetti benefici dell'olio di enagra potrebbero essere relazionati alla possibilità di fornire il precursore delle prostaglandine in quei soggetti deficitari del sistema di conversione (Δ6-desaturasi) da acido linoleico ad acido γ-linolenico. Il dosaggio dell'olio di enagra dipende dalla patologia da trattare: per l'eczema atopico si consiglia 6-8 g per l'adulto e 2-4 g per il bambino. Per i dolori premestruali e nella mastalgia si consiglia una dose giornaliera di 3-4 g. Queste dosi sono calcolate su un contenuto standardizzato di acido γ-linolenico dell'8%. Potrebbero essere necessari lunghi trattamenti (3 mesi) prima che venga osservato un effetto.

Altre sorgenti che possono fornire l'acido γ-linolenico sono l'olio di semi di borraggine (*Borago officinalis* L.), di *Ribes nigrum* L. e *R. rubrum* L.

Attività farmacologica. **L'acido γ-linolenico** e l'acido diomogammalinolenico sono precursori delle prostaglandine PGE_2 (proinfiammatoria) e PGE_1 (antinfiammatoria e antiaggregante). L'integrazione alimentare con acido γ-linolenico conduce ad una modifica del rapporto diomogammalinolenico/arachidonico a favore del primo. La desaturazione dell'acido diomogammalinolenico ad acido arachidonico, precursore della PGE_2, è piuttosto lenta nell'uomo e rappresenta il passaggio limitante. Inoltre i livelli di acido γ-linolenico dipendono dalla conversione di acido linolenico facilmente saturabile. Questa conversione sembra essere deficitaria in situazioni quale diabete, eczema atopico, sindrome premestruale. L'integrazione con acido γ-linolenico bypassa le reazioni limitanti, con il risultato di modificare il rapporto PGE_2/PGE_1 a favore di quest'ultima.

Eczema atopico: in questa patologia si osserva una ridotta Δ6-desaturazione di natura congenita ed elevati livelli del precursore acido linolenico. In studi in doppio cieco e randomizzati la somministrazione di acido γ-linolenico ha migliorato significativamente la sintomatologia. Esistono peraltro alcune controversie circa i benefici della somministrazione di acido γ-linolenico, in quanto non tutti gli studi sono concordi con questi risultati.

Mastalgia ciclica e non ciclica e sindrome premestruale: la PGE_1 modula l'azione della prolattina. Bassi livelli di PGE_1 sembrano responsabili dell'eccessiva azione periferica della prolattina e bassi livelli di acido γ-linolenico sono stati riscontrati nella sindrome premestruale. Al trattamento con acido γ-linolenico risponde meglio la mastalgia ciclica rispetto alla aciclica. Invece ci sono dati controversi sull'efficacia del trattamento nella sindrome premestruale.

Neuropatia diabetica: il diabete si associa ad una ridotta capacità di desaturare gli acidi grassi essenziali e ciò condurrebbe ad anomalia della membrana neuronale. Studi sull'animale e sull'uomo hanno dimostrato un miglioramento della neuropatia dopo trattamento con acido γ-linolenico.

Grassi e oli animali

Il **burro di cacao** si ottiene dai semi di *Theobroma cacao* L. (*Fam. Sterculiaceae*), come sottoprodotto della preparazione del cacao. I semi sono fatti fermentare e successivamente tostati e la frazione lipidica è ottenuta per pressione a caldo. Contiene essenzialmente trigliceridi di acidi stearico, palmitico, arachidico, oleico. Si usa come base per supposte e nelle pomate per le labbra.

Il **lardo** è grasso animale ottenuto dall'addome del maiale per trattamento con acqua a 57 °C. Contiene circa il 40% di gliceridi saturi (acido palmitico, miristico e stearico) e il 60% di gliceridi insaturi (acido oleico). Irrancidisce facilmente e quindi si usa di rado come base per unguenti.

L'**olio di fegato di merluzzo** viene estratto dal fegato del merluzzo *Gadus callarias* e altre specie di *Gadus*. Questi pesci vivono nelle acque del Nord Atlantico; Norvegia e Islanda sono i maggiori produttori della materia prima. Il fegato viene prelevato dal pesce con l'accortezza di escludere la cistifellea, e trattato a vapore in ambiente di anidride carbonica per evitare l'ossidazione dell'olio. Successivamente l'olio viene portato a temperature sotto zero per separare la stearina che precipita e viene allontanata per decantazione e filtrazione. Il contenuto di vitamine è aggiustato per miscelazione con oli a livelli maggiori o minori di vitamine. L'olio di fegato per uso medicinale deve contenere non meno di 600 Unità di vitamina A e non meno di 85 Unità di vitamina D. L'interesse terapeutico dell'olio di fegato di merluzzo e di altri oli di pesce dipende dall'alta percentuale di gliceridi di acidi grassi insaturi (85%) fra cui sono presenti quelli della serie ω-3: acido eicosapentaenoico (C20:5), acido docosaesaenoico (C22:6) e acido docosapentaenoico (C22:5). Le proprietà medicinali dell'olio di fegato dipendono oltre che dalla presenza delle vitamine, dall'effetto ipotrigliceridemizzante e antiaggregante piastrinico degli acidi grassi ω-3.

Cere

Le cere sono esteri di acidi grassi con alcoli primari a lunga catena. Si distinguono dai grassi (trigliceridi) in quanto si saponificano solo con alcali in ambiente alcolico, mentre i grassi si possono idrolizzare anche in ambiente acquoso. Questa differenza viene sfruttata per evidenziare la presenza di adulteranti. Nelle piante, le cere si trovano superficialmente per proteggere l'epidermide di foglie, frutti e fusti dall'evaporazione dell'acqua. Esempio di cere di origine vegetale sono la cera di carnauba e l'olio di jojoba. Alcuni possono anche essere di origine animale, ad es. la cera d'api, lo spermaceti e la lanolina. La Tabella 12.2 riporta le caratteristiche analitiche richieste dalla FU e altre Farmacopee.

Le cere sono impiegate in Farmacia e in cosmetica per la preparazione di unguenti e creme. Industrialmente sono usate per rivestimenti protettivi, nei lucidi da scarpe e nelle cere per automobili.

Cera di carnauba. Si ottiene dalle foglie di *Copernicia prunifera* (Mueller) H.E. Moore [*Copernicia cerifera* (Arruda da Camara) Martius] (*Fam.*

Tabella 12.2 Le caratteristiche analitiche delle cere secondo la FU ed altre Farmacopee

Cera	Indice di acidità	Indice di esterificazione	Indice di saponificazione	Indice di iodio
Cera d'api gialla	17-22	70-80	87-102	8-11
Cera d'api bianca	17-24	70-80	87-104	–
Lanolina anidra	< 1	–	90-105	18-32
Lanolina idrata	< 0,8	–	67-79	–
Spermaceti	< 1	–	115-135	< 8
Carnauba	4-7	–		10-14

Arecaceae), una palma del Brasile e Argentina. È costituita essenzialmente da miricil cerotato. Si usa nella manifattura delle candele e per lucidi del pellame e dei mobili. Si può usare in sostituzione della cera d'api in cosmetica.

Olio di jojoba. È una cera liquida a temperatura ambiente che si ottiene per pressione dai semi di *Simmondsia chinensis* (Link) Scheider (*Fam. Buxaceae*), arbusto nativo del Messico e Stati Uniti del sud-ovest. La composizione è molto simile a quella della cera di capodoglio ed è una miscela di esteri di acido (Z)-11-eicosaenoico [20:1(*n*-9)], acido (Z)-13-docosaenoico [22:1(*n*-9)] e (Z)-11-eicosen-1-olo e (Z)-13-docosen-1-olo. Per idrogenazione si ottiene una cera cristallina con le caratteristiche dello spermaceti. È molto usato in cosmetica come emolliente.

Spermaceti. La cera naturale, ora non disponibile, si otteneva da una cavità della testa del capodoglio, mammifero dell'Oceano Indiano, Pacifico e Atlantico, oggi specie protetta. Viene sostituita dall'olio di Jojoba idrogenato o con la cera preparata per sintesi di esteri cetilici (alcoli C_{14}-C_{18} con acidi grassi saturi C_{14}-C_{18}).

Cera d'api. Ne esistono di due tipi, la cera bianca e la cera gialla. Quella gialla si ottiene liquefacendo in acqua calda il favo delle api dopo aver rimosso il miele; una volta raffreddato, lo si filtra e lo si fa solidificare in stampi. È costituita essenzialmente da miricil palmitato (80%) e da acido cerotico (15%). Si utilizza come agente indurente, per le candele e in cosmetica. La cera bianca si prepara da quella gialla per sbiancamento al sole o chimicamente e si usa per la preparazione di unguenti.

Lanolina. È la sostanza "grassa" che si ottiene dalla lana di pecora. Nella forma idrata contiene il 25% di acqua, è di colore bianchiccio-giallo pallido, è costituita da esteri del colesterolo, lanosterolo, alcoli alifatici a lunga catena, insaturi e ramificati e loro esteri con acidi grassi (7-41 atomi di carbonio). La lanolina anidra viene ottenuta per sbiancamento e disidratazione. È usata come base nelle pomate e negli unguenti per applicazione topica di farmaci. Possiede inoltre proprietà emollienti.

Prostaglandine, eicosanoidi e sostanze affini

Le prostaglandine e composti ad esse correlati, noti con il termine di **eicosanoidi**, derivano dall'ossidazione degli acidi grassi polinsaturi (AGP) a 20 atomi di carbonio: acido diomo-γ-linolenico (C20:3, acido 8,11,14-eicosatrienoico), acido arachidonico (C20:4, acido 8, 11, 14, 17-eicosatetraenoico) e acido 5, 8, 11, 14, 17-eicosapentaenoico (C20:5). Le prostaglandine sono analoghi di un composto non naturale che prende il nome di acido prostanoico (Fig. 12.5).

Nei mammiferi gli eicosanoidi sono sintetizzati attraverso due principali vie ossidative (Fig. 12.6) che utilizzano ossigeno molecolare come co-substrato:

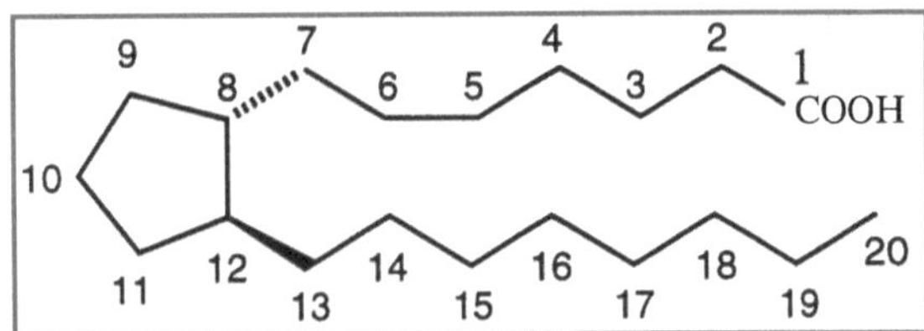

Fig. 12.5 Formula di struttura dell'acido prostanoico

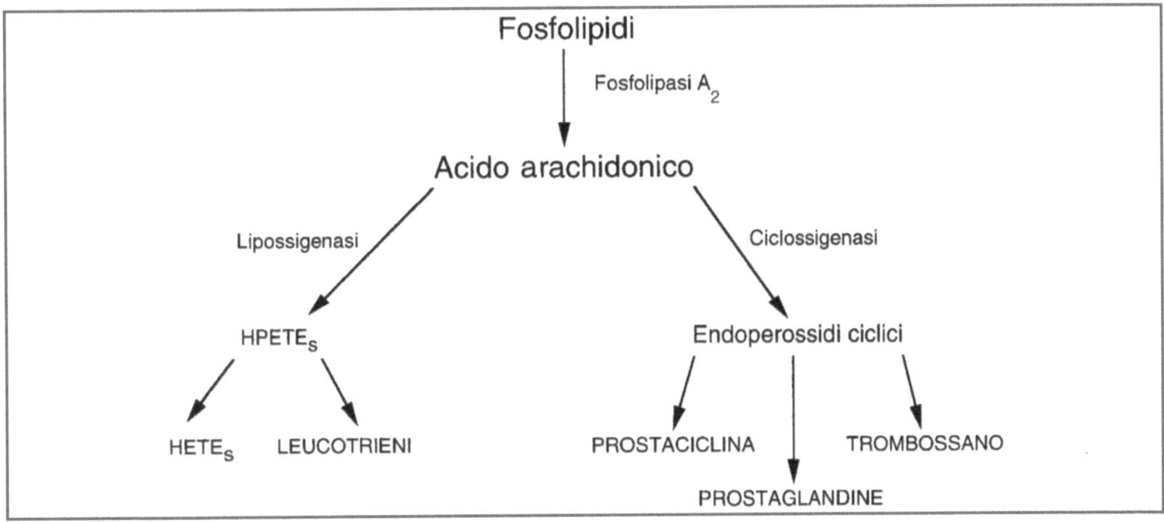

Fig. 12.6 Le vie metaboliche della ciclossigenasi e della lipossigenasi

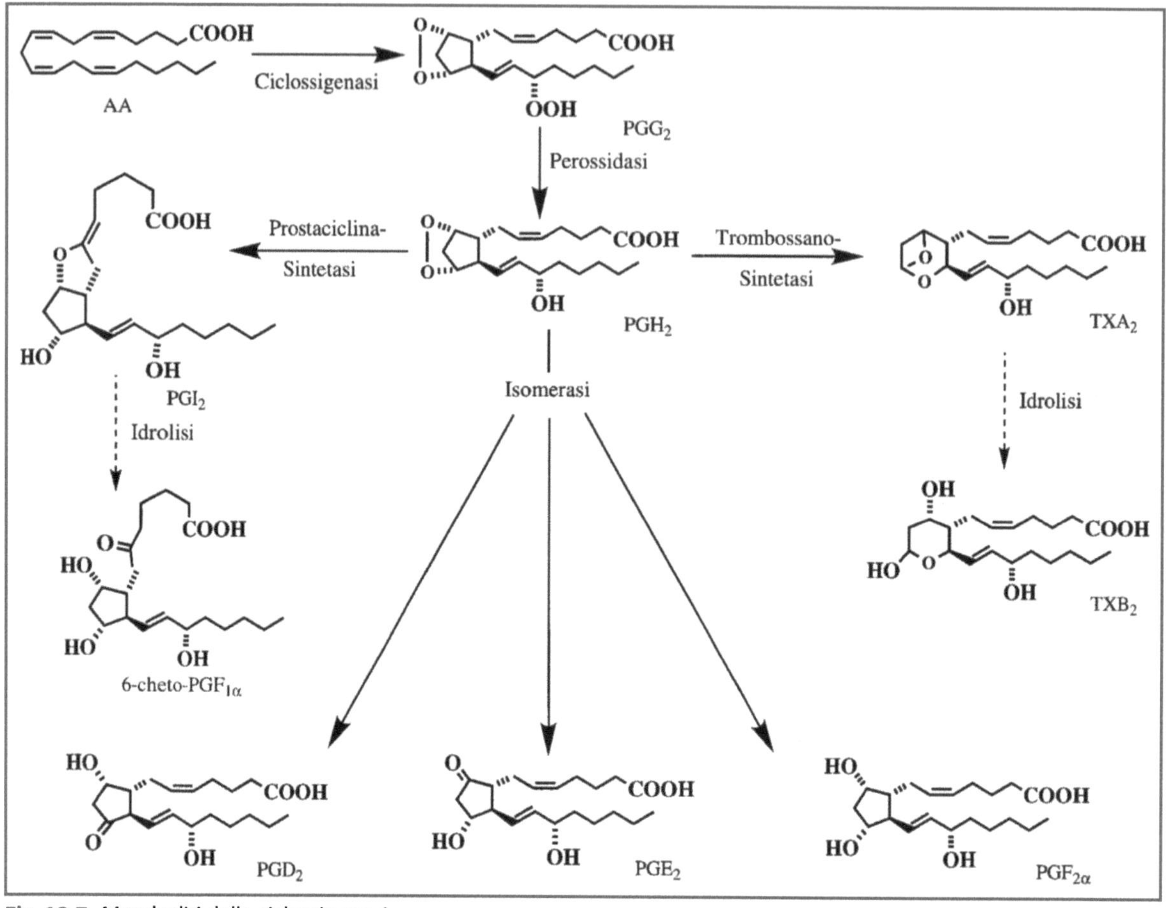

Fig. 12.7 Metaboliti della ciclossigenasi

la via della ciclossigenasi e quella della lipossigenasi. L'acido grasso liberato dai fosfolipidi di membrana ad opera di una fosfolipasi, viene trasformato in prostaglandine, trombossano e prostaciclina dal complesso enzimatico ciclossigenasi (Fig. 12.7). Oppure è il precursore di leucotrieni, lipossine ed idrossiacidi, quando diventa substrato della lipossigenasi (Fig. 12.8).

La nomenclatura delle prostaglandine usa le lettere dell'alfabeto A-I per distinguere le varie strutture (Fig. 12.9); a loro volta la classificazione primaria si differenzia ulteriormente in tre serie identificate con il suffisso 1, 2 e 3 a seconda del numero di doppi legami presenti nelle catene laterali R_1 e R_2 della molecola. Le prostaglandine derivate dall'acido arachidonico sono della serie 2. Le altre serie, 1 e 3, derivano rispettivamente dagli acidi C20:3 e C20:5. Nell'uomo, essendo l'acido arachidonico dominante, sono preponderanti le prostaglandine della serie 2; nei pesci sono di maggiore rilevanza i composti della serie 3 in quanto l'acido grasso dominante nelle specie acquatiche è il C20:5.

In generale, prostaglandine ed eicosanoidi sono distribuiti prevalentemente nei vertebrati superiori, anche se la loro presenza è stata descritta in animali inferiori, funghi, batteri, alghe e piante.

Metabolismo di AGP nelle piante

Prostaglandine nelle piante. Alcune pubblicazioni riportano la presenza di prostaglandine nelle piante anche se a livelli molto piccoli. PGF_{2a} e prostaglandine della serie A e B sono state riscontrate in *Pharbitis nil*, *Kalanchoe blossfeldiana* v. Poelln e in alcune specie di *Allium*. L'attendibilità dei metodi analitici per l'identificazione delle prostaglandine è un grosso problema e per alcune pubblicazioni al riguardo, che risalgono a tempi non recenti, le metodologie analitiche non sono convincenti. Rimangono inoltre da definire due questioni che riguardano la biosintesi: quale sia il precursore e quale la via metabolica. Gli acidi grassi precursori a 20 atomi di carbonio sono molto rari e a livelli molto bassi nelle piante, se si escludono muschi e felci che contengono alte concentrazioni di acido arachidonico.

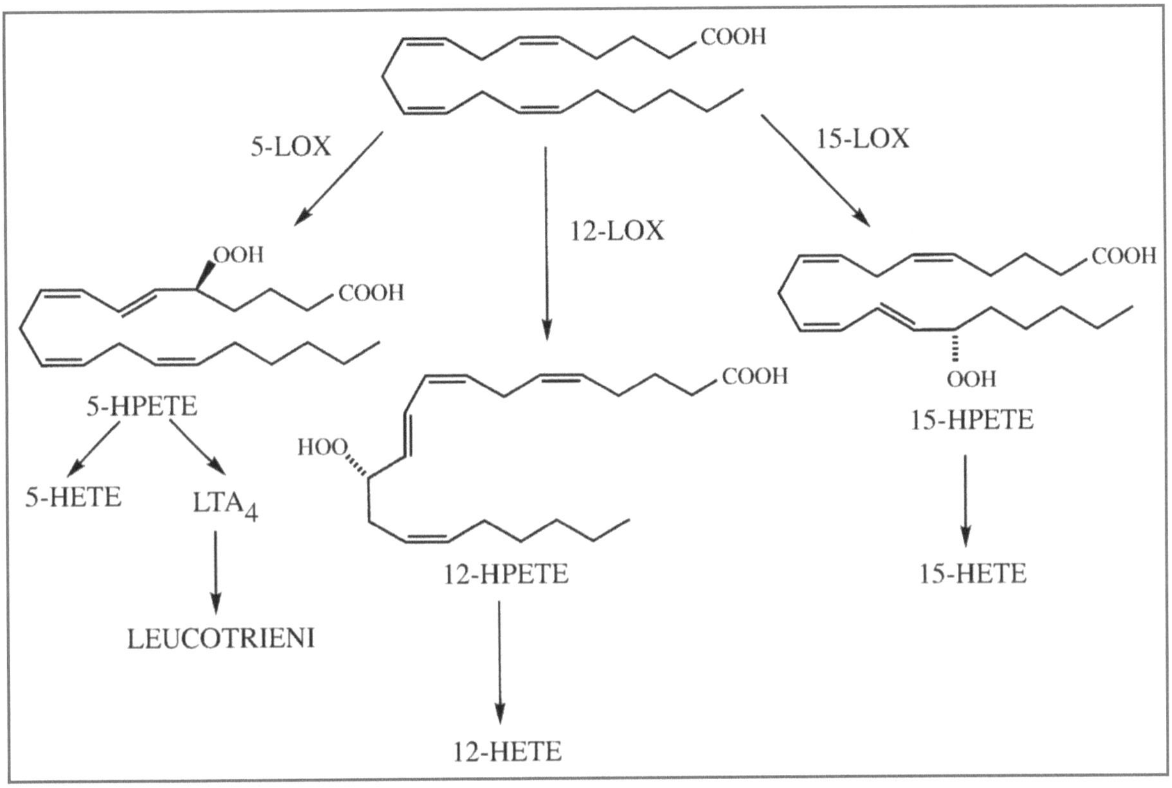

Fig. 12.8 Metaboliti della lipossigenasi

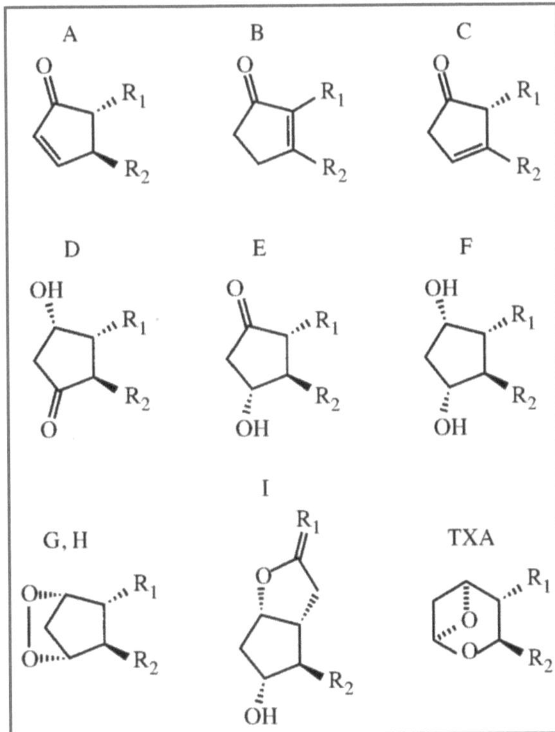

Fig. 12.9 Struttura degli anelli delle prostaglandine e del trombossano

Non ci sono a tutt'oggi evidenze circa la presenza del complesso ciclossigenasi nelle piante. Omogenati di *Allium cepa*, L. *Allium sativum* L. e *Allium porrum* L. trasformano *in vitro* l'acido arachidonico in prostaglandine e trombossano. Tuttavia l'approccio sperimentale non consente di concludere che il complesso enzimatico ciclossigenasi sia presente in queste piante. D'altra parte la lipossigenasi isolata dai semi di soia è in grado di sintetizzare l'anello ciclopentano tipico dei prostanoidi.

La via metabolica della lipossigenasi. Le lipossigenasi sono una classe di enzimi che catalizzano l'ossidazione di AGP con formazione dei corrispondenti idroperossidi (Fig. 12.10) e sono ubiquitarie. Nelle piante superiori i principali substrati delle lipossigenasi sono l'acido linoleico (C18:2) e α-linolenico (C18:3) che possono essere ossidati in posizione 9 o 13 formando rispettivamente il 9-idroperossido e il 13-idroperossido. Gli idroperossidi sono altamente instabili e sono successivamente metabolizzati attraverso due processi catalizzati dall'enzima idroperossido-liasi (**1**); dagli enzimi idroperossido-deidrasi e allene ossido ciclasi (**2**).

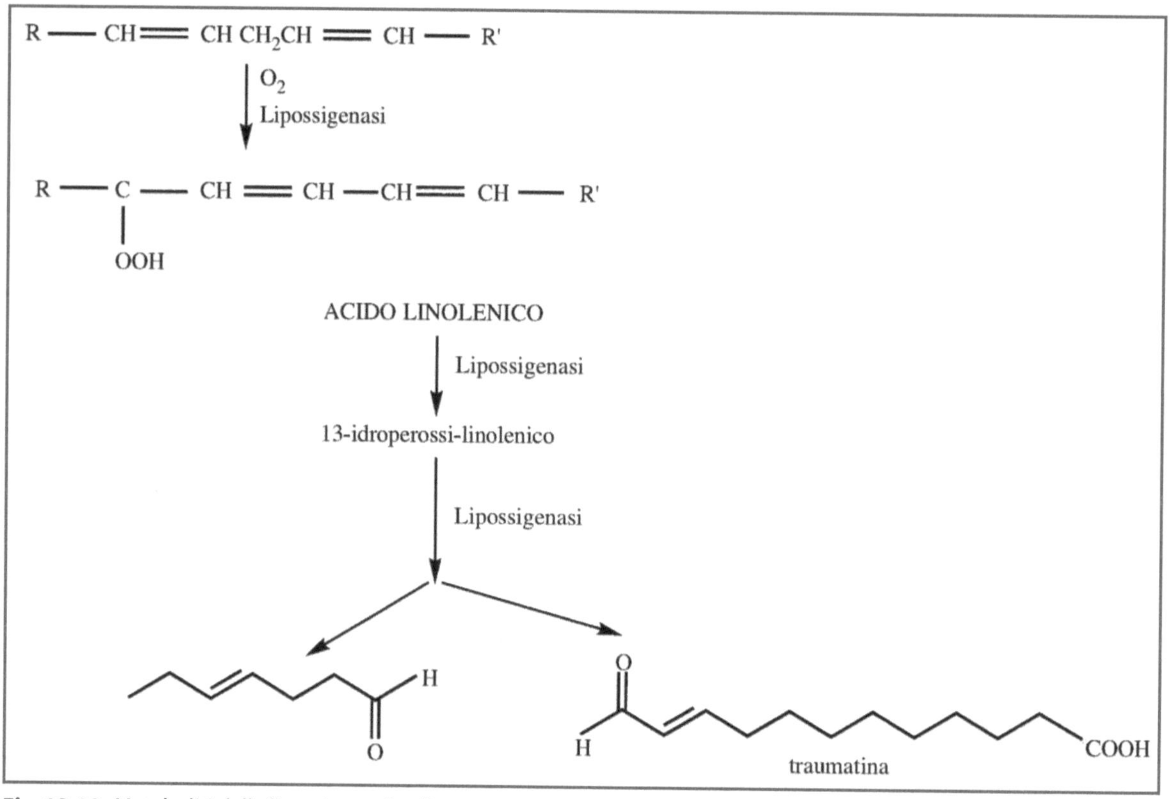

R — CH = CH CH_2CH = CH — R'

O_2
Lipossigenasi

R — C(OOH) — CH = CH — CH = CH — R'

ACIDO LINOLENICO

Lipossigenasi

13-idroperossi-linolenico

Lipossigenasi

H
O

O
H
COOH
traumatina

Fig. 12.10 Metaboliti delle lipossigenasi nelle piante

Quando interviene **(1)**, la catena dell'acido grasso si spezza a livello del gruppo idroperossido dando luogo a un ω-chetoacido e a un'aldeide. I prodotti della reazione sul 13-idroperossido sono un'aldeide a 6 atomi di carbonio e l'acido 12-cheto-*cis*-9-dodecenoico. Quest'ultimo isomerizza nel composto più stabile l'acido 12-cheto-*trans*-10-dodecenoico, noto con il nome di traumatina che può essere ossidata per via non enzimatica ad acido traumatico. Sia la traumatina che l'acido traumatico sono sintetizzati in circostanze particolari come risposta della pianta alle ferite per stimolare la riproduzione cellulare.

Analoghi delle PGs nelle piante. Dagli idroperossidi per azione di **(2)** si formano composti con un anello ciclopentano che richiama la struttura prostanoide. Fra queste la più nota è l'acido jasmonico (Fig. 12.11). Si forma dal 13-idroperossido, per riduzione e β-ossidazione del metabolita intermedio, l'acido 12-cheto-fitodienoico, (12-cheto-PDA, da *phytodienoic acid* = PDA). L'acido jasmonico e il suo metilestere giocano un ruolo importante nei meccanismi di difesa della pianta verso le ferite e l'attacco degli organismi patogeni. Attraverso la

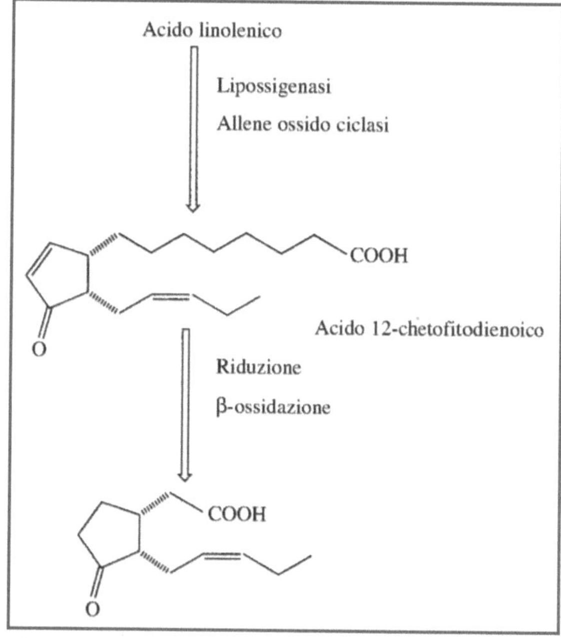

Fig. 12.11 Metabolismo dell'acido jasmonico

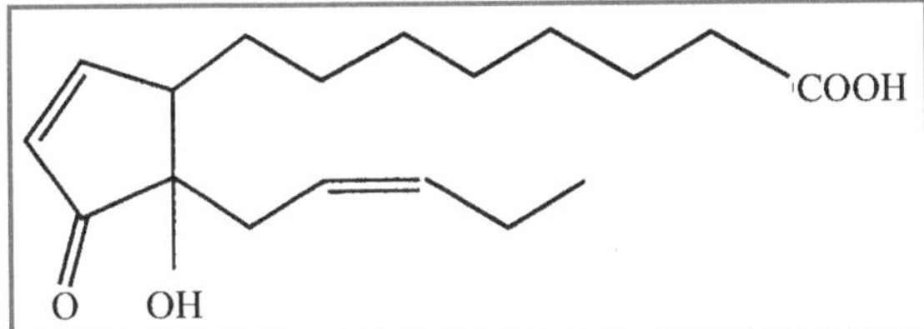

Fig. 12.12 Formula di struttura dell'acido cromomorico

stessa via metabolica si formano l'acido cromomorico (Fig. 12.12) ed altri composti a 18 atomi di carbonio con anello ciclopentano insaturo, isolati dalle parti aeree di *Chromolaena morii* e *C. chaslae* (*Fam. Asteraceae*). Non si sa se questi composti sono tipici di queste specie e non se ne conoscono le funzioni fisiologiche.

Aspetti nutrizionali e farmacologici dei lipidi

Pur rimandando a pubblicazioni specializzate la trattazione di chimica e biochimica degli acidi grassi, si ritiene utile fornire qualche informazione generale per una migliore trattazione del loro ruolo biologico e della loro importanza nutrizionale.

Vengono distinti per lunghezza di catena, in genere a numero pari di atomi di carbonio, e per la presenza o meno di doppi legami. I più comuni in natura e nella nostra alimentazione hanno tra 14 e 18 atomi di carbonio, mentre acidi grassi con più di 20 atomi di carbonio sono in genere meno rappresentati (con qualche eccezione). Gli acidi grassi si possono distinguere sulla base della presenza o meno di doppi legami in: saturi, monoinsaturi e polinsaturi (due o più doppi legami). I doppi legami contigui nella catena carboniosa sono separati da un ponte metilenico e la loro posizione viene indicata contando gli atomi di carbonio a partire dall'estremità carbossilica. Esempi tipici delle varie categorie di acidi grassi sono: tra i saturi il **palmitico** (16:0) e lo **stearico** (18:0); tra i monoinsaturi l'**oleico** (18:1 Δ9); tra i polinsaturi, il **linoleico** (AL, 18:2 Δ9, 12) e l'**α-linolenico** (ALA, 18:3 Δ9, 12, 15).

Mentre gli acidi grassi saturi e monoinsaturi possono venire sintetizzati negli organismi animali, a partire da acetato, e pertanto essi non sono nutrizionalmente essenziali, gli acidi grassi polinsaturi (**AGP**) AL e ALA non possono venir sintetizzati nel nostro organismo (**acidi grassi essenziali**). Tale condizione, unitamente alla importanza delle funzioni biologiche da essi direttamente o indirettamente svolte, li rende composti essenziali da un punto di vista nutrizionale. Gli animali infatti non sono in grado di introdurre nuovi doppi legami tra il doppio legame in posizione 9 nell'acido oleico e l'estremità metilica della molecola. Essi sono tuttavia capaci di introdurre nuovi doppi legami tra l'estremità carbossilica ed il doppio legame ad essa più vicino. Poiché tale porzione della molecola rimane immodificata nel corso del metabolismo, si è introdotto il criterio di classificare gli acidi grassi come appartenenti a serie metaboliche definite dalla distanza tra il metile ed il doppio legame ad esso più vicino: la serie **ω 9** (o n-9) o dell'acido oleico, la serie **ω 6** (o n-6) o dell'**acido linoleico (AL)** e la serie **ω 3** (o n-3) o dell'acido **α-linolenico (ALA)**. Gli acidi grassi essenziali AL e ALA vengono sintetizzati nel mondo vegetale e trasferiti al mondo animale attraverso la catena alimentare (consumo di vegetali o di animali erbivori). Nei tessuti degli organismi animali si trovano, oltre ad AL e ALA, anche i loro prodotti di ulteriore trasformazione, composti a 20 e 22 atomi di carbonio e a 4 o più doppi legami. Tali acidi grassi altamente insaturi si trovano esclusivamente nel mondo animale. Tra i derivati dall'AL, il principale (sia quantitativamente che dal punto di vista dell'importanza biologica) è l'acido arachidonico (AA, 20:4 Δ5, 8, 11, 14 n-6), mentre tra i derivati dall'ALA troviamo gli acidi eicosapentaenoico (EPA, 20:5 Δ5, 8, 11, 14, 17 n-3) e docosaesaenoico (DHA, Δ4, 7, 10, 13, 16, 19, 22:6 n-3). AA, EPA e DHA si formano dai rispettivi precursori a 18 atomi di carbonio attraverso reazioni di allungamento (catalizzate da elongasi) e di desaturazione (desaturasi), a livello del sistema reticolo endoplasmico di moltissimi tipi cellulari, ma prevalentemente nel fegato (Fig. 12.13). È sufficiente ricordare in questa sede che:

1) le conversioni dei precursori ai prodotti, nelle due serie, sono indipendenti;
2) le reazioni limitanti della conversione totale sono quelle di desaturazione (Δ6 e Δ5) e sono anche influenzate da fattori nutrizionali ed endocrini;
3) la desaturazione in Δ4 nella sintesi dei polinsaturi a 22 atomi di carbonio (DHA) richiede una cooperazione tra reticolo endoplasmico e perossisomi;
4) vi è competizione tra le due serie metaboliche per gli stessi enzimi, e pertanto uno sbilanciamento nel rapporto AL/ALA, più che una variazione assoluta dell'apporto di un singolo componente provoca un diverso accumulo dei prodotti finali delle due serie.

Come conseguenza della competizione di acidi grassi insaturi delle diverse serie per gli stessi enzimi, si verifica che nella carenza totale di acidi grassi essenziali, l'acido oleico, che normalmente non

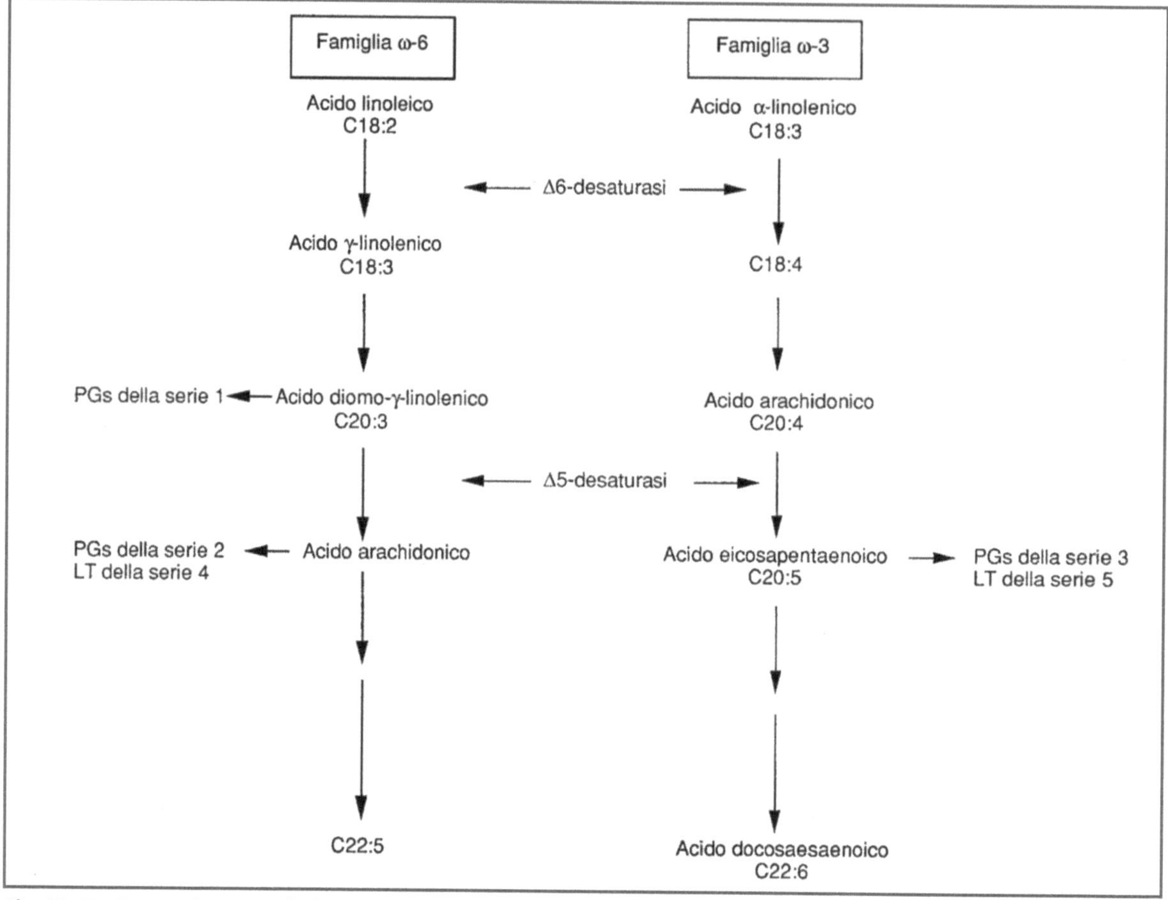

Fig. 12.13 Conversione metabolica degli acidi grassi polinsaturi: PGs = prostaglandine; LT = leucotrieni

viene ulteriormente convertito, si converte ad acido eicosatrienoico (20:3 n-9), normalmente pressoché assente nell'organismo. L'accumulo di 20:3 n-9 associato alla riduzione di AA per mancato apporto del precursore, porta ad aumento del rapporto 20:3 n-9/20:4 n-6, che viene pertanto considerato un indice biochimico della carenza di acidi grassi essenziali.

Lipidi e alimentazione

L'assunzione di oli e grassi vegetali e animali attraverso la dieta rappresenta la fonte di energia più consistente. Il rapporto fra apporto di grassi animali e vegetali cambia a seconda dei diversi Paesi, ma nei Paesi occidentali i grassi vegetali sono circa un terzo della energia introdotta.

Gli acidi grassi saturi sono prevalentemente, ma non esclusivamente, presenti nel mondo animale. In particolare i grassi di animali ruminanti (bovini) sono particolarmente ricchi di saturi, così come i derivati dal latte di tali mammiferi. Tuttavia quantità apprezzabili di polinsaturi (ad es. AL) sono presenti nei grassi di suini e nel pollame, anche in rapporto a recenti cambiamenti nella preparazione di mangimi. Il mondo vegetale contiene quantità apprezzabili di acidi grassi essenziali in quanto essi vengono sintetizzati nelle piante. Acidi grassi saturi possono tuttavia essere presenti anche nel mondo vegetale, soprattutto in piante tropicali (cocco, palma).

L'acido oleico, il più abbondante monoinsaturo in natura, è tipicamente presente nell'olio di oliva, ma è ben rappresentato anche in altre fonti vegetali (colza e girasole, varietà ad alto contenuto acido oleico) e animali (pollame, suino).

Per quanto riguarda le fonti di acidi grassi, l'aspetto nutrizionalmente più rilevante concerne gli acidi polinsaturi. La crescente evidenza che questi svolgono importanti azioni favorevoli in vari sistemi biologici, con un ruolo diversificato per i vari composti, ha infatti sollecitato i ricercatori a definire gli apporti ottimali (e pertanto non solo minimi) dei singoli acidi polinsaturi per garantire lo stato di salute, ed i nutrizionisti a ricercare le fonti alimentari più consone per garantire apporti adeguati.

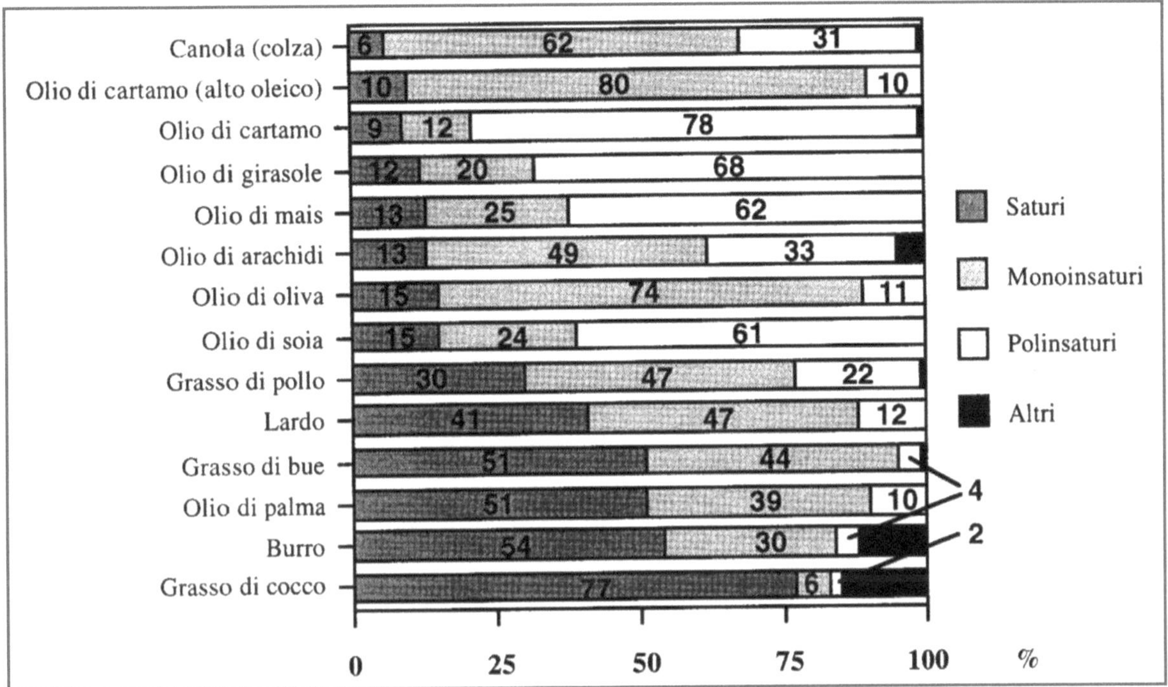

Fig. 12.14 Composizione percentuale in acidi grassi dei lipidi animali e vegetali

In questi ultimi anni si è infatti chiarito che un apporto ottimale di AGP si fonda su un bilancio corretto tra AGP ω-6 e ω-3, e tra AGP a 18 atomi di carbonio (AL e ALA) e AGP a 20 e 22 atomi di carbonio (AA, EPA e DHA). È convinzione ormai generalmente accettata che l'alimentazione umana, specialmente nel mondo occidentale, si è progressivamente modificata, soprattutto negli ultimi due secoli, non solo per l'incremento del consumo totale di grassi e tra questi, di acidi grassi saturi, ma anche, per quanto riguarda i polinsaturi, per un aumento dell'apporto di acidi ω 6 con progressiva riduzione degli ω-3.

Fonti di acidi grassi polinsaturi

Abbondanti fonti di acidi grassi polinsaturi (AGP) sono tipicamente rappresentate da oli vegetali ed in particolare dagli oli di semi (mais, girasole, cartamo, soia, cotone, vinacciolo), in cui i polinsaturi totali AL + ALA possono superare il 50% degli acidi grassi, in genere con grande prevalenza di AL. In alcuni oli vegetali si possono trovare concentrazioni apprezzabili anche di acidi grassi ω-3 (ALA), come nel caso degli oli di soia e di colza (varietà senza acido erucico), garantendo pertanto un apporto più equilibrato tra ω-6 ed ω-3.

Quantità apprezzabili di AGP si trovano nel pollame e nei grassi di suino (ad es. lardo) anche in conseguenza di un arricchimento dei mangimi con AGP, in particolare AL. La composizione degli acidi grassi di vari tipi di grassi ed oli alimentari, vegetali ed animali, è riportata sia nella Fig. 12.14 che nella Tabella 12.3. Il contenuto in saturi è compreso tra il valore del 6% (olio di colza) fino al 77% del grasso di cocco, mentre tra gli oli naturali, l'oliva presenta il massimo contenuto in monoinsaturi (con l'eccezione della variante di cartamo ad alto oleico). Altri polinsaturi si trovano, tra gli oli vegetali, nel cartamo, girasole e mais, e tra i grassi animali, il pollo contiene oltre il 20% di polinsaturi. Tuttavia, gran

Tabella 12.3 Livelli di acido linoleico, di α-linolenico e rapporti ω-6/ω-3 in oli e grassi

AL	ALA	ω-6/ω-3	Oli e grassi
1,8	0,2	9	Olio di cocco
3,2	0,7	4,6	Burro
9,4	0,3	31,3	Olio di palma
3,7	0,2	18,5	Grasso di bue
10,7	1,1	9,7	Lardo
19,5	2	9,7	Grasso di pollo
53,2	7,8	6,8	Olio di soia
10	1	10	Olio di oliva
32,5	0,5	65	Olio di arachidi
60,5	1,5	40	Olio di mais
67,2	0,8	84	Olio di girasole
78	0,1	780	Olio di cartamo
9,8	0,2	49	Olio di cartamo (alto oleico)
20	9,8	2	Canola (colza)

parte degli oli vegetali contiene un eccesso di AL con rapporti ω-6/ω-3 di gran lunga superiori a 10, considerato un valore limite massimo per le qualità nutrizionali di un grasso. Gli oli di colza, soia ed oliva presentano un rapporto bilanciato ω-6/ω-3.

AGP a lunga catena. AGP a 20 e 22 atomi di carbonio si trovano esclusivamente nel mondo animale. L'acido arachidonico (20:4 n-6), il più abbondante AGP a 20 C nel mondo animale, è contenuto selettivamente in molecole fosfolipidiche, e si trova pertanto in organi ad alto contenuto in fosfolipidi, quali il tuorlo d'uovo, il fegato, il cervello, dove però le concentrazioni raggiunte non superano in genere i 100 mg/100 g di tessuto. Più abbondanti sono le fonti di AGP a lunga catena della serie n-3 (EPA e DHA). I pesci soprattutto di mari freddi e ad alto contenuto in grassi ne contengono quantità dell'ordine del grammo o più/100 g di pesce, raggiungendo livelli dell'ordine di decine di grammi/100 ml negli oli da essi ottenuti.

Proprietà biologiche degli acidi grassi polinsaturi

Dal lontano momento della loro scoperta, all'inizio degli anni '30, a tutt'oggi grandi progressi si sono realizzati nelle conoscenze sul metabolismo e sulle funzioni biologiche degli AGP, tanto che sarebbe impossibile trattarli in modo adeguato in questo breve capitolo.

È sufficiente, in questa sede, elencare varie attività attribuite ai diversi composti.

Acido linoleico. È il più abbondante AGP in natura ed il più studiato fino ad un decennio fa. La sua carenza provoca nell'animale e nell'uomo (pochi casi osservati) rallentamento dell'accrescimento, alterazioni in vari organi (cute, fegato, sistemi riproduttivi), e la comparsa del tipico *marker* biochimico di carenza, l'innalzamento del rapporto 20:3 n-9/20:4 n-6 nei lipidi plasmatici e tissutali. Un apporto alimentare di almeno l'1% delle calorie è richiesto per prevenire la carenza, ma si valuta che il fabbisogno adeguato sia nell'ordine del 3% delle calorie, con valori superiori, fino al 5%, in gravidanza, durante l'allattamento, e nell'infanzia. Studi che iniziarono negli anni '60 hanno dimostrato che un incremento del consumo di AL al di sopra del 5% e fino al 10% delle calorie, soprattutto se associato al contenimento del consumo di grassi saturi, provoca una riduzione della colesterolemia, importante fattore di rischio per la patologia aterosclerotica. Questo si associa anche ad una minore tendenza delle piastrine ad aggregare e ad altre modificazioni favorevoli. Tuttavia, ricerche più recenti hanno valutato in modo più conservativo il fabbisogno di AL, che non dovrebbe superare il 4-5% delle calorie, aumentando invece il consumo di acidi grassi ω-3, sia ALA, intorno all'1% delle calorie, che degli acidi ω-3 a lunga catena (EPA e DHA), con quantità corrispondenti a 1-2 g/*die*.

Acido α-linolenico. Le fonti di ALA sono limitate, come emerge dalla tabella delle composizioni di oli e grassi animali e vegetali. Tuttavia, in aggiunta ad alcuni oli (ad es. colza e cartamo) che ne contengono quantità apprezzabili, fonti aggiuntive sono le parti verdi di varie verdure (spinaci, lattuga ecc.) ed i legumi, in cui l'ALA raggiunge concentrazioni elevate (fino al 50%) del sia pur modesto contenuto in lipidi totali (0,2-0,4% del peso fresco nelle verdure, 3-6% nei legumi).

Acidi grassi e malattia arterosclerotica. Una dieta ricca in acidi grassi saturi aumenta il rischio di malattia arteriosclerotica e sue complicazioni, mentre acidi grassi monoinsaturi (ad es. l'acido oleico) e polinsaturi hanno un effetto ipocolesterolemizzante. A causa di ciò si consiglia un apporto in grassi che non superi il 30% delle calorie totali e che i grassi saturi siano il 10% delle calorie/giorno. L'effetto favorevole dell'assunzione di olio di oliva sull'incidenza dell'arteriosclerosi sembra essere associato non solo all'azione ipocolesterolemica dell'acido oleico, bensì anche alla presenza delle sostanze fenoliche. Infatti si è osservato che queste ultime riducono l'ossidabilità delle lipoproteine a bassa densità, diminuiscono l'aggregazione piastrinica e la produzione di eicosanoidi e leucotrieni da parte dei leucociti.

L'osservazione, al termine degli anni '70, che in popolazioni con forte consumo di pesce, quali gli eschimesi, la mortalità per patologia cardiovascolare fosse molto bassa, ha stimolato una gran mole di studi sui fattori protettivi nel pesce. Gli acidi n-3 EPA e DHA rappresentano la componente più attiva esplicando una serie di azioni su vari tipi di cellule e in vari sistemi biologici, che possono essere riassunte nella Tabella 12.4.

Gli effetti biologici degli ω-3 vengono in parte attribuiti alla modulazione della cascata degli eicosanoidi (minore formazione di metaboliti dell'acido arachidonico, produzione di eicosanoidi meno attivi), ma sono state documentate anche azioni a livello delle funzionalità di membrana (canali ionici, enzimi di membrana ecc.), di processi metabolici (attività perossisomiali, sintesi e cataboli-

Tabella 12.4 Principali azioni biologiche degli acidi grassi ω-3

- Sistema circolatorio
  - Attività antiaritmica
  - Vasodilatazione
  - Riduzione della pressione arteriosa
  - Attività antiaggregante piastrinica
  - Riduzione dei trigliceridi plasmatici
- Sviluppo e funzione del sistema nervoso centrale (in particolare della funzione visiva)
- Attività antinfiammatoria
- Attività di modulazione immunitaria

smo lipoproteico) e dell'espressione di proteine (riduzione della espressione di interleuchine ed altre citochine ecc.).

EPA e **DHA** possono essere introdotti mediante assunzione di pesce: si ritiene che, se consumato 2-3 volte la settimana, questo alimento fornisca un apporto ottimale di tali composti. Ultimamente sono disponibili preparazioni farmaceutiche arricchite in EPA e DHA (trigliceridi o esteri etilici), cosi come prodotti commerciali integrati con tali acidi grassi (uova, pasta, pane ecc.), da utilizzare da parte di coloro che non gradiscono il pesce.

Acidi grassi e patologia diabetica. Alla patologia diabetica si accompagnano complicanze di tipo neurologico e vascolare: iperaggregabilità delle piastrine, aumento della viscosità del sangue, accresciuta adesività degli eritrociti. L'etiopatogenesi della neuropatia periferica nel paziente diabetico sembra coinvolgere una irrorazione deficitaria per un danno ipossico provocato da un ispessimento della parete vasale e da una insufficiente produzione di prostanoidi vasodilatatori, per carenza dell'enzima Δ6-desaturasi. Questo enzima rappresenta una tappa critica nella conversione di acidi grassi polinsaturi in γ-linolenico (GLA), EPA e DHA, precursori delle prostaglandine della serie 3, vasodilatanti e antiaggreganti. Sulla base di queste osservazioni, l'integrazione dietetica con acidi grassi delle serie ω-6 e ω-3 ha effetti favorevoli al ripristino della funzione motoria e sensoria.

Droghe di interesse farmaceutico per il loro contenuto lipidico

Serenoa

È data dai frutti di *Serenoa repens* (Bartram) Small [*Sabal serrulata* (Michaut) Nutall et Schultes] (*Fam. Palmaceae*). *Serenoa* in onore a Sereno Watson, botanico del Connecticut; *repens*, cioè che striscia, riferito al rizoma; *Sabal* è il nome indigeno della pianta; *serrulata*, cioè seghettata, riferito alle foglie.

Habitat. Florida, Alabama, Luisiana. Vegeta nei terreni sabbiosi subtropicali e nel meridione degli Stati Uniti fino al Messico.

Descrizione della pianta. Si tratta di una palma nana alta circa 2 m con uno scapo ramoso avvolto in una guaina fibrosa. Le foglie sono coriacee, picciolate, profondamente incise e munite di aculei lungo i bordi. I fiori, di colore bianco, sono piccoli e riuniti in spadice. Il frutto è una bacca nerastra all'interno si trova un seme ellissoidale fatto di tessuto bianco translucido (Fig. 12.15).

Parti usate. Frutto.

Raccolta e preparazione della droga. Il frutto viene raccolto quando è maturo, cioè quando il suo colore passa dal rossastro al nerastro. L'essiccamento avviene in stufa ad una temperatura di 45-50 °C.

Descrizione della droga. La serenoa fa pensare, per dimensioni (2-3 cm di diametro) ed aspetto (ovoidale), ad una oliva nera raggrinzita. Presenta un pericarpo a parete sottile con un epicarpo nero ed un endocarpo marrone. Ha un sapore prima dolciastro e poi pungente e sgradevole. Il frutto di

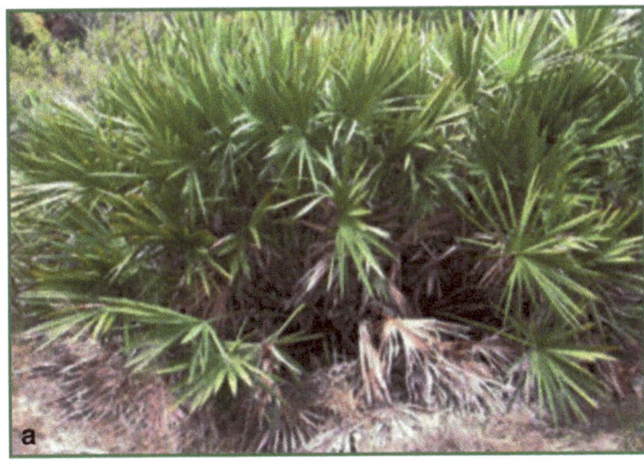

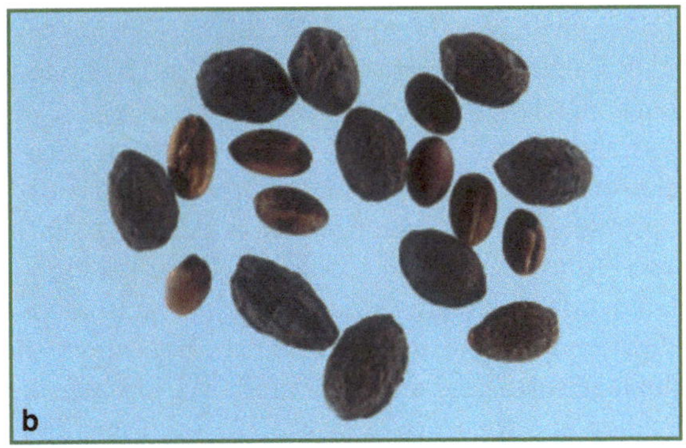

Fig. 12.15 **a** *Serenoa repens* pianta e **b** frutti

Ipertrofia prostatica benigna (IPB)

È un ingrossamento della ghiandola prostatica che può rendere difficile la minzione. È frequente negli uomini con l'avanzare dell'età ed è probabilmente legata alle variazioni di testosterone. I primi sintomi si hanno quando il soggetto ha difficoltà nell'urinare. Successivamente la minzione si avverte come incompleta e si ha necessità di urinare spesso e di notte. La diagnosi si esegue palpando la prostata subito davanti al retto (esplorazione rettale), misurando le dimensioni della prostata con una ecografia e rivelando il tasso ematico dell'antigene prostatico specifico (test del PSA). Se non ci sono complicazioni (ritenzione urinaria, sangue nelle urine, infezione delle vie urinarie) l'IPB non richiede alcun trattamento; viceversa si ricorre alla finasteride (per ridurre il volume della prostata) ed agli α-bloccanti (per rilasciare alcuni muscoli della prostata e facilitare il passaggio dell'urina). Dei fitoterapici la Commissione E tedesca consiglia la serenoa, l'ortica ed i semi di zucca.

S. repens può essere confuso con quello di *Sabal palmetto*, detta "palma cavolo" che non è officinale.

Componenti principali. Lipidi; polisaccaridi (28,2%) ad alto peso molecolare; flavonoidi (rutina, isoquercitrina, kaempferolo ecc.); un olio essenziale (1,5%); acidi organici; fitosteroli (β-fitosterolo, camposterolo, stigmasterolo ecc.) ecc. I processi di essiccamento e conservazione provocano una idrolisi parziale dei gliceridi con formazione di acidi grassi liberi e glicerina. I polisaccaridi, i gliceridi e gli steroli sembrano essere i responsabili dell'azione della serenoa nella ipertrofia prostatica benigna.

Proprietà ed impiego terapeutico. Studi condotti *in vitro* su cellule epiteliali prostatiche mostrano che la serenoa inibisce la conversione del testosterone in diidrotestosterone, il metabolita responsabile dell'ingrossamento della ghiandola prostatica; inoltre la serenoa impedisce al diidrotestosterone di legarsi al suo recettore ed ostacola la proliferazione di linee prostatiche tumorali. Questi meccanismi sono per alcuni di scarso rilievo clinico; ciò nonostante alcune revisioni sistematiche riferiscono che la serenoa allevia i segni ed i sintomi della ipertrofia prostatica benigna (dolore nella minzione, flusso urinario ridotto, nicturia, disuria ecc.). La serenoa risulta comunque meno attiva dei farmaci prostatici convenzionali (finasteride, antagonisti α-adrenergici), ma è meglio tollerata, non altera la funzione sessuale e non modifica il PSA (antigene ematico specifico per la prostata). Nella maggior parte degli studi clinici è stato utilizzato un estratto lipido-sterolico di serenoa contenente l'80-90% di acidi grassi. Alcuni consigliano anche la droga in polvere (0,5-1g/*die*).

Effetti collaterali, tossicità. Studi *post-marketing* indicano che la serenoa è ben tollerata. Occasionalmente causa disturbi gastrointestinali (stipsi, diarrea).

Pruno africano

È dato dalla corteccia di *Pygeum africanum* (Fig. 12.16) Hook o *Prunus africana* (*Fam. Rosaceae*), un albero sempreverde che cresce spontaneo

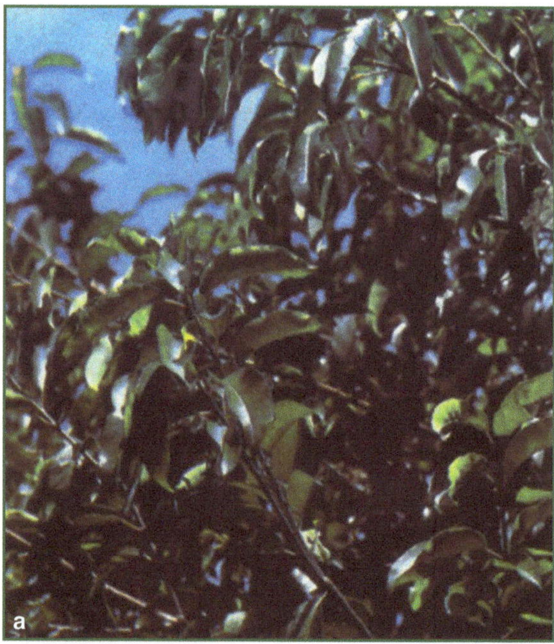

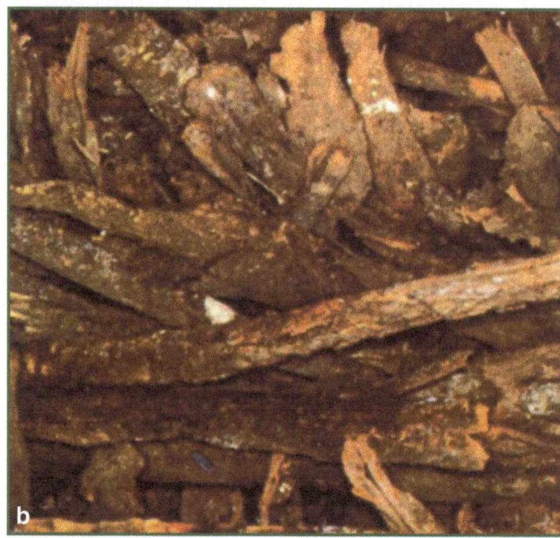

Fig. 12.16 *Pygeum africanum* **a** pianta e **b** corteccia

nelle regioni montuose (1000-2500 m) e piovose dell'Africa occidentale (Ghana, Cameroun), Africa orientale (Etiopia, Kenia, Uganda, Congo), Madagascar e Sud Africa (Angola, Zambia, Zimbabwe). Il tronco è eretto, alto 30 m e più, ricoperto di una corteccia striata longitudinalmente, di colore che va dal rosso al bruno scuro. I rami sono penduli; le foglie opache o lucide, coriacee, di forma ovale (lunghe 15 cm e larghe 5 cm), munite di picciolo rosa o rosso; i fiori, di un colore bianco-crema, sono piccoli e riuniti in grappoli penduli; i frutti sono acheni coriacei, di un colore rosso o rosso scuro (a maturazione).

La corteccia di *P. africanum* è stata utilizzata fin dai tempi antichi in Africa per curare problemi urinari (dolori della vescica, disturbi legati alla minzione).

Il pruno africano contiene sostanze lipidiche (acidi grassi come palmitico, linoleico, oleico, stearico, beenico, miristico ecc.), steroli, sostanze terpeniche (acido ursolico, idrossiursolico, oleanolico ecc.), alcoli ed eteri dell'acido ferulico, acido abietico, docosanolo, ecc.

La droga deve la sua attività soprattutto alla frazione lipidica, oltre che ai fitosteroli ed all'acido abietico. Queste sostanze interfericono con lo sviluppo della IPB. L'acido abietico e i triterpeni (acido ursolico ed oleanoico) potrebbero invece essere responsabili dell'attività antiedemigena.

Una recente revisione degli studi clinici, relativi a 2262 pazienti, mostra che il pruno africano, sotto forma di capsule molli contenenti lo 0,5% di n-docosanolo, allevia i sintomi associati all'IPB lieve e moderata. La dose consigliata è di 100 mg *per* os per 6-8 settimane. Il prodotto è ben tollerato; raramente causa lievi effetti gastrointestinali.

Bibliografia essenziale

Bent S, Kane C, Shinohara K et al (2006) Saw palmetto for benign prostatic hyperplasia. N Engl J Med 354:557-566

Berra B, Caruso D, Cortesi N et al (1995) Antioxidant properties of minor polar components of olive oil on the oxidative process of cholesterol in human LDL. La Rivista Italiana Delle Sostanze Grasse 7:285-288

Bosisio E (1988) Prostaglandins and prostaglandin-like compounds in plants. Pharmacol Res Commun 20:99-103

Bruni U, Cortesi N, Fiorino P (1994) Influence of agricultural techniques, cultivar and area of origin on characteristics of virgin olive oil and on the levels of some of its minor components. Science and Techniques 53:28-34

Galli C, Marangoni F (1997) Recent advances in the biology of n-6 fatty acids. Nutrition 13:978-985

Gardner HW (1991) Recent investigations into lipoxygenase pathway of plants. Biochim Biophys Acta 1084:221-239

Gerber GS, Fitzpatrick JM (2004) The role of a lipidosterolic extract of Serenoa repens in the management of lower urinary tract symptoms associated with benign prostatic hyperplasia. BJU Int 94:338-344

Gordon AE, Shaughnessy AF (2003) Saw palmetto for prostate disorders. Am Fam Physician 67:1281-1283

Grechkin AN (1995) Clavulones and *tert*-hydroxycyclopentenone fatty acids: occurrence, physiolological activity and problem of biogenetic origin. J Lipid Mediat Cell Signal 11:205-218

Medhi B, Kishore K, Singh U, Seth SD (2009) Comparative clinical trial of castor oil and diclofenac sodium in patients with osteoarthritis. Phytother Res 23: 1469-1473

Pygeum africanum for benign hyperplasia (2002) Cochrane Database syst. Rev CD 001044

Quiles MT, Arbós MA, Fraga A et al (2010) Antiproliferative and apoptotic effects of the herbal agent Pygeum africanum on cultured prostate stromal cells from patients with benign prostatic hyperplasia (BPH). Prostate 1044-1053

Samuelsson B, Ramwell PW, Paoletti R et al (eds) (1976-1991) Advances in prostaglandin, thromboxane and leukotriene research, vol. 1-21. Raven Press, New York

Sirtori CR, Lovati MR, Manzoni C et al (1995) Soy and cholesterol reduction: clinical experience. J Nutr 125:598S-605S

Sugano M (1992) Plant lipids and health. In: Boba S et al (eds) Natural resources and human health. Elsevier Science Publishers, pp 171-176

Visioli F, Petroni A, Galli C (1994) Phenolic compounds extracted from olive oil prevent oxidation ol low density lipoproteins and inhibit platelet function and platelet and leukocyte eicosanoid production in vitro. In: Paoletti R et al (eds) Oxidative processes and antioxidants. Raven Press, New York, pp 199-206

Yang J, Te AE (2005) Saw palmetto and finasteride in the treatment of category-III prostatitis/chronic pelvic pain syndrome. Curr Urol Rep 6:290-295

Capitolo 13 AMINOACIDI, PEPTIDI ED ENZIMI

Aminoacidi

Gli aminoacidi presenti nelle piante sono circa 300, ma soltanto una ventina viene utilizzata per dar luogo a peptidi, proteine e più in generale a sistemi enzimatici necessari per catalizzare le reazioni biochimiche che avvengono nei vegetali. Alcuni aminoacidi sono anche dei precursori di metaboliti secondari come gli alcaloidi, i glicosidi isotiocianati ed i glicosidi cianogenetici, che verranno trattati a parte. Un certo interesse viene anche attribuito alle lectine, altri composti naturali che derivano dagli aminoacidi.

Lectine

Le lectine [dal latino *lego*, *legere* (*lectum*), leggere, scegliere] sono proteine e/o glicoproteine capaci di legarsi ad un determinato zucchero sulla membrana cellulare, in un modo specifico e reversibile, senza svolgere attività enzimatica. Le lectine si trovano nelle piante, nel tuorlo d'uovo, in numerosi organismi marini e nei mammiferi. Nelle piante superiori le lectine sono localizzate nei semi: si formano durante la maturazione e scompaiono con la germinazione. I semi di piante appartenenti alla famiglia delle *Fabaceae* ne sono particolarmente ricchi. Molte lectine hanno la capacità di agglutinare globuli rossi; alcune mostrano un'azione più specifica mentre altre si comportano in modo aspecifico in quanto agglutinano eritrociti di più gruppi sanguigni. Ad es., una lectina presente nei semi di lima (*Phaseolus lunatus* L.) agglutina in modo specifico gli eritrociti del gruppo sanguigno A. Grazie alle proprietà agglutinanti le lectine vengono utilizzate nella diagnosi dei gruppi sanguigni. Un'altra proprietà delle lectine è quella di stimolare la mitosi nei linfociti: è questo il caso della concanavalina A, presente nei semi di *Canavalia ensiformis* (L.) DL, che agisce in modo specifico sui linfociti T. Le proprietà mitotiche di alcune lectine possono essere utilizzate per differenziare le cellule normali da quelle tumorali. Alcune lectine sono piuttosto tossiche se date per via parenterale in quanto non vengono distrutte dagli enzimi del tratto gastrointestinale; questo è il caso della abrina, presente nei semi di *Abrus precatorius* L., o della ricina, presente nei semi di *Ricinus communis* L. L'intossicazione si manifesta dopo 2-3 ore dalla ingestione con vomito, diarrea emorragica e *shock*. Altre lectine presentano invece interessanti proprietà farmacologiche; è questo il caso delle viscotossine e delle lectine presenti nel *Viscum album*.

Vischio bianco

È dato dalle foglie e dai rami di *Viscum album* L. (*V. vulgare*) Perk (*Fam. Loranthaceae*). *Viscum*, riferito alla sostanza appiccicaticcia che si ricava dai frutti; *album*, per il colore bianco dei frutti; *vulgare*, perché comune. Il vischio è stato utilizzato fin dai tempi antichi come ipotensivo, spasmolitico ed antitumorale; comunque i primi studi scientifici risalgono alla seconda metà del XIX secolo, in seguito alla iscrizione di questa droga nella 1ª Farmacopea Tedesca del 1872.

Habitat. Europa, dal mare alle colline, Africa settentrionale, Asia.

Descrizione della pianta. Suffrutice sempreverde di 30-40 cm, ramificato, con foglie sessili, opposte, coriacee e fiori dioici, tetrameri, di circa 2 mm, di un verde-giallastro, riuniti in gruppi di 3-5 all'apice dei peduncoli in ombrelle. Il frutto è una bacca globosa, gelatinosa, semitrasparente, somigliante ad una perla (Fig. 13.1). È una pianta emiparassita fornita di speciali radici (gli austori) che penetrano nel legno degli alberi ospiti: vive su diverse piante come melo e pioppo (ssp. *Platyspermum*, vischio delle latifoglie), abete bianco (ssp. *abietis*, vischio dell'abete), pino, larice ed abete (ssp. *laxum*, vischio del pino). Non va confuso con *V. cruciatum* (presenta bacche rosse) e nemmeno con *Castanea vesca*, detta vischio quercino (presenta bacche gialle).

Parti usate. Parte epigea della pianta (foglie e rametti).

Raccolta e preparazione della droga. La raccolta si effettua prima che si formino i frutti. Foglie e rami si essicano, dopo che sono stati separati, ad una temperatura di 40-50 °C.

Descrizione della droga. Le foglie, opposte e prive di picciolo, larghe 1-2 cm e lunghe 4-5 cm, sono di colore verde scuro, coriacee, a margine intero, di forma lanceolato-spatolata, con tre nervature centrali molto evidenti. I rami o virgulti sono dicotomi ed hanno una corteccia di colore verde-grigiastro, sottile ed elastica.

Componenti principali. Lectine; polisaccaridi (viscotossine); alcaloidi, terpenoidi (amirina ecc.); flavonoidi (quercitina ecc.) e flavoni; amine (acetilcolina, istamina ecc.); acidi grassi; acidi organici (ferulico, caffeico ecc.). I principali componenti responsabili delle azioni farmacologiche del vischio sono le amine, le lectine ed i flavonoidi.

Proprietà ed impiego terapeutico. L'effetto ipotensivo del vischio è stato studiato in diverse specie animali ed attribuito alla presenza nella droga di acetilcolina, tiramina, acido γ-aminobutirrico e di flavoni. L'intimo meccanismo non è stato ancora chiarito, ma si sospetta che avvenga attraverso una stimolazione del parasimpatico ed una inibizione del centro vasomotore. Del vischio sono state studiate anche le azioni immunostimolanti e citotossiche (antitumorale) ed è stato osservato che preparati di vischio stimolano la fagocitosi e più in generale la risposta immunitaria umorale e cellulare; inoltre stimolano la sintesi di mediatori dell'infiammazione (TNF-α, IL-1, IL-6) con conseguente ridotta vitalità delle cellule tumorali e maggiore sensibilità di questa verso il processo apoptotico. Queste azioni vengono attribuite in gran parte alla presenza di lectine e di polisaccaridi presenti nei preparati finali. Numerosi *trials* clinici hanno valutato di recente la efficacia del vischio in pazienti con tumori localizzati in organi e tessuti diversi (colon, stomaco, polmone, rene ecc.). Purtroppo questi studi non sono stati condotti con rigore scientifico e quindi, pur mostrando risultati positivi, non consentono di trarre conclusioni sulla reale efficacia del vischio come antitumorale. Ciò nonostante la Commissione E tedesca lo consiglia come terapia palliativa in quanto migliora la qualità della vita del paziente. La dose consigliata è di 2-6 g di droga essiccata oppure 1-3 ml di estratto liquido (1:1 in 25% di alcol) 3 volte al giorno o 0,5 ml di tintura (1:5 in 45%). Si consiglia anche un succo ricavato per spremitura da piante di 2 anni lasciato fermentare per 4-6 settimane in presenza di *Lactobacillus plantarum* e diluito alla fine in modo da avere una soluzione al 10%. La fermentazione riduce significativamente la tossicità del prodotto.

La *British Herbal Pharmacopoeia* riporta le seguenti dosi standard di *Viscum album* (da somministrare 3 volte al giorno):

- Foglie essiccate: 2-6 g (o in infuso)
- Tintura (1:5) (alcol 45%): 1-3 ml
- Estratto fluido (1:1) (alcol 25%): 0,5 m
- Estratto acquoso essiccato (4:1): 100-250 mg

Effetti collaterali, tossicità. Il vischio può provocare leggera piressia, mal di testa ed una lieve leucocitosi, ma anche ipotensione ortostatica, rigonfiamento dei linfonodi ed aumento della pressione intracranica se si prolunga nel tempo la terapia e si ricorre a dosi elevate. È preferibile assumerlo solo dietro consiglio medico. Inoltre non deve essere somministrato a pazienti in terapia con farmaci cardiaci e con farmaci che agiscono sulla coagulazione del sangue.

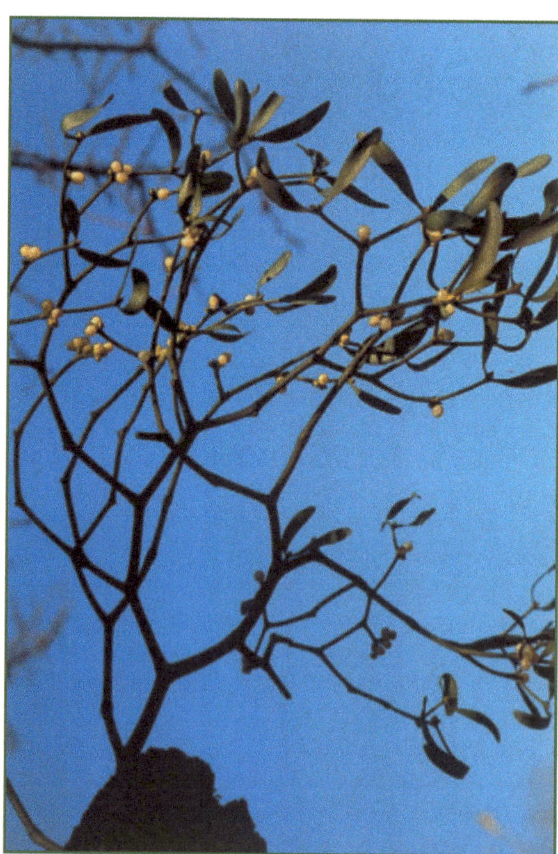

Fig. 13.1 *Viscum album*: ramo con foglie e frutti (R. Longo)

Enzimi di origine vegetale

Gli enzimi sono dei particolari composti di natura proteica che possono essere localizzati in diversi organuli cellulari (lisosomi, ribosomi, mitocondri, reticolo endoplasmatico ecc.) o diffusi in forma solubile nel citoplasma. Hanno la capacità di catalizzare, in maniera altamente specifica, reazioni di vario tipo, indispensabili per la sopravvivenza degli organismi viventi, modulandone la velocità e l'intensità. Nei tessuti gli enzimi agiscono coordinatamente, accelerando in maniera controllata la sequenza dei vari passaggi delle reazioni chimiche, il cui insieme costituisce il metabolismo degli esseri viventi.

Strutturalmente gli enzimi sono costituiti da aminoacidi legati tra loro con legame peptidico e disposti secondo una sequenza che è definita a livello genico e che determina la funzione dell'enzima. Oltre alla componente proteica, molti enzimi, per poter espletare la loro funzione, richiedono la presenza di una parte non proteica (cofattore) che può essere costituita da ioni metallici o molecole organiche a basso peso molecolare; queste ultime, quando sono legate alla parte proteica con legami covalenti o legami di coordinazione, prendono il nome di gruppi prostetici.

I coenzimi sono molecole organiche, derivate principalmente da vitamine del gruppo B, che partecipano al processo catalitico insieme all'enzima. Il complesso proteina-cofattore o coenzima è chiamato oloenzima, mentre la sola parte proteica prende il nome di apoenzima.

Anche se un sempre più vasto numero di patologie viene attribuito alla carenza di un qualche enzima specifico, l'impiego in terapia degli enzimi è molto limitato, in quanto la mancanza di un enzima raramente può essere ovviata dalla somministrazione dello stesso: ciò a causa sia del fatto che gli enzimi per agire devono essere incorporati in particolari strutture od organuli delle cellule in cui difficilmente riescono a penetrare se somministrati per via sistemica, sia per la natura stessa dell'enzima. Infatti, essendo di natura proteica, gli enzimi, somministrati per via orale, possono essere inattivati dall'acidità del succo gastrico o dagli enzimi presenti nel tratto gastrointestinale. Se somministrati per via parenterale possono indurre reazioni antigeniche con manifestazioni allergiche o con formazione di anticorpi specifici che ne determinano l'inattivazione.

In terapia gli enzimi vengono adoperati principalmente per:

- correggere le insufficienze digestive determinate da ridotta secrezione del pancreas esocrino (ad es. fibrosi cistica);
- lisare trombi vascolari attivando la fibrinolisi;
- facilitare la cicatrizzazione di ferite ed ulcere torpide per solubilizzazione del materiale necrotico;
- prevenire le aderenze peritoneali e la formazione di briglie cicatriziali;
- trattare stati infiammatori;
- trattare alcune forme leucemiche.

La maggior parte degli enzimi adoperati nell'industria è di origine batterica o fungina. Solo alcuni vengono ricavati da piante superiori o tessuti animali, ed in quest'ultimo caso sono ottenuti come sottoprodotti della macellazione.

Per la produzione di enzimi da microrganismi possono essere adoperate tecniche di colture in superficie o, molto più comunemente, di colture sommerse in fermentatore.

Misura dell'attività enzimatica

L'attività enzimatica viene espressa in unità e la *Enzyme Commission of International Union of Biochemistry* (IUB) ha definito una unità enzimatica (UE) come la quantità di enzima necessaria per trasformare una micromole di substrato in un minuto, a 25 °C ed in condizioni ottimali di concentrazione di substrato e di pH. Il numero di unità di attività enzimatica presenti in 1 mg di preparazione enzimatica rappresenta l'attività specifica dell'enzima.

Successivamente, dalla stessa IUB è stato raccomandato l'uso di una nuova unità di attività enzimatica denominata katal (kat) definita come l'attività enzimatica che catalizza la trasformazione di una mole di substrato in 1 secondo. Un kat è uguale a 63.107 U. Poiché l'attività di un katal è troppo elevata per i comuni usi industriali, di norma l'attività è espressa in microkatal (mkat) e nanokatal (nkat) che determinano rispettivamente la trasformazione di una micromole o di una nanomole di substrato in un secondo (Ph. Eur., IV ed. 2003).

Amilasi

Enzimi capaci di catalizzare la depolimerizzazione dell'amido e del glicogeno, sono molto diffusi in natura e possono essere ottenuti da cereali trasformati in malto, pancreas di bovini e suini, colture batteriche o fungine.

In base al legame glucosidico che idrolizzano, vengono divisi in α-amilasi, β-amilasi e glucoamilasi.

Le α-amilasi, dette anche endoamilasi in quanto scindono la macromolecola nella parte mediana, idrolizzano il legame α-D-1-4-glucosidico in maniera casuale dando luogo a destrine contenenti legami 1-6 glucosidici (come nel caso dell'idrolisi dell'amilopectina, componente ramificato dell'amido), oligosaccaridi e monosaccaridi. Sono presenti nella saliva umana (ptialina), nel pancreas dei mammiferi, nel malto di orzo, e sono prodotte da colture di *Bacillus subtilis amyloliquefaciens* e *saccharolyticus*, *Aspergillus candidus*, *Aspergillus oryzae*, *Pseudomonas saccharophyla*.

Le α-amilasi sono dei metallo-enzimi che richiedono un atomo di calcio legato saldamente ad ogni molecola proteica per una ottimale attività e stabilità.

Le β-amilasi, presenti praticamente solo nei vegetali, idrolizzano il legame α-D-1-4-glucosidico solo all'estremità non riducente della catena glucosidica, per cui sono dette anche esoamilasi, attaccano il substrato all'inizio della catena e staccano due molecole di glucosio sotto forma di β-maltosio. Le β-amilasi si ottengono dal malto di orzo, semi di soia, patate dolci, grano, segale.

Le glucoamilasi, o isoamilasi, sono degli enzimi deramificatori, in quanto scindono i legami sia α-D-1-4 che α-D-1-6 glucosidici nel punto di ramificazione delle molecole polisaccaridiche. Inizialmente identificati in diversi microrganismi, sono presenti anche in tessuti animali, specie nel fegato. Industrialmente si ottengono principalmente da *Rhizopus* spp., *Aspergillus niger*, *Saccharomyces diastaticus* e *Clostridium acetobutyricum*.

Altri enzimi capaci di scindere il legame α-D-1-6-glucosidico sono gli R-enzimi [α-D-(1-4)(1-6)-glucan 6-glucanoidrolasi] che si ritrovano in diversi tessuti vegetali e vengono estratti principalmente da *Vicia faba* e da cereali non germinati; le amilo-(1-6)-glucosidasi, ottenute dai muscoli scheletrici e le isoamilasi [α-D-(1-4)(1-6)-glucan 6-glucanohydrolasi], simili agli R-enzimi, vengono isolate da funghi e lieviti.

Gli enzimi amilolitici vengono adoperati in terapia per la pre-digestione dei glucidi e, associati ad altri enzimi digestivi, nella ridotta secrezione di saliva, ipochilia gastrica o intestinale, insufficienza pancreatica e nelle insufficienze digestive per gastroresezione.

Le amilasi trovano impiego nell'industria alimentare (preparazione del pane, birra), per la produzione di glucosio e nella fabbricazione di carta e tessuti.

Enzimi proteolitici

Bromelaina

La bromelaina è costituita da una miscela di enzimi proteolitici presenti nel fusto e nei frutti maturi ed immaturi di *Ananas comosus* (L.) Merr. (*Fam. Bromeliaceae*). Industrialmente viene prodotta per pressione in appositi mulini dei fusti maturi e privi di foglie, prelevati dopo la raccolta dei frutti. Dal succo, per filtrazione e successiva purificazione con acetone, si ottiene l'enzima.

È una polvere di colore beige scuro, scarsamente solubile in acqua, che in 1 mg deve contenere 2500 unità Rorer o 3,75 unità FIP.

Una unità Rorer di attività proteasica è la quantità di enzima che idrolizza un substrato standard di caseina a pH 7 ed a 25 °C in modo da determinare un aumento dell'assorbanza a 280 nm di 0,00001/min.

Una unità FIP di attività di bromelaina corrisponde alla quantità di preparazione standard che idrolizza un substrato di caseina ad una velocità iniziale tale che la quantità di peptide, non precipitabile con uno specifico reattivo precipitante le proteine, liberato in un minuto, dà a 275 nm la stessa assorbanza di 1 mole di tirosina.

La bromelaina è adoperata per il trattamento locale o sistemico di flogosi ed edemi dovuti in particolare a traumi, interventi chirurgici o processi tromboembolici.

Ficina

È un enzima che si ottiene dal latice di diverse specie del genere *Ficus*, in particolare *Ficus carica*, *F. insipida* Wild. e *F. glabrata* L. (*Fam. Moraceae*). Il latice viene ottenuto per incisione del tronco; viene quindi filtrato e sottoposto a concentrazione sino ad ottenere una polvere fortemente irritante, di colore bruno ed odore acre. La ficina, come la papaina, ha un tio-gruppo libero che è essenziale per l'attività proteolitica. Si ricorda poi che il frutto ed i semi di *Ficus* possono essere utilizzati nel trattamento sintomatico della stipsi.

Papaina

La papaina è ottenuta dal latice dei frutti immaturi di *Carica papaya* L. (*Fam. Caricaceae*). Il pericarpo del frutto viene inciso superficialmente ed il latice viene fatto colare in contenitori nei quali è coagulato per agitazione. Il latice è essiccato alla temperatura di 50-55 °C sino a contenere circa il 5-8% di acqua. È una polvere granulare o amorfa di colore bianco o grigiastro, parzialmente solubile in acqua, con odore caratteristico. Secondo la Farmacopea Statunitense (USP), la papaina deve contenere non meno di 6000 UE per mg.

La papaina è in realtà una miscela di enzimi proteolitici, costituita principalmente da papaina e chimopapaina, che idrolizza specialmente polipeptidi contenenti aminoacidi basici, leucina e glicina. È adoperata nelle insufficienze digestive e per rimuovere i depositi proteici dalla superficie delle lenti a contatto.

La chimopapaina differisce dalla papaina per la mobilità elettroforetica, la solubilità e la specificità per il substrato. Viene adoperata per la chemionucleolisi (asportazione del nucleo polposo dei dischi intervertebrali prolassati), per il trattamento delle ernie dei dischi intervertebrali lombari, in quanto attacca la frazione proteoglicanica del nucleo polposo, senza ledere il collagene. La dose raccomandata è di 3-5 nkatal per disco, con un massimo di 10 nkatal per soggetto.

Bibliografia essenziale

Braun JM, Blackwell CC, Weir DM, Beuth J (2003) Cytokine release of whole blood from adult female donors challenged with mistletoe lectin-1 standardised mistletoe extract and E. Coli endotoxin or phytohaemagglutinin (PHA). Anticancer Res 23:1349-1352

Brunton L, Chabner B, Knollman B (2011) Goodman and Gilman's. The Pharmacological Basis of Therapeutics, XII Ed., New York, USA

Devlin TM (1992) Textbook of biochemistry. Wiley-Liss, New York

Farmacopea Europea, VI Ed. (2008)

Farmacopea Ufficiale della Repubblica Italiana, XII ed. (2008) Istituto Poligrafico e Zecca dello Stato, Roma

Goodman & Gilman (1997) Le basi farmacologiche della terapia. McGraw-Hill Libri Italia, Milano

Kienle GS, Berrino F, Bussing A et al (2003) Mistletoe in cancer. A systematic review on controlled clinical trials. Eur J Med Res 8:109-119

Kirchberger I, Weetzel D, Finger T (2004) Development and validation of an instrument to measure the effects of a mistletoe preparation on quality of life of cancer patients: the Life Quality Lection-53 (LQL-53) Questionnaire. Qual Life Res 13:463-479

Kleeberg UR, Suciu S, Brocker EB et al (2004) Final results of the EORTC 18871/DKG 80-1 randomised phase III trial: rIFN-γ versus Iscador M® versus observation after surgery in melanoma patients with either high-risk primary (thickness > 3 mm) or regional lymph node metastasis. Eur J Cancer 40:390-402

Lotz-Winter H (1990) On the pharmacology of bromelaine: an update with special regard to animal studies on dose-dependent effects. Planta Med 56:249-253

Parfitt K (1999) Martindale-The Complete drug reference, 32nd ed. Pharmaceutical Press, London

Pazur JH (1965) Enzymes in synthesis and hydrolysis of starch. In: Whistler RL, Paschall EF (eds) Starch: chemistry and technology. Academic Press, New York

Piao BK, Wang YX, Xie GR et al (2004) Impact of complementary mistletoe extract treatment on quality of life in breast, ovarian and non-small cell lung cancer patients. A prospective randomized controlled clinical trial. Anticancer Res 24:303-310

Capitolo 14 Terpeni

I **terpeni**, o **terpenoidi**, sono composti presenti soprattutto nelle piante aromatiche, cioè ricche di oli essenziali. Derivano dalla condensazione di unità isopenteniliche a 5 atomi di carbonio, strettamente correlate all'isoprene: per questo sono denominati anche **isoprenoidi**. Le unità isopreniche risultano legate in modo testa-coda nella struttura terpenoidica e a seconda del numero di queste unità si parla di monoterpeni (2 unità), sesquiterpeni (tre unità), diterpeni (quattro unità), triterpeni (sei unità), tetraterpeni o carotenoidi (otto unità). L'isoprene deriva dall'acetato attraverso la via dell'acido mevalonico, il quale, prima di prendere parte a reazioni biosintetiche, viene trasformato in isopentenil pirofosfato, che rappresenta l'isoprene "attivo", cioè il nucleo di base presente nelle strutture terpeniche.

A parte i terpenoidi, in natura esistono altri composti detti **meroterpenoidi**, formati da unità isopreniche ed unità non isopreniche. Meroterpenoidi sono ad es. gli alcaloidi della segale cornuta, la chinina, i cannabinoidi, i tocoferoli (vitamina E), i fillochinoni (vitamina K).

I terpenoidi, di cui sono state isolate circa 20.000 strutture, comprendono il gruppo più vasto di prodotti naturali presenti nelle piante, dove sembrano svolgere un ruolo importante nelle interazioni pianta-pianta, pianta-animale e pianta-microrganismo. Sono note: strutture "regolari", presenti negli oli essenziali; strutture "irregolari", che partecipano alla formazione delle piretrine e alla composizione di alcuni oli essenziali delle *Asteraceae*; strutture ciclizzate in metilciclopentani (iridoidi).

In campo umano trovano applicazione come agenti terapeutici in diversi tipi di patologie dell'apparato respiratorio, gastrointestinale e nervoso.

I **monoterpeni**, di cui sono note più di mille strutture, sono stati isolati quasi tutti da piante superiori (*Asteraceae*, *Lauraceae*, *Lamiaceae*, *Gentianaceae*, *Scrofulariaceae* ecc.), ma si trovano anche in organismi marini e, occasionalmente, in secreti di insetti. Queste sostanze volatili e di odore intenso, componenti principali degli oli essenziali, sono responsabili del sapore e della fragranza di molte piante aromatiche; la loro principale funzione consiste nella facilitazione dell'impollinazione e nella protezione da insetti e da infezioni microbiche. L'utilizzo in campo terapeutico è limitato alla preparazione di balsami, antisettici, amari, spasmolitici, sedativi. In campo farmaceutico si utilizzano anche per migliorare l'odore ed il sapore dei medicamenti, mentre in campo alimentare si usano per aromatizzare il cibo e rendere questo più appetibile e digeribile. Un vasto campo di applicazione è rappresentato poi dalla profumeria.

Cenni storici

Le piante aromatiche, ricche in oli essenziali, sono state usate fin dai tempi antichi per le loro proprietà antibatteriche e per conferire aroma e sapore al cibo. Nell'antico Egitto con le piante aromatiche si imbalsamavano i cadaveri per arrestare la crescita batterica e prevenire l'imputridimento. Ippocrate, considerato il padre della medicina, prescriveva suffumigi con piante aromatiche. Le proprietà farmacologiche delle piante aromatiche sono in parte attribuite agli oli essenziali, indicati per la prima volta con il termine "quinta essenza" da Paracelso nel XVI secolo. La maggior parte delle piante aromatiche è usata per la preparazione di infusi (menta, arancio ecc.) e di forme officinali e/o magistrali. Diverse piante aromatiche vengono anche utilizzate per preparare oli essenziali di interesse terapeutico (come antisettici per uso esterno) oppure per aromatizzare medicinali per uso orale. Comunque, a partire dalla seconda metà del XX secolo, gli oli essenziali sono stati utilizzati soprattutto in profumeria, cosmetica e nel settore alimentare per aromatizzare dolci, salse, salumi, prodotti caseari, bevande ed altro. Da alcuni anni i componenti degli oli essenziali vengono utilizzati per la sintesi di sostanze per uso farmaceutico, di vitamine e di sostanze profumate (vedi ad es. il safrolo, estratto da specie di *Cinnamomum* ed utilizzato per sintetizzare l'eliotropina, sostanza impiegata in profumeria).

I monoterpeni possono essere classificati in base al loro grado di ossidazione in idrocarburi (limonene, pinene), alcoli (geraniolo, linalolo e mentolo), aldeidi (citrale e citronellale), chetoni (tujone, canfora e mentone), eteri (eucaliptolo) e fenoli (timolo e carvacrolo). L'isomeria ottica è una caratteristica comune ed alcuni composti come il carvone possono essere presenti in più di una forma otticamente attiva. Un discreto numero di monoterpeni è stato rinvenuto nelle piante non solo allo stato libero, ma anche in forma di glicosidi (ad es. geranil glucoside).

I **diterpeni**, a parte quelli triciclici presenti nel tasso, raramente trovano applicazione in campo terapeutico nonostante siano dotati di proprietà farmacologiche: si veda ad es. la forskolina (*Coleus forskolii*) con proprietà antipertensive; la prostratina (*Homalanthus mutans*) con proprietà antiretrovirali; il tanshinone ed il miltirone (*Salvia miltiorrhiza*) interessanti nel trattamento di disturbi cardiaci e dell'alcolismo; il boriatriolo (*Sideritis mugronensis*) con proprietà analgesiche ed antiflogistiche, oppure lo stevioside (*Stevia rebaudiana*), con proprietà dolcificanti. Alcuni diterpeni sono invece dei potenti veleni e le specie vegetali che li contengono sono pericolose sia per l'uomo che per gli animali, come ad es. alcune *Ericaceae*, *Euphorbiaceae* e *Thymelaceae* che contengono esteri del forbolo (*Croton flavens*) ed alcune *Asteraceae* che contengono carbossiatractiloside (*Atractylis gummifera*) ed alcune piante del genere *Rhododendron*. Altri, come la salvinorina (*Salvia divinorum*), si comportano da allucinogeni. Il ruolo fisiologico dei diterpeni non è del tutto noto. A parte le gibberelline, che stimolano la crescita, alcuni sembrano svolgere un ruolo protettivo contro i predatori mentre altri, essendo dei costituenti dei rivestimenti del fogliame, potrebbero limitare la perdita di acqua.

I **triterpeni**, di cui sono note più di 4000 strutture, sono composti a 30 atomi di carbonio che originano dalla ciclizzazione dell'epossidiidrosqualene o direttamente, anche se raramente, dallo squalene. Presentano una omogeneità strutturale tra di loro e con gli altri steroidi considerati dei triterpeni tetraciclici, dai quali è possibile differenziarli soltanto considerando la biosintesi. I triterpeni trovano applicazione come agenti terapeutici in diversi tipi di patologie dell'apparato respiratorio, gastrointestinale e nervoso.

I **sesquiterpeni,** assieme ai monoterpeni, sono dei comuni costituenti degli oli essenziali e pertanto possono contribuire alle proprietà farmacologiche attribuite a questi prodotti, come nel caso del bisabolo, presente nell'olio di camomilla, o del gossipolo, presente nei semi di diverse specie di *Gossypium*. Un gruppo di sesquiterpeni è caratterizzato dalla presenza di un γ-lattone. Ai sesquiterpeni appartengono anche gli azuleni, composti instabili di colore blu. Oltre che nelle piante superiori i sesquiterpeni sono presenti negli organismi marini, nei microrganismi e negli insetti; diverse micotossine sono di natura sesquiterpenica (ipomeamarone, tricoteceni).

I terpeni sono presenti in tutte le droghe che contengono oli essenziali.

Essenze o oli essenziali

Sono prodotti volatili di composizione chimica complessa, presenti in più di 17.000 piante appartenenti ad un numero limitato di famiglie: *Apiaceae*, *Asteraceae*, *Cupressaceae*, *Lamiaceae*, *Lauraceae*, *Myrtaceae*, *Piperaceae*, *Poaceae*, *Rutaceae*, *Zingiberaceae*. Nella stessa pianta l'olio essenziale può avere una composizione diversa a seconda dell'organo in cui è localizzato. Ad es. l'olio di cannella, che si ricava dalla corteccia del tronco e dei rami di *Cinnamomum zeylanicum* L., contiene il 65-75% di aldeide cinnamica, quello che si ricava dalle foglie contiene il 90% circa di eugenolo e quello che si ottiene dalla corteccia delle radici contiene prevalentemente canfora. Così pure, nel caso dell'arancio amaro (*Citrus aurantium* L., ssp. *aurantium*), il pericarpo del frutto si utilizza per preparare l'essenza di arancio amaro (essenza di Bigarade), i fiori per produrre l'essenza di neroli, e le foglie, i ramoscelli ed i piccoli frutti per ottenere, per distillazione in corrente di vapore, il *petitgrain oil*: questi tre oli essenziali presentano una diversa composizione chimica. Possono esistere poi, per la stessa pianta, dei chemiotipi diversi associati ad una diversa composizione dell'olio essenziale: del timo (*Thymus vulgaris* L.), ad es., si conoscono 7 chemiotipi differenti a seconda del composto dominante (timolo, carvacrolo, linalolo, terpineolo, geraniolo, tujanolo, cineolo). Così pure di *Pimenta racemosa* (Miller) J. Moore, var. *racemosa,* si conoscono tre chemiotipi: un tipo *clove*, ricco in eugenolo (36%) e cavicolo, un tipo *lemon*, ricco in geraniale (40%) e nerale (30%) ed un tipo *anis*, ricco in metileugenolo (48%) ed estragolo (37%).

La composizione dell'olio essenziale può poi variare in funzione del ciclo vegetativo [nel coriandolo (*Coriandrum sativum* L.), ad es., la quantità di linalolo è più alta del 50% nel frutto maturo che in quello immaturo] ed è influenzata da fattori ambientali come la temperatura, l'umidità e la

Tabella 14.1 Influenza dei fattori ambientali sulla composizione dell'olio essenziale: alcuni esempi

Mentha piperita L.	Giornate lunghe e notti umide incrementano la produzione di olio di menta ed i livelli di mentofurano. Al contrario notti fredde incrementano la formazione di mentolo
Laurus nobilis L.	Le foglie esposte a sud contengono una maggiore quantità di olio rispetto a quelle esposte al nord
Citrus spp.	La quantità di olio è tanto maggiore quanto più alta è la temperatura del luogo

durata del giorno (Tabella 14.1). Questo avviene soprattutto in quelle piante i cui organi di deposito (ad es. i tricomi ghiandolari delle *Lamiaceae*) sono superficiali. Quando questi organi sono più profondi la composizione dell'olio essenziale è più costante. È inoltre influenzata dalle tecniche di coltivazione, dalla composizione del terreno (presenza di Na, P e K) e dal metodo di preparazione (durante la distillazione in corrente di vapore, ad es., l'acqua, l'acidità e la temperatura possono indurre reazioni di idrolisi, isomerizzazione, racemizzazione, ossidazione, modificando la composizione chimica iniziale dell'olio). Gli oli essenziali si ottengono mediante distillazione semplice o in corrente di vapore, o mediante procedimenti di spremitura meccanica o per estrazione con solventi opportuni (vedi Cap. 7).

Alcuni oli essenziali non possono essere utilizzati allo stato naturale (come ottenuti dal materiale vegetale), in quanto contengono sostanze di odore non gradevole o composti che risultano irritanti per la pelle. In questo caso devono essere purificati tramite la tecnica della distillazione frazionata che consente di isolare una singola sostanza chimica da una miscela. Spesso le essenze vengono deterpenate: questo perché i monoterpeni sono irritanti per la cute e sono particolarmente instabili in quanto vanno incontro a processi di ossidazione e di polimerizzazione con conseguenti variazioni delle caratteristiche organolettiche del prodotto. Le essenze deterpenate hanno generalmente un maggior potere battericida ed una maggiore stabilità chimica.

Dal punto di vista quantitativo i livelli di olio essenziale sono sempre piuttosto bassi, spesso anche al di sotto dell'1%.

Gli oli essenziali hanno carattere lipofilo, sono poco solubili in acqua, solubili in solventi organici; generalmente sono liquidi a temperatura ambiente, ma non mancano esempi di oli essenziali solidi a temperatura ambiente (canfora); rifrangono la luce e sono otticamente attivi. Alcuni presentano alla luce UV un colore e un grado di fluorescenza caratteristici.

Le famiglie botaniche comprendenti piante ad alto contenuto in oli essenziali sono: *Asteraceae* (camomilla), *Lauraceae* (canfora), *Apiaceae* (anice verde), *Rutaceae* (limone), *Liliaceae* (aglio), *Magnoliaceae* (anice stellato), *Cupressaceae* (ginepro) e *Pinaceae* (pino).

L'origine biochimica delle essenze dipende dalla loro struttura: gli idrocarburi hanno origine dal metabolismo dei carboidrati tramite processi di ossidazione, riduzione, idratazione ecc., mentre i

Aromaterapia

È una pratica che sfrutta le proprietà salutistiche e terapeutiche delle piante aromatiche e degli oli essenziali. Il termine "aromaterapia" venne coniato nel 1928 dal francese René-Maurice Gattefossé; il suo interesse per gli oli essenziali ed il loro impiego in medicina fu tale da indurlo nel 1937 a scrivere un libro su questo argomento dal titolo *Aromathérapie: le huiles essentielles hormones végétales*. Comunque l'uso di piante aromatiche per ottenere benefici sia fisici che psichici è molto antico. I cinesi furono i primi a scoprire le proprietà salutistiche delle piante aromatiche; inoltre usavano bruciare incenso per creare armonia ed equilibrio tra il corpo, la mente e l'ambiente. Gli egiziani, molto probabilmente, praticavano una rudimentale estrazione di oli essenziali che utilizzavano per curare malattie, temprare il corpo, imbalsamare cadaveri ed inoltre per ottenere buoni auspici durante le cerimonie religiose. Ad Heliopolis era in uso, ad es., bruciare un miscuglio di erbe aromatiche (Kiphi) in onore di Ra, il dio del sole, affinché egli facesse sorgere il sole anche il giorno seguente. Le virtù delle piante aromatiche erano note anche agli antichi greci e romani che le utilizzavano per risolvere soprattutto affezioni respiratorie. Presso costoro era in uso una preparazione a base di mirra ed olio fisso (*Megaleion*) che serviva come profumo e per curare infiammazioni cutanee e ferite. Con il persiano Avicenna, nell'XI secolo, e con l'abate tedesco Ildegardo, nel XII secolo, si ottengono i primi oli essenziali tra cui quello di lavanda. A Paracelso sembra che si debba il termine "essenza" e lo studio accurato delle piante aromatiche come medicine. Durante il XX secolo le conoscenze dei componenti degli oli essenziali verranno sfruttate per creare farmaci di sintesi. Gli oli essenziali sono dei principi attivi puri, pertanto devono essere utilizzati con estrema prudenza: non devono essere applicati sulla cute come tali ma diluiti; possono causare reazioni allergiche; sono sconsigliati durante la gravidanza, in soggetti asmatici ed epilettici e nei bambini; non tutti gli oli essenziali sono adatti per l'uso in aromaterapia; non vanno presi internamente; sono infiammabili.

terpeni contengono la struttura di base dell'isoprene (C_5H_8); altri composti possono derivare dagli aminoacidi.

Le funzioni biologiche che vengono riconosciute agli oli essenziali, pur rimanendo piuttosto oscure, riguarderebbero in particolare la possibilità di interazione pianta-pianta o anche pianta-animale (sia in senso positivo come l'attrazione per le specie impollinatrici, sia in senso negativo come protezione contro agenti infestanti). È stato ipotizzato anche un ruolo degli oli essenziali nella rimarginazione delle ferite o come agenti nutritizi di riserva: certamente non sono da considerarsi prodotti di rifiuto della pianta.

L'attività farmacologica dell'olio essenziale non deve essere confusa con quella della pianta di provenienza. Ad es. l'olio essenziale di rosmarino è un agente antibatterico mentre la pianta si usa tradizionalmente sotto forma di infuso nelle dispepsie, per le sue proprietà spasmolitiche e coleretiche, riconducibili probabilmente alla presenza di fenoli. Inoltre, mentre è semplice definire la farmacologia di un monoterpene o di un sesquiterpene isolato e purificato, è complicato, se non impossibile, fare lo stesso per un olio essenziale, che è una miscela di più sostanze. Le potenziali azioni farmacologiche fondamentali degli oli essenziali sono qui di seguito schematizzate:

(i) **azione antibatterica**: numerosi studi indicano che diversi oli essenziali (di timo, origano, santoreggia, cannella ecc.) si comportano come agenti antibatterici nei confronti di diversi microrganismi (*Listeria*, *Salmonella*, *Shigella*, *Bacillus*, *Escherichia* ecc.), anche di quelli resistenti ai classici antibiotici: *Pseudomonas aeruginosa*, *Klebsiellae* e *Stenotrophomonas maltophilia*, resistenti agli aminoglicosidi; *Staphylococcus aureus*, resistente alla meticillina; *Enterococci*, resistenti ai glicopeptidi; ecc. Alcuni oli essenziali sono anche attivi contro funghi, responsabili di micosi e lieviti (*Candida*). Molti agenti antibatterici oggi in uso in ambito ospedaliero, oltre ad avere una limitata azione, possono danneggiare la cute delle mani, principale veicolo di patogeni, e modificare la microflora batterica, incrementando il rischio di trasmissione di microrganismi patogeni. Alcuni studi riferiscono che l'uso di preparati contenenti l'olio essenziale di tè non causa problemi dermatologici, non modifica la flora batterica presente sulla cute ed è efficace contro microrganismi resistenti agli antibiotici. Gli oli essenziali potrebbero essere usati non solo in alcune infezioni respiratorie e renali (polmoni e reni sono gli organi maggiormente coinvolti nei processi di eliminazione degli oli essenziali; a livello respiratorio gli oli essenziali svolgono anche un'azione espettorante ed analettica), bensì anche nel controllare le infezioni da *Helicobacter pylori* e nel prevenire la placca dentaria ed infezioni del cavo orale. Il meccanismo con il quale gli oli essenziali inibiscono i microrganismi è, almeno in parte, dovuto alla loro idrofobicità che consente loro di penetrare nello strato lipidico della membrana cellulare, renderla più permeabile e quindi esposta alla perdita di sostanze vitali per la cellula batterica. Il deterioramento dei sistemi enzimatici della cellula batterica potrebbe essere un altro meccanismo. Composti come timolo, carvacrolo, citrale, geraniolo e linalolo sono dei potenti antisettici, più attivi (da 5 a 20 volte) del fenolo. Le dosi richieste per l'attività antibatterica sono generalmente basse e quelle determinate in esperimenti *in vitro* sono quelle indicate per l'uso esterno.

(ii) **azione antivirale**: alcuni oli essenziali, come quelli di artemisia (*Artemisia arborescens*), melissa (*Melissa officinalis*), menta (*Mentha piperita*), eucalipto (*Eucaliptus globulus*), di *Santolina insularis* e di *Lippia junelliana* e *turbinate*, si sono dimostrati efficaci nell'ostacolare le infezioni da *Herpes simplex* (di tipo I e II). Le infezioni da *Herpes* sono piuttosto comuni e mostrano una certa resistenza nei confronti di antivirali di sintesi (aciclovir). Pertanto gli oli essenziali potrebbero rappresentare una valida alternativa ai farmaci antivirali di sintesi, anche perché meno tossici. L'olio essenziale inattiva direttamente le particelle virali, prevenendo l'assorbimento di queste da parte della cellula ospite; inoltre è in grado di inibire la glicosilazione dei polipeptidi virali.

(iii) **azione antiossidante**: diversi oli essenziali (di basilico, cannella, noce moscata, origano, timo, chiodi di garofano, melaleuca, menta, melissa, salvia, achillea) manifestano azione antiossidante in diversi test sperimentali, grazie alla presenza in essi di sostanze quali timolo, carvacrolo, nerale, geraniale, citronellale, terpinene e 1,8-cineolo. Pertanto, come potenziali antiossidanti naturali, gli oli essenziali potrebbero entrare nella composizione di integratori alimentari da utilizzare sia nella prevenzione dello stress ossidativo che di molte malattie degenerative.

(iv) **azione transdermica**: la cute è una via di somministrazione per molti farmaci che assunti *per os* non sono assorbiti o non superano la barriera gastrica. Il problema però è superare lo strato corneo, cioè lo strato più esterno del mantello cutaneo. Gli oli essenziali (di basilico, niaouli, eucalipto, chenopodio ecc.) ed alcuni componenti (mentolo, cineolo, limonene ecc.) allo stato puro, da soli o addizionati ad acidi grassi (acido oleico), incrementano la permeabilità cutanea facilitando il trasporto di componenti attivi dall'esterno all'interno dell'organismo. Quest'azione potrebbe essere sfruttata in tecnica farmaceutica per la preparazione di farmaci per uso topico. Inoltre, grazie all'elevato potere di penetrazione, gli oli essenziali incrementano il flusso sanguigno nei capillari, promuovono una sensazione di calore e provocano una lieve anestesia. Per queste ragioni gli oli essenziali sono presenti in linimenti, creme ed unguenti utilizzabili nei casi di distorsione, strappi e dolori articolari. Per via interna si comportano invece da irritanti; incrementano la motilità delle cellule epiteliali dei bronchi e quindi entrano nei preparati espettoranti; inoltre stimolano la diuresi.

(v) **azione spasmolitica**: diversi studi eseguiti *in vitro* hanno mostrato che alcuni oli essenziali (di angelica, basilico, camomilla, menta, timo, chiodi di garofano) riducono le contrazioni dell'ileo isolato di cavia o della catena tracheale. L'ipotesi formulata è che quest'azione sia riconducibile ad una inibizione dei canali del calcio. Ad ogni modo questi risultati lasciano ipotizzare un impiego degli oli essenziali come spasmolitici. Comunque gli oli essenziali stimolano la secrezione gastrica, facilitano la digestione e possono risultare utili nella dispepsia e migliorare l'insonnia ed il nervosismo che spesso accompagnano una cattiva digestione.

(vi) **azione antitumorale**: è ben noto che gli oli essenziali ed i monoterpeni esercitano attività chemioterapica in diversi modelli di tumori sperimentali. La loro azione si basa essenzialmente su due approcci: chemioprevenzione e chemioterapia. La chemioprevenzione riguarda la fase iniziale della carcinogenesi e cioè la prevenzione della interazione carcinogeno/DNA, grazie alla induzione degli enzimi della fase I e II che detossificano il carcinogeno. La chemioterapia riguarda la fase di promozione e cioè inibizione della proliferazione della cellula tumorale. Diversi studi hanno mostrato che alcuni monoterpeni ed alcune sostanze fenoliche (miristicina, citrale, timochinone, limonene, mircene) presenti negli oli essenziali di *Miristica fragrans*, *Nigella sativa*, *Citrus aurantium*, *Foeniculum vulgare* manifestano l'attività chemiopreventiva e chemioterapica in modelli sperimentali di carcinoma. Anche i composti sulfurei volatili dell'olio essenziale d'aglio (diallilsulfide, diallildisulfide ecc.) rappresentano un potenziale gruppo di agenti chemiopreventivi e chemioterapici.

(vii) **azione antitrombotica**: la trombosi è in genere associata all'attivazione delle piastrine ed al *release* di eicosanoidi che aggravano lo stato trombotico. Gli antiaggreganti in uso sono efficaci, ma presentano diversi effetti indesiderati: erosione gastrica (aspirina), agranulocitosi (ticlopidina), complicazioni emorragiche. Per queste ragioni sono stati studiati alcuni oli essenziali giungendo alla caratterizzazione dell'azione antiaggregante dell'olio di *Lavandula hybrida*, *Allium cepa* ed *A. sativum*. L'ampio potenziale terapeutico di questi prodotti e la loro disponibilità sul mercato porta spesso ad una autoprescrizione, che può risultare pericolosa.

Mentre è poco nota la tossicità cronica degli oli essenziali, al contrario sono ben note le conseguenze di una intossicazione acuta legata all'introduzione di dosi massive di essenze, come ad es. essenze contenenti tujone (assenzio, salvia), sostanza questa che ha un effetto neurotossico ed anche abortivo per il suo tropismo nei confronti delle cellule muscolari uterine. Possono verificarsi in soggetti predisposti anche manifestazioni allergiche in conseguenza della somministrazione di oli essenziali. In linea generale i bambini, i soggetti anziani e le donne in gravidanza richiedono particolare cautela in quanto le essenze, comunque vengano somministrate, possono raggiungere per via sistemica una molteplicità di organi, esercitando di conseguenza diversi effetti dannosi.

Droghe che contengono prevalentemente oli essenziali

Le droghe che contengono oli essenziali sono talmente tante da non poter esser tutte trattate in un testo che sostanzialmente prende in esame quelle più usate in farmacia e nell'industria farmaceutica. Pertanto tratteremo quelle di maggiore interesse farmaceutico, riportando per alcune il relativo potenziale di tossicità.

Anice comune o verde

La droga è data dai frutti di *Pimpinella anisum* L. (*Fam. Apiaceae*), pianta erbacea annua tipica delle regioni mediterranee (Spagna, Italia, Balcani, Turchia, Nord Africa), con foglie pennato-composte, a lobi dentati, cordiformi alla base, trifidi all'apice, a divisioni lineari. Il frutto, chiamato impropriamente "seme" (Fig. 14.1a), è un diachene, ovoide o piriforme, di colore giallo-verdastro (3-5 × 3 mm). Contiene polisaccaridi, lipidi (15-20%), flavonoidi, un glucoside dell'acido idrossibenzoico ed un olio essenziale il cui costituente principale è l'anetolo (80-95%), oltre a linalolo (0,1-1,5%), estragolo (0,5-6%), anisaldeide (0,1-3,5%), α-terpineolo (0,1-1,5%) ed idrocarburi monoterpenici (< 1%). All'anice si attribuiscono proprietà estrogene, attività questa attribuita allo stilbene, una sostanza che si forma dall'anetolo per dimerizzazione. Usato a lungo come carminativo, spasmolitico, galattogeno ed espettorante, viene oggi raccomandato dalla Commissione E tedesca per il trattamento di disturbi gastrointestinali (flatulenza, eruttazioni, cattiva digestione, gonfiore epigastrico) ed inoltre (*per os* o per inalazione) come mucolitico, in presenza di un eccesso di muco nell'albero respiratorio. Si presta particolarmente all'uso pediatrico. Per distillazione in corrente di vapore dei frutti maturi ed essiccati (FF) si ottiene l'olio essenziale di anice, usato come aromatizzante nell'industria farmaceutica, dei profumi (dentifrici, acqua da toilette) ed in quella liquoristica (anisetta). La conservazione della droga è piuttosto difficile in quanto la concentrazione dell'olio essenziale diminuisce rapidamente con la conservazione (1% per mese). Ben noto è anche l'**anice stellato** (badiana o anice della Cina), dato dai frutti di *Illicium verum* Hooker (*Fam. Illiaceae*), pianta originaria dell'estremo Oriente (Cina, Vietnam). Si tratta di un piccolo albero sempreverde (4-5 m), di aspetto piramidale, con foglie intere, lanceolate e fiori isolati, bianco-giallastri o rosati. I frutti legnosi, composti da 6-11 follicoli disposti a stella (Fig. 14.1b) intorno ad un asse centrale detto columella, hanno una composizione chimica molto simile a quella dei frutti di *P. anisum*, oltre ad olio grasso e acidi organici e l'impiego è lo stesso.

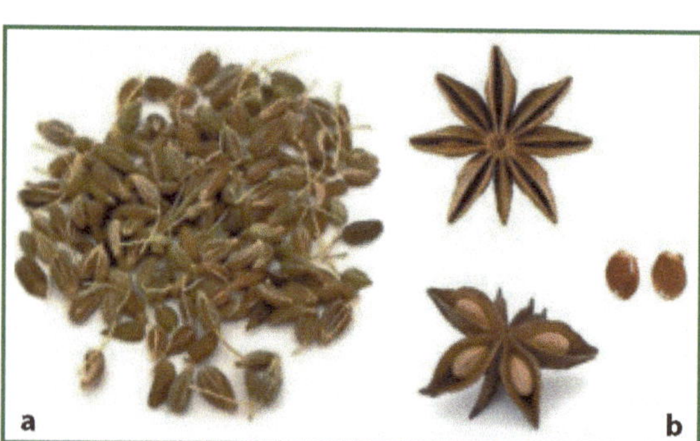

Fig. 14.1 *Pimpinella anisum* (**a**) e *Illicium verum* (**b**): frutti

Finocchio

La droga è data dai frutti di *Foeniculum vulgare* Miller var. *vulgare* (*Fam. Apiaceae*), pianta erbacea perenne originaria delle regioni mediterranee (Fig. 14.2). Alta 80-100 cm, presenta un fusto ramificato, verdastro, lucido, pieno, con foglie di un verde-blu scuro divise in lacinie filiformi, munite

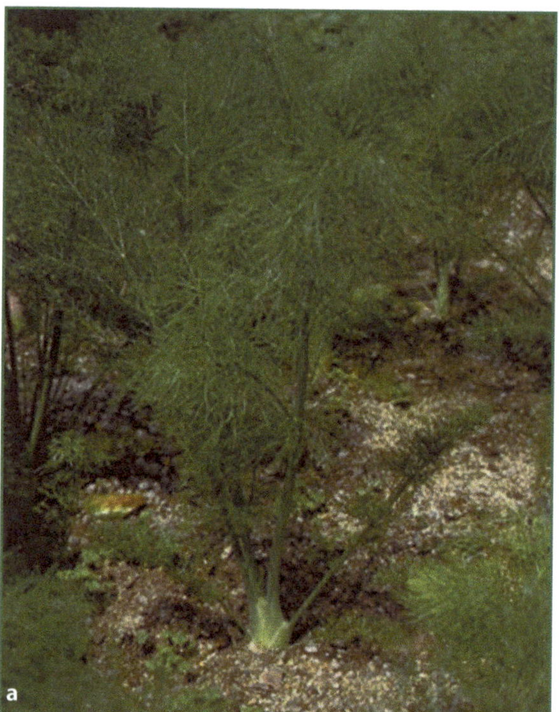

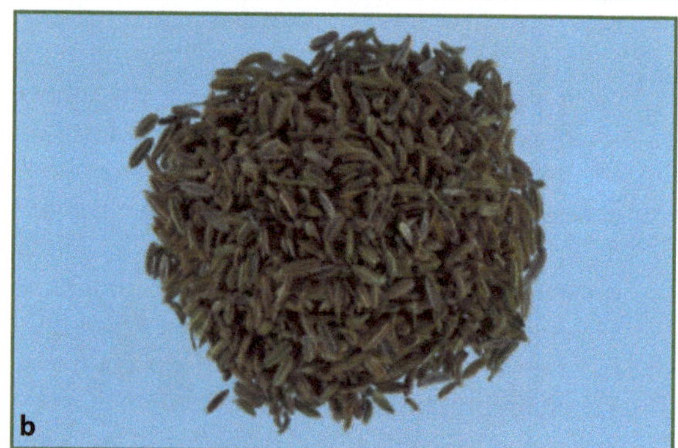

Fig. 14.2 *Foeniculum vulgare*: pianta (**a**) e semi (**b**)

di guaina molto sviluppata e fiori gialli, piccoli, raccolti in ombrelle terminali. I frutti sono dei diacheni glabri, cilindrico-affusolati, striati; si raccolgono quando il loro colore passa dal verde scuro al giallo. La droga contiene un olio essenziale (var. *dolce*) composto per l'80% e più da anetolo, per l'1-5% da estragolo (metilcavicolo) e da fencone (< 5%). Sono inoltre presenti furanocumarine e diversi idrocarburi terpenici (α-pinene, α-fellandrene, limonene). Nell'olio della varietà *amara* si trova il 50-80% di anetolo, il 3-20% di estragolo e fino al 24% di fencone. Il finocchio è una fonte naturale di anetolo. Si utilizza nei casi di dispepsia proprio come l'anice. La radice di *F. vulgare* viene tradizionalmente utilizzata (come infuso) per aumentare la diuresi.

Apiaceae che trovano gli stessi usi di *P. anisum* e *F. vulgare* in campo fitoterapico sono: *Anethum graveoleus* L. (aneto), *Carum carvi* L. (cumino), *Coriandrum sativum* L. (coriandolo) e *Apium graveolens* L. (sedano). Anche il prezzemolo [radici, foglie e frutti di *Petroselinum crispum* (Mill) A. W. Hill.] possiede proprietà diuretiche.

Camomilla comune

La droga è costituita dai capolini di *Matricaria recutita* L. o *Chamomilla recutita* L. Rauschert (*Fam. Asteraceae*). *Matricaria*, dal latino *matrix* = utero, per la sua azione emmenagoga; *chamomilla*, da χαμαί = sul suolo e μῆλον = mela, per l'odore di alcune specie che assomiglia a quello della mela renetta; *recutita* significa mozzata.

Pianta nota, insieme alla camomilla romana, fin dall'antichità e sfruttata a scopo medico dai tempi di Dioscoride e Plinio.

Habitat. Cresce spontanea nei luoghi erbosi, dalla pianura alla collina, in Europa centro-meridionale e Asia Minore. È coltivata in Europa, America del nord e Australia.

Descrizione della pianta. Pianta erbacea annua eretta, alta 30-50 cm, con caule glabro, scanalato, ramificato, con foglie isolate, brevemente picciolate, bi e tri-pennatosette in lacinie sottilissime. Le infiorescenze presentano capolini di 10-17 mm di diametro, formati da un ricettacolo cavo con numerosi fiori ermafroditi tubulari gialli circondati da 12-20 fiori femminili ligulati bianchi (Fig. 14.3). I frutti sono rappresentati da piccoli acheni (1 mm), gialli o bruni, senza pappo, contenenti un seme.

Parti usate. Sommità fiorite.

Raccolta, preparazione e conservazione della droga. Le infiorescenze ben sviluppate vengono raccolte in maggio-luglio, disposte su telai in strati sottili ed essiccate in luogo ombroso e ben aerato o in essiccatoi. In commercio i capolini possono essere accompagnati da peduncoli, frammenti di foglie e di cauli. Va consevata in recipienti ben chiusi, al riparo dalla luce e dall'aria.

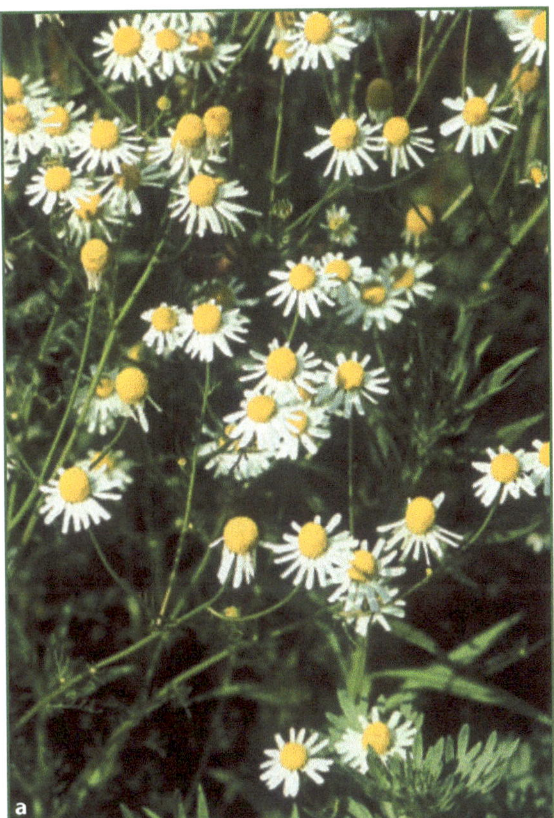

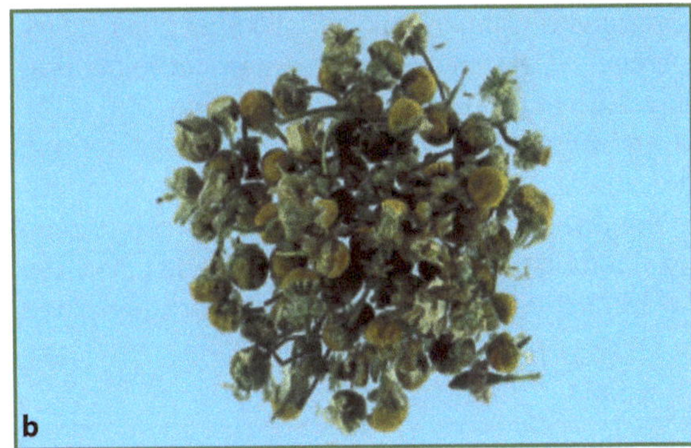

Fig. 14.3 *Chamomilla recutita*: pianta (**a**) e fiori (**b**)

Descrizione della droga. Capolini di forma conica, giallastri, fragili, di odore aromatico e sapore amarognolo. Ciascun capolino porta un residuo del peduncolo (1-2 cm), un involucro di 12-17 brattee disposte in 3-4 serie, glabre, un ricettacolo nudo, cioè privo di pagliette e peli all'esterno e cavo all'interno, recante alla base una corona di una quindicina circa di fiori ligulati bianchi (2 × 10 mm), e su tutto il ricettacolo serie concentriche di fiori tubulari gialli (lunghezza 2,5 mm). Odore caratteristico, fortemente aromatico, sapore amarognolo.

La FU X prescriveva un contenuto minimo di 4 ml/kg di olio essenziale. La FU XII riporta l'estratto idroalcolico secco titolato di camomilla comune che contiene non meno dell'1-2% di apigenina totale.

Esame microscopico della droga. In sezione trasversa le squame dell'involucro della camomilla comune presentano, tra due epidermidi sprovviste di peli, un mesofillo con al centro un fascio vascolare; nel ricettacolo si notano canali secretori ripieni di goccioline oleose. Nella stessa sezione, la ligula mostra sotto l'epidermide superiore, un mesofillo lacunoso a cellule irregolari attraversato da vasi, con presenza di druse di ossalato di calcio e una epidermide inferiore ricca di ghiandole. La polvere della camomilla comune contiene numerosi granuli di polline spinosi, frammenti di corolle con epidermide a cellule papillose e ghiandole, frammenti di squame, frammenti di ricettacolo con canali secretori.

Componenti principali. La droga contiene 0,25-1% di olio essenziale, composto principalmente da bisabololo con i suoi ossidi e azuleni come matricina e camazulene. Contiene anche flavonoidi come ad es. apigenina-7-glucoside (presente soprattutto nei fiori ligulati), luteolina, quercitrina e cumarine (Fig. 14.4).

Proprietà ed impiego terapeutico. La camomilla viene utilizzata sia per uso interno come spasmolitico nei disturbi gastrointestinali, sia per uso esterno per il trattamento di infiammazioni della cute e del cavo orale, oltre che come emolliente e protettivo nell'industria cosmetica. L'attività antinfiammatoria viene ascritta al camazulene e all'α-bisabololo, mentre l'attività spasmolitica si ritiene legata alla componente idrofila (apigenina e altri flavonoidi). Da citare inoltre l'effetto protettivo esercitato dall'α-bisabololo nei confronti dell'ulcera gastrica, oltre a proprietà antibatteriche e fungicide.

Effetti collaterali, tossicità. Sono stati segnalati rari casi di allergia: l'uso è sconsigliato nei soggetti con ipersensibilità individuale alle *Asteraceae*. Sembrano essere le cumarine gli agenti responsabili di fotodermatiti conseguenti all'uso della droga.

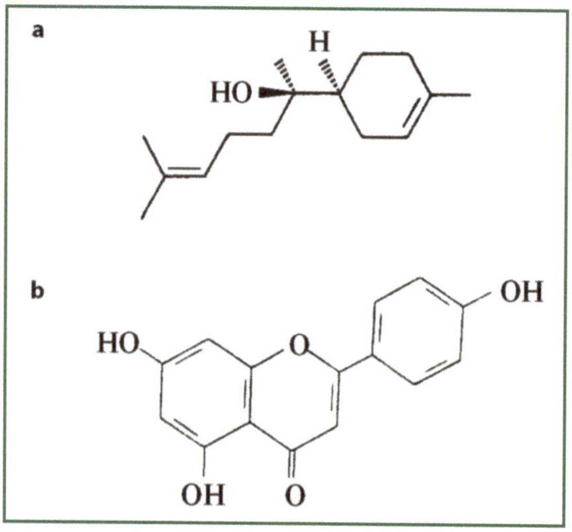

Fig. 14.4 Alcuni componenti della camomilla comune: α-bisabololo (**a**) e apigenina (**b**)

Camomilla romana

La droga è data dai capolini di *Anthemis nobilis* L. (*Fam. Asteraceae*). Il nome deriva dal greco e significa pianta ricca di fiori di particolare pregio (*Anthemis* da ἄνθεμον = fiorellino, e *nobilis*, per le sue proprietà medicinali).

Habitat. Cresce su prati sabbiosi e secchi nelle zone europee occidentali e meridionali; ampiamente coltivata in Europa e Nord America.

Descrizione della pianta. Pianta erbacea perenne, prostrata o ascendente, alta 15-40 cm, con caule peloso, ramificato, di aspetto cespuglioso, con foglie isolate o alterne, bi- e tri- pennatosette in lacinie più brevi, ma più fitte di quelle della camomilla comune, vellutate per la presenza di peli. I fiori sono quasi tutti ligulati, bianchi, inseriti su un ricettacolo pieno: i capolini che costituiscono la droga sono sferici (diametro 8-20 mm), con l'involucro ridotto a 2-3 ordini di brattee embricate. I frutti sono acheni giallo-verdastri, lunghi meno di 1 mm e molto sottili (Fig. 14.5).

Parti usate. Capolini.

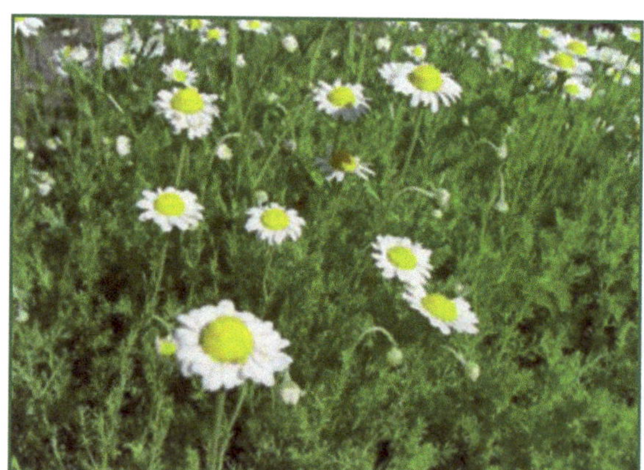

Fig. 14.5 *Anthemis nobilis*: pianta

Raccolta, preparazione e conservazione della droga. I capolini fioriti vengono raccolti da giugno a settembre, stesi su telai ed essiccati all'ombra o in essiccatoi ad aria secca. I fiori essiccati vengono conservati al fresco, in recipienti chiusi, al riparo da luce ed umidità.

Descrizione della droga. I capolini, di colore bianco-giallognolo, si differenziano da quelli della camomilla comune in quanto: hanno forma emisferica; sono più grandi (diametro da 0,8 a 2 cm); il residuo del peduncolo è peloso; l'involucro è costituito da 2-3 serie di brattee embricate, pelose, allungate; il ricettacolo, meno conico, è internamente pieno ed esternamente provvisto di pagliette scariose; i fiori ligulati bianchi occupano quasi tutta la convessità del ricettacolo. Odore aromatico, diverso da quello della camomilla comune, sapore amarognolo.

Esame microscopico della droga. A parte la presenza di pagliette e di palee, la camomilla romana presenta peli tettori uniseriati sui peduncoli, squame e pagliette. La polvere mostra rari granuli pollinici, sferici, spinosi e frammenti di ligule con epidermide a cellule papillose e con ghiandole.

Componenti principali. Polifenoli, come derivati dell'acido cinnamico, caffeico, ferulico; cumarine e flavonoidi (apigenina, quercitrina, luteolina), oltre all'olio essenziale (0,6-1%), composto per l'85% da esteri dell'acido angelico, tiglico, crotonico ecc. Gli altri componenti sono monoterpeni (cineolo, pinene) e sesquiterpeni del tipo degli azuleni.

La FU X prevedeva un contenuto minimo in olio essenziale di 7 ml/kg.

Proprietà ed impiego terapeutico. Lo spettro di attività è sovrapponibile a quello della camomilla comune, almeno per le proprietà spasmolitica e antinfiammatoria.

Gli infusi di camomilla vengono utilizzati anche come sedativi nei disturbi del sonno: tale effetto potrebbe essere correlato alla presenza non solo di flavonoidi, ma anche di sostanze benzodiazepinosimili.

Effetti collaterali, tossicità. Non sono noti effetti tossici alle dosi terapeutiche.

Lavanda

La lavanda è data dai fiori di *Lavandula angustifolia* Miller (*Fam. Lamiaceae),* un suffruttice alto circa 50-80 cm, a fusto eretto non ramificato, con foglie lineari, sessili, coriacee e fiori disposti in verticilli a formare una pseudospiga lungamente peduncolata (Fig. 14.6). Cresce nelle regioni mediterranee, ma anche in Nord Africa e negli Stati Uniti.

La droga è rappresentata dai fiori raccolti prima della schiusa, formati da calici tubulari, di colore bluastro e petali fortemente raggrinziti, saldati a formare un tubo di colore grigio-blu: il profumo è intensamente aromatico. La droga contiene l'1-3% di olio essenziale, costituito in maggioranza di monoterpeni: il 35-55% di acetato di linalile, il 30-40% di linalolo (Fig. 14.7) e poi cineolo, canfora, limonene.

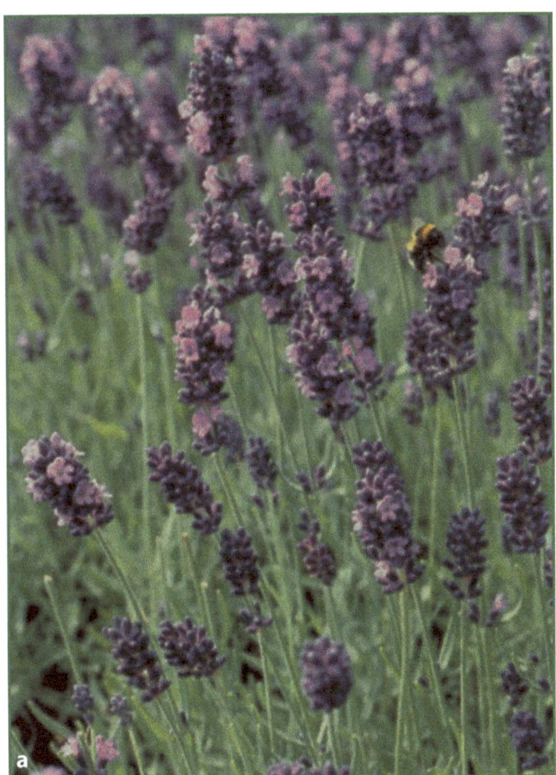

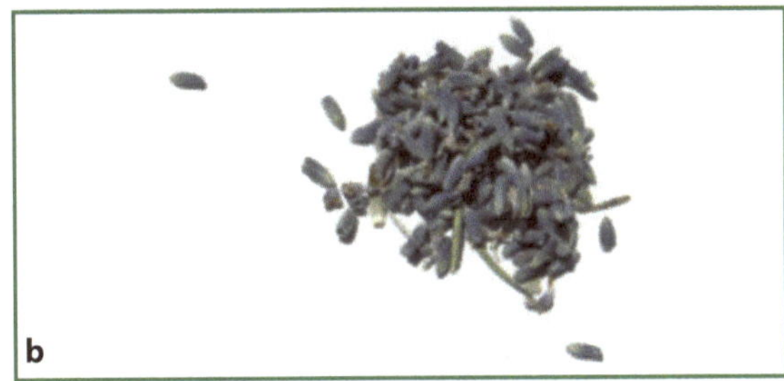

Fig. 14.6 *Lavandula angustifolia*: pianta (**a**) e fiori (**b**)

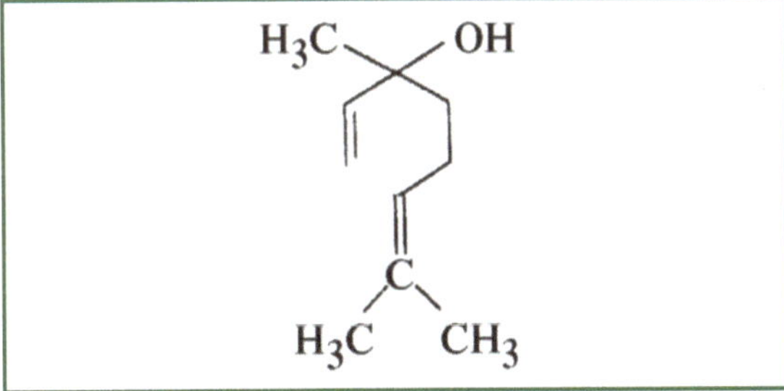

Fig. 14.7 Formula di struttura del linalolo

Contiene inoltre il 5-10% di tannini, derivati cumarinici, fitosteroli e flavonoidi. La lavanda, per la sua blanda azione sedativa e spasmolitica, viene utilizzata negli stati di agitazione accompagnati da irritabilità gastrica e disturbi intestinali.

Melissa

La melissa è data dalle foglie di *Melissa officinalis* L. (*Fam. Lamiaceae*). *Melissa*, dal nome greco dell'insetto (ape) che la impollina. È detta volgarmente "erba limoncina" o anche "citronella".

Habitat. Cresce spontanea nei luoghi umidi e ombrosi dell'Asia occidentale, Africa settentrionale ed Europa meridionale, comune anche in Italia.

Descrizione della pianta. Pianta erbacea perenne dall'intenso odore di limone, alta circa 70-100 cm, con fusto eretto, ramificato, con foglie picciolate, opposte, di forma ovale-allargata, lucide sulla pagina superiore, glauche sull'inferiore (Fig. 14.8). All'ascella delle foglie superiori si trovano piccoli fascetti brevemente peduncolati di 3-5 fiori, con brattee ovali-lanceolate e calice tubuloso-campanulato, con corolla bianco-rosea. La pianta presenta tre tipi di peli: 1) i più grandi (2-3 mm) radi, setolosi, visibili a occhio nudo sui piccioli, sulle lamine fogliari e sui calici; 2) i medi lunghi circa 1 mm, sono piuttosto radi e visibili con una lente; 3) i più piccoli, fitti su tutta la superficie della foglia, visibili solo al microscopio. Il frutto è rappresentato da un tetrachenio.

Parti usate. Foglie.

Raccolta, preparazione e conservazione della droga. Le foglie vengono raccolte alla fine di aprile o in maggio, cioè prima della fioritura, che va da giugno alla fine dell'estate. Si fanno essiccare rapidamente all'aria e all'ombra. La droga deve essere conservata in recipienti ben chiusi, al riparo dalla luce e dall'umidità e rinnovata ogni anno.

Descrizione della droga. Le foglie, di forma ovale-allargata (3-5 × 6-8 cm), con picciolo lungo in media 3-5 cm, hanno lamina sottile, leggermente rugosa, margine crenato con 10-20 grandi denti, pagina superiore di colore verde scuro con peli e quella inferiore glabra, di colore verde più chiaro, con nervature sporgenti. Una volta seccate sono leggerissime e di odore molto meno intenso rispetto a quelle fresche. Per il riconoscimento possono essere sufficienti i peli, visibili anche a occhio nudo e piuttosto radi.

Esame microscopico della droga. Le cellule dell'epidermide della faccia superiore hanno pareti ondulate-sinuose, quelle della faccia inferiore hanno sinuosità più marcate. Oltre a peli conici, corti, appuntiti, piccoli, a cuticola liscia, sono presenti peli

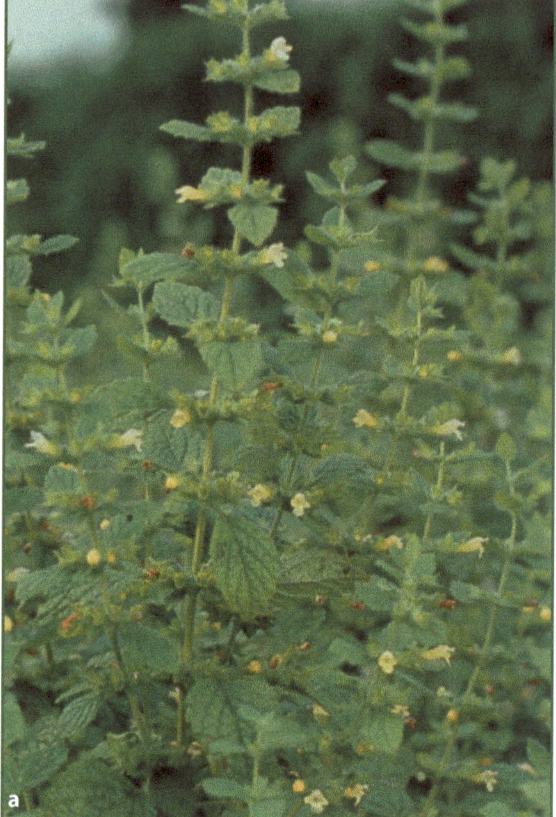

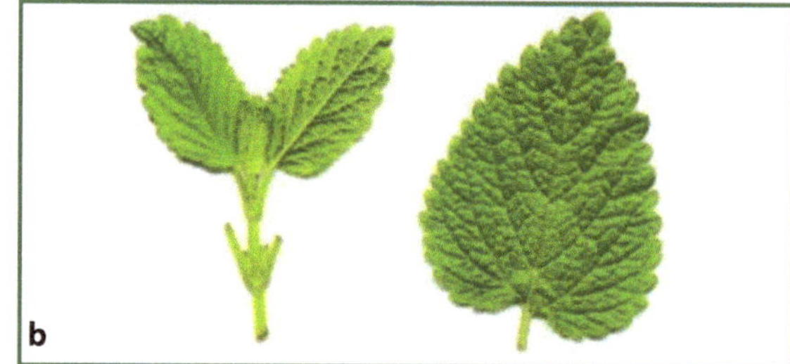

Fig. 14.8 *Melissa officinalis*: pianta (**a**) e foglie (**b**)

pluricellulari, lunghi, a parete robusta e isolatamente peli ghiandolari con peduncolo a 1-3 cellule a capocchia, oltre a peli ghiandolari con base unicellulare e apici larghi e arrotondati, formati da 8 cellule. Gli stomi presenti principalmente sulla faccia inferiore della foglia sono di tipo diacitico.

Componenti principali. Le foglie contengono un olio essenziale, composto da monoterpeni (> 60%) quali citronellale 30-40% e citrale (Fig. 14.9), oltre a sesquiterpeni (> 35%) quali β-cariofillene e germacrene D. Altri componenti sono acido rosmarinico, caffeico e clorogenico e diversi flavonoidi. La droga officinale deve contenere almeno lo 0,5% di olio essenziale.

Proprietà ed impiego terapeutico. Trova impiego nei disturbi del sonno, nei disturbi gastrici di origine

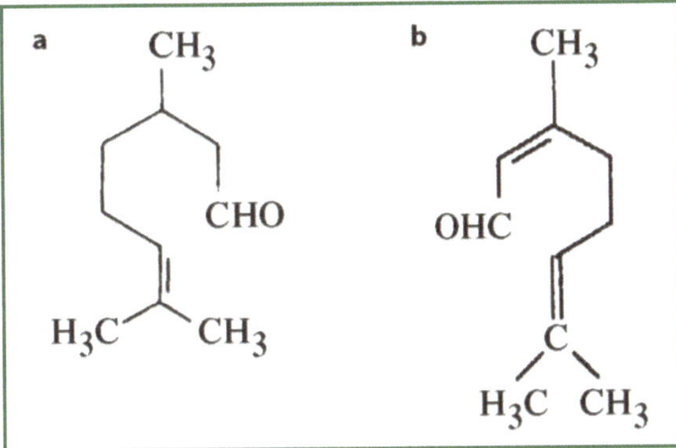

Fig. 14.9 Formula di struttura del citronellale (**a**) e del citrale (geraniale) (**b**)

psicosomatica, nelle nevrosi, per la sua attività sedativa e spasmolitica, legata probabilmente ai terpeni. Per le proprietà antivirali, attribuite a sostanze polifenoliche presenti nella droga, la melissa è presente in preparati antierpetici.

A Parigi nel XVII secolo si usava come sedativo l'"acqua di melissa dei Carmelitani", preparata associando alla melissa altre droghe vegetali.

Effetti collaterali, tossicità. Gli effetti secondari dovuti all'uso di questa droga sono trascurabili. È opportuno comunque controllare la funzionalità tiroidea perché è stato segnalato il rischio di un'azione inibitoria a livello ipofisario sulla secrezione di TSH, probabilmente ad opera dell'acido rosmarinico.

Menta

La droga è data dalle foglie di *Mentha piperita* L. (Fig. 14.10). Huds (= *Mentha officinalis Sol.*) (*Fam. Labiatae*), considerata un ibrido fra *M. acquatica* L. e *M. spicata* L. Si tratta di una pianta erbacea perenne spontanea in Europa. Presenta un caule diritto, alto 50-100 cm, ramificato; i rami portano foglie opposte ovato-oblunghe, brevemente picciolate, acute all'apice, arrotondate alla base, a bordo seghettato-dentato. I fiori sono rossi, piccoli, riuniti in spicastri terminali. Le foglie devono essere raccolte durante la fioritura ed essiccate a 42 °C. Ben conservate mantengono il loro caratteristico odore forte, penetrante; il sapore è particolare, piccante. La droga contiene lipidi (acido palmitico, linoleico, linolenico), tocoferoli, acido ascorbico, minerali (K, Ca, Mg, Fe, Mn, Zn, Cu, Cr, Se), flavonoidi (12%), acido salicilico (< 0,2 mg/kg) ed un olio essenziale (non meno di 12 ml/kg) i cui principali componenti sono: mentolo (53-60%), mentone (25-32%), isomentone (2-8%), 1,8-cineolo o eucaliptolo (5-13%). L'olio essenziale di menta è più

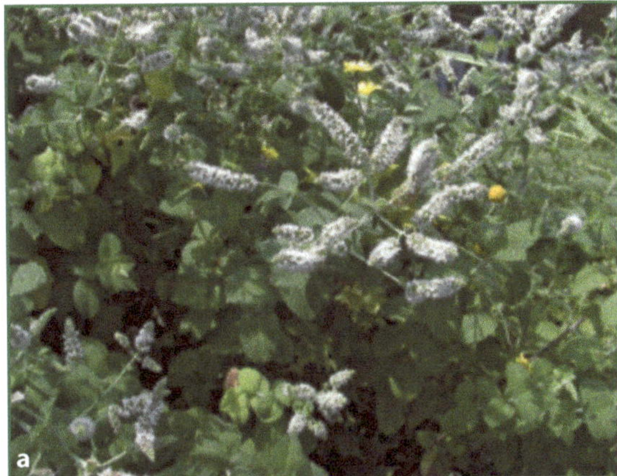

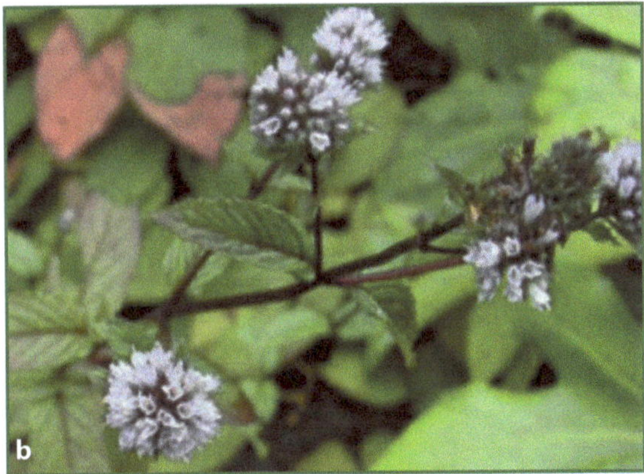

Fig. 14.10 *Mentha piperita*: pianta (**a**), fiori e foglie (**b**)

pregiato se contiene elevate quantità di mentolo (non meno del 50%) ed un basso livello di mentone (responsabile dell'odore aspro dell'olio).

Alla menta si attribuiscono proprietà spasmolitiche, antiflogistiche, antivirali ed antitumorali. La Commissione E tedesca raccomanda la menta nella dispepsia, nei casi di spasmi intestinali e delle vie biliari e l'olio di menta nei casi di coliche epatiche, nella sindrome dell'intestino irritabile e negli stati infiammatori delle prime vie aeree. La somministrazione rettale di olio di menta, fatta prima della colonscopia, riduce la frequenza degli spasmi della muscolatura intestinale rendendo del tutto inutile la somministrazione di spasmolitici di sintesi per via endovenosa. I componenti attivi della menta bloccano i canali del calcio ed inibiscono il *release* di eicosanoidi (PGs e LTs). La menta è una droga abbastanza sicura. Gli effetti indesiderati sono rari; quelli che più di frequente si sono manifestati nel corso di studi clinici sono: disturbi gastrointestinali (nausea, vomito, bruciori di stomaco) e disturbi visivi. La menta è controindicata in pazienti con ostruzioni biliari (calcoli epatici), disturbi epatici, reflusso gastroesofageo e calcoli renali.

Eucalipto

L'eucalipto è dato dalle foglie di *Eucalyptus globulus* Labill. (*Fam. Myrtaceae*): il nome deriva da ευ + χαλυπτω, ben + coperto, perché i fiori in boccio sono coperti dal lembo del calice che poi cade come un coperchio; *globulus*, globoso, per la forma del frutto.

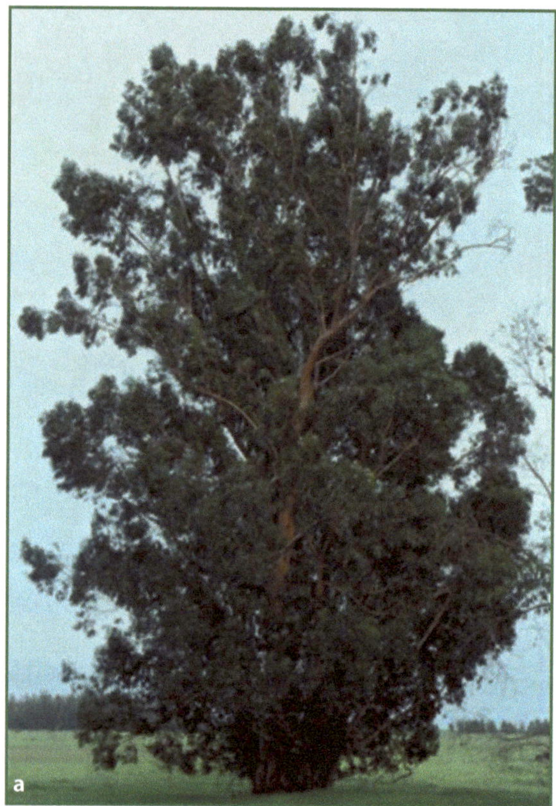

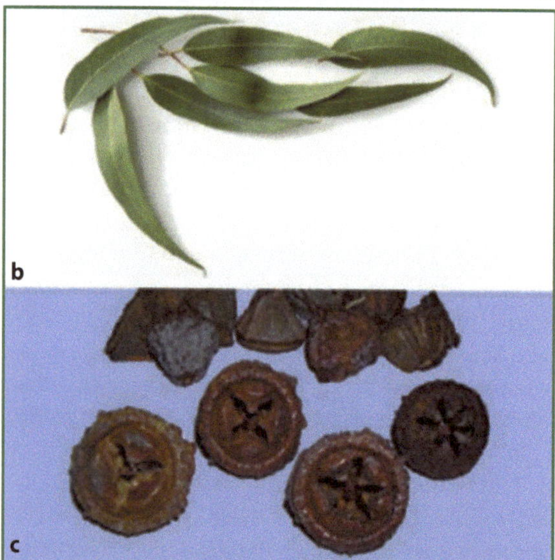

Fig. 14.11 *Eucaliptus globulus*: pianta (**a**), foglie (**b**) e frutto (**c**) (intero ed in sezione)

Habitat. Originario dell'Australia, viene coltivato nelle zone sub-tropicali e mediterranee, compresa l'Italia.
Descrizione della pianta. Albero alto fino a 60 m nelle zone di origine, fino a 20-30 m in Italia, di rapida crescita, sempreverde, con corteccia grigio-rossastra o bruno-giallastra, desquamante spontaneamente, con legno molto duro, con giovani rami quadrangolari, recanti foglie opposte, sessili, ovali, biancastre, cerose, con rami adulti rotondeggianti, recanti foglie alterne, picciolate, falciformi, di un verde-lucido, coriacee, con fiori solitari, ascellari e di colore glauco, costituiti da una formazione a trottola o ad urna, con frutto a capsula legnosa quadrangolare, aprentesi con 4 fenditure a croce che lasciano uscire numerosi e minuti semi (Fig. 14.11).
Parti usate. Foglie falciformi e peduncolate dei rami adulti.
Raccolta, preparazione e conservazione della droga. Le foglie vengono raccolte in estate o in autunno e poi seccate al sole. Si conservano in recipienti ben chiusi per non più di un anno.
Descrizione della droga. Foglie a lamina intera, falciformi (2,5-4 × 10-30 cm), con apice appuntito, con picciolo contorto, con margine intero, di colore verde grigiastro, con punteggiature traslucide (dovute alle ghiandole contenenti l'essenza), con nervatura pennata a nervo mediano pronunciato e nervi laterali numerosi e poco evidenti che a 1-2 mm dal margine si anastomizzano in un cordoncino parallelo al margine stesso. L'odore è aromatico, balsamico, canforico; il sapore è appena amaro e resinoso.

Dalle foglie secche o fresche si ottiene, per distillazione in corrente di vapore, l'essenza di eucalipto, liquido incolore o giallognolo o verdastro, a reazione neutra, di odore gradevole, di sapore fresco, aromatico e pungente. All'aria si ispessisce assumendo una colorazione bruna e col tempo forma un sedimento, per cui va conservata in flaconi ben chiusi, pieni ed in luogo fresco.
Esame microscopico della droga. In sezione trasversa si osserva: 1) epidermide della faccia superiore a cellule poligonali con qualche stoma del tipo delle ranuncolacee; 2) tessuto a palizzata a 2-4 file di cellule con druse di ossalato di calcio e con grosse ghiandole contenenti essenza; 3) epidermide della faccia inferiore come quella superiore, ma più ricca in stomi.

La polvere presenta: druse di ossalato di calcio, frammenti di epidermide con stomi; frammenti di tessuto spugnoso.
Componenti principali. L'olio essenziale (0,5-2,5%) ha come componente principale (70-85%) l'1,8-cineolo o eucaliptolo (Fig. 14.12) oltre ad altri composti terpenici (pinene, canfene, eucaliptene,

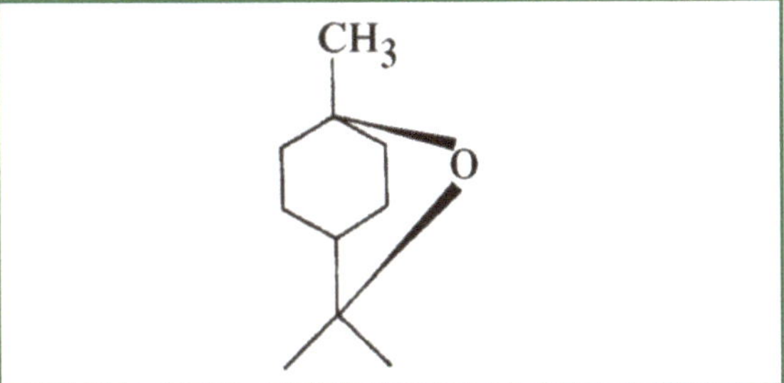

Fig. 14.12 Formula di struttura dell'eucaliptolo

azulene ecc.), aldeidi (valerianica, butirrica, caproica ecc.), tannini, resine, pectine, acido gallico, ferulico, caffeico, ossalato di calcio ecc.

Secondo la FU l'olio essenziale deve contenere almeno il 70% di eucaliptolo.

Proprietà ed impiego terapeutico. Qualunque sia la via di somministrazione, dopo l'assorbimento, l'olio essenziale viene eliminato per via polmonare, dove esercita un'azione antisettica, balsamica ed espettorante (soprattutto secretolitica, ma anche secretomotoria). Per questo l'eucalipto viene utilizzato nelle malattie da raffreddamento e nelle bronchiti sotto forma di tisane e di inalazioni, sciroppi, caramelle. L'eucaliptolo è preferibile all'olio essenziale perché quest'ultimo contiene sostanze irritanti per le mucose delle vie respiratorie (aldeide butirrica, aldeide valerica, aldeide caproica ecc.). L'eucaliptolo entra anche nella composizione di unguenti antireumatici oltre che balsamici (FU XII). È stata dimostrata anche un'attività antibatterica dell'eucaliptolo nei confronti di diversi tipi di microrganismi.

Effetti collaterali, tossicità. Si deve tener presente che l'essenza di eucalipto determina a livello epatico un incremento della velocità di metabolizzazione, che può modificare l'azione di farmaci assunti contemporaneamente. L'olio di eucalipto usato per via esterna non è tossico, mentre ingerito, non diluito opportunamente, può causare disturbi gastrointestinali (nausea, vomito e diarrea). L'uso nei bambini non è privo di rischi, specie in concomitanza di stati febbrili, per la possibilità di convulsioni.

Rosmarino

Il rosmarino è rappresentato dalle foglie e dalle sommità fiorite di *Rosmarinus officinalis* L. (*Fam. Lamiaceae*), arbusto cespuglioso sempreverde, tipico dell'area mediterranea (Fig. 14.13). Sui rami esili con corteccia grigiastra si inseriscono le foglie sessili, opposte, lineari, coriacee, con la pagina inferiore opaca per la presenza di peli, mentre

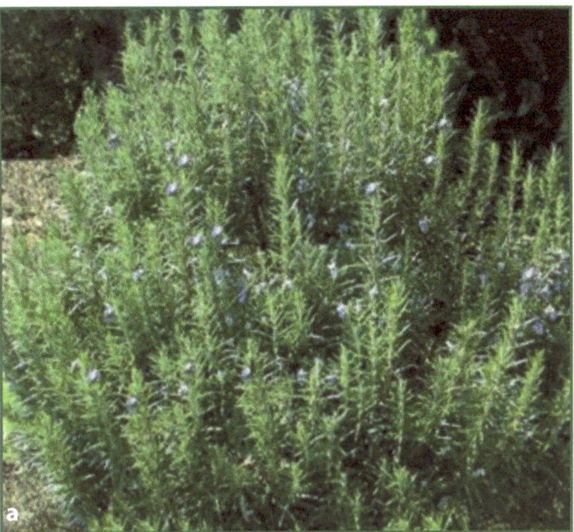

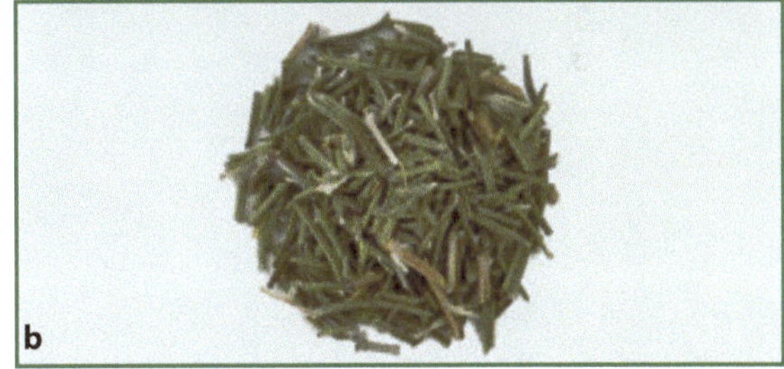

Fig. 14.13 *Rosmarinus officinalis*: pianta (**a**) e foglie (**b**)

la pagina superiore è lucida. I fiori, di colore azzurro-violetto, sono riuniti in spicastri ascellari. La droga contiene un olio volatile, costituito da α- e β-pinene, canfene, limonene, cineolo, borneolo, canfora, oltre a flavonoidi e fenoli, come acido caffeico e clorogenico. Il rosmarino è dotato di proprietà spasmolitiche, antibatteriche, antiossidanti, epatoprotettrici e viene utilizzato oltre che nelle forme dispeptiche, per i suoi effetti stomachici, anche nelle affezioni delle vie respiratorie.

Salvia

È data dalle foglie di *Salvia officinalis* L. (*Fam. Labiatae*/*Lamiaceae*). *Salvia*, dal latino *salvare* = guarire, da cui il detto *Cur murietur homo, cui salvia crescit in horto*, per le numerose virtù curative che gli antichi le attribuivano. Secondo altri dal greco σωζω-σωος = conservo e βιος = vita, per lo stesso motivo; *officinalis*, delle officine farmaceutiche. Si tratta di un suffrutice alto 70-90 cm (Fig. 14.14), spontaneo in tutta l'Europa meridionale. Di portamento cespuglioso, presenta fusti erbacei eretti, quadrangolari nelle parti apicali, foglie opposte, picciolate, ellittiche, biancastre inferiormente per la presenza di peli. I fiori, blu-violacei

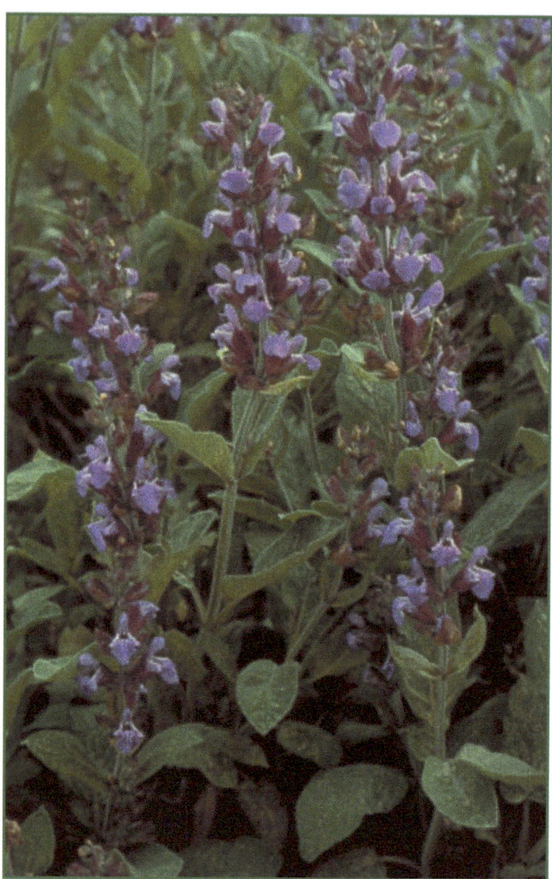

Fig. 14.14 *Salvia officinalis*: pianta

sono da 3 a 6 per verticillo; il frutto è un tetrachenio ovoidale. Le foglie si raccolgono prima della fioritura, essiccate e conservate in recipienti a chiusura ermetica. L'odore è aromatico, il sapore amaro, aromatico.

La salvia contiene un olio essenziale (8-25 ml/kg), flavonoidi (1-3%), acidi fenolici (rosmarinico), triterpeni (acido ursolico, acido oleanolico e derivati) ecc. L'olio essenziale è caratterizzato dalla presenza di α- e β-tujone (fino al 60%) (Fig.14.15), canfora (4,5-24,5%), cineolo (5,5-13%), umulene (0,5-12%) ecc. La FU riporta che la droga essiccata deve contenere non meno di 15 ml/kg di essenza. La salvia era tenuta in grande considerazione dagli antichi. Ippocrate ne raccomandava l'impiego sotto forma di cataplasmi per detergere le piaghe; per Dioscoride la salvia era un buon diuretico ed un ottimo emmenagogo. La Scuola Medica Salernitana la chiamava *Salvia salvatrix*, per le sue molteplici proprietà medicamentose. La salvia per le sue proprietà antisettiche, dovute all'olio essenziale, ed antiossidanti, dovute all'acido rosmarinico, viene ancora utilizzata sotto forma di collutori nel trattamento di flogosi del cavo orale e della gola, mentre per le proprietà spasmolitiche, legate alla presenza di terpeni e di flavonoidi, può essere impiegata, in associazione con altre droghe, nel trattamento sintomatico di diversi disturbi digestivi. È inoltre utile nelle infezioni erpetiche ricorrenti (applicata localmente). La Commissione E tedesca riporta che gli estratti alcolici di salvia e l'olio essenziale sono controindicati in gravidanza e che il loro uso prolungato può causare convulsioni epilettiche.

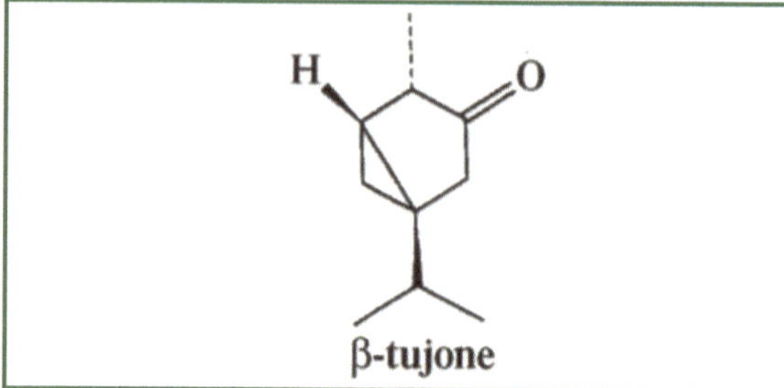

Fig. 14.15 Formula di struttura del β-tujone

Cumino

È dato dai frutti di *Carum carvi* L. (sin. *Apium carvi* L., *Sesali carum* L.), (*Fam. Apiaceae/Umbelliferae*), pianta erbacea bienne o perenne, originaria delle zone temperate dell'Asia, ed ora ampiamente distribuita in Europa centro-settentrionale, Siberia, regioni del Caucaso, Mongolia, Marocco, Nord America, Nuova Zelanda ed alcuni Paesi del Sud America. Alta dai 30 cm ad 1 m presenta: un fusto esile, ramificato alla base, glabro, scanalato longitudinalmente; foglie alterne, suddivise in lacinie strette, picciolate quelle inferiori, sessili quelle superiori; fiori piccoli, di colore bianco o rosa pallido, disposti in ombrelle. Il frutto è un achenio grigio-marrone, glabro, generalmente incurvato, lungo 3-7 mm e largo 1-2 mm, con 5 prominenti nervature che conferiscono al frutto tagliato in sezione trasversa la forma di un pentagono irregolare (Fig. 14.16). I frutti si raccolgono quando assumono un colore marrone, si essiccano ad una temperatura non superiore ai 35 °C e si conservano in ambienti asciutti, l'odore è molto aromatico, il sapore piccante. In commercio si possono trovare anche i frutti di *C. capticum* L (cumino indiano); che contengono una essenza ad elevato titolo di timolo (circa il 40%) ed i frutti di *Cuminum cimynum,* dai quali si ottiene una essenza, costituita da aldeide cuminica (35% circa), che viene utilizzata soprattutto nella preparazione di bevande alcoliche (*Kummel*).

Nel cumino è presente un olio essenziale (3-8%); gli acidi fenilcarbossilici (circa lo 0,35%) tra cui

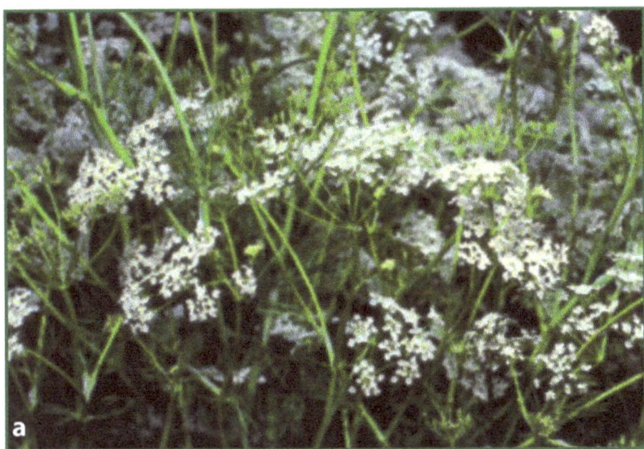

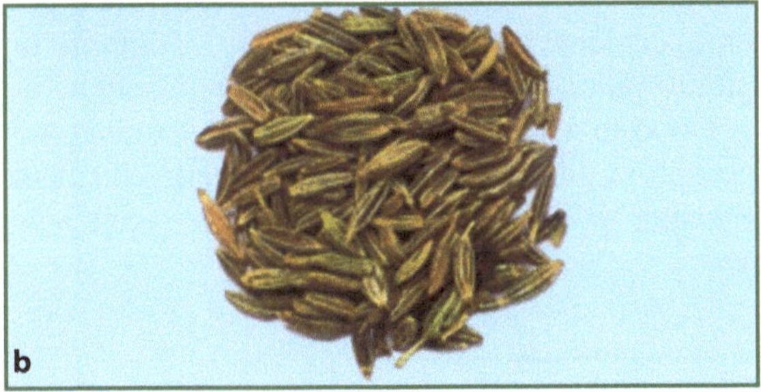

Fig. 14.16 *Carum carvi*: pianta (**a**) e frutti (**b**)

il clorogenico, il 4-caffeoilchinico, il 3-caffeoilchinico e gli acidi cumaroilchinico e feruloilchinico; i flavonoidi (circa lo 0,4%); ecc. L'essenza contiene soprattutto carvone (dal 50 all'80%), responsabile dell'aroma del cumino, e limonene (fino al 49%): questi due componenti possono da soli rappresentare il 90-98% del contenuto totale di olio essenziale. Degli altri componenti ricordiamo: mircene, α-fellandrene, p-cimene, β-cariofillene, cis- e trans-diidrocarvone e terpinolene; per la Ph. Eur. la droga deve contenere non meno di 30 ml/kg di olio essenziale ed il contenuto di carvone deve essere del 50% circa.

Il cumino stimola la secrezione salivare, del succo gastrico e della bile. Possiede anche azioni spasmolitiche ed antibatteriche. Questi effetti sulle funzioni secretive e motorie del digerente, dovuti al carvone, hanno favorito l'impiego di questa droga nell'inappetenza e soprattutto nelle dispepsie di diversa natura. Studi piuttosto recenti mostrano che l'olio essenziale di cumino è molto attivo nell'inibire selettivamente la crescita di un numero di microrganismi della flora intestinale potenzialmente patogeni (*Candida albicans, Clostridium* spp., *Bacteroides fragilis*). A differenza dell'olio di cumino, quelli di finocchio (*Foeniculum vulgare dulce*), menta (*Mentha arvensis* e *M. piperita*) ed anice (*Illicium verum*) si sono rivelati egualmente attivi sia sui componenti patogeni che su quelli non patogeni. Questa selettività dell'azione antibatterica svolta dall'olio di cumino merita ovviamente di essere approfondita.

Il cumino viene in genere associato alla menta e ad altre droghe come nel caso della preparazione Iberogast®. Il cumino è considerato sicuro se assunto quando necessario, alle dosi consigliate e per periodi brevi.

Il cumino viene utilizzato sotto forma di infuso (1-5 g in 150 ml). Per gli adulti la dose giornaliera è di 1,5-6 g; per i bambini di 1-4 anni: 1-2 g al giorno; per i bambini al di sotto di 1 anno: 0,5-1 g al giorno. Del cumino si utilizza anche l'olio essenziale (5-6 ggt al giorno) da solo o in associazione con l'olio di menta, di finocchio o di anice, oppure un estratto idroalcolico (in associazione con la camomilla) alla dose di 50-100 mg/*die*.

Cardamomo

È dato dai frutti di *Elettaria cardamomum* (L.) Maton (*Fam. Zingiberaceae*) (sin. *Amomum racemosum* Lemk.), una pianta erbacea (rizomatosa) perenne, spontanea in India (sulle coste del Malabar e nelle foreste ombrose ed umide di Travancore e Madhura tra i 700 ed i 1500 m) ed oggi coltivata in India, Sri Lanka, Guatemala, Tanzania, Madagascar e Nuova Guinea. (*Elettaria*, da *elettari*, nome indigeno della pianta nel Malabar; *cardamomum*, dal greco νομαδϱαχ = nasturzio, perché il cardamomo ha un odore che ricorda il nasturzio). *Amomum*, dall'indiano *hamuma*, odoroso; *racemosum*, per le infiorescenze a grappolo. La pianta presenta uno stelo, di 2-3 m, dato dalle guaine delle foglie. I fiori sono riuniti in grappoli di 4 e presentano un colore bianco-verdastro. I frutti, di colore verde e lunghi 6-20 mm, sono capsule triloculari arrotondate e contengono numerosi semi bruni molto profumati (Fig. 14.17). I frutti si raccolgono in ottobre-dicembre ed i semi si essiccano esponendoli al sole per 1-2 settimane. Diversi testi riportano due varietà (grande e piccolo) e quattro tipi (verde, bianco, rossastro e nero) di cardamomo. Quello piccolo e di colore verde o bianco rappresenta il vero cardamomo; quello rosso il grande cardamomo e quello nero con chiazze il cardamomo tripide. Il cardamomo ha un odore che rassomiglia alla canfora ed un sapore aromatico, lievemente pungente. La droga del commercio deve contenere non meno del 4% di olio essenziale.

Nel cardamomo è presente un olio essenziale (3,0-7,5%); acido idrossicinnamico e derivati; amido (20-45%); un olio fisso (1-4%), steroli (β-sito-

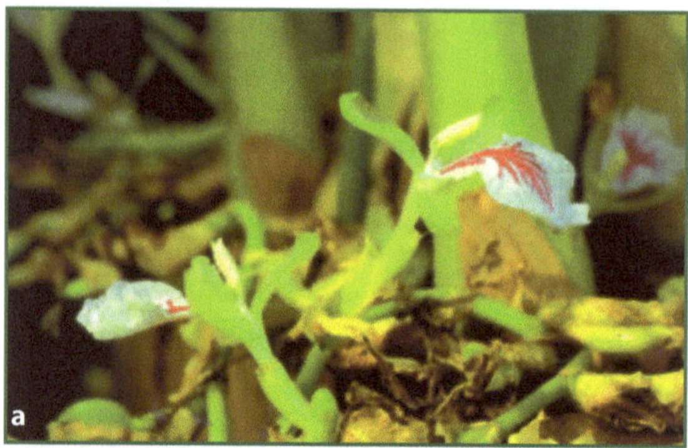

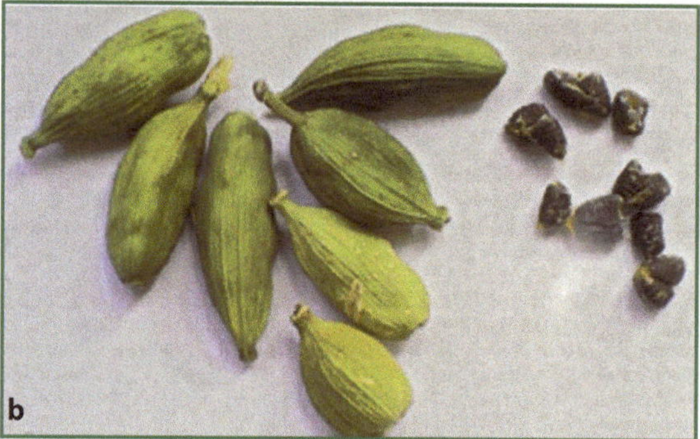

Fig. 14.17 *Elettaria cardamomum*: pianta (particolare) (**a**), frutti e semi (**b**)

sterolo) ecc. L'olio essenziale è presente sia nel frutto che nei semi (4-10%). I principali componenti dell'essenza sono: α-terpinil acetato (28-50%), 1-8 cineolo (20-35%), sabinene (3-5%), limonene (2-14%), mentone (fino al 6%), linalil acetato (1,6-7,7%), linalolo (0,4-3,7%), β-fellandrene (3%), β-terpineolo (0,7-2,1%) e poi α-terpineol, α-pinene, mircene, geraniolo, nerolo, borneolo ecc.

Il cardamomo stimola la secrezione biliare e protegge la mucosa gastrica da insulti di vario tipo. Inoltre manifesta una discreta attività antiflogistica, antiproliferativa e pro-apoptotica, incrementa l'attività dell'enzima antiossidante glutatione-S-transferasi e simultaneamente riduce i livelli della perossidazione lipidica in animali (topi albini) trattati con una sostanza carcinogena. Alla luce di queste nuove acquisizioni è stato ipotizzato un potenziale impiego del cardamomo nella chemioprevenzione del cancro colon-retto.

Nei sistemi di medicina ayurvedici ed unani il cardamomo si utilizza per fare gargarismi nei casi di mal di denti ed arrossamento delle gengive. Inoltre la droga viene utilizzata nelle affezioni epatiche, nella gonorrea e nei casi di calcoli renali (associata ai semi di melone). Il cardamomo viene inoltre associato a diverse droghe vegetali per ottenere preparati da utilizzare nei casi di digestione difficile e nel meteorismo. Del cardamomo è stato utilizzato anche l'olio, che applicato sulle palpebre sembra che ne allevi l'infiammazione. La Medicina Tradizionale Cinese (MTC) utilizza, tra l'altro, il frutto di cardamomo (*Alpinia oxyphylla*) in associazione con le radici di *Dioscorea oppositae* e di *Lindera strychifoliae* (il preparato si chiama *Suo quan wan*) nel controllo della ipersalivazione.

Il cardamomo viene utilizzato come tale oppure sotto forma di decotto, estratto fluido e tintura. Le dosi sono di 15-30 grani/*die* (ogni grano corrisponde a 0,0648 g) di semi ridotti in polvere o più semplicemente 0,6-1g/*die* di droga, 5-30gtt/*die* di estratto fluido o un "sorso" (5-10gtt) di tintura.

Dopo lo zafferano e la vaniglia, il cardamomo è la spezia più costosa: per questo viene chiamato *Queen of spices*, mentre il *King of spices* è il pepe nero.

Resine e derivati

Le **resine** sono costituite da una miscela di più sostanze [terpeni, composti alifatici ed aromatici, reseni (prodotti di ossidazione dei politerpeni)]; si presentano in massa amorfa (o pastosa) che rammollisce con l'aumentare del calore. Insolubili in acqua, rappresentano il residuo della distillazione di una oleoresina. Le **oleo-resine** sono miscele di resine ed oli essenziali, di consistenza molle o semiliquida, particolarmente abbondanti nelle Conifere (trementina) ed in alcune Dicotiledoni (*Pistachia* spp., *Canarium luzonicum*, *Copaifere* spp. ecc.). Le **gommo-resine** sono miscele di sostanze resinose e gomme (ad es. la gommagutta, l'essudato di *Garcinia hanburyi*) e le **oleo-gommo-resine** miscele di resine, gomme e composti volatili. La frazione resinosa di questi prodotti è rappresentata da triterpeni (gommo-resine ed oleo-gommo-resine) e da diterpeni e sesquiterpeni (oleo-resine).

Si tratta di prodotti di secrezione della pianta (fanno eccezione la gomma lacca, prodotto di secrezione di un insetto, e l'ambra, concrezione dell'intestino del capodoglio), dalla quale trasudano spontaneamente (sono presenti nei peli ghiandolari, nelle cavità e nei dotti schizolisigeni) o in seguito a lesioni provocate dall'uomo: la sostanza secreta è in genere liquida, ma si trasforma gradualmente in una massa vischiosa, semisolida, in seguito a processi di polimerizzazione ed ossidazione dei composti terpenici ed aromatici. Si classificano in base al tipo di vegetale (o animale) da cui si formano, in base alla struttura chimica dei loro componenti (terpeni, fenoli ecc.) ed in base alle caratteristiche fisiche (durezza, solubilità in solventi organici ecc.).

Le resine e derivati si utilizzano soprattutto per la preparazione di vernici (gommalacca), suppellettili (ambra) e prodotti di bellezza (saponi, profumi). Alcune vengono comunque utilizzate nel settore farmaceutico per le loro proprietà analgesiche (mirra).

Mirra

È una oleoresina che si ricava incidendo la corteccia di *Commiphora molmol* Engler (*Fam. Burseraceae*), un piccolo albero spinoso che cresce spontaneo in Somalia, Etiopia, Kenia ed Arabia (Fig. 14.18). *Commiphora*, deriva dal greco e significa "che produce gomma", mentre il termine mirra deriva dall'arabo *murr*, o dal semitico *mor*, che significa amaro. La mirra contiene sesquiterpeni (furanoendesma-1,3-diene, curzarene ecc.), un olio volatile, resine (25-40%), gomme (60% circa) ecc. La mirra possiede proprietà astringenti ed analgesiche. Come astringente si utilizza da sola (tintura di mirra) o in associazione [tintura di mirra (50%) e di ratania (50%) FU XII] nei casi di infiammazione del cavo orale e faringeo (gargarismi o pennellature). Come analgesico è stata utilizzata nei casi di cefalea e di dolori di diversa origine in alcuni Paesi africani. In campo clinico è stato osservato che una pasta composta da mirra (50 mg), mescolata a propoli e miele (800 g), è efficace nel guarire ferite purulenti, mentre una pasta dentifricia contenente mirra (Paradontex) utilizzata tre volte al giorno per 21 giorni non produce alcun vantaggio in soggetti con gengivite e placca dentaria. Un tempo si utilizzava il vino mirroso per alleviare il dolore di qualunque genere. L'apostolo Marco (capitolo 15, vv. 21-33) riferisce che a Cristo poco prima di essere crocifisso fu offerto da alcune donne, tra cui Maddalena, *vinum murratum* per alleviargli la sofferenza della crocifissione. Matteo invece (capitolo 27, vv. 29-40) parla di *vinum cum falle mistum, cioè vino misto a bile*. Apicius riporta che presso i romani c'era l'abitudine di offrire un *vinum* (pozione composta da più ingredienti) per alleviare le pene dei condannati a morte. Nonostante ne fosse ignorato il meccanismo d'azione, l'uso del vino mirroso come analgesico è giunto sino ai giorni nostri (*Medicamenta*, VI edizione, 1965). Oggi sappiamo che la mirra contiene dei sesquiterpeni ad azione analgesica che agiscono sugli stessi recettori degli oppiacei. Oltre all'azione morfino-simile, i sesquiterpeni curzarene, furanodiene e furaneudesma-1,3-diene provocherebbero anche un blocco selettivo e reversibile dei canali del sodio che si traduce in un effetto anestetico locale. Alla mirra, grazie alla presenza di altri sesquiterpeni (furanodiene-6-1, metossifuranoguaia-9ene-8-1), vengono attribuite anche proprietà antibatteriche e antinfiammatorie. La mirra è considerata sicura; ciononostante se ne sconsiglia l'uso in gravidanza (olio di mirra), durante l'allattamento, in pediatria e in pazienti con problemi epatici. Inoltre la presenza di eugenolo può indurre una inibizione dei sistemi microsomiali epatici con conseguente aumento della tossicità di quei farmaci che vengono metabolizzati a livello epatico. Comunque, nonostante siano scarsi gli studi clinici, la Commissione E tedesca raccomanda la tintura di mirra (al 20%) e la polvere dentale (al 10%) nelle infiammazioni del cavo orale. In commercio si possono trovare mirre di diversa provenienza, come la mirra africana (*C. abyssinica*) e la mirra indiana (*C. mukul*), quest'ultima ad azione ipocolesterolemizzante.

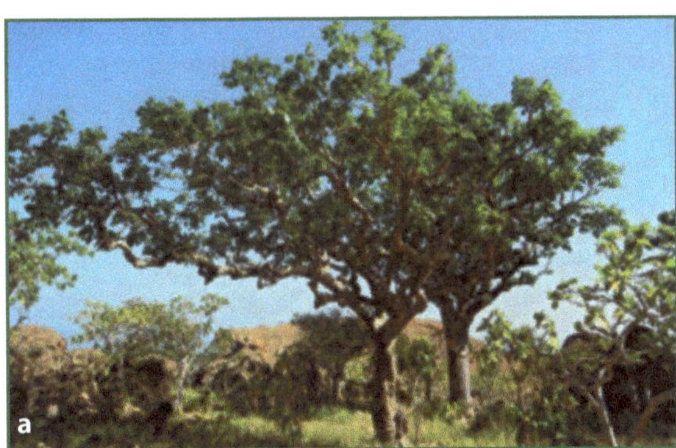

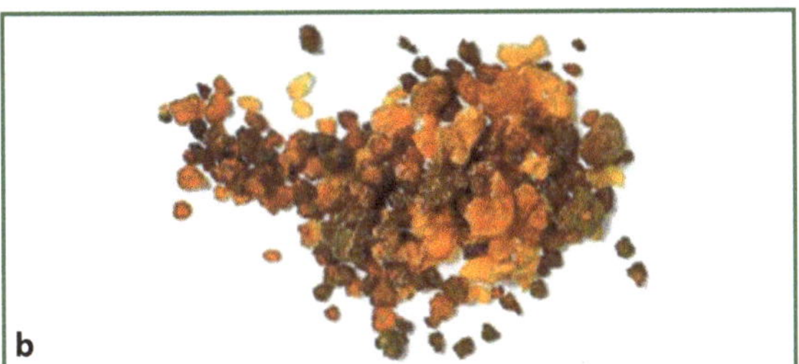

Fig. 14.18 *Myrrha commiphora*: pianta (**a**) e resina (**b**)

Balsami

I balsami sono liquidi vischiosi di consistenza sciroppposa. Detti anche oleoresine, si distinguono dalle resine per il loro maggiore contenuto in oli essenziali (20-30%) che rende questi prodotti fluidi. Sono in genere semiliquidi, ma esposti all'aria finiscono per indurirsi. I balsami sono anch'essi prodotti di secrezione delle piante da cui fuoriescono in seguito ad incisioni (che interessano tutto lo spessore della corteccia del tronco) o di eventi traumatici. I balsami contengono elevate quantità di acido cinnamico o benzoico o entrambi, o esteri di questi acidi; si tratta di sostanze che possiedono proprietà antisettiche e disinfettanti. I balsami vengono usati sia per via interna, come disinfettanti delle vie urinarie e contro le bronchiti croniche ed altre affezioni delle vie respiratorie (balsamo del Tolù e del Perù), che per via esterna, dato che godono di pronunciate proprietà antiparassitarie (scabbia) ed antimicotiche.

Oggi i balsami (del Perù, del Tolù, Copaive, Storace, di Gurjun, del Canada ecc.) trovano sempre minore applicazione in campo medico per la loro instabilità.

Il **balsamo del Perù** si ricava da *Myroxylon balsamum* (L.) Harms var. *pereirae* (*Fam. Fabaceae*), leguminosa dell'America centrale, frequente soprattutto lungo le coste di El Salvador. *Myroxylon*, dal greco μύϱον = olio odoroso e ξύλον = legno: legno odoroso, per il balsamo che da esso stilla. È un albero alto circa 25 m che si ramifica già a 2-3 m dal suolo. I rami sono muniti di foglie composte, a foglioline ovali; i fiori sono disposti in grappoli ascellari ed il frutto è un legume lungo da 6 a 8 cm, rigonfio all'apice ed appuntito e percorso longitudinalmente da una sporgenza a guisa di cresta.

Il balsamo del Perù, nonostante fosse ben noto alle primitive popolazioni del centro e del sud America, fu introdotto in Europa solo verso la metà del 1500. Il nome deriva dal fatto che veniva esportato dal porto di Lima in Perù. Il balsamo non preesiste negli alberi sani; la sua formazione è di origine patologica. Si segnano sull'albero delle striscie di corteccia, che vengono battute con un bastone. Dopo una settimana le parti danneggiate della corteccia si staccano ed il balsamo inizia a colare. L'essudazione del balsamo può arrestarsi dopo alcuni giorni per cui la parte traumatizzata viene scottata con una torcia; nel giro di pochi giorni il balsamo ricomincia a defluire in abbondanza. La raccolta del balsamo dura tutto l'anno anche se è più indicata durante la stagione secca (dicembre-aprile).

Il balsamo del Perù si presenta come un liquido sciropposo di colore marrone, di odore simile a quello della vaniglia, di sapore amaro, acre. Non appiccica e non si dissecca all'aria. Dà una soluzione limpida con alcol (aggiunto in ugual peso) mentre con solfuro di carbonio (tre parti di balsamo ed una parte di solfuro di carbonio) mescolato con acqua impartisce a questa miscela una reazione acida. I principali componenti (60-65%) sono esteri dell'acido cinnamico (benzil cinnamato – cinnameina – cinnamil cinnamato – striracina) e benzoico, (benzil benzoato); sono presenti anche resine (25-30%), acido cinnamico libero, tracce di vaniglia, un alcol (peruviolo).

Il balsamo del Perù è un componente di unguenti e pomate ad azione antisettica. Per la sua proprietà astringente si utilizza poi in preparati antiemorroidari. Somministrato *per os* è poco tollerato dal tratto gastrointestinale.

Il **balsamo del Tolù** (Tolù, piccola città della Colombia) si ricava da *Myroxylon balsamun* (L) Horms var. *balsamum* (*Fam. Fabaceae*), leguminosa del Venezuela e della Colombia. *M. balsamum* si differenzia da *M. pereirae* perché ramifica a notevole altezza e per la grandezza delle foglie e dei frutti (10-12 cm di lunghezza). La raccolta del balsamo si effettua dopo aver praticato incisioni a forma di V sulla corteccia del tronco. Il balsamo del Tolù si presenta come un liquido sciropposo, quasi trasparente, di colore giallo, di odore di vaniglia e di benzoino, di sapore aromatico, debolmente acre. Con il passare del tempo il balsamo solidifica gradualmente; secco ha aspetto resinoso, friabile, colore rosso-bruno. È solubile in alcol e in altri solventi organici. La soluzione alcolica si colora in verde con percloruro di ferro.

Il balsamo del Tolù contiene il 75-80% di esteri dell'acido cinnamico con alcoli resinosi, il 20-25% di acidi balsamici liberi, tracce di vanillina. Il balsamo del Tolù è sofisticato con colofonia, trementina e resina. Si utilizza come antisettico, espettorante e balsamico in preparati per la gola ed i bronchi e per aromatizzare sciroppi medicinali, *chewing gum*, confetture e profumi. I preparati per la gola (pastiglie, caramelle ecc.) sono trattenuti in bocca per 5-15 minuti mentre si disciolgono. Il balsamo del Tolù, oltre ad agire come antisettico, facilita la salivazione per il suo aroma. L'aumentata salivazione promuove il riflesso di deglutizione riducendo lo stimolo della tosse.

Iridoidi

Gli iridoidi sono dei monoterpeni caratterizzati da un anello del tipo ciclopentanotetraidropirano, noto anche come iridano. Di questo gruppo fanno parte anche i secoiridoidi, composti che presentano un'apertura dell'anello ciclopentanico tra C-7 e C-8. Gli iridoidi ed i secoiridoidi noti sono circa 500: di questi più di 300 sono iridoidi glicosidici, più di 100 secoiridoidi glicosidici e più di 100 iridoidi non glicosidici. Il termine iridoide deriva dalle formiche del genere *Iridomyrmex*: da queste furono isolati composti coinvolti nei meccanismi di difesa dell'insetto (iridodiale, iridomirmecina e composti correlati). Queste sostanze sono presenti anche nelle piante gamopetale. La maggior parte degli iridoidi glicosidici sono glucosidi; solo alcuni presentano nella porzione zuccherina della molecola un oligosaccaride (ramnoside). Gli iridoidi non glicosidici possono essere alcaloidi, composti policiclici (plumericina) o poliesteri (valepotriati), mentre i secoiridoidi non glicosidici sono rari (*Olea* spp.).

Lo studio dell'origine biosintetica degli iridoidi fu stimolato dal ruolo chiave svolto dalla secologanina nella biosintesi degli alcaloidi recanti una struttura monoterpenoidica. Gli iridoidi originano dall'isopentenil difosfato via 10-idrossi geraniolo. Questo composto si ossida e per ciclizzazione si forma l'anello ciclopentanico.

La estrazione di questi composti è piuttosto delicata per la loro instabilità, che spiega il colore scuro che ha luogo subito dopo la raccolta della parte della pianta che contiene iridoidi. L'importanza terapeutica degli iridoidi e dei secoiridoidi è piuttosto limitata. Alcuni (valepotriati) manifestano un effetto sedativo, altri (aucubina, verbenalina, logalina) un marcato effetto antiflogistico se applicati localmente (*per os* sono poco attivi), altri ancora hanno un sapore amaro (gentiopicrina).

Valeriana

È data dalle radici e dal rizoma di *Valeriana officinalis* L. (= *V. sylvestris* Black Dool.) (*Fam. Valerianaceae*). *Valeriana* dal latino *valere* = star bene riferito alle virtù terapeutiche della pianta; *officinalis*, da impiegare nell'officina farmaceutica; *sylvestris* = selvatica, per il fatto che cresce spontanea un po' ovunque. L'uso della pianta sembra risalire già ai tempi dei greci e dei latini.

Habitat. Cresce spontanea nei luoghi umidi e ombrosi, dal mare alla montagna, in Europa centro-settentrionale e Asia del nord. È estesamente coltivata nei Paesi europei e in Giappone.

Descrizione della pianta. Pianta erbacea perenne, con rizoma verticale piuttosto breve e tozzo (1 × 4-6 cm), con stoloni e radici fascicolate, con caule eretto (80-200 cm), cilindrico, cavo, solcato, ramificato, con foglie opposte, impari pennate, lanceolate (o ovate), a margine dentato (o intero), con fiori a corimbo terminale e con frutti rappresentati da un achenio dotato di un pappo piumoso contenente un solo seme (Fig. 14.19). La pianta fiorita emana un gradevole profumo etereo, che non ha nulla a che vedere con l'odore della droga secca. Greci e latini chiamavano questa pianta *phu* e Dioscoride e Plinio la descrivevano come una specie di cardo selvatico.

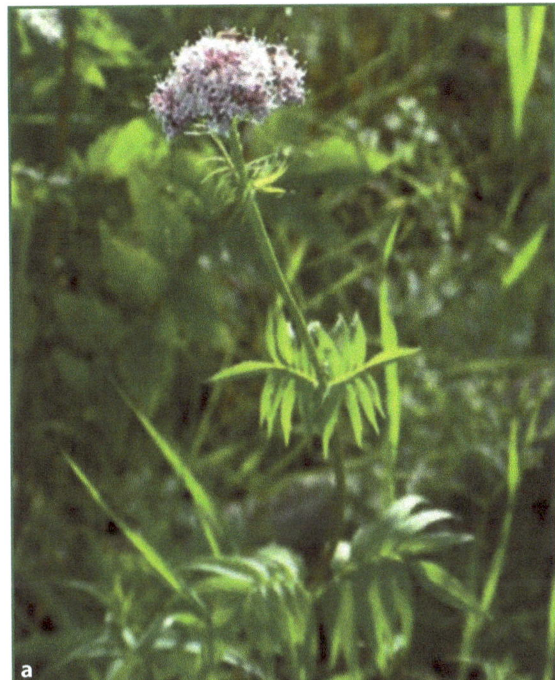

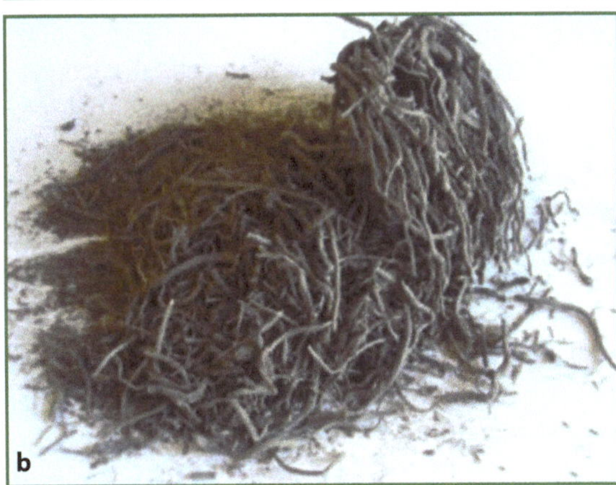

Fig. 14.19 *Valeriana officinalis*: ramo con foglie e fiori (**a**) e ceppo radicale (**b**)

Parti usate. Radici e rizoma formanti il ceppo radicale.

Raccolta e preparazione della droga. La raccolta viene fatta in aprile, prima dell'inizio del periodo vegetativo, oppure in agosto-settembre, da piante al 2°-3° anno di vita. I ceppi radicali, una volta sradicati, vengono mondati delle parti aeree, lavati ed essiccati in locali aerati o in essiccatoi ad aria calda. Nel rizoma le cellule che contengono l'olio essenziale sono localizzate nell'ipoderma, costituito da cellule grandi con pareti sottili, per cui la droga va trattata con cura ed essiccata ad una temperatura non superiore a 40 °C. La droga una volta essiccata viene custodita in recipienti ben chiusi, al riparo dall'umidità e dalla luce.

Descrizione della droga. Ceppo radicale (Fig. 14.19b) costituito da un rizoma di forma conico-ovoidale, cavo, di colore bruno, con striature longitudinali; le radici sono numerose, sottili, ramificate, di forma cilindro-conica, di colore marrone, lunghe 8-10 cm. Possono essere presenti degli stoloni che sono sottili come le radici, ma cavi e portano nodi e squame. La radice fresca è inodore, ma durante l'essicamento si liberano acidi come butirrico, valerianico, isobutirrico, isovalerianico e capronico, che impartiscono alla droga un odore nauseante. Il sapore è aromatico, dapprima dolciastro, poi amarognolo.

Esame microscopico della droga. Le radici in sezione trasversa, dalla periferia al centro, presentano: epidermide con peli tettori conici unicellulari; ipoderma a cellule poligonali contenenti tannino o oleoresina; ampio parenchima corticale a cellule poligonali con granuli semplici o composti di amido; endoderma a cellule rettangolari ricche di oleoresine; nel cilindro centrale un sottile strato di parenchima amilifero circonda la zona del libro; cambio festonato, esile, a cellule schiacciate; legno a cellule più grosse con raggi e fasci vascolari; midollo a cellule poliedriche e con sclereidi rettangolari. Il rizoma in sezione trasversale è costituito dagli stessi tessuti della radice, ma la presenza di numerosi fasci legnosi che originano dalle radici ne rende più complessa la struttura ed il midollo centrale, voluminoso, comprende delle lacune.

La polvere presenta: granuli di amido (3-20 μm), scleridi rettangolari, frammenti di epidermide con peli conici, unicellulari, frammenti di parenchima.

Componenti principali. L'olio essenziale (0,3-0,7%) contiene isovalerato di bornile, acetato e formiato di bornile, acido valerenico e acetossivalerenico (Fig. 14.20) e sesquiterpenoidi (β-cariofillene, valeranale, valeranone). Inoltre contiene una miscela di iridoidi noti come valepotriati, presenti nella droga fresca e in quella essiccata a temperatura inferiore a 40 °C. La droga contiene anche tracce di alcaloidi (pirril-α-metilchetone e valerianina).

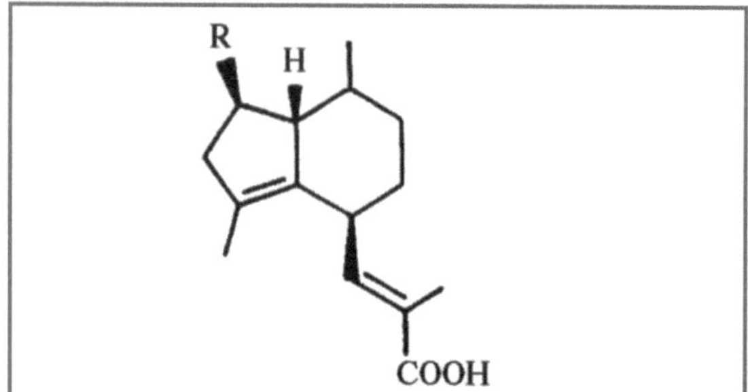

Fig. 14.20 Struttura chimica dell'acido valerenico (R=H) e dell'acido acetossivalerenico ($R=OCOCH_3$)

Per la FU la droga deve contenere non meno del 15% di sostanza estrattiva. Per la Ph. Eur. la droga essiccata deve contenere non meno di 5 ml/kg di olio essenziale mentre quella tagliata ne deve contenere non meno di 3 ml/kg e non meno dello 0,17% di acidi sesquiterpenici, espressi come acido valerenico.

Proprietà ed impiego terapeutico. La valeriana viene comunemente utilizzata come sedativo nei disturbi del sonno e negli stati di agitazione. Comunque in questi ultimi anni la valeriana è stata estensivamente studiata per caratterizzare meglio sia l'azione farmacologica che i componenti che ne sono responsabili. Circa il meccanismo d'azione ci sono buone ragioni per ritenere che la valeriana agisca sul GABA stimolandone la sintesi ed il *release* ed inibendone il *re-uptake* ed il catabolismo. Alcuni *trials* clinici mostrano poi che la valeriana è efficace nell'insonnia e nell'ansia. Uno di questi riporta anche una eguale efficacia della valeriana e dell'oxazepam nel migliorare la qualità del sonno. Altri *trials* mostrano invece una scarsa efficacia della valeriana. Dall'analisi di questi *trials* si evince comunque che un trattamento prolungato, e non singole somministrazioni, risulta efficace e quindi costituisce un utile approccio terapeutico. Oggi si ritiene poi che la valeriana si comporti da ansiolitico e antidepressivo, ma non da sedativo e miorilassante.

Effetti collaterali, tossicità. La valeriana può causare, a dosi eccessive e per un uso prolungato, emicrania, insonnia, eccitabilità, diminuzione della frequenza cardiaca, aumento della pressione, diminuzione della secrezione renale. I valepotriati sembrano essere citotossici a causa del potere alchilante del gruppo epossidico: quest'effetto però non si manifesta se la droga viene assunta per via orale in quanto nel tratto gastroenterico vengono demoliti a prodotti non epossidici. I valepotriati col tempo si decompongono; pertanto una tintura di valeriana conservata per 1-2 mesi è meno tossica di una appena preparata.

Arpagofito

È dato dalle radici secondarie (tuberi) di *Harpagophytum procumbens* e *H. zeyheri* (*Fam. Pedaliaceae*). *Harpagophytum* deriva dal greco e significa uncino, gancio, in riferimento all'aspetto delle radici. *H. procumbens* comprende due sottospecie: *procumbens* (Purch) de Candolle e *transvaalense* Ihlanfeld e Hartmann. *H. zeyheri* ne comprende 3: *schiffii* Ihlanfeld e Hartmann, *sublobatum* (Engler) Ihlanfeld e Hartmann e *zeyheri* Decaisne.

Habitat. Sud Africa, Namibia, Botswana, Angola, Zambia, Mozambico.

Descrizione della pianta. *H. procumbens* è una pianta perenne, rampicante, tuberosa, alta 1,5-2 m. I cauli originano da un tubero primario (o madre): da questo si sviluppano delle radici lunghe 25 cm e larghe 6 cm circa che danno a loro volta tuberi secondari e nuove radici (secondarie) che occupano un'area circolare di 1,5 m (Fig. 14.21). Le foglie sono opposte, lobate e di un colore blu-verde. I fiori sono isolati e di un colore lilla che tende al rosa. I frutti, legnosi, lunghi circa 15 cm, sono provvisti di escrescenze simili ad uncini, da cui il nome artiglio del diavolo: contengono numerosi semi neri.

Parti usate. Radici secondarie.

Raccolta e preparazione della droga. Le radici, raccolte quando i tuberi secondari raggiungono le giuste dimensioni, vengono tagliate a rotelle e immediatamente essiccate in stufa a circa 50 °C. La presenza di radici primarie rappresenta una sofisticazione.

Descrizione della droga. La droga si presenta in dischi, di 2-6 cm di diametro e dello spessore di circa 5 mm, di colore bianco-grigiastro, circondati da un sughero il cui colore può variare dal grigio-giallognolo al bruno. La frattura della droga è molto dura e liscia.

Componenti principali. Glicosidi iridoidi (1,3-3%) quali arpagoside, procumbide, arpagide e 8-paracumaroil-arpagide; flavonoidi (kaempferolo, luteolina ecc.); acidi organici (clorogenico, caffeico, cinnamico ecc.); triterpeni e poi fitosteroli, acteoside, arpagochinone ecc.

Proprietà ed impiego terapeutico. All'arpagofito sono state attribuite diverse proprietà: antiflogistiche, antireumatiche, analgesiche, spasmolitiche, ipoglicemiche, digestive. Di queste soltanto le proprietà antiflogistiche ed analgesiche sono state approfondite in questi ultimi anni utilizzando modelli sperimentali più appropriati, come l'artrite da adiuvante, l'edema da carragenina ed i crampi addominali da acido acetico. I risultati della maggior parte degli studi sperimentali concordano nel ritenere l'arpagofito attivo quanto l'aspirina e l'indometacina. Comunque, studi rivolti a chiarire il meccanismo d'azione mostrano che l'arpagofito inibisce la lipossigenasi e quindi la formazione di leucotrieni, al contrario dei farmaci aspirino-simili che inibiscono la ciclossigenasi e quindi le prostaglandine. Dagli studi sperimentali si rileva comunque che l'ambiente gastrico inattiva l'arpagofito. Gli studi clinici evidenziano che l'arpagofito allevia il dolore, riduce l'infiammazione muscolare e migliora la mobilità delle articolazioni in pazienti con patologie artritiche, dolori muscolari e tendinite. Dagli studi clinici si evince poi che la dose giornaliera di arpagofito deve corrispondere a non meno di 60 mg di arpagoside se si vuole ottenere una risposta terapeutica soddisfacente.

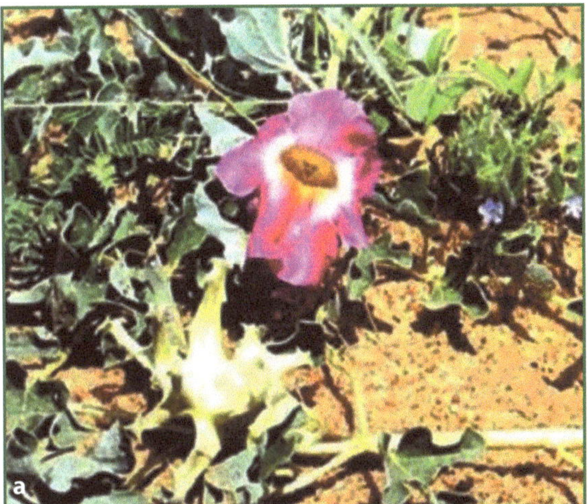

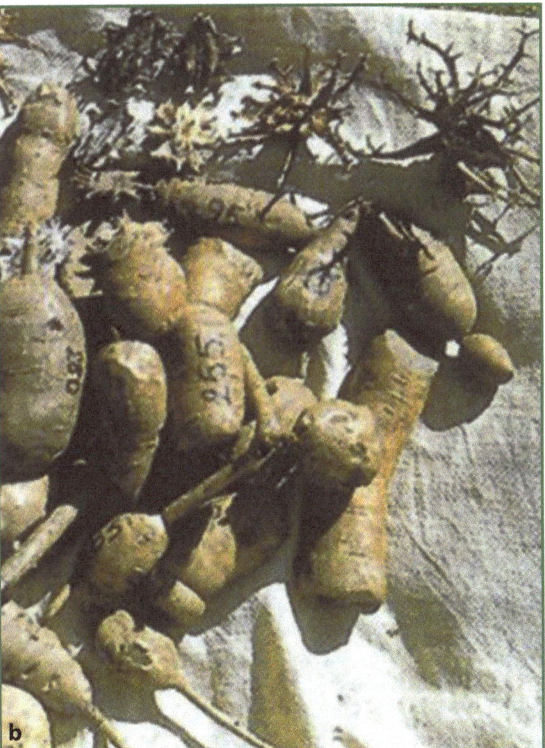

Fig. 14.21 *Harpagophytum procumbens*: pianta (**a**), radice e frutto (**b**)

Effetti collaterali, tossicità. L'arpagofito è una droga sicura, raramente provoca lievi disturbi gastrointestinali (flatulenza, dispepsia, diarrea). Poiché inibisce gli enzimi del citocromo P450, deputati al metabolismo dei farmaci, si sconsiglia l'uso contemporaneo di farmaci antipertensivi, anticoagulanti o antidiabetici. Inoltre è da vietare l'uso dell'arpagofito in gravidanza, nei diabetici ed in pazienti con ulcere gastro-duodenali.

Genziana

È data dalla radice essiccata di *Gentiana lutea* L. (*Fam. Gentianaceae*), un'erba perenne alta 1 m con foglie larghe, ellittiche e decussate e grandi fiori gialli (Fig. 14.22). La pianta cresce nelle aree montuose dell'Europa centrale e meridionale. La radice, che può essere lunga oltre 1 m, è raccolta da piante di 2-5 anni. La genziana contiene iridoidi (principi amari), come il gentiopicroside (3,5-10%) ed in misura minore amarogentina (0,01-0,5%), amaroswerina (0,03-0,1%), amaropanina (0,02-0,2%), gentiobiosio (0,08-0,12%) e swertiamarina; inoltre sono presenti il gentianosio (un trisaccaride amaro) e l'alcaloide gentianina (0,6-0,8%). I principi amari amaroswerina e amaropanina sono caratteristici di altre specie di *Gentiana (G. pannonica, G. punctata, G. purpurea)*. Secondo la Ph. Eur. IV e la Commissione E tedesca, la droga (*Gentianae radix*) deve avere un indice di amarezza non inferiore a 10.000.

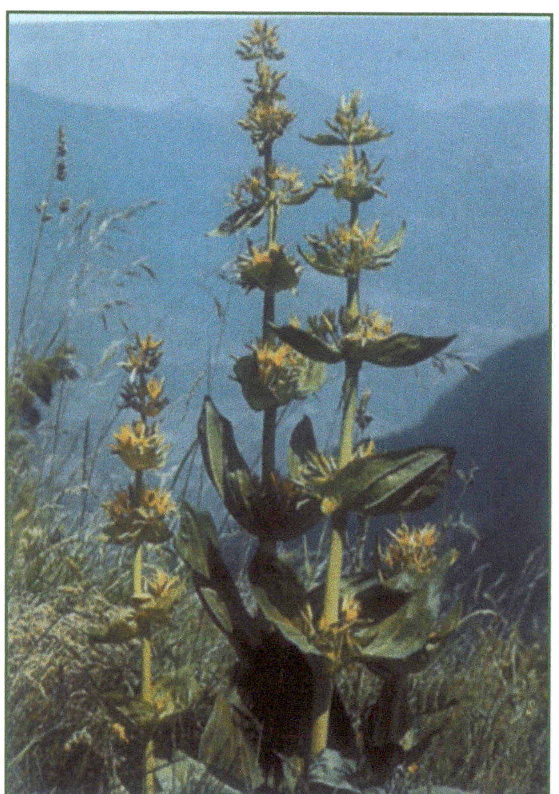

Fig. 14.22 *Gentiana lutea*: pianta

La genziana stimola le papille gustative e aumenta il flusso di saliva e le secrezioni dello stomaco per azione riflessa. Studi effettuati sui cani hanno dimostrato un aumento (fino al 30%) della secrezione acida gastrica, mentre altri studi effettuati sulle pecore hanno evidenziato un aumento nella secrezione di enzimi digestivi. Le proprietà amare della droga sono responsabili di tale attività. L'amarezza della droga è attribuita principalmente all'amarogentina (che ha un indice di amarezza di 58.000.000) ed al gentiopicroside, che ha un indice di amarezza di 12.000 (ma è presente in quantità molto maggiore). Amaroswerina e amaropanina hanno rispettivamente un indice di amarezza di 58.000.000 e 20.000.000. La genziana possiede anche proprietà coleretiche, che potrebbero coadiuvare le proprietà digestive della droga; inoltre aumenta la secrezione bronchiale.

L'uso della genziana come eupeptico e stimolante dell'appetito è molto diffuso, specialmente tra gli anziani. La genziana viene raccomandata dalla Commissione E tedesca per i disturbi dispeptici, per la perdita dell'appetito, per contrastare il senso di pienezza e per il trattamento della flatulenza. Gli Autori di una revisione sistematica hanno evidenziato, tra l'altro, l'esistenza di uno studio clinico randomizzato. Questo studio riporta che la genziana (da sola o in associazione a boldo, cascara e rabarbaro), somministrata per un periodo di 28 giorni a 359 pazienti con disturbi funzionali lievi o moderati, era superiore al placebo nel ridurre i sintomi dispeptici e nel contrastare la riduzione di appetito. Gli Autori di un altro studio non controllato hanno altresì dimostrato che un estratto di genziana (equivalente a 0,2 g di droga) stimolava la secrezione acida gastrica e lo svuotamento della colecisti.

La genziana è considerata una droga sicura. Dall'analisi degli studi clinici non emergono effetti collaterali di rilievo. La Commissione E tedesca riporta che la genziana (come tutte le droghe amare) può causare occasionalmente mal di testa in persone particolarmente suscettibili ed è controindicata in pazienti con ulcera gastrica e duodenale (la genziana, infatti, stimola la secrezione acida gastrica). Si ritiene, inoltre, che la genziana sia controindicata in individui ipertesi, sebbene non esistano basi scientifiche che confermino questa asserzione.

La Commissione E tedesca raccomanda una dose giornaliera di 2-4 g di droga secca. Le preparazioni indicate sono la tintura (1-3 g) e l'estratto fluido (2-4 g). La Ph. Eur. VI riporta la monografia relativa alla tintura di genziana (*Gentianae tinctura*), che si prepara da una parte di droga sminuzzata e 5 parti di etanolo (70% V/V). Il valore amaricante minimo è 1000. La FU XII, invece, riporta la monografia relativa all'estratto fluido (*Gentianae extractum fluidum*). L'estratto si prepara dalla droga polverizzata per trattamento con alcol al 30% (V/V).

In alcuni studi clinici non controllati è stato dimostrato che una dose di 0,2 g di droga secca è in grado di aumentare la secrezione acida gastrica.

Olivo

Si tratta di un albero (*Olea europea* L., *Fam. Pedeliaceae*) sempreverde originario dell'Asia Minore. Considerato dagli antichi sacro a Minerva, è alto 8-10 m e presenta un tronco grigio e foglie lanceolate, coriacee, di un color verde cupo superiormente e bianco-argento inferiormente. I fiori sono riuniti in grappoli biancastri. Il frutto è una drupa ovale, con polpa ricca di olio (Fig. 14.23). Le foglie contengono glicosidi secoiridoidi (oleuropeina e prodotti correlati), sostanze ad attività vasodilatatrice e antiossidante. Decotti ottenuti con le foglie essiccate ed estratti di foglie contenenti il 20% di oleuropeina sono ritenuti utili nei casi di ipertensione, gotta e reumatismi. La Commissione E tedesca pur riportando che le foglie di *O. europea* possiedono proprietà ipotensive e coronarodilatatrici, non raccomanda il loro impiego nell'ipertensione. Anche la corteccia essiccata di *O. europea* viene utilizzata dalla medicina popolare sotto forma di decotto come febbrifugo ed antinevralgico. L'uso dell'olivo non provoca effetti indesiderati, né si conoscono controindicazioni.

Carotenoidi

I carotenoidi comprendono numerosi tetraterpenoidi, composti a 40 atomi di carbonio, con un sistema di doppi legami e due anelli terminali alle due estremità della catena carboniosa. Il nome è stato loro attribuito in seguito alla scoperta del β-carotene nelle carote (*Daucus carota*). Si tratta di pigmenti gialli e rossi, ma anche verdi, che agendo nelle piante come collettori di energia luminosa svolgono un ruolo importante nel processo di fotosintesi. Si suddividono in caroteni e xantofille: i primi sono idrocarburi, i secondi dei derivati idrossilati. Tutti i carotenoidi derivano dal fitoene, un idrocarburo incolore che si forma, come lo squalene, dalla condensazione di due molecole di geranil-difosfato. La sequenza di reazioni che porta alla formazione dei carotenoidi viene catalizzata dall'enzima fitoene sintetasi, isolato dai cloroplasti di *Capsicum*. Le proprietà biologiche dei carotenoidi possono essere così riassunte:

(i) i carotenoidi, in particolare il β-carotene, vengono degradati nel lume intestinale a retinolo (vitamina A), utile per gli occhi e la cute (una carenza di vitamina A causa xeroftalmia ed ipercheratosi). Il β-carotene è presente nelle carote, nei meloni cantalupo, nei broccoli, negli spinaci e poi in uova, fegato, pesce e olio di palma.

(ii) studi epidemiologici lasciano intendere che esiste una stretta relazione tra consumo di frutta e verdura contenenti carotene e bassa incidenza di tumori. Studi sperimentali e clinici

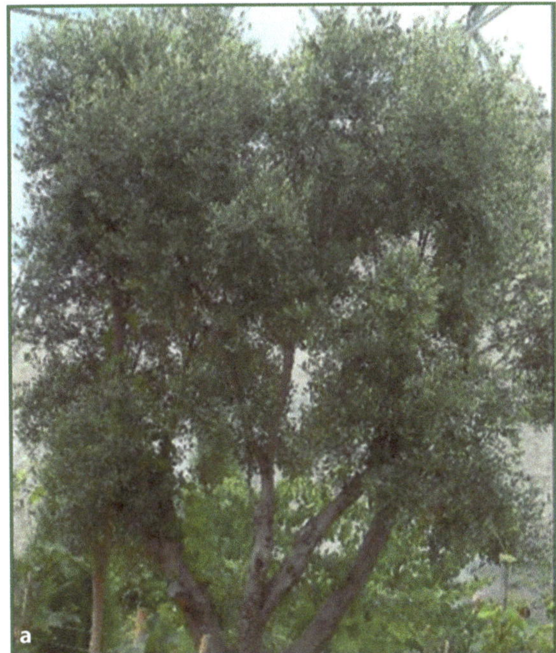

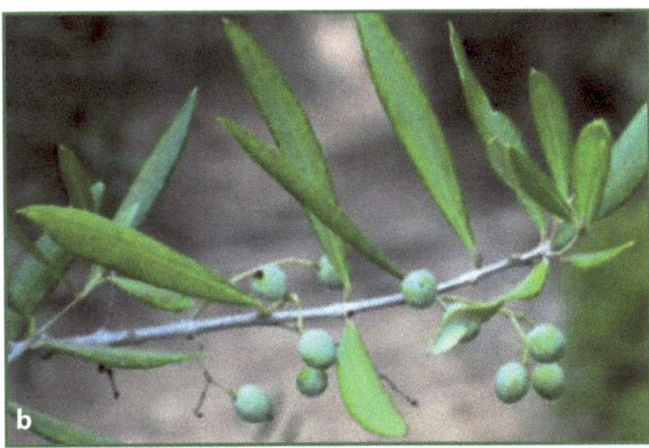

Fig. 14.23 *Olea europea*: pianta (**a**), foglie e frutti (**b**)

mostrano però che non c'è alcuna relazione tra incidenza di cancro e livelli plasmatici di β-carotene. Anche se resta ancora da chiarire il ruolo preventivo del carotene nel cancro ed in altre patologie cardiache, rimangono evidenti i benefici di una dieta ricca di frutta e verdura.

(iii) i carotenoidi incrementano i livelli di glutatione ed inibiscono l'ossidazione del DNA e delle LDL e la perossidazione lipidica. È stato in particolare dimostrato che il licopene, un isomero aciclico del β-carotene, può essere utile nel prevenire alcuni tumori, soprattutto il cancro alla prostata. Il licopene è presente soprattutto nel pomodoro, ma anche nell'anguria, nella papaia, nel pompelmo e nella pera gialla. L'olio d'oliva e i trigliceridi a catena media facilitano l'assorbimento del licopene che viene tanto più assorbito quanto più il pomodoro è cotto (ragù > sugo semplice > pomodoro crudo).

(iv) i carotenoidi interferiscono con i processi di fotosensibilizzazione e pertanto sono utilizzati nel trattamento della fotosensibilizzazione legata alla porfiria e dermatite di origine fototossica (orticaria, lupus eritematoso, fotosensibilizzazione da farmaci). Questi prodotti (β-carotene, cantaxantine) vengono dati *per os* ; sono controindicati in caso di glaucoma e malattia retinica.

(v) i carotenoidi, opportunamente utilizzati, colorano la cute sulla quale vengono spalmati, ma non proteggono dai raggi UV. Pertanto entrano nella composizione di preparati abbronzanti.

(vi) i carotenoidi, in particolare luteina e xantina (presenti nei cereali, rosso d'uovo, broccoli, legumi, lattuga, kiwi, mango, arancia), prevengono il rischio di cataratta e di degenerazione della macula.

I carotenoidi sono disponibili in due forme: come microcristalli sospesi in un olio vegetale o come polvere da disperdere in acqua (o atomizzati in una emulsione olio/acqua). Questi coloranti naturali sono utilizzati come tali nel settore farmaceutico ed alimentare (il codice identificativo è 160: β-carotene = E160a; licopene 160d; xantofille = E161 ecc.).

I carotenoidi sono presenti, oltre che nella frutta e nella verdura, in alcune droghe vegetali, quali peperoncino e zafferano.

Capsico (peperoncino)

Noto anche come peperoncino rosso o della Cajenna, è il frutto essiccato di *Capsicum frutescens* L. (= *C. minimum* (Mill.) *Roxb*, *C. fastigiatum*, Bluma o *C. baccatum*) (*Fam. Solanaceae*). Al genere *Capsicum* appartengono anche *C. annuum*, var. *longum* e *dulcis* (il comune peperone dolce), *C. tetragonum*, *C. oblongum*, *C. acuminatum* ed altre specie e varietà utilizzate per scopi alimentari. *Capsicum*, dal latino *capsa* = scatola, perché i semi sono chiusi come in una scatola oppure dal greco χαπτώ = mordo, perché dal sapore pungente; *frutescens* a cespuglio; *minimum* perché piccolo di dimensioni; *fastigiatum*, con i rami ritti contro il fusto. Originario del Messico e dell'America del sud (Brasile, Perù ecc.) fu introdotto in Europa nel sec XVI dagli spagnoli e diffusamente coltivato nelle regioni tropicali e subtropicali. Si tratta di un arbusto perenne alto circa 1 m, con fusto glabro, ramificato, con foglie alterne (o isolate) a lamina intera e fiori giallastri o di un colore grigio. Il frutto è una bacca allungata (lunga 2-3 cm) e leggermente ricurva all'apice, di colore rosso bruno (Fig. 14.24). Con l'essiccamento

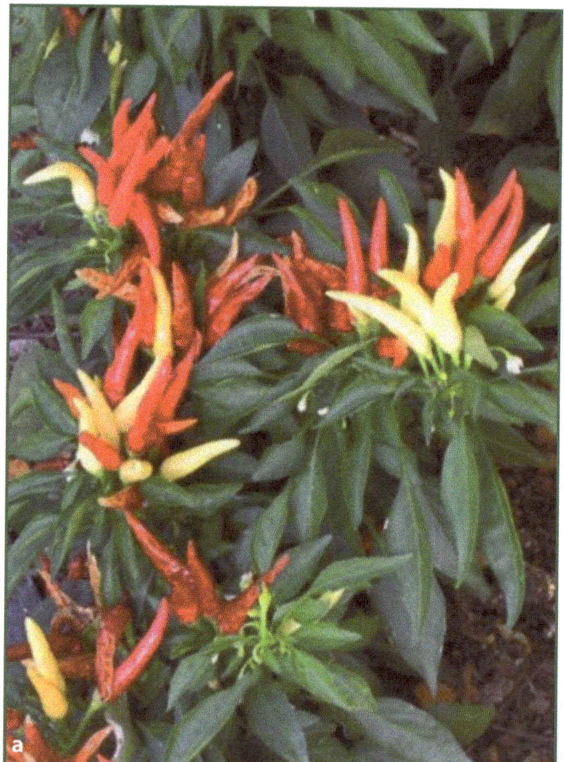

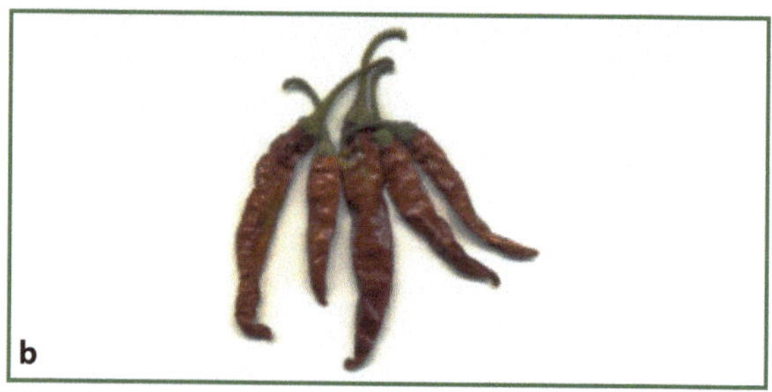

Fig. 14.24 *Capsicum annuum*: pianta (**a**) e frutti (**b**)

(al sole o a temperature di circa 40 °C) la superficie esterna del pericarpo si presenta lucida e rugosa al tatto mentre quella interna è opaca. All'interno il frutto presenta due logge che contengono numerosi semi appiattiti e giallognoli.

Il capsico presenta un odore lieve, caratteristico ed un sapore forte, piccante. Contiene capsaicinoidi (circa l'1,5%), tra cui la capsaicina, un olio volatile (0,17-1,25%), caroteni, vitamine B_2, A e C), acidi malonico e citrico, un olio fisso (8-18%) ecc. Secondo la FU XI il frutto maturo essiccato di *C. frutescens* deve contenere non meno dello 0,4% di capsaicinoidi, calcolati come capsaicina. La capsaicina agisce su alcuni recettori (detti dei vanilloidi) localizzati sulle fibre sensoriali gastriche attivandoli prima (questo causa un rilascio di sostanze algogene tra cui la sostanza P) e poi desensibilizzandoli (il prolungato *release* di sostanze algogene desensibilizza le fibre sensoriali determinando una ridotta percezione del dolore). La desensibilizzazione dei recettori per i vanilloidi rappresenta un promettente approccio terapeutico per il controllo dei dolori muscolari (*per os*) e reumatici (per apposizione) e per quello epigastrico in pazienti con dispepsia funzionale. Inoltre, studi sperimentali ed epidemiologici suggeriscono che l'assunzione di capsico può ridurre o prevenire l'ulcera gastroduodenale. La dose di capsico consigliata è di 2,5 g/*die* (si consigliano capsule di gelatina per veicolare la droga in polvere). Il capsico si utilizza anche sotto forma di pomata (2,5%) e di tintura. L'uso continuo di capsico può alterare la motilità intestinale (provocando diarrea e coliche addominali) e causare problemi respiratori (reazioni allergiche in persone allergiche e frequenti colpi di tosse). La capsaicina aumenta la biodisponibilità della teofillina, se assunta contemporaneamente, e provoca la tosse in pazienti in trattamento con ACE inibitori.

L'uso analgesico di preparazioni contenenti capsaicina è noto da anni. In Cina si usava strofinare estratti di capsico sullo scroto degli eunuchi prima della castrazione. L'unguento che contiene estratti o tintura di capsico è usato esternamente per combattere dolori come lombaggini e la nevralgia post-erpetica. La capsaicina, somministrata invece come aerosol, raggiunge la mucosa nasale ed esercita effetti positivi sulla rinite vasomotoria.

Zafferano

È dato dagli stimmi di *Crocus sativus* L. [= *C. officinalis* Pers., *C. autumnalis* Smith. (*Fam. Iridaceae*)]. *Crocus* dal greco χεοχος o χεοχον = zafferano; secondo Ovidio la pianta prende il nome da *Crocus*, amato dalla giovane Smilax e cambiato per disperazione in fiore; *autumnalis* perché fiorisce in autunno; *officinalis*, delle officine farmaceutiche. Usato come correttivo dei sapori nella pratica culinaria, allo zafferano è stata di recente attribuita un'azione antidepressiva.

Habitat. Originario dell'Asia occidentale, Siria ed Iran, è ampiamente coltivato in alcune regioni italiane quali Abruzzo, Calabria, Sicilia, Sardegna.

Descrizione della pianta. Pianta erbacea alta circa 20 cm, con un bulbo rivestito di tuniche fibrose brune e foglie lineari, acute, recanti una striscia bianca nella pagina inferiore. I fiori sono solitari, violacei, a forma di bulbo allungato, con tre stami e tre stimmi (Fig. 14.25).

Parti usate. Stimmi.

Raccolta e preparazione della droga. I fiori si raccolgono al mattino, quindi si separano gli stimmi che si lasciano essiccare ad una temperatura di 35 °C. Una temperatura più alta conferisce alla

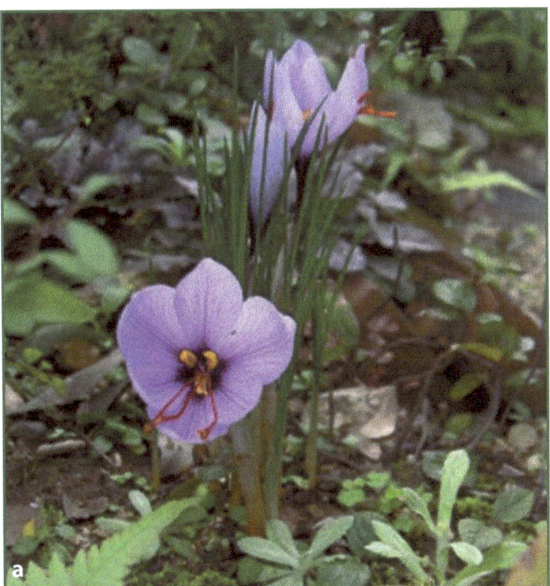

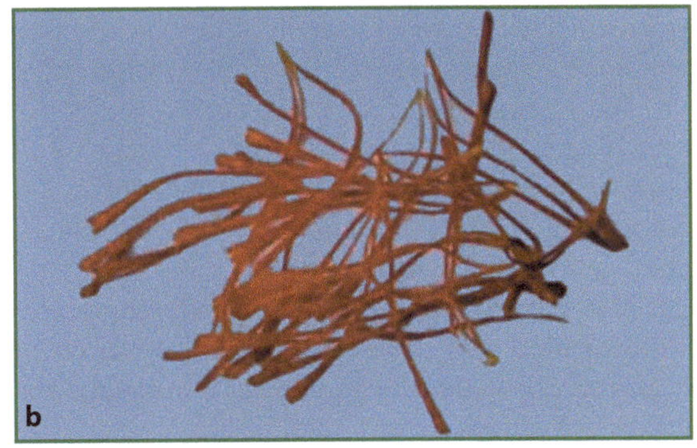

Fig. 14.25 *Crocus sativus*: pianta (**a**) e stimmi (**b**)

droga una colorazione di un azzurro intenso o nerastra mentre una temperatura più bassa favorisce la formazione di muffe. Per ottenere un chilogrammo di droga essiccata occorrono circa 90.000 fiori.

Descrizione della droga. Si presenta come una massa di filamenti flessibili, untuosi al tatto, di colore rosso mattone i più grossi, gialli i più piccoli, corrispondenti ai residui dello stilo. Gli stimmi sono tubulari, lunghi 2-4 cm se secchi; gli stili sono lunghi 5 mm. La presenza di fili biancogiallini indica la presenza di residui dello stilo. Lo zafferano ha un odore particolare e sapore amaro ed aromatico; masticato tinge di giallo la saliva. Lo zafferano, per il suo altissimo costo, viene di frequente adulterato. Per la Ph. Eur. la droga riscaldata con idrato di potassio non deve sviluppare ammoniaca; inoltre una parte di zafferano in polvere deve colorare di giallo 500.000 parti di acqua.

Componenti principali. Carotenoidi quali crocetina e crocina; un eteroside amaro, la picrocrocina (circa il 4%); un olio essenziale (0,4-1,3%) che contiene principalmente safranale, oltre a cineolo e pinene; inoltre licopene e zeaxantina; vitamine del gruppo B; gomme; ecc. Crocina, crocetina e safranale sono considerati i principali responsabili dell'azione biologica dello zafferano, ma non si può escludere un'azione sinergica tra questi composti ed altri presenti nella droga.

Proprietà ed impiego terapeutico. Citato anche da Omero, presso gli antichi lo zafferano vantava proprietà spasmolitiche, digestive, emmenagoghe, espettoranti, diaforetiche, antitumorali, ansiolitiche, ipnotiche ed antidepressive. Molti di questi impieghi sono stati scientificamente convalidati. Studi recenti hanno ad es. mostrato che lo zafferano migliora la memoria e l'apprendimento di topi e ratti. Lo stesso effetto provocano la crocina e la crocetina. Inoltre la crocina migliora il flusso sanguigno nella retina lasciando ipotizzare un impiego di questa sostanza nei disordini neurovegetativi e nella degenerazione della *macula*. Diversi studi hanno poi mostrato che lo zafferano ed i suoi componenti attivi (crocina e derivati) prevengono la formazione di tumori. I meccanismi ipotizzati sono diversi: inibizione della proliferazione cellulare, induzione dell'apoptosi, inibizione della sintesi degli acidi nucleici intracellulari, inibizione dei radicali liberi. Questi dati giustificano l'uso dello zafferano come antitumorale e chemiopreventivo nei Paesi orientali. Di recente è stata anche mostrata una proprietà afrodisiaca dello zafferano e della crocina, ed una loro interazione con il sistema oppioide. Comunque, nei Paesi orientali, la più importante applicazione dello zafferano riguarda la depressione. Studi clinici piuttosto recenti hanno mostrato un'efficacia dello zafferano nella depressione lieve e moderata, equiparabile a quella di antidepressivi etici (imipramina, fluoxetina). Per gli studi clinici i ricercatori si sono avvalsi di un estratto idroalcolico di zafferano, titolato in termini di safranale. In uno studio clinico è stato anche utilizzato un estratto di petali di *C. sativus* ed il risultato è stato equiparato a quello ottenuto con estratti di stimmi di *C. sativus*. Visto il costo elevato degli stimmi, questo risultato, se confermato su di un numero più ampio di pazienti, potrebbe essere di enorme interesse clinico e pratico. Negli studi clinici sono state utilizzate capsule contenenti 15 mg di estratto idroalcolico secco di zafferano, equivalenti a 0,3 mg di safranale. La dose giornaliera è stata di 30 mg (2 capsule) e la durata del trattamento è stata di 6 settimane. L'estratto è stato preparato esaurendo 120 g di droga in 1800 ml di etanolo (all'80%) a 35-40 °C ed infine portando a secco l'estratto.

Effetti collaterali, tossicità. Lo zafferano può causare, in un ristretto numero di pazienti, disturbi lievi e momentanei quali mal di testa, nausea, perdita di appetito e dolore gastrico. La Commissione E tedesca riferisce che dosi di 5-10 g (molto elevate e non comparabili con quelle terapeutiche) provocano aborto ed emorragie diffuse. L'estratto di petali è molto meno tossico perché non contiene alcaloidi e saponine. Lo zafferano è controindicato in gravidanza. Non sono riportate interazioni con farmaci etici.

Curcuminoidi e gingeroli

Si tratta di composti (curcuminoidi, gingeroli) colorati (presenti nella curcuma) e pungenti (zenzero) diffusi in diverse specie appartenenti alla famiglia delle *Zingiberaceae*. In questi ultimi anni diversi studi hanno delucidato le proprietà biologiche dello zenzero e della curcuma ed il loro impiego in campo clinico.

Zenzero

È dato dal rizoma di *Zingiber officinale* Roscoe (*Fam. Zingiberaceae*). *Zingiber* dall'indiano *zengibil* o *zingibi*; *officinale*, in riferimento all'impiego della droga nell'officina farmaceutica.

Habitat. India. Oggi viene coltivato in alcuni Paesi asiatici, in Australia, Giamaica e nelle regioni tropicali dell'Africa.

Descrizione della pianta. Pianta erbacea perenne, voluminosa, con rizoma ramificato, caule (pseudocaule) alto circa un metro, cavo, con foglie basali inguainanti, lanceolate le superiori, lunghe 10-20 cm e peduncoli fiorali con fitte infiorescenze (Fig. 14.26).
Parti usate. Rizomi
Raccolta e preparazione della droga. La droga si raccoglie in autunno-inverno e si essicca rapidamente ad una temperatura di circa 50 °C.
Descrizione della droga. Il rizoma è lungo 4-13 cm e largo 1-2 cm. Si presenta compresso sui lati e reca 3-4 lobi (prolungamenti) appiattiti, ottusi alle estremità e lunghi 1-3 cm. In commercio si trova lo zenzero bianco (decorticato), quello nero o bruno (munito di corteccia) e quello grigio-biancastro. Presenta una frattura fibrosa e granulare, odore aromatico e sapore caldo, pungente.
Componenti principali. Una oleoresina che contiene gingeroli (3%) e prodotti omologhi (shogaoli) oltre a gingedioli, metilgingedioli ed i loro diacetati; un olio essenziale (1-3%), i cui componenti principali sono β-bisabolene, zingiberene, geraniolo, nerale ecc.; capsaicina; diterpeni; ecc. Lo zingerone, uno dei componenti dell'oleoresina è stato il primo componente dello zenzero ad essere determinato chimicamente.

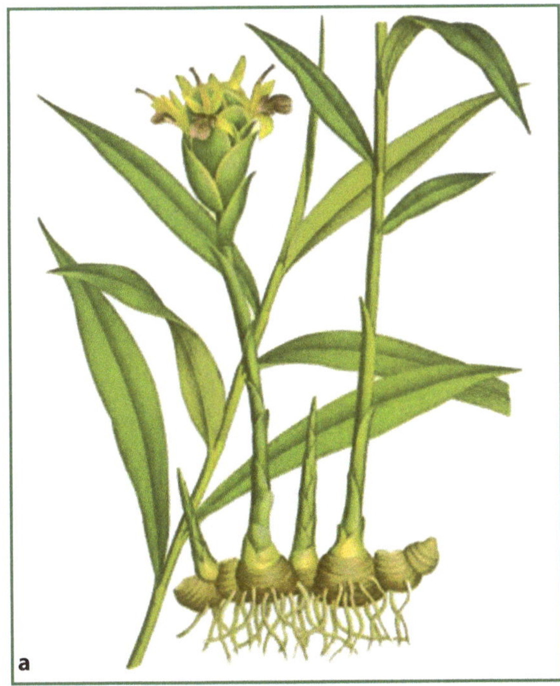

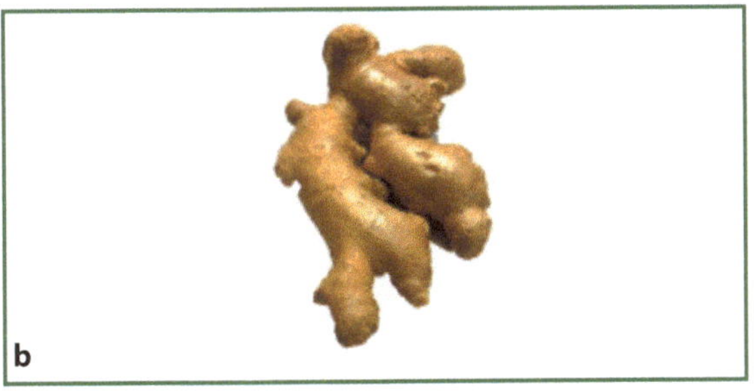

Fig. 14.26 *Zingiber officinale*: pianta (**a**) e radice (**b**)

Proprietà ed impiego terapeutico. Lo zenzero è un comune condimento nei Paesi asiatici ed anche un rimedio contro i disturbi gastrointestinali. In anni recenti è stato osservato che lo zenzero ed i suoi componenti attivi (gingerolo, shogaoli, galanolattone) bloccano a livello gastrico i recettori 5-HT_3 della serotonina (implicati nella genesi del vomito) e di conseguenza riducono la possibilità che il segnale emetico dallo stomaco arrivi a livello centrale (cervello). Nel contempo, il blocco dei recettori serotoninergici gastroenterici causa un aumento del *release* di Ach con conseguente aumento della motilità gastrica. Lo zenzero protegge poi la mucosa gastrica da insulti provocati dai farmaci aspirino-simili o dall'alcol e riduce i livelli ematici di colesterolo (impedendone la sintesi, ma anche l'assorbimento intestinale). Gli studi clinici ed alcune revisioni sistematiche raccomandano lo zenzero nel vomito gravidico, ma non in quello postoperatorio o cinetosico (da movimento). La Commissione E tedesca consiglia 2-4 g/*die* di droga essiccata. La dose di zenzero utilizzata in alcuni studi clinici è di 1 g/*die* di droga, mentre in altri è di 300-600 mg/*die* di un estratto acetonico (rapporto droga:solvente 10-20:1).
Effetti collaterali, tossicità. Gli studi clinici mostrano che gli effetti indesiderati dello zenzero sono sovrapponibili a quelli del placebo; pertanto la droga è da considerarsi sicura.

Curcuma

È data dal rizoma di *Curcuma longa* L. (= *C. domestica* Val.) (*Fam. Zingiberaceae*). *Curcuma*, dal sanscrito Kum-Kuma o dall'indiano Kur-Kum; *longa*, per la forma dei rizomi. Si tratta di una pianta erbacea alta circa 1 m, con un rizoma verticale dal quale partono inferiormente numerose radichette e superiormente 5-10 foglie lunghe anche un metro, picciolate e con un lembo ellittico o oblungo ed acuminato alla sommità. Le foglie contornano una infiorescenza a spiga formata da piccoli fiori gialli o bianchi. Il frutto è una capsula, divisa internamente in 3 logge contenenti diversi semi piuttosto piccoli. Originaria dell'Asia meridionale (India, Pakistan, Malesia) è oggi presente nella maggior parte dei Paesi tropicali. I rizomi si raccolgono quando le parti aeree sono secche, si privano di radici, si essiccano ulteriormente al sole e meccanicamente si mondano eliminando scaglie e strati superficiali della corteccia. La droga del commercio si presenta in pezzi cilindrici, ingrossati al centro, affusolati alle estremità, con evidenti cicatrici dei getti delle foglie. Il colore è giallo, la frattura è netta, l'odore aromatico ed il sapore caldo e alquanto amaro (Fig. 14.27).

La droga proviene per l'80% dall'India ed in particolare dagli stati di Andhra Pradesh, Tamil Nadu e Orissa. Contiene curcuminoidi (fino all'8%), sostanze colorate di giallo, strutturalmente correlate al fenilpropano (più precisamente al diarileptano), un olio essenziale (4,2-14%) composto di monoterpeni (curcumene), sequiterpeni (bisabolani e germacrani), amido (45-55%) ecc. I principali curcuminoidi sono: curcumina (50-60%), dimetossicurcumina e bisdemetossicurcumina. Secondo la Commissione E tedesca la droga deve contenere non meno del 3% di curcuminoidi, calcolati come curcumina, e non meno del 3% di olio essenziale.

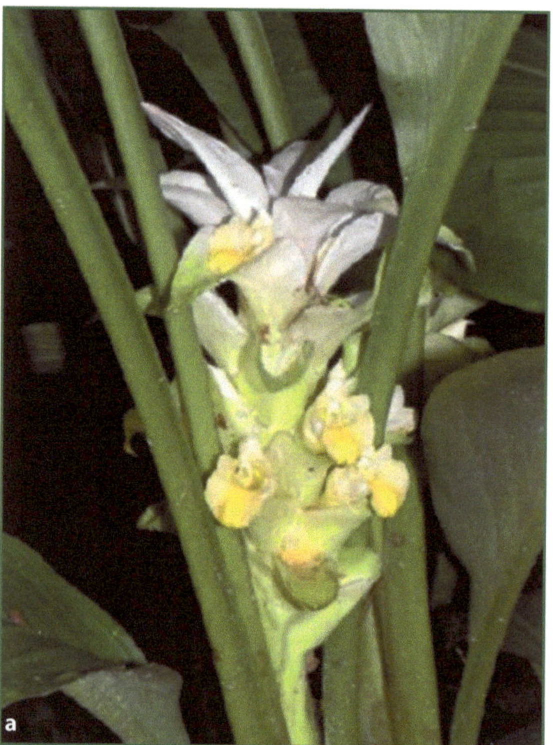

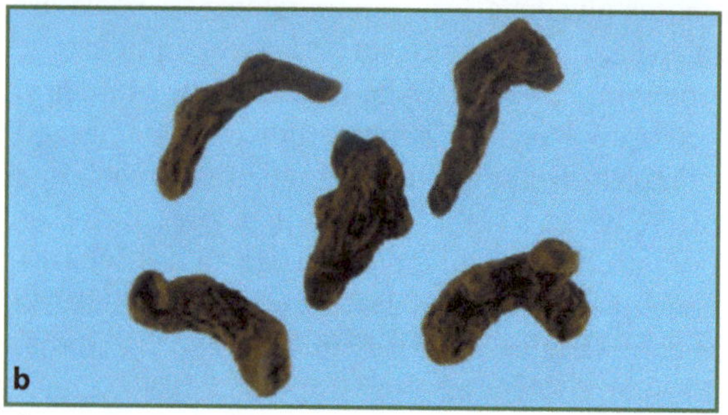

Fig. 14.27 *Curcuma longa*: pianta (**a**) e rizoma (**b**)

La curcuma è largamente usata in estremo oriente (India, Cina, Malesia ecc.) come rimedio nelle epatopatie e come diuretico; inoltre si usa come colorante e come condimento (entra nella composizione del *curry*, un tipo di salsa usata anche in Inghilterra). In Europa fu introdotta dagli olandesi i quali la importarono dalle loro colonie delle Indie orientali. Nel 1905 fu iscritta nella *Farmacopea Olandese* e circa vent'anni dopo comparvero i primi studi farmacologici e clinici. Di recente è stato mostrato che la curcuma incrementa il flusso biliare agendo sia sulla produzione di bile che sulla motilità delle vie biliari. I responsabili di questa azione sembrano essere i componenti dell'olio essenziale piuttosto che i curcuminoidi, scarsamente assorbiti *per os*. È stato anche visto che la curcuma possiede proprietà antiflogistiche (inibisce la produzione di mediatori endogeni proinfiammatori ed il metabolismo epatico del cortisone con conseguente aumento di steroidi circolanti; aumenta la produzione di steroidi endogeni), antiossidanti (inibisce la perossidazione lipidica) ed antivirali (inibisce la replicazione dell'HIV). Uno studio randomizzato, condotto di recente su 116 pazienti con dispepsie di vario tipo (acida, atonica, con flatulenza), mostra che un trattamento quotidiano con 2 g di curcuma per 7 giorni dava una risposta soddisfacente, se confrontata con il placebo. La Commissione E tedesca raccomanda la curcuma nelle dispepsie, non segnala effetti indesiderati, ma avverte che è controindicata nei casi di ostruzione delle vie biliari; inoltre segnala che la curcuma di Giava (*C. xanthorrhiza* Roxb) può provocare disturbi gastrici.

Droghe che contengono terpenoidi ed altri componenti attivi

Agnocasto

L'agnocasto è dato dai frutti di *Vitex agnus castus* L. (*Fam. Verbenaceae*). *Vitex* = annodare, riferito ai rami flessibili usati per fissare i tralci; *agnus* = agnello e *castus* = casto, cioè grato al Signore. L'agnocasto viene da secoli impiegato per normalizzare il ciclo mestruale e soprattutto nella sindrome premestruale. *Habitat*. Europa meridionale. Si coltiva nei Paesi tropicali e subtropicali.

Sindrome premestruale (SPM)

È rappresentata da un insieme di sintomi fisici (cefalea, dolore e tensione mammaria, vampate, insonnia, nausea e vomito, palpitazioni, meteorismo ecc.) e psicologici (agitazione, confusione, depressione, difficoltà di concentrazione, ipersensibilità emotiva ecc.) che precede di poche ore o di diversi giorni il periodo mestruale. Riguarda il 20-50% delle donne in età riproduttiva e di queste il 5% accusa una grave SPM detta "disturbo disforico premestruale". Le cause sono da attribuire alle oscillazioni dei livelli di estrogeni e progestinici che si hanno durante il ciclo mestruale. In vicinanza della menopausa i disturbi possono persistere durante e dopo il periodo mestruale mentre nelle adolescenti può aversi dismenorrea. Nel corso della SPM possono aggravarsi disturbi già presenti come ad es. quelli respiratori (congestione del naso e delle prime vie aeree) e della vista (congiuntivite). La SPM è semplice da diagnosticare perché i sintomi scompaiono con l'inizio delle mestruazioni. Il trattamento mira a ridurre i sintomi. Comunque, prima di ricorrere ai farmaci si cerca di ridurre l'apporto di sodio (per attenuare la ritenzione idrica) e di caffeina (per alleviare nervosismo ed agitazione); si consiglia poi l'assunzione di integratori di calcio (1 g al giorno) e di vitamina B_6, anche se la loro utilità non è stata confermata da studi clinici. I farmaci consigliati sono: diuretici (per ridurre l'accumulo di liquidi), antinfiammatori non steroidei (per combattere cefalea e dolori), e antidepressivi (per ridurre l'irritabilità e la depressione). I fitoterapici più affidabili sono l'agnocasto, la cimicifuga, l'achillea.

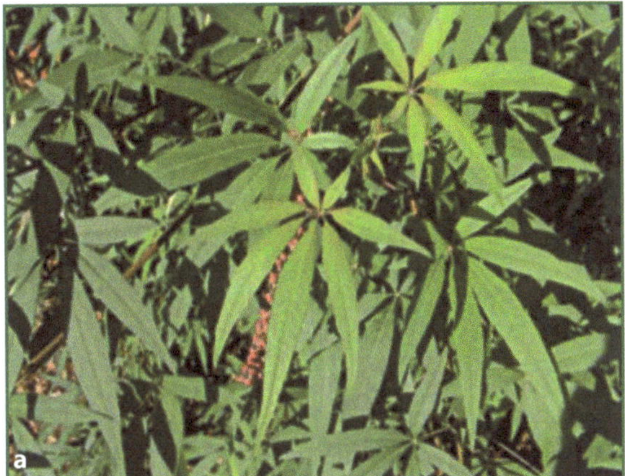

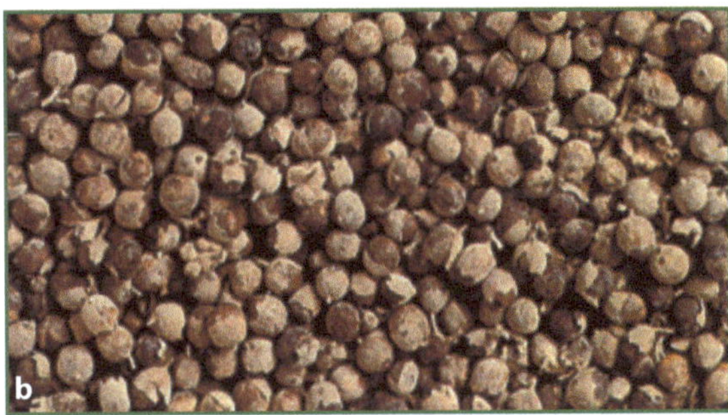

Fig. 14.28 *Vitex agnus castus*: pianta (**a**) e frutti (**b**)

Descrizione della pianta. Arbusto eretto, alto 1-6 m, ramificato, grigiastro, con foglie picciolate, opposte, palmato-composte, con 5-9 foglioline lanceolate, lunghe anche 10 cm e larghe 0,5-2 cm, di colore verde e glabre nella pagina superiore, bianche e tomentose inferiormente. I fiori, di un blu-rosa (talora bianchi) sono raccolti in spighe terminali. Il frutto è una drupa di un colore rossiccio scuro, tendente al nero (Fig. 14.28).

Parti usate. Frutti.

Raccolta e preparazione della droga. Si raccoglie in ottobre quando il colore passa dal verde al rosso scuro o nero e si essicca in stufa a circa 40 °C.

Descrizione della droga. Il frutto è piccolo (2-4 mm di diametro), globoso, estremamente duro, quadriloculare, con un seme per ogni loggia, ma uno soltanto raggiunge la maturità. Ha un odore aromatico ed un sapore amaro, lievemente pungente, che ricorda quello del pepe. Il frutto di *V. agnus castus* può essere confuso con quelli di *V. negundo*, *V. rotundifolia* o *V. trifolia*, specie asiatiche più povere in principi attivi. I frutti di queste 3 specie sono più grandi (4-6 mm di diametro) e di sapore dolce o legnoso.

Componenti principali. Flavonoidi (casticina 0,01-0,25%, penduletina, tetrametiletere di 6-idrossicanferolo ecc.); glicosidi iridoidi (aucubina, agnuside ecc.) terpeni (mono-, di- e sesquiterpeni) tra cui vitexilattone e rotundifurano; alcaloidi (vaticina). Sono inoltre presenti un olio essenziale (0,51-2,0%) i cui principali componenti sono acetato di bornile e 1,8-cineolo, un olio grasso (5,5%) ecc. Flavonoidi, diterpeni ed iridoidi sembrano concorrere tutti assieme all'azione farmacologica dell'agnocasto.

Proprietà ed impiego terapeutico. Diversi studi sperimentali mostrano che l'agnocasto inibisce la prolattina agendo su di un recettore specifico per la dopamina (D_2); inoltre sembra che prevenga l'ossidazione della dopamina stessa. L'azione dopaminergica della droga viene attribuita ai diterpeni, ma non si può escludere la compartecipazione dei flavonoidi e degli iridoidi. I componenti attivi dell'agnocasto sembra che agiscano anche sui livelli di endorfine endogene attraverso una interazione con i recettori oppioidi μ, k e λ. Studi clinici randomizzati, in doppio cieco e con placebo, mostrano che l'agnocasto riduce significativamente i sintomi della sindrome premestruale e normalizza il ciclo mestruale. L'agnocasto può anche agire da antiflogistico (casticina e artemetina sono dei potenti inibitori della lipossigenasi). La Commissione E tedesca

raccomanda l'uso dell'agnocasto nella sindrome premestruale, nei casi di irregolarità del ciclo mestruale e per alleviare la mastalgia. La droga può essere somministrata come polvere (30-60 mg/*die*), tintura (1:5, 20 gtt 2-3 volte al giorno) o estratto idroalcolico standardizzato (la dose giornaliera deve corrispondere a 40-60 mg di droga essiccata).
Effetti collaterali, tossicità. L'agnocasto è una droga abbastanza sicura. Gli studi clinici riportati in letteratura mostrano che una bassissima percentuale di pazienti trattati con agnocasto manifesta effetti indesiderati di lieve entità (prurito, eruzioni cutanee, cefalea e gonfiore del seno) che regrediscono con l'interruzione del trattamento.

Ortica

È data dalle parti aeree e dalle radici di *Urtica dioica* L., *urens* L. o *pilulifera* L. (*Fam. Urticaceae*). *Urtica*, dal latino *urere*, per i peli urticanti; *urens*, bruciante, che provoca bruciore; *pilulifera*, per le infruttescenze a forma di pillole. Di *U. urens* si ha una sottospecie europea (*dioica*) ed una americana (*gracilis*).
Habitat. Luoghi incolti, lungo le strade, nei pressi di ruderi e fossati, dal mare alle regioni montuose.
Descrizione della pianta. Pianta erbacea bienne o perenne, alta 50-90 cm, con rizoma strisciante nerastro, munito di radici fibrose. Il caule si presenta quadrangolare, eretto, peloso; le foglie sono opposte, picciolate; i fiori sono piccoli, verdi, dioici, riuniti in grappoli; i frutti sono degli acheni. Caule e foglie sono rivestiti di peli ghiandolari silicizzati contenenti sostanze urticanti (istamina, serotonina, acetilcolina ecc.) che al tatto provocano una violenta reazione cutanea (Fig. 14.29).
Parti usate. Parti aeree e radici.
Raccolta e preparazione della droga. Le parti aeree vengono raccolte durante la fioritura ed essiccate in luoghi secchi ed ombrosi. Le radici vengono raccolte in autunno ed essiccate al sole.
Descrizione della droga. La droga, costituita dalle parti aeree, è data dalle foglie e dal caule. Le foglie si presentano raggrinzite, con margine seghettato, pagina superiore di colore verde scuro, quella inferiore verde chiaro e con nervature sporgenti, con grossi peli urticanti e piccioli con peli setosi. Il caule presenta profonde scanalature ed un colore da verde a marrone.

Le radici si presentano in pezzi irregolarmente ripiegati, di colore grigio-bruno, con evidenti scanalature longitudinali, cave al centro e di frattura bianco-crema.

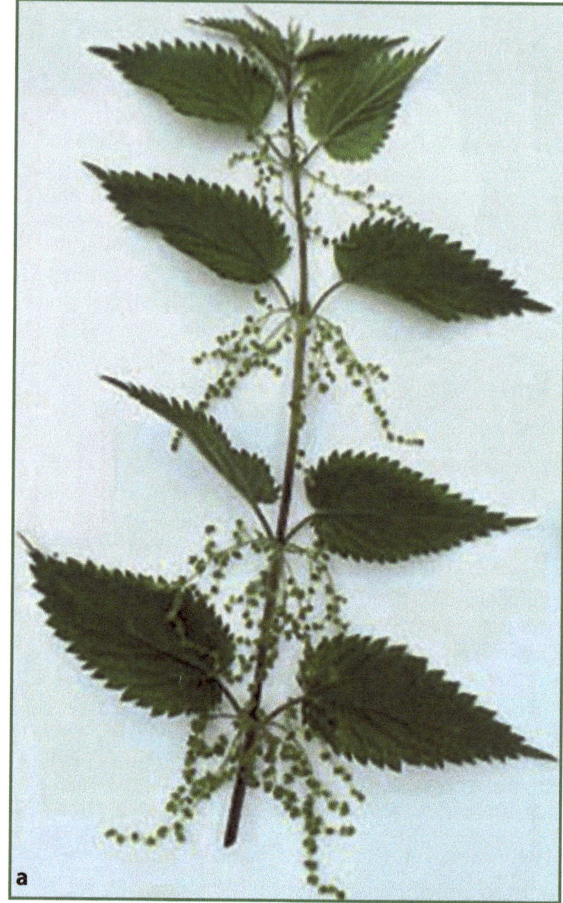

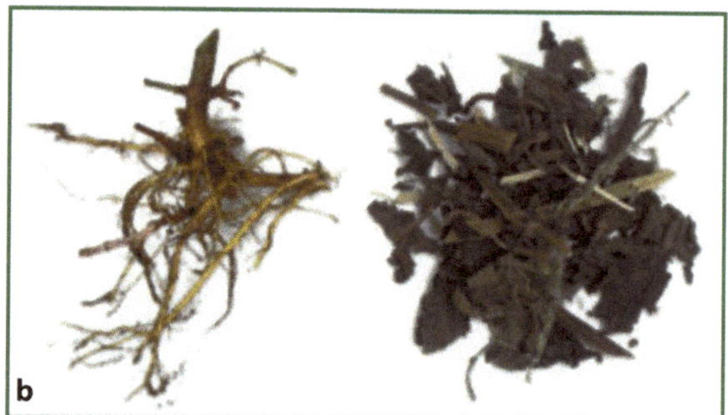

Fig. 14.29 *Urtica pilulifera*: particolare della pianta (**a**) e radici (**b**)

Componenti principali. Polisaccaridi; lectine; lignani; curarine (scopeletina) e poi tannini, terpeni ecc. La frazione biologicamente attiva è data dai polisaccaridi (35%), dalle proteine (1%) e da acido ialuronico (35%). È stato osservato che i lignani hanno una spiccata affinità per la globulina umana che lega l'ormone sessuale SHBG e che la lectina UDA (*urtica dioica agglutinina*) stimola la produzione di γ-interferone. Nelle foglie sono presenti diversi acidi (caffeilmalico ecc.), minerali (2%), clorofilla, amine (istamina, serotonina ecc.).

Proprietà ed impiego terapeutico. L'ortica inibisce sia l'edema da carragenina che l'artrite da adiuvante, *tests* comunemente utilizzati per caratterizzare l'azione antiflogistica dei farmaci aspirino-simili. Quest'azione antiflogistica, studiata negli animali ed attribuita ad una inibizione dei principali mediatori della infiammazione (eicosanoidi, citochine), è stata approfondita in campo umano. Diversi studi clinici, alcuni dei quali randomizzati ed in doppio cieco, riferiscono un miglioramento dei sintomi in pazienti con malattie infiammatorie (osteoartrite, artrite reumatoide, rinite). Altri studi clinici mostrano poi un significativo aumento della sintomatologia (flusso urinario, nicturia, frequenza nell'urinare) in pazienti con ipertrofia prostatica benigna. L'azione prostatica dell'ortica sembra sia dovuta ad una inibizione degli enzimi 5α-reduttasi (deputati alla conversione del testosterone in diidrotestosterone), ad una riduzione dei livelli di HLE (*human leukocyte elastase*) e ad una ridotta attività del legame testosterone/SHBG (*sex hormone binding globuline*). L'ortica possiede anche proprietà diuretiche ed emostatiche: queste proprietà non sono state però approfondite in campo umano. La Commissione E tedesca raccomanda una dose giornaliera di 4,6 g di droga essiccata. Negli studi clinici sono stati utilizzati estratti di ortica alla dose di 600-1200 mg/*die*.
Effetti collaterali, tossicità. L'ortica è considerata sicura. Raramente causa in alcuni pazienti disturbi gastrici, allergie cutanee ed iperidrosi. È sconsigliata in pazienti diabetici, con problemi pressori ed in quelli in terapia con deprimenti centrali (ne potenzia gli effetti). Inoltre è sconsigliata in gravidanza, durante l'allattamento ed in prossimità del ciclo mestruale.

Cimicifuga

È data dai rizomi e dalle radici di *Cimicifuga racemosa* (L.) Nutt. [= *Actaea racemosa* L. (*Fam. Ranuncolaceae*)]. *Cimicifuga* dal latino *cimex* = cimice e *fugare* = mettere in fuga, allusione all'odore che allontana le cimici; *racemosa*, per i fiori a racemo; *Actaea*, dal greco αχτεα = sambuco, allusione alle bacche che assomigliano a quelle del sambuco. La cimicifuga viene da secoli impiegata per alleviare i sintomi fisici e psichici della menopausa.
Habitat. Nord America (Ontario, Missouri, Georgia, Florida). Oggi si trova anche in Europa.
Descrizione della pianta. Pianta erbacea alta fino a 2 m, con foglie composte, grandi e fiori piccoli e bianchi. Esistono due varietà di *Cimicifuga*, la varietà *racemosa* (Fig. 14.30), con foglie tripennate, e la varietà *dissecta*, con foglie tetrapennate.

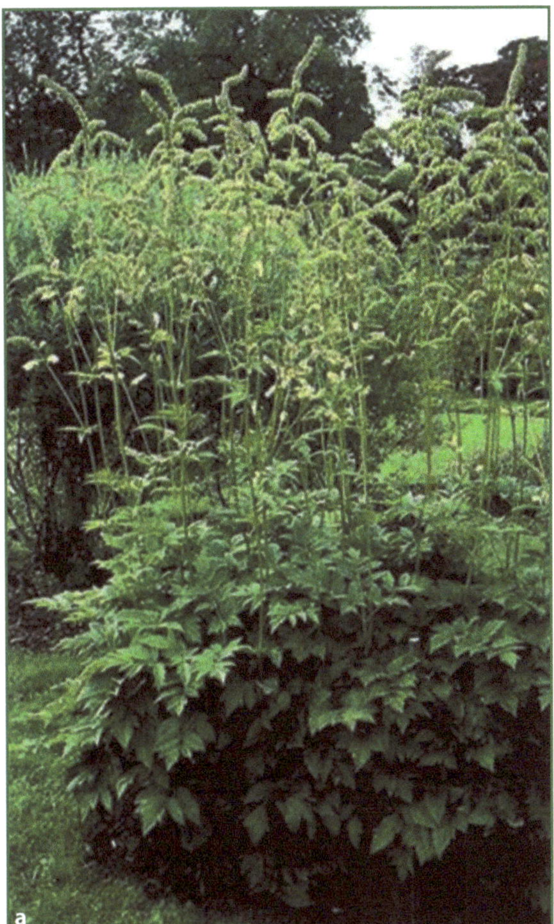

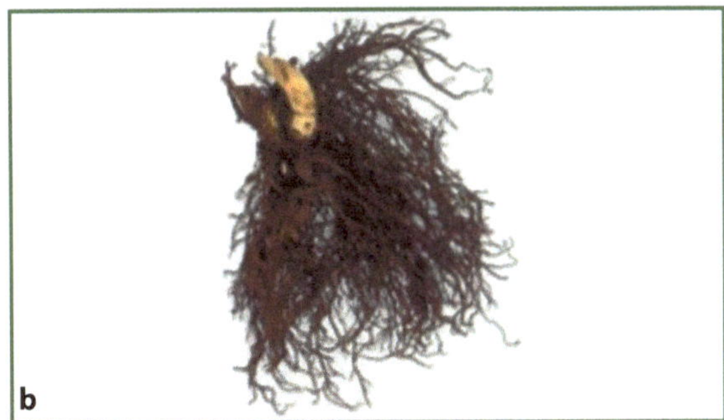

Fig. 14.30 *Cimicifuga racemosa*: pianta (**a**) e radice (**b**)

Parti usate. Radici e rizomi.
Raccolta e preparazione della droga. La droga viene raccolta in autunno da piante di alcuni anni (3-5 anni) ed essiccata a 35-45 °C.
Descrizione della droga. Il rizoma, lungo 2-15 cm e largo 0,5-3,0 cm, è di colore bruno-scuro; presenta una struttura fibrosa, dura e frattura cornea. L'odore è sgradevole ed il sapore acre, amaro. Le radici, lunghe 3-16 cm e larghe 1-5 mm, sono di colore marrone scuro, raggrinzite longitudinalmente, friabili; mostrano una frattura breve.

Componenti principali. Glicosidi triterpenici, flavonoidi (biocanini, formononetina, kaempferolo), acidi aromatici (ferulico, caffeico ecc.). alcaloidi (citisina ecc.), tannini, acidi grassi (oleico, linoleico, palmitico), saponine, zuccheri ecc. I glicosidi triterpenici sono diversi e del tipo del cicloartano. I principali sono acteina, diossiacteina e cimiracemoside. I triterpeni ed i flavonoidi sono i principali responsabili dell'azione farmacologica della cimicifuga.

Proprietà ed impiego terapeutico. La cimicifuga è stata utilizzata per alleviare nella donna i dolori *post-partum* e più in generale quelli muscolari ed articolari. Più di recente è stata invece utilizzata nel trattamento dei sintomi della menopausa, causati da una riduzione dei livelli di estrogeno e progesterone. La validità di questo impiego ha trovato conferma in diversi studi clinici randomizzati ed in doppio cieco. In alcuni di questi studi la efficacia della cimicifuga è stata trovata equivalente a quella di estrogeni coniugati. In genere si utilizzano estratti alcolici al 40-60%, contenenti il 5% di triterpeni; estratti secchi contenenti il 2,5% di terpeni oppure 1-3 g di droga essiccata e polverizzata.

Effetti collaterali, tossicità. La cimicifuga è ben tollerata se impiegata in modo appropriato. In alcuni soggetti può causare cefalea, disturbi gastrici, *rash* cutanei. Dosaggi elevati (5 g di droga o 12 g di estratto fluido) possono causare mal di testa, vertigini, disturbi visivi e circolatori.

Ginkgo

Il ginkgo è dato dalle foglie di *Ginkgo biloba* L. (*Fam. Ginkgoaceae*), pianta considerata un fossile vivente in quanto unica specie rappresentante di una famiglia e di un ordine (*Ginkgoales*) che risale all'era mesozoica. In Oriente la pianta è sempre stata coltivata in prossimità dei templi, come albero sacro. Questa droga, di uso relativamente recente, è assente nella FU, mentre è presente in alcune orientali, come quella cinese.

Habitat. Pianta originaria della Corea, Cina e Giappone, introdotta in Europa come pianta ornamentale a metà del XVIII secolo.

Descrizione della pianta. L'albero di *Ginkgo biloba* può raggiungere anche 40 m di altezza con un tronco di 1 m di diametro. I rami lunghi portano foglie sparse mentre i rami corti portano foglie apicali, spiralate. Le foglie, a forma di ventaglio ed a nervatura libera, sono caduche; da verdi divengono in autunno di un colore giallo molto intenso (Fig. 14.31). Le gemme da cui originano le

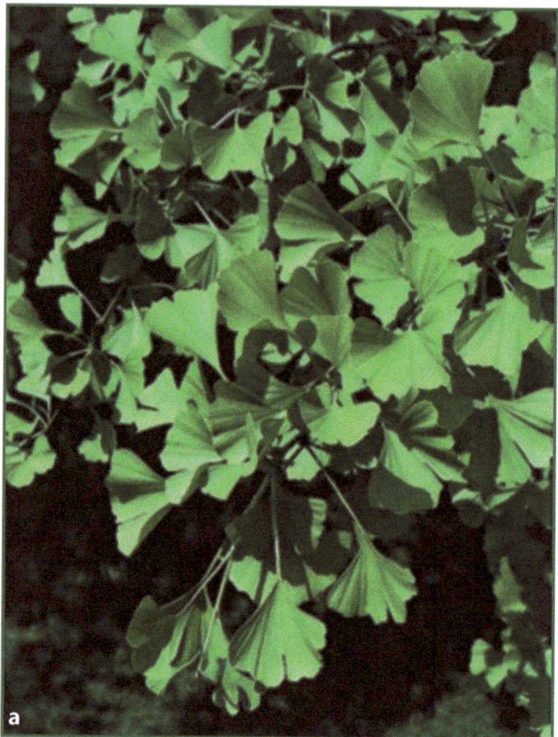

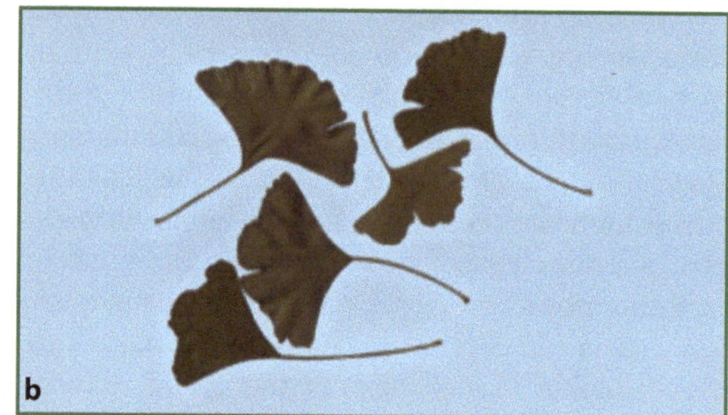

Fig. 14.31 *Ginkgo biloba*: pianta (**a**) e foglie (**a**)

foglie formano anche la parte riproduttiva: insieme alle foglie gli esemplari maschili portano microsporofilli con le sacche polliniche, mentre gli esemplari femminili portano gli ovuli isolati o a coppie inseriti su un peduncolo. I frutti carnosi, di colore giallo-bruno, simili a piccole prugne, sono commestibili, ma a completa maturazione diventano di odore sgradevole per la presenza di acido butirrico.

Parti usate. Foglie.

Descrizione della droga. La foglia, con lembo allargato a ventaglio, è polimorfa: può essere fortemente sezionata, bilobata o pressoché intera. Il picciolo ha dei fasci di tessuto conduttore che si dividono nella sua parte superiore e poi nel lembo fogliare dicotomicamente dando alla foglia un aspetto molto caratteristico.

Componenti principali. I costituenti principali sono: glicosidi flavonici (quercetina, kaempferolo, luteolina); diflavoni (ginkgetina, bilobetina); diterpeni (ginkgolidi A, B, C, M, J); acidi ginkgolici (derivano dall'apertura dell'anello lattonico dei ginkgolidi); antocianosidi.
Proprietà ed impiego terapeutico. I flavonoidi si comportano da *scavenger* dei radicali liberi; inoltre diminuiscono la permeabilità e aumentano il tono della parete dei piccoli vasi (capillari, venule). Per queste attività le foglie di ginkgo vengono utilizzate nei disturbi della circolazione periferica (degli arti) e nell'insufficienza circolatoria cerebrale: il suo campo terapeutico di applicazione va dalle arteriopatie obliteranti degli arti inferiori alla malattia di Raynaud, dalla perdita di memoria alle sindromi caratterizzate da vertigini, emicrania, tinniti. Il ginkgolide B è ritenuto, tra i componenti dell'estratto, il maggiore antagonista del PAF (*platelet activating factor*), mediatore intracellulare implicato nei processi di aggregazione piastrinica, formazione di trombi, reazioni infiammatorie. Il ginkgolide B può essere utile in caso di asma, in quanto svolge un effetto protettivo sulla broncocostrizione indotta dal PAF.

Nei mercati orientali vengono venduti i semi di ginkgo come antielmintici. La pianta viene usata anche in campo cosmetico.
Effetti collaterali, tossicità. I frutti carnosi hanno azione urticante sulla pelle, per la presenza di acido ginkgolico e altre sostanze fenoliche tossiche, mentre per ingestione provocano disturbi dell'apparato digerente, respiratorio e circolatorio. I semi contengono la tossina 4-O-metilpiridossina, che viene ritenuta responsabile di intossicazioni alimentari in Giappone e in Cina. I sintomi principali sono convulsioni, perdita di coscienza e morte, particolarmente nei bambini.

Per quanto riguarda l'utilizzo cronico dell'estratto, gli effetti secondari osservati nell'uomo sono molto rari e si riferiscono solo a disturbi digestivi di poco conto. Comunque, a causa del contenuto in acidi ginkgolici, ritenuti potenti allergeni da contatto, non si può escludere il rischio di allergie.

Artemisia

Del genere *Artemisia* (*Fam. Asteraceae/Compositae*) si conoscono almeno 400 specie, alcune delle quali ritenute di interesse officinale. Nel caso di *Artemisia vulgaris* si tratta di una pianta erbacea o suffrutice, in genere aromatica, alta dai 30 ai 150 cm, che vegeta nelle aeree aride e semiaride di Europa, Asia, America e Nord Africa. Presenta caule eretto, scanalato, ramificato (non sempre) e foglie alterne, pennatosette o bipennatosette, a segmenti acuto-dentati. I fiori sono piccoli, tubulosi, gialli o giallo-verdastri, di solito penduli o riuniti in infiorescenze racemose, panicolate o capitate (Fig. 14.32). In genere si utilizzano le infiorescenze oppure i fiori e le foglioline sia per preparare rimedi erboristici che aperitivi/digestivi. L'*Artemisia*, cioè pianta sacra ad Artemis, è citata nel papiro di Ebers e con ogni probabilità era l'*absintion* dei greci, un rimedio utilizzato in diverse circostanze. Nel Medio Evo l'artemisia sarà il principale componente di un enolito, detto *wermuth*, e più tardi verrà impiegata come antipiretico contro la malaria. Il genere *Artemisia* è caratterizzato dalla presenza di sesquiterpeni come l'artemisinina. Sono inoltre presenti un olio essenziale (0,3-0,4%) i cui componenti principali sono tujone, epossicimene (26-47%) e camazulene; flavonoidi (artemetina, casticina ecc.); cumarine (scopoletina, scoparone, scopolina ecc.); lipidi; ecc. L'artemisinina è un potente antimalarico, agisce selettivamente sul *Plasmodium* (*falciparum, vivax, ovale*) prevenendone la moltiplicazione nel sangue. L'OMS da alcuni anni raccomanda l'uso di questo composto e dei suoi derivati (artesunato, artemetere, arteetere) in quelle aeree geografiche dove il parassita, in particolare il *P. falciparum*, risulta resistente alle terapie antimalariche classiche. L'uso dell'artemisia come antipiretico è molto raro in Europa mentre in Asia è ancora molto diffuso. In Germania è presente in alcuni preparati utilizzati per stimolare l'appetito e curare le dispepsie. L'uso prolungato può causare vertigini, malessere diffuso ed anche convulsioni. Oggi si coltiva soprattutto la specie *A. annua* per l'estrazione di artemisinina.

L'artemisia ed i nuovi antimalarici

L'uso dell'artemisia come antimalarico è molto diffuso in Estremo Oriente, soprattutto tra coloro che ricorrono alla medicina tradizionale. Al contrario, in Occidente si usa raramente in fitoterapia per i suoi ben noti effetti indesiderati (malessere diffuso fino a convulsioni). Piuttosto, le specie di *Artemisia* vengono coltivate per l'estrazione dell'artemisinina, un antimalarico efficace e poco tossico. L'estrazione dell'artemisinina dalla pianta è risultata più economica e meno complessa della sintesi (a partire dal pulegone o β-pinene), emisintesi (dall'acido artemisinico) o estrazione (da colture cellulari). Sia l'artemisinina che i suoi derivati (artesunato, artemetere, arteetere ecc.), somministrati 1-2 volte al giorno per una settimana migliorano i segni ed i sintomi della malaria nel 98% circa dei pazienti senza che si abbiano effetti collaterali seri. Questi antimalarici normalizzano rapidamente la temperatura corporea nel 90% dei pazienti e riducono la parassitemia entro 48 ore dall'inizio del trattamento.

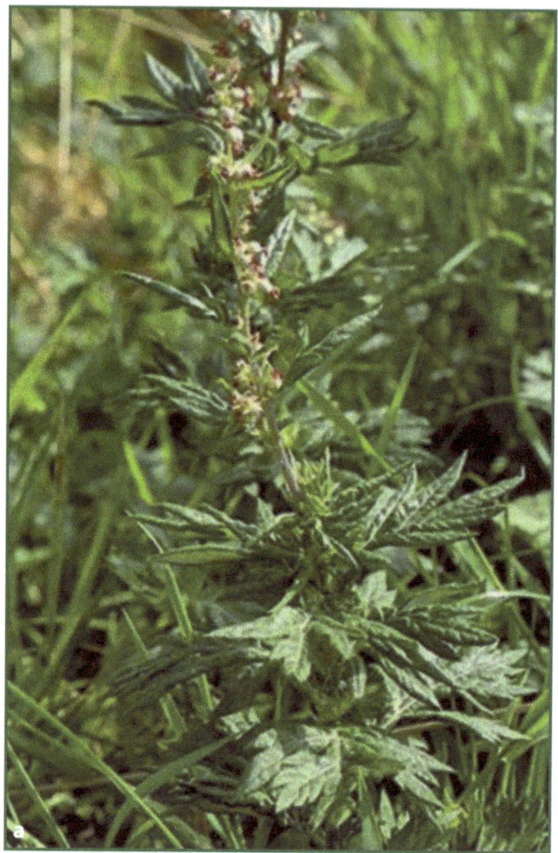

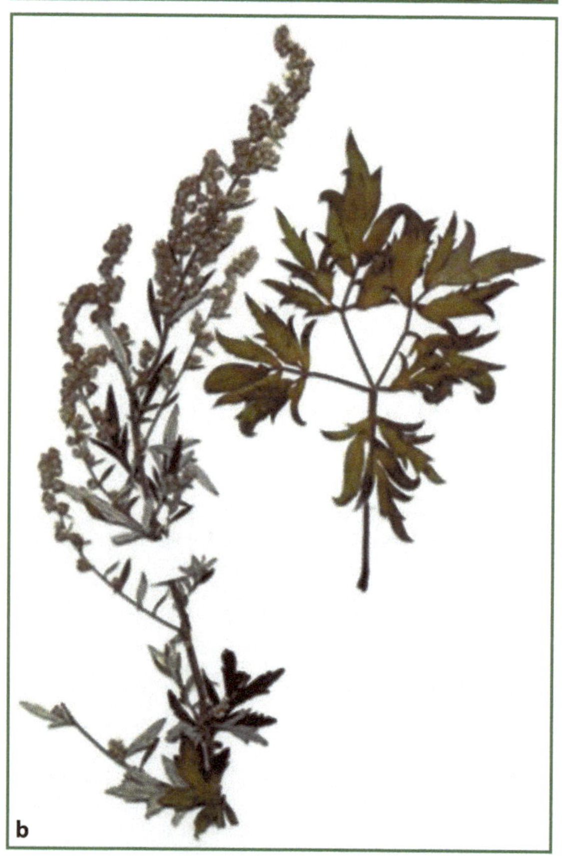

Fig. 14.32 *Artemisia vulgaris*: pianta (**a**) e foglie (**b**)

Issopo

La droga è data dalle sommità fiorite e dalle foglie di *Hyssopus officinalis* L. (*Fam. Lamiaceae*), pianta perenne spontanea nei terreni calcarei della regione mediterranea fino ai 1800-2000 m.

Alta 20-60 cm, presenta un fusto legnoso, ramificato e foglie piccole, intere, glabre, opposte, lanceolate, con nervature in rilievo. I fiori, di colore blu-violaceo, sono riuniti in spicastri terminali. Il frutto è un tetrachenio che racchiude un seme nero, rugoso. La droga emana un odore forte, aromatico; il sapore è leggermente amaro. Contiene fenoli, flavonoidi, di- e triterpeni (marrubina, acido oleanolico), tannino, diosmina ed un olio essenziale (> 3 e < 10 ml/kg) i cui principali costituenti sono i chetoni isopinocanfone (34-50%) e pinocanfone; inoltre β-pinene (13-23%), limonene (1-4%), sabinene (2-3%). L'issopo è stato usato nelle dispepsie e poi come antisettico, bechico ed espettorante nelle affezioni bronchiali (*per os*) e come decongestionante per la mucosa nasale in caso di raffreddore (come spray). Viene ancora utilizzato nella preparazione di liquori e di vermouth ed in celebrazioni liturgiche della chiesa cattolica. L'olio di issopo è neurotossico: il pinocanfone è responsabile dell'attività epilettogena dell'olio.

Andrografis

È dato dalle foglie di *Andrographis paniculata* (Burm) Nees (*Fam. Acanthaceae*). Del genere *Andrographis* si conoscono diverse specie distribuite per lo più nelle regioni tropicali asiatiche.

Habitat. Originaria dell'India, la pianta è oggi diffusa in Cina, Thailandia, Sri Lanka, Malesia, Java.

Descrizione della pianta. Pianta erbacea annua, arbustiforme, alta circa un metro, con caule ramificato, foglie lanceolate e fiori bianchi, con macchie rosa-porpora sui petali, riuniti in racemi terminali (Fig. 14.33). Il frutto, una capsula lunga 18-22 mm e larga 3 mm, racchiude 6-12 semi giallo-marroni, ovoidali, glabri.

Parti usate. Foglie.

Raccolta e preparazione della droga. Le foglie vengono raccolte in primavera ed essiccate al sole o in stufa ad una temperatura di 35-40 °C. È inodore e di sapore amaro.

Descrizione della droga. Le foglie, di colore verde scuro, sono lunghe, appaiate, lanceolate, glabre. Nelle foglie sono presenti cistoliti e cristalli aciculari di ossalato di calcio.

Componenti principali. Lattoni diterpenici (andrografolide, 14-diossiandrografolide, 14-diossi-11,12-

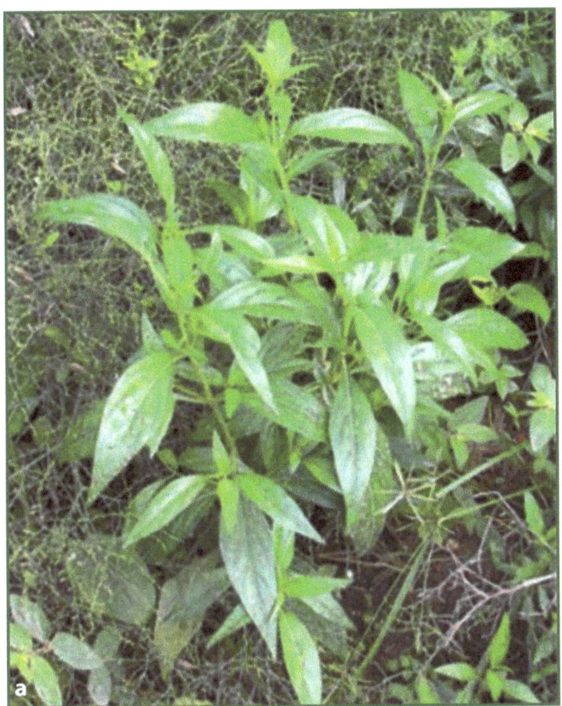

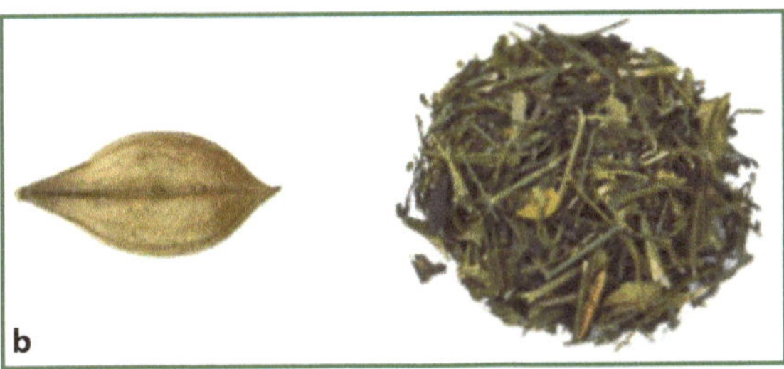

Fig. 14.33 *Andrographis paniculata*: pianta (**a**) e foglie (**b**)

dideidroandrografolide, neoandrografolide); sostanze amare; un olio essenziale; flavonoidi ecc. L'andrografolide è il componente più rappresentativo; ad esso si attribuiscono la maggior parte delle azioni farmacologiche della droga. Nelle radici sono presenti anche alcuni xantoni.

Proprietà ed impiego terapeutico. Numerosi studi sperimentali attribuiscono all'andrografis ed ai suoi componenti attivi proprietà antiflogistiche, antipiretiche, immunomodulanti, antitumorali e digestive. Studi rivolti a chiarire il meccanismo d'azione hanno evidenziato che l'andrografolide inibisce il *release* di citochine proinfiammatorie, l'espressione della COX-2 e l'espressione del gene che presiede alla adesione e trasmigrazione dei neutrofili (azione antiflogistica); inoltre incrementa la proliferazione di linfociti e la produzione di IL-2 (azione immunostimolante), arresta lo sviluppo di differenti linee cellulari tumorigene (azione antitumorale) ed aumenta la secrezione di bile e di enzimi digestivi (azione digestiva). Comunque l'andrografis viene utilizzato soprattutto nelle infezioni delle vie respiratorie (IVR), sia in Asia che nei Paesi scandinavi. Studi clinici, alcuni dei quali piuttosto recenti, anche se metodologicamente mediocri, mostrano una buona efficacia dell'andrografis nel ridurre la durata e la gravità dei sintomi che caratterizzano le IVR. I risultati sembrano migliori se il trattamento ha inizio 36-48 ore dalla comparsa dei primi sintomi (starnuti, mal di gola, gocciolamento del naso ecc.). In uno studio comparativo l'andrografis è risultato poi efficace quanto il paracetamolo, un classico antiflogistico/antipiretico. Negli studi clinici sono state utilizzate capsule o tavolette contenenti la droga essiccata e polverizzata. La dose giornaliera è stata di 1,5-2 g di droga essiccata (titolata in modo da contenere 5,25-5,5 mg di andrografolide per ogni 100 mg di droga). È possibile utilizzare anche un estratto (100 mg 2 volte al giorno per 5 giorni). Dalle foglie si ottengono per estrazione alcolica preparazioni concentrate e standardizzate (al 10% in andrografolidi) utili per l'impiego in fitoterapia.

Effetti collaterali, tossicità. L'andrografis raramente causa effetti indesiderati come mal di testa, stanchezza, disturbi gastrointestinali; inoltre può lasciare un sapore amaro/metallico. Si consiglia di evitare l'uso contemporaneo di andrografis e farmaci antiaggreganti piastrinici o ipoglicemizzanti, anche se una interazione con questi farmaci non è stata mai dimostrata. È invece controindicato in pazienti con disturbi gastrici (bruciore di stomaco, ulcere). Se ne sconsiglia infine l'uso in gravidanza e durante l'allattamento.

Arnica

È data dai fiori di *Arnica montana* L. (*Fam. Asteraceae/Compositeae*), una pianta erbacea perenne, diffusa in tutta Europa, in Russia meridionale e nel Nord America. Cresce sui prati e sui pascoli delle montagne medie ed alte. *Arnica* da πταρνς = starnuto, perché i fiori e le radici fanno starnutire; *montana*, che cresce in montagna. La pianta, denominata margherita di montagna, presenta uno stelo semplice, alto circa 60 cm e 1-3 paia di foglie, semplici, opposte quelle caulinari. Le infiorescenze a capolino misurano 6-8 cm di diametro; sono provviste di fiori radicali di un colore giallo-arancione: i fiori femminili sono ligulati mentre quelli ermafroditi sono tubulosi. I frutti sono degli acheni muniti di pappo semplice. I fiori si raccolgono in giugno-luglio e si essiccano a 35-38 °C. L'odore è aromatico, il sapore lievemente amaro, piccante. Secondo la FU gli elementi estranei nella droga devono essere inferiori all'1%; inoltre le sostanze estraibili con acqua non devono essere inferiori al 17%.

Nell'arnica sono presenti soprattutto terpenoidi (0,3-1,0%), flavonoidi (0,4-0,6%) ed un olio volatile (0,3-1,0%). Per quanto riguarda i terpenoidi si tratta di lattoni sesquiterpenici di tipo pseudoguaianolide come elenalina, 11,13-diidroelenalina e loro esteri con acidi carbossilici (acetico, isobutirrico, metacrilico, tiglico ecc.). Questi composti, secondo la Ph. Eur., non devono essere inferiori allo 0,4% ed espressi come elenalina tiglato. I fiori delle diverse specie di *Arnica* contengono in genere più dell'80% di diidrossielanina oppure più del 70% di elanina e diidrossielanina. I flavonoidi sono presenti come agliconi e come glicosidi (isoquercitrina, astragalina, luteolina-7-glicoside ecc.). L'olio volatile, normalmente presente per lo 0,3%, contiene timolo e derivati, fellandrene, mircene, umulene, cadinene ecc. La droga contiene anche derivati dell'acido caffeico (acido clorogenico, cinarina, acido caffeoilchinico ecc.), tracce di alcaloidi (tussilagina, isotussilagina), amine (betaina, colina ecc.), mucillagine, polisaccaridi (inulina), sostanze amare (arnicina) ecc.

In Europa ed in America l'arnica viene utilizzata da secoli per ridurre l'infiammazione ed il dolore nei casi di distorsioni, contusioni e ferite e per mascherare i geloni. Si utilizza una pomata (unguento o gel) al 5-25% oppure una tintura o un estratto fluido (1:5-1:10). Più raro è il suo impiego per via interna nel trattamento dell'aterosclerosi e di spasmi venosi. Attualmente si usano le preparazioni omeopatiche di arnica, sia localmente che per via sistemica.

Calendola (o calendula)

È data dai fiori (capolini interi o fiori ligulati separati dal ricettacolo) di *Calendula officinalis* L. (sin. *Caltha officinalis* Moench.), *Fam. Asteraceae/Compositeae* [*Calendula*, dal latino *Calendae*, il primo giorno del mese, allusione al fatto che la pianta fiorisce ogni mese quasi tutto l'anno, anche d'inverno se non è troppo rigido. Gli antichi la chiamavano *Solsequium*, cioè che segue il sole, perché i fiori si aprono al sorgere del sole e si chiudono al calare dello stesso e sono sempre rivolti verso di esso; *officinalis*, in riferimento al suo utilizzo in farmacia. *Caltha*, nome virgiliano dal greco καλαθος = canestro, allusione alle infiorescenze simili ad un cesto di fiori]. Originaria della regione tra Tetuan e Tangeri, oggi la troviamo coltivata nelle regioni temperate dell'Asia, dell'India, del Giappone, dell'Africa settentrionale e dell'America centro-settentrionale come pianta ornamentale ed officinale. Si tratta di una pianta erbacea annua con fusto solitamente ramificato, alto 30-50 cm, lignificato alla base, di colore dal bianco-giallognolo al bruno chiaro. Le foglie sono alterne, spatoliforme (le inferiori) o oblungo-lanceolate (le superiori), coperte di peluria, lunghe circa 15 cm e larghe circa 4 cm, di un colore verde-giallo. I capolini, del diametro di 2-5 cm, sono singoli, lungamente peduncolati, con fiori tubulari, ermafroditi e fiori ligulati femminili. Il capolino è costituito da un involucro a forma di ciotola; l'interno è occupato da numerosi fiori, di un colore che va dal giallo all'arancione (Fig. 14.34). I capolini una volta raccolti devono essere essiccati il più rapidamente possibile, all'ombra o ad una temperatura di 35-45 °C. In commercio si trovano capolini interi o parzialmente frammentati, soprattutto la varietà a capolino pieno (più cerchi di fiori nel capolino).

L'impiego della calendola come medicamento risale a Santa Ildegarda (1098-1197), badessa del

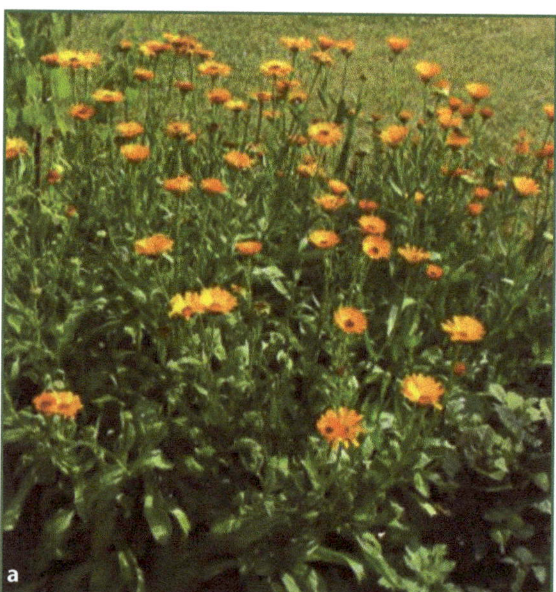

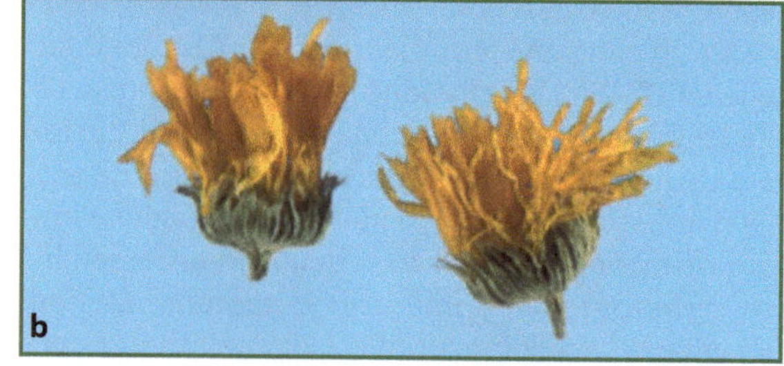

Fig. 14.34 *Calendula officinalis*: pianta (**a**) e fiori (**b**)

convento di Ruprtsberg che nei suoi libri *Causae et curae* e *Physica* riporta l'impiego della calendola nei disturbi digestivi e per curare piaghe, scottature ed eczemi.

Nella calendola si trovano principalmente triterpeni (2-10%), flavonoidi (0,25-0,88%), polisaccaridi (13-15%), steroli ed un olio volatile. I triterpeni sono presenti ampiamente come glicosidi dell'acido oleanolico: questi (denominati anche saponosidi) sono distribuiti nelle infiorescenze (3,57%), nelle parti aeree (5-10%), nelle radici (2,55%) e nel caule (0,55%). La calendola contiene poi pectine (9,67%) ed emicellulosa (5,92%).

Alla calendola vengono attribuite proprietà antiflogistiche, antimicrobiche ed antivirali. Le sono state anche riconosciute proprietà coleretiche, antitumorali ed ipolipemizzanti

L'uso interno della calendola è piuttosto raro mentre sotto forma di pomata trova molteplici possibilità di impiego: ferite a cicatrizzazione torbida, affezioni cutanee (dermatosi secche, eczemi, acne, ragadi delle labbra e dei capezzoli), disturbi circolatori venosi (vene varicose, flebiti, emorroidi) e piaghe da decubito. Apposta localmente la calendola accelera la cicatrizzazione ed ostacola l'infiammazione e le infezioni da stafilococchi. La calendola migliora infine l'irrorazione cutanea rendendo questa più elastica e quindi più resistente agli insulti meccanici. Queste applicazioni non sono suffragate però da rigorosi studi clinici randomizzati. Comunque, la Commissione E tedesca consiglia l'impiego di una pomata al 2,5%, da applicare 3-4 volte nella giornata. In alternativa si consiglia una tintura (1/1: in alcol al 40% o 1/5: alcol al 90%) da diluire (1/3) con acqua prima di applicarla La calendola è presente in diversi cosmetici e preparati omeopatici. Per i preparati omeopatici si utilizzano le parti aeree fresche, raccolte alla fioritura, che si lasciano macerare in etanolo per almeno 10 giorni; il contenuto finale di etanolo deve essere di circa il 60%. La calendola è una droga sicura.

Tanaceto

È dato dalle parti aeree (sommità fiorite e foglie) di *Tanacetum parthenium* L. Schultz Bip., *Fam. Compositae* [*Tanacetum,* dal greco θάνατος = la morte, da cui *Tanatos*, il dio della morte, allusione ai fiori che facilmente appassiscono, al contrario degli "immortali" (= αθάνατος). Secondo altri da ονιοθλα = guarisco o da θαα αισαν = immortalità, per le virtù che gli antichi attribuivano alla pianta. *Parthenium*, in riferimento, alla morte di un giovane durante la costruzione del Partenone; secondo altri dal greco *parthenios* = vergine, presumibilmente a causa della reputazione di questa pianta come antidoto contro le "malattie delle donne"]. Si tratta di una pianta erbacea perenne alta circa 1 m, indigena dell'Europa e dell'Asia occidentale. In Italia cresce nei luoghi incolti, sugli argini, sulle macerie e lungo le strade e le linee ferrate, dal mare alla zona montana.

Presenta numerosi fusti ramificati, eretti, striati, pubescenti nella parte superiore, con foglie ovali, picciolate le inferiori, sessili le superiori, glabre o leggermente vellutate, di colore verde giallastro e grossi capolini di fiori peduncolati, tutti tubulosi, gialli e profumati, raccolti in corimbi terminali folti e compatti (Fig. 14.35).

Il tanaceto contiene una miscela di mono e sesquiterpeni; un olio essenziale (0,2-0,5%: 0,1-0,3% nella pianta fiorita fresca, 0,2-0,3% nella pianta fiorita secca, 0,25-0,60% nei fiori, 0,30-0,45% nelle foglie) ed altri costituenti quali flavonoidi, tannini, piretrina e melatonina. Il sesquiterpene più abbondante è un germacranolide, il partenolide (inizialmente chiamato champakina), presente per circa l'1% nelle foglie secche.

Il tanaceto ed i suoi componenti attivi possiedono diverse proprietà farmacologiche che potrebbero, almeno in parte, giustificarne l'uso nella profilassi dell'emicrania e negli stati flogistici. Studi *in vitro* hanno in particolare mostrato che il tanaceto interferisce con la secrezione della serotonina da parte delle piastrine ed inibisce il *release* di istamina dai mastociti: sia la serotonina che l'istamina sono stati associati con l'etiologia dell'emicrania. Il tanaceto è in grado anche di ostacolare l'attivazione dell'NF-kB, un fattore trascrizionale coinvolto ne-

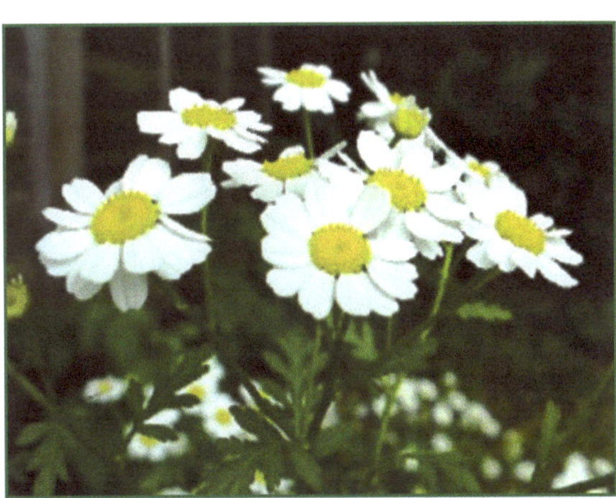

Fig. 14.35 *Tanacetum parthenium*: pianta

gli attacchi di emicrania, oltre che nei processi infiammatori. Comunque gli studi clinici riportati in letteratura non consentono di raccomandare il tanaceto nella profilassi dell'emicrania.

Le informazioni che si hanno sulla dose giornaliera di tanaceto sono piuttosto limitate. Per la profilassi dell'emicrania si raccomandano 2-3 foglie fresche, 50 mg di foglie secche o 50-200 mg di parti aeree, equivalenti a 0,2-0,6 mg/*die* di partenolide. In commercio sono disponibili capsule contenenti 50 mg e capsule contenenti 200 mg di droga polverizzata, (1 capsula/*die* per alcuni mesi) standardizzata allo 0,2-0,6% di partenolide. Sono anche disponibili estratti alcolici (143 mg/*die* di estratto secco corrispondente a 0,5 mg di partenolide) ed un estratto preparato in CO_2 (MIG-99) e somministrato in capsule gelatinose a diversi dosaggi (2,08 mg/*die* corrispondenti a 0,17 mg di partenolide; 6,25 mg/*die* corrispondenti a 0,5 mg di partenolide e 18,75 mg/*die* corrispondenti a 1,5 mg di partenolide e ad 1,05 g di droga secca). In Canada ed in altri Paesi industrializzati i preparati di tanaceto contengono non meno dello 0,2% di partenolide.

Peonia

La droga è data dalle radici essiccate di *Peonia lactiflora* Pallas e *P. veitchii* Lynch. Si tratta di una pianta ornamentale recante maestosi fiori di 20 cm di diametro, di colore rosa, bianco o rosso. La peonia è presente in diverse prescrizioni appartenenti alla medicina tradizionale cinese e giapponese (kampo). In commercio si trova la peonia bianca (haishao), decorticata, bollita in acqua ed essiccata e quella rossa (chishao). Il principale costituente è la peoniflorina (0,5-0,6%), un monoterpene glicosidico; altri costituenti, sempre di origine monoterpenica, sono l'oxipeoniflorina, il peflorigenone, i peonilattoni, i suffruticosidi ecc. La peoniflorina possiede proprietà spasmolitiche, sedative, antiflogistiche ed antiaggreganti. La droga è abbastanza sicura e viene impiegata tradizionalmente come analgesico e miorilassante.

Bibliografia essenziale

Abdullaev FI, Espinosa-Aguirre JJ (2004) Biomedical properties of saffron and its potential use in cancer therapy and chemoprevention trials. Cancer Detect Prev 28:426-432

Abebe W (2002) Herbal medication: potential for adverse interactions with analgesic drugs. J Clin Pharm Ther 27:391-401

Abu-Ghefreh AA, Canatan H, Ezeamuzie CI (2009) In vitro and in vivo anti-inflammatory effects of andrographolide. Int Immunopharmacol, in stampa

Akhondzadeh S, Fallah Pour H, Afkham K et al (2004) Comparison of Crocus sativus L. and imipramine in the treatment of mild to moderate depression: a pilot double-blind randomized trial. BMC Comp Alt Med 4:12

Al Mofleh IA, Alhaider AA, Mossa JS et al (2007) Aqueous suspension of anise "Pimpinella anisu" protects rats against chemically induced gastric ulcers. World J Gastroenterol 13:1112-1118

Alin MH, Ashton M, Kihamia CM et al (1996) Clinical efficacy and pharmacokinetics of artemisinin monotherapy and in combination with mefloquine in patients with falciparum malaria. Br J Clin Pharmacol 41:587-592

Anauate MC, Torres LM, de Mello SB (2010) Effect of isolated fractions of Harpagophytum procumbens DC (devil's claw) on COX-1, COX-2 activity and nitric oxide production on whole-blood assay. Phytother Res 24:1365-1369

Andersen OML, Santos EH, Seabra LB et al (2004) Evaluation of acute and chronic treatments with Harpagophytum procumbens on Freund's adjuvant-induced arthritis in rats. J Ethnopharmacol 91:325-330

Andreatini R, Sartori VA, Seabra ML, Leite JR (2002) Effect of valepotriates (valerian extract) in generalized anxiety disorder: a randomized placebo-controlled pilot study. Phytother. Res 16:650-654

Asao T, Kuwano H, Ide M et al (2003) Spasmolytic effect of peppermint oil in barium during double-contrast barium enema compared with Buscopan. Clin Radiol 58:301-305

Barene I, Daberte I, Zvirgzdina L, Iriste V (2003) The complex technology on products of German chamomile. Medicina (Kaunas) 39:127-131

Basch E, Bent S, Foppa I et al (2006) Marigold (Calendula officinalis L.): an evidence-based systematic review by the natural standard research collaboration. J Herb Pharmacother 6:135-159

Betz O, Kranke P, Geldner G et al (2005) Is ginger a clinically relevant antiemetic? A systematic review of randomized controlled trials Forsch Komplementarmed Klass Naturheilkd 12:14-23

Bhattacharjee S, Rana T, Sengupta A (2007) Inhibition of lipid peroxidation and enhancement of GST activity by cardamom and cinnamon during chemically induced colon carcinogenesis in Swiss albino mice. Asian Pac J Cancer Prev 8:578-582

Boon H, Wong J (2004) Botanical medicine and cancer: a review of the safety and efficacy. Expert Opin Pharmacother 5:2485-2501

Borrelli F, Capasso R, Aviello G et al (2005) Effectiveness and safety of ginger in the treatment of pregnancy-induced nausea and vomiting. Obstet Gynecol 105:849-856

Borrelli F, Ernst E (2002) Cimicifuga racemosa: a systematic review of its clinical efficacy. Eur J Clin Pharmacol 58:235-241

Borrelli F, Ernst E (2008) Black cohosh for menopausal symptoms, a systematic review of its efficacy. Pharmacol Res 58:8-14

Breuneton J (1999) Pharmacognosy. Phytochemistry. Medicinal Plants, 2nd ed. Lavoisier, Paris, pp 46-578

Buchbauer G, Jirovetz L (1994) Aromatherapy – Use of fragrances and essential oils as medicaments. Flav Fragr J 9:217-222

Capasso F, Grandolini G, Izzo AA (2006) Fitoterapia. Impiego nazionale delle droghe vegetali. Springer-Verlag Italia, Milano, Italia

Carr RR, Nahata MC (2006) Complementary and alternative medicine for upper-respiratory-tract infection in children. Am J Health Syst Pharm 63:33-39

Carrasco MC, Vallejo JR, Pardo-de-Santayana M et al (2009) Interactions of Valeriana officinalis L. and Passiflora incarnata L. in a patient treated with lorazepam. Phytother Res 23:1795-1796

Chaparzadeh N, D'Amico ML, Khavari-Nejad RA et al (2004) Antioxidative responses of Calendula officinalis under salinity conditions. Plant Physiol Biochem 42:695-6701

Choudhary MI, Azizuddin Jalil S, Nawaz SA et al (2009) Antiinflammatory and lipoxygenase inhibitory compounds from Vitex agnus-castus. Phytother Res 23:1336-1339

Chrubasik JE, Roufogalis BD, Wagner H, Chrubasik S (2007) A comprehensive review on the stinging nettle effect and efficacy profiles. Part I: herba urticae. Phytomedicine 14:423-435

Chrubasik JE, Roufogalis BD, Wagner H, Chrubasik S (2007) A comprehensive review on the stinging nettle effect and efficacy profiles. Part II: urticae radix. Phytomedicine 14:568-579

Chrubasik S, Conradt C, Roufogalis BD (2004) Effectiveness of Harpagophytum extracts and clinical efficacy. Phytother Res 18:187-189

Coon JT, Ernst E (2004) Andrographis paniculata in the treatment of upper respiratory tract infections: a systematic review of safety and efficacy. Planta Med 70:293-298

Coxeter PD, Schluter PJ, Eastwood HL et al (2003) Valerian does not appear to reduce symptoms for patients with chronic insomnia in general practice using a series of randomised n-of-1 trials. Complement. Ther Med11:215-222

Daniele C, Thompson Coon J, Pittler MH, Ernst E (2005) Vitex agnus castus: a systematic review of adverse events. Drug Saf 28:319-332

Dolara P, Moneti G, Pieraccini G, Romanelli N (1996) Characterization of the action on central opioid receptors of furanoendesma-1,3-diene, a sesquiterpene extracted from Myrrh. Phytother Res 10:581-583

Dua VK, Verma G, Dash AP (2009) In vitro antiprotozoal activity of some xanthones isolated from the roots of Andrographis paniculata. Phytother Res 23:126-218

Evans RW, Taylor FR (2006) Natural or alternative medication for migraine prevention. Headache 46:1001-1018

Farmacopea Ufficiale della Repubblica Italiana IX (1991) Droghe vegetali e preparazioni. Istituto Poligrafico e Zecca dello Stato, Roma

Francis AJ, Dempster RJ (2002) Effect of valerian, Valeriana edulis, on sleep difficulties in children with intellectual deficits: randomised trial. Phytomedicine 9:273-279

Geller SE, Studee L (2005) Botanical and dietary supplements for menopausal symptoms What works, what does not. J Women's Health 14:634-548

Grantl L, McBean DE, Fyfe L, Warnock AM (2007) A review of the biological and potential therapeutic actions of Harpagophytum procumbens. Phytoter Res 21:199-209

Gülçin I, Oktay M, Kireçci E, Küfrevioglu OI (2003) Screening of antioxidant and antimicrobial activities of anise (Pimpinella anisum L.) seed extracts. Food Chemistry 83:371-382

Gutiérrez R, Alvarado JL, Presno M et al (2010) Oxidative stress modulation by Rosmarinus officinalis in CCl4-induced liver cirrhosis. Phytother Res 24:595-601

Hadley S, Petry J (2003) Valerian. Am Fam Physician 67:1755-1758

Hamburger M, Adler S, Baumann D et al (2003) Preparative purification of the major anti-inflammatory triterpenoid esters from Marigold (Calendula officinalis). Fitoterapia 74:328-338

Harborne JB, Baxter H (eds) (1993) Phytochemical dictionary. A handbook of bioactive compounds from plants. Taylor & Francis, London

Hartman D, Coetzee JC (2002) Two US practitioners' experience of using essential oils for wound care. J Wound Care 11:317-320

Hattesohl M, Feistel B, Sievers H et al (2008) Extracts of Valeriana officinalis L. s.l. show anxiolytic and antidepressant effects but neither sedative nor myorelaxant properties. Phytomedicine 15:2-15

Hawrelak JA, Cattley T, Myers SP (2009) Essential oils in the treatment of intestinal dysbiosis: A preliminary in vitro study. Altern Med Rev 14:380-384

Holtmann G, Haag S, Adam B et al (2003) Effects of a fixed combination of peppermint oil and caraway oil on symptoms and quality of life in patients suffering from functional dyspepsia Phytomedicine 4:56-57

Hosseinzadeh H, Jahanian Z (2010) Effect of crocus sativus L (saffron) stigma and its constituents, crocin and safranal, on morphine withdrawal syndrome in mice. Phytother Res 24:726-730

Hosseinzadeh H, Noraei NB (2009) Anxiolytic and hypnotic effect of Crocus sativus aqueous extract and its constituents, crocin and safranal, in mice. Phytother Res 23:768-774

Hosseinzadeh H, Younesi HM (2002) Antinociceptive and anti-inflammatory effects of Crocus sativus L. stigma and petal extracts in mice. BMC Pharmacol 2:7-14

Hosseinzadeh H, Ziaee T, Sadeghi A (2008) The effect of saffron, Crocus sativus stigma, extract and its constituents, safranal and crocin on sexual behaviors in normal male rats. Phytomedicine 15:491-495

Houghton P (1997) Valerian. The genus valeriana. Harwood Academic Publishers, UK

Huang TH, Tran VH, Duke RK et al (2006) Harpagoside suppresses lipopolysaccharide-induced iNOS and COX-2 expression through inhibition of NF-kappa B activation. J Ethnopharmacol 104:149-155

Iauk L, Lo Bue AM, Milazzo I et al (2003) Antibacterial activity of medicinal plant extracts against periodontopathic bacteria. Phytother Res 17:599-604

Ibarra A, Feuillere N, Roller M et al (2010) Effects of chronic administration of Melissa officinalis L. extract on anxiety-like reactivity and on circadian and exploratory activities in mice. Phytomedicine 17(6): 397-403

Imenshahidi M, Hosseinzadeh H, Javadpour Y (2010) Hypotensive effect of aqueous saffron extract (Crocus sativus L.) and its constituents, safranal and crocin, in normotensive and hypertensive rats. Phytother Res 24:990-994

Jäger C, Hrenn A, Zwingmann J et al (2009) Phytomedicines prepared from Arnica flowers inhibit the transcription factors AP-1 and NF-kappaB and modulate the activity of MMP1 and MMP13 in human and bovine chondrocytes. Planta Med 75:1319-1325

Jamal A, Javed K, Aslam M, Jafri MA (2006) Gastroprotective effect of cardamom, Elettaria cardamomum Maton. fruits in rats. J Ethnopharmacol 103:149-153

Janahmadi M, Farajnia S, Vatanparast J et al (2008) The fruit essential oil of Pimpinella anisum L (Umbllliferae) induces neuronal hyperexcitability in snail partly through attenuation of after-hyperpolarization. J Ethnopharmacol 120:360-365

Kavalali GM (2003) Urtica. Taylor and Francis Group, London

Klaas CA, Wagner G, Laufer S et al (2002). Studies on the anti-inflammatory activity of phytopharmaceuticals prepared from Arnica flowers. Planta Med 68:385-391

Kligler B, Ulbricht C, Basch E et al (2006) Andrographis paniculata for the treatment of upper respiratory infection: a systematic review by the natural standard research collaboration. Explore 2:25-29

Kobayashi Y, Takahashi R, Ogino F (2005) Antipruritic effect of the single oral administration of German chamomile flower extract and its combined effect with antiallergic agents in ddY mice. J Ethnopharmacol 101:308-312

Kouzi SA, Nuzum DS (2007) Arnica from brusing and swelling. Am J Health Syst Pharm 64:2436:2443

Kuriakose G, Sinu PA, Shivanna KR (2009) Domestication of cardamom (Elettaria cardamomum) in Western Ghats, India: divergence in productive traits and a shift in major pollinators. Ann Bot 103:727-733

Lodi G (1986) Piante officinali italiane. Ed. Edagricole, Bologna

Mahomed IM, Ojewole JAO (2006) Anticonvulsant activity of Harpagophytum procumbens DC [Pedaliaceae] secondary root aqueous extract in mice. Brain Res Bull 69:57-62

Mancho P, Edwards QT (2005) Chaste tree for premenstrual syndrome. An evolving therapy in the United States Adv Nurse Pract 13:43-44

McKay DL, Blumberg JB (2006) A review of the bioactivity and potential health benefits of chamomile tea (Matricaria recutita L.). Phytother Res 20:519-530

McKay DL, Blumberg JB (2006) A review of the bioactivity and potential health benefits of peppermint tea (Mentha piperita L.) Phytother Res 20:619-633

Merfort I (2003) Arnica: new insights on the molecular mode of action of a traditional medicinal plant. Forsch Komplementarmed Klass Naturheilkd 10:45-48

Mesaik MA, Azizuddin Murad S, Khan KM et al (2009) Isolation and immunomodulatory properties of a flavonoid, casticin from Vitex agnus-castus. Phytother Res 23:1516-1520

Meyer S, Vogt T, Obermann EC et al (2007) Cutaneous pseudolymphoma induced by Cimicifuga racemosa. Dermatology 214:94-96

Miller LG, Panosian CB (1997) Ataxia and slurred speech after artesunate treatment for falciparum malaria. N Engl J Med 336:1328

Morin AM, Betz O, Kranke P et al (2005) Is Ginger a Relevant Antiemetic for Postoperative Nausea and Vomiting? Anästhesiol Intensivmed Notfallmed Schmerzther 5:281-285

Moshiri E, Basti AA, Noorbala AA et al (2006) Crocus sativus L (petal) in the treatment of mild-to-moderate depression: a double-blind, randomized and placebo-controlled trial. Phytomedicine 13:607-611

Neukirch H, D'Ambrosio M, Dalla Via J, Guerriero A (2004) Simultaneous quantitative determination of eight triterpenoid monoesters from flowers of 10 varieties of Calendula officinalis L. and characterisation of a new triterpenoid monoester. Phytochem Anal 15:30-35

Newall CA, Anderson LA, Phillipson JD (1996) Herbal medicines.The Pharmaceutical Press, London

Newton KM, Reed SD, LaCroix AZ et al (2006) Treatment of vasomotor symptoms of menopause with black cohosh, multibotanicals, soy, hormone therapy, or placebo: a randomized trial. Ann Intern Med 145:869-879

Noorbala AA, Akhondzadeh S, Tahmacebi-Pour N, Jamshidi AH (2005) Hydro-alcoholic extract of Crocus sativus L. versus fluoxetine in the treatment of mild to moderate depression: a double-blind, randomized pilot trial. J Ethnopharmacol 97:281-284

Otero M, Goldring MB (2007) Cells of the synovium in rheumatoid arthritis. Chondrocytes. Arthritis Res Ther 9:220

Patra KK, Coffey CE (2004) Implications of herbal alternative medicine for electroconvulsive therapy. J ECT 20:186-194

Pierre S, Crosbie L, Duttaroy AK (2005) Inhibitory effect of aqueous extracts of some herbs on human platelet aggregation in vitro. Platelets 16:469-473

Pommier P, Gomez F, Sunyach MP et al (2004) Phase III randomized trial of Calendula officinalis compared with trolamine for the prevention of acute dermatitis during irradiation for breast cancer. J Clin Oncol 22:1447-1453

Portnoi G, Chng LA, Karimi-Tabesh L et al (2003) Prospective comparative study of the safety and effectiveness of ginger for the treatment of nausea and vomiting in pregnancy. Am J Obstet Gynecol 189:1374-1377

Pushpangadan P, Tewari SK (2006) Peppermint. In Handbook of herbs and spices. Vol 3. Ed. Peterk V. CRC Press, Boca Raton Boston, pp 460-481

Roach HI, Aigner T, Soder S et al (2007) Pathobiology of osteoarthritis: pathomechanisms and potential therapeutic targets. Curr Drug Targets 8:271-282

Roxas M, Jurenka J (2007) Colds and influenza: a review of diagnosis and conventional, botanical, and nutritional considerations. Altern Med Rev 12:25-48

Rycroft RJ (2003) Recurrent facial dermatitis from chamomile tea. Contact Dermatitis 48:229

Samarth RM, Goyal PK, Kumar A (2004) Protection of Swiss albino mice against whole-body gamma irradiation by Mentha piperita (Linn.). Phytother Res 18:546-550

Sawalha AF, Sweileh WM, Zyoud SH, Jabi SW (2008) Self-therapy practices among university students in Palestine: focus on herbal remedies. Complement Ther Med 16:343-349

Saxena RC, Singh R, Kumar P et al (2010) A randomized double blind placebo controlled clinical evaluation of extract of Andrographis paniculata (KalmCold) in patients with uncomplicated upper respiratory tract infection. Phytomedicine 17:178-185

Schnitzler P, Nolkemper S, Stintzing FC, Reichling J (2008) Comparative in vitro study on the anti-herpetic effect of phytochemically characterized aqueous and ethanolic extracts of Salvia officinalis grown at two different locations. Phytomedicine 15:62-70

Schulz V, Hansel R, Tyler VE (1998) Rational phytoterapy, A physicians' guide to herbal medicine. Springer-Verlag, Berlin Heidelberg New York

Shamsa A, Hosseinzadeh H, Molaei M et al (2009) Evaluation of Crocus sativus L (saffron) on male erectile dysfunction: a pilot study. Phytomedicine 16:690-693

Shrivastava R, Pechadre JC, John GW (2006) Tanacetum parthenium and Salix alba (Mig-RL®) combination in migraine prophylaxis. Clin Drug Invest 26:287-296

Smith RL, Adams TB, Cohen SM et al (2004) Safety evaluation of natural flavour complexes. Toxicol Lett 149:197-207

Stevinson C, Ernst E (2000) Valerian for insomnia: a systematic review of randomized clinical trials. Sleep Med 1:91-99

Suneetha WJ, Krishnakantha TP (2005) Cardamom extract as inhibitor of human platelet aggregation. Phytother Res 19:437-440

Syed R, Au K, Cahill C et al (2008) Pharmacological investigations for clozapine-induced hypersalivation. Cochrane Database Syst Rev 16:CD005579

Tepper SJ (2005) Alternative medicine in migraine: Is it ever a good alternative? Headache Pain 16:69-74

Tesch BJ (2003) Herbs commonly used by women: an evidence-based review. Am J Obstet Gynecol 188:S44-S55

Teuscher E (2006) Medicinal Spices. A Handbook of Culinary Herbs, Spices, Spice Mixtures and Their Essential Oils. CRC Press, London

Teuscher E (2006) Medicinal Spices. CRC Press, Boca Raton

Thompson Coon J, Ernest E (2003) Herb-drug interactions: survey of leading pharmaceutical/herbal companies. Arch Intern Med 63:1371

Tisserand R, Balacs T (1995) Essential oil safety. A guide for health care, professionals. Churchill Livingstone, Edimburgh

Unger M, Frank A (2004) Simultaneous determination of the inhibitory potency of herbal extracts on the activity of six major cytochrome P450 enzymes using liquid chromatography/mass spectrometry and automated online extraction. Rapid Commun Mass Spectrom 18:2273-2281

Viereck V, Emons G, Wuttke W (2005) Black cohosh: just another phytoestrogen? Trends Endocrin Met 16:214-220

Wallaart TE, Van Uden W, Lubberdink HGM et al (1999) Isolation and identification of dihydroartemisinic acid from Artemisia annua and its possible role in the biosynthesis of artemisinin. J Nat Prod 62:430-433

Wigler I, Grotto I, Caspi D, Yaron M (2003) The effects of Zintona EC (a ginger extract) on symptomatic gonarthritis. Osteoarthritis Cartilage 11:783-789

Wright CW, Warhurst DC (2002) The mode of action of artemisinin and its derivatives. In: Artemisia, Wright CW, Ed. Taylor and Francis, London, pp 249-288

Wu YZ, Li SQ, Zu XG (2008) Ginkgo biloba extract improves coronary artery circulation in patients with coronary artery disease: contribution of plasma nitric oxide and endothelin-1. Phytother Res 22:734-739

Wuttke W, Jarry H, Christoffel V et al (2003) Chaste tree (Vitex agnus-castus) pharmacology and clinical indications. Phytomedicine 10:348-357

Ziegler G, Ploch M, Miettinen-Baumann A, Collet W (2002) Efficacy and tolerability of valerian extract LI 156 compared with oxazepam in the treatment of non-organic insomnia-a randomized, double-blind, comparative clinical study. Eur J Med Res 7:480-486

Capitolo 15 GLICOSIDI

L'isolamento della salicina dalla corteccia del salice e l'idrolisi di questa sostanza in glucosio ed alcol salicilico (saligenina), realizzata successivamente da Raffaele Piria, fece ben presto comprendere che nel regno vegetale esistono numerose sostanze che mediante idrolisi con acidi o enzimi (glicosidasi) forniscono, accanto ad una o più molecole di glucosio, composti di natura glucosidica[(1)].

Successivamente furono isolate sostanze dello stesso tipo, ma contenenti una componente glicidica diversa dal glucosio (galattosio, ramnosio ecc.); questi composti vennero inclusi sotto la denominazione generale di glicosidi, ma indicati in particolare come glucosidi (se la porzione glicidica è il glucosio), galattosidi (galattosio), ramnosidi (ramnosio) ecc.

La parte zuccherina del glucoside (**glicone**) può essere unita alla parte non zuccherina (**aglicone** o **genina**) mediante un legame con l'ossigeno (O-glicoside), con l'azoto (N-glicoside), con il carbonio (C-glicoside) o con lo zolfo (S-glicoside). Gli O-glicosidi sono i più numerosi in natura ed anche i più eterogenei. In base alla natura dell'aglicone questi si distinguono in glicosidi steroidei (o cardiocinetici), antrachinonici (aloine ecc.), cianogenici (amigdalina, prunasina), solforati (isotiocianati), saponinici (glicirrizina, ginsenosidi), alcolici (salicina), aldeidici (glucovanillina), fenolici (arbutina) ecc.

In base alla natura del glicone si possono invece distinguere in glicosidi derivati dai pentosi, dagli esosi ecc.

La biosintesi dei glicosidi comprende l'aglicone ed il legame glicidico. La biosintesi dell'aglicone dipende dalla sua natura e quindi è diversa da aglicone ad aglicone. Il legame dello zucchero con l'aglicone avviene invece allo stesso modo, indipendentemente dalla struttura dell'aglicone. La prima tappa è la fosforilazione (P) dello zucchero (Z) con formazione di zucchero monofosfato (ZP): questo reagisce con uridina-trifosfato (UTP) per dare zucchero-uridina-difosfato (Z-UDP) e fosfato inorganico (PPi).

Il complesso Z-UDP interagisce successivamente con l'aglicone (AG), dando origine al glicoside e UDP libero:

UTP + ZP → Z-UDP + PPi

Z-UDP + AG → glicoside + UDP

I glicosidi possiedono azioni farmacologiche importanti. I loro effetti sono determinati dalla natura dell'aglicone, ma sono modificati (quantitativamente) dalla parte zuccherina. I più interessanti sono indubbiamente i glicosidi cardiotonici, le cui genine contengono il nucleo del ciclopentano-peridrofenantrene, comune a molte altre sostanze biologicamente attive (ormoni sessuali, ormoni corticosurrenalici, vitamine ecc.); questi glicosidi agiscono sul miocardio modificando in senso positivo l'inotropismo. Importanti sono anche i glicosidi catartici che si distinguono in antrachinonici e resinosi; nei primi l'aglicone è costituito dai prodotti di ossidazione dell'antrachinone, nei secondi (presenti in droghe quali gialappa, scammonea, coloquintide ecc.) da acidi organici o anidridi. Questi ultimi si comportano da purganti drastici e come tali non trovano più impiego in campo terapeutico.

I glicosidi cianogenici, contenuti nelle mandorle amare e nei semi di pesco e di altre *Rosaceae* (ciliegio, albicocco ecc.), per idrolisi liberano acido cianidrico, sostanza responsabile di gravi avvelenamenti.

I glicosidi solforati, presenti nella senape (nera e bianca), per idrolisi liberano isotiocianati (isosolfocinato di allile ecc.) ad azione revulsiva.

---

(1) Durante l'isolamento dei glucosidi primari dalle droghe bisogna tener conto della contemporanea presenza di enzimi (glicosidasi) onde poter intervenire per evitare la loro idrolisi. Un rapido essiccamento della droga e la frantumazione del materiale fresco della pianta in presenza di solfato di ammonio solido riducono il rischio di idrolisi dei glicosidi.

Anche i glicosidi fenolici ed alcolici, presenti nell'uva ursina (arbutina), nel salice (salicina) o nella gaulteria (gaulterina) possiedono un'azione farmacologica che dipende dalla natura dell'aglicone (idrochinone nel caso dell'arbutina, alcol salicilico nel caso della salicina, salicilato di metile nel caso della gaulterina).

Carattere glicosidico hanno poi alcune sostanze amare presenti in diverse droghe eupeptiche (genziana ecc.) ed alcuni antibiotici (streptomicina, kanamicina, neomicina ecc.).

I glicosidi, una volta somministrati per via orale, vengono in parte idrolizzati ed in parte assorbiti come tali e l'azione farmacologica che ne consegue è diversa, perché riferita unicamente alla natura dell'aglicone.

Circa il metabolismo, alcuni si fissano tenacemente nei tessuti (glicosidi cardiotonici), altri vengono lentamente inattivati, altri escreti immodificati, o dopo idrolisi, con le urine.

I glicosidi vengono trattati come un gruppo a sé, e non a seconda dell'aglicone; fanno eccezione i glicosidi steroidei che sono trattati nel Capitolo 16.

Antrachinonici e diantronici

Nei vegetali si trovano numerosi glicosidi contenenti agliconi correlati strutturalmente all'antracene. Questi glicosidi danno origine, dopo idrolisi, a differenti agliconi che possono essere di-, tri- o tetraidroantrachinoni o composti che derivano dalla riduzione dell'antracene, antranoli e antroni (Fig. 15.1). I derivati antrachinonici sono glicosidi e spesso lo zucchero è il glucosio o il ramnosio. La struttura base di questi composti è il 9,10-antrachinone e le loro differenze consistono nell'arrangiamento dei sostituenti legati. Le molecole hanno in comune una doppia idrossilazione in posizione 1 e 8. Nel regno vegetale le specie contenenti glicosidi rappresentati da 1,8-idrossiantrachinoni sono limitate alle famiglie delle *Liliaceae*, *Poligonaceae*, *Ramnaceae* e *Cesalpiniaceae*. Composti antrachinonici sono comunque presenti, anche se in tracce, in microrganismi (genere *Aspergillus* e *Penicillum*), felci, muschi ed inoltre nelle cocciniglie, insetti che forniscono il colorante carminio.

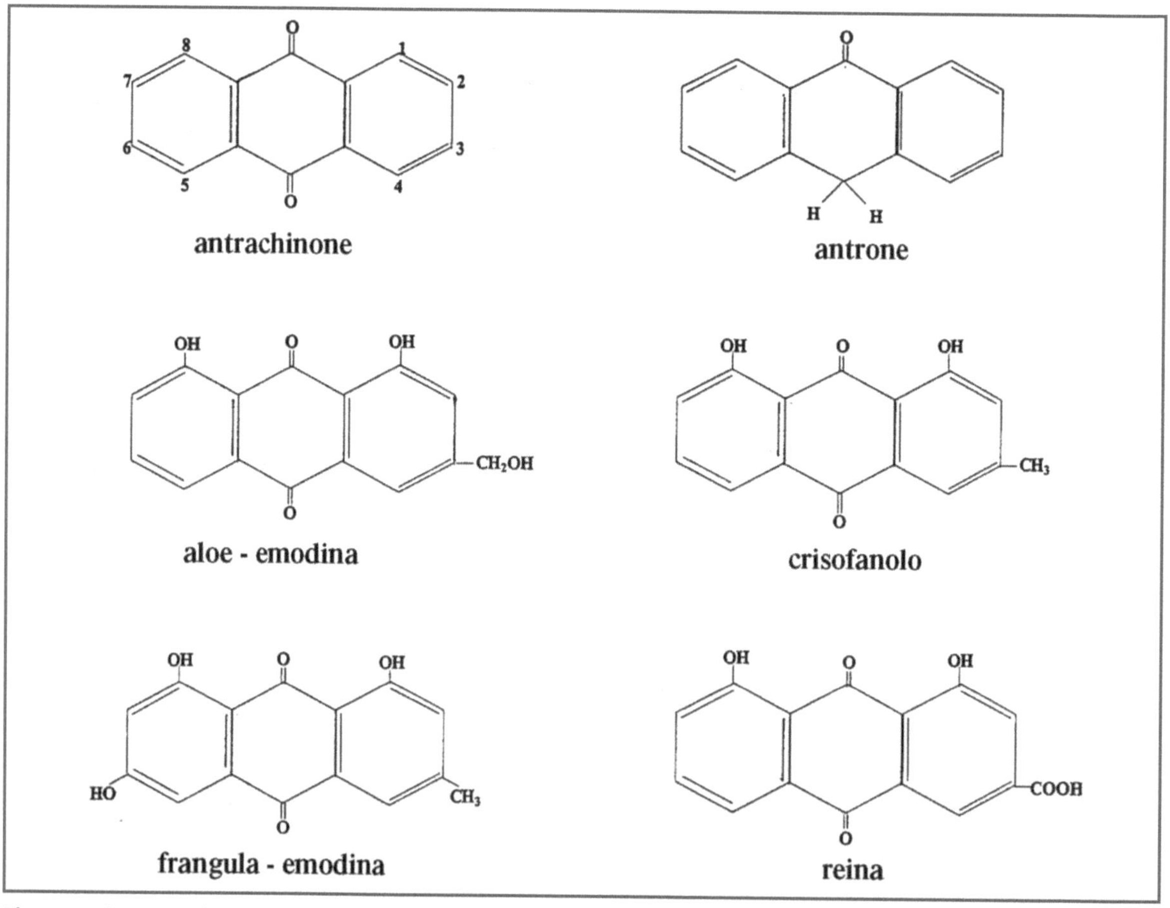

antrachinone

antrone

aloe - emodina

crisofanolo

frangula - emodina

reina

Fig. 15.1 Struttura chimica dell'antrachinone, dell'antrone e di alcuni agliconi di glucosidi antrachinonici

Gli antrachinoni sono molecole scarsamente solubili in acqua fredda, ma solubili in alcol e altri solventi organici; generalmente sono composti colorati in rosso-arancio.

Due reazioni permettono di identificare la presenza di questi composti: la reazioni di Bornträger, per i derivati idrossiantrachinonici, e di Schouteten per gli antroni. La prima risulta positiva solo per gli antrachinoni liberi; per questo motivo è necessario procedere ad un'idrolisi preliminare e gli eventuali antroni devono essere ossidati ad antrachinoni. I chinoni sciolti in soluzione acquosa alcalina mostrano un colore rosso.

L'identificazione degli antroni si basa sulla reazione con p-nitrosometilalanina che origina un'azometina colorata. I C-glicosidi in forma ridotta (antranoli) possono essere rivelati dalla fluorescenza ottenuta mediante aggiunta di borato sodico.

Gli agliconi dei glicosidi antrachinonici sono i principi farmacologicamente attivi. I derivati dell'1,8-antrachinone esplicano un effetto lassativo. L'attività è correlata alla struttura di questi composti: gli O-glicosidi dei diantroni, gli antrachinoni e i C-glicosidi degli antroni sembrano essere le strutture più interessanti per le loro proprietà farmacologiche. I glicosidi degli antroni monomerici stimolano eccessivamente la motilità intestinale e per questo motivo le droghe che li contengono vengono utilizzate solo dopo un lungo periodo di conservazione (circa 1 anno).

Il loro meccanismo d'azione è stato alquanto chiarito in questi ultimi anni; si pensa che i glicosidi antrachinonici non siano assorbiti dal tratto gastrointestinale e che perciò, dopo somministrazione orale giungano immodificati all'intestino crasso (Fig. 15.2). Nel colon la flora batterica intestinale ivi presente li degrada, ossidandoli, ed è in tale forma che i composti sembrano esercitare la loro massima attività. Il processo attraverso il quale si formano i metaboliti attivi nel colon richiede un intervallo di tempo (circa 6 ore) tra l'assunzione della droga e l'effetto lassativo. I principi attivi favoriscono un accumulo di liquido intraluminale (secrezione > assorbimento); inoltre, modificano il tono della muscolatura liscia intestinale e quindi l'attività peristaltica e soprattutto rilasciano la muscolatura liscia circolare.

L'intimo meccanismo d'azione di questi composti prevede, tra l'altro, l'inibizione della Na^+-K^+ATPasi

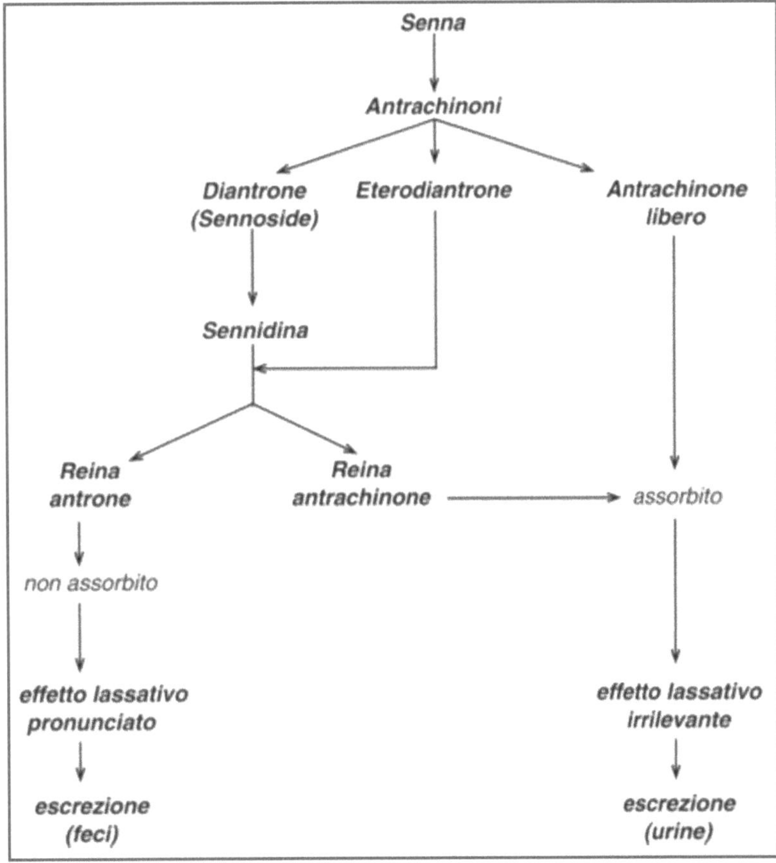

Fig. 15.2 Metabolismo degli antrachinoni

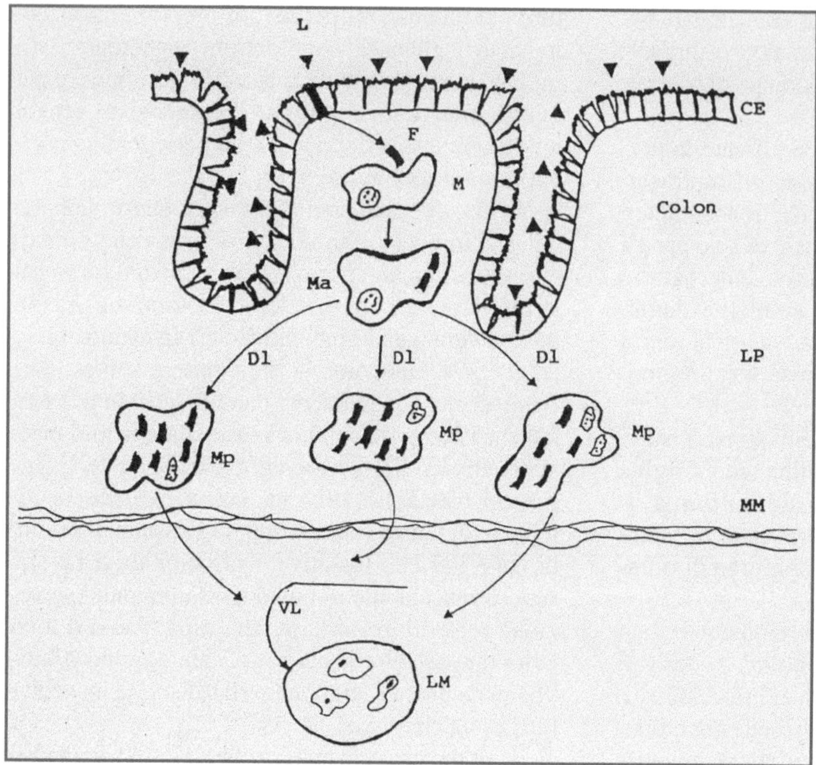

Fig. 15.3 Schema della patogenesi nella melanosi del colon. *L*: lassativo; *F*: frammento cellulare; *M*: macrofago; *Ma*: macrofago con corpi apoptotici; *Mp*: macrofago ricco di pigmento; *Dl*: digestione lisosomiale; *VL*: vaso linfatico; *LM*: linfonodo mesenterico; *CE*: cellula epiteliale; *LP*: lamina propria; *MM*; *muscularis mucosae*

ed il *release* di sostanze endogene (autacoidi, monossido d'azoto).

A parte l'azione lassativa, gli antrachinoni (l'aloe-emodina in particolare) inibiscono la sintesi proteica in alcuni batteri Gram negativi quali *Pseudomonas*, *Vibrio*, *Salmonella e Shigella*, riducono la presenza del batterio che converte gli acidi biliari coniugati in acidi biliari liberi (*Bacteroides fragilis*), responsabili di disturbi epatici e biliari; possiedono inoltre proprietà antiflogistiche, analgesiche ed antitumorali (reina, emodina). Il loro uso può provocare crampi addominali e/o flatulenza, in conseguenza del metabolismo che subiscono nel lume della parte terminale dell'intestino (colon).

Un uso quotidiano continuato, specie di preparazioni non standardizzate, può produrre effetti indesiderati come melanosi (Fig. 15.3), iperaldosteronismo, ipokalemia, diarrea e danno renale (Fig. 15.4).

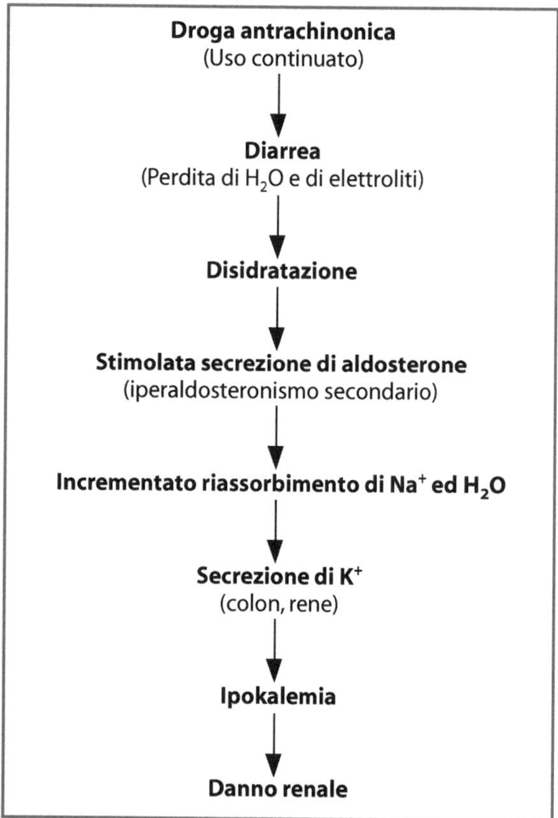

Fig. 15.4 Sovradosaggio e/o abuso di lassativi: conseguenze metaboliche

Aloe

È data dal succo che si ricava dalle foglie di *Aloe ferox* Miller, *A. barbadensis* Miller [= *A. vera* (L.) Burm o *A.vulgaris* Lamark], *A. arborescens* Miller (*Fam. Liliaceae*). *Aloe* deriva dal greco ἄλς, αλός = mare, perché la pianta vegeta in prossimità del ma-

Cenni storici

L'aloe sembra che sia stata usata da tempi antichi come pianta capace di combattere gli spiriti maligni; era coltivata attorno alla Mecca ed adornava l'ingresso delle abitazioni dei mussulmani. Anche il suo uso come medicamento è assai antico. Nefertite e Cleopatra ricorrevano all'aloe per ringiovanire la pelle e proteggerla da infezioni. Dioscoride, Plinio il Vecchio, Galeno ed altri dottori dell'epoca utilizzavano l'aloe per rimarginare le ferite e per curare i disturbi gastrointestinali (costipazione, emorroidi). L'aloe verrà introdotta in Europa verso la fine del XVI secolo e molto più tardi (1893) citata nella *Farmacopea Italiana* come lassativo.

re; oppure dall'arabo *alloeh* o dall'ebraico *halel* e significa sostanza brillante amara. *Ferox* sta per selvaggio. Del genere *Aloe* si conoscono circa 600 specie distribuite in Africa, ma anche in altri Paesi del mondo. Si tratta di piante arboree (*A. ferox, A. africana, A. spicata ecc.*) alte dai 2 ai 5 m, cespugliose o erbacee (*A. barbadensis, A. perryi* ecc.), succulenti, con radici robuste e fibrose, foglie lanceolate, acute, piuttosto grandi (lunghe più di 50 cm e spesse anche 5 cm), alquanto incurvate verso l'alto, con l'apice munito di una robusta spina, dentellate ai bordi: in alcune specie le foglie formano una rosetta all'altezza del terreno (*A. perryi*), in altre all'estremità del fusto (*A. ferox*). Dal centro della rosetta di foglie si erge lo scapo fiorifero, alto anche il doppio del fusto, che termina in grossi racemi di fiori penduli di colore rosso (*A. perryi*), giallo o

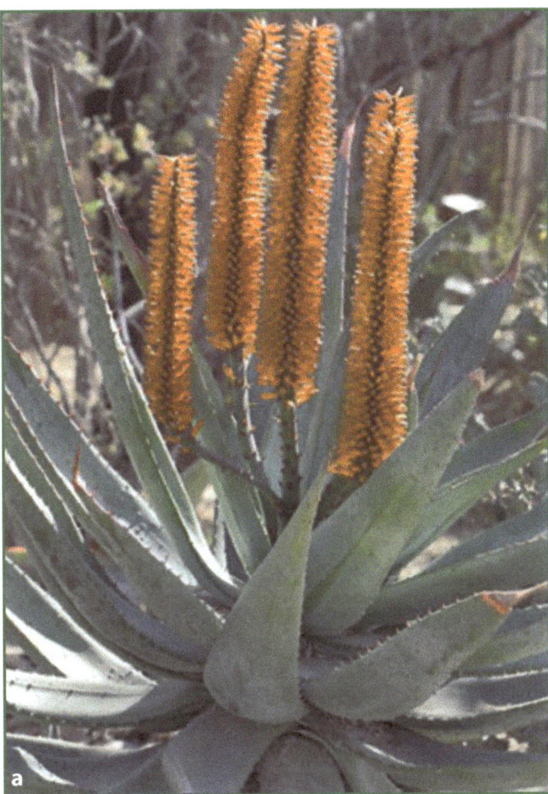

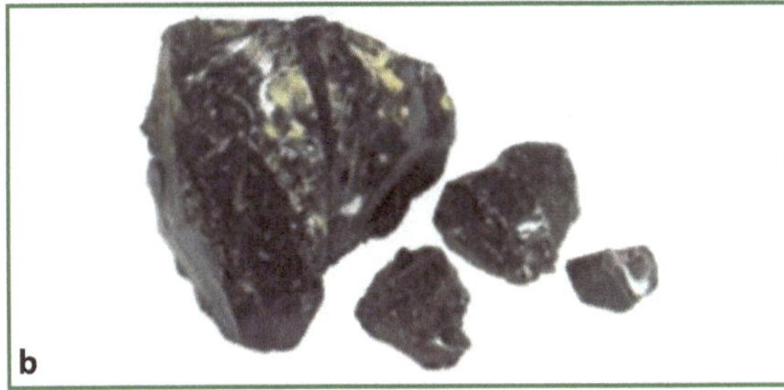

Fig. 15.5 *Aloe ferox:* pianta (**a**) e succo essiccato (**b**)

Aloe gel

Detto anche aloe vera, si ricava dalle foglie fresche appena recise da piante di 4 anni. Il gel è presente nelle cellule (parenchimatiche) più interne mentre il succo è presente nelle cellule (pericicliche) periferiche della foglia. L'estrazione del gel viene fatta recidendo alla base la foglia e lasciando fuoriuscire il succo giallognolo contenente antranoidi; quindi si apre la foglia longitudinalmente e si asporta dalla parte centrale la sostanza gelatinosa che viene trattata con carbone (per sequestrare le sostanze inquinanti), filtrata, pastorizzata (2-3 minuti a 80 °C) ed addizionata di conservanti (0,3% di sorbato di K). Il gel così ottenuto contiene circa il 30% di polisaccaridi (glucomannani, acemannani), steroli, acidi organici, enzimi, vitamine, minerali, carboidrati, lipidi, acido salicilico, aminoacidi, tracce di aloine ecc. L'aloe gel si utilizza esternamente (pomate, unguenti) come cicatrizzante nei casi di abrasioni, scottature e ferite; trova inoltre applicazione nelle contusioni, nella psoriasi e nei casi di *Herpes simplex* e *H. genitale*; risulta inefficace nei casi di lesioni cutanee provocate da radiazioni. Internamente (*per os*) è stato utilizzato nelle iperlipidemie con buoni risultati.

giallo-arancione (*A. vera, A. ferox*) (Fig. 15.5). La droga si raccoglie tra agosto e settembre. Le foglie si tagliano alla base e si mettono a colare al sole (il succo che si ottiene è puro e viene concentrato) o si tagliano in pezzi grossolani che vengono torchiati e pestati (il succo che si ottiene si lascia decantare prima di essiccarlo per allontanare le impurezze) o si lasciano macerare in acqua (quindi il succo si separa dall'acqua e si concentra). Il succo è presente in speciali cellule del periciclo, situate al di sotto dell'epidermide fogliare. Una volta raccolto, il succo viene fatto bollire fino a consistenza tale da formare, a freddo, una massa vitrea, splendente, di colore che va dal nero al giallo verdastro (aloe lucido), oppure una massa opaca, di colore rosso-bruno (aloe epatico). La frattura è concoide, friabile; l'odore è aromatico, il sapore molto amaro.

I principali componenti dell'aloe sono degli antranoidi (5-30%), presenti come glicosidi (aloina A e B); glicoproteine (aloctine); un olio essenziale; acidi grassi; ecc. Il contenuto degli antranoidi è soggetto a variazioni stagionali: può raggiungere anche il 24% nel periodo aprile-luglio mentre nel periodo invernale non supera il 14%. L'aloe viene utilizzata, per le sue proprietà lassative, nei casi di stipsi. La dose di 0,25 mg provoca un effetto lassativo dopo 6-12 ore, che può persistere per giorni. In genere si utilizza in associazione con altre droghe lassative (senna, cascara ecc.) o con droghe che aumentano il flusso biliare (boldo, carciofo ecc.) per risolvere alcuni tipi di stipsi (acuta, atonica, dischezia rettale). Se ne sconsiglia invece l'uso nei casi di stipsi spastica, di stipsi associata a proctite o emorroidi, nei casi di disfunzione renale, nel periodo delle mestruazioni e poi in gravidanza e durante l'allattamento, anche se non è stata mai dimostrata un'azione abortiva di questa droga. Per la FDA l'aloe è considerata alla stregua di un farmaco e per la Commissione E tedesca l'uso non deve prolungarsi per più di 1-2 settimane. Come tutte le droghe antrachinoniche può provocare crampi addominali, flatulenza, meteorismo. All'aloe sono state attribuite numerose altre proprietà, sia come succo, che come gel ed estratto totale.

Stipsi

La stipsi (o costipazione) è un disturbo, non una malattia, che interessa l'1-6% delle persone di mezza età ed il 70-80% degli anziani. Si manifesta di meno negli uomini (1-2%) e di più nelle donne (2-4%), soprattutto in quelle di razza nera. Si ha stipsi quando le feci sono dure, emesse di rado e con sforzo, senza la sensazione di soddisfazione liberatoria. Può dipendere da cause organiche sistemiche (ipotiroidismo, diabete, disidratazione, porfiria, morbo di Parkinson, depressione, anoressia ecc.), da ostruzioni intestinali intraluminali (stenosi, tumori ecc.) ed extraluminali (tumori, ernie, gravidanza ecc.), da lesioni anali (ragadi, emorroidi ecc.) o da alterazioni muscolari o infiammazione della mucosa (proctosigmoidite). La stipsi può anche dipendere dall'assunzione di farmaci (analgesici, analgesici stupefacenti, anoressizzanti, antibiotici, antiacidi, antineoplastici, spasmolitici, diuretici ecc.). Comunque nel 95% dei casi si tratta di stipsi primitiva o funzionale, cioè il risultato della interazione di disturbi della motilità intestinale ed errate abitudini dietetiche, oltre che di una ridotta attività fisica. Una alimentazione povera di fibre (frutta, verdura, cereali) e di apporto idrico e la sedentarietà rallentano il transito intestinale e rendono difficile l'espulsione di feci che si sono nel frattempo indurite. La defecazione inoltre viene spesso rimandata e questo comporta una esagerata distensibilità dell'ampolla rettale che contribuisce alla insorgenza della costipazione. In gravidanza poi la lassità dei muscolari addominali e del pavimento pelvico compromettono l'efficienza del torchio addominale, utile nel mantenere regolare l'alvo. Un trattamento non farmacologico della stipsi consiste nell'assunzione giornaliera di fibre alimentari (20-30 g), nell'introduzione di circa 2 litri di acqua nelle 24 ore e nel consigliare una paziente rieducazione dell'alvo; nei casi in cui non si riesce a rimuovere la stipsi si ricorre ad un lassativo che può essere un lubrificante (olio vegetale o minerale), un agente che forma volume nel lume intestinale (psillio, guar ecc.) o una droga antrachinonica (senna, cascara, rabarbaro, frangola, aloe). La droga antrachinonica deve essere somministrata non più di 1-2 volte nella settimana e ad un dosaggio tale da agire soltanto sulla motilità intestinale e non anche sull'accumulo intraluminale di liquidi. L'uso prolungato deve essere vietato.

Rabarbaro

Il rabarbaro è dato dal rizoma di diverse specie di *Rheum*. In particolare, il rabarbaro cinese è rappresentato dal rizoma di *Rheum officinale* Baillon (rabarbaro del Sud o cinese) e di *R. palmatum* var. *tanguticum* L. (rabarbaro del Nord o tibetano) (*Fam. Poligonaceae*). Il rabarbaro indiano e quello pakistano sono invece costituiti dai rizomi di *R. emodi* Wallich e di *R. webbianum* Royle rispettivamente. *Rheum* deriva da *rha*, antico nome del fiume Volga. *Rha* nell'antica lingua della Moscovia significava radice, cioè radice per antonomasia; in effetti sulle rive del Volga vegetava una specie di rabarbaro. *Officinale*, delle officine farmaceutiche.

Habitat. Erba perenne originaria delle regioni montuose della Cina e dell'India (Fig. 15.6): ora esistono anche delle piantagioni in Europa (*R. rhaponticum*, *R. undulatum*, *R. compactum*).

Descrizione della pianta. Pianta erbacea perenne dotata di rizoma verticale e radici voluminose, caule corto (1-2 m) di colore nero, più o meno ramificato, foglie basali (radicali) lungamente picciolate (30-50 cm), cuoriformi, profondamente divise in lobi (3-5), provviste di stipole e guaina (ocree), fiori riuniti in racemi e formanti una pannocchia e frutto ad achenio.

Parti usate. Rizoma.

Raccolta e preparazione della droga. In primavera o autunno (settembre-ottobre) si dissotterrano i ceppi ipogei più grossi (di piante di 6-10 anni). I rizomi vengono mondati, decorticati per raschiamento, tagliati in pezzi ed essiccati per diverse settimane in locali riscaldati. I pezzi più voluminosi vengono tagliati in senso longitudinale e venduti come *rabarbaro piatto*, quelli più piccoli, provenienti dalla parte inferiore del rizoma, vengono tagliati in senso

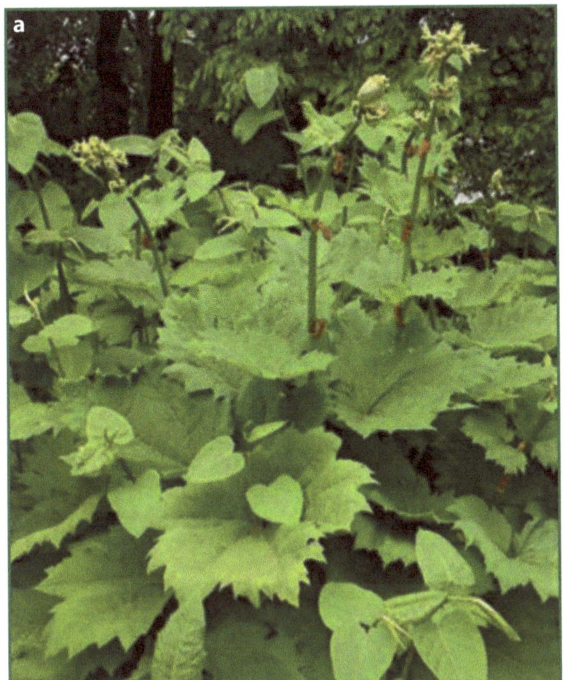

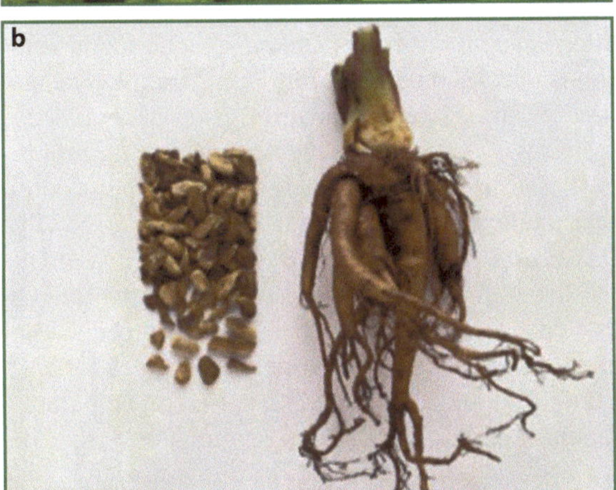

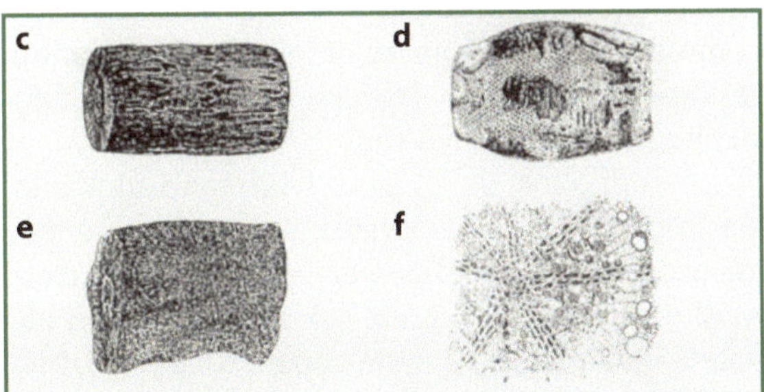

Fig. 15.6 *Rheum officinale*: pianta (**a**); radice (**b**); rizomi di varietà diverse di *Rheum* (**c-e**) e sezione trasversale di *R. officinale* (**f**)

trasversale e forniscono il cosiddetto *rabarbaro rotondo* (5-8 × 5-7 cm). In Europa la droga è raccolta da piante più giovani (4-5 anni) e si presenta in frammenti più piccoli; il rabarbaro europeo viene utilizzato quasi esclusivamente in liquoreria.

Descrizione della droga. Pezzi legnosi, piano-convessi (10-15 × 7-8 cm) o cilindro conici (5-6 × 5-7 cm), di consistenza dura, pesanti, di colore giallo ocra, venato di arancione. La superficie esterna, decorticata, è segnata da un reticolo biancastro a maglie a losanga o ovali che spicca sullo sfondo giallastro. Le losanghe corrispondono alle sezioni dei raggi midollari; il reticolo deve il suo colore chiaro all'amido o all'ossalato di Ca. In sezione trasversa si osservano numerosi corpi stellati (0,2-0,4 cm) rossastri, costituiti da anormali sistemi libro-legnosi (fasci vascolari). Questi sono disposti regolarmente ad anello all'interno della zona legnosa in *R. palmatum*; sono disposti irregolarmente e sono più grandi (0,2-0,6 cm) in *R. officinale*. La droga ha un odore caratteristico ed aromatico.

Esame microscopico della droga. In sezione trasversa, dall'esterno all'interno, si nota: residui di sughero a piccole cellule appiattite; libro sottile suddiviso da numerosi raggi midollari a 2-3 file di cellule; cambio bruno fatto da numerose file di cellule schiacciate; legno sottocorticale diviso da raggi midollari a 2-3 file di cellule e costituito da un parenchima a cellule poligonali e druse di ossalato di Ca; midollo con parenchima a cellule poligonali, ricche di granuli di amido e di druse di ossalato di Ca, con raggi midollari a 2-3 file di cellule che internamente s'intrecciano.

La droga in polvere mostra: granuli di amido (4-8 μm) con ilo stellato o puntiforme, druse di ossalato di Ca (20-200 μm), frammenti di parenchima di cellule amilifere e cristallifere e di vasi reticolati. La quantità di ossalato di Ca è più elevata (15%) nel rabarbaro cinese, meno (6%) nel rabarbaro europeo: questo è utile per la scoperta di sofisticazioni (esame delle ceneri).

Componenti principali. Glicosidi antrachinonici (2-4,5%) quali crisofanolo, aloemodina, emodina, fiscione. Oltre alle strutture monomeriche ridotte sono presenti resinoidi A e B (antranoli) e C-D (antroni), forme ridotte dimeriche, sennosidi A-D. Le forme ossidate raggiungono livelli elevati durante il periodo estivo, modesti nel periodo invernale.

Sono inoltre presenti tannini. L'azione lassativa della droga è dovuta soprattutto alla presenza dei sennosidi A e B, profarmaci che nell'intestino vengono trasformati in reina. Nel rabarbaro europeo è presente il glicoside raponticina, un derivato stilbenico su cui è basato un saggio per distinguere questo dal rabarbaro cinese.

Proprietà ed impiego terapeutico. È un lassativo, nonostante la presenza di tannini. Si usa in associazione con altre droghe antrachinoniche. Possiede

anche proprietà coleretiche, antitumorali, antiflogistiche ed eupeptiche. A parte l'impiego farmaceutico, come lassativo, il rabarbaro viene di frequente impiegato nella preparazione di bevande ad azione eupeptica (rabarbaro europeo).
Effetti collaterali, tossicità e controindicazioni. Il rabarbaro provoca gli stessi inconvenienti delle altre droghe antrachinoniche. Impartisce alle urine una colorazione bruno-giallastra (se acide) o rossa (se alcaline).

Senna

È data dalle foglie secche di *Cassia angustifolia* Vahl (*Fam. Cesalpiniaceae*), nota come *senna di Tinnevelly*, o di *C. acutifolia* Delile, nota come *senna Alessandrina*. *Cassia* deriva dal greco κασία, termine usato da Dioscoride per indicare la corteccia del *Laurus cassia* (cannella della Cina); *senna* deriva dall'arabo *senha*, *sinha* o *sena*, antica denominazione locale della pianta la cui foglia era considerata "propria" a dare salute. Lo stesso Profeta consigliava: "*Procuratevi della senna, che sarà per voi rimedio d'ogni male, salvo che per la morte*". *Angustifolia* = stretta foglia, per le foglie molto strette (Fig. 15.7); *acutifolia* = aguzza foglia, per le foglie accuminate.
Habitat. Entrambe le specie hanno origine desertica; *C. acutifolia* cresce spontanea lungo la regione dell'alto Nilo, *C. angustifolia* cresce spontanea nell'Africa orientale, dall'Arabia alla Somalia fino al Mozambico. *C. acutifolia* viene coltivata nel Sudan, mentre la seconda è coltivata abitualmente in Pakistan ed India.
Descrizione della pianta. Arbusto alto 1,50-2,00 m (fino ad 1 m nel caso di *C. acutifolia*), con caule eretto verde pallido; foglie composte, paripennate (5-9 paia di foglioline; 4-5 paia di foglioline nel caso di *C. acutifolia*), alterne; piccoli fiori venati di rosso scuro e riuniti in grappoli terminali (gialli nel caso di *C. acutifolia*); il frutto è un legume che termina con una punta, residuo dello stelo (Fig. 15.8).
Parti usate. Foglioline e frutti.
Raccolta e preparazione della droga. Le foglie vengono raccolte quando i frutti sono completamente formati, ma ancora immaturi: i frutti quando sono prossimi alla maturità (settembre-ottobre). Entrambi si essiccano al sole. Le foglie non devono contenere più del 10% di rachidi.
Descrizione della droga. Le foglioline di *C. angustifolia* sono strette (0,7-1,2 cm) e molto lunghe (3-6 cm), lanceolate, a punta aguzza, con peduncolo brevissimo, glabre o poco pelose (Fig. 15.8 b). Il frutto, di dimensioni 1,2-1,82 × 4-6 cm, è appiattito, quasi dritto, con margini arrotondati e superficie liscia appena bozzoluta in corrispondenza dei semi (6-8 cm per legume); osservato in trasparenza mostra, oltre alle ombre dei semi, una venatura trasversale che corre dall'una all'altra nervatura longitudinale (Fig. 15.8 c).

Le foglioline di *C. acutifolia* sono alquanto strette e corte (2-3 cm), ovate e appuntite all'apice, con peduncolo breve, finemente pubescenti. Il frutto, di dimensioni 1,8-2,5 × 4,5 cm, ha margini alquanto incurvati (il ventrale appare concavo o dritto, il dorsale fortemente convesso, con aspetto reniforme del legume), superficie liscia e rigonfia in corrispondenza dei semi (4-9 per legume). In trasparenza mostra una venatura trasversale.
Esame microscopico della droga. In sezione trasversa si osserva nelle foglioline: epidermide superiore a cellule poligonali appiattite, con stomi e con peli unicellulari conici un po' ricurvi; tessuto a palizzata ed una sola fila di cellule allungate, contenenti druse di ossalato di Ca, tessuto a palizzata

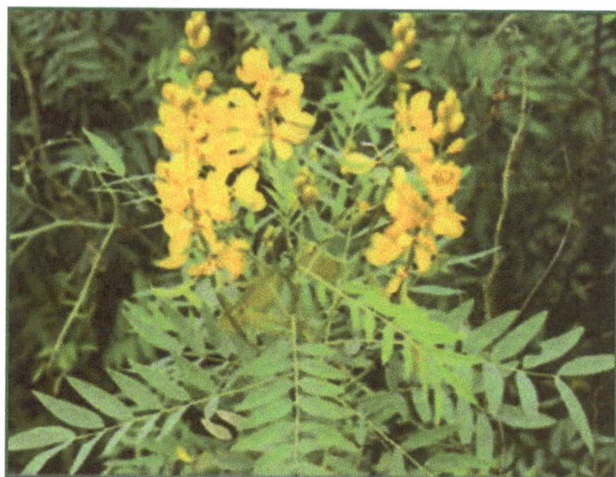
Fig. 15.7 *Cassia angustifolia L.*: ramo con foglie e fiori

Cenni storici

La senna era sconosciuta agli antichi. Serapide il Vecchio, medico arabo del IX-X secolo, fu il primo a descrivere le proprietà lassative della senna nel suo *Pandectae*, libro tradotto in latino e pubblicato a Valencia nel XV secolo. Isacco Giudeo, un altro medico arabo del X secolo, nel citare la senna afferma che la migliore qualità si trova nella Mecca. Questi due medici usavano i frutti mentre Mesuè, anch'esso medico arabo, utilizzerà le foglie per ottenere un drastico effetto purgativo. La pianta della senna verrà coltivata in Italia nel 1500. Dal IX secolo ad oggi la senna è stata ininterrottamente utilizzata come lassativo.

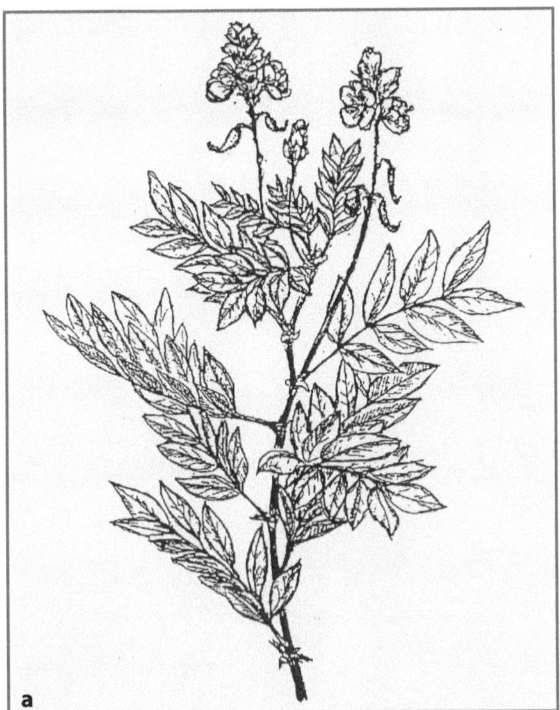

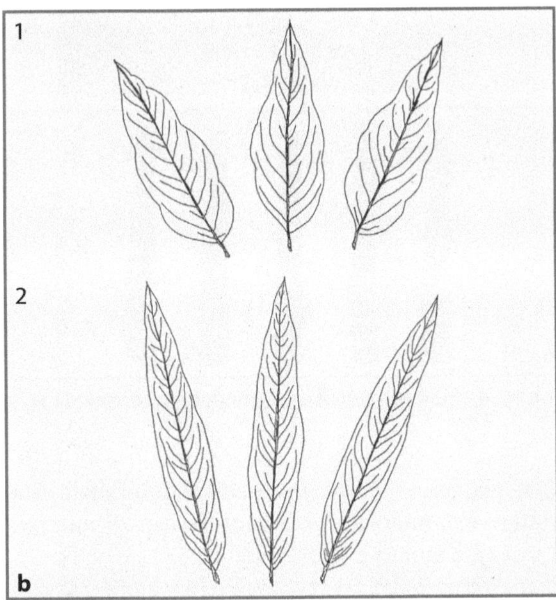

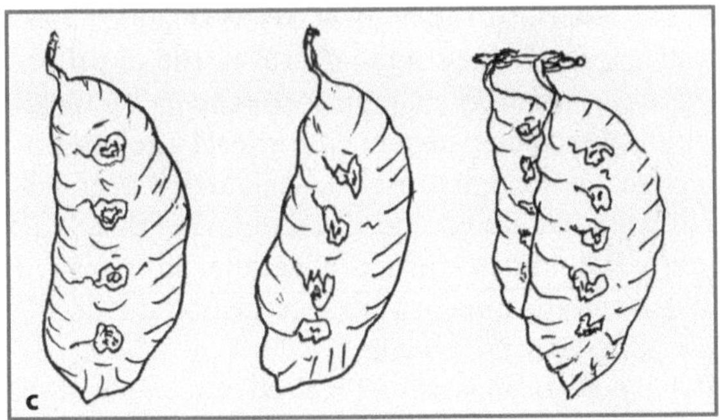

Fig. 15.8 **a** *Cassia acutifolia*: pianta; **b** foglie di *Cassia acutifolia* (1) e *C. angustifolia* (2); **c** frutti di *Cassia angustifolia*

pressocché identico al precedente; *epidermide inferiore* a cellule poligonali.

La droga in polvere presenta: peli unicellulari, conici, ricurvi, di diversa lunghezza (12-25 × 70-260 μm); cristalli di ossalato di Ca (prismi di 4-25 μm o druse di 8-30 μm); frammenti di epidermide e di tessuto a palizzata e spugnoso.

Componenti principali. Glicosidi diantronici (1,5-3% nelle foglie; 2-5% nei frutti), soprattutto, sennosidi A e B; piccole quantità di sennosidi C e D, di glicosidi monomerici e di antrachinoni liberi (1,0-1,5%) (aloe-emodina, crisofanolo, reina). Inoltre mucillagine (10%), sostanze resinose amare, canferolo, isoramnetina (glucoside fitosterolico), alcol miricilico, olio etereo ecc.

I sennosidi sono dei profarmaci e quindi di per sé inattivi; nel colon la flora batterica metabolizza questi in reina e reinantrone attraverso la formazione di prodotti intermedi. La reina è il vero principio attivo della senna.

Proprietà ed impiego terapeutico. La senna è un lassativo, stimola la secrezione intraluminale di acqua e di elettroliti e modifica la motilità del crasso, sia direttamente che attraverso il *release* di autacoidi. È probabile che anche gli ioni Ca e fattori neuroumorali svolgano un ruolo importante nell'azione lassativa della senna. È consigliata nella costipazione atonica, nei casi di costipazione acuta e prima di un esame endoscopico del tratto intestinale. Si somministra in associazione ad altre droghe lassative e/o coleretiche/colagoghe (boldo) oppure da sola, sotto forma di infuso (1-2 g), macerato, estratto fluido (2 ml), sciroppo (8 ml). Il macerato, preparato lasciando macerare in acqua (100 ml) a temperatura ambiente circa 2 g di droga, è più attivo dell'infuso, (contiene più sennosidi); inoltre provoca difficilmente crampi e dolori addominali, perché contiene solo una minima quantità di sostanze resinose. Il frutto, rispetto alle foglie, esercita un'azione lassativa più blanda.

Effetti collaterali, tossicità. La senna può causare crampi e dolori addominali. Un uso prolungato (o abuso) può causare melanosi (vedi Fig. 15.3), perdita di elettroliti (potassio in particolare) ed altri inconvenienti ancora (vedi Fig. 15.4).

Impartisce alle urine una colorazione brunogiallastra (se acide) o rossa (se alcaline). Da alcuni anni si parla di un'azione mutagena e carcinogena della senna, dovuta all'aloe-emodina presente nella droga: questo tuttavia non è avvalorato da studi sperimentali e clinici. Anzi, studi recenti condotti su animali di laboratorio dimostrano che la senna, somministrata quotidianamente per 6-12 mesi, non provoca tumori intestinali. Studi di carcinogenesi della durata di 2 anni hanno poi dimostrato che la senna non solo non provocava alterazioni neoplastiche o tumorali, ma addirittura inibiva la formazione di tumori indotti da un carcinogeno (azossimetano). Studi epidemiologici più recenti hanno infine mostrato che non c'è correlazione tra assunzione di senna e cancro colon-retto.

Pazienti che prendono glicosidi cardiaci, antiaritmici, diuretici, corticosteroidi, devono consultare il medico prima di assumere senna. La senna non deve, infine, essere consigliata a pazienti con disturbi gastrointestinali.

Cascara

La cascara è la corteccia essiccata del tronco e dei rami di *Rhamnus purshiana* DC (*Fam. Rhamnaceae*) o cascara sagrada. *Cascara sagrada* deriva dallo spagnolo e significa corteccia sacra, in riferimento ad alcune piante appartenenti alla stessa famiglia e dette spine di Cristo perché utilizzate per fare la corona di spine imposta a Cristo; *Rhamnus*, da ῥάμφος = rostro, per le spine ricurve di talune specie; *purshiana* in onore di Federico Trangott Pursh che agli inizi del 1800 descrisse la pianta.

Habitat. Spontanea nell'America settentrionale (Canada e stati americani di Washington e Oregon) e lungo le coste del Pacifico (Messico). Coltivata in Africa (Kenia), Europa (Italia), Colombia.

Descrizione della pianta. Alberello alto 5-6 m (nei Paesi di origine può raggiungere anche 20 m), con tronco rugoso a scorza bruniccia, con rami non spinosi a scorza bianco-grigiastra, liscia, con foglie ovato-ellittiche (2,5-70 × 5-15 cm), brevemente picciolate (Fig. 15.9), ad apice ottuso, a base arrotondata, a margine dentato, pennatinervie (10-12 nervature), con piccoli fiori bianchi riuniti in ombrelle ascellari; il frutto è una drupa nera ovoidale.

Parti usate. Corteccia del tronco e dei rami.

Raccolta e preparazione della droga. Inizia a primavera e va avanti fino a luglio su piante di 9-15 anni con rami di oltre 10 cm di diametro. La corteccia viene asportata in grandi pezzi, praticando delle incisioni longitudinali sulla superficie e quindi ridotta in frammenti più piccoli, essiccata al sole e conservata per almeno un anno prima di usarla per preparazioni medicinali.

Descrizione della droga. Pezzi piatti o a doccia o arrotolati (2-10 × 10-20 cm), dello spessore di 1,5-4 mm. La superficie esterna è grigio-bruna, grigio-olivastra o bruno-purpurea, liscia, con lenticelle biancastre poco evidenti. La superficie interna è liscia, giallastra, striata in senso longitudinale. La frattura è granulosa all'esterno, fibrosa all'interno. Il sapore è amaro e nauseante.

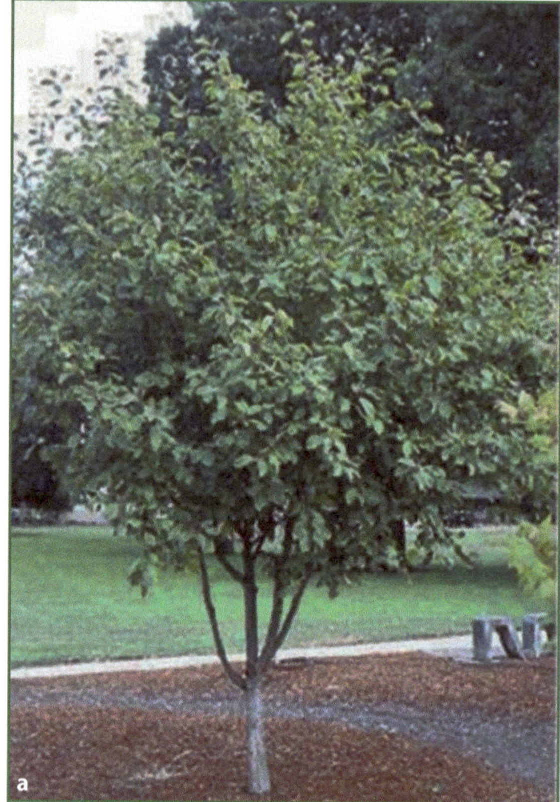

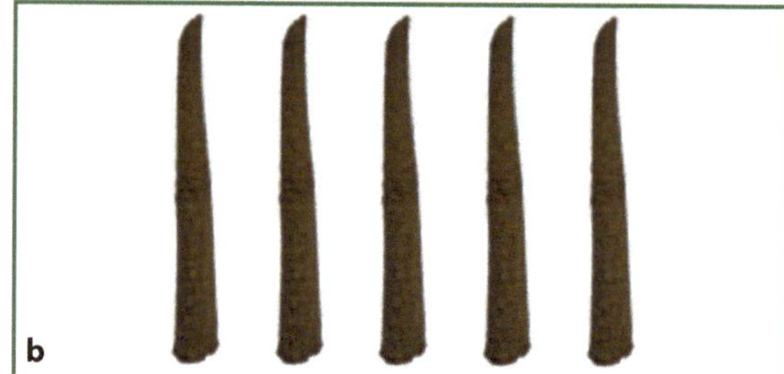

Fig. 15.9 *Rhamnus purshiana:* pianta (**a**) e corteccia (**b**)

Esame microscopico della droga. In sezione trasversa, dall'esterno all'interno, si osserva: sughero abbastanza spesso, costituito da 10-18 file di cellule appiattite; strato collenchimatoso fatto di 3-6 file di cellule allungate; parenchima corticale a cellule poligonali, contenenti druse di ossalato di Ca, granuli di amido ad ilo eccentrico ed ammassi di cellule sclerosate; libro primario a cellule poligonali e qualche tubo cribroso; libro secondario fatto di cellule poligonali più piccole.

La *polvere* mostra: cellule sclerose, granuli di amido (3-8 μm) ad ilo eccentrico; cristalli di ossalato di Ca; frammenti di sughero e di tubi cribrosi.

Componenti principali. Composti antrachinonici

in parte sotto forma glucosidica (6-9%) (cascarosidi A-D), in parte liberi (emodina, acido crisofanico); una sostanza amara a funzione lattonica, tannino (2%), ecc. Nei cascarosidi A e B l'aglicone è l'antrone aloe-emodina, in quelli C e D è il crisofanolo. I cascarosidi vengono metabolizzati dalla flora batterica intestinale (colon) in un composto attivo, il crisofanolo.
Proprietà ed impiego terapeutico. L'azione lassativa della cascara è più blanda di quella della senna, ma è utilizzata di meno per il suo costo. Risulta comunque presente in diverse preparazioni lassative, in associazione con altre droghe antrachinoniche.

Frangola

La frangola è la corteccia essiccata del tronco e dei rami di *Rhamnus frangula* L. (= *Frangula alnus* Miller) (*Fam. Rhamnaceae*). *Frangula* deriva da *frangere*: rompere, cioè che rompe le rocce sulle quali vegeta, oppure per la fragilità dei rami che si spezzano facilmente.
Habitat. Spontanea nei boschi e nelle siepi (terreni sabbiosi ed umidi), fino ai 1000 metri di altitudine, di tutta l'Europa centro-meridionale, dell'Asia occidentale e dell'Africa settentrionale. Coltivata in Europa (Italia). Il carbone del legno di *R. frangula* era pregiato per la preparazione delle polveri nere da sparo e come carbone medicinale.
Descrizione della pianta. Arbusto alto 2-5 m, con pochi rami alterni, non spinosi, con foglie caduche, alterne, brevemente picciolate, ovalo-ellittiche (4-7 × 6-10 cm), glabre (quelle adulte), a margine intero, pennatinervie (6-8 nervature secondarie parallele per lato che si incurvano in prossimità del lembo fogliare) (Fig. 15.10) e fiori in fasci ascellari e con frutti a forma di piccole drupe nerastre (se mature).
Parti usate. Corteccia del tronco e dei rami.
Raccolta e preparazione della droga. Maggio-luglio, durante il periodo di fioritura (perché la corteccia si stacca più facilmente). Sul tronco e sui rami si praticano delle incisioni che servono a delimitare la parte della corteccia che si vuole distaccare; quest'operazione, fatta con cura, consente alla pianta di sopravvivere. La corteccia si lascia essiccare all'aria ed all'ombra. Nel primo anno presenta intensa azione emetica che scompare con il tempo, per cui deve essere usata dopo almeno un anno dalla raccolta, oppure riscaldata a 100 °C per un'ora (tale trattamento facilita la trasformazione degli antroni in antrachinoni, meno irritanti). La droga in commercio proviene principalmente dalle regioni dell'Europa orientale, dai Balcani alla Polonia.

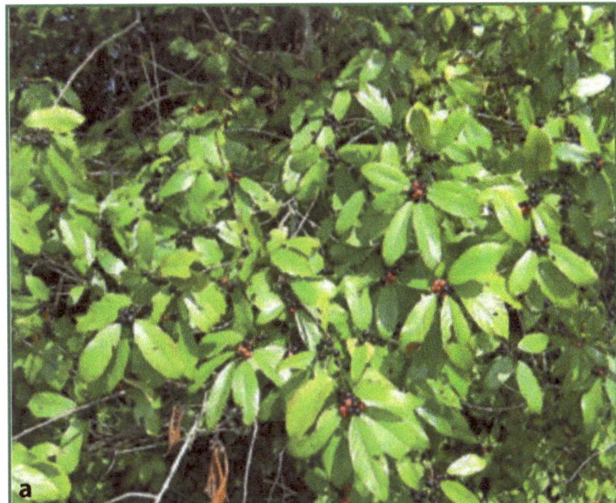

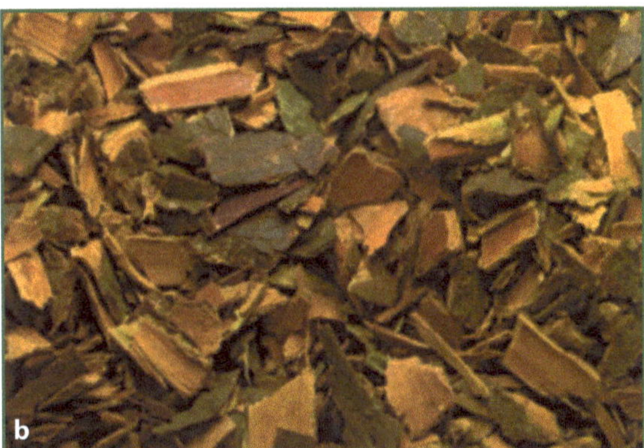

Fig. 15.10 *Rhamnus frangula*: pianta (**a**) e corteccia (**b**)

Descrizione della droga. Pezzi a doccia o arrotolati (2,5 × 10-15 cm), dello spessore di 1-2 mm. La superficie esterna è bruno-rossiccia (rami giovani) o grigio-bruno-olivastra (rami vecchi), liscia, con grandi lenticelle verrucose, bianco-grigiastre. La superficie interna è finemente striata per il lungo, lucida, giallo-rossastra (Fig. 15.10 b). La frattura è granulosa all'esterno e fibrosa all'interno. Il sapore è amaro/sgradevole. La frangola si differenzia dalla cascara per i seguenti caratteri: (i) sughero più sottile, sfaldabile, di colore più scuro e cosparso di lenticelle bianche, (ii) superficie interna più scura e lucente, (iii) sapore meno amaro, (iv) assenza di cellule sclerosate nel parenchima corticale.
Esame microscopico della droga. In sezione trasversa, dall'esterno all'interno, si nota: sughero costituito da 10-20 file di cellule appiattite; strato collenchimatoso (presente nelle cortecce più giovani) fatto di 6-7 file di cellule prismatiche; parenchima corticale fatto di cellule poligonali contenenti granuli di amido e druse di ossalato di Ca; libro a piccole cellule poligonali impilate radialmente, percorso da raggi midollari a 2 file di cellule, con ammassi di fibre liberiane e druse di ossalato di Ca.

La *polvere* mostra: granuli di amido, druse di ossalato di Ca, frammenti di parenchima, fasci di fibre liberiane.

Componenti principali. Composti antrachinonici (4,5-7%) sotto forma glucosidica quali glucofrangulina A/B (frangula-emodina + glucosio + ramnosio/apiosio) e frangulina A/B (frangula-emodina + ramnosio/apiosio), ed in minima parte liberi quali crisofanolo, emodina. Nella droga fresca le glucofranguline sono presenti nella forma ridotta, in quella esiccata nella forma ossidata.

I glucosidi vengono metabolizzati dalla flora batterica intestinale (colon) a composti attivi (emodine). L'effetto lassativo dell'emodina è paragonabile a quello di un estratto di senna.

Proprietà ed impiego terapeutico. La dose raccomandata (adulti, anziani e ragazzi sopra i 12 anni) in casi di costipazione acuta è di 20-30 mg di glucofranguline e franguline (pari a 1,2-1,8 g di droga). L'effetto lassativo si ha dopo 6-24 ore.

Effetti collaterali, tossicità. Si veda la senna.

Iperico

È dato dalle parti aeree (sommità fiorite) di *Hypericum perforatum* L. (*Fam. Guttiferae*). *Hypericum* dal greco ερειχη = erica e υπο = sotto, cioè pianta che vegeta sotto le eriche, oppure ειχων = al di là, riferito al fatto che la pianta si utilizzava per esorcizzare gli spiriti maligni e per questo chiamata scacciadiavolo; *perforatum*, per le foglie picchiettate di piccole ghiandole trasparenti che in controluce danno l'idea di forellini. La pianta è detta anche erba di San Giovanni, in quanto fiorisce in prossimità della festa che è il 24 giugno. La Ph. Eur. riporta la tintura madre di iperico, utilizzata per la preparazione di omeopatici.

Habitat. Originaria dell'Europa, la pianta è stata naturalizzata in Asia, Africa, Australia, America. In Italia è diffusa nei luoghi sassosi, lungo le scarpate stradali e ferroviarie, nei boschi e nelle zone collinari e montuose fino ai 1600 m.

Descrizione della pianta. Pianta erbacea di 90 cm circa con caule esile eretto, ramificato, con foglie sessili, opposte, da lanceolate a ovali, ristrette verso la base della lamina, con margine intero e ottuse all'apice, ghiandolose per ghiandole scure concentrate per lo più lungo il margine della pagina inferiore della lamina e traslucide su tutta la lamina, tali quindi che, se guardate controluce, diano l'impressione di essere bucherellate (da cui l'epiteto *perforatum*). I fiori con petali ellittici, asimmetrici, di colore giallo intenso, ghiandolosi

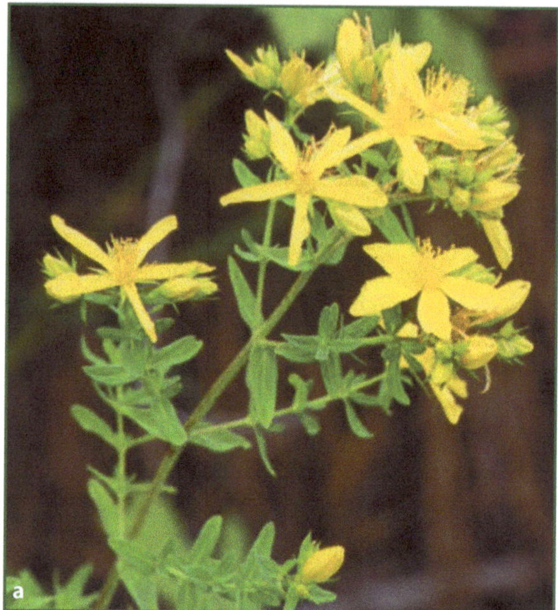

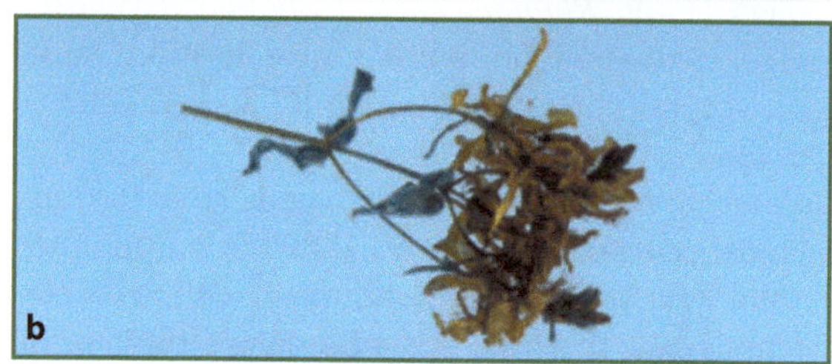

Fig. 15.11 *Hypericum perforatum:* pianta (**a**) e fiori (**b**)

e macchiettati di nero sul margine, irregolarmente dentellati o crenati, sono riuniti in corimbi apicali (Fig. 15.11).

Parti usate. Sommità fiorite (fiori, foglie e parti del caule).

Raccolta e preparazione della droga. Si raccoglie tra fine giugno ed agosto e si essicca all'ombra o in stufa a temperatura non superiore ai 35-38 °C.

Descrizione della droga. Le sommità fiorite sono di odore aromatico, balsamico; il sapore è lievemente amaro.

Componenti principali. Naftodiantroni (0,1-0,3%) come ipericina, pseudoipericina, protoipericina ecc.; acilfloroglucinoli (2%) come iperforina; flavonoidi (circa il 12%) come rutina, iperoside, isoquercitrina, quercetina ecc.; xantoni; tannini (6-10%); un olio essenziale (0,11-0,26%) contenente 2-metilottano, limonene, pinene ecc.; inoltre vitamina C, carotene, saponine, acidi caffeici ecc. L'ipericina e soprattutto l'iperforina sono responsabili delle proprietà farmacologiche dell'iperico.

Proprietà ed impiego terapeutico. All'iperico sono state attribuite proprietà ipotensive e diuretiche, ma studi più recenti concordano nel ritenere l'iperico un antidepressivo, al punto da considerarlo un "prozac naturale". L'azione antidepressiva è la conseguenza di una inibizione delle MAO (enzimi che catalizzano la conversione di neurotrasmettitori in cataboliti inattivi) ed un blocco della ricaptazione di neurotrasmettitori quali serotonina, noradrenalina e dopamina. Questo comporta un aumento dei livelli di neurotrasmettitori nello spazio sinaptico con conseguente adattamento neuronale [aumento dell'espressione dei recettori serotoninergici (5-HT_1 e 5-HT_2), adrenergici (β_1) e dopaminergici (D_1)] (Fig. 15.12). Oggi è abbastanza chiaro che l'azione antidepressiva dell'ipericina e soprattutto dell'iperforina viene amplificata dalla presenza di flavonoidi. L'efficacia dell'iperico negli stati depressivi lievi e moderati è stata riportata in diversi studi clinici. In alcuni di questi l'iperico si è mostrato efficace quanto gli antidepressivi convenzionali (fluoxetina, paroxetina) o addirittura superiore (imipramina) nel ridurre i sintomi ansiosi in individui depressi. L'iperico risulta invece del tutto inefficace nei casi di depressione grave. L'iperico inibisce poi il *re-uptake* della dopamina nel tessuto striato del cervello di ratto e questo lascia supporre un impiego di questa droga nella dipendenza da nicotina. L'iperico viene raccomandato dalla Commissione E tedesca anche come cicatrizzante, oltre che come antidepressivo. Per la guarigione di ferite si usa l'olio di iperico che si prepara lasciando macerare i fiori freschi di *H. perforatum* in olio di oliva (rapporto 25:100) al sole fino a quando l'olio non assume una colorazione rossa. Questo preparato, utilizzato da secoli per facilitare la cicatrizzazione di ferite ed ustioni, non è stato rigorosamente studiato in campo clinico, né se ne conosce il meccanismo d'azione. Segnaliamo comunque uno studio in doppio cieco condotto su 21 pazienti con dermatite atopica lieve e moderata che mostra l'efficacia di una crema a base di iperico (contenente l'1,5% di iperforina). La Commissione E tedesca raccomanda una dose giornaliera di 2-4 g di droga essiccata corrispondente a 0,2-1 mg di ipericina e derivati. In commercio si trovano estratti idroalcolici (rapporto droga:estratto 4-7:1) contenenti 0,1-0,3% di ipericina, il 2-4% di flavonoidi e fino al 6% di iperforina: la dose giornaliera di questi estratti è di 900 mg.

Effetti collaterali, tossicità. Dagli studi clinici si evince che l'incidenza di effetti indesiderati dell'iperico equivale a quella del placebo (4-12%), ma inferiore per gravità ed incidenza a quella degli antidepressivi convenzionali. Gli effetti indesiderati più frequenti sono: disturbi gastrointestinali, mal di testa, vertigini, stanchezza, perdita di appetito, prurito, *rush* cutanei. Questi effetti sono lievi e transitori. L'iperico è un induttore enzimatico (attiva il citocromo P450); inoltre induce la sintesi della glicoproteina P a livello intestinale e renale. Pertanto si sconsiglia l'uso contemporaneo di iperico e di farmaci metabolizzati dal sistema microsomiale epatico (ciclosporina, warfarina, indinavir, contraccettivi orali ecc.) e di farmaci che interagiscono con la glicoproteina P in quanto si verifica una diminuzione dei livelli plasmatici di questi farmaci e quindi una loro ridotta efficacia.

Cianogenici

Diverse piante contengono glicosidi che, per idrolisi, liberano acido cianidrico, da cui il nome glicosidi cianogenici o cianogenetici[2]. L'idrolisi di questi

(2) Sebbene siano spesso indicati come cianogenetici, il termine cianogenico (che produce cianuro) sembra essere più corretto.

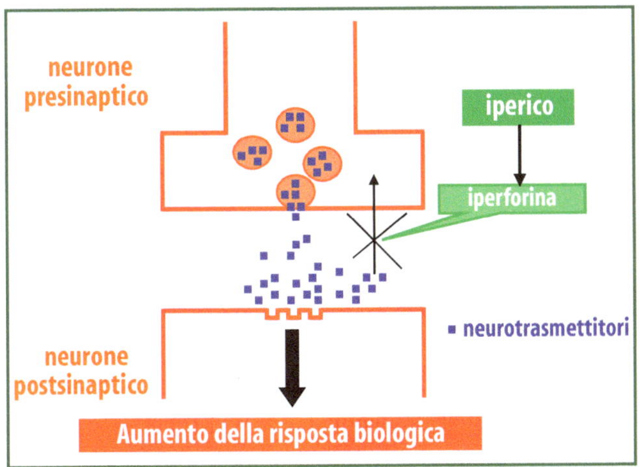

Fig. 15.12 Effetto dell'iperforina, uno dei principali composti chimici dell'iperico, sui livelli di neurotrasmettitori nello spazio sinaptico.
L'iperforina inibisce la ricaptazione di numerosi neurotrasmettitori (serotonina, noradrenalina, dopamina, glutammato e GABA) nelle terminazioni nervose presinaptiche. Bloccando la principale via di rimozione dei neurotrasmettitori, l'iperforina determina un aumento delle concentrazioni sinaptiche dei neurotrasmettitori

composti è catalizzata da β-glicosidasi endogene, e poi da idrossinitril liasi. Le β-glucosidasi e i glicosidi cianogenici sono presenti in differenti strutture cellulari. Se per una ragione qualsiasi (insetti, uomo, condizioni ambientali) la cellula vegetale subisce un danno, i glicosidi vengono a contatto con gli enzimi dando luogo alla formazione di HCN (acido cianidrico). La cianogenesi sembra dunque una reazione di difesa che il vegetale mette in atto ogni volta che subisce un danno o un'aggressione.

I glicosidi cianogenici si trovano in tutto il regno vegetale, dalle Felci alle Gimnosperme e Angiosperme e tra queste in modo particolare in alcune famiglie: *Rosaceae*, *Fabaceae*, *Poaceae*, *Euphorbiaceae*, *Passifloraceae* ecc. Si possono dividere in quattro gruppi strutturali (Fig. 15.13):

1. glicosidi che derivano dal 2-idrossi-2-acetonitrile o suoi derivati: *amigdalina*, *prunasina* (lauroceraso);
2. glicosidi con agliconi alifatici saturi: *linamarina* (cassava);
3. glicosidi in cui l'aglicone contiene un doppio legame col gruppo nitrile: *acacipetalina*;
4. glicosidi con agliconi aliciclici insaturi: *ginocardina*.

Questi composti derivano da L-aminoacidi, attraverso reazioni enzimatiche che partono da una N-idrossilazione dell'aminoacido seguita da decarbossilazione e portano alla formazione di un'aldossima. Il corrispondente nitrile si forma dall'aldossima, con perdita di acqua, e successivamente attraverso un'idrossilazione forma un α-idrossinitrile, e legandosi ad uno zucchero origina un glicoside. L'aldossima può, in alternativa, essere prima idrossilata e quindi perdere acqua, dando luogo ad un α-idrossinitrile che forma il glicoside legandosi ad uno zucchero.

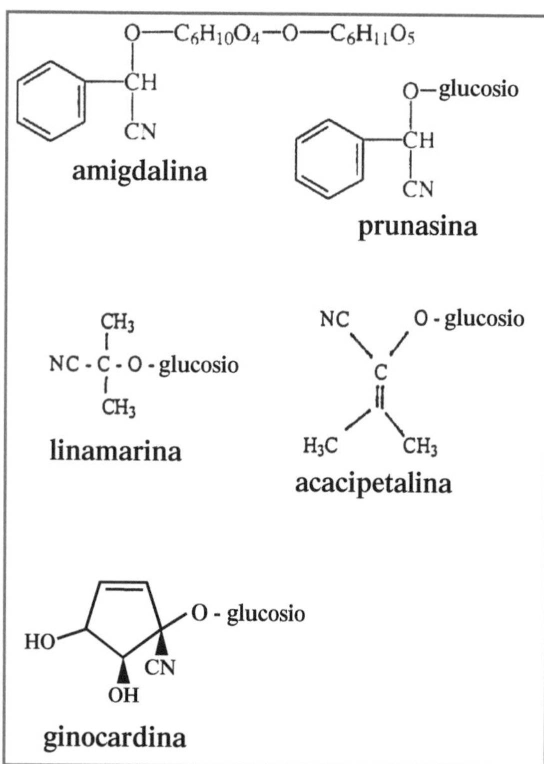

Fig. 15.13 Struttura chimica di alcuni glicosidi cianogenici

Numerose preparazioni di prodotti vegetali contenenti composti cianogenici sono diffusamente utilizzate come sostanze aromatizzanti. Circa 20 anni fa l'amigdalina venne proposta per una sua presunta attività antitumorale; successivamente rigorose indagini sperimentali dimostrarono che l'uso di questo prodotto come antitumorale non solo non aveva alcuna giustificazione razionale, ma era anche pericoloso.

La presenza di glicosidi cianogenici si evidenzia con facilità con l'ausilio di alcuni reagenti (benzide/acido rameico o acido picrico/carbonato di sodio) in grado di sviluppare una reazione colorata se applicati sul materiale vegetale frantumato.

Lauroceraso

Il lauroceraso è costituito dalle foglie fresche di *Prunus laurocerasus* L. (*Fam. Rosaceae*).

Habitat. Originario del Caucaso e dell'Asia Minore. Oggi è diffuso in tutta Europa come pianta ornamentale, specie per le siepi.

Descrizione della pianta. È un arbusto sempreverde alto 3-6 m, con fiori bianchi raggruppati; i frutti sono drupe ovoidali rosse, nere quando sono mature.

Parti usate. Foglie.

Raccolta e preparazione della droga. Le foglie fresche vengono utilizzate per preparare l'acqua di lauroceraso.

Descrizione della droga. Le foglie intere, lunghe 12-15 cm e larghe 6-9 cm, sono coriacee e brillanti. Il lembo fogliare è intero, oblungo, acuminato. Nella pagina inferiore si trovano delle ghiandole che nelle foglie secche appaiono depresse. Schiacciate, se fresche, liberano un caratteristico odore di mandorle amare. Il sapore è aromatico, amaro ed astringente.

Componenti principali. Nelle foglie fresche si trova la prunasina [(-)-(R) mandelonitrile-β-D-glucoside] o aurocerasina, che può variare da 1,2 a 1,8 g per 100 g di tessuto, ed un enzima capace di scindere il glicoside in glucosio, acido cianidrico ed aldeide benzoica.

Proprietà ed impiego terapeutico. Le foglie fresche di lauroceraso sono state impiegate per preparare l'acqua di lauroceraso, il cui titolo in HCN deve essere dell'1‰. In America questo distillato si prepara utilizzando la corteccia del tronco di *Prunus virginiana* o *P. serotina* Ehrhart (*Rosaceae*). L'acido cianidrico viene titolato con ioni argento e benzaldeide mediante una determinazione gravimetrica, dopo averlo precipitato come fenilidrazone. La preparazione, accuratamente sigillata, va conservata al riparo dalla luce. Possiede proprietà spasmolitiche e stimolanti il respiro ed ha trovato impiego come bechico, espettorante e come aromatizzante.
Effetti collaterali, tossicità. Le foglie sono ricche di prunasina, mentre i semi hanno una elevata quantità di amigdalina. La polpa del frutto invece, la sola parte della pianta che ha un aspetto ed un sapore buono abbastanza da essere mangiata, contiene modeste quantità di glicosidi cianogenici. La differente distribuzione dei principi attivi tossici nella pianta rende ragione delle notizie contraddittorie che si trovano in letteratura circa le intossicazioni prodotte dal lauroceraso.

Mandorla amara

La mandorla amara è il seme di *Amygdalus communis* o *Prunus amygdalus* var. *amara* DC. (*Fam. Rosaceae*).
Habitat. L'albero di mandorle è originario delle regioni centrali ed occidentali dell'Asia, ma attualmente è diffuso e coltivato in tutto il Mediterraneo e in altri Paesi con le stesse caratteristiche climatiche.
Descrizione della pianta. È un albero alto 3-5 m, con foglie lanceolate, brevemente picciolate, denticolate, glabre; il frutto è una drupa verde, compressa, con endocarpo legnoso e duro.
Parti usate. Semi.
Raccolta e preparazione della droga. Raccolti i frutti maturi, si essiccano, quindi si recuperano i semi che si seccano a loro volta.
Descrizione della droga. I semi sono di forma ovale, rivestiti di un tegumento bruno-rossiccio, reticolato, allargati alla base, acuminati alla sommità. La droga è oleosa, bianca.
Componenti principali. Le mandorle amare contengono il glicoside cianogenico amigdalina (1-3%) (Fig. 15.14) ed anche l'enzima (emulsina) che lo idrolizza ad acido cianidrico, benzaldeide e glucosio. Dai semi si ricava anche un olio fisso (45%).
Proprietà ed impiego terapeutico. Le mandorle amare e l'olio di mandorle amare si usano come

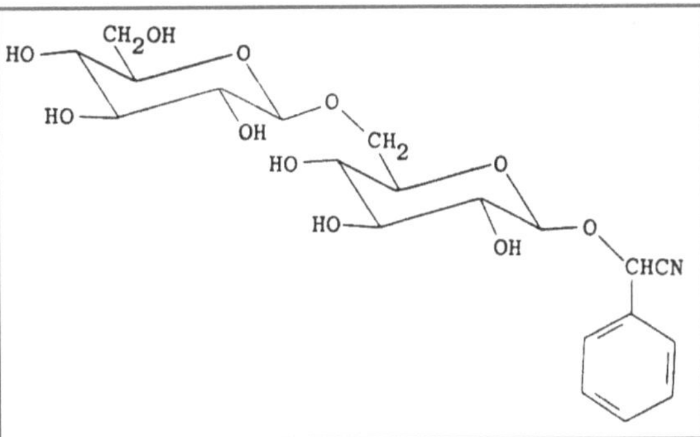

Fig. 15.14 Struttura chimica dell'amigdalina

aromatizzanti, ma il loro impiego non è completamente sicuro a causa del contenuto di acido cianidrico. Molto più usato è l'olio di mandorle dolci (*P. amygdalus* var. *dulcis*), un liquido limpido, giallo, inodore e di sapore dolciastro; questo si adopera come lassativo (20-30 ml) e per la preparazione di emulsioni.
Effetti collaterali, tossicità. L'acido cianidrico è responsabile di una sintomatologia tossica: cefalea, vomito, stato confusionale, perdita di coscienza, respiro stertoroso (russante e gorgogliante). Pertanto le droghe contenenti glicosidi cianogenici sono potenzialmente tossiche. A rischio sono anche alcune piante alimentari, se utilizzate in modo inappropriato. Così la radice di cassava (o di tapioca), che si ottiene da *Manihot esculenta*, utilizzata per ottenere amido, può essere causa di avvelenamenti se, una volta triturata, non viene lavata accuratamente per allontanare il glicoside linamarina (presente per lo 0,4%). Anche il fagiolo di *Lima*, che si ottiene da *Phaseolus lunatus* L. deve essere triturato e lavato prima di essere utilizzato come alimento. Glicosidi cianogenici sono poi presenti nei semi di albicocco, pesco e prugno ed inoltre nel pisello, nel sorgo, nel miglio, nella patata dolce, nei germogli di bambù, nel crescione ecc.

Comunque l'ingestione accidentale di piante cianogeniche non provoca necessariamente gravi intossicazioni, dal momento che per raggiungere concentrazioni pericolose di HCN (0,3-3,5 mg /kg) si dovrebbero ingerire elevatissime quantità di tessuto vegetale.

Solforati

I glucosidi solforati, tioglucosidi o glucosinolati sono un gruppo di glucosidi formati da una parte zuccherina che si lega all'aglicone attraverso un atomo di zolfo (S-glucosidi) (Fig. 15.15). La por-

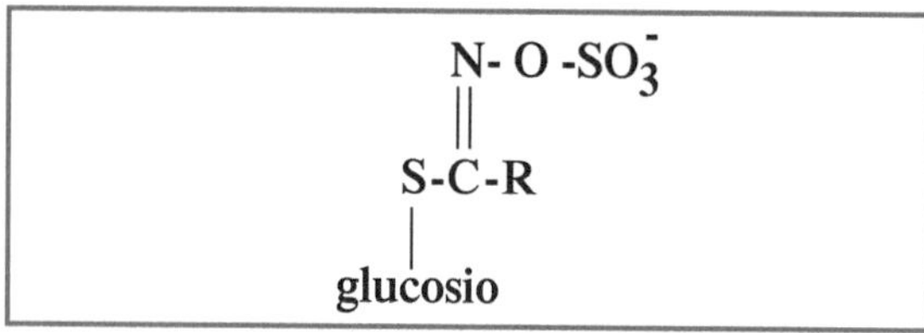

Fig. 15.15 Struttura generale dei glucosidi solforati

zione zuccherina è sempre glucosio, mentre l'aglicone può essere alifatico. I glucosidi solforati sono insapori ed inodori, ma per idrolisi enzimatica (mirosinasi) danno luogo alla formazione di *isotiocianati*, responsabili dell'odore pungente e del sapore piccante delle droghe. I glucosidi solforati sono presenti in almeno 11 famiglie vegetali, tra cui la famiglia delle *Brassicaceae* ed in particolare nell'olio di semi di colza (*Brassica campestris* L. var. *oleifera* DC.), in alcuni condimenti (mostarda) ed in alcuni vegetali commestibili come cavolo (*Brassica oleracea* L.) e rapa (*Brassica rapa* L.). Con la loro presenza nelle piante queste sostanze scoraggiano qualsiasi aggressione da parte di insetti. I glucosinolati (mostarda) stimolano la secrezione gastrointestinale e possiedono proprietà revulsiva (cataplasmi senapati) ed antitumorale [il carbinolo-3-indolo che deriva dall'indolilmetil glucosinolato (presente nella mostarda) riduce il rischio di tumori mammari estradiolo dipendenti; il 4-metilsulfinil isotiocianato (presente nei broccoli) induce la formazione di enzimi antitumorali].

I più importanti glucosidi solforati sono: la sinigrina (Fig. 15.16), contenuta principalmente nella senape nera (*Brassica rapa* L.), nel rafano (*Raphanus sativus* L. var. *niger* Mill.) e nella barbaforte (*Cochlearia armoracia* L.); la sinalbina, contenuta nella senape bianca (*Brassica campestris* L. var. *oleifera* DC.). I glucosidi solforati si formano per decarbossilazione di un aminoacido (triptofano, metionina, fenil alanina, tirosina ecc.) che dà luogo ad un'aldossima. L'atomo di zolfo che lega l'aglicone allo zucchero deriva da aminoacidi solforati (cisteina).

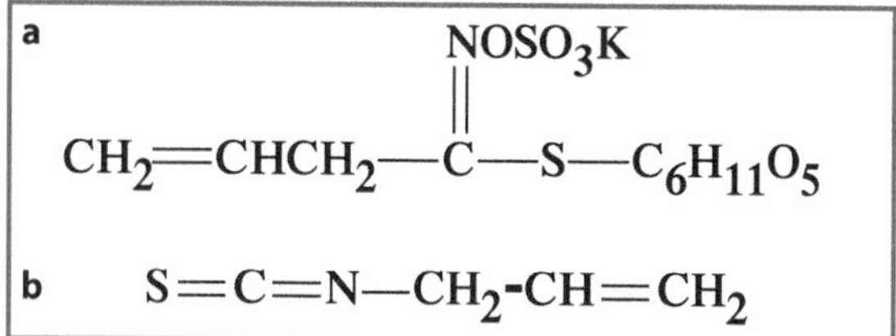

Fig. 15.16 Formule di struttura chimica della sinigrina (**a**) e dell'isotiocianato di allile (**b**)

Senape nera

La senape nera è costituita da semi di *Brassica nigra* (L) Koch (*Sinapis nigra* L.) o di *B. juncea* L. o di altre verietà di *Brassica* (*Fam. Cruciferae*). *Brassica* deriva dal celtico *bresic* e significa cavolo; *nigra* dal latino e significa nero; *juncea* dal latino e significa giunco. La senape nera è menzionata nell'editto di Diocleziano (301 d.C.) come condimento mentre Teofrasto, nella sua *Storia delle piante*, e Plinio la citano come medicamento. Nel Medio Evo la senape fu adoperata soprattutto come condimento per insaporire le carni. La popolarità della senape nera come condimento (mostarda) non ha mai subito flessioni nel corso dei secoli.

Habitat. È originaria dell'Europa e dell'Asia sudoccidentale. È molto comune, sia come pianta spontanea che come pianta coltivata, in Europa, Asia (India) e Stati Uniti.

Descrizione della pianta. È una pianta erbacea annua con steli esili ed eretti (50-120 cm), rami alterni e foglie picciolate. I fiori (4 petali e 4 sepali disposti a croce) gialli, sono raggruppati in racemi terminali. Il frutto è una siliqua eretta, serrata al fusto, contenente numerosi semi.

Parti usate. Semi.

Raccolta e preparazione della droga. I semi vengono raccolti in settembre quando la pianta ingiallisce ed il frutto è maturo. I semi, neri e pesanti, vengono seccati e quindi triturati per preparare la farina e la mostarda (si forma una pasta con il vino). Il termine mostarda deriva dall'uso dei semi come condimento.

Descrizione della droga. I semi sono molto piccoli (1-1,5 mm di diametro), globosi, reticolati da finissime nervature, violacei, quasi neri (Fig. 15.17). Bagnati si rigonfiano e la superficie diviene liscia. Triturati con acqua formano un'emulsione giallastra di odore piccante e di sapore acre e bruciante. L'epidermide è costituita da uno strato di cellule mucillaginose.

Componenti principali. La senape nera contiene dei glucosinati (o glucosinolati) come sinigrina (0,7-1,4%), sinalbina e sinapina (0,8-1,1%); un olio grasso (20%); mucillagine (20%). La sinigrina (presente nei vacuoli), sotto l'azione di una tioglucosidasi (mirosinasi), si scinde in glucosio, solfato acido di potassio ed isosolfocianato di allile o essenza di senape nera (*Oleum sinapis*), alla quale è dovuta l'azione revulsiva della droga. Nei semi interi l'idrolisi della sinigrina non avviene, in quanto sinigrina e mirosinasi sono localizzate in elementi cellulari diversi; è necessaria la frantumazione dei semi. Così pure la inattivazione dell'enzima (a 60 °C) nel seme o nella farina non consente la scissione della sinigrina.

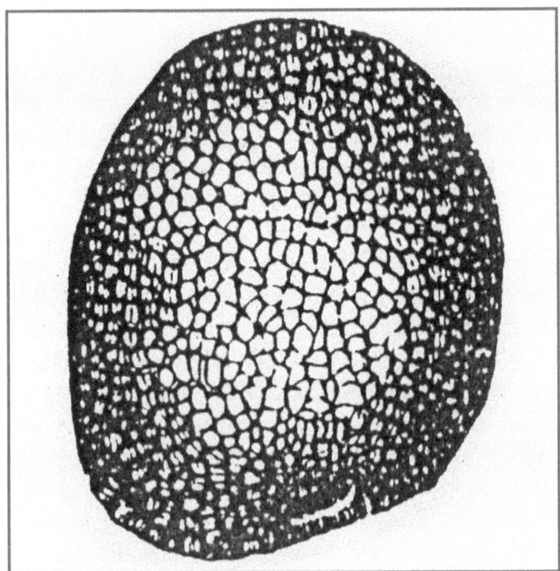

Fig. 15.17 *Brassica nigra*: seme

Proprietà ed impiego terapeutico. La droga agisce localmente come rubefacente ed internamente come emetico. In passato, ora raramente, era utilizzata per allestire dei cataplasmi denominati appunto senapismi. L'effetto terapeutico è dubbio; per di più, se applicati troppo a lungo i senapismi possono produrre delle lesioni cutanee.
Effetti collaterali, tossicità. Il contatto troppo prolungato con la cute può produrre irritazioni e ustioni.

Senape bianca

La senape bianca è costituita dai semi essiccati dei frutti maturi di *Brassica alba* L. Hooker (*Fam. Cruciferae*).
Habitat. Analogamente alla senape nera si trova in Europa, Asia e Stati Uniti d'America.
Descrizione della pianta. È una pianta erbacea (più piccola se paragonata a *B. nigra*), con foglie lanceolate pennate, o intere, con gruppi di fiori gialli. I frutti (silique) sono più arrotondati di quelli di *B. nigra*.
Parti usate. Semi.
Raccolta e preparazione della droga. Raccolti i frutti maturi, si fanno seccare, quindi si estraggono i semi che si essiccano a loro volta.
Descrizione della droga. I semi sono leggermente più grandi di quelli della senape nera (2 mm di diametro) ed hanno un tegumento bianco-giallastro.
Componenti principali. La sinalbina è il tioglucoside della senape bianca che, ad opera della mirosinasi, viene idrolizzato a p-idrossibenzilisotiocianato, bisolfato di sinapina e glucosio. Il seme contiene anche un olio (30%). Il p-idrossibenzil isotiocianato ha un sapore pungente, ma inodore; inoltre è meno volatile dell'isotiocianato di allile.
Proprietà ed impiego terapeutico. I semi della senape, sia bianca che nera, polverizzati e dispersi in acqua, si possono assumere per il loro effetto emetico o applicati localmente per ottenere un effetto rubefacente. La senape viene diffusamente utilizzata come condimento e aroma alimentare.
Effetti collaterali, tossicità. Il suo uso per applicazione locale può essere vescicante.

Aglio

L'aglio è dato dal bulbo di *Allium sativum* L. (*Fam. Liliaceae*), pianta erbacea perenne originaria dell'Asia centrale, ma da sempre coltivata nelle regioni temperate. *Allium* deriverebbe dalla parola celtica *all* = caldo, bruciante: allusione al sapore; *sativum*, da *seminasativum* = che si può seminare. La pianta, alta 30-80 cm, presenta un bulbo (4-8 cm di diametro) da cui parte un caule cilindrico, munito di 6-12 foglie guainanti lineari, fistolose. I fiori, di colore bianco o rossastro, sono poco numerosi e quasi sempre sterili. La droga è data dal bulbo, formato da 8-12 bulbetti biancastri o rosati, ovoidi, oblunghi, compressi lateralmente ed arcuati, avvolti in una tunica membranosa biancastra; ha odore e sapore forte e caratteristico (Fig. 15.18).

I bulbi vengono raccolti nei mesi di maggio-luglio, quando le foglie appassiscono ed essiccati all'ombra ad una temperatura di circa 40 °C. I bulbi interi sono inodori; tagliati emanano un odore caratteristico. Il sapore è pungente, bruciante, caratteristico. La droga contiene enzimi come alliinasi, perossidasi, mirosinasi; un olio volatile (0,10-0,36%) che contiene composti solforati (alliina, allicina (diallil tiosulfinato), allilpropildisulfide, ajoene, S-allilmercaptocisteina, S-metilmercaptocisteina, terpeni ecc.); proteine; aminoacidi; minerali (selenio, tellurio); flavonoidi; prostanoidi (PGA_1, PGD_2, PGE_2, PGF); vitamine (B, C e D) ecc. Nella droga fresca l'alliina è presente per lo 0,5-1%; in quella secca i valori di alliina possono raggiungere anche il 2%. L'alliina, per azione dell'alliinasi, forma acido piruvico ed allicina, un prodotto instabile che all'aria ed in presenza di acqua si decompone rapidamente in un prodotto più stabile, l'ajoene (Fig. 15.19), ed in altri derivati polisulfidici, responsabili tra l'altro del caratteristico odore e sapore dell'aglio. Secondo la Ph. Eur. la droga essiccata e ridotta in polvere deve contenere non meno dello 0,45% di allicina.

L'aglio è stato adoperato fin dai tempi antichi, non solo come condimento, ma anche come medicamento ed in particolare come antisettico (contro

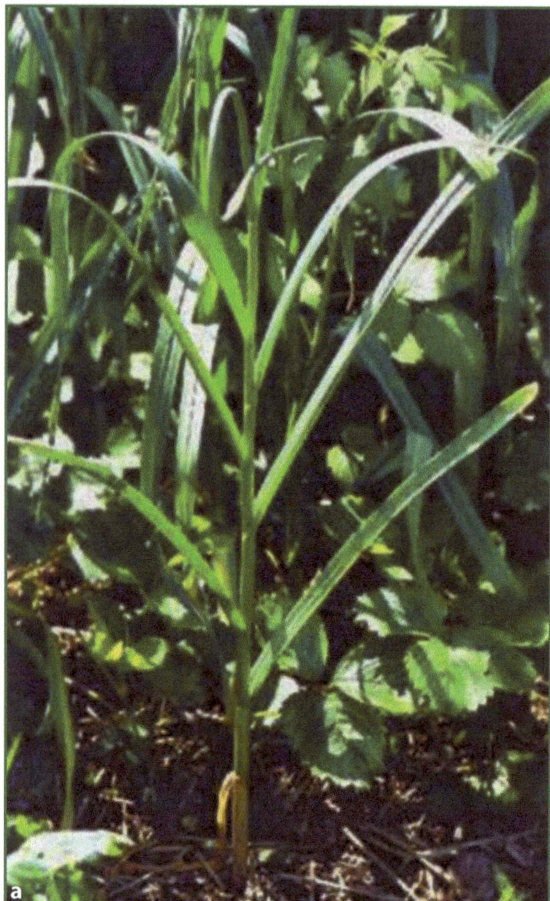

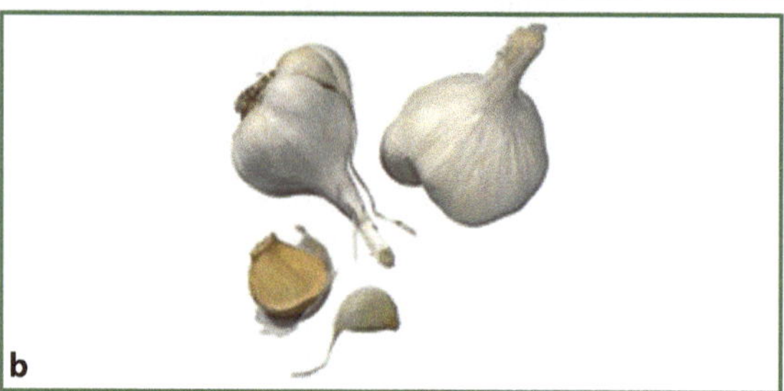

Fig. 15.18 *Allium sativum* : pianta (**a**) e bulbi (**b**)

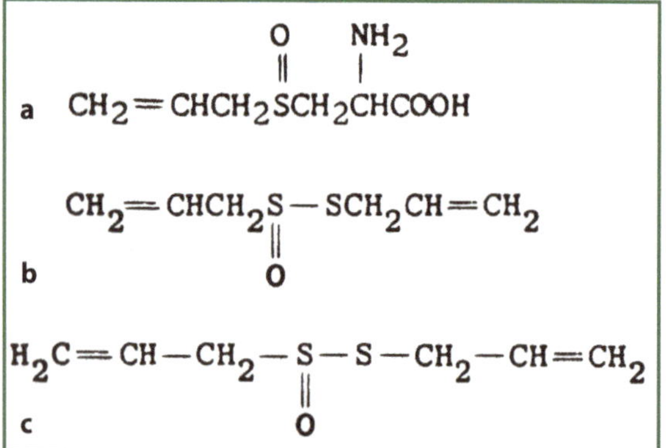

Fig. 15.19 Struttura chimica dell'alliina (**a**), dell'allicina (**b**), e dell'ajoene (**c**)

peste e colera), diuretico e *antiaging*. In questi ultimi decenni diversi studi sperimentali e clinici hanno mostrato che l'aglio riduce i livelli ematici di colesterolo inibendo l'attività dell'HMG-CoA reduttasi e di altri enzimi (lanosterol-14-dimetilasi) coinvolti nella biosintesi del colesterolo. Assieme al colesterolo risultano ridotti anche i livelli di trigliceridi. L'aglio ha manifestato anche un'azione ipotensiva, per una duplice azione sull'epitelio vascolare (rilasciandolo) e sul miocardio (azione inotropa positiva), un'azione antitrombotica (riduce l'aggregazione delle piastrine, la viscosità del sangue e i valori di ematocrito), antiossidante ed antitumorale. L'ajoene inibisce l'aggregazione piastrinica ed è considerato il principale responsabile dell'azione antitrombotica ed ipocolesterolemizzante della droga, mentre la PGA_1 di quella ipotensiva. L'ajoene sembra inoltre possedere attività antiossidante: neutralizza la formazione dei radicali liberi, la cui presenza è una costante dei processi degenerativi a livello cardiovascolare. L'allicina invece ha un'azione antibatterica e sembra stimolare il sistema immunitario. L'attività antitumorale dell'aglio è attribuita sia all'allicina che al solfuro di allile che causano un aumento di glutatione S-transferasi, deputato alla detossificazione di sostanze carcinogene; inoltre si comportano da *scavengers* verso composti nitrosi, altamente carcinogeni. L'allicina riduce inoltre la conversione batterica dei nitrati in nitriti, limitando così la formazione di nitrosamine e quindi di tumori. L'aglio possiede anche attività batteriostatica e battericida. È stato osservato che 20 mg di succo d'aglio manifestano lo stesso effetto di 10 μg di ampicillina. Uno studio epidemiologico ha infine evidenziato che un costante consumo d'aglio protegge contro le infezioni da *Helicobacter pylori* e studi *in vitro* hanno confermato la capacità dell'aglio di sopprimerlo.

Una dose giornaliera di 600-900 mg di aglio in polvere (pari a 1,8-2,7 g di aglio fresco e contenente lo 0,6% di allicina) riduce di 12-30 mmHg la pressione sistolica e di 7-20 mmHg quella diastolica in pazienti con ipertensione essenziale. Inoltre, assunto per un mese, riduce del 72-85% l'attività fibrinolitica, rivelandosi un ottimo antitrombotico. Si usa anche sotto forma di estratto (aglio fermentato), di olio, di tintura. Le capsule che si usano devono essere gastroresistenti, perché l'ambiente acido dello stomaco inattiva l'enzima deputato alla trasformazione dell'alliina in prodotti attivi (allicina ed ajoene). Per tali ragioni le semplici preparazioni orali (non gastroprotette) risultano poco attive. Per le stesse ragioni la droga fresca è molto poco attiva; la sua azione dipende dalla quantità di sostanze attive che si liberano nel cavo orale, prima che la droga passi nello stomaco. Pertanto l'aglio fresco, per poter esplicare le sue proprietà farmacologiche, deve essere masticato a lungo (circa 20 minuti) nella bocca (si pensa che siano necessari 0,2-1 g di aglio fresco/kg/*die* perché si abbia un'azione farmacologica).

L'aglio può provocare, se assunto per lunghi periodi, bruciori di stomaco, nausea, vomito. È controindicato in gravidanza, durante l'allattamento ed in individui predisposti a reazioni allergiche. Non deve essere associato ad anticoagulanti ed antipiastrinici, perché ne potenzia l'azione.

Saponinici

Le saponine rappresentano un gruppo di glicosidi ampiamente distribuiti nelle piante superiori. Con l'acqua formano soluzioni colloidali che schiumeggiano se agitate, proprio come una soluzione di sapone (da ciò il loro nome). Provocano, inoltre, emolisi degli eritrociti: aumentano infatti la permeabilità della membrana eritrocitaria ed il movimento degli ioni: sodio ed acqua entrano nella cellula e ne esce il potassio, la membrana cellulare si rompe e si ha la fuoriuscita di emoglobina nel plasma. Ciò può essere facilmente evidenziato: una sospensione di eritrociti in soluzione fisiologica è torbida, ma se ad essa si aggiungono saponine, diventa trasparente e di un colore rosso vivo. Quest'effetto può essere sfruttato per determinare l'indice emolitico di estratti di droghe contenenti saponine, cioè la più bassa concentrazione richiesta per la completa emolisi di una sospensione contenente una quantità nota di eritrociti. Per idrolisi acida questi glicosidi liberano zuccheri ed agliconi (*sapogenine*) che, a seconda della struttura chimica, si distinguono in steroidei, triterpenici e glicoalcaloidei (Tab. 15.1). Le saponine steroidee determinano una rapida emolisi degli eritrociti, mentre quelle triterpeniche hanno un effetto più lento, al punto da rendere difficile la determinazione dell'indice emolitico di saponine di questo tipo. Per questo spiccato potere emolitico le saponine possono risultare tossiche se somministrate per via parenterale, mentre sono innocue per via orale perché scarsamente assorbite nel lume intestinale. Nei pesci invece le saponine continuano ad essere tossiche anche dopo ingestione orale; per questa ragione piante contenenti saponine sono spesso usate per la pesca nei Paesi in via di sviluppo.

Dal punto di vista chimico sono sostanze prive di azoto, generalmente inodori, di sapore amaro (fa eccezione la glicirrizina), fortemente irritanti se inalate. Alcune droghe (liquirizia, ippocastano, camomilla ecc.) si comportano da antiflogistiche perché le saponine che contengono interferiscono con il metabolismo dei mediatori dell'infiammazione, inibiscono la degradazione dei corticosteroidi oppure agiscono con più meccanismi. Altre droghe, grazie sempre alle saponine che contengono, si compor-

Le saponine e la pesca

La tossicità delle saponine per gli animali a sangue freddo era ben nota agli antichi. Questo spiega l'uso millenario nella pesca di alcune piante (ad es. *Serjania, Balanites, Schima, Antiaris, Barringtonia, Alstonia*) contenenti saponine. Dosi di 1-5 ppm di saponine sono in genere sufficienti per provocare la rottura di capillari bronchiali e compromettere l'equilibrio osmotico e respiratorio del pesce.

Tabella 15.1 Classificazione delle saponine

Classe	Esempi	Provenienza	Effetto, uso
Triterpeniche	Glicirrizina	*Glycirrhiza glabra*	Antiflogistico
	Escina	*Aesculus hippocastanum*	Insufficienza venosa
	Senegina	*Poligala senega*	Bechico
	Ederosaponine	*Hedera helix*	Espettorante
	Madecassoside	*Centella asiatica*	Venotropo
	Faradiolo	*Calendula officinalis*	Antiflogistico
	Ginsenosidi	*Panax ginseng*	Adattogeno
	Eleuterosidi	*Eleutherococcus senticosus*	Adattogeno
	Acido quillaico	*Quillaja saponaria*	Espettorante
	Acteina	*Cimicifuga racemosa*	Disturbi menopausa
	Astragalosidi	*Astragalus membranaceus*	Immunostimolante, raffreddore
Steroidee	Diosgenina	*Dioscorea* spp.	Sintesi ormoni
	Sarsasapogenina	*Similar* spp.	Sintesi ormoni
	Yamogenina	*Trigonella foenum-graecum*	Ipocolesteromizzante
	Ruscogenina	*Ruscus aculeatus*	Insufficienza venosa
Glicoalcaloidee	Solasodina	*Solanum aviculare* *S. laciniatum* *S. khasianum*	Precursore steroidi

tano da adattogene, venotrope, bechiche ed espettoranti (Tabella 15.2).

Somministrate in piccole quantità le saponine triterpeniche stimolano la secrezione di muco bronchiale fluido ed in questo modo facilitano l'espettorazione e prevengono la tosse. L'effetto sembra dovuto ad una irritazione della mucosa gastrica che, per azione riflessa, determina un aumento della secrezione bronchiale. Inoltre le saponine triterpeniche, una volta somministrate vengono a contatto con il muco e, per la loro capacità di abbassare la tensione superficiale, rendono questo più fluido e facilmente eliminabile.

L'effetto sulla tensione superficiale favorisce l'assorbimento di altri composti presenti nella droga (sinergismo nel fitoterapico) o di altre medicine (potenziale interazione con farmaci convenzionali). Importante poi l'azione delle saponine presenti nell'alfa alfa (medicago), e nella quillaja sull'assorbimento intestinale di colesterolo: queste ne riducono l'assorbimento, formando dei complessi non assorbibili, e ne inibiscono nel contempo la sintesi. Molte saponine presentano poi una elevata attività spermicida (alcuni anni fa entravano nella preparazione di creme vaginali).

Come ricordato prima, le saponine possono essere steroidee e triterpeniche, oltre che glicoalcaloidee. Le prime sono poco diffuse nel regno vegetale; comunque, considerata la loro somiglianza con corticosteroidi ed ormoni sessuali, rappresentano una importante materia prima per la emisintesi di ormoni steroidei (Tabella 15.3). Le seconde, largamente diffuse nel regno vegetale, consentono alle droghe che le contengono un impiego in campo terapeutico come espettoranti ed antiflogistiche (glicirrizina, senegina). Le saponine molto tossiche,

Tabella 15.2 Classificazione delle droghe saponiniche in base alle proprietà farmacologiche

Proprietà	Droga	Pianta
Adattogena	Ginseng Eleuterococco	*Panax ginseng* *Eleutherococcus senticosus*
Antiflogistica	Liquirizia Ippocastano Calendula	*Glycyrrhiza glabra* *Aesculus hippocastanum* *Calendula officinalis*
Antitussiva (bechica)	Poligala Edera Primula	*Poligala senega* *Hedera helix* *Primula veris*
Venotropica	Rusco Centella	*Ruscus aculeatus* *Centella asiatica*

Tabella 15.3 Genine di saponine steroidee ed emisintesi di ormoni steroidei

Genina	Pianta	Parte usata (contenuto %)	Ormoni
Diosgenina	Genere *Dioscorea* (*D. composita, mexicana, floribunda, nipponica* ecc.)	Tuberi (4,5%): vengono raccolti da piante di 4 anni, triturati e lasciati fermentare per due giorni. La massa fermentata viene fatta essiccare prima dell'estrazione di diosgenina	Progesterone, testosterone cortisone, contraccettivi orali
	Costus speciosus	Rizomi (2-3%): vengono trattati come sopra	
Ecogenina	*Agave sisalana*	Foglie (– circa il 2%): pressate e private delle fibre, vengono fatte fermentare. La sospensione viene fatta coagulare per facilitare il recupero di ecogenina	Glucocorticoidi, mineralcorticoidi
Smilagenina e sarsasapogenina	Genere *Smilax* (*S. officinalis, medica, febrifuga* ecc.)	Radici (0,5-1,8%)	Steroidi
	Genere *Yucca*	Fusti, foglie e semi (0,2-1%)	Steroidi
Solasodina	*Solanum laciniatum*	Frutti immaturi (2-3%)	Steroidi
Stigmasterolo e sitosterolo	*Glycine max*	Olio dei semi (12-25%): la frazione insaponificabile contiene stigmasterolo e sitosterolo	Ormoni sessuali (progesterone), spironolattone

dette sapotossine, sono invece utilizzate contro gli insetti ed i molluschi, compresi quelli che veicolano lo schistosoma. Alle saponine si attribuiscono inoltre proprietà citotossiche (α-ederina, astragaloside), cicatrizzanti, antitumorali, diaforetiche e diuretiche (dulcamarina, onocerina). Come emulsionanti sono impiegate nell'industria cosmetica per preparare schiume.

Droghe che contengono saponine a prevalente attività antiflogistica, venotropa, ipocolesterolimizzante ed ipoglicemica

Liquirizia

La liquirizia è la droga costituita dalle radici o dai fusti sotterranei (stoloni) essiccati di *Glycyrrhiza glabra* L. (Fig. 15.20), nota in commercio come *liquirizia spagnola* (var. *typica*), di *G. glabra* var. *glandulifera*, Wald. e Kit., nota come *liquirizia russa*, o di *G. glabra* var. *violacea* Bois, nota come *liquirizia persiana* (*Fam. Fabaceae*). *Glycyrrhiza* deriva dal greco γλυκύς = dolce e ρίζα = radice, cioè radice dolce; *glabra* significa liscia e si riferisce al frutto levigato (glabro).

Teofrasto la citava come *radice dolce della Scitia*, mentre Plinio e Dioscoride, oltre alla pianta, decantavano i pregi del succo di liquirizia. Il decotto di liquirizia, assieme ad altre sostanze vegetali, è stato usato per il bagno di Budda, che si fa in occasione della sua nascita (l'ottavo giorno dell'ottavo mese dell'anno). La pianta di liquirizia si ritrova in Italia non prima del XIII secolo.

Habitat. Cresce spontaneamente in molti Paesi dell'Europa centrale, nella Russia centro-meridionale, in Iran ed Iraq. È coltivata in Spagna, Italia, Germania, Inghilterra e Stati Uniti.

Descrizione della pianta. *Glycyrrhiza glabra* var. *typica* è una pianta erbacea perenne, alta 1-2 m, con steli eretti e solcati, con foglie alterne, composte, imparipennate con 7-17 foglioline intere. I fiori sono riuniti in grappoli, eretti all'ascella delle foglie, di colore azzurro porporino. Il frutto è un piccolo baccello appiattito (1,5-2,5 cm). La *glandulifera* ha fiori riuniti in capolino e frutti ricoperti da pungiglioni. La *violacea* ha naturalmente fiori violacei.

Parti usate. Radici e stoloni.

Raccolta e preparazione della droga. Le radici e gli stoloni sono raccolti al termine del terzo o quarto anno di coltivazione. Le piante sono rimosse dal terreno, in autunno, preferibilmente quando non presentano ancora i frutti, per assicurare una maggior dolcezza. Le radici e gli stoloni vengono poi

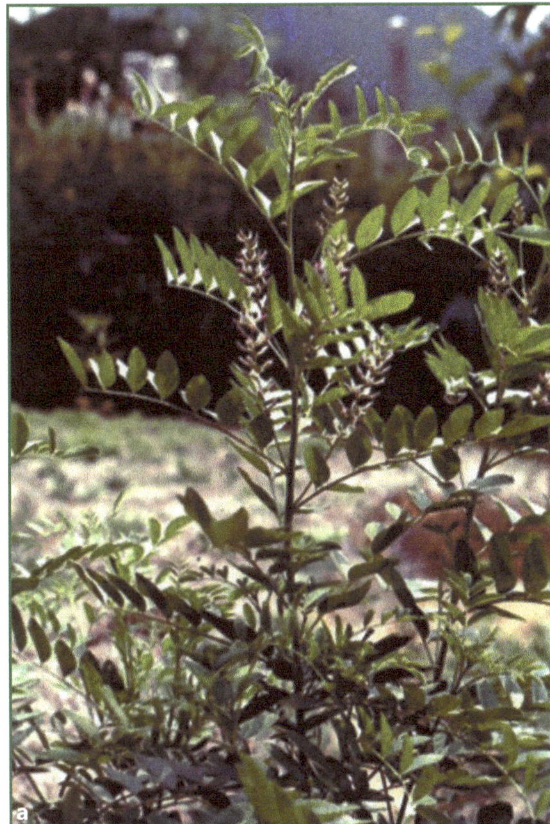

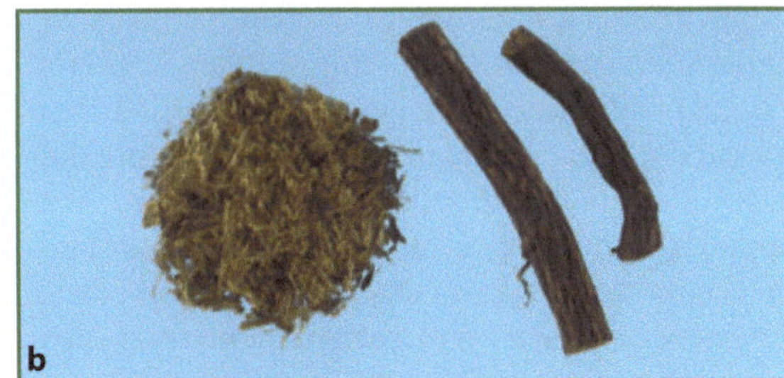

Fig. 15.20 *Glycyrrhiza glabra:* pianta (**a**) e radici (**b**)

lavati ed asciugati all'aria (per quattro-sei mesi), quindi tagliati e legati insieme.

Descrizione della droga. Esistono numerose varietà commerciali di liquirizia, ottenute da piante spontanee o semispontanee, tra cui quella spagnola (*typica*), russa (*glandulifera*) e persiana (*violacea*). Le radici di liquirizia, caratterizzate da un odore ed un sapore tipici, vengono tagliate in bastoncini di 10-15 cm di lunghezza. Presentano una superficie grigio-bruna, striata longitudinalmente e con cicatrici lasciate dalle radichette secondarie. La frattura, fibrosa tanto nella regione corticale che in quella legnosa, è di colore giallastro. Gli stoloni hanno un midollo sottile di colore grigio scuro; le radici ne sono prive. Ha un odore terroso ed un sapore dolce, mucillaginoso. Conservata a lungo, la liquirizia diventa di colore bruno, acquista odore di muffa (si fa friabile) ed il sapore è sgradevole.

Osservazione microscopica della droga. La droga polverata rivela la presenza di frammenti di fibre floematiche allungate e parzialmente lignificate, di colore giallo (700-1200 × 10-20 μm), con pareti ispessite, e agglomerati di cellule contenenti cristalli prismatici di ossalato di calcio. Sono presenti vasi xilematici con pareti spesse e reticolate e grandi quantità di amido.

Componenti principali. Terpenoidi (saponine triterpeniche) come glicirrizina (1-15%), una miscela di sali di potassio e di calcio dell'acido glicirrizico (Fig. 15.21), che è composto dall'aglicone dell'acido glicirretinico e da due unità di acido glucuronico; inoltre, glicirretolo, glabrolide, acido liquiritico, β-amirina; contiene poi glicosidi flavonoidici (liquiritina, isoliquiritigenina, liquiritoside, ramnoliquiritina ecc.); derivati cumarinici (erniarina, umbelliferone); inoltre un olio essenziale (0,047%) con più di 80 componenti fra cui anetolo ed eugenolo, aminoacidi, steroli, mannitolo, glucosio, diidrostigmasterolo e circa un 20% di amido. La glicirrizina è circa 150 volte più dolce del saccarosio. Per idrolisi perde il sapore dolce e dà origine ad acido glicirretico o glicirretinico e due molecole di acido glicuronico. La glicirrizina è presente anche nelle radici di *Taverniera cuneifolia* (Roth) Arn. in quantità pari al 3%. La pianta è endemica nel nord-est dell'Africa e nel sud dell'Asia; le sue radici hanno un sapore dolciastro simile a quello delle radici di *G. glabra*. Viene indicata come liquirizia indiana ed utilizzata come la comune liquirizia nella medicina ayurvedica.

Proprietà ed impiego terapeutico. La liquirizia possiede proprietà antiflogistiche, espettoranti e spasmolitiche. La glicirrizina allo stato puro (un tempo in commercio con il nome di Carbenoxolone®) aumenta i livelli plasmatici di secretina e di conseguenza (i) aumenta il tono dello sfintere pilorico riducendo il reflusso duodeno-gastrico e l'esposizione della mucosa gastrica all'azione lesiva della bile, (ii) aumenta la secrezione degli HCO_3^- pancreatici e quindi innalza il pH nel lume duodenale e (iii) riduce la secrezione acida gastro-duodenale (Fig. 15.22); inoltre riduce a livello gastrico la secrezione di pepsina (responsabile delle lesioni ulcerose gastriche) e l'attività peptica, rallenta il *turnover* delle cellule epiteliali allungandone la vita media, aumenta la produzione di muco da parte delle cellule mucipare e inibisce la 15-iidrossi prostaglandin deidrogenasi e la Δ^{13}-prostaglandin reduttasi consentendo un accumulo gastrico di prostanoidi citoprotettivi. Per queste ragioni la glicirrizina ed i preparati di liquirizia sono stati impiegati nell'ulcera peptica.

Attualmente la glicirrizina non viene più utilizzata come tale per i suoi ben noti effetti mineralcorticoidi (ritenzione idro-salina sino allo sviluppo di edemi, ipertensione, riduzione di K^+ plasmatico), esercitati attraverso un'inibizione dell'11-β-idrossisteroidoidrogenasi, un complesso enzima microsomiale presente soprattutto nel fegato e nei reni che catalizza la conversione del cortisolo (ad elevata attività mineralcorticoide) a cortisone inattivo. Questo effetto mineralcorticoide è molto meno evidente con l'uso di estratti totali di liquirizia in quanto il fitocomplesso rende la glicirrizina meno biodisponibile. Inoltre i flavonoidi ed i calconi presenti nella droga amplificano l'azione antiflogistica ed antimicrobica del fitocomplesso e ne migliorano l'azione antiulcera.

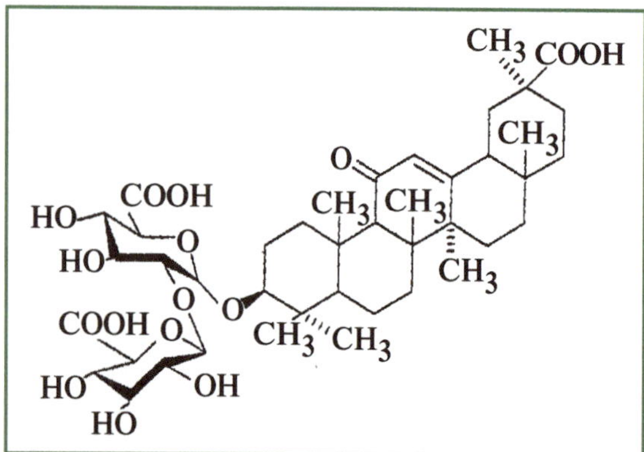

Fig. 15.21 Struttura chimica dell'acido glicirrizico

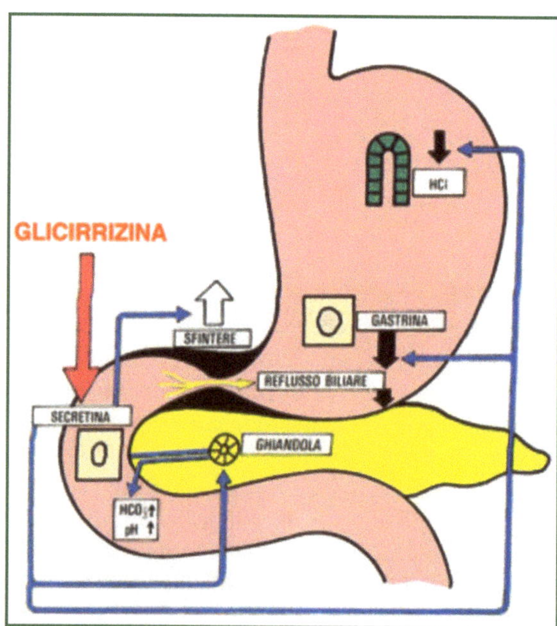

Fig. 15.22 Possibili meccanismi d'azione della glicirrizina

Alla liquirizia viene anche attribuita un'attività antiestrogena dovuta sia alla glicirrizina, che possiede una affinità (anche se debole) per le globuline che legano gli ormoni sessuali, che ai flavonoidi. La liquirizia riduce poi gli spasmi della muscolatura liscia bronchiale e fluidifica il muco; per questo è presente in preparati utili nei casi di tosse, raffreddore, bronchite. Comunque, di recente è stato osservato che il flavonoide isoliquiritigenina agisce sia da spasmolitico (blocca i canali del calcio) che da spasmogeno (attiva i recettori muscarinici). È stato inoltre mostrato che il composto gabridina si comporta da antifungino e che l'acido glicirretinico ostacola le infezioni vulvo-vaginali da *Candida albicans*.

In genere si utilizzano infusi o decotti (1-4 g 3 volte al giorno) oppure un estratto di liquirizia (0,6-2 g).

In commercio si trova infine il sugo di liquirizia o la liquirizia in bastoncini che si prepara schiacciando e macinando le radici di *G. glabra*. Si ottiene una polpa che si fa bollire con acqua, quindi si decanta, si comprime e si evapora al fuoco. Una volta concentrato, l'estratto si lavora ancora caldo su lastre di marmo oleate per ottenere le forme e le dimensioni desiderate, quindi si essicca. I bastoncini di liquirizia si presentano nerastri o bruno-nerastri, lucenti; la frattura è netta, lucente, il sapore zuccherino. Contiene acqua (8-15%), glicirrizina (9-12%), zuccheri (20-30%), sostanze insolubili in acqua (10-35%).

Effetti collaterali, tossicità. La liquirizia è una droga sicura. Comunque, assunta in elevate quantità (1,3 g/*die*) e per un periodo lungo (3 mesi), può modificare il metabolismo dei carboidrati e dei minerali; può inoltre provocare ritenzione di acqua e ipopotassemia, ma non ipertensione. Da utilizzare, comunque, con cautela negli ipertesi, nei cardiopatici e nei pazienti con insufficienza renale ed inoltre nei pazienti trattati con digitalici o corticosteroidi. Al riguardo è stato dimostrato che la liquirizia come tale non provoca ipertensione e ritenzione di acqua, al contrario dei suoi componenti allo stato puro.

Ippocastano

L'ippocastano è dato dai semi essiccati di *Aesculus hippocastanum* L. (*Fam. Hippocastanaceae*). *Aesculus* è il nome di un albero di alto fusto (quercia) sacro a Giove = *Ischio*; *esculus*, da esca, nel senso di nutrimento, per le ghiande che sono commestibili; *hippocastanum*, dal greco ιππος = cavallo e καστανον = castagna, cioè castagne del cavallo (nome dato perché si riteneva che il seme potesse giovare ai cavalli). L'ippocastano fu importato in Europa dalla Persia (Iraq) nel XVI secolo dai turchi, ma le sue proprietà terapeutiche, già note nella medicina popolare dell'Asia Minore, vennero valorizzate molto più tardi e rese note da Artanet de Vevey tra il 1896 ed il 1909.

Habitat. Originario dell'Asia occidentale alligna in India, Iraq, Turchia e nel sud-est d'Europa, dai Balcani al Caucaso. Viene coltivato nei parchi, nei viali e nei giardini.

Descrizione della pianta. È un albero ramificato molto alto (20-30 m) con una corteccia grigia e foglie grandi, palmato-composte, lungamente picciolate. I fiori, irregolari e fragranti, hanno petali bianchi macchiati di rosso e sono riuniti in racemi terminali. Il frutto è una capsula tonda, carnosa, spinosa; racchiude 1-3 semi (Fig. 15.23).

Parti usate. Semi.

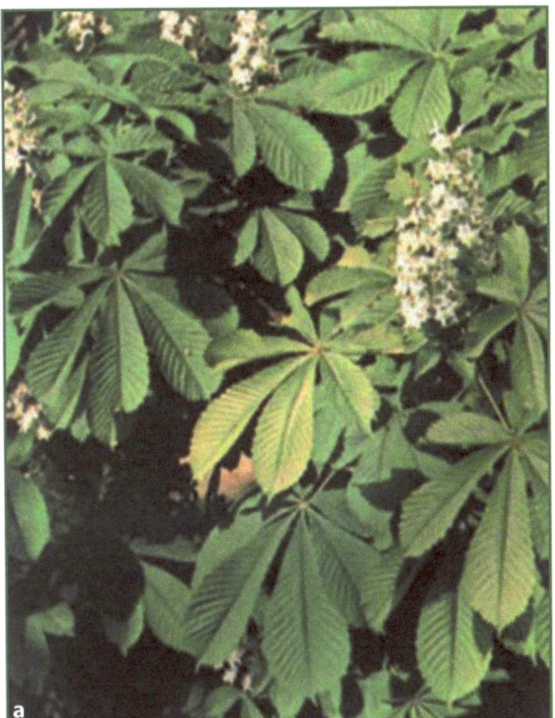

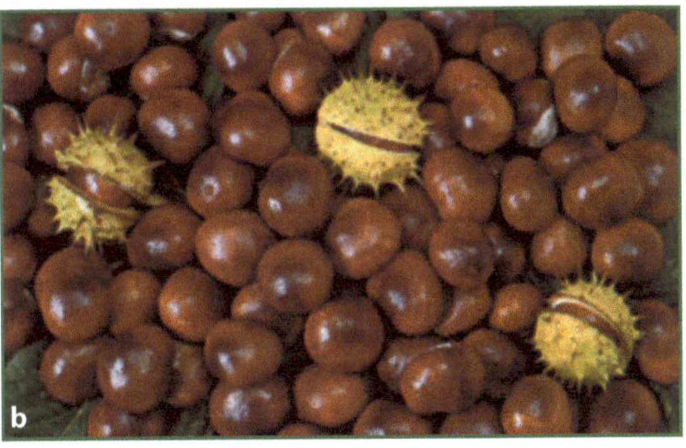

Fig. 15.23 *Aesculus hippocastanum:* pianta (**a**), frutto e seme (**b**)

Descrizione della droga. I semi sono globosi, grossi (2-4 cm di diametro), lisci, con area ilare chiara, ampia. Il tegumento è di un colore chiaro (bianco cremoso) nel frutto immaturo; assume una colorazione marrone durante la maturazione. I cotiledoni sono carnosi, oleosi, spesso fusi, con una linea di fusione abbastanza visibile. Il sapore è amaro ed acre. Si identifica per le sue caratteristiche microscopiche, per le ceneri totali (>4%) e per la presenza di flavonoidi (reazione della cianidina).
Componenti principali. Saponine triterpeniche, la cui miscela prende il nome di escina; flavonoidi (kaempferolo, quercetina, rutina); cumarine e tannini (presenti soprattutto nella corteccia del tronco); proantocianidine (presenti nel tegumento che viene eliminato quando si prepara la droga); amido (40-50%); lipidi (6-8%); ecc. La FU XII riporta che la droga deve contenere non meno del 3% di glicosidi triterpenici, calcolati come escina anidra e con riferimento alla droga essiccata.
Proprietà ed impiego terapeutico. Le proprietà antiflogistiche, antiedemigene, antiessudative e venotoniche dell'ippocastano e del suo principale costituente, l'escina, sono state ampiamente dimostrate in diversi modelli sperimentali (edema, granuloma, pleurite, safena di cane isolata *in vitro*). In esperimenti sugli animali l'attività dell'ippocastano sul tono vascolare si accompagna ad una attività antiossidante e ad una attività sulla resistenza (che aumenta) e sulla permeabilità (che diminuisce) dei capillari. L'attività antiflogistica dell'escina è molto più evidente dell'estratto di ippocastano nelle fasi iniziali del processo flogistico: interferisce con gli enzimi lisosomiali (ostacola l'attività della ialuronidasi, ma non della elastasi) e con la sintesi degli autacoidi (eicosanoidi, serotonina). Nel caso di estratti totali di ippocastano, bisogna tener conto anche della presenza dei flavonoidi e delle proantocianidine nella droga, dei loro effetti sui capillari e delle loro ben note azioni antiflogistiche, antiossidanti ed antienzimatiche (inibiscono l'attività delle elastasi, collagenasi e ialuronidasi). A partire dal 1990 diversi studi clinici hanno evidenziato l'efficacia dell'ippocastano nel trattamento dell'insufficienza venosa cronica. La Commissione E tedesca raccomanda l'ippocastano nel trattamento dei sintomi dell'insufficienza venosa cronica (sensazione di pesantezza alle gambe, crampi notturni ai polpacci, prurito e gonfiore alle gambe). I preparati contenenti ippocastano o escina vengono utilizzati per via orale (compresse) o per via topica (gel, pomate ecc.).

L'ippocastano raramente causa effetti indesiderati (prurito, disturbi gastrici); non sono riportati controindicazioni né particolari cautele per l'uso.

Rusco

Il rusco (o pungitopo) è dato dal rizoma di *Ruscus aculeatus* L. (Fam *Liliaceae*). Gli antichi apprezzavano molto il rusco come rimedio. È menzionato da Dioscoride e da Plinio e nel Medio Evo seguitò ad essere utilizzato come diuretico, febbrifugo e tonico del sistema venoso. In Francia viene adoperato nella preparazione dello sciroppo delle cinque radici, assieme a finocchio, sedano, asparago e prezzemolo.
Habitat. Boschi e sottoboschi (fino ai 700 m) di tutta Europa, soprattutto le regioni del Mediterraneo.
Descrizione della pianta. Pianta perenne dioica, alta 30-40 cm, con un rizoma obliquo, bianco-grigiastro, dotato di radici brunastre ed uno o più fusti eretti, glabri, ramificati, recanti numerosi cladodi (cauli appiattiti che sembrano foglie). I fiori sono verdastri ed inseriti sui cladodi o al centro di una piccola brattea. Il frutto è una bacca scarlatta che impartisce ai rami un valore ornamentale: contiene 1-2 semi grandi e giallastri (Fig. 15.24).
Parti usate. Rizomi.
Raccolta e preparazione della droga. Il rizoma viene raccolto in autunno da piante adulte, privato delle radici, lavato ed essiccato in stufa o al sole. Si conserva in recipienti ben chiusi ed al riparo della luce.
Descrizione della droga. Il rizoma, lungo 3-6 cm e dello spessore di 2-4 mm, si trova in commercio in frammenti nodosi, giallognoli, di 5 mm di spessore, con una superficie che mostra sottili anelli di 1-3 mm di diametro. L'odore è debole, di trementina; il sapore è dolciastro, poi amaro. Si riconosce per le sue caratteristiche microscopiche (rafidi di ossalato di calcio, cellule sclerenchimatiche) e per la presenza di ruscogenina.
Componenti principali. Saponine steroidee (circa il 6%, soprattutto ruscogenina e neoruscogenina), flavonoidi, derivati benzofuranoidici e piccole quantità di un olio essenziale.
Proprietà ed impiego terapeutico. Diversi studi sperimentali hanno mostrato che gli estratti di rusco prevengono la dilatazione dei vasi venosi sottoposti ad un carico dinamico. L'azione sembra dovuta alla stimolazione dei recettori α-adrenergici post-giunzionali delle cellule muscolari lisce della parete vascolare. Il rusco, diversamente dall'ippocastano, agisce soprattutto sulle elastasi; inoltre possiede proprietà contratturanti ed antiflogistiche che possono essere di giovamento in caso di insufficienza venosa cronica (IVC). Alcuni studi clinici mostrano che il rusco migliora i sintomi dell'IVC e la Commissione E tedesca ne raccomanda l'uso

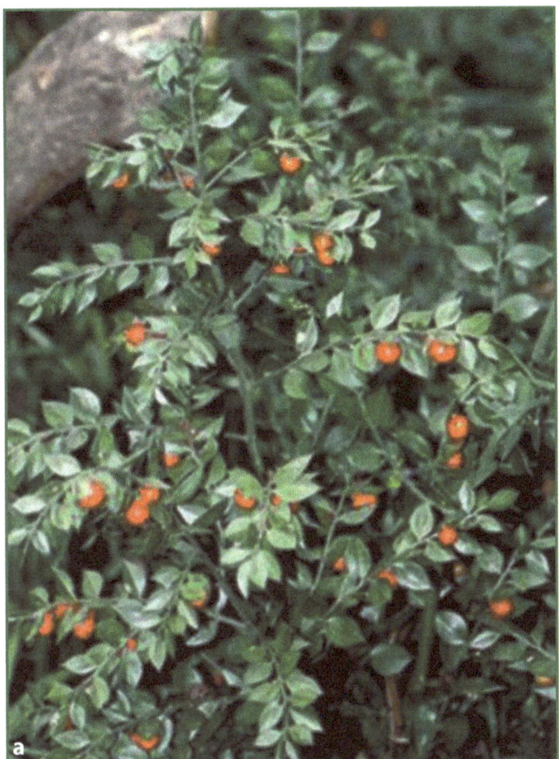

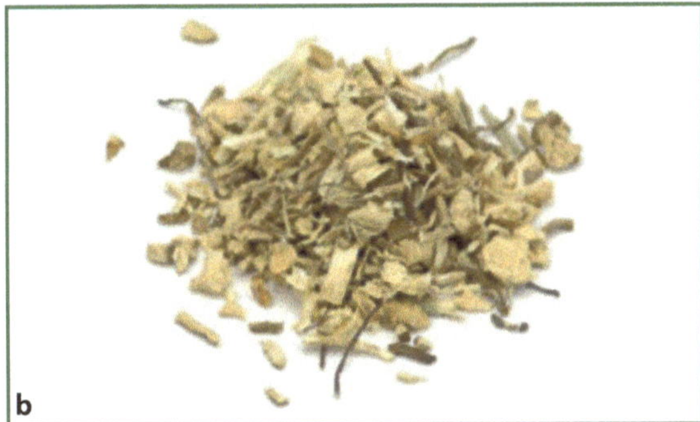

Fig. 15.24 *Ruscus aculeatus:* pianta (**a**) e parti di rizoma (**b**)

in queste circostanze. Viene anche consigliato nei casi di emorroidi e ragadi anali, per alleviare il dolore ed il prurito. I preparati contenenti rusco o ruscogenina vengono impiegati *per os* (capsule) o localmente (supposte, gel, pomate). Il rusco raramente causa effetti indesiderati; non sono riportate controindicazioni né particolari cautele per l'uso.

Centella

È data dalle parti aeree di *Centella asiatica* (L.) Urban (= *Hydrocotyle asiatica* L.) (*Fam. Apiaceae*). *Centella*, per la forma che ricorda la scodella d'acqua; *asiatica*, di provenienza asiatica. Si conoscono almeno 3 varietà: la *typica* (asiatica), la *florindena* (americana) e la *abyssinica* (africana).

Insufficienza venosa cronica (IVC)

È il risultato di uno scompenso del funzionamento delle vene delle gambe e di un danno dell'endotelio venoso, oltre che di una stasi venosa. È presente nel 10-15% degli uomini e nel 20-30% delle donne e può essere secondaria a disturbi venosi (varici ecc.) o primitiva, cioè dovuta ad un eccessivo lavoro delle vene degli arti inferiori. I sintomi sono diversi: gonfiore e pesantezza degli arti, crampi notturni, dolore, arrossamento locale della cute, ecc. L'IVC se trascurata può dar luogo a varici, trombosi venosa e ulcerazioni. È buona norma prevenire i sintomi evitando di restare in piedi per un lungo periodo di tempo, camminando per circa un'ora quotidianamente, evitando di esporre le gambe a fonti di calore, correggendo l'obesità, evitando l'uso di contraccettivi orali ed evitando altri comportamenti non idonei (abiti che costringono gli arti, calzature con tacco troppo basso o troppo alto, ecc.). In caso di necessità si ricorre a calze elastiche, ad antinfiammatori non steroidei che alleviano il dolore, a laser terapia e scleroterapia ed a fitoterapici quali centella, rusco, meliloto, ippocastano, amamelide.

La pianta è stata utilizzata nella medicina ayurvedica fin da tempi remoti per curare malattie della pelle e disordini nervosi (epilessia, isteria). In Cina viene prescritta per numerose indicazioni (diarrea, ulcera, eczema ecc.).
Habitat. Cina, India, Sri Lanka, Indonesia, Madagascar ed altri Paesi tropicali e subtropicali.
Descrizione della pianta. Pianta erbacea piuttosto piccola, perenne, con fusto strisciante, sottile, di colore dal grigio al rosso grigiastro (Fig. 15.25). I fusti

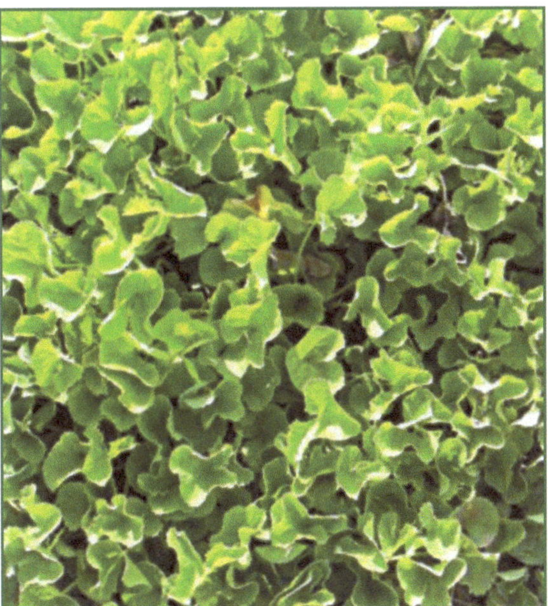

Fig. 15.25 *Centella asiatica:* pianta

di più piante si intrecciano tra di loro dando luogo ad una rete piuttosto fitta. La pianta presenta inoltre lunghi stoloni e foglie palminervie, di colore grigio-verde, lungamente picciolate. I fiori, di colore rosso o violaceo, sono piccoli e riuniti in ombrelle; i frutti reticolati sono dei piccoli acheni di colore rosso-bruno.

Parti usate. Foglie, piccioli e stoloni (parti aeree).

Raccolta e preparazione della droga. Le parti aeree si raccolgono al momento della fioritura o in altri periodi dell'anno e si essiccano ad una temperatura di circa 40 °C.

Descrizione della droga. Le foglie sono reniformi o rotondeggianti, con margine dentato; i piccioli sono sottili, espansi alla base e di un colore rosso se esposti al sole; gli stoloni sono di colore rossastro. La droga è inodore ed insapore.

Componenti principali. Saponine triterpeniche come asiaticoside (0,3%), madecassoside (1,5-2%), acido asiatico, centelloside, ecc: flavonoidi quali quercetina, kaempferolo ecc.; aminoacidi (alanina, serina, aspartato, glutammato ecc.); un olio volatile (0,8-1%), detto vellarina, che contiene soprattutto β-cariofillene, β-farnesene, germacrene, α e β pinene; tannini (circa il 25%); resine (circa il 9%) e poi acidi grassi, alcaloidi (idrocotilina), sostanze amare ecc.

Proprietà ed impiego terapeutico. Numerosi studi sperimentali documentano una azione vasoprotettiva e cicatrizzante della centella e dei suoi componenti attivi (i triterpeni). In seguito ad un trattamento con estratti di centella l'elasticità delle vene migliora e la parete dei vasi risulta rafforzata. Il meccanismo d'azione ipotizzato riguarda: (i) la riduzione di acido ialuronico e di enzimi lisosomiali nel tessuto connettivale vasale, (ii) l'aumento della sintesi di collagene e di altri fattori che favoriscono la formazione di epitelio vascolare, (iii) l'aumento di fattori antiossidanti (superossido dismutasi, catalasi, glutamina perossidasi, ecc.). La centella possiede inoltre proprietà antiflogistiche (inibisce la sintesi di prostanoidi) ed antitumorali (agisce direttamente sulla sintesi del DNA). Diversi studi clinici riportano poi che la centella migliora i sintomi in soggetti con disturbi riconducibili ad una IVC (dolore, prurito agli arti inferiori, spossatezza, crampi notturni ecc.). Nella maggior parte degli studi è stata utilizzata una frazione triterpenica di centella, composta da acido asiatico (30%), acido madecassico (30%), asiaticoside (40%). La dose giornaliera utilizzata è stata di 60 mg nei casi di vene varicose, di 90-180 mg nei casi di insufficienza venosa cronica.

Effetti collaterali, tossicità. Gli studi clinici rilevano una elevata tollerabilità del preparato fitoterapico adoperato, al punto da consentirne l'impiego per periodi prolungati senza che si abbiano effetti indesiderati. Alcuni sconsigliano l'uso contemporaneo di centella e farmaci antiepilettici (carbamazepina, fenitoina, fenobarbitone).

Fieno greco

Il fieno greco è dato dai semi di *Trigonella foenum-graecum* L. (*Fam. Fabaceae*) [*Trigonella* dal greco τριγανος = triangolare (da τρεις = tre e γωνια = angolo), o dal latino = piccolo triangolo, allusione alla forma della corolla il cui stendardo e le ali formano un triangolo; *foenum-graecum* = antico nome della pianta che svela la sua origine orientale]. Si tratta di una pianta erbacea annua, molto profumata, nativa dell'Asia ed oggi coltivata nel Nord Africa, in Europa centrale e nelle regioni mediterranee. Alta 20-130 cm, presenta un fusto eretto, ramificato e foglie alterne, pennato-trifogliate, lungamente picciolate. I fiori, bianco-giallastri, solitari, sessili o peduncolati, sono posti all'ascella delle foglie superiori o riuniti in brevi racemi. Il frutto è un legume piuttosto lungo (8-10 cm), eretto, arcuato, compresso o cilindrico, terminante con una punta aguzza lunga 2-3 cm. I semi, in numero di 10-20, sono appiattiti, quasi quadrati, duri, di odore sgradevole e sapore amaro (Fig. 15.26).

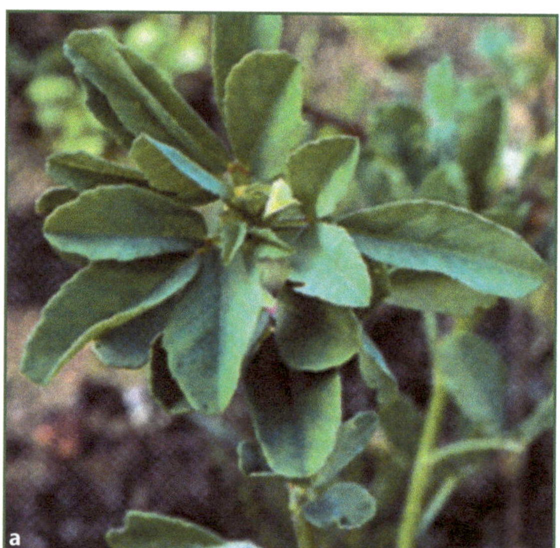

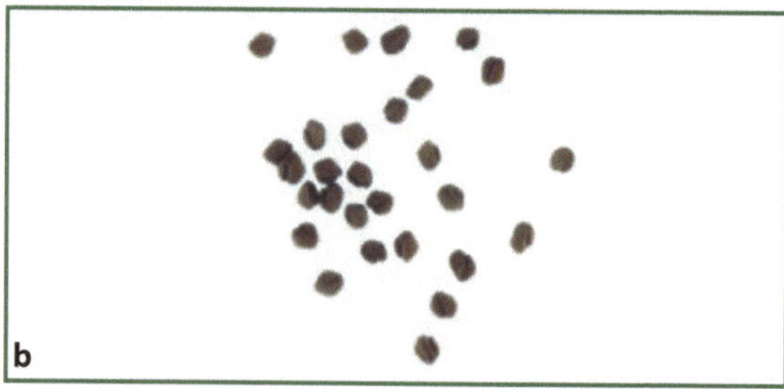

Fig. 15.26 *Trigonella foenum-graecum*: pianta (**a**) e semi (**b**)

Il fieno greco contiene saponine steroidee (0,6-1,7%); flavonoidi; alcaloidi piridinici come trigonellina (fino allo 0,13%); mucillagini (30%); lipidi (5-8%); cumarine; un olio essenziale (circa il 4%) che può contenere fino all'82% di anetolo; proteine (23-25%) e aminoacidi. Nel fieno greco sono stati inoltre identificati tannini, sostanze resinose (17%), cellulosa (25-29%), fitosteroli (0,5%). Delle saponine (sostanze che nel tratto gastrointestinale vengono trasformate in sapogenine) la più interessante è la fienogrechina; sono anche presenti le saponine steroliche diosgenina, yamogenina, tigogenina e gitogenina, utili in campo farmaceutico (soprattutto la diosgenina) per la sintesi degli ormoni steroidei. Gli alcaloidi presenti nel fieno greco sono di tipo piridinico: i principali sono la trigonellina (circa 0,13%) e la gentianina. Le mucillagini sono per il 50% solubili in acqua e per il 20% insolubili in acqua.

Il fieno greco incrementa i recettori per l'insulina e ne stimola la secrezione da parte delle cellule β del pancreas; inoltre inibisce l'attività di alcuni enzimi intestinali (α-amilasi e saccarasi) coinvolti nel metabolismo dei carboidrati.

L'azione ipoglicemizzante del fieno greco è stata attribuita alla frazione dei semi privi di grassi e alla presenza di acido nicotinico e cumarina.

Il fieno greco possiede anche un'attività ipocolesterolemizzante. In questo caso un ruolo importante viene svolto dalla mucillagine, presente in quantità significative nel fieno greco. Questa, una volta raggiunto il lume intestinale, si gonfia, ispessisce lo strato di muco che riveste la mucosa intestinale ed ostacola l'assorbimento di zuccheri, lipidi ed altri nutrienti con conseguente riduzione dei livelli ematici di glucosio e colesterolo. Il fieno greco incrementa, inoltre, l'escrezione di acidi biliari, diminuendo la riserva di colesterolo epatico. Il risultato finale è una riduzione dei livelli ematici di colesterolo totale, di LDL e di trigliceridi.

Diversi studi clinici sono stati eseguiti con l'intento di valutare la reale efficacia del fieno greco nel diabete di tipo 1 e di tipo 2. Questi studi, anche se suggeriscono che il fieno greco possiede effetti ipoglicemici, non consentono di trarre delle conclusioni definitive perché sono metodologicamente mediocri e perché non sono chiari i criteri di selezione dei pazienti impiegati. Inoltre sono inconsistenti le informazioni sulle preparazioni di fieno greco adoperate, sui dosaggi e sulla valutazione dei risultati. Infine, nessuno studio è stato condotto su un numero consistente di pazienti e per un periodo piuttosto lungo.

In letteratura non sono riportati effetti indesiderati di una certa gravità per cui il fieno greco viene considerato abbastanza sicuro se usato in modo appropriato.

La dose giornaliera raccomandata per il trattamento e prevenzione del diabete di tipo 1 è stata di 100 g di droga essiccata e ridotta in polvere (e privata di grassi), suddivisa in due dosi da 50 g ciascuna. Per il trattamento del diabete di tipo 2 si consigliano 2,5 g di droga in polvere (2 volte al giorno per 3 mesi). Il fieno greco è stato anche impiegato per trattare l'iperlipidemia (2,5 g 2 volte al giorno per 3 mesi). In commercio sono disponibili capsule contenenti la droga in polvere, semi polverizzati che possono essere aggiunti all'acqua, tisane ed estratti acquosi: questi ultimi da utilizzare alla dose giornaliera di 2,8 g, suddivisi in 3 dosi. Nei casi di disappetenza la Commissione E tedesca raccomanda infine una dose giornaliera di 6 g di droga essiccata.

Droghe che contengono saponine ad attività bechica ed espettorante

Poligala

La poligala è una droga costituita dalle radici di *Polygala senega* L. o di *P. senega* var. *latifolia* Torr. e Gray (*Fam. Poligalaceae*) (Fig. 15.27). *Poligala*

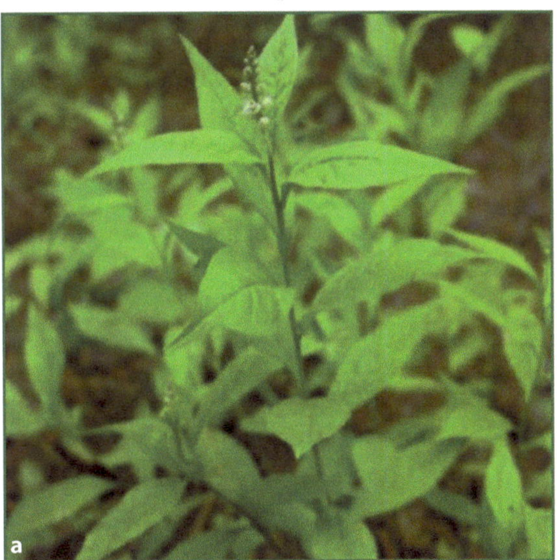

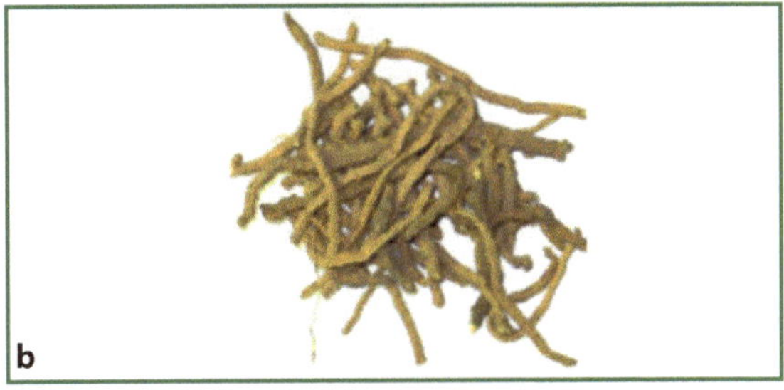

Fig. 15.27 *Polygala senega*: pianta (**a**) e radici (**b**)

da πολύς = molto e γάλα = latte: che favorisce la produzione del latte; *senega* dal nome della tribù indiana del Senega. La droga era usata dagli indiani del Nord America come rimedio contro le morsicature dei serpenti a sonagli. Tennent, medico inglese stabilitosi in Virginia, sperimentò la poligala nelle malattie polmonari (polmonite, pleurite) tra il 1730 e 1734. Qualche anno dopo (1738) questo nuovo medicamento fu accolto in tutta Europa.

Habitat. Originaria dell'America del nord e del Canada, *P. senega* è oggi coltivata principalmente in Giappone.

Descrizione della pianta. È una pianta erbacea perenne che cresce spontanea nei luoghi boscosi e rocciosi sotto forma di piccolo cespuglio. Gli steli, sottili ed eretti, raggiungono un'altezza di 20-30 cm; le foglie, alterne, sessili, sono ovali ed a bordi interi o denticolati; i fiori, di colore bianco-verdastro, sono riuniti in grappolo; il frutto è una cassula ovale compressa.

Parti usate. Radici.

Raccolta e preparazione della droga. La radice viene raccolta in autunno da piante adulte, mondata ed essiccata al sole. Si conserva in recipienti ben chiusi ed al riparo dalla luce.

Descrizione della droga. La radice, lunga 8-20 cm e dello spessore di 5-10 mm (il diametro va progressivamente diminuendo verso l'estremità) prende origine dal ceppo (corona) della pianta, di colore grigio-bruno, irregolare, ingrossato, che porta numerosi residui dei germogli (cauli). È semplice, talvolta sinuosa, spesso contorta, oppure porta delle ramificazioni che si dividono in diverse branche, talora ripiegate. La superficie esterna, striata, presenta rilievi semianulari ed una linea (corona) sporgente, angolosa, che decorre a spirale la radice in tutta la sua lunghezza (cresta). Ha un colore giallognolo o grigio-bruno; la frattura è netta. Masticata produce bruciore e salivazione.

Esame microscopico della droga. In sezione trasversa la radice mostra una struttura irregolare in corrispondenza della corona, in quanto il cambio produce in maniera irregolare (ineguale) legno e libro. La polvere, di colore bruno-chiaro, presenta frammenti longitudinali del tessuto legnoso, costituito da cellule a forma di tracheidi. Mancano amido, cristalli e sclereidi.

Componenti principali. Contiene saponine triterpeniche (10%) correlate alla senegina, poligalitolo, l'anidride del sorbitolo (di sapore dolce), un olio (4%), salicilato di metile (responsabile dell'odore caratteristico della droga), steroli ecc. La senegina per idrolisi dà origine alla genina triterpenica senegenina.

Proprietà ed impiego terapeutico. La poligala viene ancora impiegata come espettorante, sotto forma di infuso, di decotto (3%) e di estratto molle idroalcolico (ottenuto per estrazione della polvere di poligala con metanolo al 90%). Spesso è stata prescritta con altri espettoranti quali ipecacuana e carbonato di ammonio.

Effetti collaterali, tossicità. La poligala può provocare, a dosi elevate, vomito, diarrea, disturbi cardiaci ed ipotensione.

Edera

L'edera è costituita dalle foglie e dai rami di *Hedera helix* L. (*Fam. Araliaceae*). *Hedera*, dal latino *haerere* = essere attaccato, perché si attacca agli alberi ed ai muri; *helix*, dal greco ειλεω = avvolgo, stringo, perché si avvolge agli alberi. Leclerc riporta che l'edera era nota fin dall'antichità e che nel corso dei secoli ha sempre trovato le più vaste e le più varie applicazioni nella medicina popolare. L'edera, per secoli simbolo di fedeltà e di longevità, è stata legata al dio Bacco, come d'altronde la vite.

Habitat. Europa meridionale, Africa settentrionale, India, Giappone. Comune in tutta Italia fino ai 1000 m.

Descrizione della pianta. Liana con fusto legnoso, vigoroso, che si aggrappa ai muri, alle rocce ed agli alberi perché munita di radici avventizie. Le foglie sono coriacee, alterne, picciolate, di forma triangolare o palmato-lobata, acuminate, di colore verde scuro. I fiori, giallo-verdi (settembre, ottobre), sono riuniti in piccole ombrelle sferiche con numerosi raggi. Il frutto è una drupa globosa, nera, con 5-6 semi rosa (Fig. 15.28).

Parti usate. Foglie.

Raccolta e preparazione della droga. Si utilizzano le giovani foglie, raccolte in estate (agosto-settembre), private del picciolo, opportunamente essiccate e conservate in contenitori ben chiusi, al riparo dalla luce, in ambienti asciutti.

Descrizione della droga. Le foglie dei rami sterili sono divise in 3-5 lobi triangolari (8-10 × 10-12 cm) mentre quelle dei rami fioriferi (fertili) sono intere, ovato-romboidali, acuminate (6-8 × 4-6 cm). L'odore è aromatico, il sapore amaro. Si riconosce per le sue caratteristiche microscopiche (dotti secretori circondati da cellule protettive a parete grossa) e per la presenza di ederasaponina C (non meno del 2,5%).

Componenti principali. Saponine (5-8%) di cui le principali sono l'ederasaponina B e l'ederasaponina C (5-7%), steroli, flavonoidi (rutina), esteri caffeici dell'acido quinico, germacrene B, poliacheni

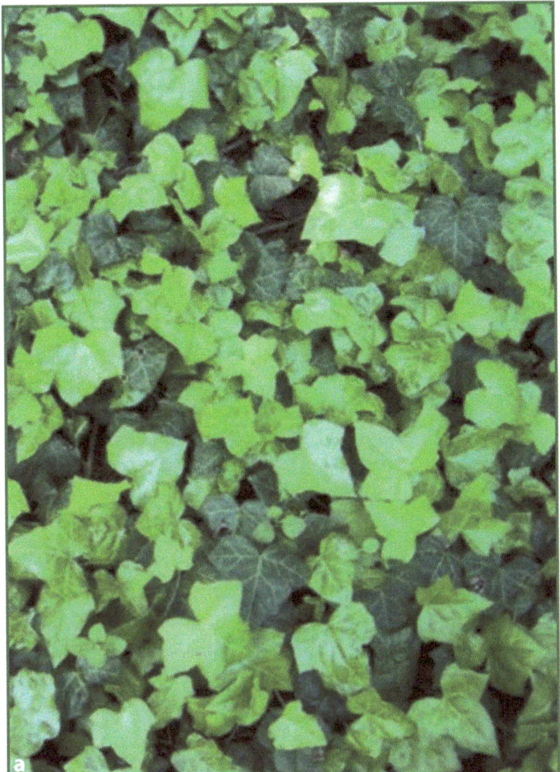

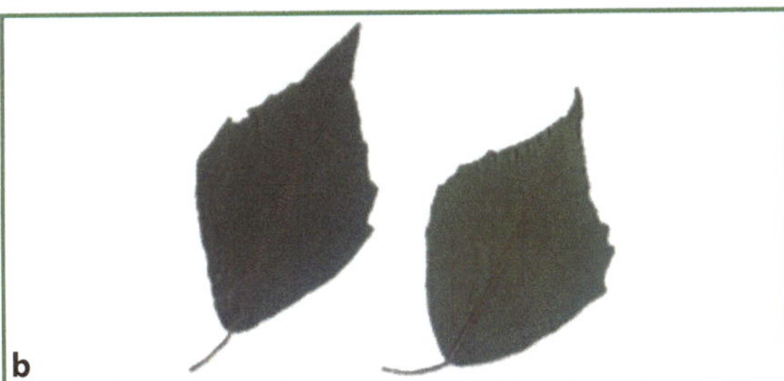

Fig. 15.28 *Hedera helix:* pianta (**a**) e foglie (**b**)

(falcarinolo, falcarinone, 11-diidrofalcarinolo), alcaloidi, minerali (zinco, manganese, rame, litio, alluminio), β-carotene ecc.

Proprietà ed impiego terapeutico. Analogamente ad altre droghe saponiniche l'edera inibisce i movimenti pendolari dell'intestino isolato e le contrazioni indotte da acetilcolina. Il principale responsabile di questa azione spasmolitica è l'α-ederina. All'edera si attribuiscono anche proprietà espettoranti e mucolitiche. Uno studio clinico mostra che bambini con asma e bronchite ottenevano risultati soddisfacenti se trattati per 3 giorni con 35 mg di estratto di edera. La Commissione E tedesca raccomanda l'edera per il trattamento sintomatico delle infezioni croniche del tratto respiratorio (0,3 g/*die* di droga secca). Non vengono riportati effetti collaterali associati ad un uso appropriato della droga.

Sono stati riportati casi di dermatite e di erosione cutanea (attribuiti al falcarinolo) che scompaiono rapidamente.

Primula

La droga è data dai fiori essiccati di *Primula veris* (L.) Hill. (*Fam. Primulaceae*), pianta erbacea perenne diffusa in Europa, alta circa 30 cm, con foglie a rosette ovali, verdi, crespate, picciolate e fiori di un giallo vivo, riuniti in ombrelle semplici su peduncolo radicale nudo. I fiori si raccolgono in aprile-maggio e si essiccano all'ombra o in stufa. Contengono flavonoidi (gossipetina) e saponine (circa il 2%). Le saponine sono presenti anche nelle parti sotterranee (radici) della pianta (dal 5 al 10%). I fiori, ma anche le radici, vengono impiegati per trattare i sintomi del raffreddore e problemi cutanei (abrasioni, punture di insetti ecc.). La Commissione E tedesca raccomanda la primula nei casi di catarro bronchiale; può provocare reazioni allergiche.

Droghe che contengono saponine adattogene

Ginseng

Il ginseng è una droga costituita dalle radici di *Panax ginseng* C. Meyer (*Fam. Araliaceae*) (*Panax*, dal greco πᾶν = tutto e ἄκος = rimedio, cioè rimedio per tutte le malattie; *ginseng* dal cinese *jin* = uomo e *chen* = ternario, che vuol dire la terna con l'uomo (ed il Cielo). Nella medicina cinese il ginseng viene utilizzato da circa 2000 anni. La droga, anche se era considerata una panacea per tutti i mali, veniva usata soprattutto contro l'invecchiamento, l'impotenza sessuale ed i disturbi gastrointestinali; questi usi, assieme ad altri (diabete, anemie ecc.) si ritrovano ancora oggi nella medicina orientale.

Habitat. Originario della Corea, del Nepal, della Cina e della Siberia orientale, *P. ginseng* è oggi coltivato un po' ovunque in Asia (*ginseng asiatico*). In America ed in Canada si coltiva il *P. quinquefolium* (o *ginseng americano*). Altre specie pure coltivate sono il *P. notoginseng* (*ginseng sanchi*), *P. pseudoginseng* (*ginseng himalaiano*) ed *Eleutherococcus senticosus* (*ginseng siberiano*).

Descrizione della pianta. È una pianta erbacea perenne alta 40-60 cm, con fusto eretto, foglie palmato-composte (4-5 foglioline) di colore verde, fiori bianchi con sfumature giallo-verdastre raggruppate in infiorescenze ad ombrella. I fiori producono

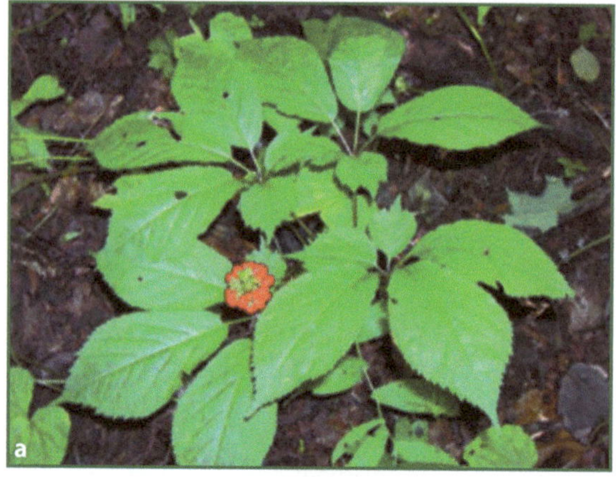

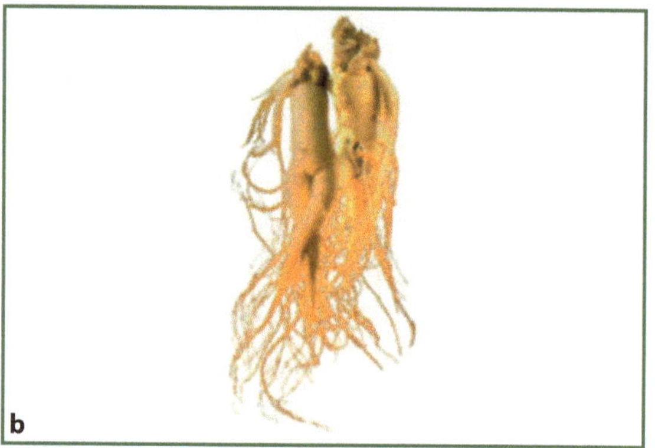

Fig. 15.29 *Panax ginseng*: pianta (**a**) e radice (**b**)

Cenni storici

In Asia l'uso del ginseng è antichissimo ed era un privilegio esclusivo della famiglia imperiale, degli alti funzionari e dei mandarini. Le piante erano considerate monopolio dello stato; venivano guardate a vista notte e giorno da sentinelle e raccolte da persone della corte imperiale. Tutto ciò perché era opinione corrente che il ginseng potesse curare ogni malanno e fosse in grado di prolungare la vita, da cui la denominazione "radice dei miracoli o della vita". Il ginseng coreano era considerato il più efficace, soprattutto se l'uomo si fosse avvicinato alla pianta soltanto prima della raccolta. In Europa le prime notizie sul ginseng si hanno nel XVII secolo, grazie a due gesuiti: padre Samedo (1585-1658) e padre Martino Martini (1614-1661). Nel 1680 il ginseng verrà offerto, per le sue proprietà afrodisiache, a Luigi XIV di Francia dagli emissari del re del Siam. Negli anni a seguire questa droga verrà utilizzata dai medici di mezza Europa come afrodisiaco e neurotonico nei casi di impotenza, convalescenza, esaurimento nervoso, debolezza e stanchezza. Nel XIX secolo il ginseng verrà utilizzato anche come febbrifugo, lenitivo e blando stomachico. Nel 1949 *Medicamenta* riporterà il ginseng per le sue azioni cardiache e secretolitiche, ma di lì a poco questa droga verrà considerata una "fraudolenta sofisticazione" della *Poligala virginiana* ed esclusa dalle Farmacopee e dal *Dispensatory* americano. L'interesse per questa droga come adattogeno è storia recente, risale agli anni '80 del secolo appena trascorso.

grappoli di bacche rosso-brillanti, contenenti 2 semi (Fig. 15.29).

Parti usate. Radici.

Raccolta e preparazione della droga. La radice viene raccolta da piante di 3-6 anni, mondata ed essiccata al sole. L'essiccamento al sole della radice, dopo asportazione degli strati più superficiali, produce il *ginseng bianco*; il *ginseng rosso* si ottiene invece esponendo prima la radice al vapore, quindi colorandola artificialmente ed essiccandola al sole. La droga più pregiata proviene dalla Corea.

Descrizione della droga. La radice, lunga fino a 20 cm, spessa 0,5-2,5 cm, si presenta fusiforme, ramificata, rugosa in senso longitudinale (Fig. 15.29 b). Nella parte superiore è presente un residuo di gemma a forma di capocchia con cicatrici anulari. La superficie, di colore bruno-chiaro tendente al giallo, è dura e friabile, con sezione farinosa giallo-biancastra. Masticata è leggermente piccante e amarognola all'inizio, poi dolciastra e leggermente mucillaginosa. L'odore è tenue e caratteristico.

Esame microscopico della droga. La corteccia ed il legno contengono druse di ossalato di calcio. La polvere, di colore giallastro, contiene granuli di amido, rotondeggianti o spigolosi (4-10 μm di diametro) e druse di ossalato di calcio, le cui dimensioni variano da 40 a 50 μm di diametro e vasi reticolati, spiralati, con lume di 14-45 μm di diametro.

Componenti principali. Saponine triterpeniche o pentacicliche, correlate all'acido oleanoico (ginsenosidi, panaxosidi, chikusetsusaponine), polisaccaridi (panaxani), steroli, vitamine (D) ecc. I ginsenosidi descritti sono una quindicina, di questi il ginsenoside Rg sembra essere il più importante (Fig. 15.30). I panaxosidi, anch'essi diversi, danno per idrolisi acido oleanoico.

Proprietà ed impiego terapeutico. Studi sperimentali piuttosto recenti hanno messo in evidenza che il ginseng agisce sugli animali aumentandone la resistenza, se sottoposti a esercizi fisici forzati, allungandone la sopravvivenza, se posti in condizioni sfavorevoli (freddo, radiazioni, digiuno) e proteggendoli da stimoli di diversa natura. Questi effetti sembra che siano la conseguenza di una stimolazione del ginseng sull'asse ipotalamo-ipofisi con liberazione di ACTH che va a stimolare le surrenali a produrre più corticosteroidi. Il ginseng agisce poi sulla memoria migliorandola, normalizza la pressione arteriosa, abbassa i livelli ematici di glucosio e colesterolo ed inibisce l'aggregazione piastrinica. Inoltre agisce sulla flora batterica intestinale promuovendo la crescita dei bifidobatteri ed inibendo quella dei clostridi. Numerosi

Fig. 15.30 Struttura chimica del ginsenoside Rg

studi clinici hanno valutato la reale efficacia del ginseng in soggetti con ridotte capacità fisiche e mentali e nei casi di disfunzione erettile. I risultati sono stati contraddittori in quanto questa droga adattogena non sempre ha migliorato la qualità della vita dei pazienti trattati. Ciò nonostante la Commissione E tedesca raccomanda il ginseng nei casi di debolezza fisica e mentale, per aumentare la capacità lavorativa e di concentrazione e come ricostituente, nei casi di convalescenza, ad una dose giornaliera di 1-2 g di droga essiccata per un periodo non superiore ai 3 mesi. In commercio si trovano estratti contenenti il 4-6% di ginsenosidi e l'8% di polisaccaridi: la dose è di 200 mg/*die*, corrispondente ad 1 g di droga essiccata. *Effetti collaterali, tossicità*. Dosi giornaliere di 10-15 g di droga possono provocare ipertensione, irritabilità, alterazioni delle funzioni regolate dagli ormoni sessuali (amenorrea, ingrossamento del seno, aumento del desiderio sessuale), diarrea, rash cutanei, depressione. È controindicata nei casi di trombosi coronarica, emorragie, stato acuto delle malattie, diabete e nei pazienti in terapia con antipsicotici, antidepressivi (genetrina), calcioantagonisti, anticoagulanti (warfarina). Comunque la Commissione E tedesca non riporta alcuna controindicazione per il ginseng.

Eleuterococco (ginseng siberiano)

È dato dalle radici e dai rizomi di *Eleuterococcus senticosus* Maxim (= *Acanthopanax senticosus* Rupr.) (*Fam. Araliaceae*). *Eleuterococcus*, dal greco *eleuteros* = libero e *coccos* = seme o semenza; *senticosus* = pieno di spine, allusione alle spine che rivestono la pianta. Si tratta di un arbusto spinoso diffuso nella Siberia occidentale, da Amur all'isola di Sakhalin, Korea e Giappone. Alto 2-3 m, presenta numerosi rami ricoperti di spine (i più vecchi sono glabri), infiorescenze giallastre o violacee, riuniti in ombrelle e per frutto una drupa nera (Fig. 15.31). L'eleuterococco contiene polisaccaridi (eleuterani), fenoli (cumarine, lignani, acidi fenilpropanoici) ed eleuterosidi; questi ultimi sono una miscela di triterpenoidi (eleuterosidi I-M) e di altre sostanze quali isofraxoside (eleuteroside B_1), glicosidi di siringaresinolo (eleuterosidi D-E), alcol sinapilico e metil estere del galattosio (eleuteroside C), sesamina (eleuteroside B_4) e daucosterolo (eleuteroside A). In Russia l'eleuterococco è considerato un adattogeno al pari del ginseng e quindi utilizzato per normalizzare condizioni patologiche e per rinvigorire

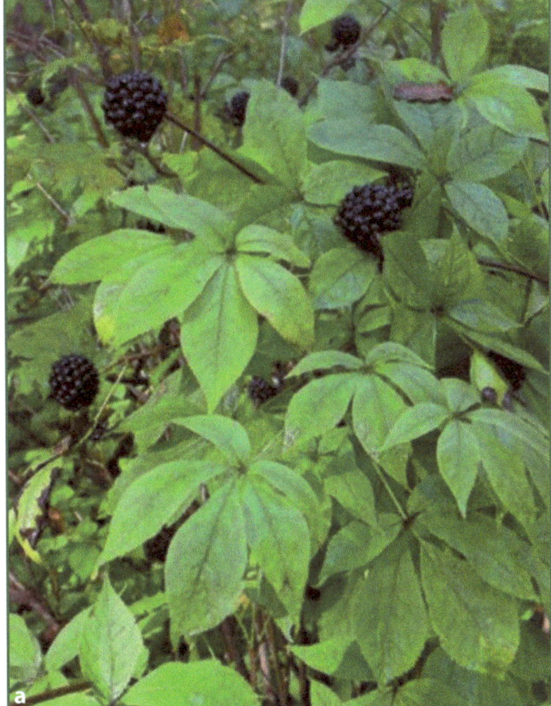

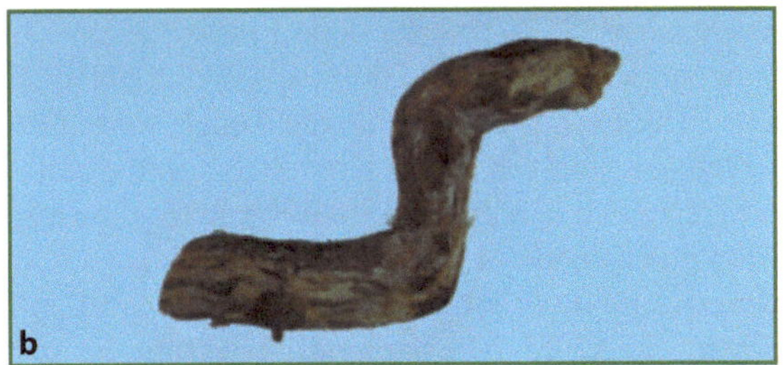

Fig. 15.31 *Eleuterococcus senticosus*: pianta (**a**) e radice (**b**)

l'organismo nei casi di pesantezza ed affaticamento. È stato utilizzato dagli atleti russi durante le Olimpiadi del 1980 e dagli astronauti russi. L'eleuterococco è stato poco studiato, ciò nonostante la Commissione E tedesca lo raccomanda per contrastare debolezza e fatica, per aumentare la capacità di lavoro e di concentrazione e come ricostituente durante gli stati di convalescenza.

Aldeidici

I glicosidi aldeidici sono presenti in diverse piante. I più noti sono la gluco-vanillina e l'alcol gluco-vanillico, presenti nel frutto di alcune specie di *Vanilla*.

Vaniglia

È la droga costituita dai frutti completamente sviluppati, ma non ancora maturi, di *Vanilla planifolia* Andrews [sin. *V. fragrans* (Salis) Ames] (*vaniglia messicana o di Bourbon*), di *V. tahitensis* J.W. Moore (*vaniglia di Tahiti*) e di *V. pompona* (*vaniglia delle Indie occidentali*) (*Fam. Orchidaceae*). *Vanilla* deriva dallo spagnolo *vania* e significa baccello simile ad una guaina; *illa* significa piccolo; *plantifolia* deriva dal latino *planus* che significa piatto e *folium*, foglia, per le foglie quasi piane. La vaniglia era usata in Messico già presso gli aztechi per aromatizzare il cioccolato. La droga fu introdotta in Europa dagli spagnoli.

Habitat. La pianta, originaria delle foreste del Messico orientale, è attualmente coltivata non solo in Messico, ma anche in tutto il Centro America e nella parte settentrionale del Sud America e in altre regioni tropicali, dove la temperatura non scende sotto i 18 °C e dove l'umidità è elevata.

Descrizione della pianta. *V. planifolia* è una pianta rampicante perenne, epifita, che si attacca al tronco degli alberi (per es. *Casuarina equisetifolia*) mediante radichette aeree. Fiorisce dopo 2-3 anni e la produzioni dei frutti va avanti per 30-40 anni (Fig. 15.32).

Parti usate. I frutti ben sviluppati, ma non maturi.

Raccolta e preparazione della droga. I frutti sono raccolti immaturi, quando nella loro porzione superiore diventano gialli (6-10 mesi dopo l'impollinazione). Vengono poi sottoposti ad un processo fermentativo (che richiede circa 2 mesi) durante il quale sono conservati sopra dei teli al sole durante il giorno e chiusi in recipienti la notte. A volte il processo viene avviato immergendo i frutti in acqua bollente.

Descrizione della droga. I frutti sono baccelli appiattiti, lunghi 15-20 cm e larghi 8-10 mm. La superficie rugosa del frutto è di colore bruno violetto, brillante, untuosa, solcata longitudinalmente. Sulla superficie si possono osservare dei cristalli aghiformi di vanillina.

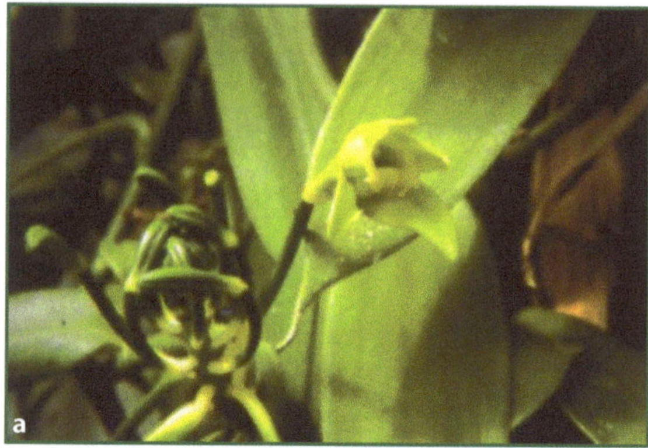

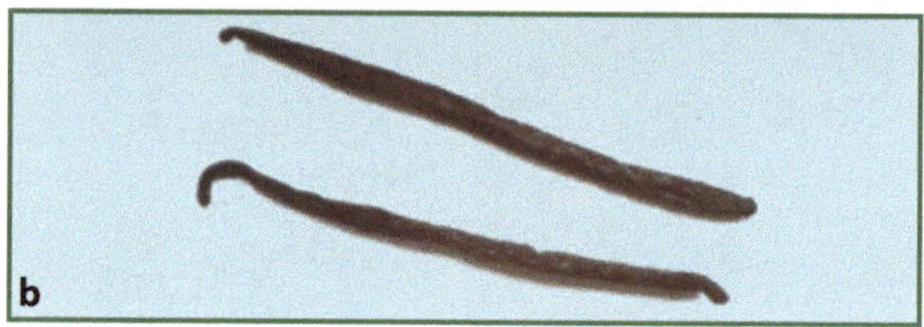

Fig. 15.32 *Vanilla planifolia:* pianta (particolare) (**a**) e frutti (**b**)

I frutti sono flessibili e possiedono odore e sapore caratteristici.

In commercio la vaniglia si presenta in bastoncini molli, flessibili, lunghi fino a 30 cm e spessi 10-15 mm.

Componenti principali. I frutti freschi contengono due glucosidi, glucovanillina (aveneina) ed alcol glucovanillico. Il primo si scinde durante la fermentazione, liberando la vanillina (aldeide vanillica). Anche l'alcol glucovanillico dà, per idrolisi, alcol vanillico che durante la fermentazione si ossida a vanillina (Fig. 15.33). La droga contiene anche il 10% di zuccheri, il 10% di olio fisso ed ossalato di calcio. Queste sostanze modificano le caratteristiche organolettiche della vaniglia, conferendole un aroma ed un sapore migliori rispetto a quelli della vanillina. La vanillina è una polvere fine bianco-giallastra, costituita da cristalli aghiformi che hanno sapore ed odore che ricordano quelli della vaniglia. La vanillina può essere estratta dalla vaniglia, oppure sintetizzata a partire dalla coniferina (presente nel pino), dall'eugenolo (presente nei chiodi di garofano) o dalla lignina (gran parte della vanillina deriva dalla lignina).

Proprietà ed impiego terapeutico. La tintura di vaniglia si utilizza come eccipiente farmaceutico e come aromatizzante. Come aromatizzante si usa anche l'etilvanillina, un analogo sintetico della vanillina, di minor valore.

Effetti collaterali, tossicità. Non sono riportati.

CH_2OH / OCH_3 / O-glucosio (a) — CH_2OH / OCH_3 / OH (b) — CHO / OCH_3 / OH (c)

Fig. 15.33 Struttura chimica del vanilloside (**a**), dell'alcol vanillico (**b**) e della vanillina (**c**)

Fenolici

I glicosidi fenolici (o idrochinonici) sono presenti in diverse piante. I più noti sono l'arbutina e la metilarbutina, presenti nelle foglioline di *Arctostaphylos uva-ursi*, nelle sommità fiorite di *Calluna vulgaris* e nella *Pyrola rotundifolia*. Dalla loro idrolisi si liberano glucosio ed un aglicone a carattere fenolico (idrochinone o metilidrochinone) con proprietà antisettiche sulle vie urinarie. Altri esempi di glicosidi fenolici sono rappresentati dalla iridina, presente nei rizomi di alcune specie di *Iris* (*I. pallida*, *I. germanica*, *I. florentina* ecc.), dalla baptisina, presente nelle radici di diverse specie di *Baptsia*, dalla esperidina, presente nei frutti di diversi *Citrus*, dalla floridzina, presente nella corteccia di radici di diverse *Rosaceae*.

Uva ursina

L'uva ursina è data dalle foglie di *Arctostaphylos uva-ursi* Sprengel o di altre varietà quali *coactylis* o *adanotricha* Fernald e Mc Bride (*Fam. Ericaceae*). *Arctostaphylos*, dal greco ἄρκτος = orso e σταφύλη = uva, cioè uva dell'orso; in latino *uva ursi*.

La pianta di *A. uva-ursi* è un piccolo arbusto sempreverde (non supera il metro di altezza) spontaneo in Europa (centrale e settentrionale), Asia ed America settentrionale. Presenta rami striscianti e flessibili, foglie brevemente picciolate, fiori riuniti in grappoli terminali di colore bianco-rosso e per frutto una bacca rossa a cinque lobi (Fig. 15.34).

Sembra che l'uva ursina fosse già usata nel secolo XII in Europa settentrionale. Descritta per la prima volta da Clusio, si diffuse in Italia nel secolo XVIII ad opera di Girardi. Nel secolo XIX l'uso della droga entrò a far parte della medicina scientifica.

Descrizione della droga. Le foglie, lunghe 1-2 cm e larghe circa 1 cm, sono coriacee, spatoliformi o obovali, ad apice ottuso, brevemente peziolate, glabre se adulte (se giovani sono fornite di molti peli), a margine intero. Sono di colore verde scuro, lucenti di sopra, di colore più chiaro di sotto. Le due facce (specie le inferiori) sono ricoperte da un fine reticolo che dà alla foglia un aspetto zigrinato. Allo stato secco sono inodori, ma di sapore astringente ed amaro. Si raccolgono in tutte le stagioni, scegliendo le foglie più giovani. Frequente è la sostituzione con foglie di *Vaccinium vitis-idaea* L. subs. *vitis-idaea* (mirtillo rosso) (Fig. 15.35).

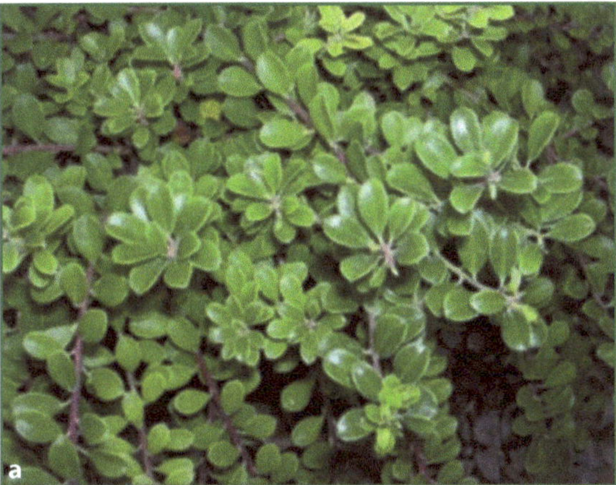

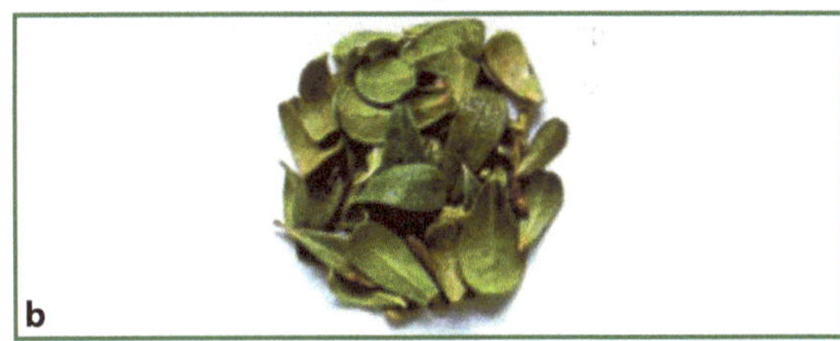

Fig. 15.34 *Arctostaphylos uva-ursi:* pianta (**a**) e foglie (**b**)

Componenti principali. Glicosidi fenolici quali arbutina e metilarbutina, tannini (15-20%), flavonoidi (1-2% tra cui quercetina, isoquercitrina), triterpeni come acido ursolico ed il corrispondente alcol uvaolo. Per la FU la droga deve contenere non meno del 6% di derivati idrochinonici, calcolati come arbutoside.

Proprietà ed impiego terapeutico. L'azione antisettica e diuretica dell'uva ursina è attribuita ai composti

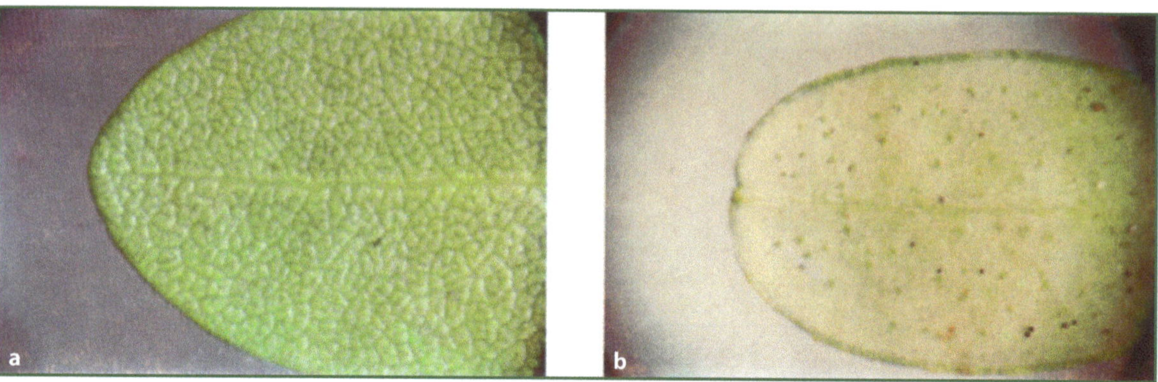

Fig. 15.35 Nell'uva ursina (**a**) è evidente la disposizione delle nervature a rete e l'apice è ottuso. Nel mirtillo rosso (**b**) la nervatura a rete è assente e l'apice è leggermente smarginato; inoltre si nota la presenza di punteggiature scure

arbutina (Fig. 15.36 a) e metilarbutina, presenti in una concentrazione pari al 10%. Questi nel lume intestinale si idrolizzano dando idrochinone (Fig. 15.36 b) che è considerato responsabile dell'azione antisettica della droga. Per anni si è pensato che l'azione dell'uva ursina fosse legata al mantenimento dell'alcalinità dell'urina, realizzabile con una dieta ricca di latte, patate ed altri cibi alcalini o con il consumo di 6-8 g di bicarbonato di sodio nelle 24 ore. Uno studio clinico piuttosto recente ha però dimostrato che il pH alcalino delle urine non migliora l'attività antisettica dell'idrochinone; d'altronde i fenoli si comportano da antisettici nello stato indissociato. Ulteriori osservazioni (l'estratto grezzo di uva ursina è più attivo dell'arbutina; la concentrazione di idrochinone nelle urine è talmente bassa da non poter spiegare l'azione antisettica e diuretica dell'uva ursina) fanno infine supporre che l'azione della droga sia legata al fitocomplesso piuttosto che ad un unico componente. D'altronde, alcuni sostengono che acido ursolico e isoquercitrina contribuiscono all'azione diuretica dell'arbutina e che l'acido gallico possa impedire la degradazione dell'arbutina nel tratto gastrointestinale. La Commissione E tedesca raccomanda l'uva ursina nei casi di infezioni ed infiammazioni delle vie urinarie, anche se non esiste una evidenza clinica.

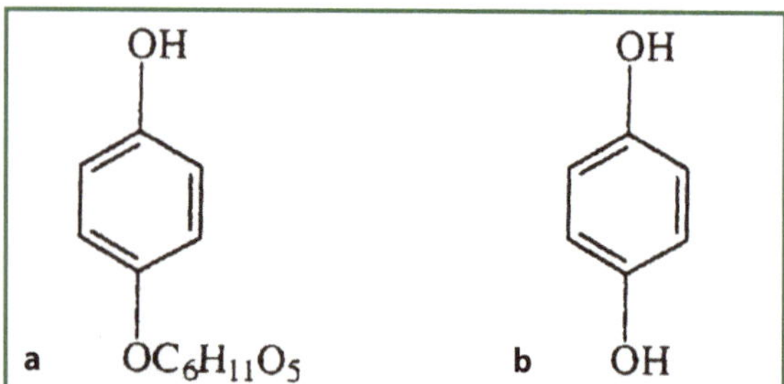

Fig. 15.36 Struttura chimica dell'arbutina (**a**) e dell'idrochinone (**b**)

Piuttosto è stato osservato che l'uva ursina previene episodi di cistite, da sola o associata a tarassaco. Così pure associata a luppolo e menta giova a pazienti con strangurie, enuresi o minzione dolorosa. I preparati di uva ursina (infuso, tisane) devono essere impiegati per brevi periodi, sia per la tossicità degli idrochinoni (provocano disturbi gastrointestinali) che per la eccessiva presenza di tannini (questi possono essere in parte eliminati lasciando macerare la droga in acqua fredda per 12-24 ore). I preparati di uva ursina non vanno consigliati in gravidanza, durante l'allattamento, nei bambini al di sotto di 12 anni ed in pazienti con disfunzioni renali.

Alcolici

Diverse specie di *Populus* e soprattutto di *Salix* (*S. purpurea*, *S. fragilis*, *S. alba*) contengono un glicoside denominato salicina. Si tratta di alberi o arbusti diffusi in Europa e America del nord. La corteccia di questi alberi contiene, oltre alla salicina (3-9% nel *S. purpurea*; 1-10% nel *S. fragilis*; 0,5-1% nel *S. alba*), glicosidi fenolici (salireposide, piceina, triandrina, salicortina), esteri dell'acido salicilico, tannini (8-20%), salicilati, flavonoidi ecc.

La salicina, una volta somministrata, viene idrolizzata a saligenina (alcol salicilico), quindi ossidata ad acido salicilico, composto ad attività antireumatica (Fig. 15.37). La corteccia di salice può essere utilizzata sotto forma di estratto fluido (1:1, 25% di alcol) nel reumatismo. Per avere un effetto apprezzabile la corteccia deve essere prelevata da rami di alberi di 2-3 anni, contenere non meno del 7% di salicina ed essere polverizzata finemente.

Il decotto di salice è poco praticabile perché, per poter essere efficace, dovrebbe essere preparato utilizzando circa 100 g di droga e questo è difficile da

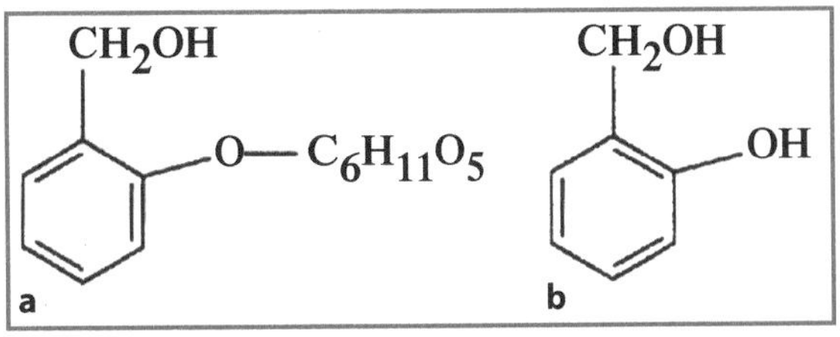

Fig. 15.37 Struttura chimica della salicina (**a**) e della saligenina (**b**)

realizzare, perché richiederebbe una quantità enorme di liquido. Inoltre, l'eccessiva presenza di tannini nella droga rende questo dosaggio improponibile.

La salicina è anche presente nei fiori di *Spiraea ulmaria* o *Filipendula ulmaria*, un'erba perenne che cresce spontanea nei luoghi umidi. Oltre alla salicina sono presenti nella spirea aldeide salicilica (70%), salicilato di metile, acido salicilico, spireina; inoltre flavonoidi, tannini (1-12%), oli volatili, acido ascorbico ecc. Anche la spirea si può utilizzare come antireumatico, sotto forma di estratto alcolico. La spirea possiede anche proprietà antidiarroiche, antiulcera e broncodilatatrici.

Quantità significative di salicilato di metile sono, infine, presenti in un olio essenziale (olio di *wintergreen*) che si ricava dalle foglie di un arbusto che cresce in Canada e negli USA [*Gaultheria procumbens L.* (*Fam. Ericaceae*)]. L'olio di gaulteria possiede proprietà analgesiche ed antiflogistiche, ma presenta anche gli stessi inconvenienti (disturbi gastrici) e la stessa identica tossicità dei salicilati (da tenere presente che 1 ml di salicilato di metile equivale a 1,4 g di acido acetilsalicilico).

L'isolamento e la purificazione della salicina (nel salice), dell'aldeide salicilica (spirea) e del salicilato di metile (gaulteria) hanno consentito in tempi diversi e con modalità diverse di pervenire alla sintesi dell'acido salicilico (Fig. 15.38). L'ace-

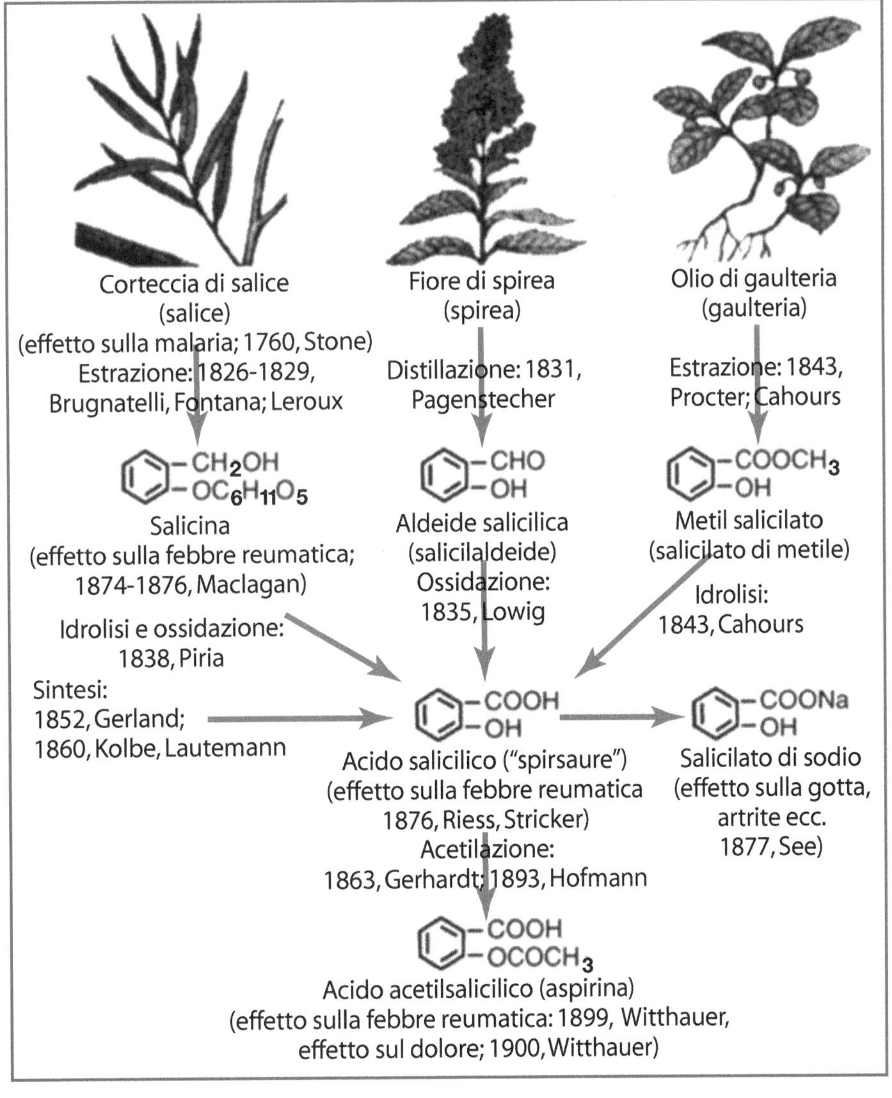

Fig. 15.38 Origine dell'aspirina

Piante e salicilati: storia

Le piante contenenti salicilati (*Salix* spp., *Spiraea* spp., *Myrtus communis* ecc.) erano già in uso presso gli antichi egiziani, greci e romani per attenuare il dolore ed abbassare la febbre. Nel papiro di Ebers, scoperto a Luxor nel 1862 e fatto risalire a 1550 anni prima di Cristo, è riportato un decotto di mirto (foglie), da applicare sulla schiena e sull'addome per combattere dolori di qualsiasi genere.

Circa 1000 anni dopo, Ippocrate, il padre della medicina, raccomandava il salice (corteccia e foglie) per combattere il dolore del parto e per normalizzare la temperatura corporea; inoltre consigliava un succo di spirea nei casi di disturbi oculari. Le proprietà antiflogistiche ed analgesiche degli estratti di salice e di spirea vennero in seguito sfruttate da Celso (nel prolasso dell'utero), Plinio il Vecchio (nella sciatica, nella gotta e per ridurre callosità) e Galeno (nelle ferite ulcerose). Più tardi Dioscoride, nel suo *De Materia Medica*, descriveva il decotto di salice (corteccia e foglie) come un eccellente rimedio contro la gotta, il mal di orecchio ed il dolore mestruale e colico *(iliaca passio)*.

Nel Medio Evo e fino a tutto il Rinascimento inoltrato, impiastri e decotti di piante contenenti salicilati saranno utilizzati in tutte le forme di reumatismo, dolori mestruali, emicrania, ferite ed ulcere. L'uso di queste piante si diffonderà anche in Sud Africa, Nord America, Persia e Cina (*Salix aegyptiana* e *S. babylonica* nella cura dell'emicrania; *Salix purpurea* nel trattamento del raffreddore).

Il reverendo inglese Edward Stone (metà del XVIII secolo) sarà il primo a condurre una ricerca sistematica sulle proprietà curative del salice. Circa un secolo dopo le ricerche di Stone, verrà isolata in modo indipendente da un farmacista francese (Leroux), da un chimico tedesco (Buchner) e dagli italiani Fontana e Brugnatelli la salicina da preparazioni di salice. Contemporaneamente verranno isolati l'aldeide salicilica da *Spirea ulnaria* ed il salicilato di metile dall'olio di gaulteria. Dopo alcuni anni sarà sintetizzato l'acido salicilico e quindi per acetilazione l'acido acetil salicilico (Gerhardt, 1850).

Comunque sarà Felix Hoffman, della *Bayer Chemical Company* tedesca ad evidenziare il potenziale terapeutico del prodotto che verrà messo in commercio nel 1900 con il nome "aspirina" (Figg. 15.39 e 15.40 BAYER aspirin e aspirin). Settantuno anni dopo Vane (1971) chiarirà il meccanismo d'azione di questo farmaco (inibizione della sintesi di prostaglandine), ancora oggi molto in uso in tutto il mondo.

tilazione di questo composto ha portato successivamente alla sintesi dell'acido acetilsalicilico, cioè dell'aspirina. Il termine aspirina deriverebbe dal tedesco *spirsaure*, cioè *Spirea*, genere le cui piante contengono salicilati, oppure da *S. Aspirinius*, vescovo napoletano invocato nei casi di mal di testa.

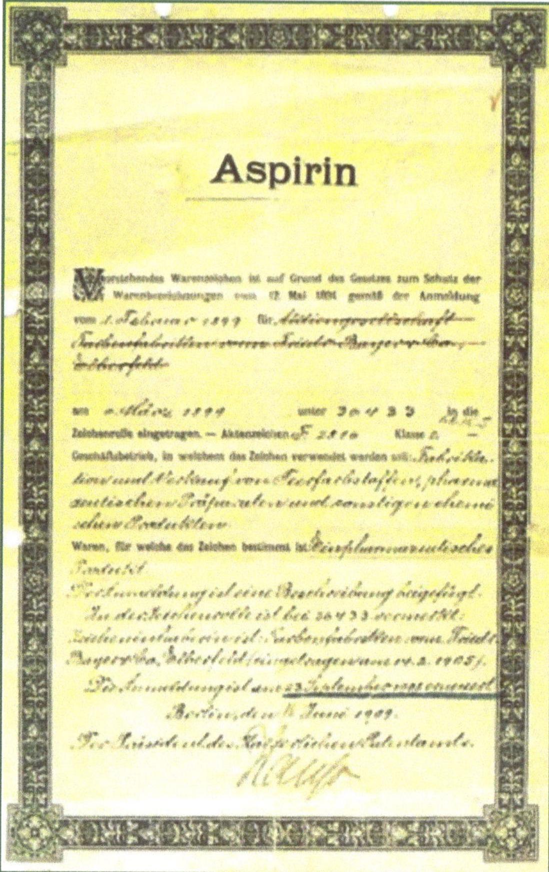
Aspirin

Fig. 15.39 Certificato di registrazione dell'aspirina presso il "*German Imperial Patent Office*" di Berlino, il 1° Febbraio 1899

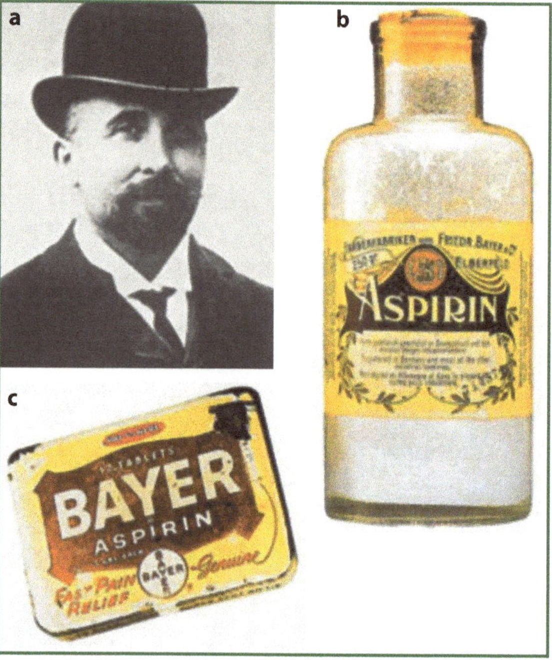

Fig. 15.40 Felix Hoffman (**a**). Le prime preparazioni commerciali di aspirina (**b**, **c**)

Bibliografia essenziale

Abdel-Barry JA, Abdel-Hassan IA, Jawad AM, al-Hakiem MH (2000) Hypoglycaemic effect of aqueous extract of the leaves of Trigonella foenum-graecum in healthy volunteers. East Mediterr Health J 6:83-88

Aguilera P, Chánez-Cárdenas ME, Ortiz-Plata A et al (2010) Aged garlic extract delays the appearance of infarct area in a cerebral ischemia model, an effect likely conditioned by the cellular antioxidant systems. Phytomedicine 17:241-247

Al-Habori M, Raman A (2003) Pharmacological propriertes. In: Fenugreek – The genus trigonella, ed. GA Petropoulos. Taylor and Francio, London, pp 162-182

Andriani E, Bugli T, Aalders M et al (2000) The effectiveness and acceptance of a medical device for the treatment of aphthous stomatitis. Clinical observation in pediatric age. Minerva Pediatica 52:15-20

Ariga T, Seki T (2006) Antithrombotic and anticancer effects of garlic-derived sulfur compounds: a review. Biofactors 26:93-103

Arora D, Kumar M, Dubey SD (2002) Centella asiatica - A review of its medicinal uses and pharmacological effects 2:143-149

Asl MN, Hosseinzadeh H (2008) Review of pharmacological effects of Glycyrrhiza sp.and its bioactive compounds. Phytother Res 22:709-724

Atherton P (1997) Aloe vera revised. British Journal of Phytotherapy 4:176-183

Atherton P (1998). Aloe vera: magic or medicine? Nursing Standard 12:49-52

Aviello G, Abenavoli L, Borrelli F et al (2009) Garlic: empirism or science. Nat Prod Commun 4:1785-1796

Ball KR, Kowdley KV (2005) A review of Silybum marianum (Milk Thistle) as a treatment for alcoholic liver disease. J Clin Gastroenterol 39:520-528

Basch E, Ulbricht C, Kuo G et al (2003) Therapeutic applications of fenugreek. Altern Med Rev 8:20-27

Boon H, Smith M (1999). The Botanical Pharmacy. Quarry Health Books Press Inc. Kingstone

Borrelli F, Capasso R, Aviello A et al (2005) Senna and the formation of aberrant crypt foci and tumors in rats treated with azoxymethane. Phytomedicine 12:501-505

Borrelli F, Izzo AA (2000) The plant kingdom as a source of anti-ulcer remedies. Phytotherapy Research 14:581-591

Borrelli F, Mereto E, Capasso F et al (2001) Effect of bisacodyl and cascara on growth of aberrant crypt foci and malignant tumors in the rat colon. Life Sci 69:1871-1877

Bunyapraphatsara N, Jirakulcaiwong S, Thirawarapan S, Manonukul J (1996) The efficacy of Aloe vera cream in the treatment of first, second and third degree burns in mice. Phytomedicine 2:247-251

Capasso F, Borrelli F, Capasso R et al (1998) Aloe and its therapeutic use. Phytotherapy Research 12:S124-S127

Capasso F, D'Argenio G (2007) Lassativi. Impiego razionale dei lassativi nella stipsi Springer, Milano

Capasso F, Gaginella TS (1997) Laxatives. A practical guide. Springer-Verlag Italia, Milano

Capasso F, Grandolini G, Izzo AA (2006) Fitoterapia. Impiego razionale delle droghe vegetali. Springer-Verlag Italia, Milano

Chen G, Zhu L, Liu Y et al (2009) Isoliquiritigenin, a flavonoid from licorice, plays a dual role in regulating gastrointestinal motility in vitro and in vivo. Phytother Res 23:498-506

Chithra P, Sajithlal GB, Chandrakasan G (1998). Influence of Aloe vera on collagen turnover in healing of dermal wounds in rats. Indian Journal of Experimental Biology 36:896-901

Coon JT, Ernst E (2002) Panax ginseng: a systematic review of adverse effects and drug interactions. Drug Saf 25:323-344

Dalton T, Cupp MJ (2000) Aloe. In: Toxicology and Clinical Pharmacology of Herbal Products. Cupp M.J. Ed. Humana Press. Inc. Totowa, New Jersey

Fatima A, Gupta VK, Luqman S et al (2009) Antifungal activity of Glycyrrhiza glabra extracts and its active constituent glabridin. Phytother Res 23:1190-1193

Francini-Pesenti F, Puato M, Piccoli A, Brocadello F (2008) Liquorice-induced hypokalaemia and water retention in the absence of hypertension. Phytother Res 22:563-565

Frick RW (2000) Three treatments for chronic venous insufficiency: escin hydroxyethylrutoside, and daflon. Angiology 51:197-205

Friedman G, Jacobson ED, McCallum R (eds) Cathartics, laxatives and lavage solutions. Lippincott-Raven, Phyladelphia, pp 159-174

Gajanan e coll (2008) Phytomedicine. 15:292-300

Ganachari MS, Veeresh Babu SV, Katare SS (2004) Neuropharmacology of an extract derived from Centella asiatica. Pharm Biol 42:246-252

Gilani AH, Khan AU, Subhan F, Khan M (2005) Antispasmodic and bronchodilator activities of St John's wort are putatively mediated through dual inhibition of calcium influx and phosphodiesterase. Fundam Clin Pharmacol 19:695-705

Guo JS, Cheng CL, Koo MW (2004) Inhibitory effects of Centella asiatica water extract and asiaticoside on inducible nitric oxide synthase during gastric ulcer healing in rats. Planta Med 70:1150-1154

Halkier BA, Møller B (1990) The biosynthesis of cyanogenic glucosides in higher plants. J Biol Chem 265:21114-21121

Holzgartner H, Schmidt U, Kuku U (1992) Comparison of the efficacity and tolerance of garlic preparation vs bezafibrate. Arzneim Forsch 42: 1473-1477

Huseini HF, Larijani B, Heshmat R et al (2006) The efficacy of Silybum marianum (L.) Gaertn (silymarin) in the treatment of type II diabetes: a randomized, double-blind, placebo-controlled, clinical trial. Phytother Res 20:1036-1039

Izzo AA, Gaginella TS; Mascolo N, Capasso F (1998) Recent findings on the mode of action of laxatives. Trends Pharmacol Sci 19: 403-405

Izzo AA, Saubetin L, Borrelli F et al (1999) The role of nitric oxide in aloe-induced diarrhoea in the rat. Eur J Pharmacol 368:43-48

Jorge OA, Jorge AD (2005) Hepatotoxicity associated with the ingestion of Centella asiatica. Rev Esp Enferm Dig 97:115-124

Kaneko H, Nakanishi K (2004) Proof of the mysterious efficacy of ginseng: basic and clinical trials: clinical effects of medical ginseng, korean red ginseng: specifically, its anti-stress action for prevention of disease. J Pharmacol Sci 95:158-162

Kennedy DO, Scholey AB, Drewery L et al (2003) Electroencephalograph effects of single doses of Ginkgo biloba and Panax ginseng in healthy young volunteers. Pharmacol Biochem Behav 75:701-709

Kidd P, Head K (2005) A review of the bioavailability and clinical efficacy of milk thistle phytosome: a silybin-phosphatidylcholine complex (Siliphos). Altern Med Rev 10:193-203

Kren V, Walterova D (2005) Silybin and silymarin – new effects and applications. Biomed Papers 149:29-41

Lee J, Jung E, Kim Y et al (2006) Asiaticoside induces human collagen I synthesis through TGFbeta receptor I kinase (TbetaRI kinase)-independent Smad signaling. Planta Med 72:324-328

Linde K, Berner M, Egger M, Mulrow C (2005) St John's wort for depression: meta-analysis of randomised controlled trials. Br J Psychiatry 186:99-107

Linde K, Knuppel L (2005) Large-scale observational studies of hypericum extracts in patients with depressive disorders – a systematic review. Phytomedicine 12:148-157

Lu L, Ying K, Wei S et al (2004) Asiaticoside induction for cell-cycle progression, proliferation and collagen synthesis in human dermal fibroblasts. Int J Dermatol 43:801-807

Lyden-Sokolowski A, Nilsson A, Sjoberg P (1993) Two-year carcinogenicity study with sennosides in the rat: emphasis on gastro-intestinal alterations. Pharmacology 47:209-215

MacKay D (2001) Hemorrhoids and varicose veins: a review of treatment options. Altern Med Rev 6:126-140

Madabushi R, Frank B, Drewelow B et al (2006) Hyperforin in St. John's wort drug interactions. Eur J Clin Pharmacol 62:225-233

Manojlovic NT, Solujic S, Sukdolak S, Milosev M (2005) Antifungal activity of Rubia tinctorum, Rhamnus frangula and Caloplaca cerina. Fitoterapia. 76:244-246

Mascolo N, Izzo AA, Borrelli F et al (2004). Healing powers of aloes. In: Aloes. The genus Aloe. Reynolds T. ed. CRC Press, Boca Raton, USA

Mascolo N, Mereto E, Borrelli F et al (1999) Does senna extract promote the growth of both aberrant crypt foci and malignant tumors in the sat colon? Dig Dis Sciences 44:2226-2230

Mayer KE, Myers RP, Lee SS (2005) Silymarin treatment of viral hepatitis: a systematic review. J Viral Hepat 12:559-567

Mennini T, Gobbi M (2004) The antidepressant mechanism of Hypericum perforatum. Life Sci 75:1021-1027

Murphy LL, Lee TJ (2002) Ginseng, sex behavior, and nitric oxide. Ann N Y Acad Sci 962:372-377

Nascimbeni R, Donato F, Ghirardi M et al (2002) Constipation, anthranoid laxatives, melanosis coli, and colon cancer : a risk assessment using aberrant crypt foci. Cancer Epidemiol Biomarkers Prev 11:753-757

Pellati D, Fiore C, Armanini D et al (2009) In vitro effects of glycyrrhetinic acid on the growth of clinical isolates of Candida albicans. Phytother Res 23:572-574

Persson J, Bringlov E, Nilsson LG, Nyberg L (2004) The memory-enhancing effects of Ginseng and Ginkgo biloba in healthy volunteers. Psychopharmacology 172:430-434

Pyun MS, Shin S (2006) Antifungal effects of the volatile oils from Allium plants against Trichophyton species and synergism of the oils with ketaconazole. Phytomedicine 13:394-400

Radad K, Gille G, Liu L, Rausch WD (2006) Use of ginseng in medicine with emphasis on neurodegenerative disorders. J Pharmacol Sci 100:175-186

Rahman K, Lowe GM (2006) Garlic and cardiovascular disease: a critical review. J Nutr 136:736S-740S

Rainone F (2005) Milk thistle. Am Fam Physician 72:1285-1288

Rambaldi A, Jacobs BP, Iaquinto G, Gluud C (2005) Milk thistle for alcoholic and/or hepatitis B or C liver diseases – a systematic cochrane hepato-biliary group review with meta-analyses of randomized clinical trials. Am J Gastroenterol 100:2583-2591

Robbers JE, Speedie MK, Tyler VE (1996) Pharmacobiotechnology. Williams and Wilkins, Baltimore

Roberts MC, Millikan RC, Galanko JA et al (2003) Constipation, laxative use, and colon cancer in a North Carolina population. Am J Gastroenterol 98:857-864

Schempp CM, Windeck T, Hezel S, Simon JC (2003) Topical treatment of atopic dermatitis with St. John's wort cream – a randomized, placebo controlled, double blind half-side comparison. Phytomedicine 10:31-37

Schiller LR (2001) Review article: the therapy of constipation. Aliment Pharmacol Ther 15:749-763

Shimizu M, Shiota S, Mizushima T et al (2001) Marked potentiation of activity of beta-lactams against methicillin-resistant Staphylococcus aureus by corilagin. Antimicrob Agents Chemother 45:3198-3201

Shukla Y, Kalra N (2007) Cancer chemoprevention with garlic and its constituent. Cancer Lett 247:167-181

Siebert U, Brach M, Sroczynski G, Berla K (2002) Efficacy, routine effectiveness, and safety of horsechestnut seed extract in the treatment of chronic venous insufficiency. A meta-analysis of randomized controlled trials and large observational studies. Int Angiol 21:305-315

Singh SR, Levina MA (2006) Natural health product use in Canada: analysis of the National Population health. Sourvey. Can J Clin Pharmacol 13:204-250

Skottova N, Krecman V (1998) Silymarin as a potential hypocholesterolaemic drug. Physiol Res 47:1-7

Sonnenborn U, Proppert Y (1990) Ginseng (Panax ginseng C.A. Meyer). Z für Phytother 11: 35-49

Soumyanath A, Zhong YP, Gold SA et al (2005) Centella asiatica accelerates nerve regeneration upon oral administration and contains multiple active fractions increasing neurite elongation in-vitro. J Pharm Pharmacol, 57:1221-1229

Speroni E, Hrelia P (1995) Farmacognosia. Moderni sviluppi di una scienza antica. Pàtron Editore, Bologna

Sudha S, Bindu R, Joyce G et al (2005) Pharmacological interaction of Centella asiatica and Bacopa monnieri with antiepileptic drugs – An experimental study in rats. J Nat Rem 5:63-69

Szegedi A, Kohnen R, Dienel A, Kieser M (2005) Acute treatment of moderate to severe depression with hypericum extract WS 5570 (St John's wort): randomised controlled double blind non-inferiority trial versus paroxetine. BMJ 330:503

Thompson Coon J, Ernst E (2003) Herbal medicinal product for the treatment of hypercholesterolemia: a systematic review. Perfusion 16:40-55

Van Kampen J, Robertson H, Hagg T, Drobitch R (2003) Neuroprotective actions of the ginseng extract G115 in two rodent models of Parkinson's disease. Exp Neurol 184:521-529

Varjas T, Nowrasteh G, Budán F et al (2009) Chemopreventive effect of Panax ginseng. Phytother Res 23:1399-1403

Vijayakumar MV, Bhat MK (2008) Hypoglycemic effect of a novel dialysed fenugreek seeds extract is sustainable and is mediated, in part, by the activation of hepatic enzymes. Phytother Res 22:500-505

Waltenberger B, Avula B, Ganzera M et al (2008) Transport of sennosides and sennidines from Cassia angustifolia and Cassia senna across Caco-2 monolayers-an in vitro model for intestinal absorption. Phytomedicine 15:373-377

Whitten DL, Myers SP, Hawrelak JA, Wohlmuth H (2006) The effect of St John's wort extracts on CYP3A: a systematic review of prospective clinical trials. Br J Clin Pharmacol 62:512-526

Yarnell E (2002) Botanical medicines for the urinary tract. World J Urol 20:285-293

Zdunić G, Godevac D, Milenković M et al (2009) Evaluation of Hypericum perforatum oil extracts for an antiinflammatory and gastroprotective activity in rats. Phytother Res 23:1559-1564

Zhou W, Chai H, Lin PH et al (2004) Molecular mechanisms and clinical applications of ginseng root for cardiovascular disease. Med Sci Monit 10:187-192

Capitolo 16 Glicosidi cardiaci

I glicosidi cardiaci sono presenti in natura (Tabella 16.1) e formano un gruppo molto omogeneo sia da un punto di vista chimico che farmacologico. La struttura chimica è caratterizzata da un nucleo ciclopentanoperidrofenantrene (Fig. 16.1) comprendente 3 anelli del cicloesano (A, B, C) fusi nell'arrangiamento non lineare ed un anello del ciclopentano (D). Questa struttura di natura steroidea (genina o aglicone) è legata da un lato (in posizione 3) ad una catena zuccherina rappresentata da monosaccaridi (da 1 a 4) e dall'altro (in posizione 17) ad un anello lattonico a 5 o a 6 atomi di carbonio (Fig. 16.2). Questi ultimi caratterizzano rispettivamente i cardenolidi ed i bufadienolidi. I bufadienolidi, meno rappresentati nel regno vegetale, si ritrovano soprattutto nel veleno dei rospi del genere *Bufo*, donde il nome. La genina è responsabile dell'azione farmacologica mentre gli zuccheri ad essa uniti possono influenzare le caratteristiche farmacocinetiche quali l'assorbimento, l'emivita ed il metabolismo. L'acetilazione o la metilazione delle molecole di zucchero influenzano infatti il comportamento farmacocinetico in quanto influenzano le proprietà chimico-fisiche della molecola di base. Complessivamente sono note alcune centinaia di glicosidi cardioattivi. Le famiglie botaniche contenenti glicosidi cardioattivi includono: *Apocinaceae*, *Liliaceae*, *Scrofulariaceae*, *Ranunculaceae* (Tabella 16.1).

I glicosidi cardiaci sono molto attivi da un punto di vista farmacologico, ma presentano anche uno

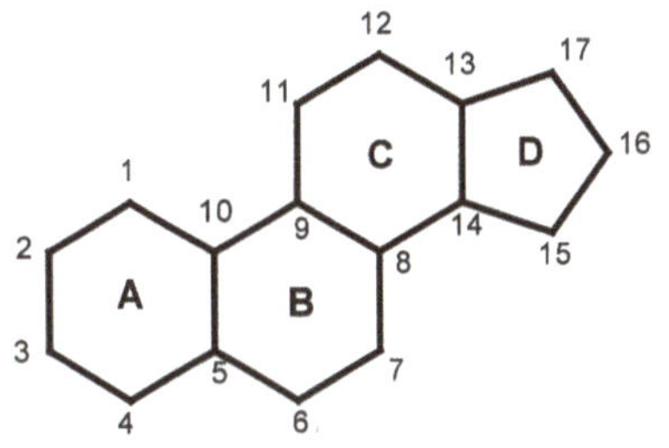

Fig. 16.1 Struttura del ciclopentano: relazione struttura-attività farmacologica. L'attività cardiaca è legata all'aglicone (o genina). Le molecole di zucchero non partecipano direttamente all'attività, ma la loro presenza potenzia l'attività e la modula modificando la polarità del composto. La presenza di alcuni elementi strutturali ne favorisce l'attività: (**a**) presenza dell'anello lattonico insaturo in posizione 17. L'insaturazione di questo anello lattonico è una condizione indispensabile in quanto la saturazione causa perdita del 90% dell'attività cardiotonica; (**b**) glucidi legati all'ossidrile in posizione 3 del nucleo steroideo; (**c**) un ossidrile in posizione 3 ed uno in posizione 4 svolgono un ruolo importante nel determinismo dell'azione

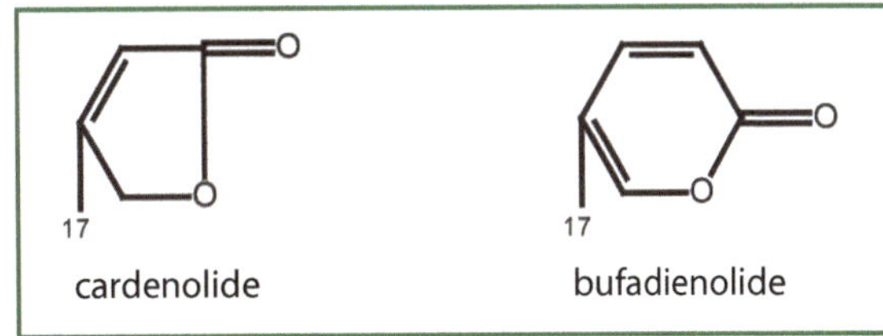

Fig. 16.2 Tipo di anello lattonico legato alla genina di natura steroidea

Tabella 16.1 Fonte botanica dei glicosidi cardioattivi

Famiglia	Specie
Liliaceae	*Convallaria majalis* *Urginea maritima*
Ranunculaceae	*Adonis vernalis* *Helleborus niger*
Scrofulariaceae	*Digitalis purpurea* *Digitalis lanata*
Apocinaceae	*Acokanthera ouabaio* *Nerium oleander* *Strophantus kombè* *Strophantus gratus* *Strophantus hispidus*

stretto margine di sicurezza (ristretta zona di maneggevolezza). Ciò nonostante si utilizzano nell'insufficienza cardiaca congestizia per la loro spiccata azione sulle funzioni cardiache (sistolica e diastolica). La digossina è il prototipo di glicoside cardioattivo e viene estratta dalle foglie di *Digitalis purpurea* o *lanata* (digitale). Sebbene esistano oggi diversi farmaci inotropo positivi di sintesi, i glicosidi cardiaci sono ancora usati in clinica (digossina).

La digossina è un agente inotropo positivo. Per definizione gli inotropo positivi sono quei farmaci che aumentano la contrattilità miocardica durante i periodi di diminuita funzionalità ventricolare sinistra. Essi vengono utilizzati quando la forza di contrazione cardiaca è ridotta ed il ventricolo sinistro non può espellere il sangue secondo le necessità metaboliche dell'organismo. Quando ciò accade insorge una condizione patologica nota come insufficienza cardiaca (Fig. 16.3). Lo scopo del trattamento dell'insufficienza cardiaca è quello di aumentare la funzionalità ventricolare, dunque la gittata cardiaca.

L'abilità del ventricolo di espellere sangue è il risultato dell'attivazione sincronizzata degli elementi contrattili di ciascuna fibrocellula cardiaca (miocita). Il sistema contrattile della muscolatura striata è strettamente dipendente dalla presenza di ioni calcio. Il calcio determina contrazione legandosi alla troponina C. Il complesso troponina-calcio attiva l'actina, permettendo il formarsi di legami trasversali fra actina e miosina. Le concentrazioni fisiologiche di calcio intracellulare ed extracellulare sono dell'ordine rispettivamente di

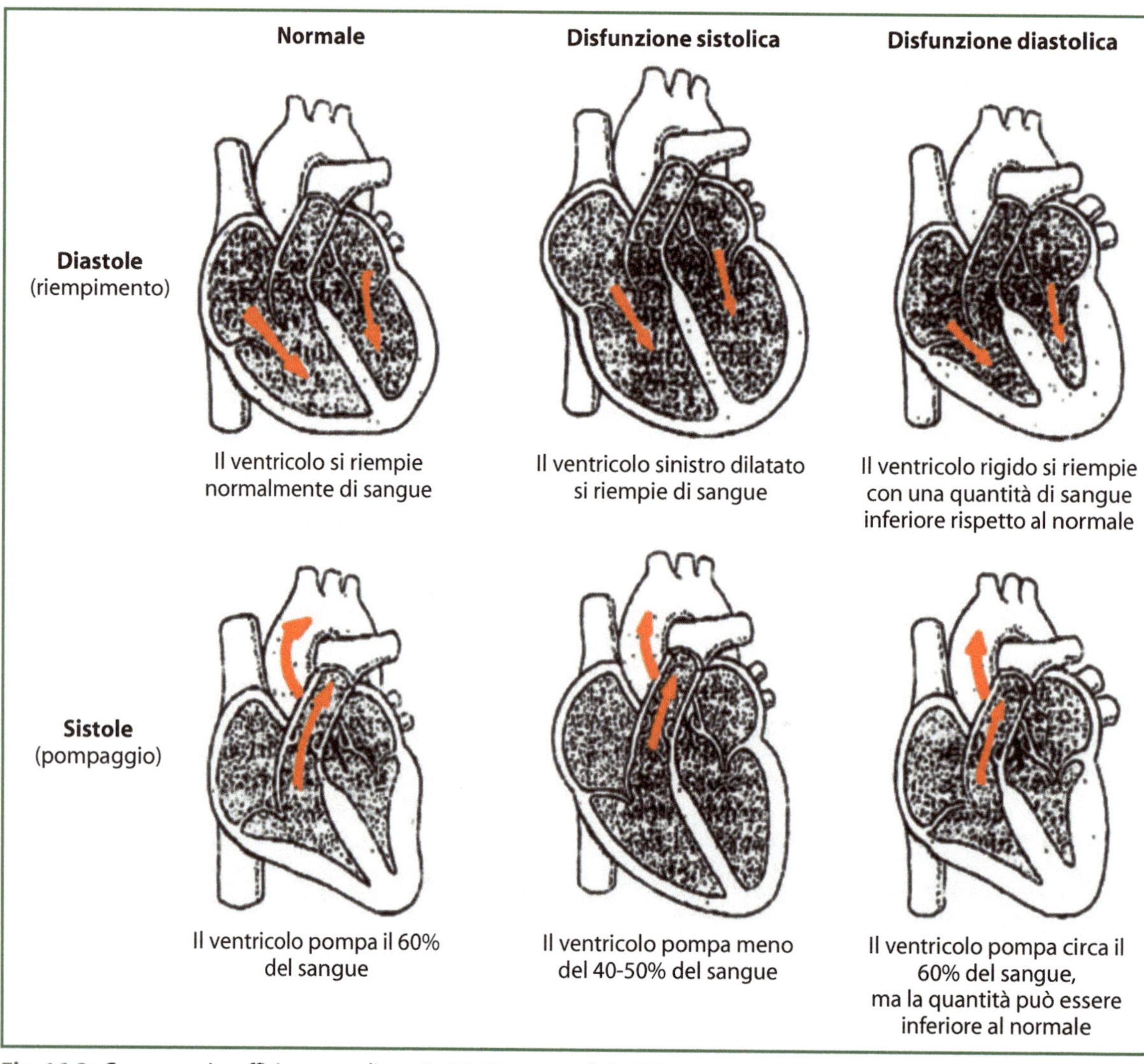

Fig. 16.3 Cuore con insufficienza cardiaca. Da MH Beers e coll. (2003)

10^{-7} e 10^{-3} M. Tutte le funzioni cellulari, compresa la contrazione, dipendono da questa differenza (10.000), cioè da questo gradiente nella distribuzione del calcio. L'omeostasi del calcio viene mantenuta da un gruppo di canali e pompe ioniche che sono localizzati all'interno del sarcolemma. Se i livelli di calcio dovessero rimanere alti, il cuore resterebbe in uno stato costante di contrazione. Il calcio in eccesso viene rimosso attraverso due vie. La prima coinvolge lo scambio Na^+/Ca^{2+} attraverso la membrana ad opera di una proteina scambiatrice. Questo movimento di calcio e sodio è di notevole entità, poiché modificazioni del sodio intracellulare possono influenzare i livelli cellulari di calcio. Il bilancio di sodio è ripristinato dall'enzima di membrana Na^+/K^+ ATPasi. L'altra via di rimozione è costituita dalla ricaptazione del calcio all'interno del reticolo sarcoplasmatico. È generalmente accettato che i glicosidi cardioattivi determinano un aumento della contrattilità cardiaca aumentando la disponibilità di calcio intracellulare e quindi la reattività degli ioni Ca^{2+} con le proteine contrattili. Sebbene l'esatto meccanismo sia stato oggetto di dibattito, esistono attualmente significative evidenze che tale incremento sia il risultato dell'inibizione dell'ATPasi di membrana Na^+/K^+ stimolata. La più attuale ipotesi sul meccanismo è che un piccolo, ma significativo, aumento della concentrazione intracellulare di Na^+ sia in grado di inibire l'efflusso di Ca^{2+} accoppiato all'afflusso di Na^+. È anche possibile che l'inibizione della pompa provochi l'aumento di calcio con un altro meccanismo, cioè aumentando l'afflusso di calcio accoppiato all'efflusso di sodio che si ha durante l'eccitazione delle membrane. In ogni caso il risultato è sempre un aumento intracellulare di calcio.

La principale azione della digossina consiste nel suo effetto inotropo positivo. Inoltre essa possiede effetti additivi a carico del sistema nervoso autonomo a livello del quale esercita effetti sia vagomimetici che simpaticolitici.

L'azione inotropa positiva consiste in un progressivo aumento della forza e della velocità di contrazione: in questo modo si verifica una diminuzione della durata della sistole ed un aumento della tensione massima prodotta dal muscolo. Le ripercussioni circolatorie si traducono in un aumento della gittata cardiaca con diminuzione dei volumi telesistolici e telediastolici e delle relative pressioni. In definitiva si ha da una parte una diminuzione delle dimensioni cardiache, della pressione venosa, dell'iperattività adrenergica riflessa e dall'altra un aumento della portata plasmatica renale e ripresa della diuresi con riduzione dell'edema. Un altro effetto clinicamente utile della digossina è rappresentato dal rallentamento della frequenza ventricolare. L'effetto cronotropo è riconducibile alla stimolazione del nervo vago ed alla soppressione della scarica simpatica al cuore.

Insufficienza cardiaca

L'insufficienza cardiaca, detta anche scompenso cardiaco, è una patologia in cui il cuore pompa sangue in maniera inadeguata causando una riduzione della gittata cardiaca e del ritorno venoso al cuore, congestione venosa e polmonare e altri cambiamenti che possono compromettere ulteriormente il miocardio. Sebbene possa verificarsi in soggetti di qualsiasi età, sono gli anziani quelli più predisposti all'insufficienza cardiaca perché le modificazioni funzionali legate all'età riducono la funzione del cuore che è quella di pompare il sangue nelle arterie e di aspirarlo dalle vene. Se questa pompa è insufficiente, cioè se il cuore non riesce a svolgere un ruolo adeguato alle richieste dell'organismo, la perfusione tessutale (il sangue che arriva ai tessuti) è ridotta e il sangue di ritorno al cuore si accumula nelle vene (congestione venosa). Il ristagno del sangue diretto al cuore sinistro (proveniente dai polmoni) causa congestione polmonare e difficoltà respiratorie, mentre il ristagno del sangue diretto al cuore destro (proveniente dal resto del corpo) causa congestione in altri comparti con accumulo di liquido (edema) negli arti inferiori ed ingrossamento di organi come il fegato (per questa ragione si parla anche di scompenso cardiaco congestizio). Lo scompenso cardiaco colpisce oggi un soggetto su 100, ma nel futuro sarà più frequente, perché si è allungata la vita media e perché sono in aumento i fattori di rischio (fumo, ipertensione, eccessiva quantità di sale nell'alimentazione, diete ad alto contenuto di grassi, sovrappeso, ipo- e ipertiroidismo, insufficienza renale ecc.). I soggetti con scompenso cardiaco avvertono stanchezza, debolezza muscolare, sonnolenza, confusione e nei casi più gravi edema agli arti inferiori (caviglie, piedi, gambe) (scompenso cardiaco destro) e dispnea, edema polmonare, labbra bluastre (scompenso cardiaco sinistro). Un esame obiettivo del paziente (polso debole, pressione arteriosa ridotta, cuore dilatato, accumulo di liquido nei polmoni, edemi agli arti inferiori, labbra cianotiche) può già consentire al medico una diagnosi di insufficienza cardiaca. I fattori che contribuiscono all'insorgenza dell'insufficienza cardiaca possono essere ridotti o eliminati apportando delle semplici variazioni allo stile di vita: limitare l'assunzione di sale e di grassi animali, evitare di fumare e di bere alcolici, passeggiare quotidianamente per almeno un'ora. L'insufficienza cardiaca può essere trattata con diuretici, β-bloccanti, inibitori dell'enzima di conversione dell'angiotensina (ACE), vasodilatatori e farmaci inotropo positivi, da soli o in associazione, a seconda della gravità della patologia.

Il meccanismo principale è ascrivibile ad una azione sulle cellule dei barocettori a livello dell'arteria carotidea. In altri termini i glicosidi cardiaci amplificano la sensibilità dei barocettori alle variazioni pressorie.

I glicosidi cardiaci in seguito a dosaggi elevati e/o a trattamenti prolungati causano aritmie, aggravate in presenza di ipokalemia che insorge per un uso contemporaneo di diuretici, e disturbi gastrointestinali (fastidi addominali, nausea, vomito, diarrea, anoressia). Dato il basso indice terapeutico di questi composti (si accumulano facilmente) è importante controllare i loro livelli plasmatici.

■ **Biogenesi:** i glicosidi di tipo cardenolidi originano dalla condensazione di un derivato del pregnano (pregnenolone) con una unità a due atomi di carbonio (acetato).

Droghe digitaliche

Le droghe digitaliche sono state da sempre suddivise nei seguenti 3 gruppi: quelle digitaliche vere e proprie, comprendenti la digitale, ad azione lenta ma protratta; quelle di tipo strofantinico, comprendenti lo strofanto, l'ouabaia ed altre, ad azione più rapida e meno durevole; quelle del tipo della scilla, comprendenti la scilla, l'adonide ed altre ad azione rapidissima e fugace.

Nelle droghe ad azione digitalica, oltre ai glicosidi cardioattivi, sono sempre presenti delle saponine, prive di azione sul cuore, ma provviste di azione locale irritante e sistemica emolitica.

Digitale

È data dalle foglie di *Digitalis purpurea* L. o di *D. lanata* Ehrh. (*Fam. Scrophulariaceae*). *Digitalis*, dal latino *digitas* = dito, da cui *ditale*: allusione alla forma della corolla; *purpurea* per il colore rosso del fiore; *lanata* per il rivestimento denso e di aspetto lanoso dello stesso. Delle altre varietà di *Digitalis* utilizzate nel passato ricordiamo la *lutea* L., la *thapsi* L., la *ferruginea* L. e la *grandiflora* Ali.
Habitat. Europa centro-occidentale: in Italia è frequente in Sardegna e nei luoghi silicei, umidi e montagnosi. Coltivata in diversi Paesi.
Descrizione della pianta. *D. purpurea* subsp. *purpurea* è un'erba bienne o perenne, con radice a fittone e, nel 1° anno di vita, una rosetta di foglie basali ovali, mentre nel 2° anno si sviluppa un caule eretto (0,5-1 m), cilindrico, coperto di peluria, con foglie caulinervie alterne, lanceolate, acute, progressivamente più piccole andando verso l'alto ed anche con pseudo picciolo sempre più corto fino a diventare sessili, per cui le più alte sono ridotte a brattee alla cui ascella nascono i fiori a forma di ditale e di colore rosso porpora (Fig. 16.4). Il frutto è una capsula acuminata contenente piccoli semi grigi.
Parti usate. Foglie.
Raccolta. Si raccolgono nel 2° anno di vegetazione e prima della fioritura, che ha luogo nel periodo luglio-agosto. Si scartano le radicali e si collezionano quelle della rosetta e della parte inferiore del caule.
Descrizione della droga. La foglia, ovale o lanceolata, può raggiungere una lunghezza di 30 cm ed una larghezza di 20 cm (quella basale). Le due pagine sono venato-reticolate (reticolo biancastro), con nervatura mediana ben evidente, rossastra; quella superiore è rugosa e di colore verde cupo, quella inferiore è pubescente e di un verde chiaro. Il bordo della foglia è crenato. Il picciolo è costituito dalla nervatura mediana e dai due lembi della foglia. Una formazione tipica della digitale è rappresentata dai denti che costituiscono la crenatura del margine della foglia. Osservati al microscopio, hanno la forma di una sezione di mammella e terminano con una punta a capezzolo.

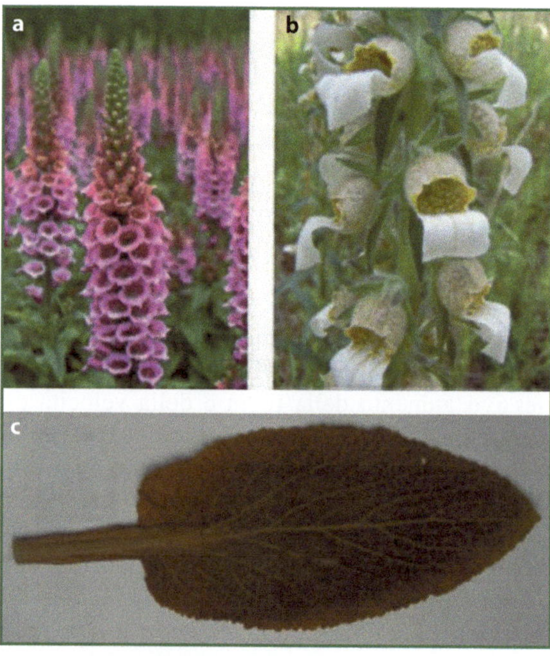

Fig. 16.4 *Digitalis purpurea*, pianta e fiori (**a**); *Digitalis lanata*, pianta e fiori (**b**); foglia (**c**)

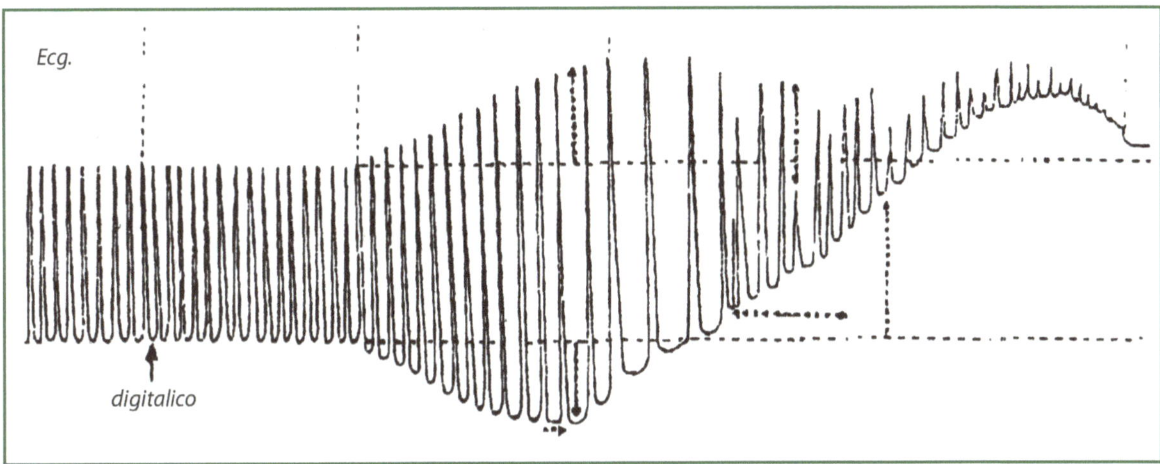

Fig. 16.5 Azione della digitale sul cuore

Componenti principali. Glicosidi cardenolidi (0,1-0,5%), saponine, flavonoidi, antrachinoni. Dei glicosidi ricordiamo la digossina, la digitossina (nota anche come digitalina), la gitossina e la gitalossina. Comunque i glicosidi presenti nella droga sono molto più complessi (purpurea-glicosidi A, B ed E), ma in seguito ai processi di estrazione, perdendo un gruppo glucidico e forse anche acetilico, si riducono a quelli appena riportati. I glicosidi digitalici si alterano facilmente in un veicolo acquoso mentre sono molto più stabili in un veicolo alcolico.

Cenni storici

La *digitale* forse era sconosciuta agli antichi. Fu probabilmente usata nel Medio Evo come rimedio terapeutico in alcune regioni d'Europa. La sua comparsa nelle Farmacopee risale alla fine del XVIII secolo. Fuchs la descrisse con il nome *Campanula sylvestris*. Fu Withering, medico di Birmingham, a descrivere per primo le proprietà cardiache di questa droga.
Lo *strofanto* era già noto nei secoli scorsi agli indigeni dell'Africa che lo utilizzavano per avvelenare le loro frecce. Livingstone nel 1860 fu il primo a darne notizia, descrivendo il veleno che gli indigeni delle regioni dello Shire (detto Kombi) preparavano prima della caccia. Fraser nel 1885 isolò dai semi di strofanto la strofantina, consigliandone l'uso in medicina.
La *scilla* era ben nota agli antichi per le sue proprietà diuretiche. Nota agli Egizi, fu descritta da Teofrasto e consigliata da Plinio e Dioscoride; quest'ultimo descrisse il metodo di preparazione del vino scillitico. In seguito i medici arabi introdussero il miele scillitico. Sia il vino scillitico che il miele scillitico sono due preparazioni galeniche ancora in uso nella metà del secolo appena trascorso.

Proprietà farmacologiche. La digitale esercita sul cuore sano, ma soprattutto su quello scompensato, azione inotropa positiva (aumento della forza di contrazione), cronotropa negativa (riduzione della frequenza cardiaca) (Fig. 16.5), batmotropa positiva (aumento dell'eccitabilità del miocardio) e dromotropa negativa (diminuizione della velocità di conduzione dell'impulso e conseguente aumento del periodo refrattario). La digitale possiede anche proprietà diuretiche.

Strofanto

È dato dai semi di *Strophanthus hispidus* DC, *S. kombé* Oliver, *S. sarmentosus* DC o di *S. gratus* Franc. (*Fam. Apocynaceae*). *Strophanthus*, dal greco στροφή = giro o στροφάς = tortuoso e ἄνθος = fiore, per i lobi del fiore contorti a spirale; *kombé* è il nome di un veleno ricavato dai semi della pianta.
Habitat. Africa centro-orientale.
Descrizione della pianta. *S. kombè* è un arbusto rampicante (liana), alto 5-8 m, con fusto sottile, glabro, con foglie opposte brevemente picciolate, pelose, a lamina intera, ellittica o lanceolata, acuminata all'apice, penninervia, con fiori bianco-giallastri, riuniti in infiorescenze terminali, con frutti costituiti da 2 follicoli appiattiti, fusiformi, appuntiti all'apice, arrotondati alla base, che a maturità deiscono, divaricando le due valve e liberando numerosi semi (Fig. 16.6).
Parti usate. Semi.
Raccolta. Si raccolgono in giugno-luglio, quando i frutti hanno raggiunto la piena maturità. Quando, una volta raccolti, si aprono, si recuperano i semi

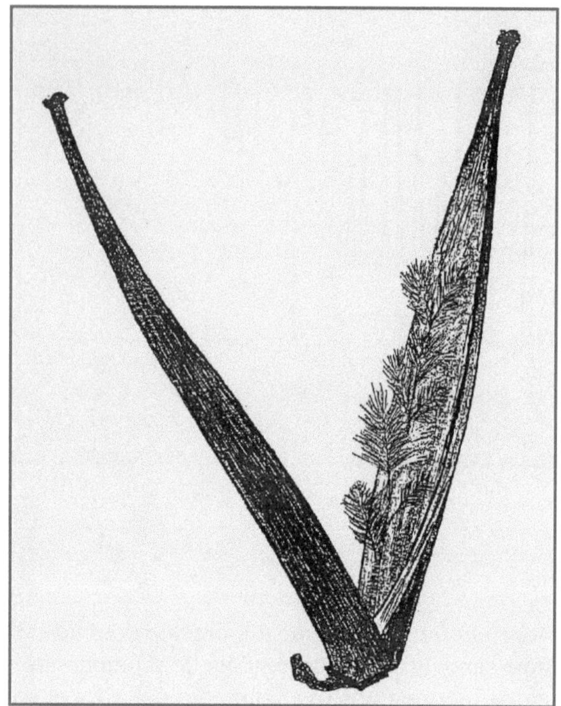

Fig. 16.6 *Strophanthus hispidus*: frutto e semi

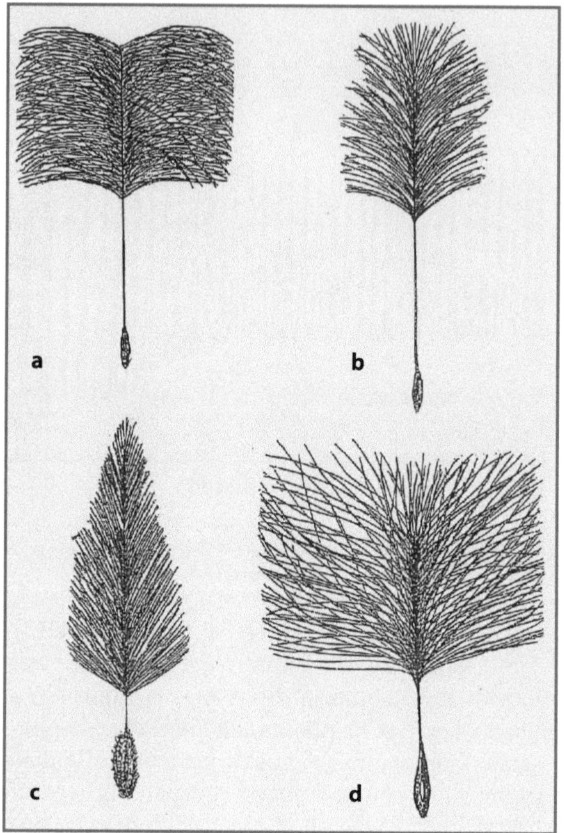

Fig. 16.7 Semi di diverse specie di *Strophanthus*: *hispidus* (**a**), *sarmentosus* (**b**), *asper* (**c**), *gratus* (**d**)

che vengono mondati ed essiccati all'aria. Si conservano in contenitori chiusi ed in ambienti asciutti per non più di 1-2 anni.

Descrizione della droga. I semi sono fusiformi (lunghi 1,5-2 cm) ed alquanto schiacciati (larghi 0,3-0,5 cm), grigio-verdastri o giallo-verdognoli, con estremità inferiori arrotondate, con rafe marcato, con peli fitti e lunghi. L'estremità superiore porta un prolungamento piumoso (pappo) (Fig. 16.7) che si stacca facilmente durante il processo di essicamento. La frattura è netta. L'odore è inesistente o appena viroso, il sapore amaro.

Componenti principali. Glicosidi cardenolidi (2-8%) che vengono detti strofantine: si distinguono in K, H e G, a seconda della pianta di origine. La strofantina K è costituita da una miscela di tre glicosidi (k-strofantoside, k-strofantina e cimarina). La strofantina k ha un'attività simile a quella dei glicosidi della digitale, ma se ne differenzia per un'insorgenza d'azione più rapida, per una minore durata d'azione e per un minore accumulo. Non essendo assorbita dal tratto gastrointestinale viene somministrata endovena o intramuscolo. La strofantina G è detta ouabaina perché contenuta anche nel legno di *Acokanthera ouabaio*. La ouabaina iniettata endovena è circa due volte più potente della k-strofantina. La ouabaina, non più di impiego clinico, viene comunemente adoperata a scopo sperimentale come mezzo per inibire l'ATPasi di membrana. Un aspetto interessante è stato l'individuazione nel plasma umano di più fattori endogeni, simili alla ouabaina, che vengono prodotti dal surrene. Ciò naturalmente apre interessanti prospettive nella definizione ed interpretazione della patogenesi di malattie cardiocircolatorie nonché nello studio di nuovi farmaci. Inoltre, l'esistenza nell'uomo di strutture recettoriali che accolgono ligandi endogeni pone il regno vegetale ed animale sulla stessa linea di evoluzione. Sono inoltre presenti cimarolo, olio grasso (30-35%), trigonellina, mucillagini, colina ecc.

Proprietà farmacologiche. Cardiotonico di tipo digitalico, ma ad azione pronta e fugace. Lo strofanto era preferito nei casi in cui era necessario un effetto inotropo positivo rapido (ad es. nell'edema polmonare).

Scilla

È data dalle squame mediane del bulbo di *Urginea maritima* (L.) Baker (Fig. 16.8), *U. scilla* Steinh o *Scilla maritima* L. (Fig. 16.9) (*Fam. Liliaceae*).

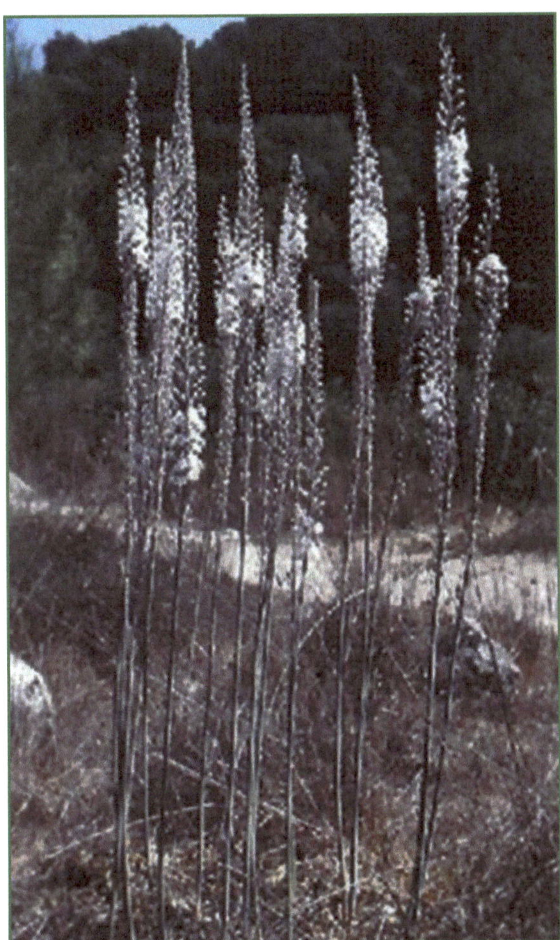

Fig. 16.8 *Urginea maritima*: pianta

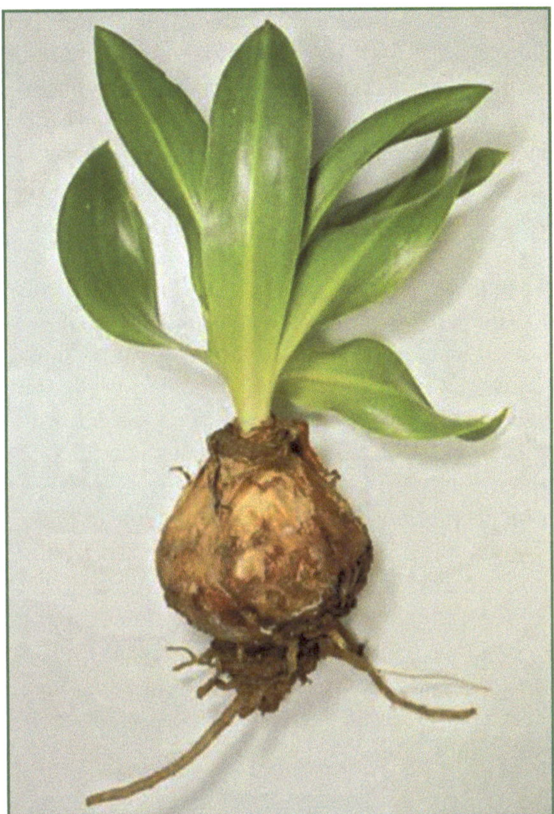

Fig. 16.9 *Scilla maritima*: pianta

Urginea da Ben Urgin, località presso Bona in Algeria, dove fu raccolta e studiata per la prima volta; *maritima*, delle zone marittime; *scilla* dal greco σκυλλῶ = tormento, allusione alle proprietà venefiche del bulbo, da Σκύλλα = Scilla, la bellissima ninfa trasformata da Circe in mostro marino perché innamorata di Glauco, o da σκέλλω = inaridisco (dissecco), perché la pianta nasce nei luoghi secchi.
Habitat. Zone aride e sabbiose del litorale mediterraneo (Calabria e Sicilia) e delle Isole Canarie.
Descrizione della pianta. Pianta erbacea perenne con grosso bulbo squamoso (del peso di 2-3 kg) dal quale si dipartono foglie lanceolate piuttosto grandi (lunghe 30-50 cm e larghe 5-10 cm), carnose, parallelinervie ed uno scapo fiorifero lungo circa 1 metro, recante un grosso racemo di fiori bianchi (Fig. 16.8). Il frutto è una capsula.
Parti usate. Squame mediane del bulbo.
Raccolta. A fine agosto i bulbi vengono dissotterrati e privati delle squame esterne, secche, membranose, rossastre e di quelle interne, mucillaginose e bianche. Le squame mediane vengono isolate, tagliate in fettucce o listarelle di 1 cm ed essiccate rapidamente in stufa a 70-80 °C, dato il notevole contenuto d'acqua (80% circa). Si conservano in recipienti ben chiusi, lontano dalla umidità, per non più di 1 anno.
Descrizione della droga. Listerelle piatte o lievemente arcuate, strette (lunghe 3-6 cm e larghe 4-10 mm), flessibili, giallastre o rosse a seconda della varietà da cui provengono. La droga è inodore e di sapore acre ed amaro.
Componenti principali. Bufadienolidi (circa l'1%) come proscillaridina A, flavonoidi liberi e glicosidati, mucillagini (3-10%), triterpeni ecc.
Proprietà farmacologiche. Cardiotonico di tipo digitalico. Possiede inoltre azione diuretica ed espettorante.

Altre droghe cardioattive

Altre droghe (oleandro, convallaria, adonide, elleboro), con azioni simili alla digitale, sono state per secoli usate in medicina nel trattamento dello scompenso cardiaco. Queste droghe oggi, non presentando alcun vantaggio rispetto alla digitale, sono usate occasionalmente solo in alcuni Paesi dell'Est Europa e del Sud America. Contengono glicosidi cardioattivi con azioni farmacodinamiche di tipo digitalico. Le differenze farmacocinetiche consistono in una più rapida eliminazione e in una minore durata d'azione. Il contenuto in glicosidi delle varie droghe è anche di interesse tossicologico.

■ **Oleandro.** È dato dalle foglie di *Nerium oleander* (*Fam. Apocynaceae*) (*Nerium* dal greco νήριον = umido, per i luoghi umidi dove vegeta la pianta; *oleander* per la somiglianza delle sue foglie con quelle dell'olivo), pianta coltivata a scopo ornamentale in Italia, in Francia ed in altri Paesi del bacino mediterraneo (Fig. 16.10). Le foglie sono brevemente picciolate, lanceolate, acuminate, a superficie granulosa, lunghe 10-15 cm e larghe 2-3 cm. Il più importante glicoside estraibile allo stato cristallino è un monoside, l'oleandrina, la cui genina è costituita dalla 16-acetilgitossigenina. Dall'oleandro è stato inoltre estratto un olio particolare, l'oleandrosio, ed un eteroside, la nerina, ad azione strofantino-simile.

■ **Convallaria.** È data dalle parti aeree, rizomi e radici di *Convallaria majalis* (*Fam. Liliaceae*) (*Convallaria*, nome formato dall'unione del latino *convallis* = convalle, pendio di una valle e dal greco λείριον = giglio, allusione ai piccoli fiori profumati come quelli del giglio). Si tratta di una pianta erbacea spontanea dei luoghi boschivi ed ombrosi. Presenta un rizoma corto e strisciante, uno scapo nudo, eretto (alto 15-20 cm), sottile, recante alla base una guaina membranosa. Le foglie, in numero di due, sono amplessicauli, ovali-lanceolate, parallelinervie, con lunghi piccioli scannellati (Fig. 16.11). I fiori sono profumati, pendenti in grappolo unilaterale. La pianta si raccoglie all'epoca della fioritura. La convallaria (o **mughetto**) contiene tracce di un olio essenziale e circa 40 glicosidi cardiaci, fra cui il convalloside e la convallatossina: entrambi hanno come aglicone la strofantidina.

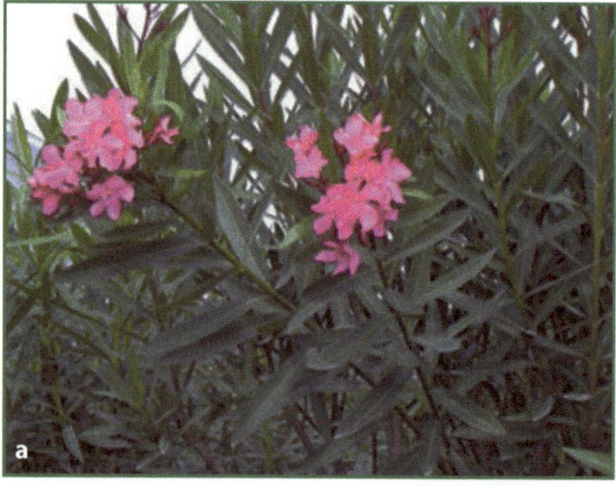

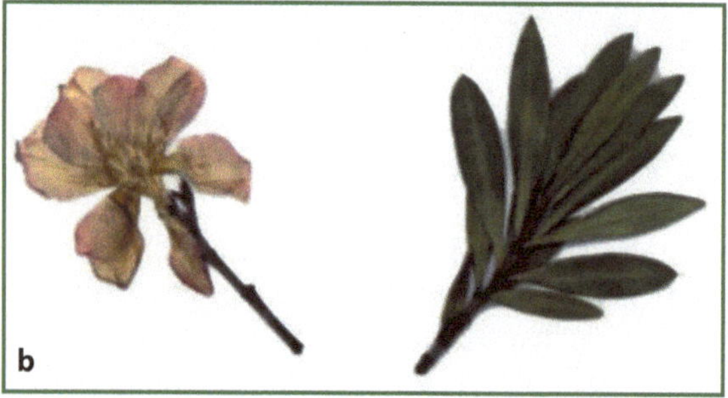

Fig. 16.10 *Nerium oleander*: pianta (**a**), fiore e foglie (**b**)

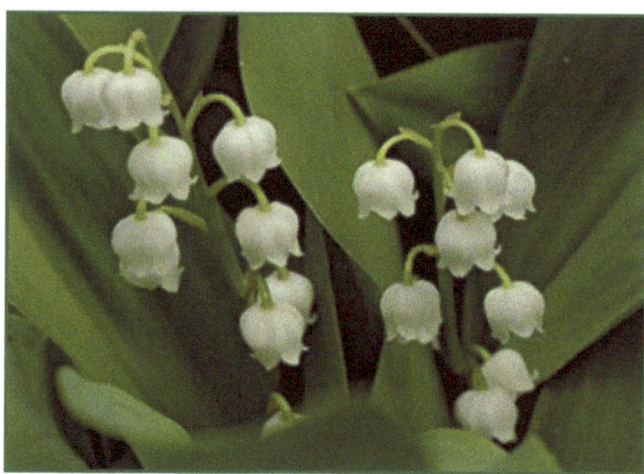

Fig. 16.11 *Convallaria majalis*: pianta

■ **Adonide.** È dato dalle parti aeree di *Adonis vernalis* (*Fam. Ranunculaceae*), un'erba perenne diffusa in Italia, Spagna, Svizzera, Germania, Turchia ecc. (*Adonis* da Adone, ucciso da un cinghiale. Il suo sangue fu cambiato in fiori da Venere: allusione alla specie a fiori rossi; *vernalis*, di primavera). La pianta presenta un caule eretto (10-15 cm), foglie alterne, squamose le inferiori, erbacee le altre, sessili e fiori solitari sul caule, di colore giallo o rosso (Fig. 16.12). Oltre all'*A. vernalis*, sono da ricordare altre specie di adonide, meno attive, quali *A. autumnalisis*, *A. aestivalis*, *A. cupaniana* ecc. Nel secolo scorso l'adonide era raccomandata come succedaneo della digitale. Contiene una miscela di glicosidi di cui l'adonitossina e la cimarina sono, dal punto di vista farmacologico e tossicologico, i più importanti cardenolidi.

■ **Elleboro.** È dato dal rizoma di *Helleborus niger* L. (*Fam. Ranunculaceae*), detto anche rosa di Natale, coltivato nei giardini per i suoi fiori invernali.

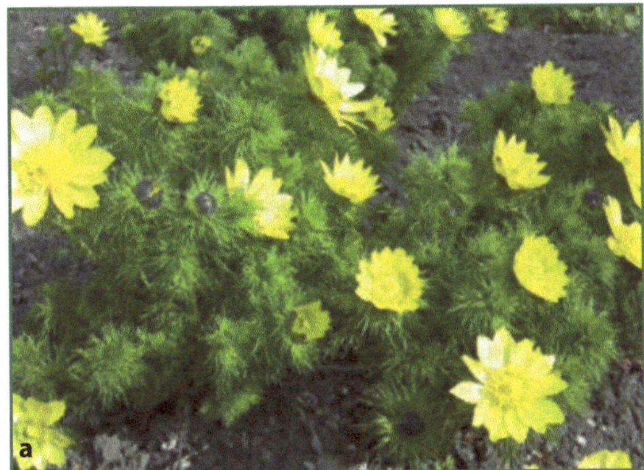

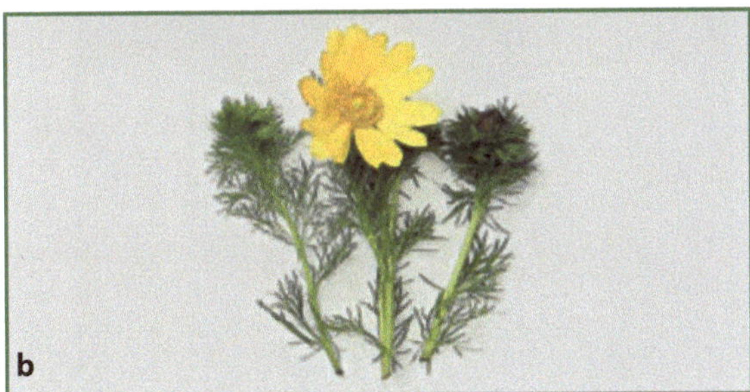

Fig. 16.12 *Adonis vernalis*: pianta (**a**), parti aeree (**b**)

La droga si presenta in frammenti lunghi 2-8 cm, nerastri, nodosi, segnati da cicatrici radicali. Contiene glicosidi bufadienolidi ed una protoanemonina, responsabile di dermatiti allergiche. L'elleboro oggi non viene utilizzato per la sua tossicità.

Bibliografia essenziale

Albrecht HP (1999) Cardiac glycosides. In: Ikan R (ed) Naturally occurring glycosides. John Wiley and Sons, Chichester, pp 83-123

Beers MH (2003) The Merck Manual, 2nd Home Edition. Merck & Co. Inc. White House Station, NJ, USA

Demers C, McKelvie RS, Yusuf S (1999) The role of digitalis in the treatment of heart failure. Coron Artery Dis 10: 353-360

Dewick PM (2001) Chimica, Biosintesi e Bioattività dele Sostanze Naturali. Piccin, Padova

Georghiade M, Zarowitz BJ (1992) Review of randomized trials of digoxin therapy in patients with chronic heart failure. Am J Cardiol 69:489-493

Kelly RA, Smith TW (1992) Is oubain the endogenous digitalis? Circulation 86:694-699

Kulic DL, Rahimtoola SH (1991) Current role of digitalis therapy in patients with congestive heart failure. JAMA 265:2995-2996

Lopatin DA, Ailamazian EK, Dmitrieva RI, Shpen VM, Fedorova OV, Doris PA, Bagrov AY (1999) Circulating bufadienolide and cardenolide sodium pump inhibitors in pre-eclampsia. J Hypertens 17:1179-1187

Luciani S (1996) Pompe e trasportatori. In: Clementi F, Fumagalli C (eds) Farmacologia generale e molecolare. UTET, Torino, pp 140-152

Mascolo N, Borrelli F, Capasso R, Capasso F, Di Carlo G, Izzo AA, Pinto L, Castaldo S, Longo R (1998) Natural products and cardiovascular disturbances. Phytother Res 12:S121-S123

Mrozikiewicz A (1998) Endogenous drug-like factors. Pol J Pharmacol 50:393-597

Capitolo 17 FENILPROPANOIDI E FLUOROGLUCINOLI

Con il nome generico di fenilpropanoidi s'indicano alcuni prodotti naturali che derivano dagli aminoacidi fenilalanina e tirosina o da intermedi del metabolismo dell'acido scikimico. Questi composti aromatici presentano una catena laterale propilica attaccata ad un anello fenilico e sono privi di azoto, a differenza degli alcaloidi e dei glicosidi cianogenetici. I fenilpropanoidi sono presenti in numerose specie vegetali, nelle quali vengono utilizzati anche come *building units* nella formazione di polimeri ad alto peso molecolare e possiedono proprietà biologiche molto diverse. Sebbene siano numerosi, i fenilpropanoidi che verranno presi in esame in questo capitolo saranno le cumarine, i lignani, i flavonoidi, le antocianine ed i tannini.

Cumarine

Le cumarine, derivati del 5,6-benzo-2-pirone, sono sostanze comunemente diffuse nelle piante, sia libere che come glicosidi. Attualmente sono note circa 700 sostanze cumariniche, diverse soprattutto nei sostituenti legati all'anello benzenico (Fig. 17.1).

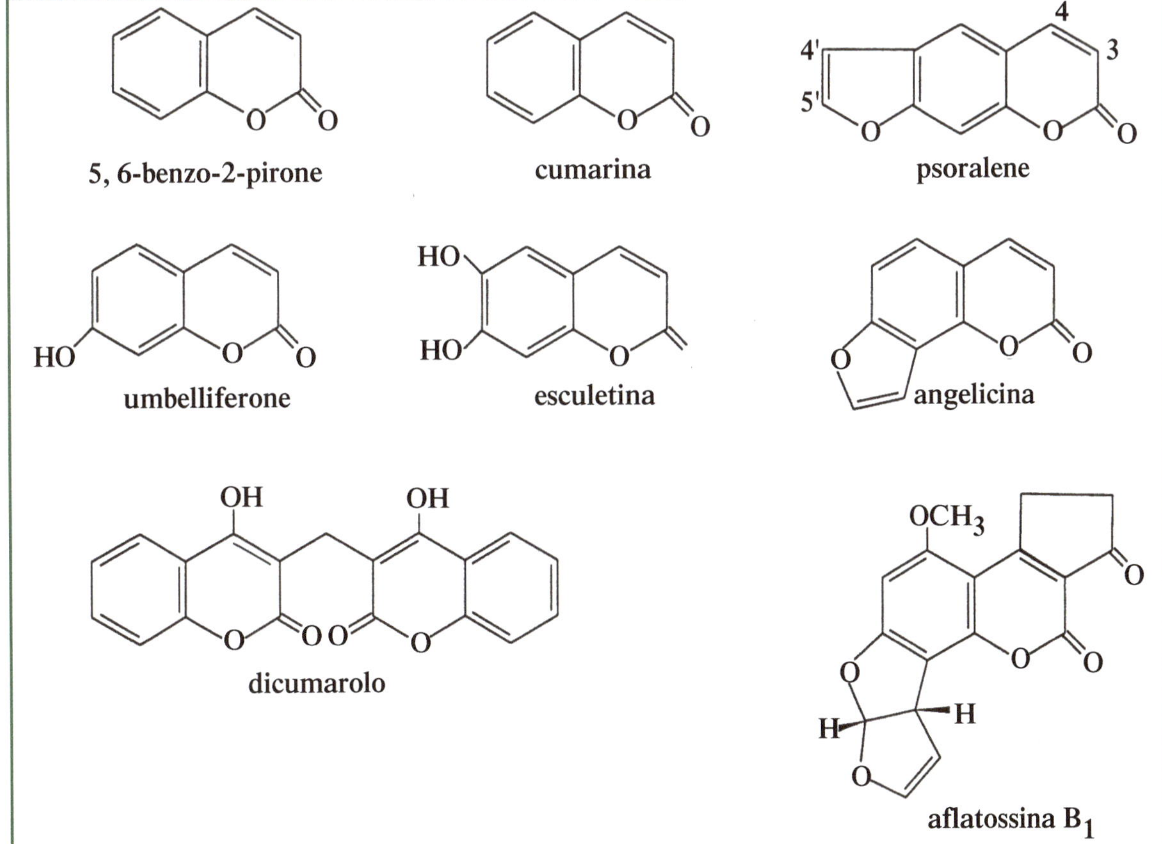

Fig. 17.1 Formule di struttura di alcune sostanze cumariniche

La **cumarina** è stata isolata da circa 160 specie vegetali appartenenti a più di 30 famiglie, tra cui *Dipteryx odorata* e *D. oppositifolia* (*Fam. Laminaceae*), *Anthoxanthum odoratum* (*Fam. Poaceae*), *Melilotus albus* e *M. officinalis* (*Fam. Laminaceae*), *Galium trifolium*, (*Fam. Rubiaceae*), *Trifolium pratense* (*Fam. Laminaceae*). Comunque, è stata per la prima volta isolata dalla fava di Tonka, il seme di *Dipteryx odorata* (Aublet) Wildenow, pianta della Guinea il cui nome locale è *coumarou*. La cumarina è una sostanza cristallina, incolore, di odore caratteristico che ricorda il fieno appena tagliato, di sapore amaro aromatico, solubile in alcol. In soluzione ammoniacale dà, alla luce UV, una fluorescenza blu o blu-verde. Sia la cumarina che gli estratti di fava di Tonka sono stati utilizzati per aromatizzare bevande alcoliche (rum), oltre a preparazioni farmaceutiche e prodotti per uso alimentare. Quest'impiego è oggi vietato perché la cumarina è epatotossica e cancerogena ed anche perché interagisce con molti farmaci. Tuttora si usano in campo farmaceutico alcuni derivati della cumarina come esculetina, umbelliferone, dicumarolo, psoralene, angelicina, scopoletina.

L'**esculetina** e l'**umbelliferone** hanno la proprietà di assorbire le radiazioni UV 280-315 nm, dannose per la pelle, ma non le radiazioni UV 315-400 nm, che causano l'abbronzatura. L'esculetina è l'aglicone dell'esculina, glucoside estratto dalle foglie e dalla corteccia di *Aesculus hippocastanum* L. (*Fam. Hippocastanaceae*). L'umbelliferone si estrae per distillazione dalle resine di alcune *Apiaceae*. Queste sostanze entrano nella composizione di filtri solari. L'esculetina è anche in grado di inibire la produzione di prostanoidi e quindi potrebbe essere utilizzata in futuro come antiflogistico ed anche antiasmatico.

Il **dicumarolo** è presente nelle foglie e nelle infiorescenze di *Melilotus officinalis* L. Pallas (*Fam. Fabaceae*), ma si prepara per sintesi. È un anticoagulante e si utilizza nella profilassi e trattamento delle trombosi venose e degli emboli polmonari. Agisce interferendo con l'azione della vitamina K che è necessaria per la formazione dei fattori della coagulazione (II, VII, IX e X). Poiché l'azione anticoagulante si manifesta dopo 24-72 ore, si utilizza come terapia di mantenimento.

Lo **psoralene** e composti analoghi (xantotossina, bergaptene, imperatorina, trimetilpsoralene) causano fotosensibilizzazione. Infatti un consumo o un diretto contatto della pelle con piante contenenti psoraleni (diverse *Apiaceae* e *Rutaceae*), se seguito dalla esposizione al sole, può causare una dermatite.

Gli psoraleni si utilizzano nella fotochemioterapia, trattamento che consiste nella somministrazione *per os* (o nell'applicazione topica) di uno psoralene al paziente che successivamente viene esposto a radiazioni UVA (320-400 nm). Oltre alla vitiligine (affezione cutanea caratterizzata da macchie bianche sulla pelle) rispondono bene alla fotochemioterapia la psoriasi (caratterizzata da un'anomala produzione dello strato più esterno della pelle), la micosi fungoide (caratterizzata da alterate funzioni del sistema immunitario) e l'alopecia areata. Lo psoralene è capace di interagire con diverse strutture biologiche (Tabella 17.1). Particolarmente interessante è l'interazione con gli acidi nucleici ed in primo luogo con il DNA. L'interazione avviene in due fasi successive: dapprima si forma un complesso di intercalazione al buio; tale complesso, se irradiato, si addiziona alla macromolecola. Gli psoraleni hanno, in pratica, due siti fotoreattivi, i doppi legami 3,4 e 4',5'. Questi legami possono essere coinvolti in reazioni di fotocicloaddizione con substrati recanti un legame olefinico, e nel DNA le basi pirimidiniche hanno appunto il doppio legame 5,6 che si presta ad una reazione di questo tipo. Lo psoralene, intercalandosi nel DNA, inibisce la replicazione e la trascrizione del DNA e quindi la sintesi di RNA e proteine e la divisione cellulare. L'inibizione della sintesi di DNA da parte di psoraleni può spiegare l'azione terapeutica di queste sostanze nella psoriasi, ma non nella vitiligine. Ciò nonostante da anni si utilizzano estratti preparati con frutti di *Ammi majus* L. (*Fam. Apiaceae*) o con frutti di *Psoralea corylifolia* (*Fam. Leguminosae*) per curare la vitiligine. L'estratto viene appli-

Tabella 17.1 Bersagli cellulari degli psoraleni

Bersaglio	Meccanismo d'azione
Nucleo	Interazioni con DNA e cromatina
Citoplasma	Interazioni con proteine, inattivazione di enzimi, ribosomi ecc.
Membrana cellulare	Interazioni con recettori di membrana (e citoplasmatici), perossidazione lipidica, formazione di legami crociati nelle proteine di membrana, cicloaddizioni ad acidi grassi insaturi e lecitine

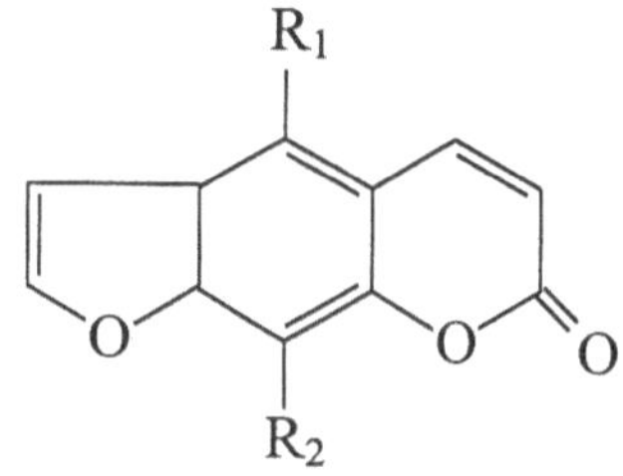

bergaptene	$R_1 = OCH_3$	$R_2 = H$
xantotossina	$R_1 = H$	$R_2 = OCH_3$
imperatorina	$R_1 = H$	$R_2 = O\text{-}CH_2\text{-}CH{=}C(CH_3)_2$

Fig. 17.2 Derivati dello psoralene

cato sulla zona della cute depigmentata o somministrato *per os* e dopo 1-2 ore il paziente viene esposto al sole; dopo 6-12 ore si sviluppa un arrossamento seguito da una forte colorazione marrone dopo circa 48 ore. *Ammi majus* è una pianta erbacea alta dai 20 agli 80 cm, a fusto striato o ramoso, a foglie divise in lobi. Il frutto è un diachenio ovoidale lungo 2-2,5 mm e largo 0,5-0,75 mm. È diffusa in Europa meridionale, Asia occidentale e centrale, Africa del nord, America del sud (Argentina), Australia. Nei frutti di *A. majus* si trovano diversi derivati dello psoralene, come bergaptene (0,04%), imperatorina (0,3%) e xantotossina (0,5%) (Fig. 17.2). Bergaptene e psoralene sono presenti anche nelle foglie di *Ficus carica* L. (*Moraceae*); per questo le foglie di fico, se strofinate sulla cute, sono causa di dermatosi. Questi composti sono presenti anche nel bergamotto (*Citrus bergamia* Ris. e Poit.; *Fam. Rutaceae*) mentre nella angelica (*Angelica archangelica* L.; *Fam. Apiaceae*) sono presenti bergaptene, imperatorina, fallopterina (nei frutti) ed angelicina (nelle radici): le radici di A. *archangelica* possiedono azione sedativa dovuta in parte all'angelicina.

La **scopoletina** è un'altra cumarina, presente nella corteccia di alcune *Caprifoliaceae*; alla scopoletina vengono attribuite proprietà antispastiche. Una recente applicazione delle cumarine, in particolare degli psoraleni, consiste nella sterilizzazione fotosensibilizzata dei componenti del sangue. La sterilizzazione comporta l'inattivazione di microrganismi patogeni e di virus (AIDS, epatite) senza alterare le funzioni dei componenti del sangue.

Derivati delle cumarine sono poi le **aflatossine**, sostanze prodotte soprattutto dalla muffa *Aspergillus flavus*, che si sviluppa nei cereali (fave, piselli ecc.), sulla pasta e su altri alimenti (mandorla, arachide, cocco ecc.), soprattutto quando questi sono conservati in ambienti umidi. Una volta prodotte, le aflatossine restano nelle derrate alimentari anche dopo distruzione delle muffe di origine tramite sterilizzazione. Le aflatossine sono sostanze molto tossiche per il fegato e sono cancerogene. Causano infiltrazione grassa del fegato, lesioni delle cellule epatiche e carcinoma. La DL 50 negli animali di laboratorio è di 1-10 mg/kg. La tossicità delle aflatossine fu scoperta nel 1960, in seguito ad una moria di polli nutriti con farina di arachidi ammuffite. Sono intensamente fluorescenti e questo permette una loro facile identificazione e quantificazione anche a concentrazioni estremamente basse. La FU XII riporta (pag. 330) la determinazione della aflatossina B_1 nelle droghe vegetali.

Lignani

Sono dei derivati del fenilpropano presenti nei tessuti legnosi della pianta. Possiedono proprietà antibatteriche, antifungine ed *antifeedant*, grazie alle quali le piante si difendono dalla aggressione di microrganismi. I lignani sono anche degli ottimi antitumorali e per questo sono delle sostanze di enorme interesse farmacologico.

■ Podofillo. È dato dal rizoma e dalle radici di *Podophyllum peltatum* L. (*Fam. Berberidaceae*), pianta erbacea perenne diffusa nel Nord America. *Podophyllum*, dal greco ποῦς, ποδός = piede e φύλλον = foglia, per le foglie a forma di piede; *peltatum*, dal greco πέλτη = pelta, scudo rotondo: allusione al picciolo che si inserisce nel mezzo del lembo fatto a forma di scudo.

Il rizoma, lungo fino ad 1 m, presenta ad intervalli regolari delle articolazioni nodose dalle quali partono le radici (Fig. 17.3). Può essere tri o biforcato e recare delle strie longitudinali. In commercio si trovano pezzi di circa 5-20 cm di lunghezza, di colore giallo-rossastro, a superficie liscia, se raccolti in autunno, o raggrinzita, se raccolti in primavera. Se masticata la droga è prima di sapore dolciastro e poi amaro ed acre. In sezione trasversa presenta uno strato sugheroso piuttosto sottile, un parenchina

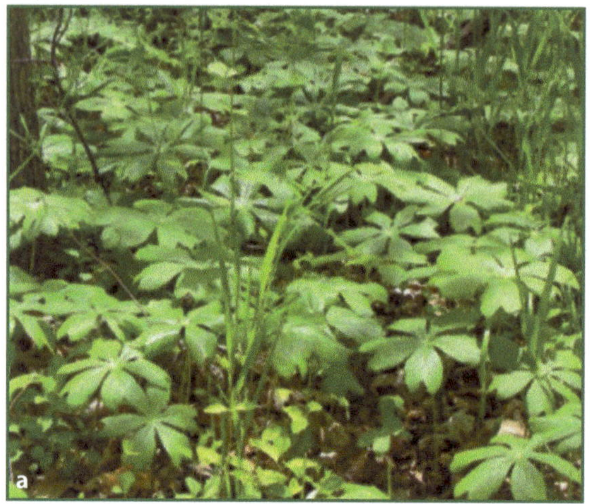

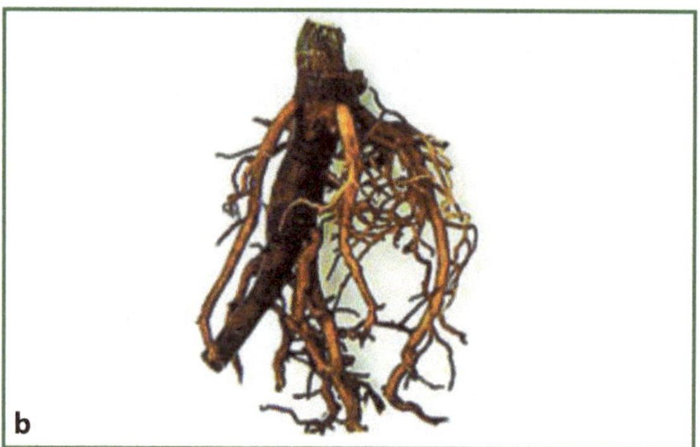

Fig. 17.3 *Podophyllum peltatum:* pianta (**a**) e radice (**b**)

piuttosto sviluppato con cellule amilifere e qualche drusa di ossalato di calcio ed una zona legnosa data da fasci cribro-vascolari disposti a cerchio.

Nel podofillo è presente una resina (3,5-6%) la quale contiene diversi lignani (podofillotossine, 20%; α-peltatina, 10%; β-peltatina, 5%) come tali o come glicosidi; questi ultimi però, essendo solubili in acqua, si perdono durante la preparazione della resina. Un anello lattonico nella configurazione *trans* conferisce ai lignani del podofillo proprietà citostatiche e purgative: il trattamento con una base debole produce epimerizzazione con formazione di *cis* isomeri stabili, inattivi. Il podofillo deve contenere non meno del 5% di resina.

La resina di podofillo, detta **podofillina**, si ricava versando in acqua acidificata (HCl 1%) un estratto alcolico di podofillo e portando a secco il precipitato dopo averlo lavato in acqua per 2 volte. Si ottiene una polvere amorfa, irritante (per gli occhi e per le mucose in genere), di colore gialliccio tendente al verde o al bruno (la resina cambia colore se esposta alla luce o se viene conservata a temperatura superiore ai 30 °C), di sapore amaro acre. A parte i lignani, contiene amido e quercetina. La podofillina possiede proprietà caustiche e si usa esternamente per il trattamento di certi papillomi (si fa una soluzione al 25% in alcol o in olio di vaselina). È stata anche usata come purgante; oggi però si preferiscono lassativi più blandi e meno pericolosi (la podofillina può causare perdite ematiche e provocare il colon catartico).

L'**etoposide,** un derivato semisintetico della podofillotossina, è usato, in associazione con chemioterapici, nel trattamento di tumori ovarici e polmonari. È inoltre impiegato nel trattamento dei linfomi e della leucemia linfoblastica. Agisce inibendo la richiusura della catena del DNA (vedi anche M.1). Con un meccanismo simile sembra agire il **teniposide**, un altro derivato semisintetico della podofillotossina. Il teniposide sembra utile nei casi di linfomi e di leucemie pediatriche (vedi anche M.1).

Flavonoidi

I flavonoidi sono diffusi nelle felci e nelle piante superiori, sia allo stato libero che sotto forma di glicosidi; attualmente sono noti circa 4000 composti. Da un punto di vista chimico sono dei derivati del flavone (2-fenil-γ-benzopirone); il flavone per idrogenazione dà il flavanone (2,3-diidrossiflavone), mentre la sostituzione dell'atomo di idrogeno con un ossidrile in posizione 3 dell'anello pironico porta al flavonolo (3-idrossiflavone). Flavonoidi sono anche i derivati del calcone e dell'antocianidina (Fig. 17.4).

Queste sostanze di colore giallo (dal latino *flavus* = giallo), ma anche di colore arancione, rosso e azzurro (antocianidine), sono diffuse nei fiori, frutti, cortecce, semi, radici. Il colore giallo è tanto più intenso quanto maggiore è il numero degli ossidrili. Con la dieta si assume fino ad 1 g di flavonoidi nelle 24 ore.

Molti flavonoidi costituiscono l'aglicone (genina) di glicosidi naturali che si formano dal legame di uno o più zuccheri nella posizione 7 del flavone (o 3 del flavonolo). I glicosidi sono solubili in acqua ed in alcol bollente, insolubili nei solventi organici; le genine sono poco solubili in acqua, ma solubili in etere.

Considerata la loro facile reperibilità ed il loro intenso colore, prima dell'avvento dei coloranti sintetici venivano largamente utilizzati nell'industria tintoria. Un tempo erano considerati dei pigmenti inerti; oggi si sa che svolgono più di una funzione nella pianta: protettiva contro i raggi UV, chelante in presenza di elementi metallici, antiossidante ed antienzimatica. I flavonoidi sono coinvolti anche

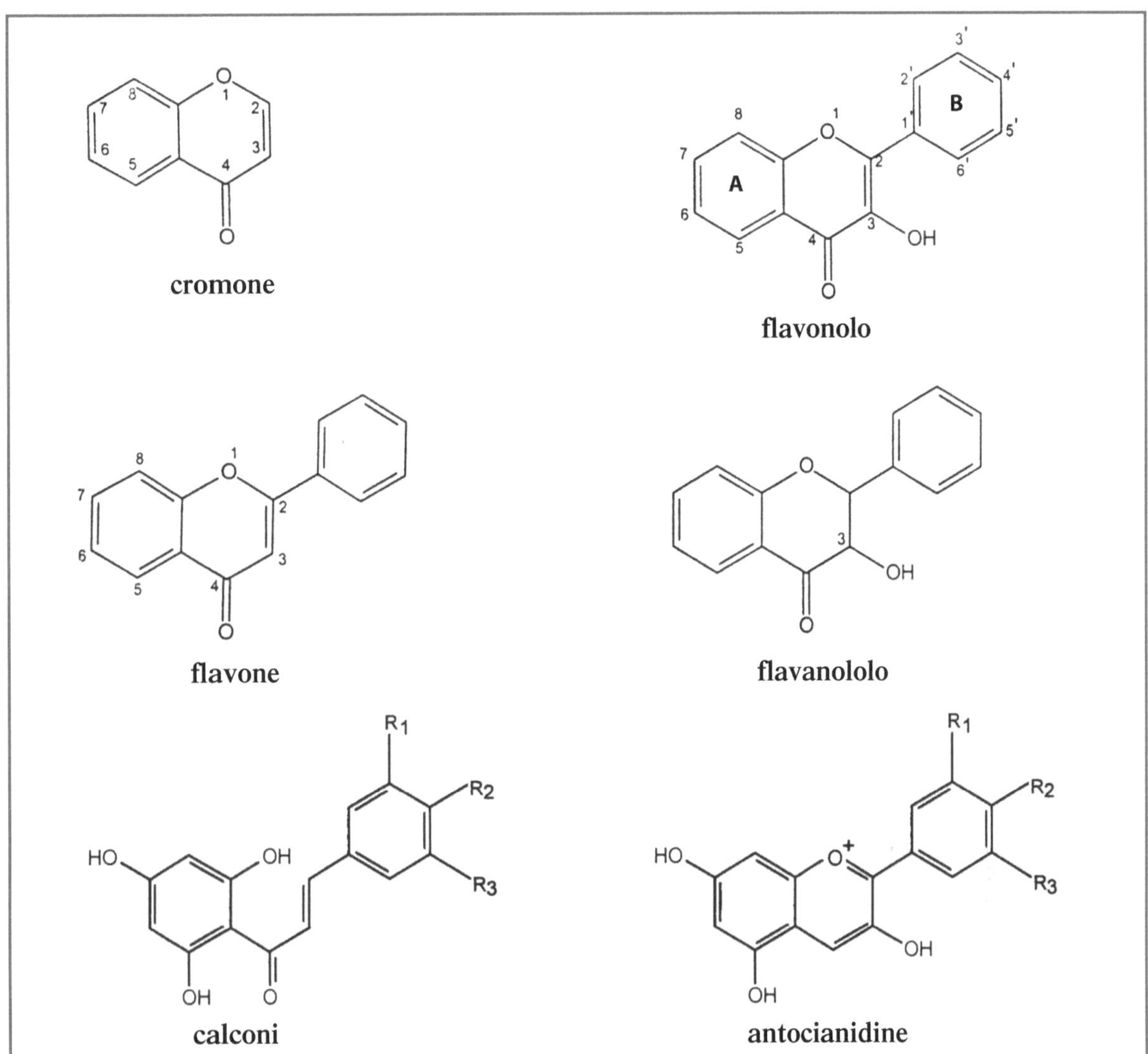

Fig. 17.4 Strutture chimiche del cromone e di classi differenti di flavonoidi (R_1, R_2, R_3 possono essere H, OH o CH_3)

nel trasporto di energia, nella regolazione della crescita, nell'attività ormonale, nei processi di respirazione, di fotosintesi e di morfogenesi, nella determinazione del sesso e nei sistemi di difesa contro infezioni. Recenti osservazioni suggeriscono poi un ruolo dei flavonoidi nella espressione del gene. È stato inoltre osservato che la pianta risponde ad un insulto (fisico o microbiologico) incrementando la sintesi di flavonoidi (fitoalexine-isoflavoni) nella parte offesa.

Per quanto riguarda la biogenesi, l'anello A del flavone si forma a partire dall'acetato mentre l'anello B prende origine dall'acido scikimico. I tre atomi di carbonio, che uniscono gli anelli A e B, prendono origine dal fosfoenolpiruvato. Successive idrossilazioni e riduzioni portano alla formazione di differenti flavonoidi (Fig. 17.5).

I flavonoidi si disciolgono negli alcoli producendo soluzioni colorate (in giallo o arancione che per aggiunta di acidi diventano incolori).

Il primo a prospettare un impiego terapeutico dei flavonoidi fu il biochimico ungherese Szent-Györgyi in seguito alla scoperta, nel 1935, dell'azione vasoprotettiva della **citrina**, una miscela di due flavonoidi (eriodictiolo ed esperidina) presenti nella buccia di limone (*Citrus limon*; *Fam. Rutaceae*) e nella paprica (*Capsicum annuum L.*; *Fam. Solanaceae*). La citrina fu anche chiamata vitamina P (P da permeabilità) perché è in grado di diminuire non solo la permeabilità, ma anche la fragilità capillare. Sebbene l'effetto sui vasi non sia stato chiaramente dimostrato, si consigliano ancora diete contenenti agrumi per prevenire e curare vasculopatie. La **rutina** è un altro flavonoide adope-

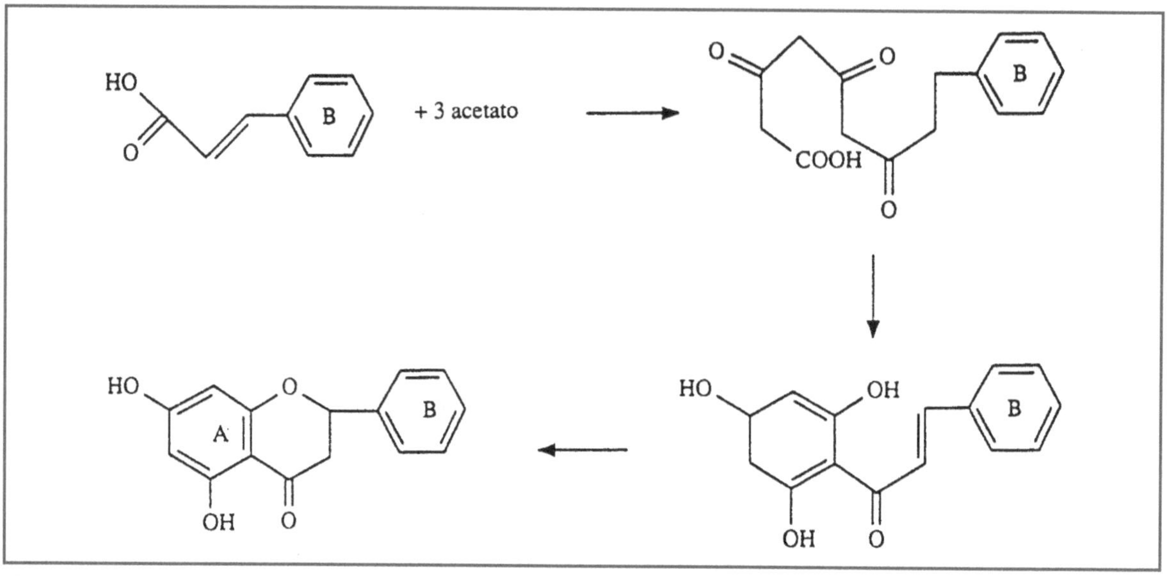

Fig. 17.5 Biosintesi dei flavonoidi

rato per aumentare la resistenza dell'endotelio vasale. È presente in alcune specie quali *Sophora japonica* L. (*Fam. Fabaceae*), un albero indonesiano, *Fagopyrum esculentum* Moench (*Fam. Poligonaceae*), *Eucalyptus macrorhyncha* F. Muell. (*Fam. Mirtaceae*) e *Sambucus nigra* L. (*Fam. Caprifoliaceae*). In commercio è presente un prodotto semisintetico della rutina, l'idrossietilrutoside (Venoruton®). Anche la **diosmina**, presente nel *Citrus limon* (*Fam. Rutaceae*), *Sophora microfilla* (*Fam. Leguminosae*) e *Zanthoxylum avicennae* (*Fam. Rutaceae*), si utilizza nelle vasculopatie (Daflon®, Arvenex®, Venosmine®, Arvenum® ecc.).

A parte l'azione vasoprotettiva, i flavonoidi sono oggi noti anche per gli effetti antiflogistici, gastroprotettivi, antitrombotici, antitumorali, antibatterici ed antiepatotossici (silibina) che provocano, perché interagiscono sia con sistemi enzimatici che con alcune funzioni cellulari.

Nel vino rosso sono presenti, ad es., flavonoidi ad azione antiossidante ai quali oggi, grazie anche alla presenza di acido salicilico, si attribuisce l'azione protettiva nei confronti dell'aterosclerorsi prodotta dal vino rosso quando utilizzato con moderazione. Anche nel propoli sono presenti diversi flavonoidi (~ 3%) (vedi Cap. 11). Le preparazioni di propoli presenti in commercio devono contenere non meno del 2% di flavonoidi, espressi come galangina.

Sostanze correlate ai flavonoidi sono la kellina, i kava-pironi ed il rotenone. La **kellina** si ottiene dai frutti di *Ammi visnaga* Lam. (*Fam. Apiaceae*), pianta endemica nei Paesi mediterranei, coltivata oggi in Australia, Argentina, Cile, Messico e Stati Uniti.

I frutti di visnaga, lunghi 1,5-2,5 mm, larghi circa 0,9 mm, ricordano i frutti di ammi (*A. majus* L.). La kellina, per le sue proprietà broncodilatatrici e coronaro-dilatatrici, è stata impiegata nel trattamento dell'asma e dell'angina; oggi è poco usata per gli effetti collaterali che provoca (nausea e vomito). Studiando analoghi della kellina si giunse nel 1969 alla scoperta del cromoglicato sodico, sostanza che previene la degranulazione dei mastociti e la successiva liberazione di istamina e leucotrieni.

Il **rotenone**, infine, è un potente insetticida e quindi non utilizzabile come farmaco. Si ricava dalle radici di *Derris elliptica* Benth. e *D. malaccensis* Prain (*Fam. Fabeceae*), piante dell'Asia sudorientale, oggi diffuse anche in Indonesia, Filippine e Malesia.

Derris può contenere anche il 13% di rotenone; viene utilizzato come veleno per i pesci dagli indigeni sotto forma di polvere o estratto. Con la messa al bando del DDT, il derris (ed il piretro) è ritornato in auge.

Cardo mariano

Il cardo mariano è dato dai frutti maturi di *Silybum marianum* (L.) Gaertner (= *Carduus marianum*) (*Fam. Asteraceae/Compositae*), utilizzati da anni per il trattamento delle malattie del fegato e delle vie biliari. *Silybum* = ciuffo, termine utilizzato da Dioscoride per indicare la pianta; *marianum* = di Maria, perché la Madonna nell'allattare il bambino

Gesù fece cadere alcune gocce di latte sulle foglie che risultano chiazzate di bianco; *carduus* = spinoso.
Habitat. Europa, Canarie, Asia occidentale. In Italia è frequente lungo i bordi delle strade e tra i ruderi, dal mare al piano submontano (100-1100 m).
Descrizione della pianta. Pianta erbacea, annua o bienne, alta 50-150 cm, ragnatelosa sul caule, con foglie chiazzate di bianco lungo le nervature ed a margini dentati, con fiori grandi color porpora, e per frutto un achenio pendulo, oblungo (Fig. 17.6).
Parti usate. Frutti.
Raccolta e preparazione della droga. Il frutto si raccoglie in estate avanzata, quando è completamente maturo. Si sottopone quindi a battitura, per separare gli acheni che vengono successivamente privati del pappo. Per essiccare la droga sono preferiti luoghi caldi e ventilati.

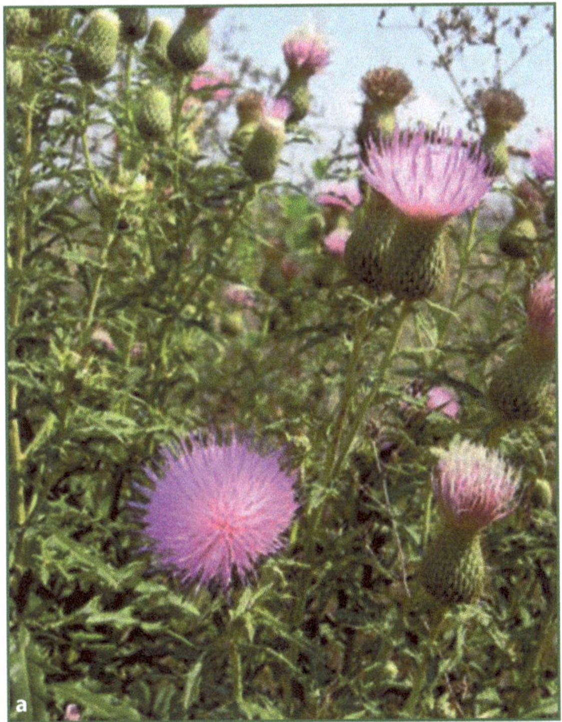

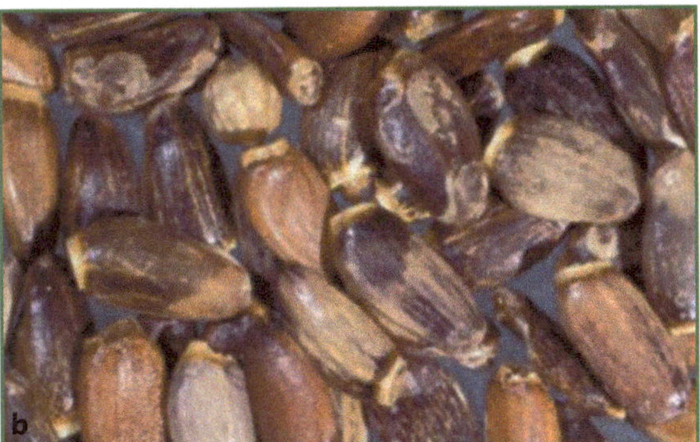

Fig. 17.6 *Silybum marianum:* pianta (**a**) e frutti (**b**)

Descrizione della droga. Il frutto, di colore nero-brunastro, lucente o bruno-giallastro, opaco, è glabro e compresso (lungo 7-9 mm, largo 2,5-3 mm, spesso 1,5 mm). L'estremità superiore presenta una protuberanza cartilaginea, quella inferiore un ilo canalicolato. Racchiude l'embrione e due cotiledoni appiattiti contenenti granuli di aleurone. È inodore e di sapore amaro.
Esame microscopico della droga. In sezione trasversa si osserva: cellule epidermiche a pareti ispessite, incolori, allungate a palizzata; cellule parenchimatose a pareti sottili, picchiettate le più interne e contenenti prismi di ossalato di calcio; una fila di cellule con pareti robuste; cellule embrionali a pareti sottili, contenenti druse, cristalli globulari e gocce di grasso.

La polvere, di colore giallo-bruno, presenta frammenti di cellule epidermiche che si colorano in rosso con cloralio idrato, prismi di ossalato di calcio e rottami dell'embrione.
Componenti principali. Una miscela di flavonolignani chiamata da Wagner silimarina. I principali componenti sono: silibina (50%), isosilibinina, diidrossisilibinina, silidianina e silicristina. Contiene inoltre tannini, una sostanza amara, tiramina, un olio grasso, flavonoidi, saponine, istamina ecc.

La droga deve contenere non meno dell'1% di silimarina, calcolata come silibina.
Proprietà ed impiego terapeutico. Studi sperimentali e clinici hanno evidenziato le proprietà epatoprotettive del cardo mariano e della silimarina, rivalutando l'uso tradizionale di questa droga nelle epatopatie. Sia la droga, come estratto, che i suoi componenti attivi, la silimarina e la silibina, proteggono il fegato, sia integro che non ancora danneggiato in maniera irreversibile, impedendo alle sostanze tossiche di penetrare nella cellula epatica (epatocita). A parte l'azione stabilizzante sulla membrana dell'epatocita, il cardo mariano e la silimarina/silibina stimolano la sintesi proteica facilitando la riparazione di epatociti lesi e la produzione di nuovi: questo è dovuto al fatto che la silibina stimola selettivamente l'RNAPI, enzima che catalizza la sintesi di RNA. La silibina è anche in grado di inibire il rilascio di ALT e di LAD (*markers* del danno cellulare), di antagonizzare le alterazioni biochimiche e morfologiche causate da sostanze tossiche (tossine, alcol ecc.) e da farmaci (paracetamolo, indometacina, lorazepam, tolbutamide, clofibrato ecc.), di ostacolare l'*uptake* della falloidina e/o dell'α-amanitina da parte della membrana epatocitica, di inibire la sintesi epatica di colesterolo, deprimendo l'attività dell'enzima HMG-CoA (deputato alla sintesi epatica di colesterolo) e la perossidazione lipidica (azione antiossidante).

Alcuni studi hanno poi mostrato che la silimarina antagonizza gli effetti epatotossici dei farmaci antitumorali e nel contempo ne potenzia la citotossicità (azione antitumorale). La silimarina stimola anche la produzione di prolattina e questo giustifica il suo impiego come galattagogo. La Commissione E tedesca raccomanda il cardo mariano nella dispepsia digestiva, nelle intossicazioni epatiche da funghi e da sostanze velenose e come terapia di supporto nell'insufficienza epatica e nella cirrosi alcolica. La biodisponibilità della silimarina/silibina è stata migliorata formando dei complessi con emisuccinato e con fosfatidilcolina, oppure micronizzandola. In pratica si usa una dose giornaliera di 200-400 mg di silimarina equivalente a 12-15 g di droga essiccata. Il Legalon® del commercio è un prodotto a base di silimarina.
Effetti collaterali, tossicità. Il cardo mariano è abbastanza sicuro. Negli studi clinici gli effetti collaterali sono risultati simili, se non inferiori, al placebo. Il più comune è un blando effetto lassativo; alcuni soggetti hanno accusato flatulenza, gonfiore addominale, mal di testa, reazioni cutanee. Questi effetti spiacevoli regrediscono immediatamente con la sospensione del trattamento.

Kava-kava

La kava è data dal rizoma (e dalle radici) di *Piper methysticum* Forst. (*Fam. Piperaceae*). *Piper*, da pepe, e *methysticum,* che intossica, in riferimento alle proprietà tossiche della droga. In Polinesia ed in altri Paesi dell'Oceania la kava è usata da secoli per la preparazione di una bevanda rilassante.
Habitat. Polinesia, Nuova Guinea, isole delle Hawaii. Si coltiva in diversi Paesi.
Descrizione della pianta. Arbusto eretto di circa 3 m (Fig. 17.7). I rami, nodosi, recano foglie ovali, picciolate. I fiori, piccoli e numerosi, formano un'infiorescenza a forma di orecchio. Le radici sono piccole, numerose e contorte.
Parti usate. Rizoma (e radici).
Raccolta e preparazione della droga. In autunno si raccolgono i rizomi che vengono essiccati in stufa a 40-50 °C.
Descrizione della droga. Il rizoma, largo circa 1,25 cm e lungo circa 5 cm, è carnoso, biancastro o di un lieve grigio-marrone esternamente e giallognolo, con isolate macchie marroni, internamente. Spesso la droga reca radici contorte che s'intrecciano tra di loro e con il rizoma. Fresca è inodore, di lieve sapore amaro; masticata causa salivazione e torpore della lingua.
Esame microscopico della droga. In sezione trasversa si osserva una zona centrale circondata da un marcato xilema radiato con un largo numero di raggi midollari e da una corteccia piuttosto sottile. I rizomi vecchi presentano numerose fessure e fori derivanti dalla distruzione del parenchima.

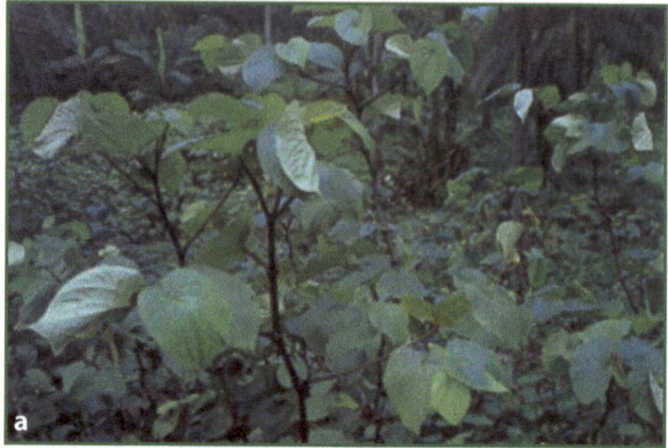

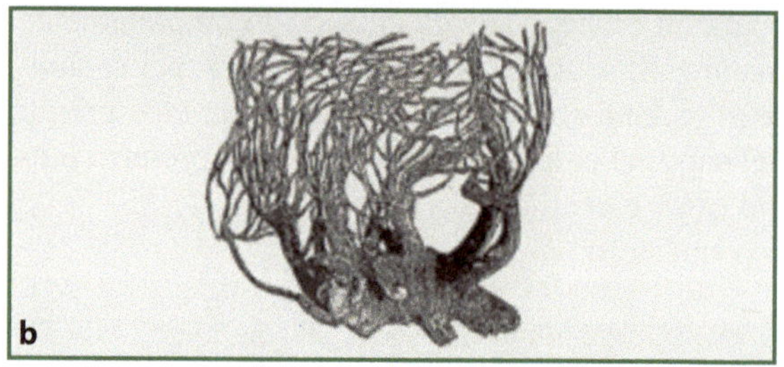

Fig. 17.7 *Piper methysticum:* pianta (particolare) (**a**) e rizoma (**b**)

Componenti principali. Kavapironi (kavaina, 1-2%; diidrokavaina 0,6-1%; metisticina, 1,2-2%; diidrometisticina, 0,5-0,8%; yangonina; ecc.). Contiene inoltre calconi (flavokavina A e B), acidi organici (acidi ossalico, capronico, benzoico, cinnamico ecc.), acidi emidici (pipermetistina ecc.), ketoni, steroli (β-sitosterolo ecc.), alcoli alifatici (n-dodecanolo, n-tetradecanolo, n-octadecanolo, trans-fitolo, n-docosanolo ecc.), glicosidi, polisaccaridi, sostanze resinose.
Proprietà ed impiego terapeutico. Kavaina e metisticina riducono l'eccitabilità del sistema limbico, proprio come le benzodiazepine. I kavapironi mostrano anche effetti anestetici locali comparabili con cocaina e benzocaina. La droga si usa sotto forma di infuso (5-7 g di droga) o di estratto come ansiolitico, negli stati di agitazione e tensione nervosa. Al contrario degli oppiacei, la kava non provoca dipendenza fisica e psichica. La droga deve contenere non meno del 3,5% di kavapironi, calcolati come kavaina. L'uso dei preparati di kava non deve eccedere i 3 mesi. In Polinesia è d'uso preparare una bevanda ad azione rilassante, preparata lasciando macerare in acqua la droga opportunamente triturata, quindi filtrando il tutto.
Effetti collaterali, tossicità. I kavapironi possono causare, a certe concentrazioni, arresto cardiaco; tale effetto è la conseguenza di una attività batmotropa negativa di questi composti. Un uso cronico della

kawa causa la comparsa sulla cute del dorso di chiazze rosee, finemente squamose, cercinate, tondeggianti, accompagnate da scarso prurito (pitiriasi). Un altro sintomo dell'avvelenamento da kava è l'ittiosi, discheratosi caratterizzata da secchezza, rugosità e desquamazione della cute, determinata da eccessiva produzione o ritenzione di cheratina. I kavapironi, depositandosi, grazie alla loro lipofilia, nel tessuto epidermico, sono considerati i componenti responsabili di questi disturbi cutanei (pitiriasi, ittiosi). Sono stati segnalati, infine, casi di epatite necrotizzante e letargia in seguito all'impiego di estratti alcolici concentrati di kava (circa il 71% di kavapironi). Da tener presente, comunque, che l'assunzione di alcol (acuta o cronica) può svolgere un ruolo nella epatotossicità della kava [può generare metaboliti reattivi via CYP2EI (assunzione cronica) o inibire enzimi epatici (assunzione acuta)].

Carciofo

Il carciofo è dato dalle foglie (e dalle radici) di *Cynara scolymus* L. (*Fam. Asteraceae*). *Cynara* deriva, secondo Columella (I sec. d.C.), dalla consuetidine di concimare la pianta con la cenere (*a cinere*); secondo altri deriva dal greco κινάρα, nome comune a diverse piante spinose; secondo altri ancora *Cinara* sarebbe il nome di una giovane trasformata in carciofo. *Scolymus*, dal greco σκόλυμος (da σκῶλος) = spina.

Habitat. Regioni mediterranee. Si coltiva in diversi Paesi.

Descrizione della pianta. Pianta erbacea bienne, talvolta perenne, eretta, alta dagli 80 ai 150 cm (Fig. 17.8). Il caule è pieno e solcato in senso longitudinale, le foglie sono alterne, pennatosette oppure lobate, verdi sulla pagina superiore, biancastre su quella inferiore. Le foglie caulinari sono sessili, più piccole. I fiori, blu-violacei, sono riuniti in un capolino di grosse dimensioni (circa 15 cm di diametro), con brattee carnose, eduli. Il frutto è un achenio, ovoide, compresso, con pappo bianco.

Parti usate. Foglie (e radici).

Raccolta e preparazione della droga. In primavera-estate si raccolgono le foglie del primo anno che vengono essiccate in stufa a 40-45 °C o utilizzate allo stato fresco.

Descrizione della droga. Le foglie basali sono molto allungate (lunghe 30-60 cm e larghe 5-10 cm) e profondamente divise; presentano una nervatura centrale prominente e segmenti dentati sprovvisti di spine. A sviluppo completo, si mostrano verdi e glabre nella pagina superiore, più chiare e rivestite di peli lunghi e finissimi nella pagina inferiore.

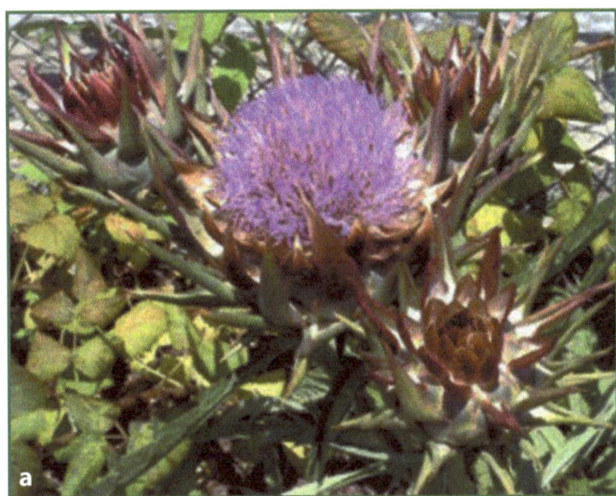

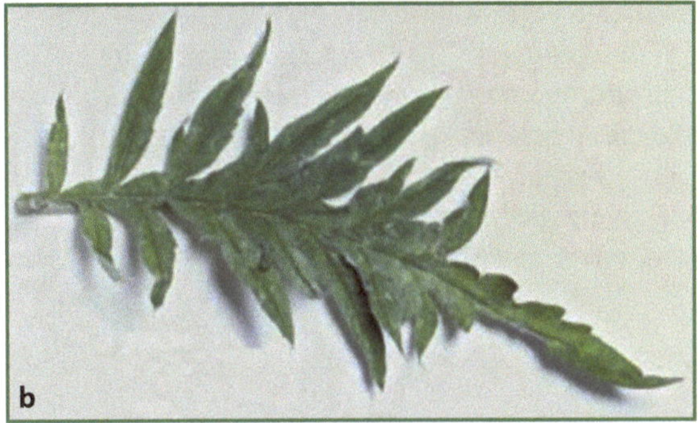

Fig. 17.8 *Cynara scolymus:* particolare della pianta (**a**) e foglie (**b**)

Componenti principali. Flavonoidi (0,1-1%) quali scolimoside, cinaroside ecc.; acidi fenolici (fino al 2%) quali acido caffeico e derivati dell'acido caffeilchinico (cinarina, acido clorogenico ecc.); olio volatile, acidi organici (glicirico, malico, citrico ecc.). Contiene inoltre fitosteroli (taraxasterolo ecc.), tannini, inulina, enzimi (perossidasi), cinaropicrina (sostanza amara), glicosidi antrachinonici, vitamine (B_1 e B_2). La radice, i frutti ed i fiori sono privi di cinaropicrina.

Proprietà ed impiego terapeutico. Gli acidi caffeilchinici ed i flavonoidi conferiscono al carciofo proprietà coleretiche, ipocolesterolemizzanti, diuretiche e rigeneratrici della cellula epatica. La rigenerazione della cellula epatica è la conseguenza di un incremento del numero di epatociti e del contenuto di RNA e della stimolazione della divisione cellulare indotti da questi composti. Comunque, uno studio pilota mostra che il carciofo è inefficace nell'epatite cronica. Il carciofo inibisce poi il colesterolo ematico con un triplice meccanismo: inibizione della sintesi di colesterolo, eliminazione del colesterolo sotto forma di acidi biliari, inibizione dell'ossidazione del colesterolo in LDL (lipoproteine aterogene).

Degli altri componenti del carciofo la cinaropicrina sembra possedere proprietà antitumorali.

Grazie alle proprietà coleretiche ed ipocolesterolemizzanti, il carciofo si utilizza in alcuni disturbi gastrointestinali, metabolici e cardiocircolatori sotto forma di infuso, estratto secco idroalcolico o tintura. L'estratto di carciofo deve contenere non meno del 4,5% di acidi caffeilchinici, titolati come acido clorogenico, e non meno dello 0,5% di flavonoidi, titolati come cinaroside.

Il carciofo possiede anche proprietà antiemetiche (effetto che potrebbe essere sfruttato in oncologia se opportunamente approfondito) e spasmolitiche (effetto che potrebbe essere utile nella stipsi spastica e nel colon irritabile).

Effetti collaterali, tossicità. L'uso prolungato di questa droga può causare disturbi addominali (flatulenza) e reazioni allergiche. È controindicato nei soggetti predisposti a reazioni allergiche, nei casi di occlusione del dotto biliare e nelle colelitiasi (formazione di calcoli biliari).

Passiflora

La droga è data dalle parti aeree di *Passiflora incarnata* L. (*Fam. Passifloraceae*). *Passiflora* = fiore della Passione, con riferimento alla passione di Gesù. Secondo la tradizione il calice del fiore rappresenta la corona di spine, gli stili (tre) i chiodi usati per la crocifissione, gli stami le cinque piaghe, i sepali ed i petali gli apostoli (con l'esclusione di Giuda e Pietro, per averlo tradito il primo e rinnegato il secondo); *incarnata*, per la corona color porpora al centro e violetto o rosa alla periferia. Papa Paolo V la fece coltivare con molta cura a Roma, considerando la pianta una rivelazione divina.

Habitat. È diffusa negli Stati Uniti (Virginia, Florida, Texas, Nord Carolina, Missouri), Perù, Brasile, Messico. Vegeta anche nel Nord Africa ed è coltivata nella regione mediterranea.

Descrizione della pianta. Arbusto rampicante alto 6-9 m, a fusto legnoso quadrangolare, di un colore verde-grigiastro, striato longitudinalmente (Fig. 17.9). Foglie alterne, lungamente picciolate, divise in 3 lobi ovali, acuti, finemente dentati e di colore verde scuro. All'ascella delle foglie si trovano esili cirri. Fiori solitari, lungamente picciolati, grandi e colorati. Il frutto è una bacca ovoide, carnosa, rosso-bruna, contenente piccoli semi appiattiti, nerastri e rugosi. La pianta non va confusa con *P. rubra* di S Domingo, con foglie a 2 lobi.

Parti usate. Le parti aeree della pianta (rami fogliuti e fioriti).

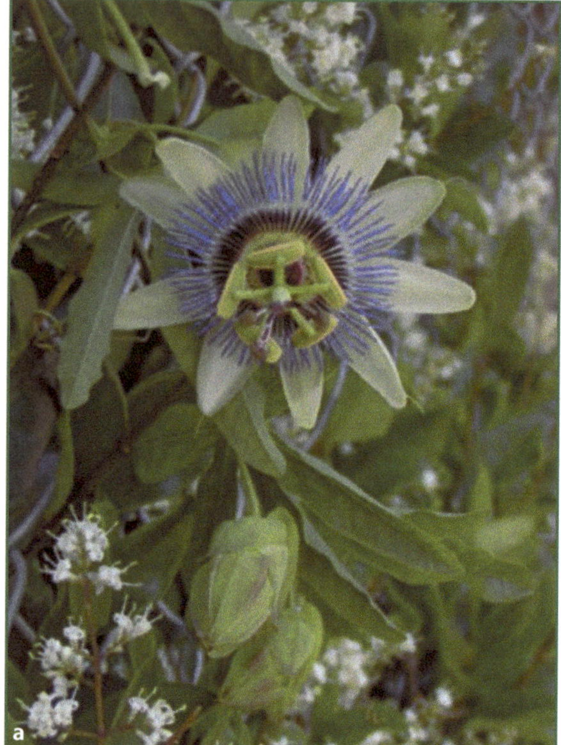

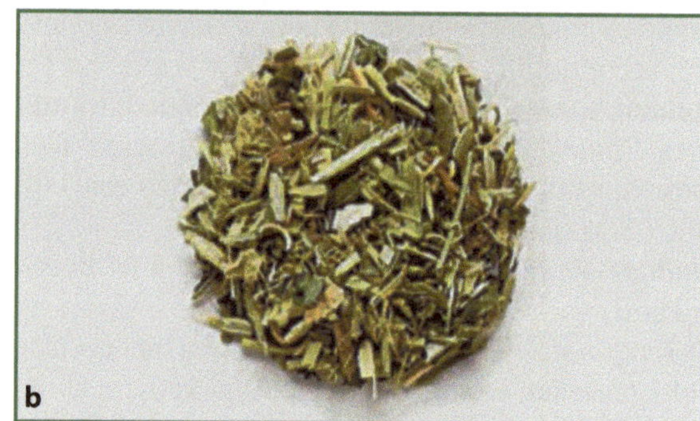

Fig. 17.9 *Passiflora incarnata:* pianta (**a**) e parti aeree frantumate (**b**)

Raccolta e preparazione della droga. La droga, raccolta quando si sviluppano i primi frutti, (maggio-giugno), si essicca ad una temperatura di 40-45 °C.

Descrizione della droga. I rami sono di un colore verde, striati, cavi, ricoperti di minuta peluria. Le foglie sono trilobate ed alla base del picciolo fogliare sono presenti due ghiandole nettarifere. I fiori sono grandi (5-9 cm di diametro) e complessi: calice cupuliforme a 5 sepali (verdi all'esterno e bianchi o violacei all'interno), corolla formata da 5 petali (bianchi o violacei) ed una doppia corona di filamenti di varia forma e colore, ovario vellutato munito di 3 carpelli con 3 stili e 3 stigmi.

Componenti principali. Flavonoidi (0,8-2,5%) quali vitexina, isovitexina, orientina, safonarina, iperoside, schaffoside, vicenina-2; glicosidi cianogenici (ginocardina); olio essenziale (1 ml/kg) ed inoltre cumarine, maltolo (0,05%), acidi fenolici e tracce di alcaloidi indolici (ppm) quali armano, armolo, armina. La droga in commercio dovrebbe contenere non meno dello 0,8% di flavonoidi, espressi come vitexina (secondo altri non meno dello 0,3% di flavonoidi, calcolati come iperoside).

Proprietà ed impiego terapeutico. La medicina tradizionale conferisce alla passiflora proprietà sedative e spasmolitiche; inoltre la ritiene utile nell'insonnia, nell'ansia, nei disturbi della menopausa, in alcune nevralgie, nell'asma e nei casi di anormalità del ritmo cardiaco. Sia i flavonoidi che gli alcaloidi ed il maltolo sembrano (secondo alcuni, ma non secondo altri) responsabili dell'azione sedativa della passiflora.

La droga viene somministrata sotto forma di estratto fluido o di infuso, da sola o in associazione con altre droghe sedative (valeriana, biancospino, camomilla, lattuga virosa ecc.). La passiflora interagisce con gli inibitori delle MAO potenziandone gli effetti.

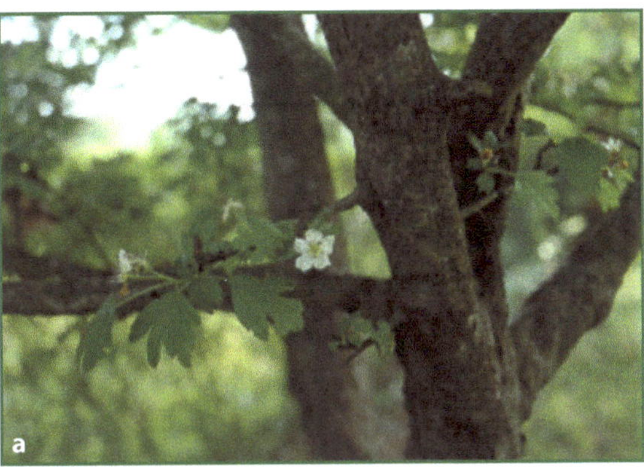

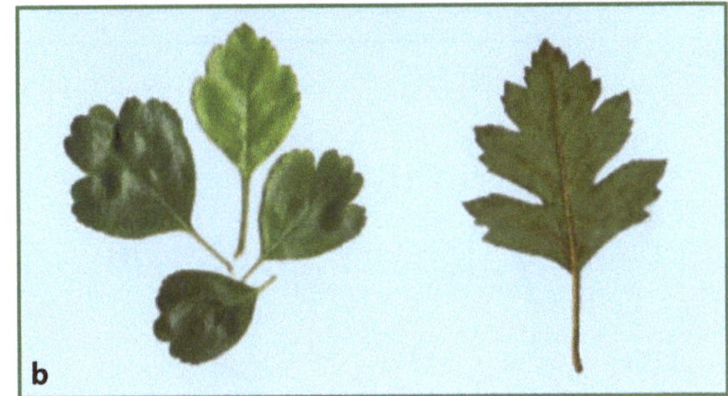

Fig. 17.10 *Crataegus laevigata*: pianta (particolare) (**a**) e foglie (**b**)

Biancospino

Il biancospino è dato dalle foglie e dalle sommità fiorite di *Crataegus laevigata* Poir. o *oxyacantha* e *Crataegus monogyna* Jacq. (*Fam. Rosaceae*). *Crataegus*, dal greco κραταιός = forte, allusione alla durezza del legno; *oxyacantha*, dal greco οξύς = aguzzo e ἄκανθα = spina, per le spine acuminate; *monogyna*, dal greco μονογενής = unigenito, per il seme unico.

Habitat. È diffuso in Europa, Africa settentrionale, Asia occidentale e America settentrionale.

Descrizione della pianta. Arbusto o piccolo albero molto ramificato, alto 2-5 m, con rami spinosi, foglie di forma da ovale a rombica profondamente o debolmente incise, fiori bianchi con uno o più stili a seconda della specie, disposti in infiorescenze corimbose e frutti a forma di bacca di colore dal rosso al giallo-bruno, con all'interno una polpa bruno-gialla con 1-3 semi (Fig. 17.10).

Parti usate. Foglie e sommità fiorite.

Raccolta, preparazione e conservazione della droga. Si conserva in recipienti chiusi, al riparo dalla luce.

Descrizione della droga. Le foglie, glabre, brevemente picciolate, di colore verde scuro sulla pagina superiore e più chiaro sulla inferiore, con una rete di nervature in rilievo, sono a 3-5 lobi ottusi, poco profondi (in *C. laevigata*) o a 3-7 lobi acuti, più profondi fino quasi alla nervatura centrale (in *C. monogyna*). Nelle sommità fiorite, gli steli, bruno scuri, lignificati, portano all'estremità numerosi fiori bianchi a 5 petali rotondeggianti e 5 sepali triangolari, riuniti in infiorescenze a corimbo. *C. monogyna* ha peduncoli fiorali vellutati, sepali pubescenti, antere nere, 1 stilo e 1 carpello; *C. laevigata* ha peduncoli fiorali e sepali glabri, antere rosse, 2-3 stili e 2-3 carpelli.

Odore debolmente profumato, sapore da leggermente dolce a leggermente amaro.

Esame microscopico della droga. La foglia presenta epidermide superiore formata da cellule irregolarmente poligonali, con cuticola fortemente striata, ed epidermide inferiore con cellule poligonali, a pareti sinuose con cuticola lievemente striata e numerosi grandi stomi; mesofillo bifacciale con tessuto a palizzata formato da due file di cellule strette; in tutti i parenchimi si notano cellule con druse di ossalato di calcio. I peli protettori, unicellulari, sono presenti specialmente sulle nervature. Sulle dentature del margine si possono trovare peli a ciuffo. L'epidermide dei sepali e del ricettacolo è simile a quello delle foglie, ma con stomi poco numerosi: all'interno presenza di peli protettori. L'epidermide dello stilo e dei filamenti degli stami è formata da cellule papillose, allungate e con pareti striate trasversalmente.

La polvere, di colore verde-bruno, presenta: frammenti dell'epidermide superiore ed inferiore delle foglie, cristalli di ossalato di calcio, peli unicellulari a pareti spesse e rari peli a ciuffo.

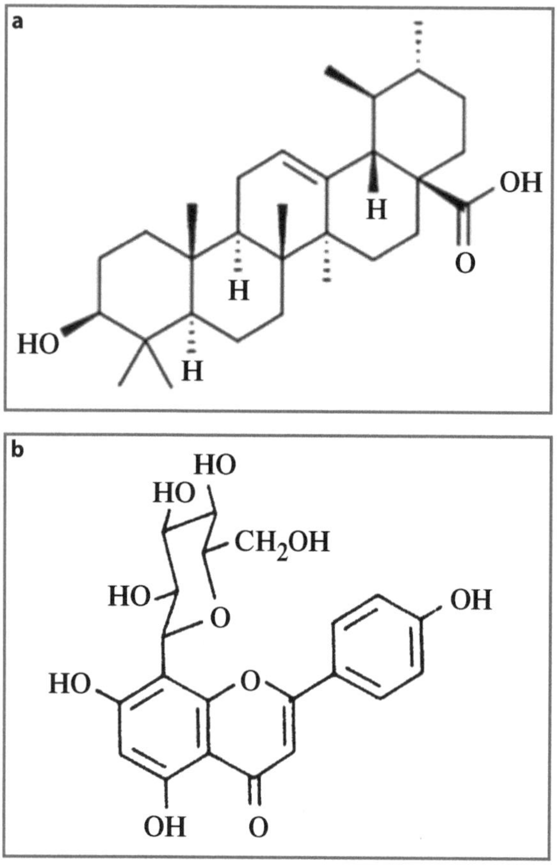

Fig. 17.11 Alcuni componenti del biancospino: acido ursolico (**a**) e vitexina (**b**)

Componenti principali. Oltre a triterpeni, come l'acido ursolico, sono presenti nella droga 1-3% di procianidine oligomere (epicatechina), 1-2% di flavonoidi (iperoside, vitexina, quercetina), amine e steroli (Fig. 17.11).

La FU prescrive un contenuto di flavonoidi, calcolati come iperoside, non inferiore allo 0,7%.

Proprietà ed impiego terapeutico. Il biancospino rappresenta un fitocomplesso molto utile nelle fasi iniziali dell'insufficienza coronarica e nelle cardiopatie associate alla senilità: infatti l'acido ursolico svolge azione coronarodilatatrice, mentre i flavonoidi modulano il movimento di calcio intracellulare e le procianidine hanno un'azione protettiva sull'endotelio vascolare, per la loro attività antiossidante. Nel complesso ne deriva un'azione inotropa positiva, senza aumento del consumo di ossigeno da parte del muscolo cardiaco, associata ad una azione cronotropa negativa e diuretica. La modesta attività diuretica può essere ascritta ai flavonoidi, alle amine ed all'olio essenziale. Inoltre, associato alla canfora, incrementa la pressione sanguigna e le funzioni cognitive negli anziani. Infine svolge sul SNC un'azione sedativa.

Effetti collaterali, tossicità. È sconsigliata la pratica dell'automedicazione, anche se non sono stati segnalati particolari effetti tossici.

Antocianine

Il termine antocianina fu coniato per indicare le sostanze responsabili del colore del fiore (*anthos* = fiore e *kuanos* = blu). Si tratta di pigmenti solubili in acqua responsabili del colore blu, rosso, giallo, lilla e violetto, di molti frutti e fiori; si trovano anche nelle foglie (ad es. di *Coleus forskohlii*), nel picciolo (di *Rheum palmatum*), nelle radici (di *Raphanus sativus*) o nel bulbo (di *Allium cepa*, var. rossa). Questi pigmenti sono presenti in natura come glicosidi (antocianine) e gli agliconi (antocianidine) più comuni sono pelargonidina (di colore scarlatto), cianidina (cremisi) e delfinidina (porpora). Le antocianine originano dal metabolismo generale dei flavonoidi; 2,3-trans-diidro-3,4-cis-diidrossiflavonoli sono i diretti precursori delle antocianine. Queste sostanze sono solubili in acqua ed in alcol, insolubili in solventi organici ed instabili in un *medium* neutro o alcalino. Le antocianine, grazie ai loro colori vivaci che attraggono gli insetti e gli uccelli, svolgono un ruolo importante nei vegetali in quanto contribuiscono all'impollinazione e dispersione dei semi. Nei mammiferi manifestano importanti proprietà biologiche: diminuiscono la permeabilità e la fragilità dei capillari, impedendo la degradazione del collagene; riducono gli edemi, si comportano da *scavengers* dei radicali liberi. Grazie a queste azioni (venotropa, antiedemigena ed antiossidante) le droghe contenenti antocianine e le rispettive preparazioni vengono impiegate nei casi di insufficienza venosa cronica e di fragilità capillare. Inoltre trovano impiego in oftalmologia, perché migliorano la rigenerazione della rodopsina, una sostanza che migliora la visione notturna, e normalizzano i disordini circolatori della retina. Per la loro bassa tossicità trovano infine impiego come coloranti naturali sia in campo farmaceutico che alimentare. Le droghe vegetali che contengono quantità significative di antocianine sono il mirtillo nero e la vite.

Mirtillo nero

È dato dal frutto e dalle foglie di *Vaccinium myrtillus* L. (*Fam. Ericaceae*). *Vaccinium*, deriverebbe da ναχινθος = giacinto o da *vacca*, perché pianta preferita dalle mucche; *myrtillus*, diminutivo di

myrtus e cioè piccolo mirto, in riferimento alla forma dei frutti e delle foglie.
Habitat. Europa (in Italia Alpi ed Appennini tra i 1200 ed i 1800 m), Asia, America settentrionale.
Descrizione della pianta. Arbusto di circa 50 cm con fusto ramificato e rizoma strisciante, foglie ovali, brevemente picciolate, a margine seghettato e fiori solitari ascellari di colore rossastro. Il frutto è una bacca blu-nerastra, globosa, di 3-6 mm di diametro, che racchiude numerosi semi sagomati a mezzaluna e di un colore rosso-bruno lucente (Fig. 17.12).
Parti usate. Frutti.
Raccolta e preparazione della droga. Il frutto si raccoglie a maturazione, tra giugno e settembre e si essicca rapidamente al sole o in stufa.
Descrizione della droga. Il frutto, blu-nerastro, è lievemente depresso alla sommità; essiccato si presenta raggrinzito ed immerso nell'acqua assume immediatamente un colore rosso che vira al verde per aggiunta di alcali. In sezione si presenta tetra o pentaloculare. Ha un sapore acidulo. Non deve essere confuso con il frutto di *V. uliginosum*, (detto mirtillo blu), simile, ma con una polpa bianco-rossastra e gelatinosa e non rosso-violacea (mirtillo nero). Del mirtillo nero si utilizzano anche le foglie, in sostituzione dell'uva ursina.
Componenti principali. Antocianine (cianidina, peonidina, petunidina, delfinidina ecc.), polifenoli (tannini catechici ecc.), acidi organici (citrico, malico ecc.), vitamine (C ed A) ecc.
Proprietà ed impiego terapeutico. Al mirtillo nero vengono attribuite diverse proprietà farmacologiche: antiossidanti, venotrope, antibatteriche, cardiovascolari, antidiarroiche, ipolipidemiche ed ipoglicemiche. In questi ultimi anni è stata approfondita l'azione venotropa ed è stato osservato che questa droga blocca la formazione di radicali liberi, impedisce l'ossidazione delle LDL, inibisce l'aggregazione delle piastrine e soprattutto rilascia la muscolatura liscia dei vasi con un meccanismo che vede coinvolto il *release* di prostacicline; inoltre normalizza il flusso ematico, ostacola l'azione delle elastasi (enzimi proteolitici che degradano la fibra elastica dei vasi) e l'accumulo di glicoproteine sulla parete dei vasi ed infine stimola la sintesi di collagene migliorando la resistenza dei vasi e dei capillari. In clinica il mirtillo è stato studiato soprattutto in pazienti con IVC (vedi Cap. 15). Una recente rassegna sistematica ha evidenziato la efficacia di questa droga nel ridurre la sintomatologia della IVC (dolore, pesantezza alle gambe ecc.) e nel rimuovere la stasi venosa migliorando la microcircolazione dei piccoli vasi (venule e capillari). È stata anche approfondita l'azione del mirtillo nero sulla visione notturna, ma i risultati clinici sono stati del tutto deludenti. La Commissione E tedesca raccomanda una dose di 20-60 g di droga nella IVC; negli studi clinici è stato però utilizzato un estratto di mirtillo (contenente il 36% di antocianosidi) alla dose giornaliera di 240-520 mg.
Effetti collaterali, tossicità. Raramente il mirtillo nero causa disturbi gastrointestinali e cutanei. Non sono note interazioni e controindicazioni.

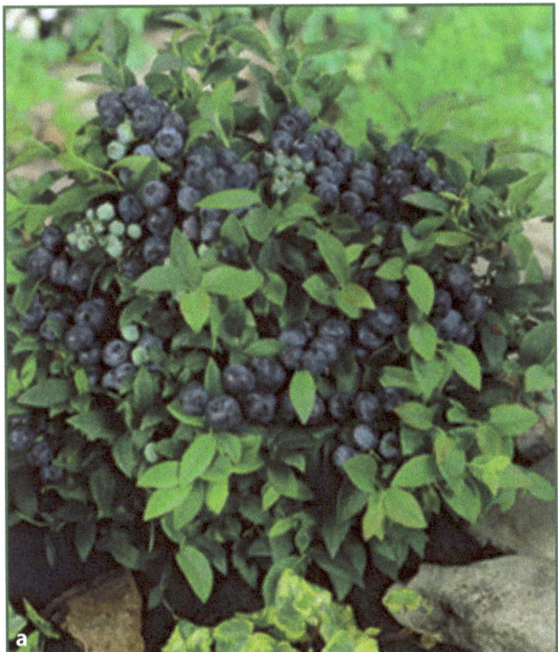

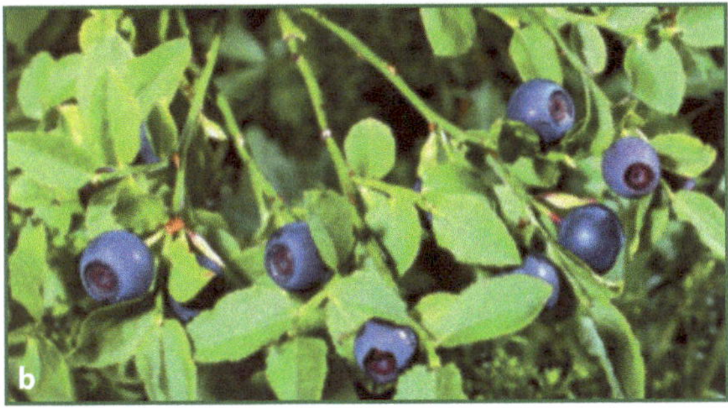

Fig. 17.12 *Vaccinium myrtillus*: pianta (**a**) e frutti (**b**)

Vite

Si usano le foglie e gli acini (bucce e semi) di *Vitis vinifera* (*Fam. Vitaceae*). *Vitis*, che dà vita; *vinifera* per il vino che si ricava dagli acini. La FF riporta che le foglie di vite rossa devono contenere non meno del 4% di polifenoli totali e non meno dello 0,2% di antocianine. L'interesse per queste parti della pianta risiede nel fatto che si possono ottenere effetti benefici nei casi di insufficienza venosa.

Habitat. Bacino del Mediterraneo e del Medio Oriente. Coltivata in quasi tutti i Paesi a clima temperato.

Descrizione della pianta. Arbusto ramificato con fusto contorto ed in parte legnoso, lungo anche 20-30 m, con foglie lungamente picciolate, alterne, tondeggianti (5-23 cm di diametro), dentate e seghettate ai margini. I fiori sono piccoli, di colore verde, opposti alle foglie, riuniti in infiorescenze a grappolo. Il frutto è una bacca (acino) ovale, giallognola, rossastra o nerastra; contiene 1-4 semi (Fig. 17.13).

Parti usate. Foglie e frutti.

Raccolta e preparazione della droga. Le foglie vengono raccolte dopo la vendemmia, quando acquistano un colore rossastro; i frutti quando sono maturi. Le foglie ed i semi vengono essiccati in stufa a 40 °C circa.

Descrizione della droga. Le foglie, di forma ovale o tonda, presentano un lembo sottile, profondamente inciso in 5-7 lobi, glabro superiormente, peloso o quasi glabro inferiormente. I semi si presentano piriformi o ovoidali e di consistenza legnosa.

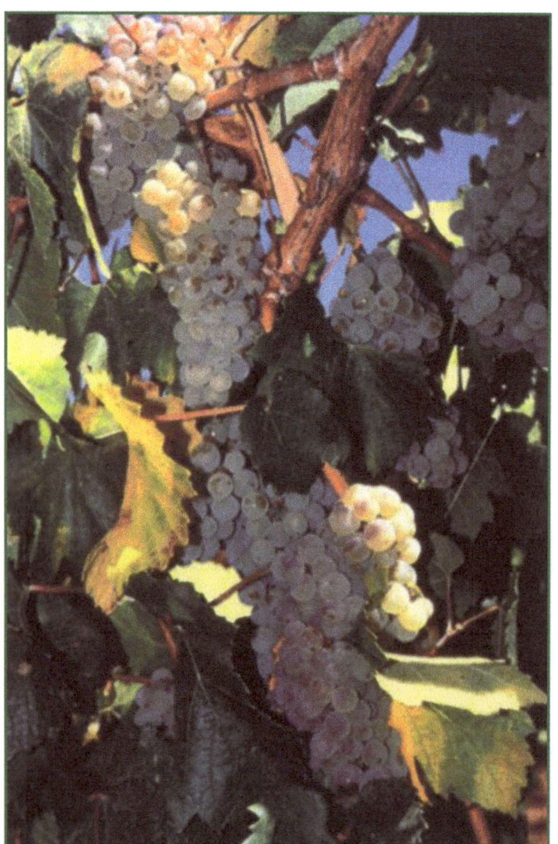

Fig. 17.13 *Vitis vinifera* (particolare): pianta

Componenti principali. Flavonoidi (quercetrina, rutina, kaempferolo, luteolina ecc.); procianidine [dette anche oligomeri procianidolici (OPC), leucoantocianine, picnogenoli]; sostanze fenoliche (malvidina, dalfinidina, cianidina, resveratrolo ecc.). Il resveratrolo (Fig. 17.14) è presente in quantità significative nelle foglie malate (infettate da *Botrytis cinerea*, *Plasmopara viticola*, *Uncinula necator*) o irradiate da UV mentre è assente nelle foglie sane. Comunque il resveratrolo è presente in quantità decisamente superiori nelle radici e nei rizomi di *Polygonum cuspidatum*. Altri composti attivi sono i flavani-3-oli e cioè catechine, epicatechine, gallocatechine ecc.

Proprietà ed impiego terapeutico. Le procianidine, ma anche gli estratti di vite, determinano una riduzione o una normalizzazione della permeabilità capillare in diversi modelli sperimentali di incrementata permeabilità vascolare. Il meccanismo d'azione è molto probabilmente riconducibile ad una vasocostrizione causata dalle procianidine. La vite ed i suoi principali componenti (procianidine, resveratrolo, flavonoidi) possiedono anche proprietà epatoprotettive, cardioprotettive, antimicrobiche, antiossidanti (inibiscono la formazione di radicali liberi) ed antiproteasiche (ostacolano l'azione deleteria delle proteasi, enzimi che degradono il collagene, l'elastina e l'acido ialuronico). Le proteasi e le forme attive dell'ossigeno, presenti in quantità eccessive, compromettono la elasticità e la robustezza dei piccoli vasi causando una insufficienza venosa periferica ed altri disordini vascolari. Inoltre sono antimutageni e cioè impediscono la formazione di sostanze mutagene. La efficacia delle procianidine e di estratti di vite in alcune patologie venose (vene varicose, insufficienza venosa cronica) è stata riportata in alcuni studi clinici randomizzati ed in doppio cieco ed in uno studio osservazionale. In commercio è reperibile un estratto titolato, preparato utilizzando le foglie, ed un altro ottenuto a partire dalla cuticola esterna dei semi di *V. vinifera*. Il primo contiene il 4% di flavonoidi e si consiglia alla dose giornaliera di 360-720 mg per 1-2 mesi;

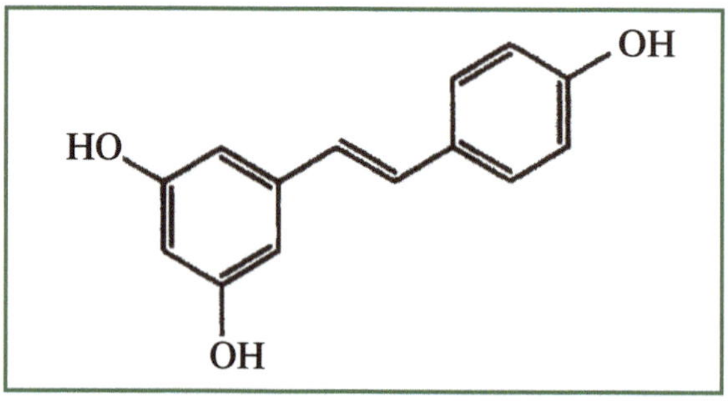

Fig. 17.14 Struttura chimica del resveratrolo

il secondo contiene il 15% di catechine, l'80% di epicatechina gallato ed il 5% di pentameri, esameri, eptameri e loro gallati e viene consigliato alla dose di 300 mg/*die* per 2-3 mesi. Esistono anche preparati contenenti resveratrolo e/o procianidine.

È stato infine osservato che un estratto di semi d'uva riduce i livelli ematici di glucosio in un modelllo di diabete di tipo II.

Effetti collaterali, tossicità. Uno studio osservazionale ha mostrato che gli estratti di vite non provocano effetti indesiderati; studi negli animali hanno dimostrato che le procianidine, somministrate per 6 mesi (60 mg/kg/*die*) sono ben tollerate e non provocano effetti tossici.

Tannini

I tannini sono composti organici non azotati, di sapore fortemente amaro, dotati di attività astringente e tannante: sono cioè in grado di trasformare le pelli in cuoio precipitando le proteine e formando con esse dei composti insolubili.

Le sostanze tanniche applicate localmente ed a basse concentrazioni, provocano una notevole diminuzione della permeabilità cellulare, vasocostrizione e disinibizione del tessuto connettivo. Applicate invece in forti concentrazioni possono avere un'azione caustica perché provocano profonde modificazioni delle strutture proteiche. In terapia i tannini vengono utilizzati esternamente (collutori, gargarismi) come astringenti ed emostatici; per la loro azione vasocostrittrice sono impiegati come antiemorroidari. In passato erano usati anche come antisettici. Nei prodotti cosmetici trovano impiego in lozioni antiseborroiche ed antiforfora.

In natura i tannini si trovano in forma complessa (tannoidi) e a volte in combinazione con gli zuccheri (tannosidi). Dal punto di vista chimico possono essere classificati in tre gruppi: tannini idrolizzabili, tannini condensati e tannoidi. I primi sono costituiti da varie molecole di acido gallico (gallitannini) o di acido ellagico (ellagitannini): i più semplici, detti anche depsidi, sono esteri di acidi polifenolici (acido gallico); i più complessi, per idrolisi danno uno zucchero (o un polialcol) ed acidi polifenolici e sono anche detti tannini glicosidici. I tannini condensati sono polimeri del catecolo, non sono idrolizzabili con acidi diluiti né con tannasi, sono privi di zucchero e poco solubili in acqua. Se trattati a caldo con acidi forti e con ossidanti vengono trasformati in flobafeni (o rossi di tannino). I tannini condensati sono molto diffusi nel regno vegetale ed anche i più utilizzati nell'industria conciaria.

I tannoidi, chiamati anche tannini del caffè, sono derivati dell'acido clorogenico (estere dell'acido caffeico con acido chinico). Sono molto diffusi nel caffè, noce vomica, tabacco, tè, matè.

Le droghe vegetali più utilizzate come fonte di tannini sono l'amamelide, la ratania, l'ippocastano e le galle di noce.

Amamelide

L'amamelide è data dalle foglie di *Hamamelis virginiana* L. (*Fam. Amamelidiaceae*). *Hama* significa stesso tempo, *melis* significa frutto, *virginiana* deriva da Virginia, luogo di provenienza. L'amamelide per secoli è stata utilizzata in America per la cura delle distorsioni e contro le emorragie uterine. All'inizio del XX secolo la droga è stata introdotta in Europa.

Habitat. Foreste umide dell'America settentrionale (Virginia, Carolina del nord, New Brunswick, Tennessee, Minnesota) e del Canada. È diffusa anche in Florida e Texas.

Descrizione della pianta. Arbusto o piccolo albero di 3-6 m, con fusto tortuoso, ramificato. I rami, flessibili, recano foglie alterne picciolate, pubescenti (Fig. 17.15). I fiori sono raggruppati in

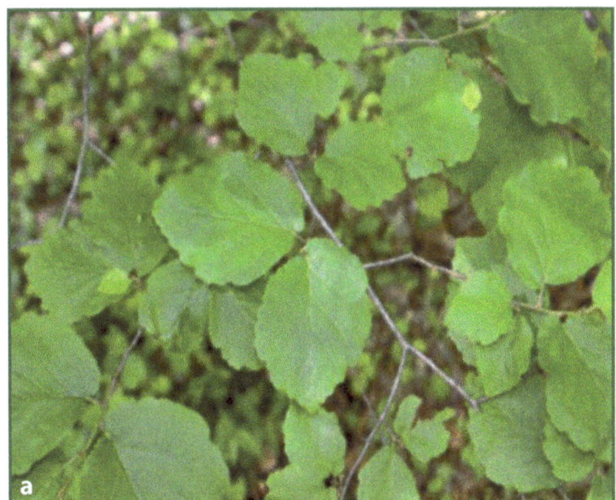

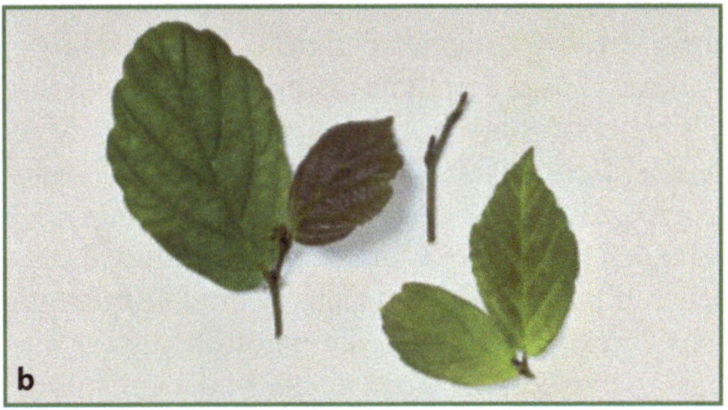

Fig. 17.15 *Hamamelis virginiana*: pianta (particolare) (**a**) e foglie (**b**)

fascetti ascellari, il frutto è una piccola capsula loculicida.
Parti usate. Le foglie (e la corteccia).
Raccolta e preparazione della droga. In estate si raccolgono le foglie che vengono essiccate all'aria evitando di esporle ai raggi del sole; in questo modo la droga secca conserva il colore verde.
Descrizione della droga. La foglia mostra un lembo obovato, ottuso o acuto all'apice; lunga 10-12 cm e larga 7-8 cm, presenta un margine sinuato-dentato ed una nervatura mediana ben evidente dalla quale partono, ad angolo acuto, nervature secondarie che terminano sui denti del margine. Le nervature terziarie si anastomizzano formando un reticolo irregolare. La pagina superiore è di colore bruno-verdastro mentre quella inferiore, rivestita di peli unicellulari, è di colore verde chiaro. Il lembo fogliare presenta delle scleridi. La droga ha sapore leggermente amaro ed astringente.
Esame microscopico della droga. Le cellule epidermiche presentano, osservate in superficie, pareti ondulate. Gli stami esistono solo nella pagina inferiore e sono accompagnati da quattro cellule annesse di cui due allungate parallelamente all'ostiolo. Il mesofillo presenta una sola assise di cellule a palizzata; nel parenchina lacunoso si osservano druse di ossalato di calcio. Sull'epidermide i peli, lunghi 200-500 mm, sono disposti a rosetta (ciuffi di 4-12 peli). La polvere, verde brunastra, mostra peli in ciuffi, fibre pericicliche e druse di ossalato di calcio.
Componenti principali. Tannini (circa l'8%) come amamelitannino, derivati dell'acido gallico, flavonoli (kaempferolo, quercetina ecc.) ed i loro glicosidi, un olio volatile (0,5%) contenente safrolo (0,2%), β-ionone (1%), α-ionone (3-5%), acetaldeide (3,2%), α-esenolo (9,7%), eugenolo e sesquiterpeni. Altri componenti sono: olio fisso (0,6%), resina (amemelina, amamelitannino), cera, saponine, colina, sostanze amare.
Proprietà ed impiego terapeutico. L'amamelide si usa come astringente, antiflogistico ed emostatico nel trattamento di ferite superficiali (in lozioni, pomate) e come antiemorroidario (supposte). Internamente si usa per trattare disturbi venosi quali varici e flebiti (tintura, infuso, estratto fluido) e le diarree aspecifiche. L'infuso si prepara utilizzando 2-3 g di foglie secche in 150 ml di acqua (2-3 volte nella giornata). Comunque è l'estratto idroalcolico il più utilizzato in quanto contiene quantità considerevoli di tannini ed è un ottimo astringente. In commercio si trova anche l'acqua distillata di amamelide che si prepara lasciando macerare i rametti d'amamelide, parzialmente essiccati, ed aggiungendo, dopo filtrazione, alcol in modo da avere un estratto finale al 14-15% di alcol. Questa preparazione viene empiricamente utilizzata per le sue proprietà astringenti.

All'amamelide si attribuiscono anche proprietà antivirali ed antiossidanti.

Spesso l'amamelide si associa al viburno ed all'idraste.
Effetti collaterali, tossicità. Non sono riportati effetti collaterali e controindicazioni. Il safrolo, cancerogeno, è presente in quantità trascurabili e quindi tali da non destare preoccupazioni. Un uso eccessivo (o dosi alte) può provocare disturbi gastrici ed epatici.

Galle

Sono delle escrescenze che si formano sulle gemme e sui giovani rami di *Quercus infectoria* Olivier e di altre specie di Quercus (*robur* L., *pubescens* Willd, *cerris* L., *ilex* L., *suber* L.), in seguito alla deposizione delle uova di un insetto imenottero (*Cynips* o *Diplolepis gallae tinctoriae*) (Fig. 17.16 a). L'insetto punge le gemme ed i rami della pianta e depone un uovo nella ferita. Lo sviluppo della larva determina nei giovani tessuti una rapida divisione cellulare. Si ha di conseguenza una crescita abnorme del tessuto e formazione di una galla, le cui cellule producono acido tannico e gallico. Se la galla non viene raccolta prima, l'insetto una volta maturo fuoriesce all'esterno provocando una parziale ossidazione dell'acido tannico e rendendo la galla più porosa.

Le **galle di Aleppo** sono le più pregiate (Fig. 17.16 b). Si raccolgono in Siria, Iraq, Grecia e Cipro, da piccoli alberi alti circa 2 m. Una volta essiccate perdono circa il 50% del peso. Si presentano globose (1-2 cm di diametro) crestate, munite di un piccolo picciolo, dure, pesanti. Sono inodori e di sapore astringente. La varietà azzurra e quella verde sono le più richieste sul mercato mentre la varietà bianca, forata per la fuoriuscita dell'insetto, è meno pregiata in quanto in essa il tannino si è decomposto. Contengono acido tannico (50-70%), acido gallico (2-4%), acido ellagico, amido, una resina ed ossalato di calcio.

Le **galle cinesi** o **giapponesi** (Fig. 17.16 c) sono prodotte da un afide (*Schleehlendaria sinensis*) sul picciolo delle foglie di *Rhus javanica* o *R. chinensis* Mill. Si presentano irregolari, striate alla base, vellutate (ricoperte di lanuggine), fragili, cave internamente. Contengono dal 50 al 60% di tannino. Meno pregiate sono le galle ungheresi e

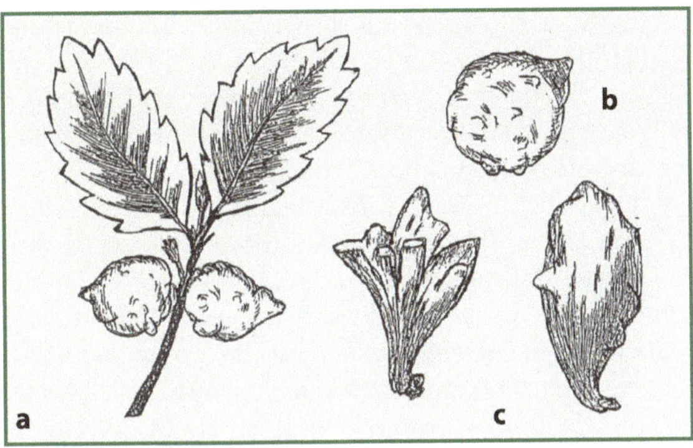

Fig. 17.16 Ramo di quercia con galla (**a**); galla d'Aleppo (**b**); galle cinesi (**c**)

quelle italiane, piuttosto grosse (4-5 cm di diametro), prodotte dalla *Cynips lignicola* su *Quercus robur*.

Le noci di galla si utilizzano soprattutto per l'estrazione di acido tannico da utilizzare per la preparazione di inchiostri; sono anche impiegate per la preparazione di rimedi ad azione astringente.

Fluoroglucinoli

Luppolo

È dato dalle infiorescenze di *Humulus lupulus* L., (*Fam. Cannabaceae*). *Humulus* dal latino *humeo* = essere umido, in quanto la pianta preferisce terreni umidi o da *humus* = suolo, in quanto la pianta si estende sul terreno; *lupulus*, dal latino *lupus* = lupo perché proprio come il lupo che non consente di vivere ad altri animali nella propria area, impedisce la vegetazione ad altre piante. Sconosciuto nel mondo greco-romano, almeno come medicamento, è stato utilizzato dagli arabi come depurativo del sangue. In Europa il luppolo viene utilizzato per combattere i disturbi digestivi, l'insonnia ed i disturbi della menopausa.
Habitat. Originario della Mongolia, oggi la pianta del luppolo viene coltivata in Europa, Caucaso, Australia, Nord America.
Descrizione della pianta. Pianta erbacea perenne munita di un rizoma ramificato dal quale partono esili fusti, lunghi anche 6-7 m, cavi, ricoperti di aculei. Le foglie sono picciolate, opposte, a forma di cuore, con 3-5 lobi seghettati, ruvide al tatto. I fiori, di colore chiaro, sono riuniti in pannocchie (quelli maschili) oppure raggruppati in coni alle ascelle delle foglie (quelli femminili) (Fig. 17.17).
Parti usate. Infiorescenze.

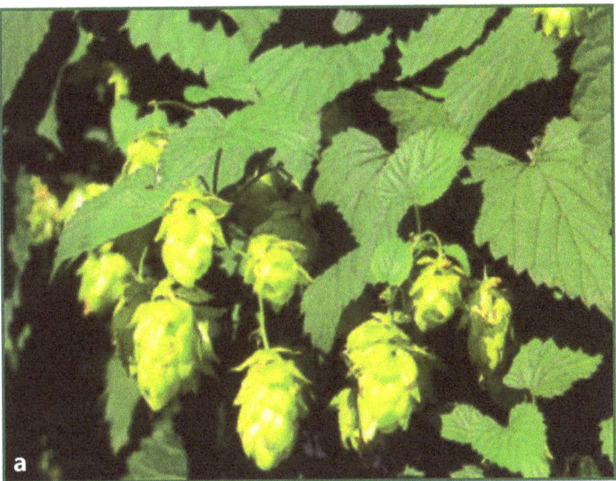

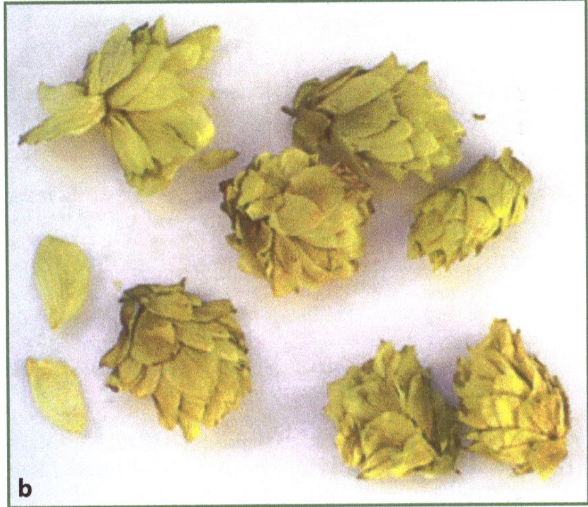

Fig. 17.17 *Humulus lupulus:* pianta (**a**) e fiori (**b**)

Raccolta e preparazione della droga. La droga si raccoglie 4-5 settimane dopo la fioritura e si essicca esponendola ad una temperatura di 38 °C.
Descrizione della droga. Il fiore è di forma ovoidale, acuminato alla estremità superiore (ricorda la trottola). È lungo 2-5 cm ed è munito di un peduncolo. Presenta delle brattee fogliacee giallastre che a maturità si ricoprono l'un l'altra assumendo una consistenza cartacea. I fiori femminili sono ricchi di ghiandole che secernono una sostanza resinosa, giallastra, amara, utilizzata per aromatizzare la birra. I fiori femminili hanno un caratteristico odore aromatico.
Componenti principali. Acidi (α e β) amari quali umulone (35-70%), lupulone e loro derivati ed un olio essenziale (0,005-3%) i cui principali componenti sono mircene, umulene, cariofillene, farnesene; tannini (2-4%); flavonoidi; calconi (0,01-0,5%); ecc. Il luppolo viene impiegato nella preparazione della birra; gli α-acidi, molto amari, conferiscono alla bevanda il gusto amaro, l'aspetto schiumoso quando si versa e ne consentono la conservazione.

Proprietà ed impiego terapeutico. Al luppolo vengono oggi attribuite diverse proprietà farmacologiche, prima fra tutte quella sedativa ed ipnotica, legate alla presenza nella droga del metilbutanolo. L'azione sedativa si manifesta, comunque, solo quando vengono somministrate dosi elevate (250-500 mg/kg) di estratti etanolici di luppolo. Diversi studi sperimentali indicano poi un'azione anticonvulsivante, analgesica, batteriostatica, battericida (i batteri maggiormente sensibili sono i gram positivi e l'azione è attribuita ai ketoenoli) ed antitumorale. Il luppolo è anche in grado di rilasciare l'endotelio vascolare con un meccanismo che coinvolge la NOS e la prostaciclina. Al luppolo è stata inoltre attribuita un'azione estrogena in seguito ad alcune osservazioni quali: (i) fanghi provenienti dalle fabbriche di birra, contenenti circa il 30% di estratti di luppolo, lenivano i disturbi della menopausa; (ii) donne impiegate nella raccolta del luppolo presentavano turbe mestruali indipendentemente dal periodo del ciclo. La sostanza responsabile sembrerebbe l'8-prenilnaringenina, una sostanza che possiede un'alta affinità di legame per i recettori specifici per gli estrogeni. Gli studi clinici riportati in letteratura mostrano un miglioramento dei sintomi in pazienti che soffrono di insonnia, di disturbi della menopausa, di colecistiti e di incontinenza urinaria. In tutti gli studi il luppolo è stato associato alla valeriana, al biancospino, all'uva ursina o ad altre droghe ancora (cicoria, menta ecc.). Resta pertanto difficile attribuire al luppolo le proprietà terapeutiche poc'anzi riportate, anche perché gli studi clinici di riferimento sono di qualità modesta. La dose consigliata dalla Commissione E tedesca è di 0,5-1 g di droga essiccata, 0,5-2 ml di un estratto etanolico (1:1 in 45% di etanolo) oppure 1-2 ml di tintura (1:5 in 60% di etanolo).

Effetti collaterali, tossicità. Il luppolo raramente causa mal di testa, perdita di appetito, irritazioni cutanee. Se ne sconsiglia l'uso a pazienti in terapia con sedativi o con antitumorali (tamoxifene).

Bibliografia essenziale

Canter PH, Ernst E (2004) Anthocyanosides of Vaccinium myrtillus (bilberry) for night vision – a systematic review of placebo-controlled trials. Surv Ophthalmol 49:38-50

Chadwick LR, Nikolic D, Burdette J et al (2004) Estrogens and congeners from spent hops (Humulus lupulus L.). J Nat Prod 67:2024-2032

Chadwick LR, Pauli GF, Farnsworth NR (2006) The pharmacognosy of Humulus lupulus (hops) with an emphasis on estrogenic properties. Phytomedicine 13:119-131

Di Carlo G, Mascolo N, Izzo AA, Capasso F (1999) Flavonoids: old and new aspects of a class of natural therapeutical drugs. Life Sci 65:337-353

Erdelmeier CAJ, Cinath J, Rabenau H et al (1996) Antiviral and antiphlogistic activities of Hamamelis virginiana Bark. Planta Med 62:241-245

Ferrandina G, Scambia G, Benedetti Panici P, Mancuso S (1997) I Flavonoidi: biochimica, meccanismo d'azione e potenzialità applicativa in oncologia. SEU, Roma

Figard H, Girard C, Mougin F et al (2008) Effects of aqueous hop (Humulus Lupulus L.) extract on vascular reactivity in rats: Mechanisms and influence of gender and hormonal status. Phytomedicine 15:185-193

Hansel R, Keller K, Rimpler H, Schneider G (1994) Hagers Handbuch der Pharmaceutischen Praxis, 6th Ed. Drogen E O. Springer-Verlag, Berlin Heidelberg New York, pp 201-223

Harborne JB, Mabry TJ (1982) The flavonoids: advance in research. Chapmea and Hall, London, pp 744

Harborne JB, Williams CA (1998) Anthocyanins and other flavonoids. Nat Prod Rep 15:631-652

Haslam E (1996) Natural polyphenols (vegetable tannins) as drugs: possible modes of action. J Nat Prod 59:205-215

Hwang IK, Kim DW, Park JH (2009) Effects of grape seed extract and its ethylacetate/ethanol fraction on blood glucose levels in a model of type 2 diabetes. Phytother Res 23:1182-1185

Jamieson DD, Duffield PH, Cheng D, Duffield AM (1989) Arch Int Pharmacodyn 301:66-80

Jepson RG, Mihaljevic L, Craig J (2004) Cranberries for preventing urinary tract infections. Cochrane Database Syst Rev 2:CD001321

Katiyar SK (2008) Grape seed proanthocyanidines and skin cancer prevention: inhibition of oxidative stress and protection of immune system. Mol Nutr Food Res 52:S71-76

Kinrys G, Coleman E, Rothstein E (2009) Natural remedies for anxiety disorders: potential use and clinical applications. Depress Anxiety 26:259-265

Kraft K (1997) Artichoke leaf estract - Recent findings reflecting effects on lipid metabolism, liver and gastrointestinal tracts. Phytomedicine 4:369-378

Lebon G, Wojnarowiez G, Holzapfel B et al (2008) Sugars and flowering in the grapevine (Vitis vinifera L.). J Exp Bot 59:2565-2578

Li XZ (2010) Ramzan I. Role of ethanol in kava hepatotoxicity. Phytother Res 24:475-480

MacKay D (2001) Hemorrhoids and varicose veins: a review of treatment options. Altern Med Rev 6:126-140

Masaki H, Atsumi T, Sakurai H (1994) Hamamelitannin as a potent active oxygen scavenger. Phytochemistry 37:337-343

Nassiri-Asl M, Hosseinzadeh H (2009) Review of the pharmacological effects of Vitis vinifera (Grape) and its bioactive compounds. Phytother Res 23:1197-1204

Natarajan P, Katta S, Andrei I et al (2008) Positive antibacterial co-action between hop (Humulus lupulus) constituents and selected antibiotics. Phytomedicine 15:194-201

Newall CA, Anderson LA, Phillipson JD (1996) Herbal remedies. The Pharm. Press, London, pp 36-37

Nookandeh A, Frank N, Steiner F et al (2004) Xanthohumol metabolites in faeces of rats. Phytochemistry 65:561-570

Rice-Evans CA, Packer L (1998) Flavonoide in health and diseases. Marcel Dekker, New York

Sarris J (2007) Herbal medicinesi in the treatment of psychiatric disorders: a systematic review. Phytother Res 21:703-716

Schulz W, Hansel R, Tyler VE (1998) Rational Phytotherapy. Springer-Verlag, Berlin Heidelberg New York, pp 65-72

Swaminathan JK, Khan M, Mohan IK (2010) Cardioprotective properties of Crataegus oxycantha extract against ischemia-reperfusion injury. Phytomedicine 17:744-752

Teuscher E (2006) Medicinal Spices. CRC Press, Stuttgart

This P, Lacombe T, Thomas MR (2006) Historical origins and genetic diversity of wine grapes. Trends Genet 22:511-519

Thompson Coon JS, Ernst E (2003) Herbs for serum cholesterol reduction: a systematic view. J Fam Pract 52:468-478

Waites KB, Canupp KC, Armstrong S, DeVivo MJ (2004) Effect of cranberry extract on bacteriuria and pyuria in persons with neurogenic bladder secondary to spinal cord injury. J Spinal Cord Med 27:35-40

Wang D, Xu Y, Liu W (2008) Tissue distribution and excretion of resveratrol in rat after oral administration of Polygonum cuspidatum extract (PCE). Phytomedicine 15:859-66

Werner NS, Duschek S, Schandry R (2009) D-camphor-crataegus berry extract combination increases blood pressure and cognitive functioning in the elderly – a randomized, placebo controlled double blind study. Phytomedicine 16:1077-1082

Wider B, Pittler MH, Thompson-Coon J, Ernest E (2009) Artichoke leaf extract for treating hypercolesterolaemia Cochrane Database Syst Rev 4:CD003335

Capitolo 18 Alcaloidi

Gli alcaloidi costituiscono una numerosissima famiglia di composti azotati presenti nel regno vegetale e risultano molto eterogenei sia per struttura chimica che per attività farmacologica. L'atomo d'azoto, il quale in base alla sua posizione può avere un'apprezzabile basicità, rende gli alcaloidi facilmente distinguibili dal punto di vista chimico da altri metaboliti secondari. Nella maggior parte dei casi l'azoto è presente in una struttura eterociclica (il nome *protoalcaloide* è dato ai composti in cui l'azoto non è eterociclico). Gli alcaloidi spesso mostrano una pronunciata attività farmacologica (atropina, morfina, chinina) o tossicologica (alcaloidi dell'ergot, tubocurarina, coniina) rendendo le molecole molto interessanti da studiare. Diversi alcaloidi sono usati clinicamente come tali (la morfina come analgesico, la stricnina come stimolante centrale, l'atropina come midriatico, la pilocarpina come miotico, l'efedrina nel trattamento dell'ipotensione, ecc.) o utilizzati per l'emisintesi di nuovi farmaci (omatropina, butilscopolamina, atracurio ecc.). In attesa di una precisa definizione, il termine alcaloide è normalmente usato per indicare i composti azotati di origine vegetale, con proprietà basiche, che hanno effetti farmacologici sugli uomini e sugli animali.

Gli alcaloidi hanno una ristretta distribuzione nel regno vegetale. Ne sono sprovvisti alghe, muschi, licheni e la maggior parte dei funghi, così come sono poco presenti nelle conifere e nelle felci. Tra le monocotiledoni, le famiglie delle *Liliaceae* e delle *Amaryllidaceae* sono ricche di alcaloidi. Questi si trovano anche nelle dicotiledoni ed in particolare nelle famiglie delle *Apocinaceae*, *Asteraceae*, *Berberidaceae*, *Euphorbiaceae*, *Fabaceae*, *Lauraceae*, *Loganiaceae*, *Magnoliaceae*, *Papaveraceae*, *Ranunculaceae*, *Rubiaceae*, *Rutaceae*, *Solanaceae* ecc. Determinati alcaloidi sono presenti solo in particolari famiglie, come ad es. la iosciamina nelle *Solanaceae* e la colchicina nelle *Liliaceae*. Altri alcaloidi possono trovarsi in un numero piuttosto ampio di famiglie, come ad es. la nicotina; questo alcaloide ha però una struttura biosinteticamente semplice. La presenza degli alcaloidi dell'ergot nel fungo *Claviceps purpurea* ed in alcune specie di *Ipomea* (*Convolvulaceae*) è un'altra eccezione e può essere attribuita all'evoluzione di alcune complesse vie biochimiche.

Gli alcaloidi si possono trovare in varie parti (organi) della pianta, ma di solito uno o più organi hanno un contenuto più alto rispetto agli altri. Così gli alcaloidi tropanici sono presenti nelle foglie e nelle radici di belladonna, gli alcaloidi dell'oppio nei vasi laticiferi del papavero. Nella cellula gli alcaloidi di solito si accumulano nei vacuoli e non nel protoplasma o nella parete cellulare. L'organo con il contenuto maggiore di alcaloidi non è necessariamente l'organo dove questi sono sintetizzati. Gli alcaloidi tropanici della belladonna sono ad es. sintetizzati nelle radici e trasportati nelle foglie per l'immagazzinamento; viceversa gli alcaloidi del lupino sono sintetizzati nel fusto e poi trasportati nelle radici. Per gli alcaloidi nicotinici la situazione è più complessa; sono sintetizzati nelle radici della pianta del tabacco e trasferiti nelle foglie, ma una piccola quantità è sintetizzata anche nel fusto.

Il trasporto degli alcaloidi dalle radici alle foglie sembra avvenire attraverso i vasi; attraverso il floema può invece avvenire il trasporto degli alcaloidi sintetizzati nelle foglie o nel fusto. Il ruolo degli alcaloidi nella pianta non è ancora chiaro. Molti alcaloidi hanno un sapore amaro o proprietà tossiche e gli animali imparano dall'esperienza ad evitare le piante che li producono.

L'azione protettiva degli alcaloidi nei confronti del bestiame è un'ipotesi. Gli alcaloidi possono anche proteggere la pianta contro gli insetti ed i virus; il contenuto di selenio nelle patate, ad es., aumenta quando la pianta è attaccata da microrganismi. Un'altra ipotesi è che gli alcaloidi si formano quando la pianta neutralizza le sostanze velenose nel corso del suo normale metabolismo. È stato anche ipotizzato che l'azoto presente negli alcaloidi possa rappresentare una riserva nutritizia per la pianta. Altri ritengono gli alcaloidi regolatori dei fattori di crescita.

I sali degli alcaloidi sono solubili in acqua, mentre le basi sono solubili in solventi organici. Questo permette un facile isolamento e purificazione degli alcaloidi. Per l'estrazione di questi composti il materiale vegetale viene polverizzato, quindi umettato con acqua e mescolato con idrossido di calcio, il quale scinde i sali e trasforma gli alcaloidi in basi libere. Gli alcaloidi vengono poi estratti con solventi organici (cloroformio, etere, acetato d'etile, benzene, toluene o etere di petrolio). L'estratto è purificato agitando con acido diluito (in controcorrente) e gli alcaloidi si trasformano in sali. I singoli componenti della miscela grezza di alcaloidi devono essere poi separati, ma questo processo è spesso molto complesso. Parecchi alcaloidi sono solidi cristallini (molti alcaloidi ossigenati); pochi sono amorfi o liquidi (coniina, nicotina, sparteina). La forma cristallina dei sali di alcaloidi è spesso un utile indizio per l'identificazione microscopica.

Gli alcaloidi si formano a partire dagli aminoacidi ed incorporano l'azoto in uno scheletro costruito grazie ad una serie di reazioni biochimiche. Viceversa, i cosiddetti pseudoalcaloidi sono sintetizzati da precursori che non contengono azoto. Arrivati alla fase finale della loro biosintesi, gli pseudoalcaloidi acquistano il loro azoto attraverso una reazione di transaminazione. Nell'ultimo caso quindi l'aminoacido funziona come donatore d'azoto, ma esso non è incorporato nella struttura finale.

I nomi degli alcaloidi possono derivare: (i) dall'attività fisiologica (emetina), (ii) dal nome dello scopritore (pelletierina), (iii) dal nome generico della pianta (atropina), (iv) dal nome specifico della droga (cocaina) e (v) dal nome comune della droga (ergotamina). È frequente l'uso di un suffisso da aggiungere al nome dell'alcaloide principale per distinguere un altro alcaloide della stessa famiglia (chinina, chinidina). I nomi degli alcaloidi terminano generalmente in *ina*.

In funzione della struttura che contiene l'azoto, gli alcaloidi possono essere distinti in numerose classi chimiche. Alcune di queste strutture sono riportate nella Fig. 18.1. Qui di seguito sono trattate le principali classi di alcaloidi e le molecole più rappresentative, che hanno un'interessante attività biologica.

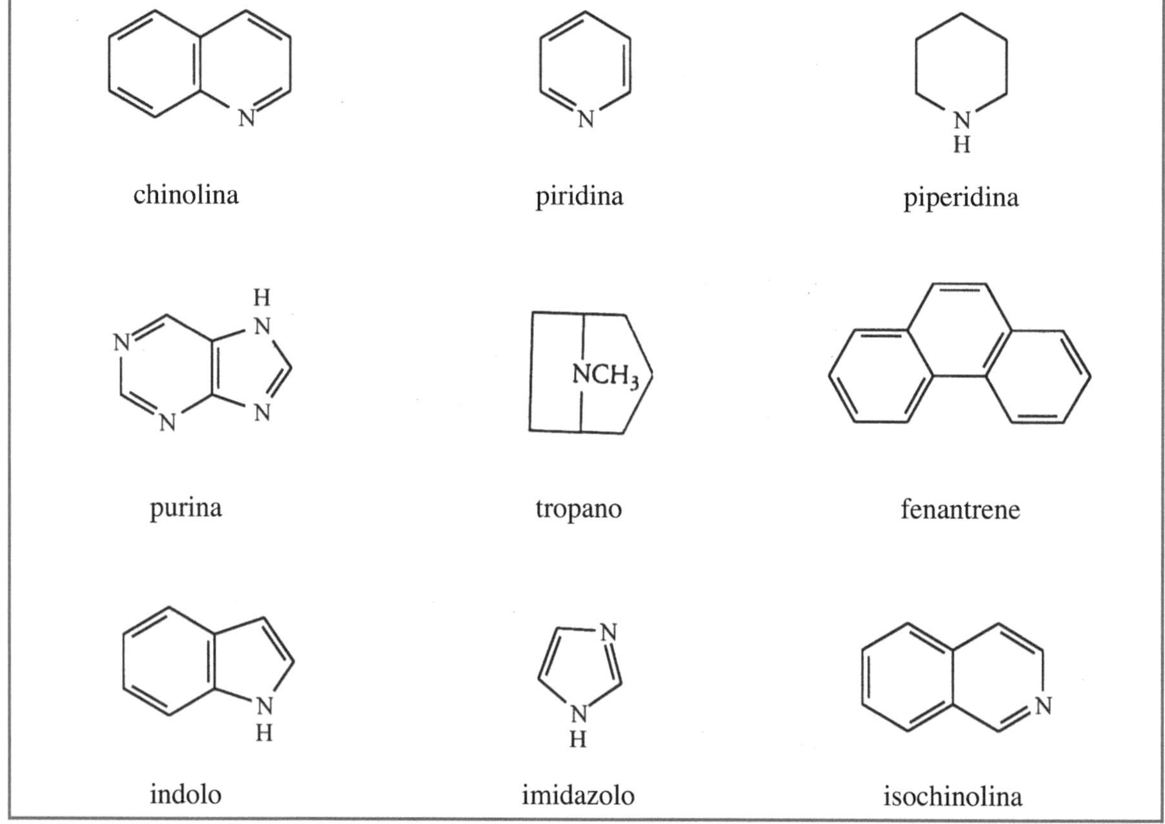

Fig. 18.1 Principali strutture presenti negli alcaloidi

Alcaloidi fenilalchilaminici

Sono strutture relativamente semplici che derivano dalla fenilalanina o dalla tirosina. Assomigliano alle catecolamine (nor) adrenalina e dopamina e qualche volta svolgono una potente azione sul SNC. Poiché l'azoto non è eterociclico, tutte le strutture sono protoalcaloidi. Alcuni composti (efedrina, capsaicinoidi) possono essere anche classificati come pseudoalcaloidi: sebbene derivanti dalla fenilalanina, l'aminoacido è deaminato proprio all'inizio del processo biosintetico. L'azoto presente nelle loro strutture finali si origina quindi da un processo di transaminazione. Nella Figura 18.2 sono riportati alcuni alcaloidi fenilalchilaminici o aminici.

La **capsaicina** è una sostanza pungente presente nei frutti di numerose specie (e varietà) del genere *Capsicum*: *C. annuum* (paprica) var. *longum e grossum*, *C. frutescens* (peperoncino rosso o di Cayenna), *C. acuminatum*, *C. tetragonum* ecc. (*Fam. Solanaceae*). Si tratta di arbusti alti circa 1 m (30-60 cm nelle specie coltivate), con fusto glabro, ramificato, con foglie alterne e fiori di colore dal grigio al giallo. Si utilizzano i frutti costituiti da bacche capsuliformi. Il contenuto dei capsaicinoidi (capsaicina e capsaicino-simili) varia considerevolmente tra una specie e l'altra. I frutti sono usati come additivi (aromatizzanti) dei cibi, perché provocano una forte stimolazione dei sensi. L'inconfondibile fastidio che si avverte in bocca dopo aver mangiato un pasto condito con peperoncino può essere efficacemente attenuato bevendo latte. Il latte contiene circa il 3% di caseina, una proteina lipofila che spiazza i capsaicinoidi dal loro recettore moderando il bruciore. Probabilmente la tradizione di mangiare cibo condito con peperoncino risale alle culture primordiali in Messico e nel nord dell'America meridionale, dove gli indigeni lo usavano come pianta domestica.

La capsaicina è il più potente dei componenti naturali studiati ad effetto pungente, doloroso e desensibilizzante. Questi effetti sono dovuti alla presenza di un gruppo 4-idrossi-3-metossibenzilico nella sua struttura, oltre ad un legame amidico e ad una catena alchilica con un doppio legame. Variazioni di uno o più di questi gruppi (lunghezza della catena, ramificazioni, presenza o assenza di doppi legami) determinano l'intensità del processo di desensibilizzazione.

L'uso analgesico di preparazioni contenenti capsaicina è noto da anni. In Cina si usava strofinare estratti di capsico sullo scroto degli eunuchi prima della castrazione. L'unguento che contiene estratti o tinture di capsico è usato esternamente, come revulsivo, per combattere dolori come lombagini e la nevralgia post-erpetica. La capsaicina, somministrata invece come aerosol, raggiunge la mucosa nasale ed esercita effetti positivi sulla rinite vasomotoria.

Studi recenti indicano che la capsaicina è in grado di legare specifici recettori di membrana, presenti sui neuroni afferenti primari, i quali hanno un ruolo determinante nei fenomeni nocicettivi e nell'infiammazione neurogena. La desensibilizzazione di tali recettori (effetto antagonista) rappresenta un pro-

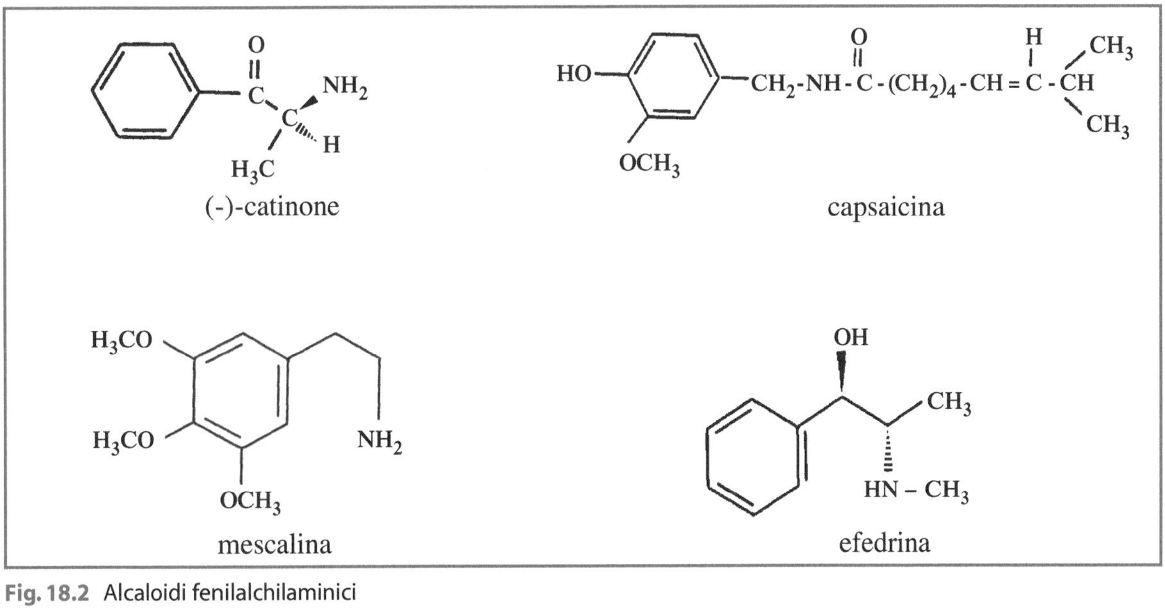

O
C
NH$_2$
C
H
H_3C
(-)-catinone

HO
O
H
CH_3
CH_2-NH-C-$(CH_2)_4$-CH = C - CH
CH_3
OCH_3
capsaicina

H_3CO
H_3CO
NH_2
OCH_3
mescalina

OH
CH_3
HN - CH_3
efedrina

Fig. 18.2 Alcaloidi fenilalchilaminici

mettente approccio terapeutico per il controllo del dolore. L'uso della capsaicina, tuttavia, è limitato dal suo effetto pungente; pertanto la ricerca farmacognostica è indirizzata alla scoperta di nuove molecole con maggiori capacità desensibilizzanti e minore effetto irritante. Attualmente sono stati identificati quattro gruppi di composti ad alta affinità per i recettori della capsaicina (Fig. 18.3).

Il primo gruppo è ovviamente costituito dalla capsaicina e comprende altri composti strutturalmente simili presenti nelle spezie come la piperina, il principio attivo del pepe nero (*Piper nigrum*) e lo zingerone, isolato dallo zenzero (*Zingiber officinale*).

Al secondo gruppo appartiene la resiniferatossina, isolata dal latice del cactus *Euphorbia resinifera* (euforbio). Poiché la capsaicina e la resiniferatossina condividono un gruppo vanillinico essenziale per l'attività biologica, questi composti vengono chiamati vanilloidi ed i recettori su cui essi agiscono recettori dei vanilloidi. Rispetto alla capsaicina, la resiniferatossina è potenzialmente un analgesico migliore poiché è più potente e meno irritante; sono in corso studi clinici che utilizzano la resiniferatossina come analgesico in pazienti affetti da neuropatia diabetica.

Il terzo gruppo di sostanze naturali capaci di legarsi con i recettori dei vanilloidi è costituito dalle dialdeidi 1-4 insature, il cui composto principale è l'isovellerale, isolato dal fungo *Lactarius vellereus*. Le dialdeidi 1-4 insature hanno proprietà pungenti e, diversamente da capsacina e resiniferatossina, non possiedono il gruppo vanillinico all'interno della loro struttura chimica.

Una quarta classe di composti naturali è costituita dai fenoli triterpenici il cui capostipite è rappresentato dallo scutigerale, isolato dal fungo edule *Albatrellus ovinus*. Questo composto, a struttura non-vanillinica, rappresenta il primo membro di una classe di composti non irritanti, ma capaci di legare i recettori dei vanilloidi.

Il **catinone** è presente nel khat, droga data dalle foglie di *Catha edulis* (*Fam. Celastraceae*), un arbusto che cresce nell'Africa orientale e nella penisola arabica. Il khat è comunemente masticato dalle popolazioni di queste regioni. Il catinone, una sostanza che ha una struttura e un'attività farmacologica

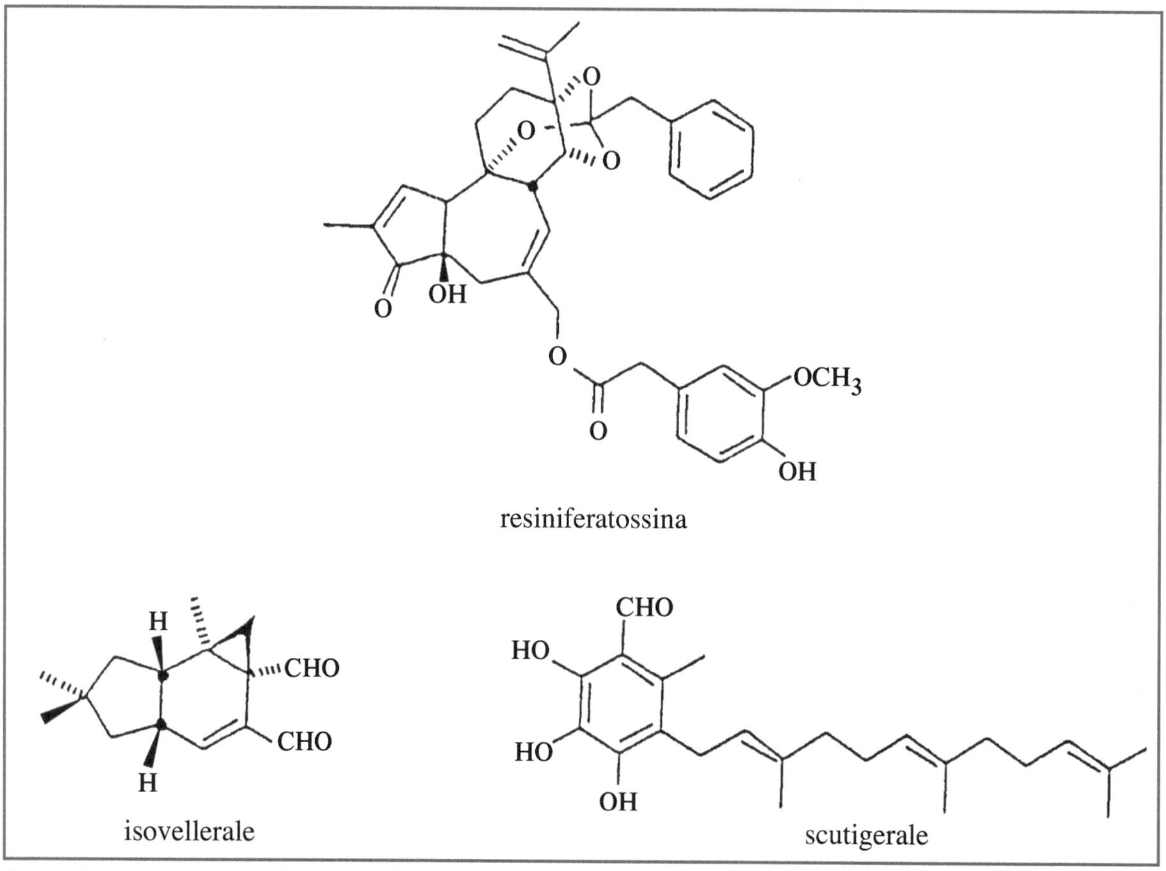

resiniferatossina

isovellerale

scutigerale

Fig. 18.3 Struttura chimica dei principali ligandi dei recettori della capsaicina (recettori dei vanilloidi). È da notare che questi composti, a differenza della capsaicina, non sono alcaloidi

simile alle amfetamine, è un composto instabile. Durante l'essiccamento delle foglie il composto è trasformato dagli enzimi a catina (norpseudoefedrina) e norefedrina. Quest'ultima sostanza mostra solo una parte dell'attività della droga di partenza. Ad es. nei topi il catinone è 7-10 volte più potente della catina, mostrando un più rapido inizio ed una più breve durata d'azione. Questo è dovuto alla più alta liposolubilità del catinone, che ne facilita il passaggio nel sistema nervoso centrale. Per far sì che conservi la sua potenza, il khat è spesso avvolto nelle foglie di banana e mangiato fresco.

Il valore di mercato delle foglie di khat corrisponde al loro contenuto di catinone. Il khat, se masticato, provoca euforia, diminuzione del senso di fatica, della stanchezza mentale e della fame. Gli effetti collaterali più comuni includono ritenzione urinaria, anoressia, costipazione e tossicità fetale. La pianta è stata classificata dall'OMS tra le sostanze che danno abuso.

L'**efedrina** ed il suo stereoisomero pseudoefedrina, come l'analogo N-demetilato norefedrina e la norpseudoefedrina (catina), sono presenti in diverse specie di *Ephedra* (*E. sinica, E. equisetina, E. distachya, E. gerardiana, E. nebrodensis* ecc.), (*Fam. Ephedraceae*) (Fig. 18.4). Sono suffrutici dioici alti dai 40 cm ai 2 m, diffusi in Cina, India, Europa ed America. Recano foglie ridotte a scaglie e caule e rami striati longitudinalmente ed angolosi. La droga (parti aeree) viene raccolta in autunno, quando il contenuto in efedrina è massimo (0,8-1%). La droga (efedra = *ma huang*) può essere utile sotto forma di infuso nell'asma bronchiale e di natura allergica, da sola o in associazione con lobelia e stramonio. Comunque l'efedra viene utilizzata soprattutto per l'estrazione dell'efedrina. L'efedrina è un agonista simpaticomimetico ad azione diretta (recettori α e β) ed indiretta (rilascio di noradrenalina); si comporta da broncodilatatore, decongestionante nasale ed anoressizzante. È anche uno stimolante del SNC, sebbene in misura minore rispetto all'amfetamina. La pseudoefedrina, avendo simili effetti farmacologici, è usata come decongestionante nasale. Il composto ha un effetto non significativo sulla pressione sanguigna, mentre l'efedrina non dovrebbe essere usata in pazienti ipertesi. La pseudoefedrina determina anche una minore stimolazione del SNC. Entrambi i composti sono stati inclusi in passato in alcuni prodotti da banco (OTC).

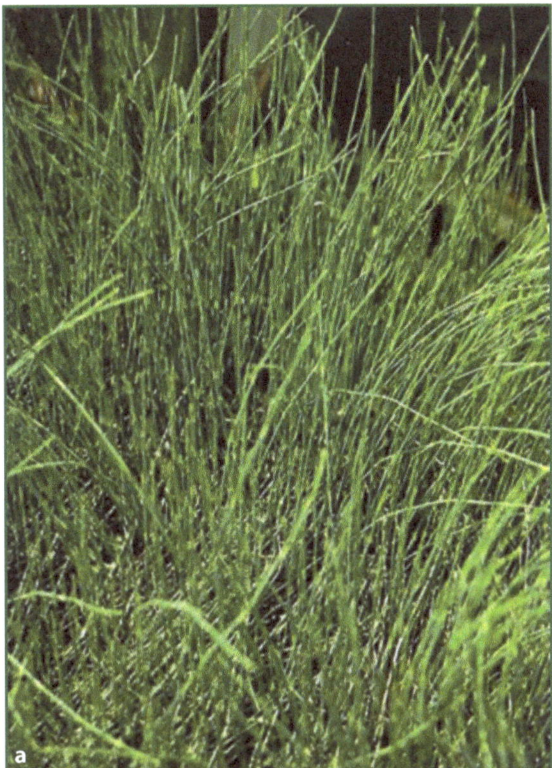

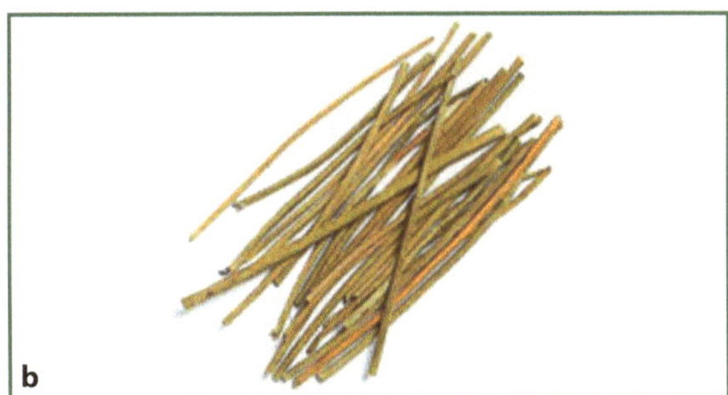

Fig. 18.4 *Ephedra sinica*: pianta (**a**), rami (**b**)

La **mescalina** è il più importante alcaloide psichedelico presente nel peyote (*Lophophora williamsii*) e nel più comune cactus di San Pedro (*Trichocereus pachanoi*) (*Fam. Cactaceae*), cactus che crescono in Messico e nel Sud-Ovest degli Stati Uniti. Nel peyote sono presenti parecchi altri composti (analamina ecc.), ma sono tutti farmacologicamente inattivi. Il peyote viene masticato o usato per preparare tisane: in questo caso si utilizzano le sommità fiorite, essiccate. Il cactus di San Pedro viene invece tagliato in pezzi e mangiato fresco o secco. In genere viene assunto un equivalente di 200-500 mg di mescalina. Sebbene la mescalina sia 3000 volte meno potente dell'LSD, gli effetti psichedelici sono molto simili. Questi consistono in alterazioni sensoriali e della percezione del tempo e in allucinazioni brillanti e colorate. Probabilmente la mescalina, come l'LSD, agisce sul recettore 5-HT_2 della serotonina. Il composto può anche essere facilmente sintetizzato; questo comporta la presenza della mescalina pura sul mercato (vedi anche Cap. M2).

Alcaloidi isochinolinici

Le strutture isochinoliniche sono tutte caratterizzate da atomi di azoto non eterociclici. Comunque, l'azoto si può anche trovare sotto forma di base di Schiff, reagendo con un chetone o con un derivato aldeidico appropriato. Poi la chiusura ad anello avviene attraverso una condensazione di Mannich, che dà un alcaloide con un azoto eterociclico ed una struttura basica isochinolinica. Quest'ultima può essere biosinteticamente modificata in altri derivati chimici. Gli alcaloidi isochinolinici si trovano in molte famiglie di piante non correlate tra di loro. Tra queste i morfinani, rappresentati dagli alcaloidi dell'oppio (morfina, codeina), sono le sostanze più utilizzate clinicamente.

Idraste

L'idraste è costituita dal rizoma e dalle radici di *Hydrastis canadensis* L. (*Fam. Ranunculaceae*). *Hydrastis* dal greco ιδρώς = umido e αστή = indigeno, allusione ai luoghi umidi dove alligna; *canadensis* perché originaria del Canada; *ranunculacea* da *ranunculus*, ranocchio, perché come questo vive in luoghi ricchi di acqua. Nota agli indiani Cherokee già prima della scoperta dell'America, veniva utilizzata per tingere le stoffe e come rimedio antiemorragico. Nel 1759 fu introdotta in Inghilterra da Miller e nel 1883 gli studi di Schatz, ginecologo di Rostock, ne diffusero l'impiego in tutta l'Europa.

Habitat. Originaria del Canada, vive spontanea oltre che in questa regione anche nel Nord America (Minnesota, Georgia, Carolina ecc.). Preferisce i terreni ricchi di detriti legnosi, umidi e acquitrinosi. È coltivata sia nel Nord America che in Europa. Comunque gran parte della droga commercializzata è ottenuta da piante coltivate in Arkansas e nell'area della Blu Ridge Mountain.

Descrizione della pianta. È una pianta erbacea perenne, alta 15-40 cm, con due cauli pelosi, giallastri, ciascuno provvisto alla base di catafilli (foglie squamose prive di clorofilla) ed in alto di un'ampia foglia (o due, di cui una sessile, la superiore e l'altra, inferiore, picciolata). Le foglie sono palmato-lobate (5-7 lobi), palmatinervie, vellutate, a margini dentellati. La pianta presenta un corto, nodoso e duro rizoma orizzontale, munito spesso di numerose radici lunghe e sottili (Fig. 18.5).

Parti usate. Il rizoma e le radici.

Raccolta e preparazione della droga. La raccolta si effettua in autunno, al 3°-5° anno di vegetazione se la pianta proviene da semi, al 2° anno se da rizomi o getti. Il rizoma, sterrato e mondato dei germogli (le gemme terminali sono ripiantate), è lavato e seccato in luogo aerato, protetto dal sole e dalla rugiada. La droga secca è tagliata in piccoli frammenti ed esportata in balle.

Descrizione della droga. Il rizoma ha un aspetto quasi cilindrico, 4-5 cm di lunghezza e 2-10 mm di diametro, nodoso, rugoso, giallo-bruno, con cicatrici crateriformi nella faccia superiore (dei cauli) e residui di esili radichette friabili nella faccia inferiore. La droga può anche presentarsi in segmenti inarcati o tortuosi.

Le radici, le quali si originano sulle superfici ventrale e laterale, nella droga commerciale sono rotte ad una distanza di circa un centimetro dal rizoma. La droga si rompe con una corta frattura, net-

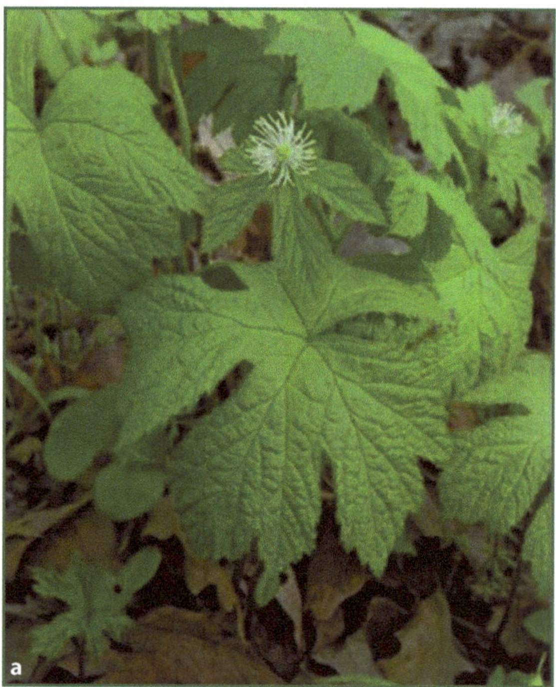

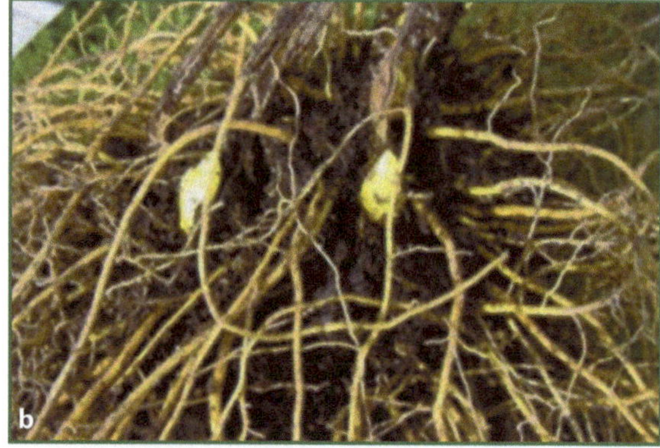

Fig. 18.5 *Hydrastis canadensis*: pianta (**a**), rizoma e radici (**b**)

ta, liscia o cornea, che mostra un tessuto interno di caratteristico colore giallo-zolfo. Ha un particolare odore ed un gusto amaro. Una sezione trasversale del rizoma mostra una corteccia spessa e gialla, un anello legnoso diviso da larghi raggi midollari in 10-30 cunei gialli ed al centro un midollo voluminoso di colore giallo chiaro.
Componenti principali. Gli alcaloidi idrastina (1,5-4%) (Fig. 18.6), berberina (0,5-6%) e canadina. Inoltre fitosterina, un olio etereo, resine, amido ecc. La berberina è solubile in acqua, mentre l'idrastina in cloroformio. I sali della berberina formano cristalli gialli.
Proprietà ed impiego terapeutico. L'uso dell'idraste per controllare le emorragie uterine e come amaro stomachico è empirico. Uno dei componenti dell'idraste, la berberina, è anche presente in diverse specie di *Berberis* come *B. aquafolium* (o Mahonia), *B. vulgaris* e *B. asiatica,* nella specie *Coptis* (*Ranunculaceae*) e nell'*Arcangelica flava* (*Menispermaceae*).

Queste specie sono usate nella medicina tradizionale orientale nelle gastroenteriti, nella diarrea acuta e nella leishmaniosi dermica. Si è supposto che l'attività antidiarroica della berberina sia dovuta ai suoi effetti antimicrobici, spasmolitici ed antisecretivi. La berberina causa anche vasodilatazione che può portare ad ipotensione. La droga cinese *huang lian* (rizoma di *Coptis sinensis*), che contiene berberina come costituente attivo, viene usata per il trattamento dell'ipertensione. Questa vasodilatazione sembra che sia dovuta ad un blocco del rilascio di Ca^{2+} intracellulare dai depositi presenti nel muscolo liscio vasale. Inoltre, l'effetto sembra dipendere parzialmente dall'endotelio. L'attività antisecretiva ed ipotensiva della berberina può anche essere la conseguenza di una sua parziale azione agonista sui recettori α_2-adrenergici. Inoltre, per la berberina è stata dimostrata un'attività antitumorale nel topo. L'(+)-idrastina, presente anche in *Corydalis stricta* (*Fumariaceae*), è invece un potente antagonista selettivo dei recettori per il GABA. L'(–)-idrastina è, al contrario, inattiva.

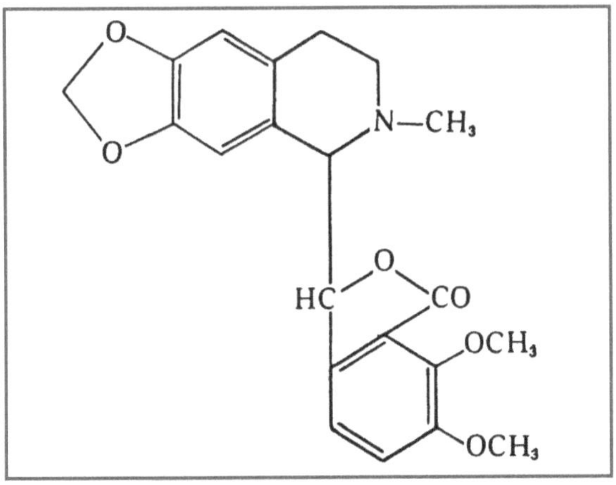

Fig. 18.6 Struttura chimica della idrastina

Boldo

Il boldo è costituito dalle foglie di *Peumus boldus* Mol. (o *Boldoa fragrans*) (*Fam. Monimiaceae*). *Peumus:* nome cileno della pianta; *boldus* da Boldo, botanico spagnolo; *fragrans* dal profumo (di canfora) che la foglia di *P. boldus* esala quando viene sfregata. L'uso del boldo nelle affezioni epatiche è iniziato dopo la casuale scoperta in Cile che armenti affetti da disturbi epatici, sopravvivevano se mangiavano boldo. L'uso del boldo è stato successivamente esteso alle affezioni urogenitali ed intestinali.
Habitat. Originario del Sud America (Cile), è coltivato in Europa ed in Africa (Marocco, Tunisia, Algeria).
Descrizione della pianta. La pianta è un arbusto sempreverde, cespuglioso, alto 5-8 m, con giovani rami sottili e scuri, con foglie opposte, brevemente picciolate, con fiori bianco-giallastri riuniti in corimbi, (Fig. 18.7). Vive spontaneo nelle zone aride, collinose (o montagnose) del Cile e del Perù. È stato coltivato con successo in diverse regioni mediterranee.
Parti usate. Le foglie.
Raccolta e preparazione della droga. Le foglie possono essere raccolte durante tutto l'anno, ma si preferisce l'autunno. Le foglie raccolte si essiccano all'ombra; questo trasforma il colore verde originario in grigio-verdastro o bruno-verdastro (invecchiando la droga assume un colore marrone scuro). La droga in commercio deve contenere non più del 7% di rami.
Descrizione della droga. La foglia, brevemente picciolata, ha una lamina intera, ovale o ellittica, spessa, dura, coriacea, fragile. Sulla pagina superiore reca numerosi punti rialzati più chiari o grigio-biancastri, che rendono la droga ruvida al tatto (a lingua di gatto o a grattugia). La base e l'apice sono in genere arrotondati. La nervatura mediana è sporgente sulla faccia inferiore; le nervature laterali sono crenate alla periferia. Osservata con una lente si nota su ogni punto rialzato l'impianto di un pelo semplice o stellato. L'odore è aromatico, simile a quello del chenopodio; il sapore è canforaceo, pungente, amarognolo.
Componenti principali. Gli alcaloidi sono aporfinoidi (0,5-3,0%) ed includono la boldina (Fig. 18.8),

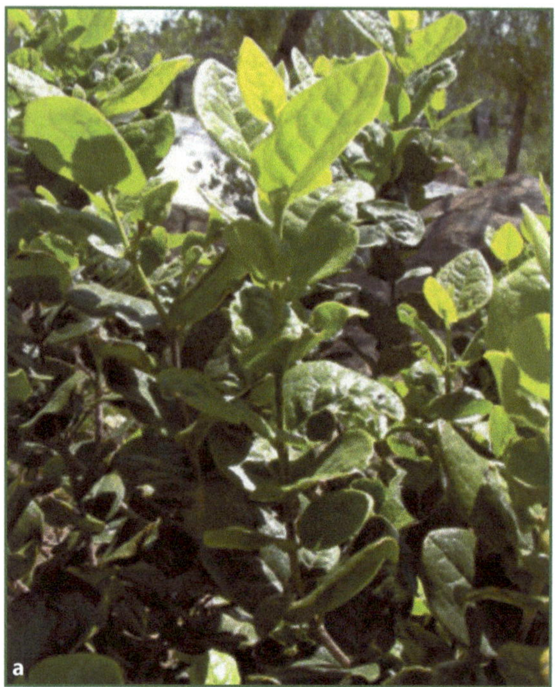

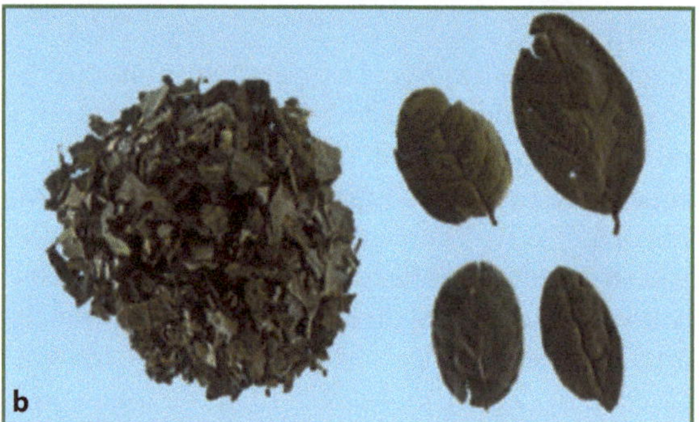

Fig. 18.7 *Peumus boldus*: particolare della pianta (**a**) e foglie (**b**)

il principale costituente, la isoboldina, la isocoridina, la lauretanina; un olio volatile (2%) che contiene ascaridolo (16%), cineolo (16%), p-cimene (28%), terpinen-4-olo (2,6%), flavonoli ed i loro glucosidi. Altri costituenti sono cumarina (0,5%), resina, tannini. La boldina è presente anche in alcune specie che appartengono alle famiglie delle *Lauraceae*, *Magnoliaceae*, *Monimiaceae* ecc. La boldina ha mostrato un ottimo effetto antiossidante in esperimenti *in vitro*. Chimicamente correlata alla boldina è la glaucina [(S)-1, 2, 9, 10-tetrametossiaporfina], presente nelle parti aeree di *Glaucium flavum* Crantz (*Fam. Papaveraceae*). La glaucina, a differenza della boldina, è un efficace antitussivo.

Proprietà ed impiego terapeutico. Il boldo esercita effetti coleretici, diuretici, stomachici e colagoghi. L'attività diuretica è stata attribuita all'olio essenziale, mentre quella coleretica agli alcaloidi. Il boldo, associato a cascara, rabarbaro e genziana, è utile contro i disturbi epatobiliari, le dispepsie ed i crampi allo stomaco ed all'intestino. Il boldo, associato alla cascara, fa aumentare il flusso biliare senza alterare la composizione della bile.

Fig. 18.8 Struttura chimica della boldina

Il boldo da solo si usa sotto forma di infuso (1,5-3 g). La dose media che provoca effetto coleretico è di 3 g al giorno. Dosi eccessive o un uso prolungato possono causare irritazioni renali, per la presenza dell'olio volatile che contiene circa il 40% di ascaridolo, un componente tossico. Per tali ragioni si sconsiglia l'uso eccessivo della droga, soprattutto in gravidanza. È sconsigliato anche l'olio di boldo, un tempo usato contro la gonorrea ed i disturbi epatici.

Colchico

Il colchico è una droga data dal bulbo e dai semi di *Colchicum autumnale* L. (*Fam. Liliaceae*). *Colchicum*, dal greco κολχικόν = da Colchide, un distretto dell'Asia Minore, ad est del Mar Nero, ove la pianta fu dapprima notata; *autumnale*, perché la pianta fiorisce in autunno, quando è priva di foglie.

Noto agli antichi greci e romani per la sua tossicità e per la sua attività antigottosa, è stato ininterrottamente usato fino agli anni '70 in terapia; oltre ai tuberi sono stati utilizzati anche i semi. La pianta cresce spontanea in diverse aree temperate (Europa centro-meridionale, Africa settentrionale, ecc). In Italia è diffusa nelle zone submontane e montane centro-settentrionali. Si tratta di un'erba bienne o perenne, provvista alla fioritura (ottobre) di un grosso bulbo (largo 5 cm), ovoide o piriforme con una faccia appiattita (dall'aspetto di una grossa castagna), recante in basso un ciuffo di radici (Fig. 18.9). Il bulbo, privo della tunica esterna, è di colore bianco e presenta un solco sulla faccia appiattita nel quale alloggia un cilindro bianco che

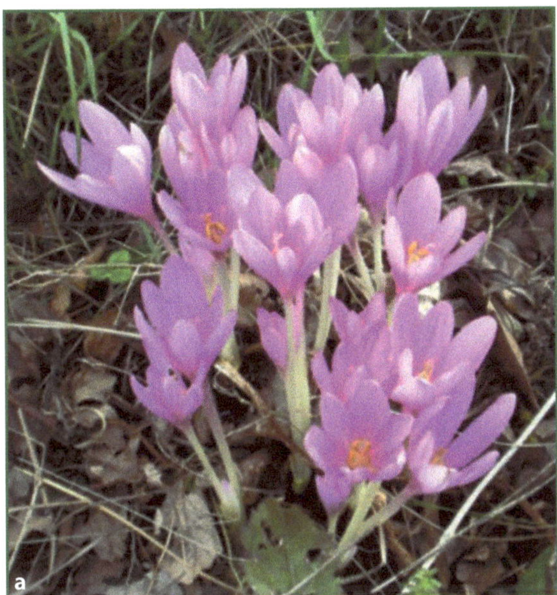

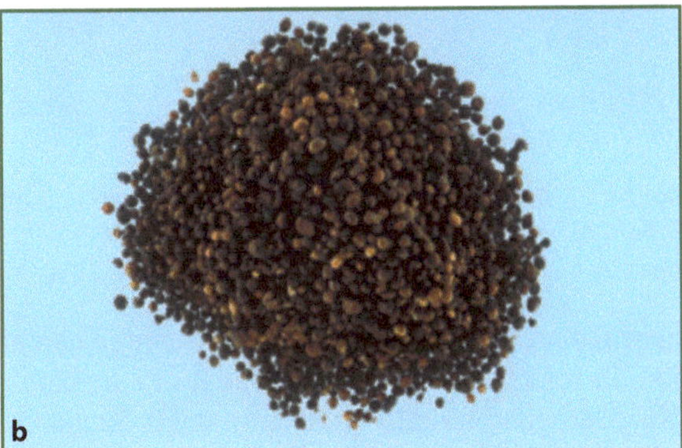

Fig. 18.9 *Colchicum autumnale:* pianta e foglie (**a**); semi (**b**)

in alto si libera (fusticino), si ricopre di squame e termina con fiori (2-6) solitari di colore lilla-rosato. I bulbi si raccolgono in estate, prima della fioritura; sono mondati, privati della tunica squamosa e del cilindro centrale (fusticino) ed essiccati al sole o in stufe a modica temperatura, interi o affettati. La frattura è breve, farinosa e mostra un tessuto bianco, spugnoso. L'odore è nullo, il sapore prima dolciastro, poi amaro. I semi, sferici-piriformi, duri (ne è difficile la polverizzazione), bruni o rosso-bruni, zigrinati all'esterno, si raccolgono in estate, quando i frutti sono maturi. Una volta seccati i frutti deiscono e liberano i semi che, raccolti mediante setacciatura, vengono conservati in recipienti ben chiusi per non più di un anno. Il colchico contiene colchicina (0,4-0,5%) (Fig. 18.10), colchicoresine, olio grasso (6-17%), zuccheri (5%), amido, protidi, tannini (in tracce).

La droga è stata utilizzata come antigottoso ed antinevralgico, sotto forma di estratto fluido (titolo

CH_3O CH_3O CH_3O ...$NHCOCH_3$ O OCH_3

Fig. 18.10 Struttura chimica della colchicina

0,35% di colchicina) (1-6 gtt 2-3 volte al giorno) o di tintura al 10% (10-30 gtt 2-3 volte nella giornata).

Oggigiorno la droga grezza così come il caule sono usati per l'estrazione della colchicina. Per la prima volta l'alcaloide fu isolato nel 1820. Il composto è caratterizzato da un anello aromatico, da un anello eptamero e dal tropolone, mentre l'atomo d'azoto, che è debolmente alcalino, è esociclico. La colchicina, come composto puro, è usata contro la gotta, una malattia caratterizzata da episodi acuti e ricorrenti di artrite, associati con la presenza di cristalli di urato nel liquido sinoviale ed in alcuni casi dalla presenza di depositi di urati nelle articolazioni. Provoca una drastica remissione dell'attacco acuto di gotta e, se tempestivamente assunta, lo previene. La colchicina riduce l'attività e la capacità migratoria dei neutrofili nell'area infiammata riducendo la successiva liberazione di acido lattico e di enzimi lisosomiali. Riduce inoltre il *release* di istamina e di altri autacoidi flogogeni e controlla la produzione nei neutrofili di una glicoproteina infiammatoria dopo la fagocitosi dei cristalli di urato senza però interferire con i livelli plasmatici di acido urico. La colchicina non è solo un antiflogistico, è anche un antimitotico; è infatti capace di legare le proteine dei microtubuli interferendo con la formazione dei fusi mitotici. Questo provoca depolimerizzazione e scomparsa dei microtubuli nei granulociti ed in altre cellule che migrano nel focolaio infiammatorio.

La colchicina è, comunque, molto tossica ed il trattamento della gotta deve essere fatto con accortezza. Come agente antimitotico, il composto è anche ampiamente usato sperimentalmente nella citogenetica, soprattutto per la produzione di piante poliploidi. Come inibitore della divisione cellulare non trova invece una pratica applicazione come antitumorale perché tossica. Un più ampio margine di sicurezza possiede la demecolcina, un prodotto del suo metabolismo, usata contro la leucemia mielogenica cronica ed il linfoma maligno.

Curaro

Il curaro è il succo concentrato estratto dalle cortecce e dalle radici di piante dei generi *Chondrodendron* (C. *tomentosum* Ruiz e Pavon) (*Fam. Menispermaceae*), *Strychnos* (*S. castelnaeana* Wed., *S. toxifera* Bent., *S. crevanxii* G. Planch.) (*Fam. Loganiaceae*), *Curarea* (*C. toxicofera* (Wedd.) Barn. et Kruk., *C. candicans* (Rich.) Barn. et Kruk.) (*Fam. Menispermaceae*), *Virola* (*V. elongada* (Benth) War., *V. calaphylloidea* Markg., *V. calophylla* (Spruce) War. (*Fam. Myristicaceae*) ecc.
Il termine curaro deriva da *urari* o *woorari*, parola indiana che significa veleno. Gli animali colpiti dalle frecce avvelenate (Fig. 18.11) con il curaro cadono paralizzati e dopo pochi minuti muoiono per paralisi respiratoria. La carne dell'animale ucciso con il curaro può essere consumata senza rischio di intossicazione perché il veleno viene assorbito in minima parte *per os* ed eliminato rapidamente.

Le prime notizie sul curaro giunsero in Europa nel 1516, grazie a Pietro martire d'Anghera che lo citò in alcune lettere dirette a Giovanni de' Medici. Nel 1781 Felice Fontana descrisse le principali proprietà biologiche del curaro nel trattato sul *veleno americano*. Comunque la composizione del curaro fu a lungo circondata dal più grande mistero perché gli Indi del Rio delle Amazzoni e dell'Orinoco, i principali preparatori di questo veleno, la tennero gelosamente segreta. Nonostante la diversità delle piante usate (*Menispermaceae*, *Loganiaceae*, *Myristicaceae*, *Piperaceae*, *Rubiaceae*), il metodo di preparazione è basato, nella maggior parte dei casi, sulla lenta ebollizione di cortecce e radici giovani, con aggiunta di tanto in tanto di macerati ed infusi vegetali diversi (Fig. 18.12). Il prodotto finale è una massa vischiosa e nerastra, dall'aspetto piceo, dal sapore amaro e dall'odore empireumatico. Parzialmente solubile in acqua dà un liquido rosso scuro. Un altro metodo di preparazione semplice e rapido, praticato dagli Yanoama dell'Alto Orinoco, consiste in una torrefazione, seguita da percolazione, di frammenti di cortecce e radici di piante del genere *Strychnos* e *Chondrodendron*.

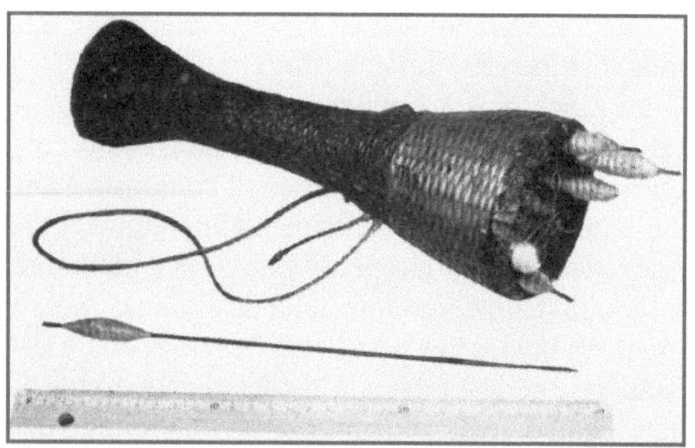

Fig. 18.11 Faretra con frecce avvelenate (per cerbottana) con curaro (E. Biocca)

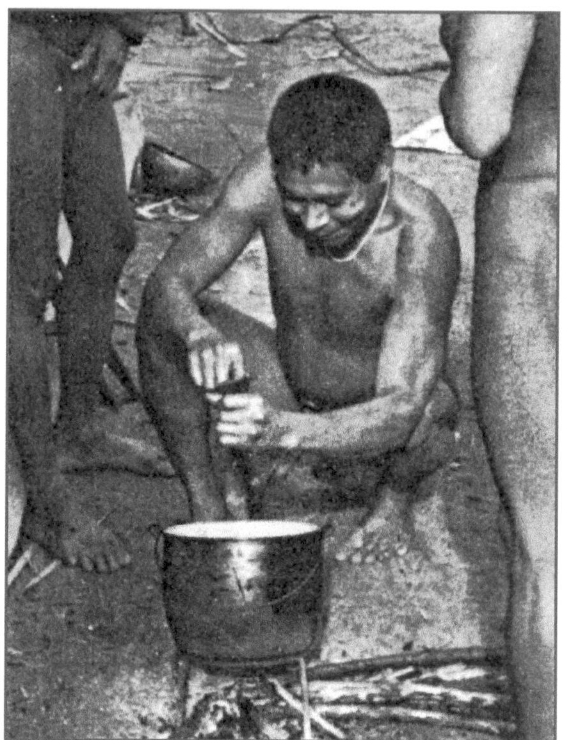

Fig. 18.12 Preparazione del curaro presso gli aborigeni (E. Biocca)

I diversi tipi di curaro sono stati classificati nel passato, a seconda del contenitore utilizzato per la conservazione, in: calabassocuraro (zucca vuota), tubocuraro (tubo di bambù) e vasocuraro (vaso d'argilla) (Fig. 18.13). Oggigiorno i curari sono importati in recipienti di stagno che contengono circa 1 kg di prodotto e classificati secondo la composizione chimica in: curari delle *Menispermaceae* (alcaloidi di tipo isochinolinico) e curari delle *Loganiaceae* (di tipo indolico). Un'altra classificazione proposta è quella che tiene conto dei metodi di preparazione: curari di ebollizione e curari di torrefazione e percolazione. Nel passato, con l'arrivo dei primi campioni di curaro, furono più volte tentate in Europa applicazioni terapeutiche del curaro, soprattutto negli stati spastici della muscolatura (tetano, Parkinson). Il primo vero uso si ebbe però nel 1912 da parte di Lawen (Leipzig) che usò il curaro durante un intervento di chirurgia addominale. La somministrazione sistematica del

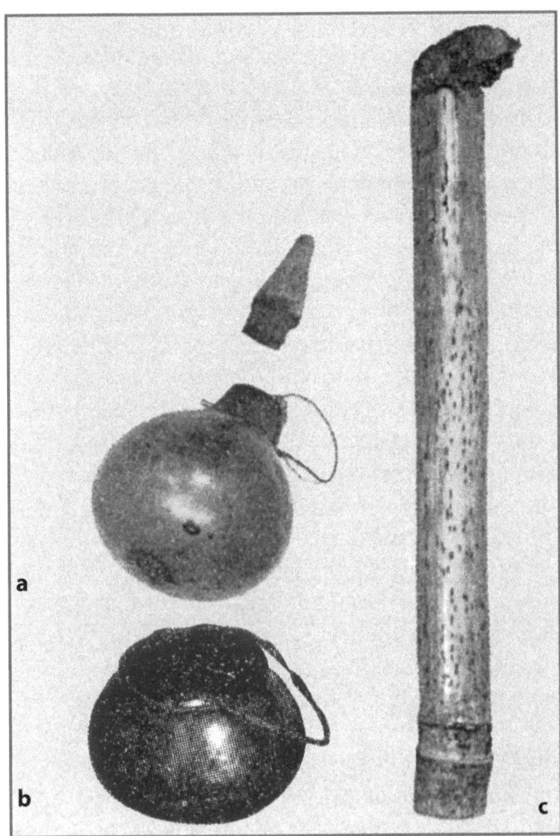

Fig. 18.13 Recipienti usati per la conservazione del curaro: calabasso (**a**), vaso (**b**) e tubo (**c**) (E. Biocca)

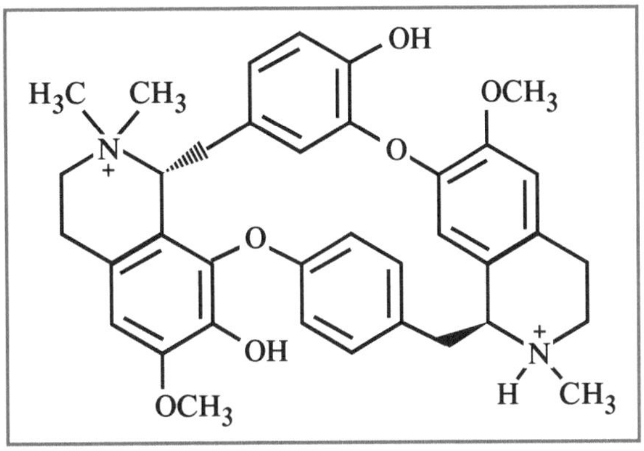

curaro fu praticata invece a Montreal nel 1942 da Griffith e Johnson. Da allora, l'uso del curaro e di sostanze curaro-simili ha notevolmente cambiato le tecniche anestetiche e si è potuta somministrare una minore dose di anestetico generale. La composizione chimica dei costituenti farmacologicamente attivi dei curari delle *Menispermaceae* differisce da quella presente nei curari delle *Loganiaceae*. Nel primo caso, gli alcaloidi presenti sono derivati isochinolinici. Un esempio è la (+)- tubocurarina (Fig. 18.14). I secondi contengono principalmente dimeri del tipo stricnina (C-toxiferina I) ed hanno una struttura indolica che origina dal triptofano. Entrambi i gruppi di costituenti, comunque, hanno la stessa attività farmacologica, cioè un'azione antagonista non depolarizzante sul recettore nicotinico localizzato sulle placche neuromuscolari del muscolo scheletrico. Come conseguenza di questo blocco neuromuscolare, il muscolo scheletrico si paralizza. La paralisi è progressiva: l'azione paralizzante interessa inizialmente prima i muscoli brevi del capo e del collo, poi i muscoli brevi degli arti, quindi i muscoli lunghi degli arti, i muscoli intercostali ed infine il

H_3C CH_3 OH OCH_3 O O OH OCH_3 H CH_3

Fig. 18.14 Struttura chimica della tubocurarina

diaframma. Tutti i componenti attivi del curaro sono grosse molecole rigide e presentano almeno un gruppo aminico quaternario. La natura cationica di questi composti impedisce che siano assorbiti dal tratto gastrointestinale; questo spiega perché gli animali cacciati con le frecce velenose potevano essere mangiati. I curari si utilizzano in campo anestesiologico come coadiuvanti nell'anestesia generale, per ottenere un completo rilassamento muscolare durante gli interventi chirurgici. Il curaro come tale non è usato per l'incostanza della sua composizione. Trovano invece impiego in ambito ospedaliero alcuni derivati di sintesi come l'atracurio (Acuremil®, Atracurium® ecc.) ed il paneuronio (Pavulon®). Questi prodotti devono essere conservati in armadio chiuso a chiave (FU, Tabella 3).

Ipecacuana

L'ipecacuana è data dalle radici di *Cephaelis acuminata* (Karsten), di *C. ipecacuana* (Brot.) Tussae (*Fam. Rubiaceae*) o da entrambe. Le droghe corrispondenti sono note in commercio con il nome di ipecacuana di Costa Rica (o Cartagena) e del Mato Grosso (o di Rio o brasiliana) rispettivamente.

Cephaelis deriva da due parole greche, (κεφαλή + εῖδος) che significano testa + aspetto (somiglianza), per le infiorescenze che assomigliano ai capolini; *ipecacuana* è un termine portoghese e significa pianta erbacea che provoca nausea e vomito; *acuminata* per gli apici acuminati delle foglie; rubiacea da *rubens*, a tipo di rovo, o da *ruber*, rosso, in riferimento al colore delle radici.

La droga è stata usata come repellente contro gli insetti e come amebicida dagli indigeni del Sud America. Fu citata per la prima volta come espettorante ed antiemorroidaria dal monaco portoghese Tristan (1570-1600). Fu introdotta in Europa dal

medico francese Le Gras nel 1672 e dal 1690 fu impiegata in medicina.
Habitat. *C. ipecacuana* cresce in Brasile ed in particolare nella foresta umida del Mato Grosso e del Minas Garaes; è coltivata in Malesia, Burma, India e Bengala dell'ovest. *C. acuminata* cresce nel Nord della Colombia, in Nicaragua ed in Panama.
Descrizione della pianta. Le piante sono arbusti perenni, con breve rizoma e con radici fibrose, con fusto eretto (alto 30-50 cm), quadrangolare, con foglie opposte, lanceolate, a margine intero, brevemente picciolate e di colore verde intenso, con fiori bianchi riuniti in cime e come frutto una drupa violacea (Fig. 18.15).
Parti usate. Le radici, usate per le preparazioni galeniche e per l'estrazione di emetina.
Raccolta e preparazione della droga. La droga è raccolta tutto l'anno, ma in particolare durante la stagione delle piogge (gennaio-marzo), quando il terreno, reso soffice dalla pioggia, consente di estrarre le radici lasciando *in situ* il rizoma e la pianta che l'anno successivo darà altre radici. Si preferiscono piante di 3-4 anni di età. Il raccoglitore, usando un bastone appuntito, sradica la pianta dal terreno e, dopo aver rimosso le radici, la ripone nel terreno, dove normalmente vive, per produrre nuove radici. Queste sono mondate, private di radichette, lavate ed essiccate al sole per alcuni giorni. Quindi si riducono in pezzi e si imballano per la spedizione.

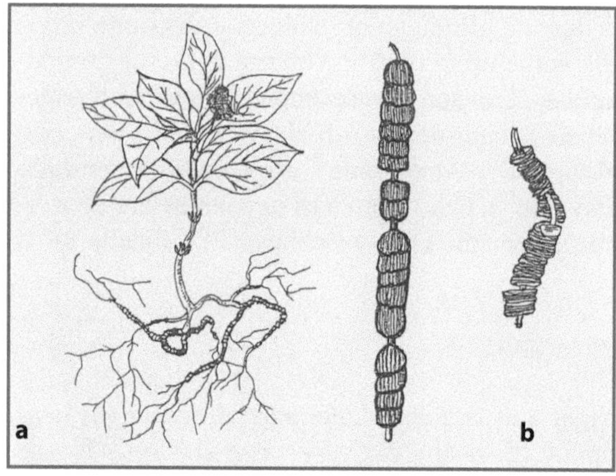

Fig. 18.15 *Cephaelis ipecacuanha*: pianta intera (**a**) e radici (**b**)

Descrizione della droga. La droga è costituita da pezzi contorti lunghi fino a 15 cm e con 6 mm di diametro. Il colore della superficie esterna varia dal bruno-chiaro al bruno-nerastro; questo dipende dal tipo di suolo in cui la pianta è cresciuta. Le radici sono contorte, marcatamente anellate (i solchi tra anello ed anello possono presentarsi come spaccature che raggiungono il legno); data la facilità con la quale la corteccia si stacca dal legno si possono osservare tratti nudi di quest'ultimo, bianco e filiforme.

La radice presenta una frattura breve, compatta e mostra una corteccia spessa ed un legno piccolo e denso. La droga ha uno scarso odore, ma è irritante quando è in polvere, ed ha un gusto amaro. Le principali differenze tra l'ipecacuana di Cartagena e di Rio sono elencate nella Tabella 18.1.

Una sezione trasversale della radice mostra un sughero sottile e marrone, le cui cellule contengono un materiale bruno e granulare. Tra questi all'interno c'è la corteccia secondaria (felloderma) le cui cellule sono parenchimatiche e contengono granuli (15-20 μm di diametro) e cristalli di ossalato di calcio. Al centro lo xilema è composto da piccoli vasi tracheidali, tracheidi, fibre e parenchima xilematico.
Componenti principali. Contiene gli alcaloidi emetina, cefelina (Fig. 18.16), psicotrina, ematamina ecc. La droga contiene anche ipecoside (un glucoside isochinolinico) ipecacuanina (un tannino glucosidico cristallino), amido e ossalato di calcio. L'ipecacuana di Costa Rica (o Cartagena) ha un contenuto di alcaloidi totale che raggiunge il 2,0-2,5% e

Tabella 18.1 Differenze tra l'ipecacuana di Cartagena (*C. acuminata*) e di Rio (*C. ipecacuanha*)

Caratteristiche	**Ipecacuana di**	
	Cartagena o di Costa Rica	**Rio o del Mato Grosso**
Grandezza della radice		
Diametro	5-6 mm	2-4 mm
Aspetto della radice		
Tortuosità	meno tortuosa	più tortuosa
Rigonfiamenti circolari	più regolari e meno marcati	irregolari e profondi
Colore	bruno chiaro	bruno nerastro
Componenti chimici		
Alcaloidi-totali	2,0-2,5%	> 2%
Rapporto emetina/cefelina	emetina < cefelina	emetina > cefelina

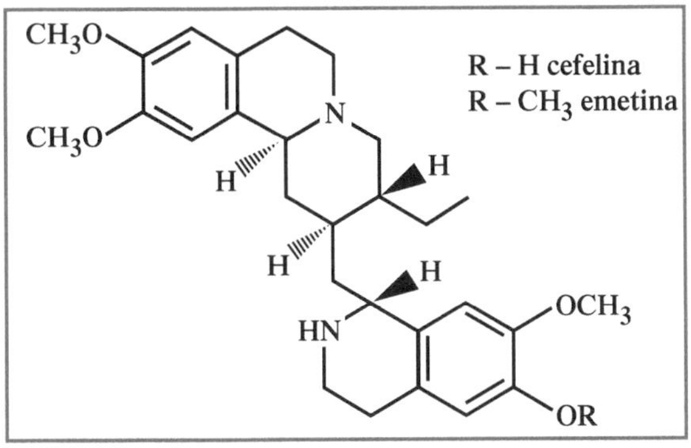

Fig. 18.16 Struttura chimica di alcuni alcaloidi dell'ipecacuana

il rapporto tra emetina e cefelina è di 1:2. Nell'ipecacuana del Mato Grosso il contenuto di alcaloidi totali è superiore al 2% ed il rapporto tra emetina e cefelina è 2:1. L'emetina viene così identificata: si miscelano 0,5 g della droga in polvere con 20 ml di acido cloridrico e 5 ml di acqua; si filtrano e a 2 ml di filtrato si aggiungono 0,01 g di cloruro di potassio; in presenza di emetina apparirà un colore giallo che, lasciato riposare per 1 ora, cambierà gradualmente in rosso.

Proprietà ed impiego terapeutico. L'ipecacuana possiede azione emetica, espettorante ed antiamebica. La cefelina ha più azione emetica che non espettorante ed antiamebica, al contrario dell'emetina. L'effetto emetico della cefelina e dell'emetina consegue all'azione irritante locale di questi alcaloidi sull'intero tratto gastrointestinale e sulla *Chemoreceptor Trigger Zone* (CTZ).

L'azione emetica dell'ipecacuana è molto più lenta dei singoli alcaloidi purificati, per la contemporanea presenza nella droga di tannini ed antrachinoni che, sebbene con meccanismo diverso, riducono l'assorbimento intestinale degli alcaloidi. Come emetico si usa ancora oggi lo sciroppo di ipecacuana nei centri antiveleno; questo si prepara utilizzando 14 ml di estratto fluido di ipecacuana, 20 ml di glicerina e sciroppo semplice qb a 500 ml. La dose usuale negli adulti è di 30 ml, seguita da 1-2 bicchieri di acqua.

Nalla FU XII (p. 1196) è riportato, comunque, lo sciroppo emetico di ipecacuana che ha la seguente composizione:

ipecacuana estratto fluido	g	70
acido cloridrico	ml	2,5
glicerolo	ml	100
saccarosio	g	500
acqua depurata qb a	ml	1000

Gli alcaloidi totali, espressi come emetina, devono essere non meno dello 0,13% m/V e non più dello 0,14% m/V. Lo sciroppo emetico di ipecacuana è obbligatorio in farmacia (FU XII, Tabella 2).

L'ipecacuana, inoltre, aumenta e fluidifica la secrezione bronchiale e pertanto può essere usata come espettorante, sotto forma di infuso all'1%, di tintura o di sciroppo. L'uso dell'ipecacuana, e soprattutto dell'emetina o del cloridrato di emetina, come amebicida, per il trattamento della dissenteria amebica (una malattia tropicale causata dal protozoo *Entamoeba histolytica*), della piorrea alveolare e di altre malattie amebiche, è stato largamente abbandonato poiché oggigiorno sono utilizzati prodotti farmaceutici di sintesi più sicuri. Infatti l'emetina si accumula nell'organismo e può causare effetti letali (tossicità cardiaca). Questo può essere messo in relazione al fatto che il composto, agendo sulla subunità ribosomiale 40S, esercita una potente inibizione della sintesi proteica.

Oppio

L'oppio è un latice condensato ottenuto per incisione delle capsule immature di *Papaver somniferum* var. *album* L., (*Fam. Papaveraceae*). Il termine oppio deriva dalla parola greca οπός, cioè succo della pianta; *papaver*, forse dal latino *pappa,* con significato di alimento per nutrire e far addormentare i bambini; *somnus + ferre,* sonno + portare, perché l'oppio induce il sonno; *album,* bianco perché ha semi bianchi. Oltre al *P. somniferum* var. *album* ricordiamo le var. *nigrum* e *glabrum* (papavero nero) e la var. *setigerum*. Sembra che le proprietà sedative ed analgesiche dell'oppio fossero già note e sfruttate dagli antichi egizi che preparavano a Tebe sia l'οπός, il latice delle capsule, che il μηχώνιον, un estratto della pianta intera. Queste preparazioni furono impiegate dai greci e dai latini; si diffusero poi nell'Asia Minore, in Persia e poi in Cina, India ed Estremo Oriente. Ricettari e Farmacopee riportano sia le capsule che l'oppio, il cui uso è arrivato fino ai nostri giorni.

Habitat. La pianta è probabilmente originaria delle regioni nord-orientali del Mediterraneo, dove l'oppio fu prodotto inizialmente. Oggi è coltivata in molti Paesi del mondo. Il *P. somniferum* var. *album* è coltivato in India; la var.*glabrum* in Turchia; la var. *nigrum* in Europa; la var. *setigerum* nel sud dell'Europa. Il *P. somniferum* può anche crescere in Paesi più freddi come la Russia e la Scandinavia. La coltivazione del papavero per la produzione dell'oppio e dei suoi alcaloidi è controllata dall'*International Narcotics Control Board of the United Nations*. La Turchia, l'Iran, la Jugoslavia e l'India sono stati importanti produttori di oppio, ma attualmente la pianta è coltivata soprattutto per la produzione degli alcaloidi morfina, codeina e papaverina. Oggi in molti Paesi c'è una produzione illegale di oppio, in particolare nella cosiddetta regione del *triangolo d'oro* (Birmania, Thailandia, Laos) e della *falce d'oro* (Pakistan, Afganistan ed India). L'oppio è prodotto anche in Cina ed in Corea, dove è utilizzato nella medicina tradizionale.

Descrizione della pianta. Si tratta di una pianta erbacea annua, alta circa 1-1,5 m, di odore sgradevole, glabra. Il fusto è eretto, robusto, cilindrico, semplice o poco ramificato, verde-glauco, con foglie alterne, sessili, amplessicauli, ovate oblunghe, acuminate all'apice, a margini incisi in lobi irregolari, ondulati e dentati, con fiori solitari bianchi e frutti a capsula ovoide del tutto indeiscente. Fiorisce in febbraio-marzo, fruttifica in giugno-luglio. La var. *nigrum* si differenzia perché è meno alta (50-80 cm), più ramificata, ed inoltre per il colore dei fiori (rosei, rosso-purpurei o violacei) e per le capsule che a maturità si aprono permettendo la fuoriuscita di semi neri. La var. *setigerum* presenta invece foglie pelose e capsule che si aprono spontaneamente. Ogni pianta porta da 5 a 8 capsule, di forma ovoidale (Fig. 18.17). La capsula ha all'apice un disco a scudo, formato dall'unione radiale degli stimmi. La capsula è fissata allo stelo da un penducolo che termina con un rigonfiamento anulare. La capsula contiene numerosi semi reniformi, bianchi, neri o giallastri, con dimensioni da 0,5 a 1 mm di diametro e reticolati. Essi hanno un ilo giallastro, un endosperma bianco ed un embrione ricurvo. È durante la formazione dei semi che la pianta produce morfina; quest'alcaloide si ritrova in ogni parte della pianta, fatta eccezione dei semi.

Parti usate. Le capsule, usate per l'estrazione dell'oppio.

Raccolta e preparazione della droga. Quando le capsule sono di circa 4 cm di diametro ed il colore sta cambiando da verde a giallo sono allora pronte per la raccolta del latice. Vengono incise con un coltello a lamina multipla ed il taglio (o i tagli) può essere fatto lungo la circonferenza della capsula o verticalmente. All'inizio, un unico taglio è sufficiente perchè il latice è ancora fluido, i vasi laticiferi sono tutti collegati e la pressione è massima all'interno di questi condotti. Il taglio non deve penetrare nella parte interna della capsula, altrimenti il latice si perderà. Quando si compie il taglio, il latice, che subito fuoriesce, è molto liquido e non deve essere raccolto.

Il latice, che è bianco, rapidamente si rapprende all'aria e diventa brunastro. Il taglio si fa tra mezzogiorno e sera; il giorno seguente l'oppio viene raschiato con un arnese speciale (una spatola di ferro o un coltello umettato di olio) prima che il calore lo renda duro. Ogni capsula può essere incisa 8-10 volte. Per otterene 1 kg di oppio sono necessarie circa 20.000 capsule. Durante la raccolta, il clima dovrebbe essere secco e caldo. La pioggia nel periodo tra il taglio e la raccolta dell'oppio ne rovinerà la raccolta. Man mano che si raccoglie il latice, si formano prima dei piccoli ammassi, poi delle focacce che si essiccano all'aria (il contenuto di acqua si riduce del 20%). Dopo 1-2 mesi dalla raccolta, al prodotto viene data la

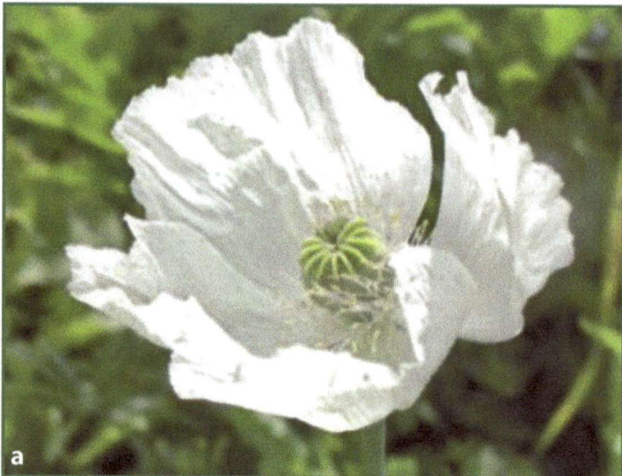

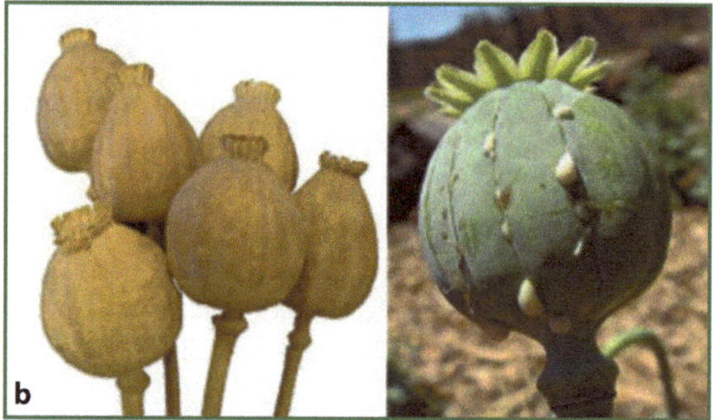

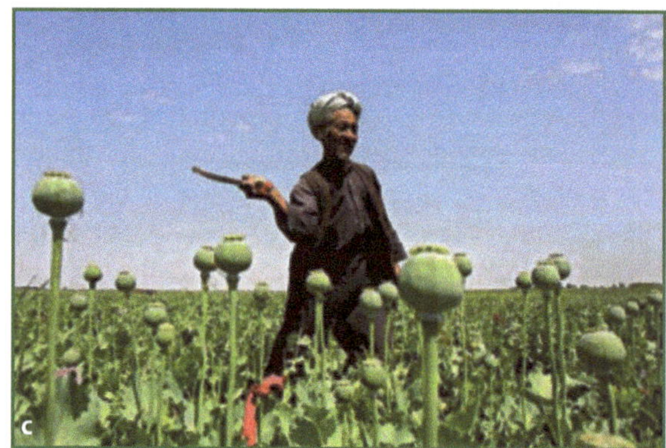

Fig. 18.17 *Papaver somniferum:* pianta (particolare del fiore) (**a**) e capsule (**b**); raccoglitore di oppio (**c**)

forma commerciale definitiva, avvolto nelle foglie di papavero ed essiccato all'ombra. I pani sono successivamente spolverati con frutti di *Rumex* prima di essere imballati. Un tempo si preparavano pani del peso di 200-700 g, di solito tondeggianti; oggi si tende a preparare pezzi variabili a seconda della provenienza (Tabella 18.2). Di recente sono stati sviluppati dei processi di estrazione della morfina e degli altri alcaloidi sia dalle capsule mature triturate che dalle foglie di papavero, ottenute dagli steli essiccati.

Descrizione della droga. L'oppio è di colore marrone-verdastro o grigio-oliva. È più o meno plastico quando è fresco e diventa duro e fragile quando è conservato. Internamente è grossolanamente granulare o quasi liscio, di un marrone rossastro. Di frequente presenta aree chiare e lucenti. L'oppio ha un odore forte, molto caratteristico e il suo sapore è amaro. Esaminato al microscopio non deve contenere granuli di amido, né cristalli di ossalato, ma solo ammassi residui di foglie e frammenti della parete delle capsule. L'oppio richiede un'accorta preparazione (essiccamento a 100 °C) e immagazzinamento (in anaerobiosi) se il contenuto di morfina deve essere mantenuto costante. La perdita di morfina è attribuita ad una perossidasi detta oppiasi.

Componenti principali. Nell'oppio sono presenti circa 40 alcaloidi; inoltre flavonoidi (kaempferolo), antocianidine (pelargonidina), acidi aromatici (caffeico, ferulico ecc.), tannini, sali minerali, resine, gomme, enzimi (catalasi, perossidasi ecc.). Gli alcaloidi più importanti vengono raggruppati, in base alla loro struttura chimica, in fenantrenici e benzilisochinolinici (Tabella 18.3 e Fig. 18.18). La morfina fu il primo alcaloide ad essere isolato e descritto nel 1806 da un farmacista tedesco ventiduenne (Serturner). Altri alcaloidi sono la narceina, la protopina, la laudanina, la laudanosina, la codeina, la criptopina, la lantopina e la meconidina. L'oppio contiene anche l'acido meconico (3-5%), che può essere libero o legato alla morfina e ad altri alcaloidi. Esso forma cristalli rombici che sono solubili in acqua ed in alcol. Grazie alla presenza di acido meconico l'oppio colora di rosso una soluzione di cloruro ferrico che persiste anche dopo aggiunta di acido cloridrico diluito. Questa reazione è stata sfruttata per lungo tempo per evidenziare un'eventuale presenza di oppio. Ora si suppone che alcune specie di *Papaver* che non producono morfina, ma altri morfinani, possano ugualmente contenere quest'acido.

Tabella 18.2 Varietà di oppio

Oppio	Forma	Peso	% di morfina
Turco (o di Smirne)	Cubi (10-13 cm di lato)	2 kg	12-15%
Jugoslavo (o serbo o di Salonicco)	Piatti o ovoidi	0,2 kg	16-17%
Indiano (o di Benares)	Squadrati (avvolti in carta bianca cerata)	5 kg	8-13%
Persiano	Bastoncini (10 cm lunghi ed avvolti in carta rossa)	0,3 kg	5-10%
Egiziano (o Tebaico)	Masse tonde (8-10 cm di diametro)	Diverso peso	3-7%
Cinese	Diversa forma	Diverso peso	3-5%

Tabella 18.3 Contenuto medio dei principali alcaloidi presenti nell'oppio

Tipo	Alcaloide	Contenuto %
Fenantrenico (analgesico-narcotici; agiscono sul SNC ed il loro uso prolungato dà luogo alla farmacodipendenza)	Morfina Codeina Tebaina	4-21 0,8-2,5 0,5-2,5
Benzilisochinolinico (miorilassanti; non provocano farmacodipendenza)	Papaverina Noscapina Narceina	0,5-2,5 4-8 0,05-0,2

Gli alcaloidi fenantrenici, congiuntamente ai loro derivati e succedanei semisintetici e sintetici vengono chiamati *oppiacei*; *oppioidi* sono invece chiamati i peptidi endogeni di cui gli oppiacei imitano l'azione

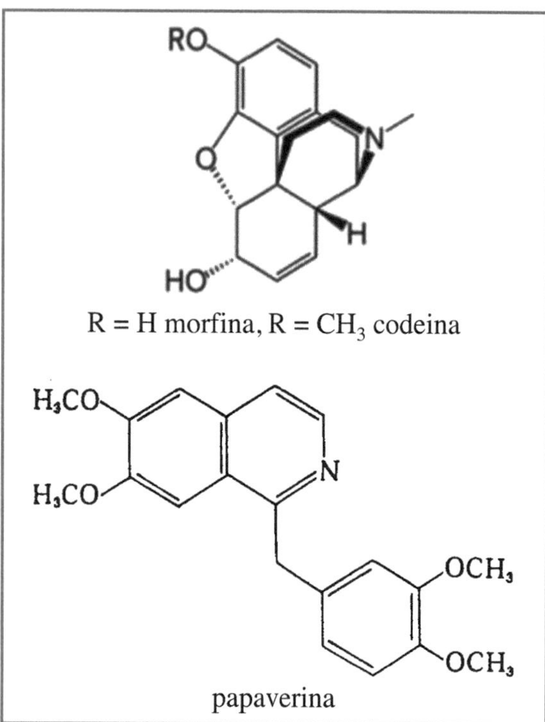

Fig. 18.18 Struttura chimica dei principali alcaloidi dell'oppio

Proprietà ed impiego terapeutico. L'oppio possiede proprietà analgesiche e narcotiche, come d'altronde la morfina, il suo principale e più abbondante componente attivo. Tuttavia la sua azione analgesico-narcotica non può essere identica a quella della morfina, sia per la presenza di altri composti con azioni che si sovrappongono ed interferiscono con quelle della morfina, sia perché gli alcaloidi sono presenti nell'oppio sotto forma di sali poco solubili. In particolare, alcuni componenti (codeina, laudanosina) migliorano l'azione centrale della morfina (sedativa), mentre altri (papaverina, kaempferolo) migliorano quella antidiarroica. Così pure la laudanosina ostacola l'effetto miotico della morfina causando midriasi, mentre la criptopina ne ostacola l'effetto deprimente sul centro del respiro eccitandolo. A livello oculare ci sono alcuni alcaloidi (tebaina, criptopina e protopina) che riducono la pressione intraoculare, mentre altri (narcotina) la incrementano. L'oppio è stato utilizzato per le sue proprietà analgesiche ed antidiarroiche in polvere (oppio crocato), sotto forma di tintura (1% morfina), sciroppo (1% morfina), ecc. La tintura di laudano (oppio crocato) e lo sciroppo di morfina (Tabella 18.4) sono risultati utili nel controllo della diarrea di varia eziologia e dopo interventi chirurgici alla regione anorettale (ragadi, polipi anali, emorroidi). Oggi si ricorre all'impiego di alcaloidi naturali o derivati di sintesi:

- la *morfina* (da Morfeo, dio greco del sonno) si usa in terapia come analgesico in caso di dolori profondi (carcinoma) e come costipante (emorroidectomia, asportazione di polipi anali, ragadi anali). Come tutti gli oppiacei è euforizzante (effetto narcotico); inoltre deprime il centro del respiro (fino a paralisi respiratoria per sovradosaggio), provoca nausea e vomito (effetto emetico), riduce il flusso urinario e causa prurito;
- la *codeina* si usa come bechico perché produce un effetto antitussivo a dosi che non evocano una significativa analgesia (possiede solo il 20% della potenza analgesica della morfina). Anche se potenzialmente basso, rimane per la codeina (e per il diidrocodeinone) il pericolo di una farmacodipendenza (il rischio è molto alto per la morfina);
- la *papaverina* è un miorilassante. In passato è stata usata per aumentare il flusso ematico cerebrale nei pazienti con insufficienza cerebrale. Inoltre è efficace contro gli spasmi intestinali ed è stata utilizzata nella terapia farmacologica dell'impotenza (deficit dell'erezione). Iniettata all'interno dei corpi cavernosi determina un rilassamento delle fibre muscolari lisce a cui fa seguito una vasodilatazione con conseguente erezione con tumescenza e rigidità appropriate (oggi non viene più utilizzata);

Tabella 18.4 Preparazione dell'oppio crocato e dello sciroppo di morfina

Oppio crocato		**Sciroppo di morfina**	
Oppio polvere grossolana	15 g	Morfina cloridrato	3,2 g
Zafferano	5 g	Alcol 95°	60 ml
Cannella	1 g	Sciroppo semplice	100 ml
Garofano (chiodi di)	1 g	Zafferano tintura	30 gtt
Alcol a 60°	70 g	Acqua qb a	320 ml
Acqua	70 g		

- il *metadone* è uno dei più importanti analoghi di sintesi. Poiché provoca, rispetto alla morfina, una dipendenza psichica meno forte ed una sindrome di astinenza meno grave (eliminazione lenta), è stato utilizzato nel trattamento della farmacodipendenza da oppiacei;
- la *loperamide* è un succedaneo di sintesi della morfina. Occupa i recettori degli oppiacei a livello intestinale, con una penetrazione nel cervello molto scarsa: trova pertanto applicazione come antidiarroico.

I semi di papavero vengono pressati per ottenere olio (usato in alcune formulazioni e per condire cibo ed insalata) e la pasta residua serve da alimento per il bestiame.

Alcaloidi indolici

Il triptofano è il precursore di un gruppo molto ampio di alcaloidi che vanno da semplici derivati della triptamina ai più complessi derivati monoterpenici. In molti esempi l'azoto che è contenuto nell'anello indolico (2-3 benzopirrolo) del triptofano è ancora presente nella struttura finale, anche se il precursore è passato attraverso un'ampia serie di modificazioni biosintetiche.

Questi composti, classificati come alcaloidi indolici, sono numerosi e con diverse e molteplici azioni biologiche. Sono stati estratti da diverse piante appartenenti alle famiglie delle *Apocinaceae*, *Rubiaceae*, *Leguminosae*, *Loganiaceae* e da funghi delle *Clavicipitaceae*. Alcaloidi indolici sono la reserpina, la vinblastina, la fisostigmina, l'ergotamina, la yoimbina, la stricnina e la brucina. Questi ultimi due alcaloidi, estratti dalla noce vomica, contengono anche un nucleo chinolinico; pertanto alcuni Autori preferiscono classificarli come alcaloidi chinolinici.

Rauvolfia

La rauvolfia è la radice di *Rauvolfia serpentina* (Linneo) Bentham (*Fam. Apocinaceae*), un piccolo arbusto (1 m di altezza) originario dell'India e dei Paesi confinanti, dove preparazioni della droga grezza sono state usate per secoli per curare una grande varietà di malattie, che vanno dal morso di serpente ai disturbi neuropsichiatrici. Fu chiamata *Rauvolfia*, in onore di Leonhard Rauwolf, un botanico tedesco vissuto durante il XVI secolo; il termine *serpentina* si riferisce invece alle lunghe radici della pianta, simili ad un serpente (secondo altri perché ritenuta efficace contro il veleno dei serpenti). Ci sono più di 100 specie di *Rauvolfia* e la stessa *R. serpentina* contiene almeno 50 alcaloidi. Comunque la reserpina è stato il composto più studiato ed usato e nessun alcaloide della *Rauvolfia* differisce qualitativamente da questo nelle proprietà farmacologiche e terapeutiche (Fig. 18.19). Gran parte dell'interesse per la reserpina è legato ai suoi effetti ipotensivi; provoca deplezione della noradrenalina nei neuroni adrenergici e a livello centrale. Gli effetti sedativi e tranquillanti sono dovuti alla deplezione delle amine nel SNC. Oggigiorno sia la droga che gli alcaloidi puri della rauvolfia non sono consigliati in medicina perché il loro uso può essere causa di affaticamento e depressione mentale. È stato anche riportato un pos-

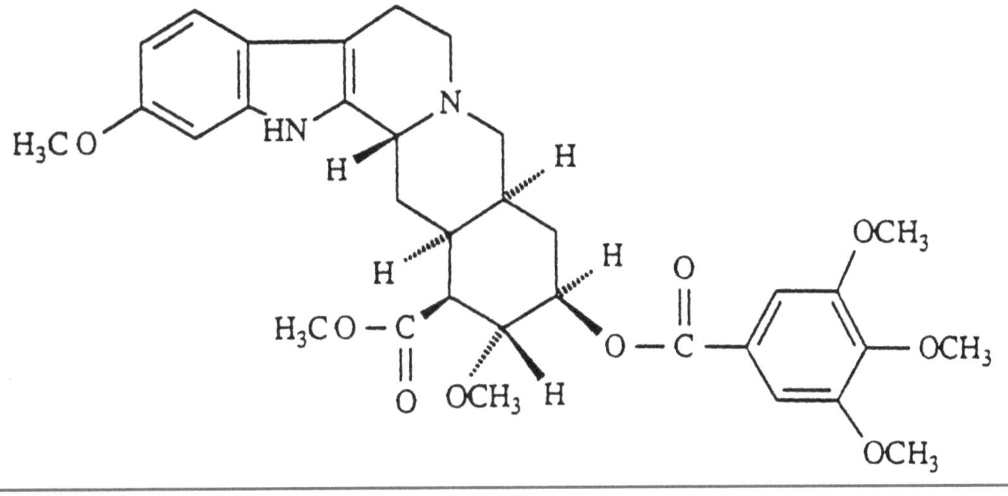

H₃CO HN N H H H H H₃CO–C O OCH₃ H O–C O OCH₃ OCH₃ OCH₃

Fig. 18.19 Struttura chimica della reserpina

sibile coinvolgimento degli alcaloidi della rauvolfia nel cancro al seno come promotori del processo carcinogenico. Comunque la reserpina è stata il primo rimedio efficace contro la psicosi ed ha rivoluzionato il trattamento dei disturbi mentali.

Fava del Calabar

La fava del Calabar è il seme di *Physostigma venenosum* Bal. (*Fam. Fabaceae*), una pianta rampicante, perenne, legnosa, lunga 15 m, che cresce sulle sponde dei corsi d'acqua nell'Africa occidentale, in particolare lungo la costa del Golfo di Guinea. Il frutto è un legume lungo circa 15 cm, contenente da 1 a 3 semi reniformi, i quali sono lunghi 2-3 cm (Fig. 18.20).

Il termine *Physostigma* è greco (φῦσα + στίγμα) ed indica uno stimma gonfio (simile alla vescica), *venenosum* è latino e significa pieno di veleno. I semi erano comunemente usati in alcuni Paesi africani come un *veleno di giustizia* per verificare l'innocenza o la colpevolezza di persone accusate di crimini (le fave pressate venivano mangiate oppure si beveva l'estratto acquoso della fava). La fava del Calabar contiene molti alcaloidi (0,5%) tra cui fisostigmina (eserina), fisovenina, eseramina, geneserina, N-8 norfisostigmina, calabatina, calabacina. La fisostigmina (Fig. 18.21) è il principale alcaloide presente nei semi (0,04-0,3%). Il composto inibisce reversibilmente l'acetilcolinesterasi, l'enzima che metabolizza l'acetilcolina, e quindi aumenta la trasmissione colinergica. Il composto puro è ancora usato, sotto forma di salicilato o di solfato nei colliri, per il trattamento del glaucoma. L'alcaloide antagonizza gli effetti di alcuni sedativi, stimola la peristalsi intestinale e può essere usato in caso di atonia intestinale postoperatoria. La fisostigmina è stata utilizzata come struttura di partenza per lo sviluppo di numerosi farmaci anticolinesterasici.

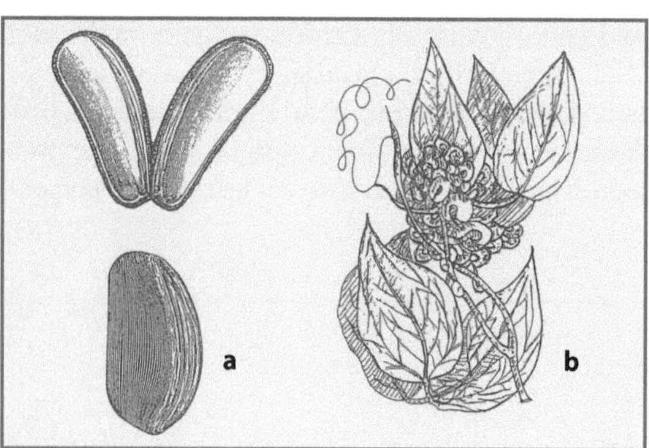

Fig. 18.20 *Physostigma venenosum*: seme (**a**) e ramo con foglie e fiori (**b**)

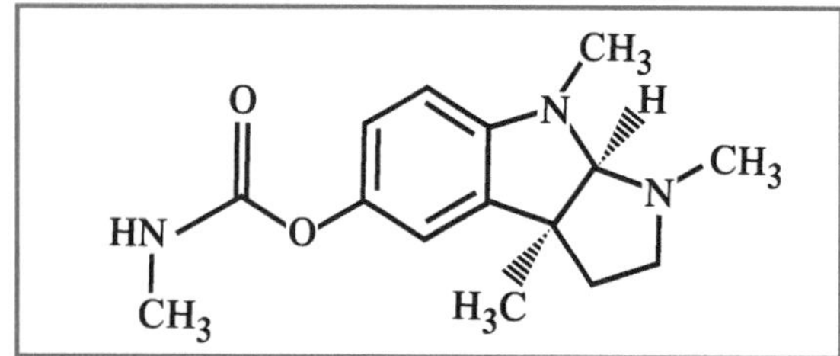

Fig. 18.21 Struttura chimica della fisostigmina

Yohimbe

Lo yohimbe è la corteccia di *Pausinystalia yohimbe* Pierre o *Corynanthe yohimbe* K. Schum (*Fam. Rubiaceae*), un albero che cresce nelle regioni dell'Africa occidentale (Camerun, Gabon, Congo). *Pausinystalia*, dal greco παῦσις = pausa e νύσταξις = sonnolenza, cioè pianta che vince la sonnolenza; *corynanthe* dal greco κορύνη = clava e ανθος = fiori, per i boccioli fiorali che hanno forma di clava. La droga si trova in pezzi piatti o leggermente pieghettati, lunghi fino a 75 cm e spessi 2 cm. La superficie interna è di un colore bruno-rossastro ed è striata. Il sapore è amaro.

Lo yohimbe contiene circa il 6% di un miscuglio di alcaloidi. L'alcaloide principale è la yohimbina, un composto strutturalmente correlato alla reserpina.

Lo yohimbe e la yohimbina (Fig. 18.22) sono considerati tradizionalmente degli afrodisiaci, cioè sostanze che stimolano il desiderio e le *performances* sessuali. Una preparazione consiste nel bollire 6-10 cucchiaini da tè pieni di pezzetti di corteccia in 200 ml di acqua per pochi minuti e poi filtrare e bere. Come afrodisiaco è stato anche

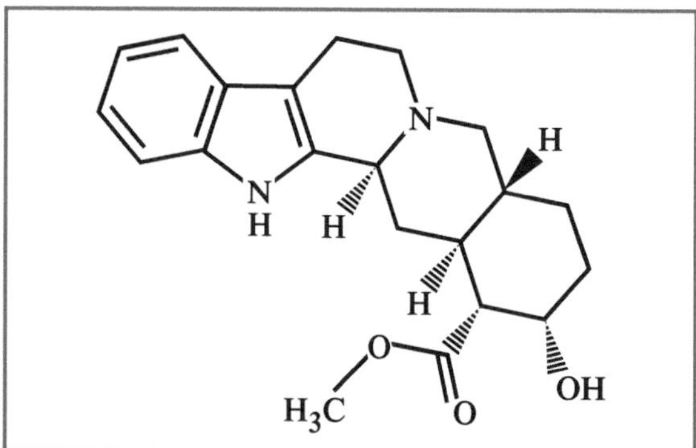

Fig. 18.22 Struttura chimica della yohimbina

utilizzato il cloridrato di yohimbina, da solo, in dosi di 5,4 mg, o in unione con altri stimolanti sessuali (stricnina, metiltestosterone, ormoni tiroidei). Alcuni utilizzano lo yohimbe per ottenere effetti stimolanti e leggermente allucinogeni. Diversi studi condotti su topi maschi hanno dimostrato inequivocabilmente un effetto su alcuni parametri associati all'attività sessuale. Sebbene studi clinici sugli effetti della yohimbina nell'uomo mostrino risultati contraddittori, si è generalmente ritenuto che il composto abbia un modesto effetto su alcuni pazienti con impotenza di natura psicologica. La droga dilata i vasi sanguigni (abbassando la pressione) ed aumenta l'eccitabilità riflessa nella regione sacrale del midollo spinale. Pertanto la yohimbina influenza il comportamento sessuale mediante un antagonismo sul tono inibitorio centrale e determinando un effetto diretto sui meccanismi erettili.

Lo yohimbe è un inibitore delle MAO, quindi i cibi che contengono tiramina (formaggio, fegato, vino rosso ecc.) ed i decongestionanti nasali dovrebbero essere evitati quando la droga è usata. Così anche gli individui con ipotensione, diabete, schizofrenia, malattie renali o epatiche dovrebbero essere consapevoli dei possibili rischi associati alla somministrazione di yohimbe. La yohimbina, il suo principale componente, causa ansia e psicosi nelle persone che soffrono di schizofrenia e psicosi. Pertanto l'uso di yohimbe in questi pazienti è sconsigliato.

Noce vomica

La noce vomica è costituita dal seme di *Strychnos nux-vomica* L. (*Fam. Loganiaceae*). *Strychnos*, dal greco στρυφνός = amaro, acre, aspro (termine usato per indicare varie piante amare, velenose, apportatrici di morte); *nux-vomica* deriva da due parole latine ed indica una noce che provoca il vomito. La pianta (alta circa 12 m) è originaria delle zone tropicali dell'Asia (Sri Lanka, Thailandia, Laos, Cambogia, Vietnam, Sri Lanka, India, Bengala ecc.) ed è anche presente nel nord dell'Australia. Il frutto è una bacca grande quanto un'arancia; l'epicarpo è sottile, giallo-arancio a maturità, la polpa è bianca, mucillaginosa, amara e contiene 3-5 semi. I semi sono estratti dalla polpa, lavati ed essiccati prima dell'esportazione (Fig. 18.23). La droga è estremamente dura, di colore grigio-verdastro, ha forma circolare, con un diametro di 10-30 mm e 4-6 mm di spessore. Il bordo è arrotondato o acuto e la superficie è lucida e vellutata per la presenza di peli sottili, sericei, disposti a raggiera attorno al centro delle facce. Al microscopio i peli si presentano unicellulari, con base ingrossata a forma di ampolla e piegati ad angolo ottuso.

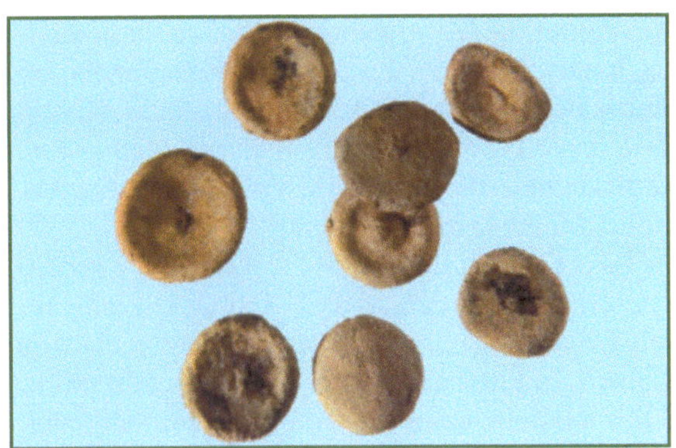

Fig. 18.23 *Strychnos nux-vomica*: semi

Al centro di una delle facce c'è un ilo distinto, da cui parte una linea in rilievo (rafe) che termina sul bordo, in corrispondenza di una piccola prominenza di questo (calaza). Al centro del seme c'è una cavità simile ad una fessura. I semi quando sono secchi non hanno odore, ma percossi e lasciati in acqua per 1-2 giorni sviluppano un odore sgradevole. Il sapore è amaro. La droga contiene alcaloidi (1,5-5,3%) quali stricnina (1,23-1,50%) e brucina (1,55%) (Fig. 18.24). Altri alcaloidi sono

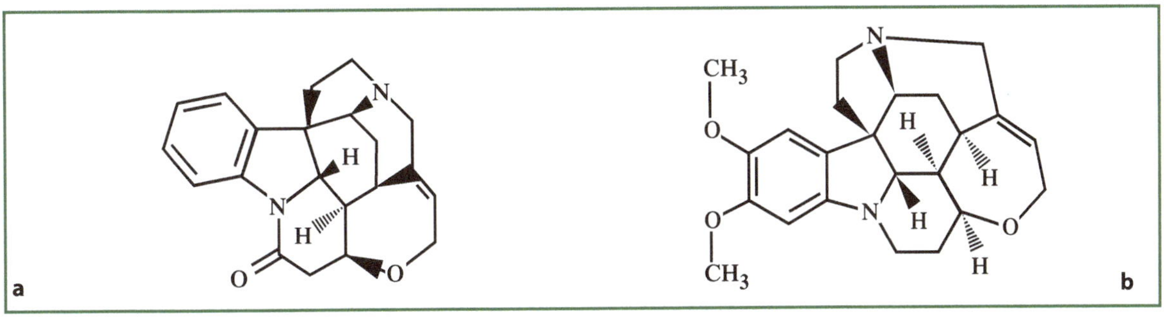

Fig. 18.24 Struttura chimica della stricnina (**a**) e della brucina (**b**)

la 2-colubrina, la β-colubrina, l'icaina, la vomicina, la novacina ecc. La droga contiene anche un glucoside (la loganina), acido clorogenico, un olio fisso (circa il 3%), galattani, mannani, tannini ecc. La stricnina è, da un punto di vista farmacologico, molto più attiva della brucina.

La droga fu introdotta in Europa nel XV secolo e descritta nei particolari da V. Corda. Gli indigeni dell'India usavano già da tempo la corteccia dell'albero. In Europa nel sec. XVI la droga fu utilizzata soprattutto come veleno per gli animali (cani, gatti, volpi). Oggi la stricnina è usata raramente come veleno per gli animali domestici. Provoca una stimolazione dei centri bulbari respiratorio e vasocostrittore. Le dosi richieste per ottenere quest'effetto non sono però molto inferiori a quelle convulsivanti. La stricnina compete con la glicina, un neurotrasmettitore, per dei recettori stricnino-sensibili, localizzati prevalentemente a livello del midollo spinale; l'azione convulsivante è la conseguenza di questo antagonismo. Le proprietà analettiche della stricnina sono state sfruttate nel corso di intossicazioni da barbiturici o di altre sostanze neurodeprimenti. La stricnina, ma anche la droga come tale, è stata utilizzata in dosi molto basse come ingrediente nei cosiddetti tonici, farmaci utilizzati durante la convalescenza ed in condizioni di debilitazione. Oggi la stricnina non viene più prescritta come tonico ed analettico, per il suo basso indice terapeutico. Rimane comunque un importante strumento di ricerca nel campo della neurofisiofarmacologia. Occasionalmente si osservano intossicazioni acute da stricnina (convulsioni toniche iperestensorie subentranti) in quanto quest'alcaloide può essere usato per tagliare l'eroina ed altre droghe stupefacenti.

Una dose di 30-50 mg di stricnina può causare morte, per contrazione del diaframma e dei muscoli toracici (muscoli respiratori). La brucina è molto meno attiva della stricnina. Ha un gusto piuttosto amaro e può essere usata come denaturante per l'alcol e come standard per valutare l'indice di amarezza.

Segale cornuta

La segale cornuta o ergot è lo sclerozio essiccato di un fungo, *Claviceps purpurea* (Fries) Tulasne (*Fam. Clavicipitaceae*), che si sviluppa sulla segale e su altre graminacee. *Segale*, da *Secale cereale*, pianta il cui ovario viene parassitato da *C. purpurea*; *cornuta*, perché gli sclerozi spuntano dalla spiga di segale come cornetti; *claviceps*, per la forma clavata dei periteci del fungo; *purpurea*, per il colorito purpureo della capocchia del fungo; ergot significa speroni di gallo (dal francese), perché i cornetti a questi rassomigliano; *sclerozi*, da σκληρός = duro, perché i cornetti sono duri (Fig. 18.25).

La segale cornuta, conosciuta fin dai tempi antichi (tavolette assire del 600 a.C.) come contaminante della segale, è diventata in anni recenti uno scrigno di sostanze biologicamente attive e clinicamente utili. Il consumo di farina inquinata dal fungo fu causa in passato di avvelenamento acuto e cronico (ergotismo) che imperversava sotto forma epidemica su intere popolazioni, soprattutto dopo annate molto piovose. Le prime notizie di queste epidemie si ritrovano negli annali dell'Abbazia di Xanten (867). Gravi epidemie si verificarono in Francia nel 945, 994 e 1090, seguite da altre corrispondenti all'epoca delle crociate. Nel Medio Evo fu detto *fuoco di Sant'Antonio* o *fuoco sacro*, per la sensazione di bruciore che si avvertiva alle estremità nei primi stadi dell'avvelenamento. Si verificarono con frequenza anche casi di aborto e quest'osservazione fece sì che la droga venisse usata per indurre il parto. Questa pratica però fu messa da parte verso la metà dell'800, per l'elevato numero di nati morti, e l'uso della droga fu limitato al controllo dell'emorragia *post-partum*.

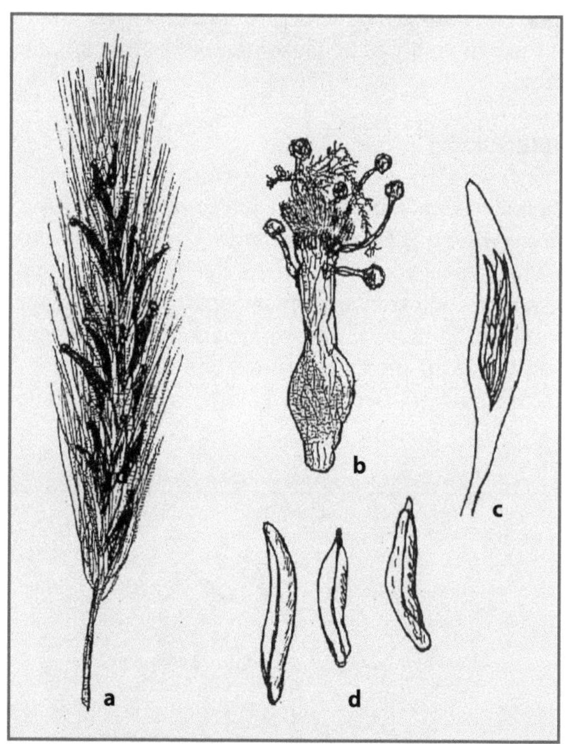

Fig. 18.25 *Claviceps purpurea*: spiga di segale con sclerozi (**a**), sclerozio germogliato (**b**), asco con ascospore (**c**), sclerozi (**d**)

Epidemie di ergotismo si verificarono in Germania nel 1581, nel 1587, nel 1696 e ad intervalli in Polonia fino al 1777. L'ultima epidemia di ergotismo si verificò in Russia nel 1927, mentre nel 1953 si verificarono in Francia casi sporadici. L'ergotismo è caratterizzato da gangrena (necrosi) delle estremità del corpo che può portare alla perdita di mani e piedi e morte per setticemia. Un'altra forma di ergotismo è caratterizzata da convulsioni e turbe psichiche che si verificano in concomitanza con la carenza di vitamina A; in questo caso la morte sopraggiunge per asfissia conseguente a fenomeni convulsivi. L'avvelenamento acuto, piuttosto raro, è invece caratterizzato da formicolii, disturbi gastrointestinali (nausea e vomito, diarrea), confusione e perdita della conoscenza.

Ciclo evolutivo del fungo. Gli sclerozi rappresentano la forma di resistenza del fungo e servono per lo svernamento. Una volta caduti nel terreno con la mietitura, sopravvivono (*periodo di conservazione*) fino alla prossima primavera, quando germogliano (*periodo riproduttivo*) sviluppando piccoli funghi formati da un peduncolo sormontato da una capocchia (sferidio) rosso-porpora (**Claviceps purpurea**). La capocchia presenta esternamente delle cavità filiformi allungate (periteci) contenenti aschi (formazioni fusiformi ripiene di mazzetti di ascospore filiformi). Con l'apertura degli aschi le spore si liberano e, trasportate dagli insetti e dal vento, raggiungono gli ovari delle spighe. L'ovario, una volta contaminato, degenera (**Sfacelium segetum**) perché le spore germogliano formando ife filamentose che penetrano nel duro tessuto. L'ifa forma un ammasso di tessuto conosciuto come micelio, il quale produce un altro tipo di spore (spore asessuali, conosciute come conidiospore) ed una secrezione dolce chiamata melata. Gli insetti sono attratti da questa melata e portano questa e le conidiospore sulle altre piante, diffondendo così la contaminazione e la formazione di nuovi sfaceli in altri ovari (*periodo di moltiplicazione*). Più tardi, nel periodo della vegetazione, l'ifa penetra sempre più profondamente e diventa più compatta e di colore porpora più scuro, formando un corpo di sostegno, conosciuto come sclerozio (**Sclerotium clavum**). In autunno lo sclerozio normalmente cade sul terreno, dove iberna (durante l'inverno); nella successiva primavera germina (producendo spore ed ascospore sessuali) ed il ciclo riprende.

Descrizione della droga. Lo sclerozio è lungo 1-4 cm e largo 2-7 mm; di solito è fusiforme (appuntito alle due estremità) e leggermente curvo (rassomiglia ad uno sperone di gallo). La superficie esterna, di colore nerastro o violaceo scuro, è longitudinalmente scanalata (due solchi) e può recare piccole incrinature trasversali. La droga si rompe con una corta frattura e mostra una zona centrale bianco-rosata di pseudoparenchima in cui possono essere visibili linee scure che si irradiano dal centro. Ha un odore particolare e un sapore sgradevole. All'ultravioletto la droga in sezione assume un forte colore rossastro per mezzo del quale può essere determinata la sua presenza nella farina. Così pure la droga polverizzata, fatta reagire con una soluzione di idrossido di sodio al 10%, sviluppa un forte odore di trimetilamina (salamoia) e si colora in violaceo. La polvere, bianco-grigiastra ed untuosa, deve essere preparata estemporaneamente perché irrancidisce con facilità.

Osservato al microscopio il tessuto del fungo risulta costituito da cellule indifferenziate. All'interno delle cellule si notano goccioline oleose e granuli proteici.

Componenti principali. Alcaloidi indolici (0,2-1,5%), basi aminiche, lipidi (30%), carboidrati (mannitolo, glicogeno), sali minerali (15%), pigmenti ecc. Gli alcaloidi della segale cornuta mostrano una comune base chimica costituita dal nucleo ergolinico che rappresenta la stuttura di base dell'acido lisergico (Fig. 18.26); a seconda delle catene polipeptidiche legate con legame amidico al carbossile dell'acido lisergico si distinguono in derivati semplici dell'acido lisergico (alcaloidi aminici o amidi dell'acido lisergico), solubili in acqua, ed in alcaloidi aminoacidici (ergopeptine) (80% degli alcaloidi totali), insolubili in acqua (Tabella 18.5). Gli alcaloidi che rivestono attualmente interesse terapeutico sono l'ergometrina, l'ergotamina, la metilergotamina, la diidroergotamina, la diidroergotossina e la bromocriptina. Gli alcaloidi della segale cornuta sono poco stabili; in seguito all'irrancidimento del grasso resinificano nella droga. Inoltre sono sensibili alla luce, alla temperatura alta, agli acidi, agli alcali ed all'ossigeno.

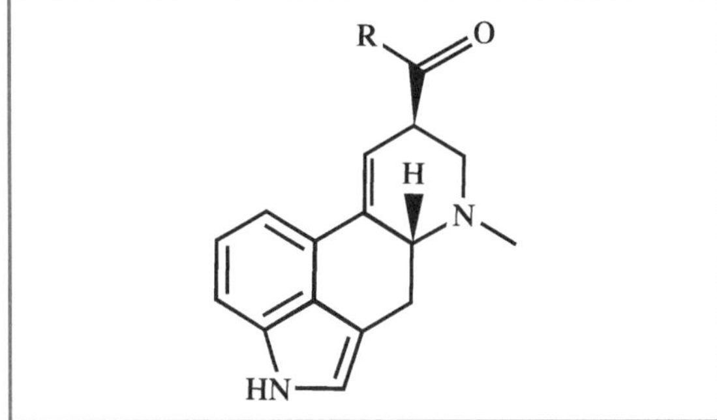

Fig. 18.26 Struttura chimica dell'acido lisergico (R = OH), LSD [R = N $(CH_2 - CH_3)_2$]

Proprietà ed impiego terapeutico. La segale cornuta provoca vasocostrizione e contrazione dell'utero, proprietà quest'ultima sfruttata in ostetricia nel passato. Oggi alla droga si preferiscono i singoli alcaloidi, estrattivi o di sintesi ed i derivati di questi. Gli usi terapeutici degli alcaloidi della segale cornuta (e di derivati di sintesi) sono diversi (Tabella 18.6) e comprendono la cura e la profilassi dell'emicrania (ergotamina, metisergide ecc.), l'atonia uterina (ergonovina ecc.), l'infertilità per iperprolattinemia (bromocriptina), l'acromegalia, l'ipertensione (ergocriptina), gli stati confusionali dell'anziano (ergotossina), il parkinsonismo (bromocriptina e pergolide). Questo ampio spettro d'azione trova una spiegazione nella somiglianza strutturale esistente tra il nucleo ergolinico e la struttura della noradrenalina, dopamina e serotonina, che conferisce un'attività (agonista, antagonista, o entrambe) sui recettori delle amine biogene. Esistono comunque delle diversità tra i vari alcaloidi, poiché a gran parte di essi manca un'interazione selettiva con uno specifico recettore o con un suo sottotipo. Inoltre, la loro attività spesso dipende dallo stato fisiologico e fisiopatologico dell'organismo. In generale le semplici amidi mostrano una più alta affinità per la dopamina e per i recettori della serotonina rispetto ai recettori α-adrenergici, mentre gli ergopeptidi mostrano una più alta affinità per quest'ultimi. L'ergotamina (ergonovina) ha un potente effetto utero-stimolante, probabilmente per un effetto α-adrenergico e serotoninergico sul miometrio. Ad alte dosi il composto può indurre un'intensa contrazione, tanto che non può essere usato per indurre il travaglio. Comunque, l'ergometrina e la metilergometrina (di origine semisintetica) sono utilizzati dopo il parto per arrestare le emorragie uterine. L'ergotamina, un agonista parziale del recettore α-adrenergico e della serotonina, con nessun effetto sui recettori della dopamina, è un potente vasocostrittore sia delle arterie che delle vene. È usata negli attacchi acuti di emicrania.

Il composto semisintetico diidroergotamina, con la presenza dell'acido lisergico idrogenato, è meno vasocostrittore ed ha una più forte attività antago-

Tabella 18.5 Alcaloidi della segale cornuta

Amidi dell'acido lisergico	Ergopeptine
Ergometrina, ergobasina, ergonovina (*gruppo dell'ergometrina*)	Ergotamina, ergosina, (*gruppo dell'ergotamina*); ergocristina, ergocriptina, ergoconina (*gruppo dell'ergotossina*); ergoptina, ergonina, ergobutina, (*gruppo dell'ergoxina*)

Tabella 18.6 Proprietà farmacologiche ed impiego clinico dei principali alcaloidi (e derivati) della segale cornuta

Farmaco	Recettore	Effetto farmacologico	Uso terapeutico	Effetti indesiderati
Ergotamina Diidroergotamina	α-adrenergico ↑ Serotoninergico↑	Vasocostrizione (dei vasi encefalici in particolare)	Attacco acuto di emicrania	Nausea, vomito, disturbi epigastrici diarrea, mialgie (rigidità dei muscoli delle cosce e del capo)
Ergonovina	α-adrenergico↑	Contrazione uterina	Emorragia post-partum	Nausea, ipertensione
Metilergometrina	α-adrenergico↑	Contrazione uterina	Emorragia post-partum	Nausea, ipertensione
Metisergide	Serotoninergico↓	Prevenzione vasocostrizione iniziale (dei vasi encefalici)	Profilassi emicrania	Reazioni fibrotiche
Bromocriptina	Dopaminergico↑	Sopprime la lattazione; riduce i livelli dell'ormone della crescita	Galattorrea acromegalia, amenorrea, infertilità femminile, morbo di Parkinson	Nausea, vertigini
Codergocrina	Dopaminergico↑ Serotoninergico↑	Vasodilatazione	Stato confusionale (anziano), ipertensione	

↑ agonista; ↓ antagonista

nista sui recettori α-adrenergici. È usato nel trattamento degli attacchi acuti e nella profilassi dell'emicrania.

La metisergide, un derivato semisintetico dell'ergometrina, possiede un'elevata attività 5-HT_1 e 5-HT_2-antagonista e teoricamente non possiede nessun effetto sugli altri tipi di recettori. Essa non mostra nessuna attività vasocostrittrice ed è usata nella profilassi dei pazienti con emicrania. L'idrogenazione dell'ergotossina (attualmente una miscela di ergocornina, ergocristina ed α- e β-ergocriptina) porta alla diidroergotossina (o codergocrina), una miscela che ha un effetto sui sistemi dopaminergico, adrenergico e serotoninergico. Essa ha un effetto positivo nell'insufficienza cerebrale; si pensa che questo sia dovuto ad una induzione della vasodilatazione cerebrale, ma anche ad un effetto diretto sul metabolismo cerebrale. Un altro composto semisintetico, la bromocriptina, ottenuta dalla bromurazione dell'α-ergocriptina, è un agonista dopaminergico ed è usata per sopprimere la lattazione mediante l'inibizione della secrezione di prolattina. Mimando l'azione della dopamina, essa è anche usata nel parkinsonismo.

Uncaria

È data dalle radici e dalla corteccia di *Uncaria tomentosa* (Willd. et Schult) DC. (*Fam. Rubiaceae*), un arbusto rampicante indigeno della foresta amazzonica e di altre aree tropicali del Sud e del Centro America [*Uncaria*, dal latino *uncus* = ricurvo, uncino, per le spine a forma di uncino presenti sul tronco; *tomentosa*, dal latino *tomentum* = lana, pelo, per la peluria che riveste le foglie]. La pianta, denominata dagli spagnoli "*uña de gato*", presenta un fusto alto fino a 20 m, a sezione quadrangolare e dotato di caratteristiche spine uncinate larghe 4-7 cm e lunghe 9-17 cm, rivolte verso il basso; le foglie, di colore verde e con margine ondulato e giallastro, sono opposte, brevemente picciolate, ovalo-oblunghe, ricoperte di peluria. I fiori, rossastri, sono raccolti in glomeruli terminali (Fig. 18.27).

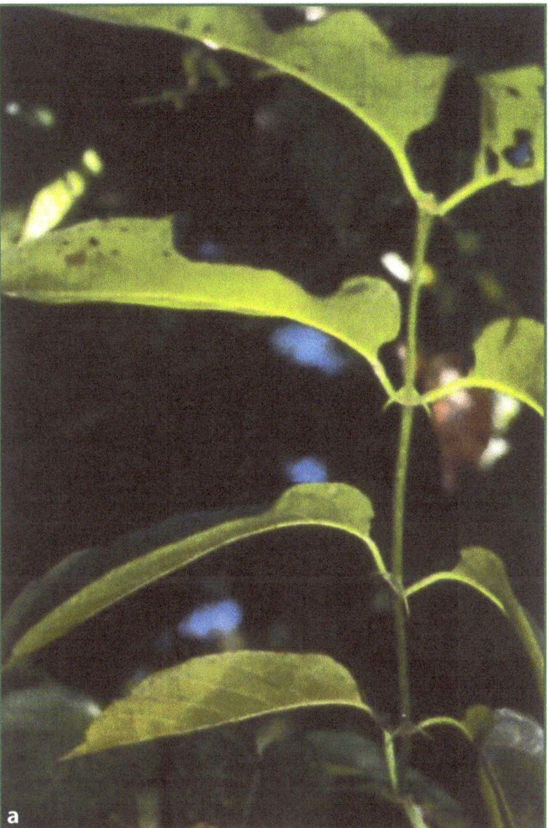

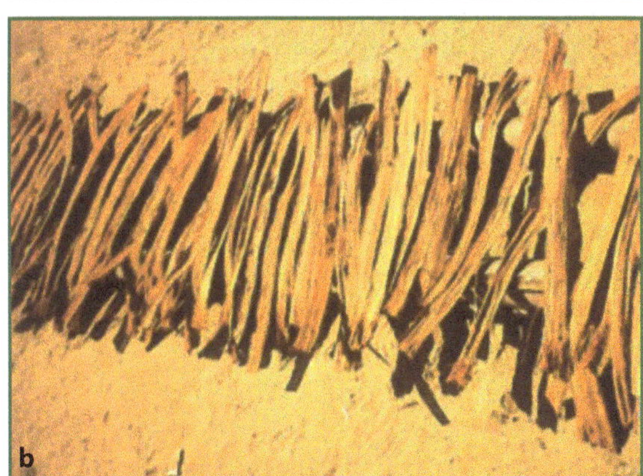

Fig. 18.27 *Uncaria tomentosa*: pianta (**a**) e corteccia (**b**)

Nell'uncaria sono presenti alcaloidi, glicosidi dell'acido chinovico, triterpeni polidrossilati e tannini. Altri composti biologicamente attivi sono le procianidine, le catechine e gli steroli come il β-sitosterolo. Gli alcaloidi identificati nell'uncaria sono di due tipi, tetra- e pentaciclici, ossindolici ed indolici.

All'uncaria si attribuiscono proprietà antivirali, antitumorali, immunostimolani e soprattutto antiflogistiche. Sembra che l'azione antiflogistica dell'uncaria non coinvolga l'inibizione degli eicosanoidi. Circa i componenti attivi, sembra che i glicosidi dell'acido chinovico siano i principali responsabili di questa azione anche se in molti pensano che un sinergismo tra questi ed altri composti (alcaloidi, procianidine) amplifichi l'azione antiflogistica dei preparati di uncaria. Alcuni studi clinici hanno mostrato che l'uncaria migliora i sintomi dell'artrite reumatoide. È stato anche osservato che in associazione con sulfasalazina o idrossiclorochina, riduce il gonfiore ed il dolore delle articolazioni.

Un altro studio, condotto su pazienti con osteoartrite, mostra un miglioramento dei sintomi in quei pazienti trattati con un estratto secco di uncaria (100 mg/*die*). Questi *trials*, comunque, essendo pochi ed "approssimativi" non consentono di consigliare l'uncaria nell'osteoartrite. Ad ogni modo il trattamento con uncaria risulta abbastanza sicuro; raramente si sono manifestati effetti indesiderati, quali diarrea e dispepsia.

La dose giornaliera di uncaria è di 25-100 mg di estratto (capsule), oppure fino a 5 g di droga (decozione). In commercio esistono anche dei preparati formulati in modo da contenere prevalentemente alcaloidi.

Vinca

La vinca è l'intera pianta di *Catharanthus roseus* G. Don (o *Vinca rosea* L. o *Lochnera rosea* (L) Reich b.) (*Fam. Apocinaceae*), un'erba o suffrutice perenne originario del Madagascar. Le foglie sono state usate nella medicina popolare per il trattamento del diabete. Studiando l'attività antidiabetica della pianta, fu scoperto negli anni '50 che estratti delle foglie sopprimevano transitoriamente le funzioni del midollo osseo. Le ricerche rivolte all'identificazione dei principi attivi portarono alla scoperta della vincristina e vinblastina, sostanze ad attività antitumorale (vedi Cap. M.1). Questi alcaloidi sono presenti solo in tracce nella vinca (per produrre 1 kg di vincristina devono essere usati quasi 500 kg di droga). Per aumentare la resa di questi alcaloidi si è fatto ricorso a tecniche di coltura cellulare; queste hanno consentito di incrementare significativamente il contenuto in vinblastina.

La vinca è un esempio di droga vegetale utilizzata prevalentemente per l'isolamento di alcaloidi puri piuttosto che per allestire preparazioni galeniche.

Botanicamente la V*inca rosea* è in stretta correlazione con la *Vinca minor* L.

Alcaloidi chinolinici

Gli alcaloidi chinolinici sono composti la cui struttura consta di due nuclei, l'uno chinolinico, l'altro chinuclidinico, legati tra loro da un gruppo alcolico secondario. L'attacco del nucleo chinuclidinico sul nucleo chinolinico avviene in posizione 4.

Gli alcaloidi chinolinici si diversificano tra loro per la diversità dei radicali legati ai due nuclei. Di questi alcaloidi i più importanti da un punto di vista terapeutico sono la chinina (scoperta da Pelletier e Caventon nel 1822), la chinidina (da Ossian nel 1833), la cinconina (da Gomez nel 1811) e la cinconidina (da Winckler nel 1847). Biosinteticamente originano dal triptofano e dalla secologanina, mentre strictosidina e corinanteale sono degli intermediari.

China

La china è la corteccia degli alberi che appartengono al genere *Cinchona* (*C. succirubra* Pavon, *C. pubesces* Vahl, *C. ledgeriana* (Howard) Moens ed Trimen, *C. calisaya* Weddell, *C. officinalis* L.) (*Fam. Rubiaceae*). Fu chiamata *cinchona* in onore della Contessa di Chinchon, moglie del Viceré del Perù; *succirubra* è il nome spagnolo che in Perù indica la corteccia di un albero (secondo altri per il succo rosso); *ledgeriana*, in onore di Carlo Ledger che introdusse la china nelle Indie orientali. L'habitat naturale di questo albero tropicale di grosse dimensioni (anche 30 m di altezza) è il Sud America (Perù, Bolivia, Ecuador), dove cresce sulle Ande all'altitudine di 1000-3000 metri. L'albero della china è coltivato in India, Indonesia, Java ed in altri Paesi dell'Africa e dell'America centrale. Richiede un clima caldo (la temperatura media dovrebbe essere di 15-20 °C) e umido tropicale (75-95% di umidità); la piovosità dovrebbe essere di 1500-2000 mm per anno. Sono utilizzati alberi di 8-10 anni e la corteccia è raccolta dall'intero albero (Fig. 18.28). La raccolta della droga in origine veniva fatta dai *cascarilleros* (raccoglitori indigeni); questi abbattevano gli alberi e staccavano la corteccia dal tronco a striscie che poi essiccavano disponendole le une sulle altre e con dei pesi sopra (*china piatta*); la corteccia dei rami si lasciava invece essiccare liberamente (*china arrotolata*). In questo modo gli alberi spontanei di china incomiciarono a diventare sempre più rari. Per scongiurare la completa scomparsa della pianta nel XIX secolo, in seguito anche all'enorme richiesta di china, furono tentate coltivazioni in tutte le parti del mondo.

Oggi la china proviene da piante coltivate ed i metodi di raccolta sono essenzialmente due: (i) da piante di 8-10 anni si staccano alternativamente liste longitudinali di corteccia e quest'operazione si ripete quando le strisce staccate si sono rigenerate (circa 12 anni), asportando ovviamente quelle lasciate con il primo intervento; (ii) piante di 8-10 anni si abbattono a poca altezza dal suolo e si decorticano; quest'operazione si ripete quando la pianta nata dalla ceppaia ha raggiunto un sufficiente sviluppo. Prima di essere seccata la corteccia viene

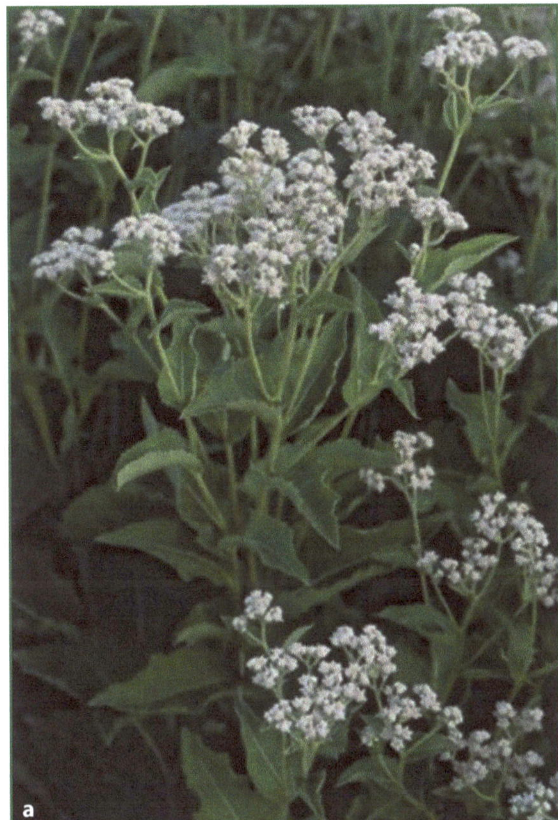

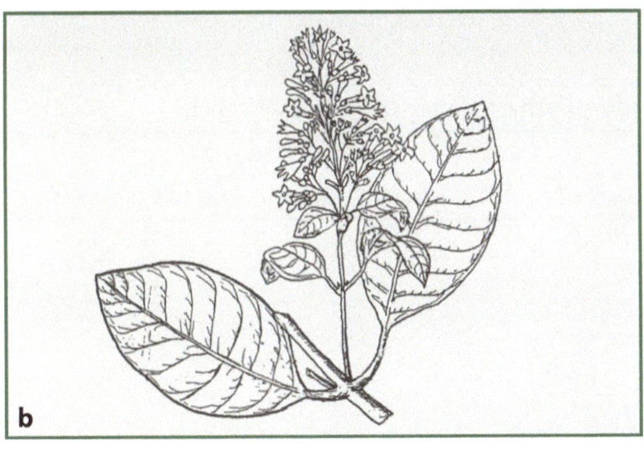

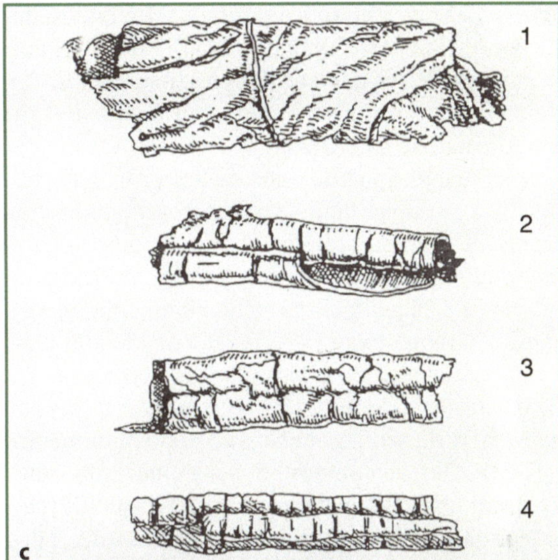

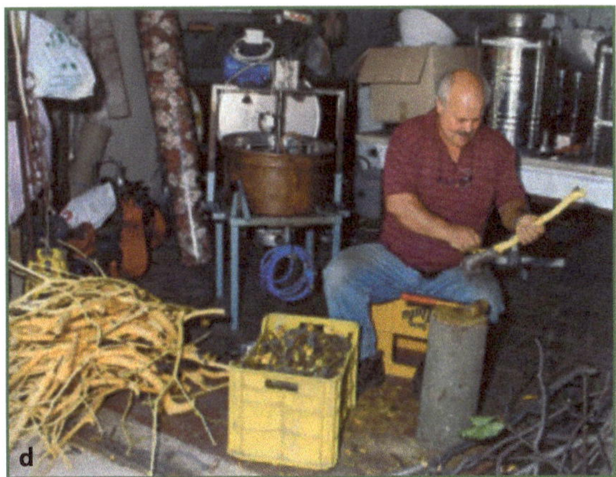

Fig. 18.28 *Cinchona officinalis* pianta (**a**); particolare di *Cinchona succirubra* (**b**) e campioni di corteccia (*1*, piatta; *2*, arrotolata; *3*, di *C. calisaya*; *4*, di *C. officinalis*) (**c**); raccoglitore di china (**d**)

mondata, allontanando muschi e licheni. L'essiccamento viene fatto al calore artificiale, evitando temperature troppo alte o troppo basse che comprometterebbero le proprietà organolettiche e farmacologiche della droga.

Le qualità commerciali sono comunque rappresentate dalla china rossa, dalla china gialla e dalla china grigia. I caratteri morfologici più importanti sono riportati nella Tabella 18.7. L'importanza della conoscenza di questi caratteri è molto diminuita oggi in quanto nelle piante coltivate, spesso ibridi, tali caratteri non sono più così netti. D'altronde in commercio spesso si trovano frammenti, scaglie o rasure di china e non la china in pezzi.

La china ha odore aromatico, sapore intensamente amaro ed astringente, frattura corta nella parte esterna e fibrosa nella parte interna. La parete interna è inoltre striata e cambia colore da marrone-giallo ad un profondo marrone-rossastro. Esaminato al microscopio il parenchima corticale mostra negli strati più interni delle grandi lacune contenenti una oleoresina e tannino (questi elementi scarseggiano nella corteccia di piante coltivate) ed un libro che contiene fibre fusiformi.

La china contiene alcaloidi (5-9%) ed acidi quali chinico (4-8%), chinotannico (3%), clorogenico, caffeico, protocatechinico; inoltre antrachinoni, tannini (5%), chinovina (1-2%), un glucoside che per idrolisi dà acido chinovico e chinovosio; inoltre un olio essenziale, cere, resine, rosso di china (un colorante che deriva dalla decomposizione dell'acido chinotannico), steroli, zuccheri, sali inorganici, silice, ossalato di calcio ecc.

Per quanto riguarda i costituenti principali, gli alcaloidi più importanti sono rappresentati da due coppie di isomeri: chinina, chinidina, cinconina e cinconidina. Di questi i primi due sono utilizzati in terapia. Il contenuto di questi alcaloidi è molto variabile, in rapporto alla specie, alle condizioni ambientali ed al metodo di raccolta della corteccia. In alcuni ibridi, soprattutto *C. ledgeriana* e *C. succirubra*, si è riusciti ad ottenere un contenuto medio del 15%. Oltre ai composti appena citati, sono stati estratti dalla china almeno altri 20 alcaloidi (paricina, chinamina, conchinamina, cincomina, chinicina, epichinina, epichinidina, dicinconina, javanina, cincofillina ecc.), alcuni dei quali con un nucleo indolico (chinamina, cinconamina, cincofillina ecc.). Sia gli alcaloidi chinolinici che indolici sono presenti anche nelle foglie di *Cinchona*; utilizzando questo materiale vegetale è stato possibile ottenere diversi alcaloidi della china mediante colture cellulari. La china per uso farmaceutico, proveniente da *C. succirubra* e dai suoi ibridi, deve contenere non meno del 6,5% di alcaloidi totali di cui non meno del 30% e non più del 60% deve essere costituito da alcaloidi del tipo chinina.

Gli alcaloidi della china possiedono numerose proprietà farmacologiche per cui l'attività biologica della droga è la risultante di quella dei suoi principi attivi alcaloidei ed in piccola parte anche di altri componenti (Tabella 18.8). Pertanto l'azione antimalarica della droga non è identica a quella degli alcaloidi chinolinici presi singolarmente: entrano in gioco, nel determinare l'effetto complessivo, sinergismi ed antagonismi tra gli alcaloidi e tra questi e gli altri componenti; inoltre tannini ed antrachinoni potrebbero diminuire l'assorbimento degli alcaloidi nell'intestino.

La china ha trovato larghissima applicazione come amaro sia nella preparazione di aperitivi che di sostanze eupeptiche. L'impiego è legato al sapore amaro degli alcaloidi che è avvertibile anche a diluizioni molto spinte. La china provoca un aumento della secrezione cloropeptica dello stomaco per stimolazione delle terminazioni gustative del glosso-faringeo e del trigemino situate sul palato e sulla lingua. Alle dosi utilizzate la china non modifica i processi digestivi enzimatici dello stomaco; questi vengono piuttosto inibiti per dosi alte, per la presenza nella droga di tannini.

Tabella 18.7 Qualità di china, contenuto alcaloideo, impieghi industriali e caratteristiche morfologiche

Specie	Alcaloidi %	Settore industriale	Caratteri della corteccia			
			Colore	Dimensioni	Rughe longitudinali	Fessure trasversali
C. ledgeriana	4-17	Farmaceutico (chinina)	Giallo	20-40 mm* 2-6 mm**	++	+
C. calisaya	0-6	Liquoristico (aperitivi)	Giallo	15-25 mm* 2-5 mm**	++	+
C. officinalis	2-8	Liquoristico (aperitivi)	Grigio	fino a 12 mm* 1-1,5 mm**	–	+++
C. succirubra	4-8	Farmaceutico (preparazioni eupeptiche)	Rosso	20-40 mm* 2-6 mm**	++	+

* diametro; ** spessore; – assenti; + da scarse a +++ numerose

Tabella 18.8 Proprietà farmacologiche dei principali costituenti della china

Composti	Attività/Azione
Chinina	Antimalarica, antipiretica, antidolorifica, antinfiammatoria, fungicida
Chinidina	Antiaritmica, antimalarica, anticolinesterasica, azione inotropa negativa
Cinconina	Antistaminica, antiaritmica, antimalarica, azione inotropa negativa
Cinconidina	Antiaritmica, antimalarica
Epichinina	Azione inotropa negativa sul cuore
Acido clorogenico	Antistaminica, azione stimolante sul SNC
Tannini ed antrachinoni	Influenzano l'assorbimento degli alcaloidi a livello intestinale (i tannini li rendono poco solubili mentre gli antrachinoni ne riducono il tempo di assorbimento)

Tra le preparazioni officinali di china ricordiamo il decotto di china al 5% (bollito per 30 minuti, decantato e filtrato a caldo), l'estratto fluido (10 gtt nella giornata), la tintura (5-10 gtt da prendere 2-3-volte nella giornata) semplice o composta (china: noce vomica: genziana nel rapporto 2:3:1), l'elisir di china (estratto fluido di china 25 g, estratto fluido di arancio amaro 5 g, alcol etilico 95° 250 g, acqua distillata 380 g, zucchero 350 g).

Come antimalarico la china è stata del tutto soppiantata da prodotti più attivi e meglio tollerati come la chinina e la clorochina, derivati di sintesi. La chinina (Fig. 18.29) espleta la sua azione antimalarica essenzialmente sui merozoiti ematici di tutte le specie di plasmodio; l'azione è più rapida ed intensa sul *P. vivax*, meno su quello *malariae*, ancor meno sul *falciparum*. Rappresenta tuttora il farmaco di scelta nella terapia di forme gravi di malaria da *P. falciparum* (malaria cerebrale) sostenuta da ceppi clorochino-resistenti. Il meccanismo d'azione non è ancora del tutto chiaro; sembra tuttavia consistere nell'interferenza con il DNA plasmodiale (azione chelante), nell'alterazione dell'emoglobina e nell'aumento del pH nelle vescicole intracellulari del parassita. Per la sua azione antibatterica la chinina è stata anche usata come antisettico e disinfettante per applicazioni locali (congiuntiviti, gonorrea, ferite ecc.) e come chemioterapico nell'influenza. Possiede inoltre una discreta azione anestetica locale, antipiretica, analgesica. Deprime il metabolismo protidico e glucidico e determina nel SNC dapprima lieve eccitazione, quindi depressione. Per somministrazioni ripetute può manifestarsi vomito, diarrea, cefalea, tinnito (*cinconismo*); gli effetti più gravi si hanno comunque a carico degli apparati acustico (ronzio, vertigini, sordità) ed oculare (lesioni della retina e del nervo ottico). La chinidina è efficace almeno quanto la chinina come antimalarico, ma possiede proprietà antiaritmiche più spiccate.

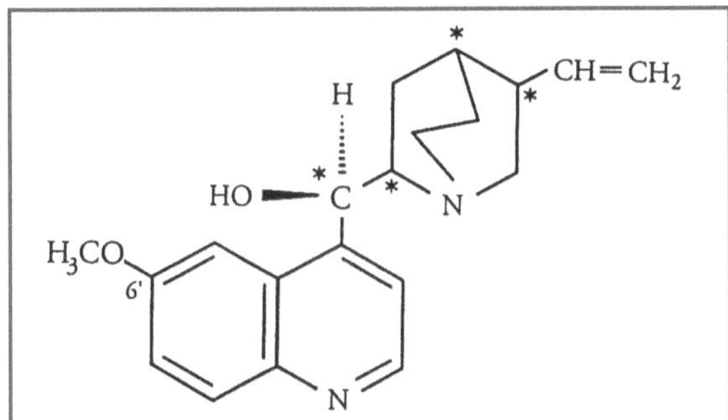

Fig. 18.29 Struttura chimica della chinina

Alcaloidi imidazolici

Questi alcaloidi presentano un anello imidazolico e sono biosinteticamente correlati all'istidina. Solo pochi esempi esistono in natura; quelli di maggior interesse si trovano nelle foglie di diverse specie di *Pilocarpus* (jaborandi).

Jaborandi

Jaborandi è la droga data dalle foglie di *Pilocarpus jaborandi* Holmes, *P. pennatifolius* Lemaire o *P. microphyllus* Strap. (*Fam. Rutaceae*), arbusti ramificati (alti 1-2 m) originari del Brasile e dell'India. *Pilocarpus* deriva dal greco πῖλος + καρπός, cioè berretto di feltro senza falde + frutto, per i frutti a forma di tale copricapo; *jaborandi*, da *zhaborande*, nome indigeno del Sud America (Brasile, Paraguay) di piante che inducono salivazione; *microphyllus* dal greco μικρός + φύλλον = piccole + foglie, per le foglie piccole a differenza di altre specie; *pennatifolius* da *pinnatus* + *folia* a forma di penna + foglia, per le foglie pennato-composte.

P. jaborandi presenta una corteccia liscia, grigia e punteggiata di bianco, foglie composte imparipennate, suddivise in 3-15 foglioline ellittiche o lanceolate (Fig. 18.30). Le foglie, raccolte dopo la stagione delle piogge, vengono rapidamente essiccate.

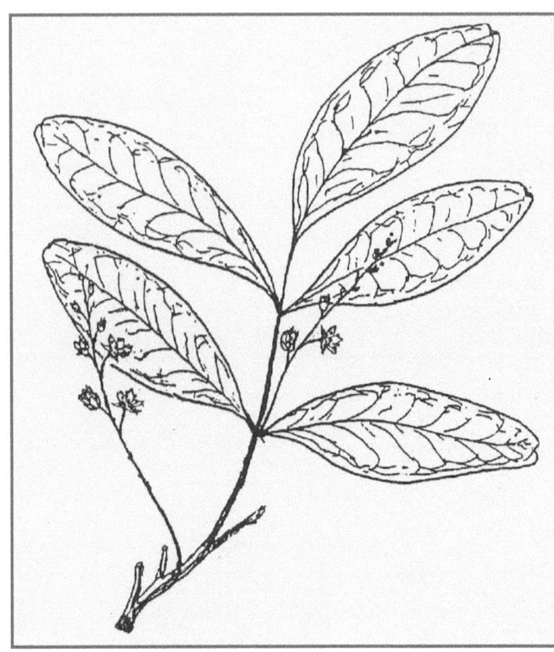

Fig. 18.30 *Pilocarpus jaborandi*: ramo con foglie e fiori

Se ben conservate, presentano un breve picciolo, una lamina spessa, coriacea, verde-bruna o giallo-verdastra, con margine intero, con apice ottuso, con nervatura penninervia (i nervi secondari in prossimità del margine si curvano e si anastomizzano formando un reticolo sinuoso parallelo al margine stesso). In trasparenza mostrano punti traslucidi dovuti alle ghiandole oleifere. Sfregate tra le dita emanano un odore di bruciato; il sapore è amaro, aromatico. Masticate provocano salivazione.

La droga contiene alcaloidi imidazolici (0,5-2%), quali pilocarpina (0,4-1%), isopilocarpina, pilocarpidina, jaborina, pilosina, isopilosina, carpilina ecc.; inoltre un olio etereo (0,2-1%), resine, pectine, tannini, acidi organici ecc. Il contenuto alcaloideo della droga varia a seconda della pianta fornitrice (Tabella 18.9). Conservata per 1 anno, la droga perde la metà degli alcaloidi contenuti; dopo 2 anni ne è completamente priva. Impiegata per secoli come scialagogo e diaforetico dagli indigeni del Sud America, la droga fu introdotta nella medicina europea solo nel 1847. È stata utilizzata in passato come tintura o infuso per stimolare le secrezioni salivare e sudorale. Così pure la pilocarpina (Fig. 18.31) è stata usata in oculistica nella terapia del glaucoma e delle ipertensioni endoculari acute. Se somministrata per via sistemica provoca un'intensa secrezione delle ghiandole salivari, sudoripare e lacrimali. Inoltre la pilocarpina viene guardata con grande interesse nella terapia della demenza senile e dell'Alzheimer, dopo l'osservazione che la stimolazione dei recettori muscarinici centrali facilita l'apprendimento.

Tabella 18.9 Quantità (%) di alcaloidi nelle foglie di diverse specie di *Pilocarpus*

Specie	Alcaloidi totali %
P. jaborandi	0,50-0,72
P. microphyllus	0,50-0,84
P. pennatifolius	0,25-0,50
P. tachilophus	0,30-0,42
P. spicatus	0,05-0,16

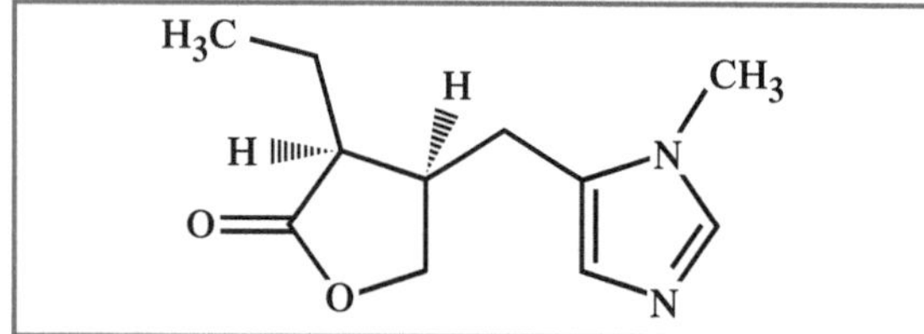

Fig. 18.31 Struttura chimica della pilocarpina

Alcaloidi piridinici e piperidinici

Lisina e ornitina sono coinvolti nella biosintesi degli alcaloidi che contengono un anello piridinico o piperidinico. Alcaloide a nucleo piridinico è l'arecolina, mentre a nucleo piperidinico abbiamo la lobelina, la coniina, la pelletierina e la piperina. La nicotina è invece un alcaloide che contiene i nuclei piridinico e pirrolidinico (Fig. 18.32).

L'**arecolina** è un alcaloide liquido che si trova nel seme di *Areca catechu* Linneo (*Fam. Palmaceae*). *Areca* è il nome spagnolo (e portoghese) della noce di betel; *catechu* è il nome indiano per indicare un estratto o un succo astrigente. La pianta è una palma alta 15-17 m che cresce in India, Sri Lanka, Indonesia e Africa orientale. Il frutto è una noce che contiene un solo seme (Fig. 18.33). I semi sono rimossi dai frutti e bolliti in acqua contenente calce ed essiccati. In molti Paesi africani ed orientali si usa avvolgere in una foglia fresca di *Piper betle*, semi di *Areca*, calce spenta e sostanze aromatiche (noce moscata, canfora ecc.); questa miscela viene masticata e l'effetto è rinfrescante, rilassante e stimolante. In India la miscela si chiama *punsupari*. L'areca contiene arecolina (l'alcaloide più abbondante e fisiologicamente più attivo), arecaidina, guvacina e guvacolina (il contenuto totale di alcaloidi può raggiungere lo 0,45%). L'areca contiene inoltre tannini (circa 15%), lipidi, un olio volatile e gomme. L'arecolina è un agonista colinergico e si lega sia ai recettori muscarinici che nicotinici.

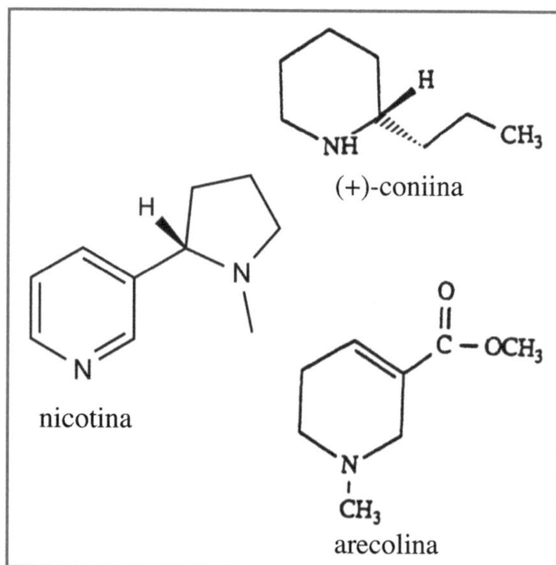

Fig. 18.32 Struttura chimica di un alcaloide piridinico/pirrolidinico (nicotina), piperidinico (coniina) e tetraidropiridinico (arecolina)

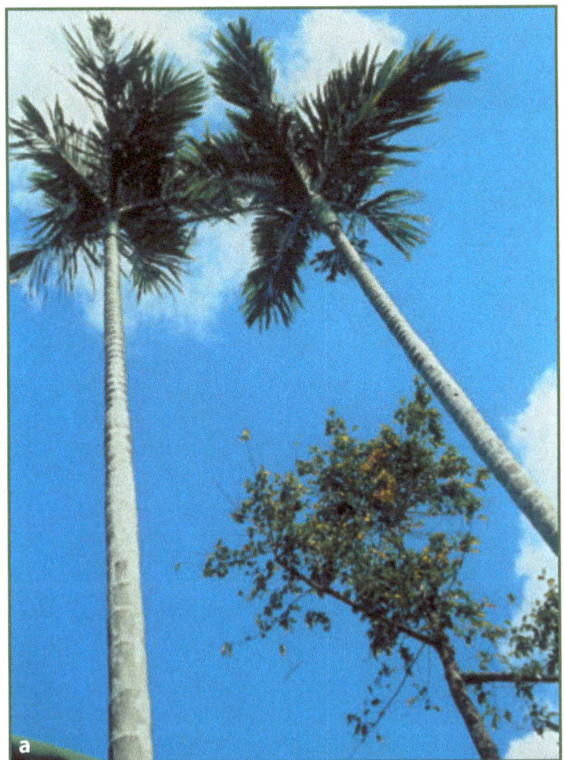

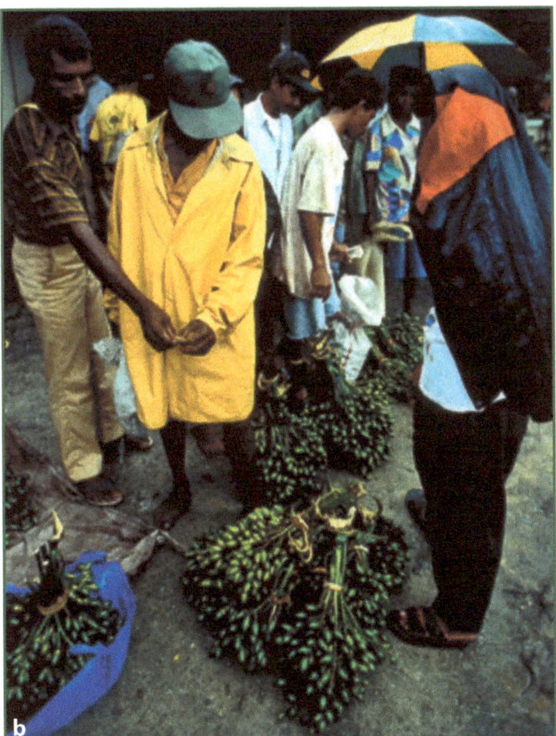

Fig. 18.33 *Areca catechu*: pianta (**a**) e frutti (**b**)

L'areca può dar luogo a fenomeni di dipendenza simili a quelli che si hanno con il tabacco. In alcuni Paesi viene ancora masticata per le sue proprietà rinfrescanti ed euforizzanti. L'arecolina viene invece utilizzata come vermifugo in campo veterinario; agisce sia sui vermi che sull'intestino umano stimolando la peristalsi e facilitando l'espulsione del verme.

La **coniina** si trova nei frutti immaturi di *Conium maculatum* L. (*Fam. Apiaceae*), una pianta bienne velenosa con caule maculato (chiazze di colore rossastro), originaria della Bretagna e dell'Europa. Il frutto, lungo 4-6 mm e largo 3-4 mm è ovato, globoso, compresso lateralmente, di colore verde chiaro, di odore e sapore leggero. La droga, reagendo con soluzioni di idrossido di potassio, sviluppa un forte odore, simile a quello dell'urina di topo, a causa della liberazione di coniina. La coniina è il principale alcaloide e rappresenta circa il 90% degli alcaloidi contenuti nella pianta; gli altri alcaloidi presenti sono la γ-coniceina, l'N-metilconiina, la conidrina, la pseudoconidrina, il conidrinone e la coniceina (18 volte più tossica della coniina). I frutti immaturi hanno un alto contenuto di alcaloidi (circa il 2% che scende allo 0,7 quando il frutto matura) rispetto alle foglie ed ai fiori freschi che contengono circa lo 0,2% di alcaloidi. La coniina, una sostanza oleosa, è estremamente tossica; porta a morte in seguito a paralisi respiratoria. La droga (cicuta) è di interesse storico perché fu usata dai greci per preparare una pozione con la quale i criminali venivano messi a morte; con una certa probabilità Socrate bevve una pozione che conteneva cicuta quando fu condannato a morte. La coniina fu il primo alcaloide ad essere sintetizzato ed usato in medicina sotto forma di bromidrato come spasmolitico; l'alcaloide e la droga non si utilizzano in medicina da più di 90 anni.

La **nicotina** si trova nelle foglie di *Nicotiana tabacum* L. e specie affini (*rustica* L.) (*Fam. Solanaceae*). *Nicotiana*, in onore di Jean Nicot, un diplomatico francese che introdusse il tabacco in Europa; *tabacum* è il nome che gli indiani del Nord America usavano per indicare la pipa o il tubo adoperato per fumarla. Con la scoperta dell'America l'uso del tabacco si estese ben presto al resto del mondo. La pianta è un'erba annua, alta 1,5-2 m, originaria dell'America tropicale. La preparazione del tabacco richiede un lento essiccamento ed un'accurata fermentazione, operazioni importanti perché determinano il colore marrone e l'aroma del tabacco. Comunque la qualità del tabacco dipende soprattutto dall'origine botanica (specie, varietà ecc.) e da come è stato "conciato".

Il tabacco contiene nicotina (0,05-9%), nornicotina, anabasina (*N. glauca* Graham è ricca di anabasina). La nicotina ha un anello piridinico ed uno pirrolidinico; il primo si origina dall'acido aspartico.

La nicotina è un liquido oleoso, volatile, con odore pungente e sgradevole ed un gusto amaro e bruciante. Inalata con il fumo del tabacco penetra facilmente attraverso le mucose della bocca e delle vie respiratorie e attraverso la cute integra. Possiede sia effetti centrali che periferici. A basse dosi (ad es. il fumo) migliora l'attenzione e l'apprendimento, ad alte dosi provoca paralisi respiratoria centrale e grave ipotensione. Gli effetti periferici della nicotina sono complessi e comprendono aumento della pressione sanguigna e della frequenza cardiaca, della peristalsi e delle secrezioni. I pazienti ipertesi non devono fumare perché la nicotina è una potenziale causa di aumento della pressione sanguigna. Inoltre, può diminuire il flusso coronarico, a causa di vasocostrizione, e questo provoca gravi problemi ai pazienti con angina. A dosi più alte la pressione sanguigna diminuisce, in seguito a blocco gangliare e cessa l'attività della muscolatura sia del tratto gastrointestinale che della vescica. La nicotina è utilizzata per smettere di fumare. In numerosi studi, che hanno interessato più di 27.000 pazienti, la terapia di sostituzione con nicotina (usando gomme, cerotti, spray nasali e inalatori) è risultata sempre più vantaggiosa del placebo nell'aiutare coloro che fumano a rimanere lontani dalle sigarette per 6 mesi o più.

È un veleno potente, usato come insetticida (per la distruzione degli afidi) soprattutto nel giardinaggio.

Lobelia

La lobelia, o tabacco indiano, è data dalle foglie di *Lobelia inflata* L. (*Fam. Lobeliaceae* o *Campanulaceae*). Fu chiamata *Lobelia* in onore del medico e botanico olandese Mathias de l'Obel, *inflata* per il frutto rigonfio (dopo la fecondazione l'ovario cresce e si rigonfia formando una cassula vescicolosa). La droga fu usata dagli indiani del Nord America sia come farmaco (nell'asma e nel vomito) che come sostituto del tabacco.

Habitat. *L. inflata* è originaria delle regioni centrali ed orientali del Nord America (Stati Uniti e Canada).

Descrizione della pianta. Pianta erbacea annua a fusto eretto, alto 40-60 cm, peloso, con macchie violacee alla base; foglie alterne, di forma ovato-ellittica, pelose su entrambe le lamine e con margine irregolarmente dentato. La grandezza delle foglie diminuisce gradualmente verso l'apice del caule, fino a ridursi a brattee che accompagnano l'infiorescenza costituita da un racemo ascellare di piccoli fiori di colore viola-blu chiaro (Fig. 18.34).

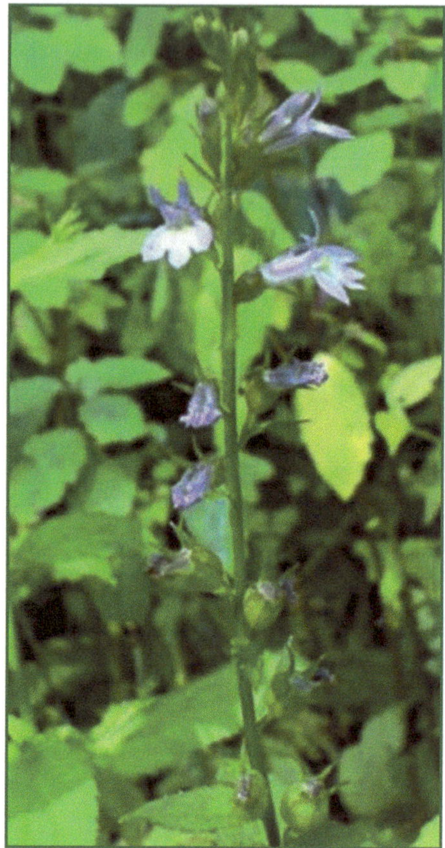

Fig. 18.34 *Lobelia inflata*: pianta

Parti usate. Le foglie, per preparazioni galeniche.

Raccolta e preparazione della droga. Le foglie sono raccolte in agosto o settembre. Dopo l'essiccamento vengono compresse ed esportate in balle.

Descrizione della droga. Le foglie sono ovate o ovato-lanceolate. Il margine è irregolarmente dentato e dalle dentellature si generano pori acquosi. L'epidermide superiore della foglia è composta da cellule sinuose e da cellule papillari con le pareti anticlinali che mostrano le nervature. Le cellule dell'epidermide inferiore hanno pareti corte con stomi e all'esterno sono presenti speciali cellule di riserva. I peli unicellulari si originano su entrambe le pareti dell'epidermide. Numerosi pori acquosi si trovano sulla parete superiore dei margini dentati.

Componenti principali. Alcaloidi (0,2-0,4%), di cui il più importante è la lobelina (Fig. 18.35). Altri alcaloidi sono la lobelidina, la lobelanina, la lobelanidina, l'isolobinina. Ulteriori componenti sono l'inflatina (sostanza cerosa), tannini, un olio essenziale.

Proprietà ed impiego terapeutico. I preparati galenici di lobelia sono stati usati come espettoranti;

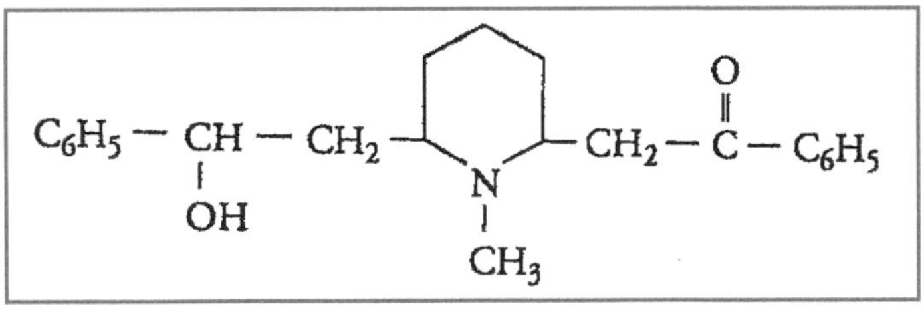

$$C_6H_5-\underset{\displaystyle OH}{\underset{|}{CH}}-CH_2-\text{[anello piperidinico, }N-CH_3\text{]}-CH_2-\overset{\displaystyle O}{\overset{\|}{C}}-C_6H_5$$

Fig. 18.35 Struttura chimica della lobelina

quest'effetto è stato attribuito all'isolobinina (irrita fortemente le mucose), un composto instabile della lobelina. L'effetto antiasmatico dell'isolobinina è una conseguenza dell'azione riflessa dovuta all'azione irritante sulla mucosa dello stomaco. Comunque i derivati piperidinici della lobelina hanno una certa affinità per i recettori nicotinici e quindi molti effetti sono simili a quelli della nicotina. Così, come la nicotina, la lobelina è uno stimolante gangliare, ma meno potente.

La lobelina è attualmente usata per studiare la complessa struttura del recettore nicotinico. Lo studio dei recettori nicotinici (centrali) è utile per comprendere meglio la fisiopatologia di malattie neurologiche, quali l'Alzheimer, per la quale è stata ipotizzata una disfunzione dei recettori nicotinici. Come la nicotina, la lobelina è utilizzata per smettere di fumare, sebbene manchino studi clinici attendibili che forniscano prove a tal riguardo.

Alcaloidi tropanici

Gli alcaloidi tropanici sono presenti in natura in diverse piante appartenenti alle famiglie delle *Solanaceae* [*Atropa belladonna*, *Hyosciamus niger* (*albus, aureus* ecc.), *Datura stramonium* (*ferox, meteloides, metel* ecc.) *Scopolia carniolica* (o *japonica*), *Duboisia myoporoides*, *Mandragora officinalis*, *Solanum nigrum*], *Eritroxylaceae* [*Erytroxylum coca*], *Brassicaceae* [*Cochlearia officinalis*], *Convolvulaceae* [*Convolvulus scammonia*] *Euforbiaceae* [*Peripentadenia* spp.].

Gli alcaloidi tropanici sono esteri di alcoli tropanici (tropina, scopina, teloidina, ecgonina) con acidi alifatici o aromatici (tiglico, angelico, benzoico, acetico, tropico, fenilacetico ecc.). Gli alcaloidi di questo gruppo (atropina, scopolamina, cocaina ecc.) trattati con acido nitrico fumante e, dopo aver portato a secco, con acetone ed una soluzione alcolica di KOH al 10% sviluppano una colorazione violetta intensa che vira al rosso. Possono anche essere identificati con tecniche cromatografiche (HPLC) e con metodi biologici che sfruttano le proprietà farmacologiche di questi composti. Il tropano è un composto biciclico costituito da un anello pirrolidinico (formato dall'ornitina) e un anello piperidinico. Il 3-idrossil-derivato del tropano è conosciuto come tropina. La sua esterificazione con acido tropico produce *l*-iosciamina, che può racemizzare per formare l'atropina o *d-l*-iosciamina (questo alcaloide non è presente nella droga fresca, bensì in quella secca). L'acido tropico possiede un carbonio chirale, pertanto esistono due enantiomeri. L'atropina è una miscela equimolare di *d*- e *l*-iosciamina, ma l'attività farmacologica risiede esclusivamente nell'isomero *l*. La scopolamina (l'estere dell'acido tropico con la scopina che si forma per ossidazione della iosciamina) è la *l*-ioscina, molto più attiva della *d*-ioscina.

Le droghe più importanti in questo gruppo sono la belladonna, lo stramonio, il giusquiamo e la coca.

Belladonna

La belladonna è costituita dalle foglie (e radici) di *Atropa belladonna* L. (*Fam. Solanaceae*). *Atropa* dal greco ατροπος = crudele, da cui Ἄτροπος = una delle tre Parche, quella che recide il filo della vita (allusione alle proprietà velenose della droga); *belladonna* si riferisce al fatto che il succo della bacca instillato negli occhi dilata le pupille e questo esaltava la bellezza femminile. L'estratto di belladonna è usato per controllare un eccesso di attività motoria del tratto gastrointestinale e gli spasmi delle vie urinarie.

Habitat. Originaria dell'Europa centrale e del sud dell'Asia Minore, oggi *A. belladonna* è coltivata in molti altri Paesi come Inghilterra, Germania, India e Stati Uniti; la fonte principale di rifornimento sono i Balcani.

Descrizione della pianta. La pianta è un'erba perenne alta circa 1,5-1,8 m, con radici a fittone, un grande rizoma e uno stelo eretto, robusto e ramificato (Fig. 18.36).

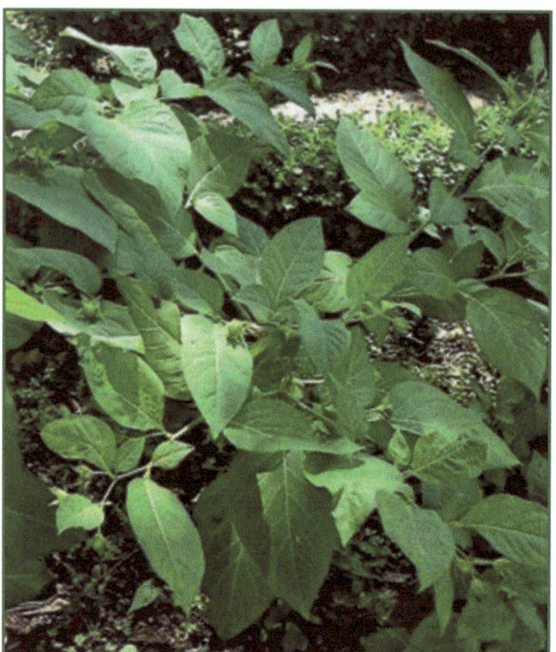

Fig. 18.36 *Atropa belladonna*: pianta

Le foglie sono appaiate, una foglia grande ed una più piccola, presentano un picciolo lungo circa 1,5 cm e fiori solitari e brevemente picciolati, che sbocciano verso l'inizio di giugno. I frutti sono nero-purpurei ed hanno la stessa grandezza di una ciliegia; contengono iosciamina, causa di frequenti avvelenamenti nei bambini che li ingeriscono (2-3 frutti possono portare a morte un bambino, mentre sono necessari 7-8 frutti per causare la morte di un adulto).

Parti usate. Foglie e radici. La belladonna non deve contenere più del 3% di steli con un diametro che supera i 5 mm.

Raccolta e preparazione della droga. Le foglie sono raccolte alla fine di giugno o a luglio (una posizione soleggiata produce foglie con una maggiore quantità di principi attivi rispetto ad una posizione ombreggiata) da piante di circa tre anni di età. Le foglie, se non sono immediatamente essiccate, si deteriorano ed emettono ammonio. È meglio far essiccare le foglie in strati sottili con una temperatura moderata (30-35 °C), che viene progressivamente aumentata (60 °C) e poi gradualmente fatta diminuire.

Descrizione della droga. Le foglie presentano una lamina sottile, friabile, verde-bruniccia che tende al marrone, ovale, intera (lunga 3-10 cm e larga 5-20 cm). Il margine è intero e l'apice acuminato. La superficie superiore è glabra, mentre quella inferiore è pelosa. I più importanti caratteri diagnostici per identificare la droga sono le nervature e la ruvidità della superficie. Quest'ultima è dovuta alla presenza di ossalato di calcio in alcune cellule del mesofillo che causa la comparsa di piccoli punti bianchi sulla superficie fogliare dando l'impressione che sia cosparsa di sabbia. L'odore sgradevole delle foglie fresche scompare quando queste vengono essiccate.

Componenti principali. La belladonna contiene dallo 0,3 all'1,7% di alcaloidi di cui il principale è la iosciamina (ne costituisce l'83-98%). Sono presenti anche la scopolamina, l'apoatropina, la belladonnina e derivati quali atropina e tropina (Fig. 18.37). La droga contiene anche quercetina, kaempferolo, flavoni glucosidici, acido clorogenico, ossalato di calcio ecc. La radice di belladonna può contenere fino all'1% di alcaloidi: iosciamina e scopolamina sono presenti anche nello stramonio, nel giusquiamo, nella duboisia, nella scopolia e nella mandragora.

Il rapporto iosciamina/scopolamina varia considerevolmente in queste droghe. La belladonna foglia contiene solo piccole quantità di scopolamina, mentre giusquiamo e stramonio ne contengono quantità significative (Tabella 18.10).

Proprietà ed impiego terapeutico. Atropina e scopolamina bloccano i recettori muscarinici, provocando l'inibizione di tutte le funzioni parasimpatiche. Essi, pertanto, provocano midriasi e cicloplegia, riducono la motilità gastrointestinale e della vescica urinaria, provocano broncodilatazione, riducono le secrezioni (salivare, sudoripara ecc.) ed hanno un potente effetto spasmolitico. Le azioni sul

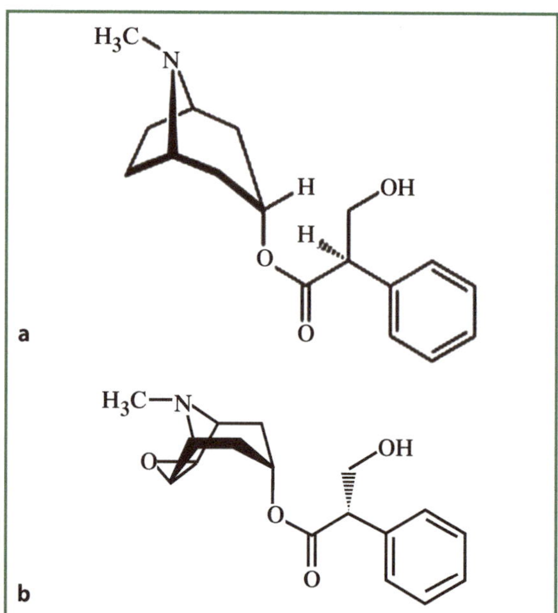

Fig. 18.37 Struttura chimica dell'atropina (**a**) e della scopolamina (**b**)

Tabella 18.10 Contenuto alcaloideo di alcune droghe tropaniche

Droga	Alcaloidi totali (%)	Iosciamina (%)	Scopolamina (%)
Belladonna*			
foglia	0,09-1,7	83-98	Tracce
radice	0,3-1	82-90	0,05-2,6
Giusquiamo	0,04-0,23	50	50
Stramonio	0,2-0,4	50-90	10-40
Duboisia	3		
Scopolia	0,2		
Mandragora	0,2		

* La belladonna non deve contenere più del 3% di caule

sistema cardiovascolare sono più complesse; infatti l'atropina a piccole dosi provoca una diminuzione della frequenza cardiaca, mentre a dosi più alte la frequenza aumenta. La scopolamina attraversa la barriera ematoencefalica più facilmente rispetto all'atropina e quindi ha un effetto centrale più pronunciato; pertanto, al contrario dell'atropina, la scopolamina provoca sedazione. Poichè può provocare a determinate dosi anche euforia, è stata oggetto di abuso. L'apoatropina è più attiva dell'atropina come antistaminico. Comunque l'azione complessiva della belladonna non dipende solo dalle interazioni che si stabiliscono tra questi alcaloidi. Degli altri componenti, infatti, i flavonoidi sinergizzano l'azione spasmolitica degli alcaloidi, ma antagonizzano l'azione di questi sulla ritenzione urinaria; l'acido clorogenico, a sua volta, sinergizza l'attività antistaminica degli alcaloidi, ma antagonizza gli effetti centrali di questi. Determinare (titolare) quindi il contenuto di iosciamina, il componente più attivo e più abbondante o la quantità totale di alcaloidi dice poco circa la qualità terapeutica della droga.

La belladonna, per le sue interessanti proprietà spasmolitiche, è molto efficace in alcune affezioni a carico del digerente (coliche biliari, spasmi intestinali, ipersecrezione gastrica, scialorrea) e delle vie urinarie (coliche renali). Per la sua azione broncodilatatrice ed antisecretiva può essere poi di giovamento nell'asma bronchiale. Nel passato è stata utilizzata nella cura del parkinsonismo postencefalitico (*cura bulgara*). Questa consisteva nel somministrare dosi crescenti di un decotto di radici di belladonna al 2%. L'efficacia della cura è stata attribuita in gran parte alla presenza di scopolamina, alcaloide che deprime il SNC. La belladonna può infine essere utile in alcune intossicazioni.

Comunque oggi, per le difficoltà che si hanno nel titolare e quindi prevedere con accuratezza l'azione dei preparati di belladonna, si preferiscono alla droga i suoi componenti allo stato puro. Così l'atropina è usata nella medicazione preanestetica (in quanto riduce il rischio di ostruzione delle vie aeree e della polmonite postoperatoria) e come spasmolitico nel caso di disordini gastrointestinali e urogenitali; è inoltre applicata localmente come midriatico. Anche la scopolamina, per i suoi effetti sedativi, può essere utile nella medicazione preanestetica. Ad ogni modo la scopolamina è il farmaco più efficace per la profilassi ed il trattamento del mal d'aria, d'auto e di mare. Per questo motivo è spesso somministrata transdermicamente. Analoghi sintetici o semisintetici degli alcaloidi della belladonna vengono poi utilizzati nel trattamento del morbo di Parkinson (triesifenidile, benztropina), come antiasmatici e nelle malattie polmonari ostruttive [ipratropio (Atem®, ecc.)] e nel trattamento dell'ulcera peptica.

Stramonio

Lo stramonio è costituito dalle foglie secche e dalle infiorescenze di *Datura stramonium* L. (*Fam. Solanaceae*). *Datura* deriva dall'indiano *dhatura* o dall'arabo *tatorah* = frutti spinosi, nomi indigeni che indicano la pianta; *stramonium* deriva dal francese *stramoine* che significa erbaccia o dalla contrazione di στρύχνον + μανία, cioè pianta che provoca pazzie furiose, termini usati da Dioscoride per indicare questa pianta.
Habitat. Asia occidentale, Stati Uniti, Messico, Europa: in Italia è frequente nei luoghi incolti ricchi di *humus*, lungo le strade, le siepi, i campi, dal mare alle zone montane. È coltivata in Ungheria, Francia, Germania ed Inghilterra.
Descrizione della pianta. Erba annua, alta fino a 2 m, con radice fusiforme, con fusto verde scuro,

glabro, cavo, ramificantesi per biforcazione, con grandi foglie isolate o alterne, lungamente picciolate, ovali, con fiori ascellari bianchi, e che ha come frutto una capsula ovata, spinosa, contenente numerosi semi (Fig. 18.38).
Parti usate. Foglie.
Raccolta e preparazione della droga. A luglio, quando inizia la fioritura, si raccolgono le foglie che vengono essiccate in luogo caldo e ventilato. In agosto, a completa fioritura, viene fatta una seconda raccolta.
Descrizione della droga. La foglia mostra un picciolo appiattito, lungo 3-6 cm ed una lamina verde scuro, sottile, glabra, ovato-allungata (5-10 × 10-20 cm), sinuato-dentata ai margini, con apice acuminato, con nervatura penninervia a nervo mediano pronunciato. Si distingue dalle foglie di altre specie di *Datura* (*metel, innoxia* ecc.) in quanto ha dentellature che dividono le sinuosità. La foglia fresca ha un odore viroso. Il sapore è amaro, acre, sgradevole.
Esame microscopico della droga. In sezione trasversa si osserva: epidermide della pagina superiore a cellule con pareti sinuose, ricoperte da una cuticola liscia, con stomi del tipo delle crucifere, con rari peli tettori, verrucosi, conici, uniseriati e con alcuni peli ghiandolari con peduncolo unicellulare e testa clavata, pluricellulare; tessuto a palizzata ad una fila di cellule; tessuto spugnoso, con cellule contenenti druse di ossalato di Ca^{2+}; epidermide inferiore come la superiore, più ricca in stomi e con più peli. La polvere mostra frammenti epiteliali con cellule sinuose; druse di ossalato di Ca^{2+}, peli tettori di 1-6 cellule, peli ghiandolari, frammenti di mesofillo con cellule contenenti ossalato di Ca^{2+}.
Componenti principali. Alcaloidi tropanici (0,2-0,7%) in gran parte rappresentati da *l*-iosciamina e scopolamina. Contiene inoltre mucillagini, tannini

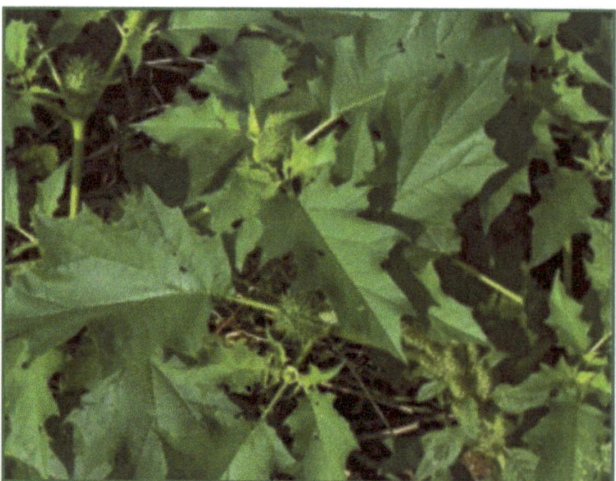

Fig. 18.38 *Datura stramonium*: pianta con frutti

ecc. Questi alcaloidi sono presenti anche nei semi (0,4%, soprattutto iosciamina).
Proprietà ed impiego terapeutico. I medesimi della belladonna e del giusquiamo. Le foglie di stramonio sono state anche impiegate per preparare sigarette come rimedio contro l'asma. Lo stramonio è più tossico del giusquiamo e della belladonna. Se fumato, provoca allucinazioni. In passato, nei riti magici, venivano ingerite preparazioni di semi di *D. stramonium* per indurre allucinazioni.

I sintomi dell'intossicazione sono: pupille dilatate, visione offuscata, aridità della pelle, secchezza delle fauci, allucinazioni e perdita di coscienza. Lo stramonio è stato qualche volta utilizzato, per i suoi effetti psicotropi, dagli adolescenti per "drogarsi". L'abuso causa morte per depressione del SNC, collasso cardiocircolatorio ed ipotensione.

Giusquiamo

Il giusquiamo è dato dalle foglie di *Hyoscyamus niger* L. (*Fam. Solanaceae*). *Hyoscyamus* da ὗς, ὑός + κύαμος, maiale + frutto a capsula, perché i frutti sono velenosi per i maiali; *niger*, per la reticolatura nero-violacea dei fiori. Noto per la sua velenosità, fu usato anche come medicamento dagli antichi greci e romani. Cadde in disuso per poi essere introdotto nella medicina nel 1762.
Habitat. Asia orientale, Africa settentrionale ed Europa: in Italia è frequente nei luoghi incolti e ruderali. È coltivato in Inghilterra, Germania, Ungheria, Russia e nel Nord America.
Descrizione della pianta. Pianta erbacea annua o bienne, alta 0,5-1,5 m, fetida, vischiosa, con grossa radice carnosa a fittone, con caule solcato longitudinalmente, peloso, verde-grigiastro, ramificato, con foglie molli, pelose sulla pagina inferiore, di un verde pallido, picciolate e grandi le basali, sessili e amplessicauli le superiori, a lamina ovata, a margine sinuato-dentato, ad apice acuminato (Fig. 18.39), con fiori giallini all'ascella delle foglie superiori e con frutto a pisside contenente piccoli semi grigi, reniformi.
Parti usate. Foglie.
Raccolta e preparazione della droga. Da maggio a luglio, durante la fioritura, da piante bienni. Le foglie si staccano dalla pianta sradicata e si lasciano rapidamente seccare in luoghi asciutti o in essiccatoi a 40-50 °C.
Descrizione della droga. La foglia mostra un peduncolo piatto, lungo fino a 5 cm (manca nelle foglie superiori), una lamina pelosa, specie alla base,

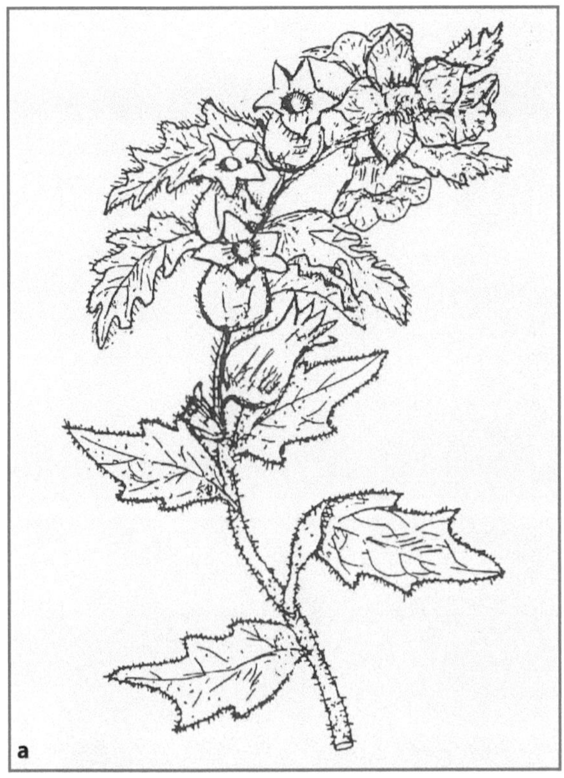

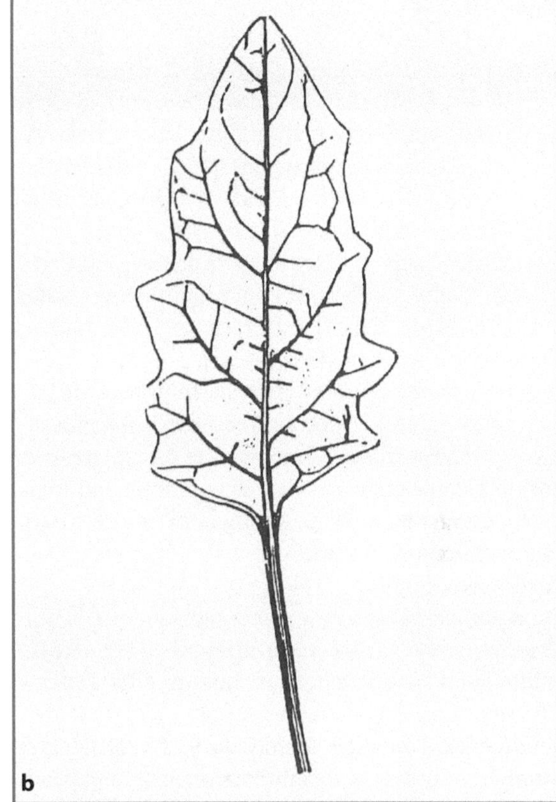

Fig. 18.39 *Hyoscyamus niger*: ramo (**a**) e foglia (**b**)

Tabella 18.11 Principali caratteristiche e tempo di raccolta della belladonna, dello giusquiamo e dello stramonio

Belladonna	Giusquiamo	Stramonio
Alterne e brevemente picciolate	Alterne, sessili	Lungamente picciolate
Lembo ovale intero	Lembo ovale con lobi dentati ai bordi	Lembo ovale con 5-7 lobi dentati ai bordi
Pelose	Pelose	Pelose
Vischiose e maleodoranti	Vischiose e maleodoranti	Vischiose e maleodoranti
Peli protettori	Peli protettori	Peli protettori
Peli ghiandolari (uni- e pluricellulari)	Peli ghiandolari (pluricellulari)	Peli ghiandolari a parte verrucosa
Cellule sabbiose di ossalato di Ca^{2+}	Cristalli prismatici di ossalato di Ca^{2+}	Cristalli stellati (druse) di ossalato di Ca^{2+}
Raccolta in giugno-luglio	Raccolta in maggio-luglio	Raccolta in giugno-luglio

ovato-allungata, profondamente sinuato-dentata ai margini, con insenature profonde, acute, a 2-6 denti, con apice triangolare, con nervatura penninervia, a nervo mediano prominente. La foglia fresca ha un odore viroso, fetido. Il sapore è acre, spiacevole, amarognolo. La Tabella 18.11 sintetizza le principali caratteristiche della belladonna, del giusquiamo e dello stramonio.

Esame microscopico della droga. In sezione trasversa si osserva: epidermide della pagina superiore a cellule appiattite, coperte da una cuticola liscia, con stomi del tipo delle crucifere, con peli tettori conici dati da 2-4 cellule e con peli ghiandolari a testa sferica unicellulare o pluricellulare; tessuto a palizzata ad una sola fila di cellule; tessuto spugnoso a cellule irregolari, ricche di cristalli di ossalato di Ca^{2+}; epidermide della faccia inferiore uguale a quella superiore, ma più ricca di stomi e di peli.

La polvere mostra: frammenti di epidermide con stomi, peli tettori conici e peli ghiandolari sia con lungo peduncolo pluricellulare e capocchie uni- o pluricellulari, che con breve peduncolo unicellulare e capocchie pluricellulari.

Componenti principali. Alcaloidi tropanici quali scopolamina (50%) e *l*-iosciamina (50%). Inoltre piccole quantità di tannini, mucillagini, ossalato di Ca^{2+}.

Proprietà ed impiego terapeutico. I medesimi della belladonna e dello stramonio. Possiede inoltre un'azione ipno-narcotica.

Coca

La coca è costituita dalle foglie di *Erythroxylum coca* Lam. (*Fam. Erytroxylaceae*), nota come coca di Huanuco (o boliviana) o di *E. truxillense* Rusby, nota come coca di Truxillo (o peruviana). *Erythroxylum*, dal greco ερυθρός = rosso e ξύλον = legno, per il legno rossastro dell'albero; *coca*, nome indio della pianta; *truxillense* da Truxillo, città costiera del Perù.
Habitat. Bolivia e Perù. È coltivata in America del sud (Cile, Argentina, Brasile), in Asia (Sri Lanka, Giava) ed in Africa (Madagascar).
Descrizione della pianta. Arbusto sempreverde, alto 1,5-2,5 m, con corteccia di colore bruno-rossastro, con foglie alterne, brevemente picciolate, con fiori in piccole cime ascellari di colore bianco-giallastro, con frutto a drupa oblunga, di colore rosso, contenente un solo seme.
Parti usate. Foglie.
Raccolta, preparazione e conservazione. Le foglie vengono raccolte 3-4 volte all'anno da piante al quinto anno di vegetazione e continua fino al decimo anno. L'essiccamento viene fatto al sole o artificialmente a modica temperatura. La droga del commercio proviene da coltivazioni che si praticano ad una altitudine tra i 400 ed i 2000 metri e ad una temperatura costante di 20 °C.
Descrizione della droga. La foglia, brevemente picciolata, presenta un lembo ovale, verde-giallastro, ad apice acuto, a margine intero. Le nervature secondarie che si staccano da quella centrale si ramificano e si anastomizzano dando una fitta rete. Sulla pagina inferiore 2 linee sono visibili ai lati della nervatura centrale; queste, unendosi alla base ed all'estremità della foglia, delimitano una zona affusolata (area). Queste due linee o pseudonervature sono i segni dovuti alla disposizione della lamina fogliare nella gemma (Fig. 18.40). La coca ha un odore che ricorda il tè, sapore amarognolo, astringente, lievemente piccante; se masticata rende insensibile la lingua per un po' di tempo.
Esame microscopico della droga. L'epidermide superiore della foglia è fatta da cellule poligonali, l'inferiore da cellule papillose, per cui vista in sezione trasversa appare dentellata.
Componenti principali. Alcaloidi tropanici (0,6-1,5%) del tipo della ecgonina, quali cocaina (Fig. 18.41), cinnamil-cocaina, α e β-truxillina ecc.; inoltre alcaloidi del tipo della tropina e del tipo della igrina (Tabella 18.12).
Proprietà ed impiego terapeutico. Le proprietà terapeutiche della coca sono note da secoli alle popolazioni peruviane e boliviane che la masticavano per attenuare il senso di fatica, della fame e della sete e per aumentare le prestazioni muscolari. La coca dà

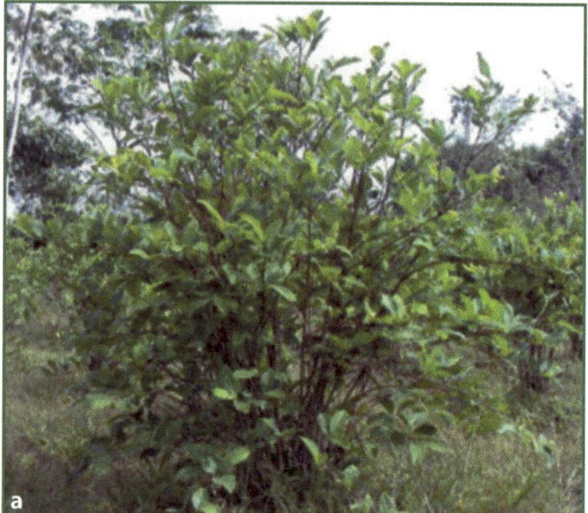

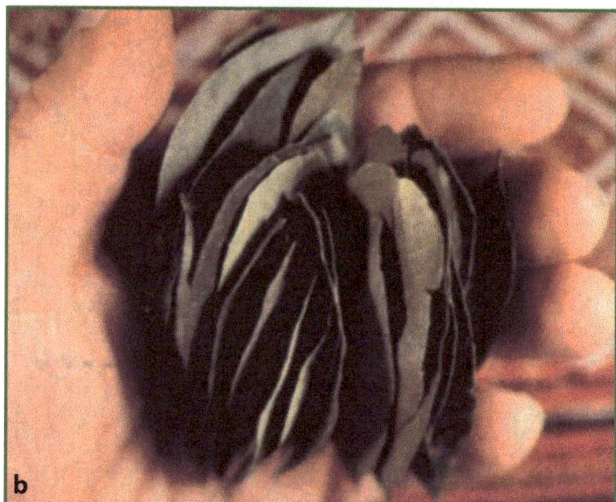

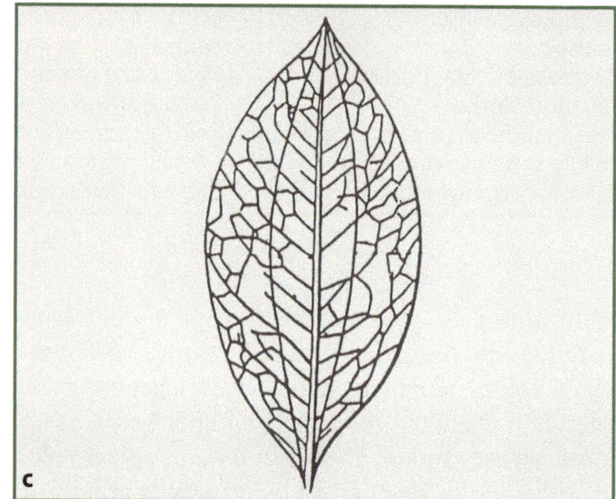

Fig. 18.40 *Erythroxylum coca*: pianta (**a**) e foglie (**b, c**)

inoltre una sensazione di benessere e di euforia: comunque presa più volte può dare allucinazioni. La cocaina, il principale componente della coca, non possiede le proprietà farmacologiche tipiche degli alcaloidi tropanici della belladonna. La cocaina è un potente stimolante centrale: fa aumentare la prontezza mentale ed induce una sensazione di benessere ed euforia. Inoltre, provoca manifestazioni tipiche dell'attivazione del sistema simpatico e cioè tachicardia, ipertensione, dilatazione pupillare e vasocostrizione periferica. Le azioni farmacologiche della cocaina sono dovute, in gran parte, al blocco della ricaptazione neuronale delle catecolamine (noradrenalina, serotonina e dopamina) da parte dei neuroni presinaptici. Tale blocco potenzia le azioni delle catecolamine endogene, sia a livello centrale che a livello periferico (attività sul sistema simpatico). In particolare, il potenziamento dell'azione della dopamina nel sistema limbico (parte del SNC che controlla le sensazioni di piacere) potrebbe essere responsabile degli effetti piacevoli ed euforici indotti dalla cocaina. L'uso cronico di cocaina porta ad esaurimento dei depositi di dopamina a cui fa seguito depressione e desiderio di assumere altra cocaina. La cocaina è, inoltre, un ottimo anestetico locale: causa un blocco graduale e reversibile della conducibilità degli impulsi nervosi (dolorosi, poi man mano termici, tattili, propriocettivi, muscolari). L'azione anestetica è legata al blocco della conduzione delle fibre nervose, principalmente per riduzione della permeabilità agli ioni sodio.

Effetti collaterali, tossicità e controindicazioni. La droga dà assuefazione. Sembra però che la coca dia fenomeni di avvelenamento cronico meno appariscenti di quelli che si osservano con l'uso di cocaina. Questo fa nascere il sospetto che la cocaina non sia il principale componente della coca. È noto che la cocaina è presente nel sangue già 30 minuti dopo l'inizio della masticazione di coca e che raggiunge un picco ematico dopo 1-2 ore per poi scomparire dopo 5-7 ore. Probabilmente con la masticazione di coca si assimilano lentamente quantità molto basse di cocaina (15-50 mg). Questo potrebbe spiegare perché il masticare coca è meno pericoloso dell'impiego di cocaina.

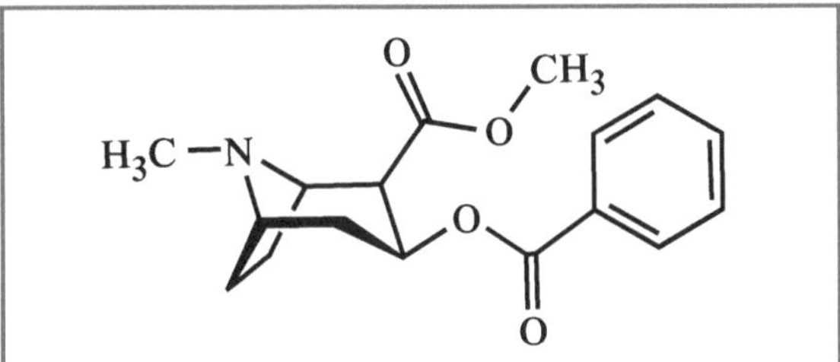

Fig. 18.41 Struttura chimica della cocaina

Tabella 18.12 Tipi di alcaloidi presenti nella coca

Derivati della		
Ecgonina*	**Tropina**	**Igrina**
Cocaina	Tropococaina	Igrolina
Cinnamil-cocaina	Valerina	Cuscoigrina
α-Truxillina		
β-Truxillina		
Isococaina		
Omococamina		
Cocamina		

* Solo i derivati della ecgonina sono commercialmente importanti. La coca boliviana, rispetto a quella peruviana, contiene una maggiore quantità di alcaloidi; comunque la coca peruviana contiene una quantità di cocaina superiore

Alcaloidi purinici

Gli alcaloidi purinici sono correlati chimicamente all'adenina ed alla guanina, dai quali derivano attraverso semplici N-metilazioni. La biosintesi delle purine è piuttosto complessa, poiché numerose molecole concorrono alla formazione dell'anello purinico (Fig. 18.42a).

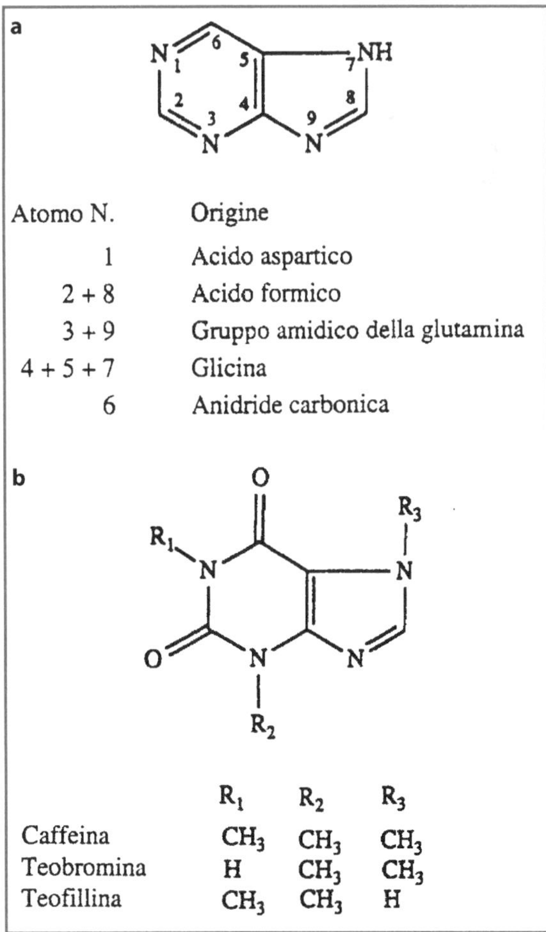

Fig. 18.42 a Origine dei diversi atomi del sistema ciclico purinico. **b** Alcaloidi purinici

Gli alcaloidi purinici non hanno proprietà basiche, ciò nonostante vengono classificati come alcaloidi perché contengono azoto e perché possiedono spiccate proprietà farmacologiche. Detti anche basi xantiniche, non si trovano liberi nelle piante bensì combinati a sostanze tanniche, fenoliche e glucidiche con le quali formano composti più stabili. Durante i processi di fermentazione, di tostatura e/o essiccamento della droga si ha la scissione di questi composti: i tannini danno luogo a flobafeni insolubili (bruno di cacao, rosso di cola) e gli alcaloidi rimangono liberi. Gli alcaloidi purinici più comuni sono la caffeina, la teobromina e la teofillina (Fig. 18.42 b). La caffeina è presente in diverse piante (Tabella 18.13), ma viene estratta dai residui del tè; si ottiene anche durante la tostatura del caffè perché sublima e può essere facilmente raccolta. La teobromina è presente nei rivestimenti esterni dei semi di *Theobroma cacao*, dai quali viene estratta, mentre la teofillina si trova nel tè, ma in quantità basse per essere convenientemente isolata, per cui si preferisce prepararla per demetilazione dalla caffeina o per sintesi totale. Gli alcaloidi purinici possiedono molteplici azioni biologiche: la caffeina stimola il SNC (a dosi di 100-200 mg causa diminuzione del senso della fatica e aumento dell'attenzione, a dosi superiori ad 1 g provoca ansia e tremori), aumenta l'attività del cuore (effetto inotropo e cronotropo positivi) ed agisce come un diuretico; la teobromina e la teofillina rilasciano la muscolatura liscia bronchiale e si comportano da diuretici. Gli alcaloidi purinici stimolano inoltre la secrezione gastrica (i soggetti con ulcera peptica devono evitare bevande contenenti basi xantiniche) e la lipolisi. In terapia la caffeina si usa in associazione con alcaloidi della segale cornuta (nelle cefalee) o con antipiretici-antinevralgici; la teofillina trova impiego nel trattamento delle crisi asmatiche.

Nella Tabella 18.14 è riportata la quantità di caffeina assunta in alcuni Paesi attraverso diverse bevande.

Tabella 18.13 Piante contenenti caffeina

Pianta	Parte della pianta	Caffeina ppm	Bevanda
Camellia sinensis	Foglia	3.810-93.000	Tè
Paullinia cupana	Seme	25.000-76.000	Guaranà
Coffea arabica	Seme	600-32.000	Caffè
Paullinia yoko	Corteccia	3.000-27.300	Yoko
Cola acuminata	Seme	10.000-25.000	Cola
Ilex paraguariensis	Foglia	2.000-20.000	Matè
Theobroma cacao	Seme	500-12.900	Cioccolato
Theobroma bicolor	Frutto	158-184	Cioccolato
Citrus limon	Fiore	0,5-50	Limonata
Citrus sinensis	Foglia	0,4-6	Aranciata

In tutto il mondo la caffeina viene assunta quotidianamente perché presente in bevande di uso comune

Tabella 18.14 Quantità di caffeina (mg/persona/*die*) assunta in alcuni Paesi sotto forma di caffè, tè, matè e cioccolato

Paese	Caffè	Tè	Matè	Cioccolato	Caffeina totale
Argentina	43	1	52	5	101
Australia	202	29	0	0	231
Brasile	26	1	10	4	41
Canada	180	18	0	12	210
Colombia	126	0	0	9	135
Cina	2	14	0	0	16
Danimarca	354	15	0	21	390
Francia	215	8	0	16	239
Germania	292	9	0	12	313
India	1	26	0	0	27
Italia	198	3	0	8	209
Giappone	119	44	0	5	168
Norvegia	379	8	0	13	400
Olanda	369	38	0	6	413
Paraguay	51	1	101	3	156
Russia	26	40	0	7	73
Regno Unito	92	96	0	14	202
Stati Uniti	143	12	0	12	167
Svezia	388	12	0	7	407
Svizzera	275	11	0	1	287

Dati riportati da Fredholm e coll. (1999)

Caffè

Il caffè è dato dal seme di *Coffea arabica* L. (*Fam. Rubiaceae*), arbusto originario del Sudan e degli altipiani d'Etiopia, oggi coltivato in Centro e Sud America. Altre specie diffuse e coltivate nei Paesi tropicali sono: *C. liberica* W. Bull. et Hiern (Liberia e Sierra Leone) e *C. canephora* Pierre et Froehner (Congo, Zaire).

La pianta presenta foglie opposte, coriacee e fiori bianchi. Il frutto di *C. arabica* è una drupa di colore rosso, simile ad una piccola ciliegia; nella polpa sono presenti due semi ovoidali (Fig. 18.43).

Il frutto viene raccolto quando è completamente maturo. Dopo la raccolta il seme viene separato dalla polpa del frutto o mediante essiccazione al sole o all'aria calda o tramite un processo di fermentazione (in acqua) della durata di 14-42 ore.

Il *chicco* di caffè ottenuto viene infine tostato a 200-250 °C; questo processo conferisce al caffè il suo colore bruno ed il suo aroma (attribuito al caffeolo, un olio costituito per il 50% di furfurolo, con tracce di acido valerianico, fenolo e piridina). Il caffè contiene più di 100 sostanze tra cui caffeina (1-2%), in combinazione con l'acido clorogenico, un olio volatile (10-13%), circa il 15% di glucosio e destrina, trigonellina (0,25%), tannini (3-5%).

Il caffè si utilizza per preparare una bevanda stimolante; il caffè decaffeinato contiene non oltre lo 0,08% di caffeina. Gli effetti eccitanti dell'infuso di caffè sono dovuti alla caffeina ed in minima parte al caffeolo ed all'acido clorogenico. Una tazzina di caffè contiene circa 100-150 mg di caffeina, mentre una tazza di caffè istantaneo (solubile) ne contiene 25-100 mg. In comparazione una tazza di tè ne contiene 60-75 mg, una tazza di cacao 5-40 mg, una lattina di cola ($^1/_3$ l) 40-60 mg.

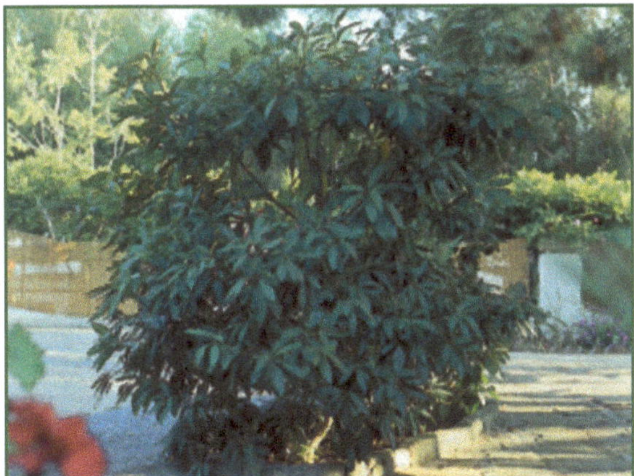

Fig. 18.43 *Coffea arabica*: pianta

La produzione annua di caffè supera i 4 milioni di tonnellate. Il Brasile è il maggior produttore di caffè (circa 18 tonnellate) seguito dalla Colombia (circa 0,6 tonnellate); l'Africa produce circa un quarto della produzione mondiale e l'Asia (Indonesia, Sri Lanka) circa un ventesimo. Da ogni albero si ricavano 0,5-5 kg di caffè.

Tè

Il tè è dato dalle foglie di *Thea sinensis* (L.) Kuntra (*Camellia sinensis*, *C. thea* Link (*Fam. Teaceae*), un albero di 5-10 m (se coltivato rimane un arbusto di circa 2 m di altezza), originario del sud-est asiatico (Birmania) e coltivato in India, Sri Lanka, Indonesia, Cina, Giappone, Africa e Sud America. Ha foglie alterne, sempreverdi, coriacee, brevemente picciolate, lanceolate-acute (lunghe 2-5 cm, larghe 10-18 mm), dentellate solo sui margini superiori (Fig. 18.44 a). I fiori, di colore bianco, sono ascellari; i frutti sono capsule bianco-rosacee e profumate. In sezione le foglie presentano un tessuto a palizzata (un'unica fila di cellule), un tessuto lacunare (con druse di ossalato di calcio) e grandi scleriti isolati che raggiungono le due epidermidi (Fig. 18.44 b e c).

Il tè è stato introdotto in Europa nel XVI secolo dalla Compagnia Olandese delle Indie, ma solo successivamente (circa un secolo più tardi) è stato utilizzato sotto forma di infuso (soprattutto in Inghilterra). I principali produttori di tè sono Cina, Sri Lanka, Giappone, India e Russia. La droga si ottiene dalle foglie o dai fiori. I fiori si raccolgono nel momento in cui il calice è sul punto di appassire e forniscono una varietà di tè molto pregiata, introdotta sul mercato nel XX secolo. Le foglie si raccolgono quando la pianta ha 3 anni e la raccolta può continuare per 20-40 anni. Le foglie vanno in commercio come tè verde, tè nero e tè scuro. Il **tè verde** (*green tea*), prodotto quasi esclusivamente in Cina ed in Giappone, si ottiene da foglie leggermente torrefatte dopo la raccolta, quindi arrotolate a mano e seccate a fuoco dolce; con questo sistema vengono distrutti gli enzimi e si evita ogni successiva fermentazione. Pertanto il tè mantiene il suo colore verde durante il processo di essiccamento.

Il **tè nero** (*black tea*), molto diffuso in Europa, si ottiene con un procedimento più lungo e complesso. Le foglie sono prima essiccate al sole (per 15-36 ore), poi frantumate e lasciate fermentare a 30 °C per 30-120 minuti. Con la fermentazione si completano le reazioni di ossidazione iniziate con la frantumazione (le ossidasi fenoliche interagi-

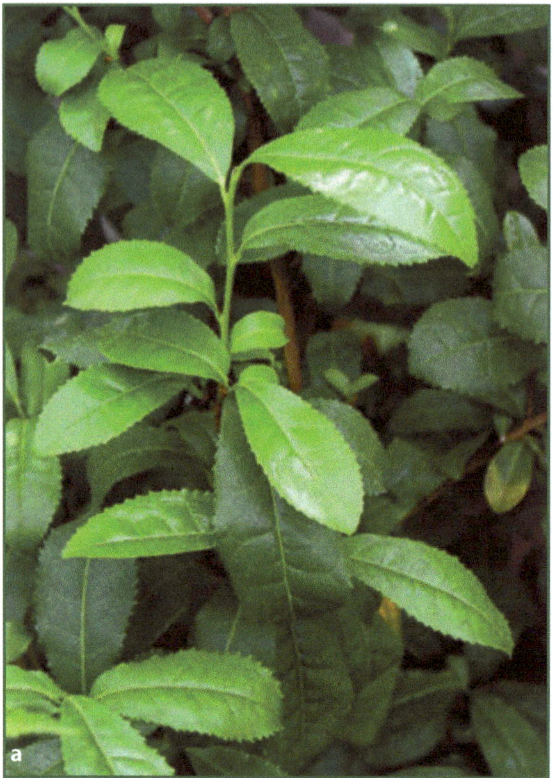

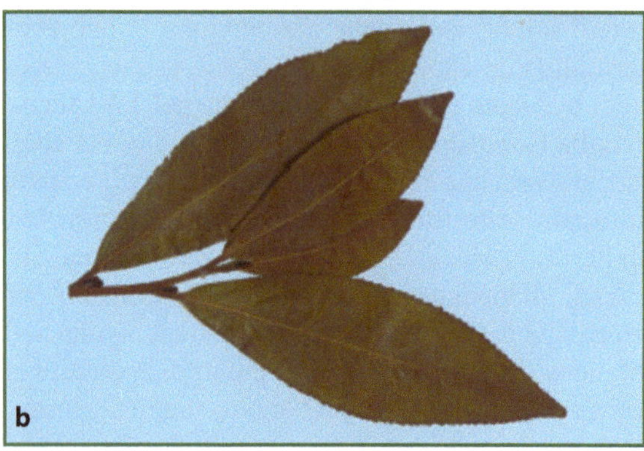

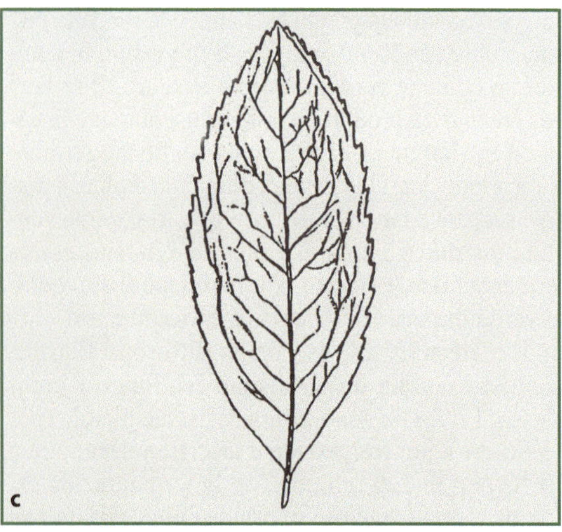

Fig. 18.44 *Thea sinensis*: pianta (**a**) e foglie (**b**, **c**)

scono con i polifenoli presenti nel fluido cellurare) e si avrà un tè di colore bruno scuro. Dopo la fermentazione, il materiale foliaceo viene torrefatto a 115-120 °C e arrotolato. Il procedimento può variare nei particolari a seconda del Paese produttore. Il **tè scuro** (*oolong tea*) è una varietà di tè nero. Poco noto in Europa, è solo parzialmente fermentato. Il tè nero, il tè verde ed il tè scuro possono essere di qualità più o meno pregiata in base alla zona di provenienza, al tipo di materiale utilizzato (giovani germogli > foglie giovani > foglie vecchie) ed al metodo di preparazione. Si distinguono così vari tipi di tè: *imperiale, pekoe, lapsang, su-chong, pon-aurl, ton-kay, darjeeling* ecc. Il tè contiene tannini (8-20%) tra cui epigallocatechina-3-O-gallato (EGCG), caffeina (2,5-5,5%), teobromina (0,07-0,17%), teofillina (0,002-0,013%), un olio volatile; inoltre vitamine (del gruppo B), composti poliflavonici (teoflavina e tearubigina) ecc.

Alla caffeina ed alla teofillina è attribuita l'azione eccitante del tè sul SNC. Queste due xantine hanno anche un'azione stimolante sul miocardio e di rilassamento della muscolatura bronchiale. Caffeina e soprattutto teofillina possiedono poi un effetto diuretico, ma è l'EGCG il componente più interessante, perché sembra che conferisca al tè effetti chemiopreventivi verso il tumore prostatico. L'EGCG presenta anche un'affinità per i cannabinoidi. Comunque il tè sembra che stimoli anche la motilità gastrica senza modificare la secrezione; inoltre ai tannini si deve la leggera azione astringente del tè.

Più che come farmaco il tè è usato come bevanda tonica per la sua azione eccitante sul SNC; in terapia si può sfruttare la sua azione astringente (antidiarroica) e diuretica, preparandone un infuso con circa 5 g di droga. L'assunzione continua di tè, ma anche di altre bevande contenenti basi xantiniche, provoca un certo grado di tolleranza e di dipendenza psichica. L'abuso di tè (teismo) è un problema sociale in alcuni Paesi quali Egitto e Tunisia.

Matè

Il matè è dato dalle foglie e dai rami giovani di *Ilex paraguariensis* St Hilarie (*Fam. Aquifoliaceae*), pianta alta fino a 20 m, originaria del Brasile meridionale, Paraguay ed Argentina settentrionale. Se coltivata, la pianta viene mantenuta allo stato di arbusto e quindi è di dimensioni più modeste (Fig. 18.45). Le foglie sono alterne, lanceolate, leggermente ottuse alla sommità, con margine seghettato di colore verde. La nervatura mediana, prominente nella faccia infe-

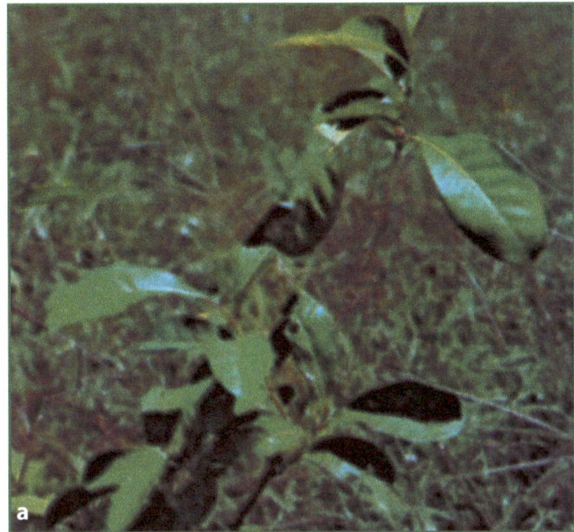

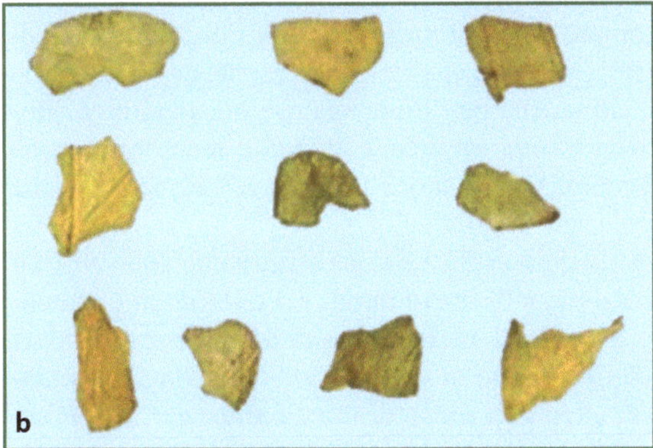

Fig. 18.45 *Ilex paraguariensis*: pianta (**a**) e frammenti di foglie (**b**)

riore, dà luogo a delle nervature secondarie che si anastomizzano formando delle nervature terziarie. La cuticola della pagina superiore è spessa, increspata e senza stomi, quella inferiore è liscia ed ha stomi circolari. I fiori sono ascellari e di colore bianco. Il frutto è una drupa sferica di colore rosso. Ha un odore caratteristico ed un sapore leggermente amarognolo. La droga è in effetti costituita da una polvere grossolana di colore verde, data da frammenti di foglie, piccioli e ramoscelli. Si prepara tostando le parti terminali dei rami appena raccolti, quindi essiccando e polverizzando il materiale vegetale.

Contiene caffeina (0,13-1,85%), tracce di teobromina, sostanze tanniche (3,5-7%) quali acido caffeotannico (acido clorogenico), fenilpropanoidi (circa il 10%), piccole quantità di olio essenziale, vitamine ecc. Il matè, detto anche tè dei Gesuiti (le prime coltivazioni risalgono ai Gesuiti), si prepara mettendo la droga, detta *yerba* in Sud America, in una piccola zucca, detta matè, nel versarci sopra acqua bollente e nel sorseggiarla con una cannuccia d'argento o di bambù. L'infuso può anche essere sorbito per mezzo della bombilla, una palla d'argento forata immersa nell'infuso e collegata ad un tubicino di bambù e di argento.

Il matè è usato soprattutto nel Sud America, sotto forma di infuso, come bevanda stimolante e nervina, dato il suo contenuto in caffeina. Al matè si attribuiscono anche proprietà dimagranti, lassative, diuretiche e antifungine (vs. *Malassezia furfur*).

Guaranà

La droga è costiuita dai semi di *Paullinia cupana* var. *sorbilis* Martins (*Fam. Sapindaceae*), pianta rampicante che cresce spontanea nel Brasile ed in tutto il bacino del Rio delle Amazzoni. I semi, da 1 a 3, sono contenuti in una cassula rossa piriforme, uni-triloculare; sono ricoperti da un guscio crostaceo, sottile, hanno la grandezza di una nocciola e la forma di una castagna d'India. Presentano una superficie liscia, brillante, di colore nerastro.

Ciascun seme presenta un arillo bianco (ricco di carboidrati) ed una parte centrale marrone scuro, contenente testa, embrione e cotiledoni (Fig. 18.46 a).

Per la preparazione della droga i semi vengono torrefatti, subito dopo la raccolta, e trattati con acqua calda in modo da ottenere una pasta molle con la quale si procede alla confezione di pani o di cilindri di varie dimensioni che vengono essiccati al sole o in stufa (Fig. 18.46 b).

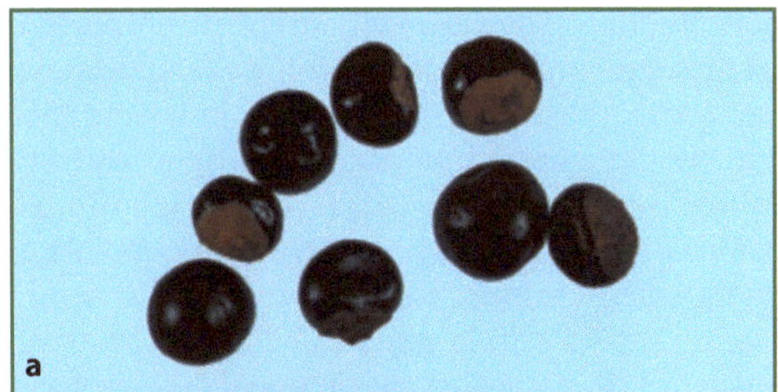

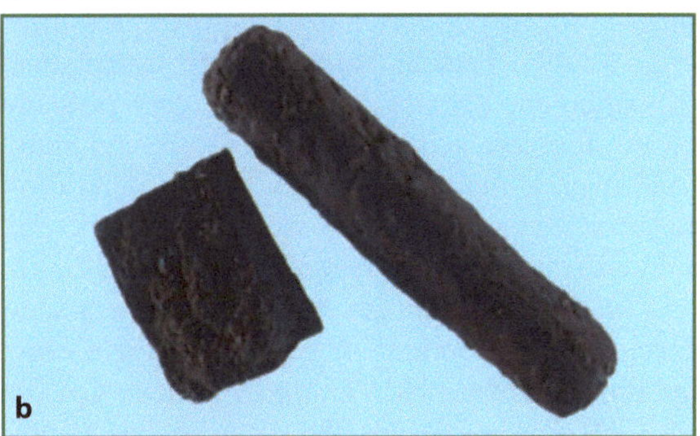

Fig. 18.46 *Paullinia cupana*: semi (**a**) e pasta di semi (**b**)

In commercio si trovano cilindri lunghi 15-25 cm e larghi 3-5 cm, duri, di colore rosso-bruno, di aspetto lucente e frattura granulosa e lucente, talvolta con frammenti di semi. Ha odore debole, sapore amaro astringente. La droga contiene caffeina (3,5-5,8%), legata sotto forma di complesso organico alla guaranatina, sostanza analoga alla kolatina; inoltre tannini (8%), tracce di teobromina, saponosidi, amido, resine, grassi ecc. Nel guaranà la caffeina è contenuta in quantità notevolmente superiori rispetto alle altre droghe caffeiche. Il guaranà non trova applicazioni in terapia, anche se ad esso si attribuiscono proprietà antidiarroiche e dimagranti.

Le bevande di guaranà vengono usate soprattutto in Sud America, come stimolanti e rinfrescanti; si somministrano con cautela ed a stomaco pieno per evitare irritazioni della mucosa gastrointestinale.

Cola

La droga è costituita dai semi di diverse specie di *Cola*, *C. acuminata* Schott ed Endl., *C. vera* Schumann, *C. nitida* Chew, *C. verticillata* Stapf ecc.) (*Fam. Sterculiaceae*). Si tratta di alberi di 10-15 m, spontanei in Africa occidentale (Sierra Leone, Guinea) e coltivati oltre che in questa anche in altre regioni tropicali ed in altri Paesi quali India, Brasile, Giamaica. Hanno l'aspetto del castagno nostrano. Le foglie sono ovali, intere, con apice acuminato; i fiori, raggruppati in grappoli ascellari, sono bianchi, striati di porpora; i frutti sono composti da follicoli dalla superficie verrucosa, spessa e disposti a stella in quanto saldati per un apice ad un peduncolo lignificato. Il follicolo è oblungo, coriaceo, bruno, rigonfio, al centro gibboso, percorso da una cresta dorsale e da un solco ventrale. Racchiude da 5 a 10 semi, lunghi 2,5-3,5 cm, larghi 2-2,5 cm e disposti su una o due file; originariamente ovoidali, i semi assumono forma poliedrica per reciproca pressione (Fig. 18.47). Freschi hanno sapore astringente aromatico che diventa amarognolo con l'essiccamento. Il colore nella droga fresca varia dal bianco al rosa, al rosso, al violetto, mentre nella droga secca il colore è di un rosso caffè; proprio dal colore dei semi si distinguono le varietà di *C. nitida* (*alba*, *rubra*, *pallida* ecc.). La cola era sconosciuta al mondo antico. Le prime notizie sono riportate da Lopez nel 1593, ma è Mathews che dà, nel 1789 una descrizione della droga e del suo utilizzo come stimolante.

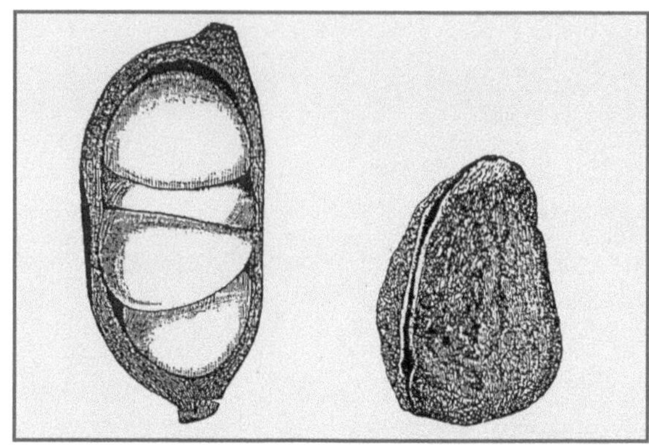

Fig. 18.47 *Cola acuminata*: frutto e seme

La cola contiene caffeina (1,5-2,5%), teobromina (0,2%), tannini (5-10%); inoltre amido (20-35%), gomme (3%), protidi (6,5%), lipidi, zuccheri (2,8-3,1%). Nella droga fresca è presente un eteroside, la colatina, che per idrolisi dà origine a caffeina, glucosio e rosso di cola. Caffeina e teobromina sono combinate nella droga fresca con sostanze tanniche (colacatechine).

La cola esplica azione stimolante sul SNC; tale azione è di breve durata ed è legata al contenuto di caffeina nella droga. In alcuni Paesi africani è diffuso l'uso di masticare la cola come voluttuario: attenua il senso di fame e di sete e fa sopportare la fatica.

In Occidente la cola è presente in alcune bevande rinfrescanti e dissetanti (*coca cola*). In terapia la cola non viene usata; essa tuttavia entra a far parte di preparazioni ad azione eupeptica, tonica e nervina.

Cacao

Il cacao è costituto dai semi di *Theobroma cacao* L. (*Fam. Sterculiaceae*), albero originario dell'America centrale (Messico, Ecuador, Antille) e coltivato anche in Brasile, Africa (Ghana), Asia. Diverse specie di *Theobroma* (*T. bicolor*, *T. angustifolium*, *T. ovalifolium* ecc.) forniscono prodotti simili al cacao, anche se di qualità inferiore. Il cacao è noto fin dal secolo XVI, epoca della colonizzazione del Messico da parte della Spagna. L'albero del cacao raggiunge gli 8-10 m di altezza. Presenta foglie sparse, peziolate, ovali-acute, intere; i fiori sono brevemente peduncolati, piccoli, rossi, riuniti in cime che partono direttamente dal fusto; il frutto è grande (lungo 12-25 cm), carnoso, con epicarpo spesso, munito di 10 solchi longitudinali, contenente una polpa giallastra nella quale stanno

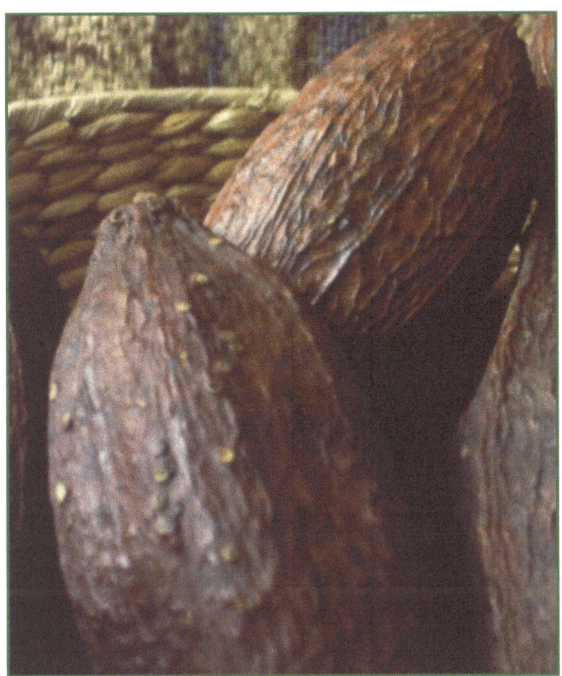

Fig. 18.48 *Theobroma cacao*: frutti

immersi numerosi semi (da 15 a 40) disposti in serie longitudinali. I semi sono ovoidi, lunghi 2-2,5 cm e larghi 1-1,5 cm, con superficie ora liscia, colorata in rosso, ora rugosa, di colore terreo (Fig. 18.48). Quando il frutto è maturo si separa la polpa e si lascia fermentare; quando la massa è diventata quasi liquida si separano i semi che si fanno seccare al sole e tostare. I semi vengono poi sgusciati e sottoposti a triturazione in modo da ottenere una polvere fine. I semi di cacao contengono grassi (40-50%), caffeina (0,07-0,36%), teobromina (1-4%), tannini (2,6-16%), proteine (15%), amidi (15%); inoltre vitamine (vitamine del gruppo B), zuccheri ecc. La caffeina sembra che esista preformata nei semi freschi, mentre la teobromina si forma durante il processo di fermentazione.

Con i semi del cacao si preparano la polvere di cacao solubile, il cioccolato ed il burro di cacao. Queste preparazioni possono essere sofisticate con l'aggiunta di fecola (cioccolato) o di grassi vegetali ed animali (burro di cacao). Il cacao, per il suo alto contenuto di grassi, zuccheri e proteine, ha un elevato potere nutritivo e per questo spesso entra nella composizione di polveri nutritive; il suo uso esagerato provoca dispepsia, per una ridotta secrezione gastrica ed una lenta digestione causata dall'elevato quantitativo di grasso presente nella droga.

Il cacao deve essere sconsigliato in caso di malattie dismetaboliche (gotta, artrite, iperuricemia, ecc). Per la presenza di basi xantiniche il cacao esplica una lieve azione diuretica e stimolante del sistema nervoso. In farmacia si usa come aromatizzante ed eccipiente (burro di cacao).

Nella polvere di cacao, e conseguentemente nel cioccolato, sono state di recente identificate delle sostanze (N-acetiletanolamine) capaci di interagire con il sistema cannabinoide endogeno. In particolare è stata identificata l'anandamide, un cannabinoide endogeno che si lega ai recettori dei cannabinoidi e mima gli effetti psicoattivi della cannabis e del Δ^9-THC. Inoltre sono state isolate l'N-oleoiletanolamina e l'N-linoleiletanolamina: queste sostanze, pur non legandosi ai recettori dei cannabinoidi, sono in grado di aumentare i livelli endogeni di anandamide, in quanto inibiscono l'anandamide idrolasi, enzima responsabile della sua degradazione. Di recente è stata poi osservata un'azione antimutagena (previene il danno del DNA e riduce l'attivazione metabolica dei carcinogeni).

Bibliografia essenziale

Atta-ur-Rahman, Choudhary MI (1990) Purine alkaloids. In The alkaloids, 38. Academic Press

Becker LA (1998) Helping patients quit smoking. J Fam Pract 46:195-196

Benowitz NL (1996) Pharmacology of nicotine: addiction and therapeutics. Annu Rev Pharmacol Toxicol 36:597-613

Bevan DR (1992) Curare, 1942-1992 (Editorial) Can J Anaesth 39:4-5

Biocca E (1975) Curaro e sostanze curarosimili. In: Enciclopedia Medica Italiana, Vol 4. USES. Firenze, pp 1919-1923

Boghdadi MS, Henning RJ (1997) Cocaine: pathophysiology and clinical toxicology. Heart & Lung, 26:466-485

Brownstein MJ (1993) A brief history of opiates, opioid peptides, and opioid receptors. Proc Natl Acad Sci USA 90:5391-5393

Buzello W, Diefenbach C (1992) (Curare and its successors. A 50 year's evolution). Curare und seine Nachfolger., 50 Jahre einer Entwicklung Anesthesiol Intnsivmed Notfallmed Schmerzther 27:290-299

Capasso F, Grandolini G, Izzo AA (2006) Fitoterapia. Impiego razionale delle droghe vegetali. Springer-Verlag, Milano

Cordell GA (1993) The alkaloids. Chemistry and pharmacology. Vol 44. Academic Press, San Diego

Damaj MI, Patrick GS, Creasy KR, Martin BR (1997) Pharmacology of lobeline, a nicotinic receptor ligand. J Pharmacol Exp Ther 282:410-419

Dongen PW van, Groot AN (1994) History of ergot alkaloids from ergotism to ergometrine. Eur J Obstet Gynecol Reprod Biol 60:109-116

Eich E, Pertz H (1994) Ergot alkaloids as lead structures for differential receptor system. Pharmazie 49:867-877

Filip R, Davicino R, Anesini C (2010) Antifungal activity of the aqueous extract of Ilex paraguariensis against Malassezia furfur. Phytother Res 24:715-719

Fredholm BB, Battig K, Holmen J et al (1999) Actions of caffeine in the brain with special reference to factors thet contribute to its widespread use. Pharmacol Rev 51: 83-133

Hardin SR (2007) Cat's claw: an amazonian vine decreases inflammation in osteoarthritis. Compl. Ther Clin Practice 13:25-28

Heitzman ME, Neto CC, Winiarr E et al (2005) Ethnobotany, phytochemistry and pharmacology of Uncaria (Rubiaceae). Phytochemistry 66:5-29

Heymann TD, Bhupulan A, Zureikat NE et al (1995) Khat chewing delays gastric emptying of a semi-solid meal. Aliment Pharmacol Ther 9:81-83

Ikeznagu Erowewlw G, Kalejaiye AO (2009) Pharmacoly and therapeutic uses of cats claw. Am J Health Syst Pharm 66:992-995

Johnson JJ, Bailey HH, Mukhtar H (2010) Green tea polyphenols for prostate cancer chemoprevention: a translational perspective. Phytomedicine 17:3-13

Kalix P (1996) Chata edulis, a plant that has amphetamine effects. Pharm World Sci 18:69-73

Kalus U, Kiesewetter H, Radtke H (2010) Effect of CYSTUS052 and green tea on subjective symptoms in patients with infection of the upper respiratory tract. Phytother Res 24:96-100

Kulkarni SK, Dhir A (2010) Berberine: a plant alkaloid with therapeutic potential for central nervous system disorders. Phytother Res 24:317-324

Ohno M, Sakamoto KQ, Ishizuka M, Fujita S (2009) Crude cacao Theobroma cacao extract reduces mutagenicity induced by benzo[a]pyrene through inhibition of CYP1A activity in vitro. Phytother Res 23:1134-1139

Sawynok J, Yaksh TL (1993) Caffeine as an analgesic adjuvant: a review of pharmacology and mechanisms of action. Pharmacol Rev 45:43-85

Setty AR, Sigal LH (2005) Herbal medications commonly used in the practice of rheumatology: mechanisms of action, efficacy and side effects. Semin Arthritis Rhem 34:773-784

Valerio LG, Gonzales GF (2005) Toxicological aspects of the South american herbs cat's claw (uncaria tomentosa) and maca (Lepidium meyenii). Toxicol Rev 24:11-35

MISCELLANEA

Capitolo M1 ANTITUMORALI

Il regno vegetale rappresenta una delle fonti più importanti di agenti ad attività antitumorale. Un'intensa e sistematica ricerca iniziata dal *National Cancer Institute* negli Stati Uniti, negli anni '60 e basata anche sulla medicina popolare e l'etnofarmacologia, ha permesso di identificare un numero molto elevato di principi naturali ad azione citotossica, antiossidante e/o attivi nello stimolare la risposta immunitaria, fornendo così nuove strutture chimiche e nuovi meccanismi d'azione. Oltre agli antibiotici ottenuti da microrganismi, quali la bleomicina, la daunomicina, la doxorubicina ecc., molti principi attivi purificati di origine vegetale e loro derivati semisintetici sono correntemente utilizzati nella terapia dei tumori ed agiscono efficacemente mediante svariati meccanismi.

Molti estratti di droghe vegetali sono proposti e talvolta utilizzati come adiuvanti o integratori alimentari durante la terapia farmacologica, radiante o chirurgica o sono descritti aneddoticamente come efficaci nel prevenire l'insorgenza dei tumori. I principi attivi ad attività antitumorale sono in costante crescita e ricadono in tutti i gruppi chimici dei prodotti del metabolismo secondario delle piante. Infatti, tale attività è stata riscontrata in terpeni, alcaloidi, lignani, chinoni, peptidi, flavonoidi ecc., ed una completa descrizione risulterebbe complessa.

Nel presente capitolo, ampio spazio sarà dedicato alle sostanze maggiormente utilizzate in terapia, in particolare agli alcaloidi della *Vinca*, al paclitaxel ed ai derivati delle podofillotossine e della camptotecina. Saranno anche descritte brevemente altre sostanze vegetali ad attività antitumorale e chemiopreventiva, sebbene adeguati studi preclinici e clinici *in vivo*, con particolare attenzione alla valutazione della tossicità, sono necessari per confermarne l'interesse terapeutico ed evitare facili entusiasmi.

Principi attivi di origine vegetale utilizzati in terapia antitumorale

Alcaloidi della *Vinca*

Gli alcaloidi della *Vinca* sono estratti dalla pervinca del Madagascar, *Catharanthus roseus G. Don.* (= *Vinca rosea L.*), ora diffusa e coltivata in molte regioni tropicali. *C. roseus* è una pianta erbaceo-arbustiva, legnosa alla base, alta circa 40-80 cm. Le foglie sono picciolate ed opposte, oblunghe, ad apice arrotondato e margine intero. I fiori sono simili a quelli della pervinca comune e sono di colore violetto, rosa o bianco a seconda della varietà. La droga è rappresentata da tutta la pianta essiccata e si può ottenere commercialmente da fonti di diverse regioni geografiche come Africa, India, Thailandia, Australia e Florida. In terapia si utilizzano i principi attivi purificati.

Componenti principali. Numerosi alcaloidi sono stati isolati da *C. roseus* e di questi circa 20 hanno attività antineoplastica. I due alcaloidi indolici dimerici, utilizzati per la loro attività antitumorale, sono la vinblastina e la vincristina. Entrambi gli alcaloidi sono presenti in scarsa quantità nella droga, rendendo il procedimento di estrazione lungo e costoso. Oggi la vincristina viene anche ottenuta dalla vinblastina sia mediante procedimenti chimici che per trasformazione microbiologica. Data la crescente richiesta, viene attualmente valutata la possibilità di ottenere gli alcaloidi in maggiore quantità da colture cellulari di *C. roseus*, con promettenti prospettive, non escludendo la possibilità futura di ricavare gli alcaloidi della *Vinca* esclusivamente per via sintetica.

Proprietà ed impiego terapeutico. Gli alcaloidi della *Vinca* sono farmaci ciclospecifici, arrestano il ciclo cellulare in fase G2 o M (profase o metafase) inibendo la polimerizzazione della tubulina ed inducendo la depolimerizzazione dei microtubuli già formati. A causa dell'alterata funzionalità dei microtubuli, la divisione cellulare si blocca; i cromosomi in tal caso possono essere ritrovati dispersi nel citoplasma o aggregati in forma sferica o di stella. L'incapacità di segregare correttamente i cromosomi durante la mitosi porta a morte cellulare.

La vinblastina (Velbe®, Vinblastina generico) è usata nel trattamento dei linfomi e di alcuni tumori solidi (testicoli, fegato ecc.) mentre la vincristina, ormai utilizzata in terapia da oltre dieci anni, è principalmente usata per il trattamento delle leucemie infantili e del mieloma multiplo in combinazione con altri farmaci.

La vindesina (vinblastina amide) e la vinorelbina sono derivati semisintetici della vinblastina e della vincristina, utilizzati in terapia per il trattamento dei linfomi Hodgkin e non-Hodgkin, del tumore non a piccole cellule, del polmone e del tumore della mammella. Tali derivati presentano minore tossicità rispetto agli alcaloidi naturali. Infatti, l'uso della vincristina presenta come effetto collaterale una severa neurotossicità; la riduzione del dosaggio e a volte la sospensione del trattamento sono consigliati al comparire di disfunzioni motorie. La vincristina può anche determinare una sindrome iponatriemica per riduzione della secrezione di ormone antidiuretico, mentre la mielodepressione è generalmente lieve. Al contrario, la vinblastina determina maggiore tossicità a carico del sistema ematopoietico, ma minore neurotossicità.

In particolare, la vindesina (Eldisine®) è impiegata in monoterapia nel trattamento di varie forme di leucemia, tra cui leucemie pediatriche resistenti ad altri farmaci. Invece, la vinorelbina (Navelbine®) è indicata per il trattamento del carcinoma polmonare non a piccole cellule e del carcinoma mammario metastatico. La vinolrebina presenta il vantaggio di poter essere somministrata per via orale.

Un nuovo farmaco appartenente alla classe degli alcaloidi della *Vinca* è la vinflunina. La vinflunina è risultata più attiva rispetto agli altri alcaloidi della *Vinca*, ed è stata autorizzata nel 2009 (Javlor®) per il trattamento del carcinoma a cellule transizionali del tratto uroteliale (un tumore che colpisce la mucosa di rivestimento della vescica e il resto del tratto urinario) di stadio avanzato o metastatico. Attualmente sono in corso diversi studi clinici per valutare l'efficacia della vinflunina in altri tipi di tumore, tra cui il tumore polmonare e della mammella.

Podofillotossine

Le podofillotossine sono presenti nel podofillo, rizoma e radici del *Podophyllum peltatum*, un'erba perenne comune in Canada e negli Stati Uniti. Le caratteristiche della pianta sono state precedentemente descritte nel Cap. 17. Il podofillo indiano è costituito dal rizoma essiccato e dalle radici di *Podophyllum emodi*, un'erba perenne che cresce nel Tibet, in Afghanistan e in India. La resina ottenuta dal podofillo indiano presenta una maggiore quantità di podofillotossina che agisce come agente antimitotico essendo anch'essa in grado di legarsi alla tubulina e di impedirne la polimerizzazione. I principi attivi hanno tutti attività antitumorale più o meno spiccata, ma non sono utilizzati in clinica a questo scopo. Sono invece utilizzati come farmaci antitumorali i derivati di semisintesi, le epipodofillotossine etoposide e teniposide. È singolare il fatto che questi ultimi composti hanno un meccanismo d'azione completamente diverso. Infatti, etoposide e teniposide inibiscono la topoisomerasi II, un enzima in grado di tagliare e ricongiungere i filamenti di DNA durante il processo di replicazione. Mediante la formazione di un complesso ternario con l'enzima ed il DNA, inibiscono la richiusura della catena del DNA; il conseguente accumulo di frammenti del DNA determina quindi morte cellulare. Questi farmaci sono efficaci nel trattamento del carcinoma a piccole cellule del polmone, in alcune forme di carcinoma del testicolo e di leucemia e nel carcinoma ovarico (etoposide, Vepesid®, Etoposide generico), così come nel trattamento di linfomi e leucemie pediatriche (teniposide). Gli effetti tossici di questi composti sono a carico del sistema ematopoietico e di quello gastrointestinale. La leucopenia è l'effetto tossico dose-limitante.

Nonostante l'etoposide sia utilizzata in terapia già da molti anni, tutt'oggi sono in corso studi clinici volti a valutare l'efficacia dell'etoposide nel trattamento del neuroblastoma e di alcune forme di leucemia, in associazione ad altri antitumorali come i derivati del platino.

Teniposide è attualmente studiato nel trattamento del linfoma mantellare in combinazione con ciclofosfamide, doxorubicina e prednisone (regime CHVP).

Tassoidi

I tassoidi sono estratti soprattutto dalla corteccia del tasso del Pacifico (frassino; *Taxus brevifolia*), un albero che cresce nell'area nord-ovest della costa del

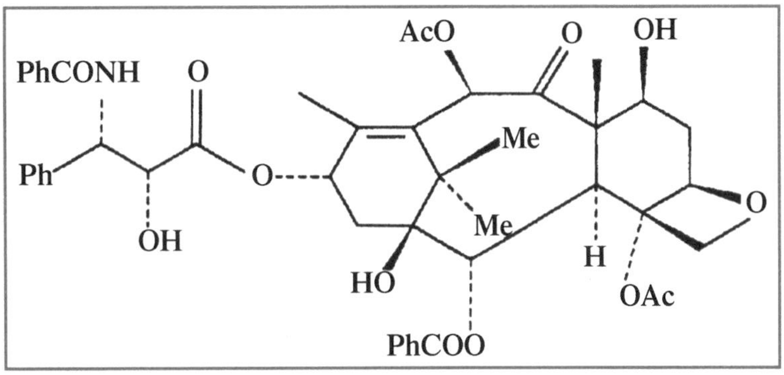

Fig. M1.1 Struttura chimica del tassolo

Pacifico. L'albero è secolare e quindi a crescita molto lenta. Essendo un albero abbastanza comune e poco decorativo, è stato ritenuto per anni di scarso interesse e quindi abbattuto per far posto ad altre colture. Dopo l'identificazione del tassolo (Fig. M1.1) e l'acquisizione della sua estrema efficacia nel trattamento di vari tipi di tumori, questa pianta è stata rivalutata.

La Tabella M1.1 riporta alcune specie di *Taxus* utilizzate per l'estrazione del tassolo.

Componenti principali. Il tassolo (paclitaxel) è un diterpene presente nella corteccia dell'albero. Sia la ricerca clinica che l'uso terapeutico di questo composto sono stati resi molto difficili dal problema di reperire sufficienti quantità di tassolo, poiché l'albero deve essere abbattuto per la decorticazione e dalla corteccia si estraggono quantità minime di principio attivo. Tale ostacolo è stato superato con la scoperta della 10-deacetilbaccatina III, un diterpenoide che include il complesso sistema tetraciclico del paclitaxel e che viene isolato con buone rese da diverse parti della pianta del tasso europeo (*Taxus baccata*). Mediante questa via si ottiene anche il docetaxel, un analogo del paclitaxel, anch'esso utilizzato come agente antitumorale. Un'altra risorsa è rappresentata dal fungo *Taxomyces andreanae* che parassita la corteccia del *T. brevifolia*. Anche il fungo contiene tassolo, sebbene in piccole quantità, ma l'aspetto più interessante è che il *T. andreanae* possiede la via biochimica che sintetizza il tassolo e quindi colture cellulari di *T. andreanae* possono rappresentare una possibilità di ottenere il principio attivo mediante processi biosintetici in laboratorio.

Proprietà ed impiego terapeutico. La peculiarità del paclitaxel, che lo distingue dagli antimitotici inibitori della polimerizzazione della tubulina, sta nel suo particolare meccanismo d'azione. Esso infatti, si lega alla subunità β dell'eterodimero della tubulina, accelerandone la polimerizzazione ed allo stesso tempo stabilizzando i microtubuli formatisi,

Tabella M1.1 Contenuto di tassolo in alcune specie di *Taxus*

Specie	Provenienza	% di tassolo* (parte della pianta)
T. brevifolia	USA (costa del Pacifico)	0,02% (corteccia)
T. baccata	Europa	0,008% (corteccia) 0,0006% (rami) 0,003% (foglie)
T. cuspidata	Giappone	0,006% (foglie) 0,003% (corteccia) 0,002% (legno)
T. globosa	Messico	0,001% (fusto, foglie, radici)
T. canadensis	Canada	0,009% (foglie) 0,002% (fusto)
T. wallichiana	Cina	0,001% (fusto, foglie, radici)
T. floridiana	USA (Florida)	0,004% (corteccia) 0,001% (foglie)
*T. media***	Europa, USA	0,002% (foglie)

* Dalla corteccia intera di un albero di 100 anni si ricava circa 1 g di tassolo, il cui costo equivale a 1000 dollari.
** Pianta ornamentale data dall'incrocio di *T. baccata* e *T. cuspidata*

inibendone la depolimerizzazione. L'inibizione della depolimerizzazione dei microtubuli tra la profase e l'anafase della mitosi porta all'arresto del ciclo di divisione cellulare, con la conseguente morte delle cellule cancerose. Attualmente, il paclitaxel è approvato per il trattamento del cancro alle ovaie in stato avanzato, del cancro metastatico della mammella, del tumore polmonare non a piccole cellule nonché del sarcoma di Kaposi nei soggetti affetti da AIDS (Paxene®, Paclitaxel generico). Risulta inoltre promettente nei confronti di altri tumori solidi. Oltre all'attività antineoplastica, il paclitaxel ha anche azione antimalarica e antireumatica negli animali da esperimento. Gli effetti tossici principali sono rappresentati da mielosoppressione (neutropenia), neurotossicità periferica, reazioni di ipersensibilità e cardiotossicità. Il docetaxel (Taxotere®) è approvato in molti Paesi per il trattamento del tumore metastatico della mammella resistente ad altri farmaci antitumorali, del tumore al polmone non a piccole cellule, del cancro della prostata, dello stomaco nonché dei tumori della testa e del collo. Produce come effetti tossici neutropenia e reazioni di ipersensibilità.

Nuove molecole appartenenti alla famiglia dei taxani sono in studio per la terapia dei tumori solidi. Ad es., il larotaxel è un tassano semi-sintetico che presenta una minore tossicità rispetto a docetaxel e paclitaxel, e risulta attivo contro cellule tumorali resistenti. Sembra, infatti, sorpassare alcuni sistemi di resistenza delle cellule tumorali, come la glicoproteina P. Inoltre, il larotaxel, poiché supera la barriera emato-encefalica, può essere utile per il trattamento di tumori che presentano metastasi cerebrali.

Camptotecine

La camptotecina ed i suoi derivati sono estratti dal legno e dalla corteccia di *Camptotheca acuminata* (*Fam. Cornaceae*), un albero che cresce ai climi relativamente caldi delle province sud-orientali della Cina. Altre piante, quali la *Mappia foetida*, sembrano contenere quantità anche maggiori di camptotecina.

Componenti principali. I componenti attivi ad azione antitumorale sono alcaloidi a struttura pentaciclica insatura correlata agli alcaloidi indolici. Come già descritto, questi alcaloidi sono ottenuti mediante estrazione alcolica dal legno e dalla corteccia della *C. acuminata*. Oggi è possibile ottenere commercialmente la camptotecina da cellule in coltura di *C. acuminata*. La camptotecina (CPT) e molti dei suoi analoghi (9-nitro CPT; 9-amino CPT), sono insolubili in acqua ed hanno problemi di ridotta biodisponibilità ed elevata tossicità. Numerosi derivati semisintetici idrosolubili sono stati sintetizzati e due di questi, irinotecano e topotecano, sono attualmente disponibili sul mercato americano e di alcuni Paesi europei per il trattamento di varie forme di tumori solidi.

Proprietà ed impiego terapeutico. La camptotecina ha un meccanismo d'azione unico tra gli agenti naturali antitumorali. Infatti, nel 1985, si è scoperto che questa sostanza inibisce la topoisomerasi I, un enzima che interviene in vari processi del DNA quali la replicazione, la trascrizione e la ricombinazione. In particolare, l'inibizione dell'enzima consiste nella formazione di un complesso farmaco, DNA e topoisomerasi I. Mediante questo meccanismo, la camptotecina è anche efficace *in vitro* contro il tripanosoma e gli organismi responsabili della malaria. Inoltre, la camptotecina ed i suoi analoghi hanno altri meccanismi antitumorali, quali l'inibizione della DNA- e dell'RNA-sintetasi e l'inibizione della formazione dei microtubuli. La camptotecina ha notevole azione citotossica ed antitumorale nei confronti di vari tumori solidi (carcinoma polmonare non a piccole cellule, ovarico, del colon-retto e della mammella). Il suo uso clinico è però impedito dalla limitata biodisponibilità e dall'elevata tossicità (mielosoppressione, diarrea e cistite emorragica); infatti la camptotecina non è attualmente in commercio.

I derivati semisintetici in commercio (irinotecano e topotecano) sono attivi nei confronti di numerosi tumori solidi. L'irinotecano (Campto®) è utilizzato per il trattamento del carcinoma del colon-retto nel FOLFIRI (irinotecano, 5-fluorouracile e leucovorina), un regime terapeutico largamente utilizzato in clinica.

Studi clinici di fase II hanno evidenziato che l'irinotecano produce effetti positivi in pazienti affetti da tumori del colon-retto anche in forme ricorrenti dopo trattamenti con fluorouracile. È anche efficace in combinazione con cisplatino e vindesina nel tumore polmonare.

Inoltre, sembra promettente nei tumori della mammella, dell'ovaio e dello stomaco. Gli effetti collaterali, anche severi e prolungati, comprendono mielosoppressione e diarrea.

Il topotecano (Hycamtin®), un derivato idrosolubile della camptotecina, è utilizzato per il trattamento del carcinoma ovarico, anche nelle forme refrattarie al paclitaxel ed al cisplatino, nonché per il trattamento del cancro del polmone a piccole cellule. Ciò nonostante il topotecano è mielotossico, e produce neutropenia, trombocitopenia e anemia. Inoltre, più di una dozzina di altri derivati della camptotecina sono in varie fasi di sviluppo clinico.

Altre sostanze di origine vegetale ad attività citotossica di potenziale interesse antitumorale

Numerosi principi attivi di origine vegetale possiedono attività citotossica e possono rappresentare interessanti punti di partenza per la sintesi di ulteriori farmaci antitumorali. Tra questi ci sono le cefalotassine estratte dalla corteccia di alberi originari della Cina della specie *Cephalotaxus* ed in particolare il *C. harringtonia* e *C. fortunei*. Una notevole attività citotossica è presente nei derivati esterei della cefalotassina, l'arringtonina e l'omoarringtonina. Tale attività sembra dovuta alla capacità di inibire la sintesi proteica, sebbene non siano da escludere altri meccanismi ancora non noti. L'omoarringtonina ha attività antileucemica ed in particolare sembra avere efficacia nella leucemia mielogenica acuta e cronica. La maitansina, presente in diverse specie di *Maytenus*, inibisce la mitosi con azione molto simile agli alcaloidi della *Vinca* e sembra essere un agente antitumorale molto promettente grazie alla sua potenza (è efficace a dosi molto basse verso tumori indotti in modelli animali) e ad un favorevole indice terapeutico. Tuttavia, le prime prove cliniche non hanno evidenziato particolare efficacia. Altri maitansinoidi, sebbene presenti nelle piante in minore quantità, così come alcuni derivati di sintesi e di semisintesi, potrebbero avere una maggiore azione antitumorale. Questi composti possono ottenersi anche per semi-sintesi da composti analoghi prodotti da vari microrganismi.

L'ellipticina e la 9-metossiellipticina, alcaloidi piridocarbazolinici presenti in *Ochrosia elliptica* e in altre piante appartenenti alla stessa famiglia, posseggono una potente azione antitumorale, dovuta principalmente alla capacità di intercalarsi tra le coppie di basi del DNA provocandone uno srotolamento. Oltre a questo meccanismo, sono anche in grado di provocare rottura dei filamenti di DNA, inibizione della topoisomerasi II, alchilazione del DNA e generazione di radicali liberi. L'ellipticina viene ossidata *in vivo* a 9-idrossiellipticina che possiede una maggiore potenza citotossica. L'uso di questi composti naturali è limitato sia dalla elevata tossicità, caratterizzata da emolisi e da disturbi cardiovascolari, ed anche dalla ridotta idrosolubilità. Più promettenti sono dei derivati semisintetici ottenuti dalla quaternarizzazione della 9-idrossiellipticina, quali il 9-idrossi-2-N-metilellipticinio acetato, che sembra molto efficace in tumori renali e della mammella.

Gli alcaloidi pirrolizidinici, quali l'indicina-N-ossido (*Heliotropium indicum*), nonostante l'efficace azione antileucemica, non hanno alcun interesse terapeutico a causa della elevata epatotossicità. Dunque, sia l'elevata tossicità che la scarsa efficacia mostrata durante *trials* clinici ne limitano l'uso clinico. Molto elevata è anche la tossicità della nitidina, un alcaloide benzofenantridinico presente in *Zanthoxylum nitidum* e varie specie di *Fagara*. La tilocrebina, un alcaloide fenantrenico presente in *Tylophora crebiflora* ha effetti incontrollabili a livello del SNC e le cucurbitacine (presenti nelle *Cucurbitaceae*), pur essendo tra i composti a maggiore attività citotossica, grazie alla presenza di gruppi elettrofili che rendono questi composti potenti agenti alchilanti, hanno un indice terapeutico troppo basso per giustificarne l'uso. D'altra parte, gli alcaloidi benzoisochinolinici talicarpina (*Thalictrum dasycarpum*) e tetrandina (*Cyclea peltata*), sebbene particolarmente efficaci *in vitro*, non hanno mostrato attività durante le prove cliniche. In maniera simile il quassinoide bruceantina, estratto da *Brucea antidysenterica*, usata in Africa come antitumorale, è un efficace antileucemico sperimentale a bassi dosaggi, per la sua capacità di inibire la sintesi proteica, ma non ha mostrato una chiara utilità clinica.

Comunque, tutte le sostanze sopra citate, così come altre sostanze naturali, quali l'ipossoside (varie specie di *Hypoxis*), l'indirubina (*Baphicacanthus cusia, Polygonum tinctorium, Isatis indigotica*), i peptidi buvardina e deossibuvardina (*Bouvardia ternifolia*), la fillantostatina 1 ed il suo fillantoside (*Phyllanthus acuminatus*), l'elefantofina (*Elephantopus elatus*), l'emetina (*Cephaelis ipecacuanha*) e la colchicina (*Colchicum speciosus*), i diterpeni di *Tripterygium wilfordii* e le illudine prodotte da vari funghi (*Clitocybe illudins*) hanno una interessante attività citotossica e possono rappresentare interessanti punti di partenza per la sintesi di ulteriori farmaci antitumorali.

Chemioprevenzione dei tumori da parte di fitocomplessi e altri componenti attivi di origine vegetale

La comprensione dei complessi meccanismi che sottendono alle trasformazioni neoplastiche ed alla insorgenza dei tumori apre importanti applicazioni nel campo della chemioprevenzione, anche attraverso una dieta adeguata. Infatti, sono numerose le osservazioni scientifiche relative alla capacità di fitocomplessi di esercitare effetti chemiopreventivi sfruttando differenti meccanismi molecolari, anche a causa della grande diversità strutturale dei vari composti. È ormai noto che molti fitocomplessi presenti nella dieta agiscono sul genoma umano, direttamente o indirettamente (meccanismi epigenetici), alterando l'espressione di geni specifici. I "nutrinogeni" possono avere effetti chemiopreventivi mediante la modulazione dell'espressione di enzimi coinvolti sia nella eliminazione/inattivazione dei carcinogeni che nella difesa cellulare antiossidante. Molti agenti chemiopreventivi sembrano agire mediante attivazione e traslocazione nucleare di Nrf2 (*nuclear factor-erythroid-2-related factor 2*), favorendo quindi la trascrizione di geni codificanti per molti enzimi responsivi a *stress* e citoprotettivi Nrf2-dipendenti. Nrf2 sembra anche giocare un ruolo importante nei meccanismi di difesa durante l'infiammazione acuta e cronica, implicando un *cross-talk* tra Nfr2 ed il segnale di trasduzione mediato dal fattore nucleare NF-kB. A tale proposito, è stato recentemente dimostrato che combinazioni di farmaci antinfiammatori con fitocomplessi naturali inibiscono sinergicamente la cancerogenesi in modelli di roditore. L'attivazione delle vie di segnale di Nrf2 insieme a meccanismi antinfiammatori ed immunomodulatori sono stati anche identificati come un importante meccanismo con cui agenti quali alcaloidi, flavonoidi, carotenoidi e isocianati solforati, contrastano gli effetti dannosi delle radiazioni UV. Questi meccanismi potrebbero essere alla base dell'azione chemiopreventiva delle *Brassicacae*, come cavolfiori, cavoletti di Bruxells, broccoli ed altri ortaggi della famiglia delle crocifere che contengono elevato contenuto di isocianati e prodotti di idrolisi dei glucosinolati. Gli isocianati (sulforani, fenetilisocianati, benzilisocianati e allilisocianati) hanno dimostrato una spiccata capacità di inibire la carcinogenesi in una varietà di modelli preclinici di roditore, mediante la stimolazione delle vie citoprotettive Nrf2-dipendenti e l'inibizione di NF-kB, come anche induzione dell'apoptosi e dell'arresto del ciclo cellulare. Inoltre, NF-kB e un secondo fattore di trascrizione (STAT-3) sono stati identificati come i principali regolatori dei processi infiammatori coinvolti nella cancerogenesi. Tali fattori rappresentano il bersaglio per l'azione di molti fitocomplessi presenti nelle spezie, come il peperoncino rosso (capsaicina), i chiodi di garofano (eugenolo), il finocchio (anetolo), il fieno greco (saponine), nel prevenire varie patologie croniche come il cancro. Molta attenzione si è recentemente concentrata sulla curcumina, una spezia di colore giallo-arancio che si ricava dalla pianta *Curcuma longa*, comunemente usata in India e in Asia sudorientale. Il colore giallo brillante deriva principalmente dai pigmenti dei polifenoli in essa contenuti: i curcuminoidi. Infatti, è stato dimostrato che la curcumina, in grado di inibire l'attivazione di NF-Kb, sopprime potentemente la proliferazione delle cellule cancerose nel cancro della mammella, delle ovaie, del pancreas, della vescica, nella leucemia e mieloma multiplo. Come già accennato, tali effetti sembrano essere mediati dalla complessa regolazione di numerose cascate biochimiche, che comprendono fattori di trascrizione, fattori di crescita, citochine proinfiammatorie, proteinchinasi ed altri enzimi. Inoltre, alcuni effetti benefici della curcumina potrebbero essere dovuti alla sua abilità a modulare il sistema immunitario. Un altro composto naturale di attuale interesse è il resveratrolo, un polifenolo non flavonoide presente in varie specie vegetali (more di gelso, noccioline, uva). Esso è presente anche nel vino, le cui proprietà benefiche sono state molto studiate negli ultimi anni. La sintesi del resveratrolo nelle piante è indotta dall'esposizione alle infezioni microbiche, alle radiazioni ultraviolette e all'ozono. Questa molecola può quindi essere classificata come fitoalexina (antibiotico prodotto dalle piante quando si trovano sotto attacco). Il resveratrolo può funzionare come agente chemiopreventivo in quanto capace di inibire tutte le fasi dello sviluppo tumorale. Tra le sue molteplici azioni, il resveratrolo inibisce vie ossidative cit450-dipendenti, l'invasione cellulare, la trasformazione e l'angiogenesi. Recentemente è stato dimostrato che il resveratrolo aumenta l'espressione di enzimi antiossidanti, interferisce con NF-kB ed induce apoptosi mediante *up*-regolazione di p53, attivazione di caspasi e riduzione di Bcl-2. Similarmente al resveratrolo e alla curcumina, l'epigallocatechina gallato (EGCG), un polifenolo antiossidante presente nel tè verde, può esercitare effetti anticarcinogeni e antimutagenici mediante molteplici meccanismi quali l'azione antiossidante, l'induzione degli enzimi detossificanti di fase II, inibizione del legame del carcinogeno al DNA nonché inibizione della sintesi del DNA e della proliferazione cellulare. Inoltre, le proprietà antitumorali di EGCG includono inibizione dei segnali mitotici extracellulari, inibizione del ciclo cellulare in fase G1 e induzione di apoptosi. A sostegno, è stato recentemente riportato che EGCG inibisce l'invasione e l'angiogenesi, processi che sono essenziali per la crescita del tumore e le metastasi.

Recenti evidenze suggeriscono che le mele possiedono una varietà di attività biologiche che contribuiscono ad effetti benefici contro patologie cardiovascolari, asma e disfunzione polmonare, diabete, obesità e cancro. In alcuni studi *in vitro* è stato dimostrato che alcuni componenti della mela, come le procianidine, hanno azioni rilevanti per la prevenzione del cancro quali attività antimutagenica, modulazione del metabolismo dei carcinogeni, attività antiossidante e attività antiproliferativa. Inoltre, alcuni costituenti hanno mostrato di prevenire, in alcuni modelli di topo, il cancro della pelle, della mammella e del colon. Osservazioni epidemiologiche indicano che un regolare consumo di una o più mele al giorno riduce il rischio di cancro al polmone e al fegato.

Uno sguardo al regolatorio

I principi attivi di origine vegetale indicati nella terapia antitumorale vengono autorizzati sul mercato seguendo l'iter autorizzativo classico dei farmaci per uso umano. Devono, pertanto, rispondere ai criteri di qualità, efficacia e sicurezza. A tal proposito, è bene ricordare che i primi studi clinici che testano i farmaci antitumorali nell'uomo per la prima volta (*first in man*), sono condotti non su volontari sani, ma su pazienti, data la loro tossicità e il basso indice terapeutico (IT). Inoltre, in Europa tutti i farmaci antitumorali devono essere autorizzati secondo la procedura centralizzata, in cui è l'EMEA, in particolare il CHMP (*Committee for Medicinal Products for Human Use*), a valutare se il prodotto medicinale può essere messo in commercio e a concedere l'autorizzazione per l'immissione in commercio. Una volta ottenuta l'autorizzazione, il prodotto medicinale può essere venduto ed utilizzato in tutti gli Stati della Comunità Europea.

D'altro canto, molti dei principi attivi di origine vegetale ad azione antitumorale (vincristina, vinorelbina, etoposide, irinotecano, paclitaxel) oggi sono farmaci generici. Questi farmaci, a dispetto del loro utilizzo in clinica ormai decennale, restano di grande interesse della comunità scientifica. Infatti, sono testati attualmente in numerosi studi clinici volti a valutare l'effetto di questi principi attivi per indicazioni terapeutiche nuove, sia in monoterapia sia in combinazione.

Di recente, molecole in fase sperimentale non ancora in commercio (teniposide), come anche farmaci già in commercio (topotecano, irinotecano, vincristina), sono stati designati come "farmaci orfani". Questo significa che sono studiati perché ci sono evidenze sperimentali che essi possono essere utili ed efficaci nel trattamento di malattie rare. Ad es., topotecano e irinotecano sono valutati in clinica per il trattamento del glioma; la vincristina e la teniposide per la leucemia linfoblastica acuta.

Altri farmaci orfani risultano l'omoarringtonina per la leucemia mieloide cronica (CML) e la colchicina per la sindrome di Behçet e la febbre mediterranea familiare.

Bibliografia essenziale

Albena T, Dinkova-Kostova (2008) Phytochemicals as protectors against ultraviolet radiation: versatility of effects and mechanisms. Planta Med 74:1548-1559

Bissery MC (2001) Preclinical evaluation of new taxoids. Curr Pharm Des 7:1251-1257

Chih-Li Lin, Jen-Kun Lin (2008) Curcumin: a potential cancer chemopreventive agent through suppressing NF-κB signaling. J Cancer Mol 4:11-16

De Smet PAGM (1997) The role of plant-derived drugs and herbal medicines in healthcare. Drugs 54:801-840

Dewick PM (1992) Tumor inhibitors from plants. In: Trease & Evans (eds) Pharmacognosy, 3th ed. Bailliere Tindall, London, pp 637-656

Huxtable RJ (1995) Extinction and the loss of phytochemical diversity and pharmacological potential. In: Gustine DL, Flores HE (eds) Phytochemical and health, vol 15. Current Topics in Plant Physiology. American Society of Plant Physiologists, Rockville, Maryland, pp 247-259

Khor T, Kong AN (2008) Dietary cancer chemopreventive agents-Targeting inflammation and Nrf2-signaling pathways. Planta Med 74:1540-1547

Metzger-Filho O, Moulin C, de Azambuja E, Ahmad A (2009) Larotaxel: broadening the road with new taxanes. Expert Opin Investig Drugs 18:1183-1189

Pezzuto JM (1997) Plant-derived anticancer agents. Biochem Pharmacol 53:121-133

Ren S, Lien EJ (1997) Natural products and their derivatives as cancer chemopreventive agents. In: Jucker E (ed) Progress in Drug Research, vol 48. Birkhaüser Verlag, Basel

Sessa C, Cuvier C, Caldiera S et al (2002) Phase I clinical and pharmacokinetic studies of the taxoid derivative RPR 109881A administered as a 1-hour or a 3-hour infusion in patients with advanced solid tumors. Ann Oncol 13:1140-1150

Sharma M, Schoop R, Hudson JB (2009) Echinacea as an antiinflammatory agent: the influence of physiologically relevant parameters. Phytother Res 23:863-867

Sonha S, Jain S (1994) Natural products as anticancer agents. In: Jucker E (ed) Progress in drug research, vol 42. Birkhauser Verlag, Basel

Surh YJ, Kundu JK, Na HK (2008) Nrf2 as a master redox switch in turning on the cellular signaling involved in the induction of cytoprotective genes by some chemopreventive phytochemicals. Planta Med 74:1526-1539

Wall ME, Wani MC (1995) Campothecin and taxol: discovery to clinic. Thirteenth Bruce F Caine Memorial Award Lecture. Cancer Res 55:753-760

http://Clinicaltrials.gov

http://www.ema.europa.eu/index/indexh1.htm

Regulation (EC) No 726/2004

Capitolo M2 ALLUCINOGENI, *CANNABIS SATIVA*, *SALVIA DIVINORUM*

Gli allucinogeni sono sostanze psicoattive capaci di causare "sostanziali e transitorie modificazioni della percezione, del pensiero e dell'umore". Possono essere classificate in base al loro meccanismo d'azione oppure in base alla loro struttura chimica.

Entrambe le classificazioni presentano dei limiti. La prima è poco vantaggiosa perché la conoscenza della fisiologia del cervello è troppo limitata; la seconda non è utilizzabile, in quanto ci sono molte sostanze con una struttura apparentemente simile, che hanno un'attività farmacologica differente (cocaina ed atropina) e troppe sostanze con una struttura chimica apparentemente diversa, che hanno un'attività farmacologica quasi identica. D'altro canto, alcune sostanze hanno effetti così ristretti da essere classificate in un gruppo, ma in base alla loro applicazione possono avere effetti differenti e possono essere classificate in un gruppo diverso. Ad es. l'amfetamina, essendo uno stimolante del SNC, diviene frequentemente una sostanza di abuso. Tuttavia, durante l'uso cronico a dosi elevate (100 mg o più) o per iniezione endovenosa, provoca improvvisi "flash" o "rush" tipici degli allucinogeni.

Un terzo metodo di classificazione delle sostanze psicoattive tiene conto della popolarità, del potenziale d'abuso, o di qualunque interesse sociale possano suscitare queste sostanze. Questa classificazione, più realistica, divide le sostanze psicoattive in cinque classi che alterano l'umore o il comportamento: (i) composti ipnotici-sedativi (deprimenti del SNC); (ii) stimolanti e convulsivanti; (iii) analgesici narcotici; (iv) agenti antipsicotici; e (v) psichedelici e allucinogeni.

Tuttavia, lo sviluppo della conoscenza degli effetti delle sostanze sul cervello (specialmente dei danni cerebrali irreversibili) e lo sviluppo della chimica dei prodotti naturali e della chimica dei composti sintetici, resero inattendibile la classificazione "classica", poiché un composto chimico con noti effetti psicoattivi, che è classificato in un gruppo, può produrre effetti addizionali classificabili nell'altro gruppo.

Negli Stati Uniti, il *Comprehensive Drug Abuse Prevention and Control Act* del 1970 elenca le sostanze psicoattive comunemente usate, i loro potenziali per vari tipi di dipendenza e le divide in quattro gruppi (Tabella M2.1, *The Merck Manual*, 1992). Questa classificazione sembra essere più vantaggiosa.

Tabella M2.1 Sostanze comunemente usate con potenziale di dipendenza

Farmaci	Dipendenza fisica	Dipendenza psicologica	Tolleranza
Deprimenti del SNC			
Oppioidi, narcotici sintetici	++++	++++	++++
barbiturici, cloralio idrato, etclorvinolo, metaqualone, etanolo	+++	+++	++
Ansiolitici			
Diazepam, clordiazepossido	+	+++	+
alprazolam, ossazepam, temazepam	++	+++	+
Stimolanti del SNC			
Amfetamina, metamfetamina	?	+++	++++
cocaina	0	+++	++
Allucinogeni			
LSD	0	++	++
Mescalina, Peyote	0	++	+

++++ molto elevata; +++ elevata; ++ moderata; + molto moderata; 0 nulla; ? dubbia

Gli allucinogeni causano profonde alterazioni soggettive del senso del tempo e dell'io e sono conosciuti anche come psichedelici, psicotomimetici, misticomimetici e psicodislettici.

La dipendenza psichica da allucinogeni varia molto, ma in genere non è intensa. Non esistono evidenze di dipendenza fisica. Per quanto riguarda il problema della tolleranza, per alcuni allucinogeni come l'LSD essa si sviluppa in misura notevole, anche se scompare rapidamente. Individui tolleranti ad alcune di queste sostanze sviluppano tolleranza crociata verso altre. I principali pericoli per l'individuo sono gli effetti psicologici ed il danneggiamento del giudizio, che possono condurre a decisioni pericolose o incidenti.

Le risposte agli allucinogeni dipendono da vari fattori, che comprendono le aspettative dell'individuo, l'ambientazione e la loro capacità di far fronte alle distorsioni della percezione. Reazioni sfavorevoli agli allucinogeni si manifestano come attacchi di ansia, preoccupazione estrema o stato di panico. Più spesso queste reazioni si riducono velocemente con una terapia appropriata in un ambiente tranquillo. Tuttavia alcuni individui, specialmente dopo l'uso dell'LSD, rimangono turbati e possono mostrare anche uno stato psicotico persistente. Non è chiaro se l'uso dell'allucinogeno abbia provocato o svelato un potenziale psicotico preesistente o se ciò possa accadere in individui precedentemente stabili.

Alcune persone, specialmente fra i consumatori abituali o cronici di allucinogeni, ed in particolare con l'uso dell'LSD, possono manifestare determinati effetti, dopo che essi hanno interrotto l'uso dell'allucinogeno. Riferiti come *flashback*, questi episodi più comunemente consistono in illusioni visive, ma virtualmente implicano anche distorsioni di ogni allucinazione o sensazione, che riguardano la percezione del tempo, dello spazio o dell'immagine di se stessi. Tali episodi possono essere provocati dall'uso della marijuana, dell'alcol o dai barbiturici, dallo stress o dalla stanchezza, o possono accadere senza una causa apparente. I meccanismi che producono i *flashback* sono sconosciuti, ma tendono a decrescere in un periodo di 6-12 mesi.

Gli effetti mentali degli allucinogeni possono essere divisi in quattro categorie: effetti percettivi, effetti emozionali, effetti cognitivi ed effetti sulle funzioni dell'io.

Le alterazioni visive sono gli effetti percettivi più marcati. I colori appaiono più brillanti, gli oggetti assumono una intensità aumentata e talvolta appaiono in movimento. Un soggetto, con gli occhi chiusi, può vedere immagini colorate fluttuare o può visualizzare immagini complesse, mentre un soggetto con gli occhi aperti può vedere segnali visivi elaborati all'interno di illusioni o allucinazioni, specialmente se ha assunto una forte dose.

Gli altri sensi sono meno interessati. I rumori di fondo diventano più chiari; la sensibilità al tatto sembra aumentata ed il tempo sembra scorrere più lentamente. Durante un'esperienza allucinogena, è stata riportata anche l'insorgenza di sinestesia, ossia l'apparire di un'immagine mentale riferibile ad un senso diverso da quello stimolato.

Gli allucinogeni agiscono sui controlli emozionali in modo che, ad es., durante un'esposizione all'LSD, i sentimenti del soggetto possono variare dalla rabbia ad una imperturbabile calma. Il riso o le lacrime possono alternarsi rapidamente. L'euforia è comune e sono state osservate sensazioni di beatitudine. Possono sopraggiungere anche ansia, depressione e stati simili al panico.

Sotto l'influenza dell'LSD o di altri potenti allucinogeni il processo del pensiero diventa eidetico – ossia, ciò che è pensato diventa anche "visto". Spesso si è osservato un flusso di pensieri illogico e ricco di contenuti fantastici. Le sequenze rispondono alla descrizione e sono state chiamate "movimento del guerriero", considerando il fatto che esse non seguono il solito e corretto processo induttivo del pensiero. Il giudizio della realtà è danneggiato, ma l'orientamento di solito è mantenuto, eccetto quando vengono assunte dosi alte. Nei test d'intelligenza effettuati durante un'esperienza con LSD si sono raggiunti risultati più scarsi, perché il soggetto è disattento al compito, preoccupato dalle attività mentali contrastanti, o presenta un calo della motivazione.

Il concetto di sé è alterato anche se la dose di LSD è moderata, e sono frequenti le distorsioni dell'immagine del corpo. Quando l'esperienza è intensa, compare la perdita completa della capacità di distinguere se stessi dal mondo esterno.

Se i cambiamenti mentali indotti da un allucinogeno sono di sufficiente intensità, può risultare uno stato psicotico temporaneo o uno stato trascendentale. Entrambi gli stati comportano una perdita della capacità nel pensare razionalmente e una perdita della consapevolezza di sé, così come un intenso fenomeno percettivo ed emozionale. Quale stato si produca dipende dal soggetto.

Il segno più facilmente osservabile dell'assunzione di una sostanza allucinogena è la dilatazione delle pupille. Possono anche essere osservati aumento della pressione sanguigna, della temperatura corporea, del ritmo del polso e possono comparire nausea o sensazione di intorpidimento e freddo. L'andamento delle onde cerebrali, caratteristica dello stato da LSD, è simile ad un normale andamento osservato nello stato di veglia.

La rassicurazione che i pensieri bizzarri, le visioni e i suoni sono dovuti alla sostanza e non al "guasto nervoso", di solito è sufficiente nelle reazioni avverse acute agli allucinogeni. Le fenotiazine devono essere usate con estrema cautela a causa del pericolo di ipotensione, particolarmente se è stata assunta la fenciclidina. I barbiturici a breve durata d'azione o gli ansiolitici minori, come il clordiazepossido o il diazepam, possono aiutare a ridurre l'ansia opprimente.

Per i grandi consumatori di allucinogeni, la sospensione dell'allucinogeno è la parte più semplice del trattamento; alcuni possono necessitare di trattamenti psichiatrici per i problemi associati. Può essere d'aiuto il contatto frequente e lo stabilirsi di un rapporto con un medico disponibile. Il mantenere le funzioni sociali del paziente può essere più realistico che mirare alla completa astinenza.

Disturbi psicotici persistenti o altri disordini psicologici, richiedono un'appropriata assistenza psichiatrica. I *flashback* possono essere passeggeri e non troppo stressanti per il paziente, richiedendo un trattamento non specifico. Tuttavia, possono essere associati ad ansia e depressione e richiedere una terapia simile a quella per le reazioni sfavorevoli acute.

Una sola definizione per la farmacodipendenza non è né consigliabile né possibile. Il termine "farmacodipendenza" mette in evidenza che allucinogeni differenti hanno effetti diversi, incluso il tipo e il rischio di dipendenza che essi producono. La tossicodipendenza si riferisce ad uno stile di vita caratterizzato dall'uso obbligato e dal forte coinvolgimento con un allucinogeno; essa può verificarsi con l'assenza di dipendenza fisica. La tossicodipendenza comporta anche il rischio di danno e la necessità di sospendere l'uso dell'allucinogeno, che il tossicomane lo comprenda e vi acconsenta o meno.

L'abuso farmacologico è definibile solo in termini di disapprovazione sociale e provoca diversi tipi di comportamento: (i) l'uso sperimentale e voluttuario degli allucinogeni, che di solito porta al rischio di comportamento illegale; (ii) l'uso ingiustificato di farmaci psicoattivi per alleviare problemi o sintomi; (iii) l'uso di farmaci, inizialmente per le suddette ragioni, ma a causa dello sviluppo successivo della dipendenza, la continuazione dell'uso per evitare, in parte, i disturbi della sindrome di astinenza.

L'uso voluttuario degli allucinogeni è diventato sempre più parte della nostra cultura, sebbene in generale non sanzionato dalla società e spesso illegale. Consumatori che apparentemente non tollerano il dolore tendono verso l'uso episodico attraverso dosi relativamente piccole, che impediscono la tossicità clinica e lo sviluppo di tolleranza e dipendenza fisica. Gli allucinogeni sono spesso "naturali", racchiusi nella pianta d'origine e contengono una miscela di composti, cioè non sono prodotti chimici psicoattivi isolati (ad es., oppio grezzo, bevande alcoliche, prodotti della marijuana, caffè e altre bevande contenenti caffeina, funghi allucinogeni e la coca). Queste sostanze sono spesso assunte per via orale o per via inalatoria. L'uso di potenti composti attivi somministrati per via iniettiva, di rado è facilmente controllabile. L'uso voluttuario è spesso anche accompagnato da un rituale con una serie di regole osservate ed è raramente praticato singolarmente. La maggior parte delle sostanze usate in questo modo sono psicostimolanti o allucinogeni destinati a ottenere un "piacere" piuttosto che alleviare il dolore; gli agenti deprimenti sono raramente usati in questa maniera.

Due aspetti generali sono frequenti nella maggior parte delle forme di farmacodipendenza: (i) la **dipendenza psicologica** comporta sensazioni di soddisfazione e un desiderio di ripetere l'assunzione dell'allucinogeno per indurre piacere o evitare disagio. Questo stato mentale è un potente fattore che comporta l'uso cronico di farmaci psicotropi, e con alcuni farmaci la dipendenza psicologica può essere l'unico fattore causante il desiderio intenso e l'uso obbligato; (ii) la **dipendenza fisica** è definita come uno stato di adattamento all'allucinogeno, accompagnato dallo sviluppo di tolleranza e manifestato dalla sospensione o dalla sindrome di astinenza. La tolleranza è definita come il bisogno di aumentare la dose progressivamente, allo scopo di produrre l'effetto originariamente ottenuto da una quantità minore. Dipendenza fisica e tolleranza non accompagnano tutte le forme di dipendenza fisica. Una sindrome da sospensione è caratterizzata da cambiamenti psicologici sfavorevoli, che si hanno quando il farmaco è interrotto o quando i suoi effetti sono annullati da un antagonista specifico.

Le droghe che producono dipendenza agiscono sul SNC ed hanno uno o più dei seguenti effetti: ridotta ansia e tensione; esaltazione, euforia o altri cambiamenti d'umore piacevoli per il consumatore; sensazione di aumentata abilità mentale e fisica; percezione sensoriale alterata; cambiamenti nel comportamento. Queste sostanze possono essere divise in (i) quelle che causano soprattutto dipendenza psichica e (ii) quelle che causano dipendenza sia psichica che fisica. Le sostanze che appartengono alla prima categoria sono la cocaina, la marijuana, le amfetamine, i bromuri e gli allucinogeni, così come la dietilamide dell'acido lisergico (LSD), la metilen-diossiamfetamina (MDA) e la mescalina. La loro sospensione non provoca una classica sindrome di astinenza, ma alcune causano tolleranza, ed in alcuni casi le reazioni seguenti la sospensione somigliano ad una sindrome di astinenza (depressione e letargia in seguito a sospensione della cocaina o dell'amfetamina; caratteristico cambiamento dell'EEG con l'amfetamina).

Tutti gli allucinogeni, eccetto quelli della serie del DMT (dimetiltriptamina), sono efficaci se presi oralmente. Di solito passa quasi un'ora prima che si osservi qualsiasi effetto. Quantità misurabili di LSD sono ancora circolanti nel sangue otto ore dopo un'iniezione endovenosa.

La tolleranza all'LSD, alla mescalina e alla psilocina, è acquisita nell'arco di giorni ed altrettanto rapidamente si perde. La tolleranza ad un allucinogeno può essere acquisita attraverso la tolleranza ad un altro, il che indica che gli allucinogeni hanno una via di azione comune. Gli stimolanti aumentano lo stato allucinogeno, mentre i sedativi ed i tranquillanti tendono ad abolirlo.

Sostanze come l'LSD, quando prese da individui disturbati o privi di una buona sorveglianza, possono provocare reazioni indesiderate prolungate e complicazioni si sono verificate in migliaia di casi. Ansia cronica e depressione sono fra i più comuni effetti collaterali. Sotto l'effetto dell'LSD, si manifestano tendenze suicide o reazioni di panico che sfociano in danni casuali, comportamento asociale ed esaurimento delle difese contro sensazioni paranoiche. Inoltre, è comune il prolungamento delle allucinazioni da LSD e le reazioni schizofreniche possono protrarsi per giorni o addirittura anni.

Dal 1966 l'LSD, la DMT, la mescalina, la psilocibina e altri composti analoghi, sono stati aggiunti alla lista di sostanze coperte dalle normative di molti Paesi, considerando un crimine la loro fabbricazione, il trasporto, la vendita, il trasferimento ed il possesso. Molti Paesi del mondo hanno approvato anche norme legislative che rendono illegale il possesso e l'uso di questi composti. Allo stesso tempo, c'è stata una pressione crescente per la legalizzazione della marijuana.

Classificazione chimica. La maggior parte degli allucinogeni presenta una struttura indolica (l'indolo è un composto organico ciclico contenente azoto) o contiene una struttura indolica. L'LSD, il più potente allucinogeno, fu per la prima volta sintetizzato in Svizzera nel 1938 da Albert Hofmann che, casualmente, cinque anni più tardi, scoprì i suoi marcati effetti psichici. Gli amidi dell'acido lisergico ed isolisergico, strettamente correlati agli allucinogeni, si trovano in alcune specie di *morning glory* (*Fam. Convolvulaceae*. I fiori durano un sola mattina e muoiono nel pomeriggio) tropicale americana.

In natura la DMT si trova nei semi di un albero del Sud America simile alla mimosa (*Piptadenia peregrina*) e può essere preparata dalla triptamina, un'amina indolica derivante dall'aminoacido triptofano. L'allucinogeno bufotenina deriva dalla dimetilazione della serotonina (un neurotrasmettitore derivante dall'idrossilazione della triptamina). La psilocina e la psilocibina allo stesso modo possono essere derivati della triptamina.

La mescalina è una trimetossifeniletilamina, strettamente correlata ad un composto scoperto nelle urine degli schizofrenici. Il principio attivo di tutti i preparati di canape (*Cannabis sativa*) è il tetraidrocannabinolo, che non contiene un unico atomo di azoto.

Infine, ci sono molti allucinogeni sintetici che non hanno nessuna somiglianza chimica con le sostanze ora menzionate. Sono noti anche molti altri allucinogeni, ma non sono importanti o sono poco utilizzati al momento.

Sostanze psichedeliche

Queste sostanze sono un ampio gruppo di composti eterogenei, aventi tutti la capacità di indurre visioni, o altre allucinazioni e separare l'individuo dalla realtà. Questi agenti possono indurre disturbi nella cognizione e nella percezione e, in alcuni casi, possono produrre modelli comportamentali che sono stati descritti come simili a quelli psicotici. A causa di questa larga serie di effetti psicologici, è difficile assegnare un unico termine che classifichi adeguatamente questi agenti.

È stato ampiamente utilizzato il termine *allucinogeno*, poiché la maggior parte di questi agenti può indurre allucinazioni, almeno se la dose è abbastanza alta. Allucinogeno, comunque, sembra essere un termine alquanto improprio, poiché non descrive adeguatamente la serie di azioni farmacologiche di un tale gruppo di sostanze. A questi composti è stato assegnato il termine *psicotomimetico*, in riferimento alla loro dichiarata simulazione di psicosi o stimolazione di uno stato psicotico. Tuttavia, l'accurata analisi dell'azione di questi farmaci, indica che i loro effetti sono dissimili dai modelli comportamentali osservati durante gli episodi psicotici. Pare che le reazioni comportamentali ad alte dosi di amfetamine somiglino più ad un vero episodio psicotico.

A causa dell'inesistenza di un termine completamente appropriato che definisca brevemente, ma completamente, la farmacologia di questi farmaci, dobbiamo contare su un termine descrittivo come *psichedelico* per intendere che questi agenti hanno tutti la capacità di alterare la percezione sensoriale e perciò possono essere considerati *dilatatori della mente*.

Gli agenti psichedelici sono stati "scoperti" e sostenuti dai membri della società moderna come agenti che "accrescono la percezione", "espandono la realtà", "favoriscono la consapevolezza personale" e "stimolano o inducono la comprensione dello spirituale o del soprannaturale".

Classificazione. Gli allucinogeni o psichedelici differiscono largamente nella struttura chimica; essi provocano un'ampia serie di alterazioni del comportamento. Così, la loro classificazione in base alla struttura chimica risulta difficile. Comunque, da quando si ritiene che i composti psicoattivi provocano cambiamenti comportamentali, come risultato di alterazioni nei processi di trasmissione sinaptica, è possibile classificare questi in base al trasmettitore sul quale il farmaco si pensa agisca o al quale il farmaco più strettamente rassomigli.

In genere si ritiene che diverse sostanze servano da trasmettitori sinaptici nel cervello. Tali sostanze includono l'acetilcolina (ACh), la norepinefrina (NE), la dopamina e la 5-idrossitriptamina (serotonina). Alcuni composti, come la fisostigmina ed il diisopropilfluorofosfato (DFP), aumentano le quantità di acetilcolina disponibili a livello delle sue sinapsi nel cervello e inducono incubi, confusione, delirio, agitazione e rallentano le funzioni intellettuali e motorie. Così, la fisostigmina ed il DFP possono essere considerati come ***acetilcolin-psichedelici*** (fisostigmina, DFP, sarin, soman, malatione, paratione, atropina, scopolamina, muscarina) poiché agiscono sulla trasmissione colinergica. Oltre alla fisostigmina e al DFP (entrambi aumentano i livelli di ACh), ci sono altri agenti psichedelici che bloccano la neurotrasmissione colinergica, in modo da diminuire l'attività dell'ACh. Questi includono l'atropina e la scopolamina.

La stimolazione comportamentale indotta dall'amfetamina e dalla cocaina, sembra essere collegata al potenziamento della NE. Ad alte dosi, mania e psicosi paranoiche sono indotte ed accompagnate da illusioni, allucinazioni e disturbi nella percezione sensoriale. L'amfetamina e la cocaina potrebbero pertanto essere considerate come agenti psichedelici, così come gli stimolanti comportamentali, e dovrebbero essere classificate con l'ampia varietà di composti strutturalmente simili alla NE, come ***norepinefrin-psichedelici***. Questa classificazione include la mescalina, il DOM (chiamato anche STP), il TMA, l'MDA, l'MMDA e certi composti ottenuti dalla noce moscata (miristicina ed elemicina). Tutti questi composti differiscono tra di loro e dall'amfetamina e dalla cocaina, nell'intensità relativa dell'azione psichedelica e della stimolazione comportamentale. L'amfetamina e la cocaina producono una maggiore stimolazione comportamentale rispetto all'azione psichedelica, laddove il contrario è vero per i norepinefrin-psichedelici.

La serotonina sembra essere coinvolta (tra le altre cose) nella percezione sensoriale. La sintesi della dietilamide dell'acido lisergico (LSD), la scoperta delle sue proprietà allucinogene e la sua somiglianza alla serotonina, diede il via ad una classe di psichedelici come i ***serotonin-psichedelici*** (LSD, ololiuqui – semi di *morning glory* – armina), psilocibina, psilocina (entrambi dal fungo magico, *Psilocybe mexicana*), DMT, bufotenina, muscimolo e acido ibotenico (questi ultimi due isolati dal fungo velenoso conosciuto come *fly agaric* o *Amanita muscaria*).

Infine, c'è una quarta classificazione dei "farmaci" psichedelici, definiti ***anestetici psichedelici***. Questi agenti, la fenciclidina e la ketamina, non sono strutturalmente correlati agli altri composti psichedelici.

Acetilcolin-psichedelici. L'attività dell'acetilcolina (ACh) nell'organismo può essere alterata attraverso almeno tre meccanismi. In primo luogo, i livelli di ACh possono essere *aumentati* da farmaci che inibiscono l'enzima che normalmente idrolizza il trasmettitore. In secondo luogo, l'attività dell'ACh può essere *diminuita* da farmaci che bloccano i recettori colinergici, limitando l'accesso dell'ACh ai suoi recettori. Terzo, alcuni farmaci stimolano direttamente i recettori colinergici, mimando l'azione del trasmettitore. I farmaci specifici che producono questi effetti sono di seguito discussi.

Inibitori dell'acetilcolinesterasi (AChE). L'acetilcolinesterasi (AChE) è l'enzima responsabile del termine dell'azione trasmettitrice dell'ACh, sia nel cervello che nel sistema nervoso periferico. Farmaci che hanno la capacità di inibire o inattivare l'AChE sono chiamati *anticolinesterasici* o *AChE-inibitori*. Come risultato dell'inibizione dell'AChE, l'acetilcolina si accumula nello spazio intersinaptico ed esercita un effetto più potente o più prolungato nel cervello e nel sistema nervoso periferico; non deve perciò sorprendere che gli AChE-inibitori producano un'ampia varietà di effetti sia a livello centrale che periferico.

Il prototipo dell'AChE-inibitore è la ***fisostigmina*** (vedi Cap. 18), sostanza introdotta in terapia per il trattamento del glaucoma e della miastenia grave.

Più recentemente, è stato sintetizzato un nuovo tipo di AChE-inibitore. Gli agenti più nuovi producono un'inibizione dell'AChE estremamente duratura, per la capacità di essere irreversibili nella loro azione. Queste sostanze sono composti come il ***diisopropil-fluorofosfato*** (DFP), il ***malatione***, il ***paratione***, il ***sarin*** ed il ***soman***, ma a causa della loro tossicità, alcuni di questi AChE-inibitori irreversibili sono stati responsabili di un aumentato numero di avvelenamenti accidentali e morti.

Nell'organismo, gli AChE-inibitori aumentano i livelli di ACh e causano tutti o alcuni degli effetti quali contrazione della pupilla, broncocostrizione, contrazione della vescica e della muscolatura intestinale, salivazione e sudorazione abbondanti, diminuzione della pressione sanguigna con un rallentamento del ritmo cardiaco, diminuzione del tono muscolare, seguito da paralisi dei muscoli respiratori, che porta all'insufficienza respiratoria ed eventualmente alla morte. Nel cervello, le alterazioni comportamentali indotte dall'inibizione dell'AChE consistono in ansia, irrequietezza, sogni, incubi, delirio ed insonnia.

Con dosi maggiori, gli effetti tossici includono depressione, sonnolenza, confusione, incoordinazione, atassia, difficoltà nell'articolazione del linguaggio, convulsioni, coma e paralisi midollare, che porta all'insufficienza respiratoria ed alla morte. L'insufficienza respiratoria, che può provocare la morte, può quindi essere prodotta da entrambi i meccanismi: dalla paralisi diretta dei muscoli respiratori o dalla paralisi del centro del controllo respiratorio nel bulbo.

Poiché questi agenti bloccano l'enzima che idrolizza l'ACh, quest'ultima si accumula nelle sinapsi. Un antidoto efficace rimuoverebbe l'AChE-inibitore dall'enzima AChE, in modo da ripristinare la capacità dell'enzima di metabolizzare il trasmettitore. Tali antidoti sono disponibili per alcuni AChE-inibitori, benché di solito solo nei pronto soccorso ospedalieri. Un antidoto inadeguato potrebbe bloccare l'azione dell'ACh a livello recettoriale, sebbene non sarebbe in grado di rigenerare l'enzima. L'ACh sarebbe ancora disponibile in eccesso (a causa dell'inibizione dell'AChE), ma non può stimolare il suo recettore. Un tale antidoto incompleto è l'atropina, un farmaco che blocca molti recettori dell'Ach, a livello sia centrale che periferico.

L'ampia serie di effetti comportamentali degli AChE-inibitori (che comprendono la loro capacità di indurre delirio, incubi, sogni vividi, e così via) impone la loro inclusione come farmaci psicoattivi. Tuttavia, a causa della loro estrema tossicità e dei numerosi effetti collaterali, questi agenti sono raramente considerati farmaci di abuso, in quanto il loro abuso è basso ed i rischi associati con il loro utilizzo superano i benefici ricevuti.

Bloccanti il recettore dell'ACh (farmaci anticolinergici). Gli AChE-inibitori esercitano i loro effetti attraverso l'aumento dell'attività dell'Ach, come risultato dell'aumento della concentrazione dell'ACh a livello dei recettori dell'ACh. L'***atropina*** e la ***scopolamina*** diminuiscono l'attività dell'acetilcolina attraverso il blocco dei recettori colinergici e conseguentemente impediscono la trasmissione attraverso queste sinapsi.

In generale, le attività dell'atropina e della scopolamina sulle funzioni dell'organismo sono opposte a quelle degli AChE-inibitori. Atropina e scopolamina riducono la salivazione e la sudorazione, dilatano le pupille, aumentano il ritmo cardiaco e causano la perdita del tono della vescica urinaria e del tratto gastrointestinale (vedi anche Cap. 18).

Basse dosi di scopolamina deprimono i centri della veglia nel sistema ascendente reticolare attivante (ARAS) del cervello, inducono un andamento delle onde cerebrali corticali caratteristico del sonno, e producono sonnolenza, euforia, amnesia, stanchezza, delirio, confusione mentale, sonno senza sogni e perdita dell'attenzione. Basse dosi di atropina, comunque, non sembrano aver effetto sull'EEG o sul comportamento. Sebbene atropina e scopolamina possano provocare delirio ed euforia, poiché offuscano la coscienza, provocano amnesia e non espandono la percezione sensoriale, esse differiscono dai norepinefrin e serotonin-psichedelici discussi più avanti in questo capitolo.

In breve, atropina e scopolamina esercitano un'ampia varietà di effetti, sia nel cervello che a livello periferico, portando ad una serie di effetti che vanno dalla secchezza delle fauci e dalla midriasi, all'aumento del ritmo cardiaco e dalla diminuzione del tono intestinale e vescicale, alla depressione comportamentale, sedazione, delirio, offuscamento mentale e perdita della memoria recente. La fisostigmina antagonizza questi effetti, ma tale antagonismo è limitato dalla breve durata d'azione della fisostigmina stessa.

Come agenti psichedelici, atropina e scopolamina sembrerebbero essere meno piacevoli di quelli discussi più avanti in questo capitolo, in quanto essi offuscano, piuttosto che dilatare, la coscienza e danneggiano, piuttosto che aumentare, la consapevolezza, così che il consumatore non può ricordare molto dell'esperienza vissuta.

Attivatori dei recettori dell'ACh. Tra i funghi che contengono principi psicoattivi uno dei più noti è il *fly agaric* (*Amanita muscaria*), un fungo che si trova in tutta Europa, specialmente in Scandinavia (dove si pensa sia stato usato dai Vichinghi) e nella Siberia del nord.

L'*Amanita muscaria* e l'*A. pantherina*, si trovano anche negli Stati Uniti. Entrambi questi funghi contengono, come maggiori principi psicoattivi, **l'acido ibotenico** e il **muscimolo**. Un terzo composto, la **muscarina,** si ritrova anch'esso, sebbene di solito in quantità più basse. Il nome *fly agaric* per *l'Amanita muscaria* deriva, apparentemente, dalle proprietà insetticide del fungo. Quando una mosca ingerisce l'estratto *di Amanita muscaria* entra in un torpore prolungato e così può essere uccisa facilmente.

L'estratto di *Amanita muscaria* porta ad uno stato di depressione (un torpore), con concomitante sonno, allucinazioni, delirio e spasmi muscolari. Il torpore può essere seguito da eccitamento comportamentale, accompagnato da allucinazioni visive ed uditive e distorsione dell'*input* sensoriale. I composti attivi sono ben assorbiti oralmente e sembrano essere escreti senza essere metabolizzati dal fegato. Così, i composti restano in forma attiva nell'urina.

Mentre le proprietà farmacologiche dell'acido ibotenico e del muscimolo, isolati dall'*Amanita muscaria*, non sono state chiaramente valutate, la **muscarina** stimola direttamente i recettori dell'ACh sia nel cervello che nell'organismo, causando sudorazione profonda, contrazione pupillare, aumento del tono vescicale, rallentamento del ritmo cardiaco, aumento della pressione sanguigna e altri effetti simili a quelli prodotti dagli AChE-inibitori. Questa somiglianza non è imprevista, poiché sia la muscarina che gli AChE-inibitori aumentano l'attività dei neuroni dell'ACh.

Curiosamente, gli stessi effetti si presentano in coloro i quali usano l'*Amanita muscaria* e l'*A. pantherina* per scopi voluttuari. L'atropina è stata frequentemente somministrata come antidoto. Comunque, ci sono stati diversi casi di periodi prolungati di sofferenza con un'intensificazione dei sintomi in seguito all'uso di atropina.

Gli effetti dell'*Amanita muscaria* e dell'*Amanita pantherina* dimostrano che questi funghi esercitano profondi effetti sull'organismo oltre che sul cervello. Questi effetti periferici sembrerebbero limitare l'uso voluttuario dell'*Amanita,* eccetto per coloro i quali preferiscono tollerare sintomi piuttosto intensi e sgradevoli allo scopo di raggiungere una distorsione sensoriale.

Norepinefrin-psichedelici. La sinapsi della norepinefrina è considerata come il sito di azione di diversi farmaci psicoattivi, come la cocaina, l'amfetamina, gli antidepressivi, il litio e forse anche i tranquillanti antipsicotici. Parecchi farmaci psichedelici sono strutturalmente simili sia alla norepinefrina che all'amfetamina. Tali agenti psichedelici includono mescalina, DOM (4-metil-2,5-dimetossiamfetamina, chiamata anche STP), DOB (4-bromo-2,5-dimetossiamfetamina), TMA (3,4,5-trimetossiamfetamina), MDA (3,4-metilendiossiamfetamina), MMDA (3,4-metilendiossi-5-metossiamfetamina), MDMA (3,4-metilendiossimetamfetamina, chiamata anche *ecstasy* o XTC), 2C-B (4-bromo-2,5-dimetossifenetilamina, chiamata anche *nexus*), miristicina ed elemicina.

L'**amfetamina** è un farmaco stimolante il sistema nervoso centrale.

Chimicamente, essa è il racemo della fenilisopropilamina (Fig. M2.1) e, allo stato puro, è un liquido volatile incolore con un forte odore ed un sapore bruciante. In generale, in medicina è usata come solfato o fosfato ed è somministrata per via iniettiva o in forma orale.

Le principali differenze strutturali tra l'amfetamina e la mescalina si trovano nell'anello della molecola. Sono stati sintetizzati numerosi composti simili alla mescalina e molti possiedono la capacità di aumentare o distorcere la percezione sensoriale. La DOM, la DOB, le TMA, la MDA, la MMDA, la MDMA, la 2C-B, la miristicina e l'elemicina, appaiono esercitare effetti simili a quelli indotti dalla mescalina. Basse dosi di questi nove derivati producono eccitazione del comportamento, un senso di benessere fisico, sensazioni tattili aumentate, diminuzione della temperatura corporea e così via. Dosi maggiori possono indurre allucinazioni visive e distorsioni sensoriali che sono essenzialmente identiche a quelle indotte dalla mescalina. MDA sembra essere leggermente diversa da DOM, TMA e MMDA; i consumatori presentano minori allucinazioni e maggiore lucidità mentale. Dei nove derivati della mescalina, la MDA sembra essere l'agente migliore, sebbene la comune qualità del farmaco

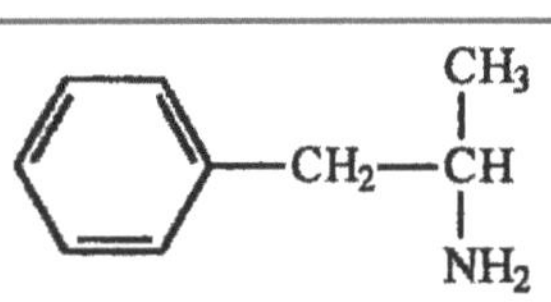

$$C_6H_5-CH_2-CH(CH_3)-NH_2$$

Fig. M2.1 Struttura chimica dell'amfetamina

sia variabile e spesso quello che viene dichiarato essere MDA si scopre contenere una combinazione di LSD, amfetamina e altri agenti. La mescalina stessa di solito non è considerata come molto tossica, persino a dosi elevate. Comunque, le risposte comportamentali ai derivati sintetici della mescalina si sviluppano rapidamente, come si aumenta la dose, dall'eccitazione comportamentale e allucinazioni sensoriali, alla grave iperattività ed ipereccitabilità, con concomitanti disturbi della funzione organica – effetti somiglianti più alla tossicità dell'amfetamina che ai disturbi sensoriali indotti dalla mescalina. Dosi elevate provocano tremori che eventualmente possono condurre a movimenti convulsivi e prostrazione, i quali possono essere seguiti dalla morte. Poiché questi composti sintetici non sono disponibili in commercio attraverso fonti lecite, non esiste una standardizzazione del dosaggio o dell'impurità. Per la mescalina questo sembra essere un problema poco importante a causa del suo ampio margine di sicurezza, ma per i derivati sintetici della mescalina più tossici, il margine di sicurezza è minore e ci si può imbattere molto più frequentemente in dosi eccessive.

Inizialmente l'**ecstasy** era considerata una droga con pochi effetti sfavorevoli, come lo è stata l'amfetamina fino al 1960. Come con l'amfetamina, comunque, l'uso indiscriminato provocò casi di confusione, ansia, attacchi di panico, depressione, difficoltà nell'addormentarsi, depersonalizzazione, derealizzazione, allucinazioni, *flashback*, paranoia, psicosi, tolleranza, sindrome di dipendenza e successiva dipendenza ai sedativi.

Il termine *ecstasy* ha ora ampliato il suo significato per comprendere una classe di farmaci che include, tra gli altri, MDMA, MBDB, MDE, MDA, MDEA e 2C-B. Tuttora questi farmaci differiscono l'un l'altro nei loro vari effetti e perciò, a meno che diversamente specificato, il termine *ecstasy* si riferisce soltanto all'MDMA.

La **miristicina** e **l'elemicina** sono due principi attivi della noce moscata e del mace (rivestimento fibroso), che sono responsabili dell'azione psichedelica di queste spezie. La noce moscata ed il mace, entrambi facilmente disponibili nelle drogherie, sono ottenuti, rispettivamente, dal seme essiccato e dall'involucro del seme dell'albero *Myristica fragrans*. La noce moscata ed il mace qualche volta li ritroviamo come sostanze di abuso quando non è disponibile nessun altro composto. L'ingestione di una grossa quantità (tra 1 e 2 cucchiaini da tè, di solito infusi in un tè) può, dopo un intervallo di 2-5 ore, indurre euforia e cambiamenti nella percezione sensoriale, che comprendono allucinazioni visive.

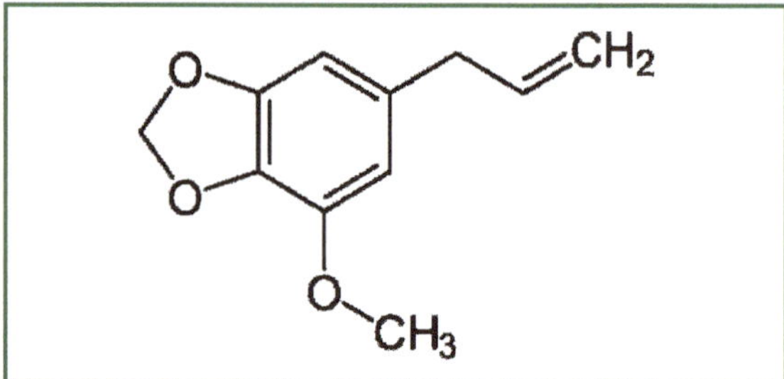

Fig. M2.2 Struttura chimica della miristicina

Considerando la somiglianza strutturale della miristicina (Fig. M2.2) e dell'elemicina alla mescalina, queste azioni psichedeliche sono prevedibili. Il problema con la noce moscata ed il mace, comunque, è che queste spezie inducono molti effetti collaterali spiacevoli, che includono vomito, nausea e tremori.

Mescalina (peyote). Il peyote, un piccolo cactus privo di spine (*Lophophora williamsii*), cresce su entrambe le rive del Rio Grande in Texas e nel Messico settentrionale (Fig. M2.3). Il peyote, dalla parola azteca *peyotl*, fu noto agli spagnoli come pianta intossicante fin dal 1591, ed il suo utilizzo nei riti religiosi fu proibito dall'inquisitore del Messico il 29 giugno 1620. Il culto del peyote sopravvisse all'editto e continuò come rituale tra gli indiani Tarahumara e Huichol del nord-ovest del Messico. Nel 1770 gli Apaches appresero la "religione" del peyote e la introdussero negli Stati Uniti. Dal 1885 il culto si diffuse tra gli indiani in Oklahoma e da allora è stato accettato dalle tribù dalla California al Mississippi e dall'Oklahoma al Canada. Sebbene chimicamente sia un narcotico, il peyote non dà assuefazione e, così come è usato dagli indiani, non è nocivo. Antropologi che hanno studiato il culto del peyote, sono dell'opinione che

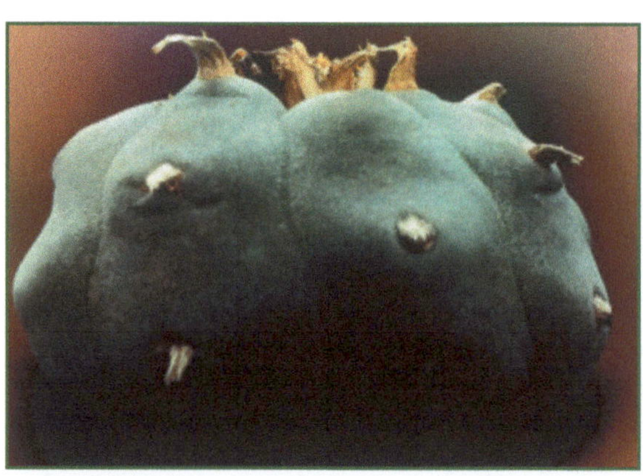

Fig. M2.3 *Lophophora williamsii*: il cactus peyote

il cactus è usato nei riti religiosi anche per la sua capacità di guarire malanni.

La dose allucinogena per la mescalina è di circa 0,3-0,5 g (equivalenti a 5 g di peyote essiccato) e dura circa 12 ore. Mentre il peyote generò ricche allucinazioni visive che furono importanti per i culti indigeni del peyote, lo spettro completo degli effetti servì come modello di malattia mentale indotto chimicamente. La mescalina può essere estratta dal peyote o essere prodotta sinteticamente.

La Tabella M2.2 comprende molti generi e specie di cactus noti come peyote. Comunque non tutti hanno una storia come narcotici o allucinogeni. Alcuni sembra siano chiamati peyote soltanto nel nome, mentre altri possono avere usi puramente medicinali.

Pertanto, se *Lophophora williamsii* è il cactus maggiormente associato con il nome peyote, molti altri portano questo o altri nomi simili. Ciò è dovuto al loro uso come inebrianti, grazie agli effetti intrinseci, o al loro uso in combinazione con *Lophophora williamsii*. Questo nome può anche essere dovuto al fatto di possedere qualche vaga somiglianza a *L. williamsii*, come *Astrophytum asterias*, "né narcotico né medicinale". Ma in alcuni casi la somiglianza non è apparente, come in molti *Ariocarpus* e *Mammillaria*, noti anche loro come peyote. Il fatto che alcuni di questi cactus abbiano caratteristiche fisiche simili a *L. williamsii* (come *Obregonia denerii*, *Strombocactus disciformir* e *Turbininicarpus pseudomacrochele*) rende del tutto più probabile il fatto che gli indiani, o accidentalmente o intenzionalmente, ne utilizzarono diverse specie. Poiché *L. williamsii* è comunemente noto come una panacea, è probabile che alcune di queste altre specie siano chiamate peyote, non per la loro efficacia come allucinogeni, ma piuttosto per la loro efficacia come agenti medicinali.

Molte di queste specie contengono i potenti alcaloidi tetraidroisochinolina e fenetilamina, ma sarebbe sbagliato presumere che gli effetti psicologici mimerebbero quelli di *L. williamsii*, una specie che contiene più di 60 differenti alcaloidi. *L. williamsii* è anche l'unica specie analizzata chimicamente, oltre a molte piante *Trichocereus*, delle quali il più importante alcaloide psicoattivo è la mescalina. Con l'eccezione di *Aztekium ritterii*, *Lophophora diffusa* e *Pelecyphora aselliformis*, che contengono quantità piuttosto piccole di mescalina, non è stata scoperta nessun'altra specie che contiene mescalina. Quello che deve essere preso in considerazione, riguardo ai possibili effetti psicologici di questi vari alcaloidi, è l'uso religioso e magico di tali cactus nello sciamanismo tradizionale.

Si sa che professionisti dello sciamanismo adoperano numerosi metodi per alterare lo stato di coscienza; è probabile che tali metodi siano adottati in concomitanza con l'ingestione di questi cactus, così da alterare la complessiva esperienza psicologica prodotta dagli alcaloidi stessi.

Sfortunatamente la popolazione maggiormente associata all'uso di molte specie di peyote, i Tarahumara del Messico, sta scomparendo rapidamente prima che possano essere fatti ulteriori studi etnologici ed etnobotanici. Resta ancora non documentato come queste specie siano state selezionate, preparate e in quali quantità siano state utilizzate.

Serotonin-psichedelici. La serotonina (5-idrossitriptamina o 5-HT) è un neurotrasmettitore attivamente coinvolto, fra l'altro, nella regolazione della temperatura corporea, del sonno e della percezione sensoriale. La dimetiltriptamina (DMT), la bufotenina, la psilocina e la psilocibina somigliano alla serotonina nello stesso modo in cui l'amfetamina, la mescalina, la miristicina ed i derivati sintetici della mescalina somigliano alla norepinefrina. Anche l'LSD e l'armina sono strutturalmente simili alla serotonina. Comunque, l'ipotesi che gli effetti psichedelici indotti da questo gruppo di agenti siano dovuti ad un'azione sui neuroni serotoninergici, non è stata ancora definitivamente provata. Quando i serotonin-psichedelici sono confrontati con i norepinefrin-psichedelici, appare chiaro che i primi inducono esperienze emozionali e sensoriali più potenti, ma raramente provocano eccitazione del comportamento, mania e psicosi tipiche invece dell'amfetamina.

L'**LSD** è un potente agente allucinogeno che provoca, nel consumatore, l'alterazione del senso dello spazio e del tempo. L'LSD, tartrato della dietilamide dell'acido D-lisergico, fu sintetizzato per la prima volta a partire dall'acido lisergico, un componente dell'ergot, dal chimico svizzero Albert Hofmann nel 1938. Alcuni anni più tardi egli scoprì casualmente i suoi effetti insoliti sulla mente. Da allora c'è stata un'ampia ricerca sull'LSD, una parte della quale ha rivelato informazioni circa la natura chimica delle sinapsi tra le cellule cerebrali.

L'LSD è stato provato nel trattamento dell'alcolismo cronico, nell'autismo infantile e per accelerare la psicoterapia, ma non è stato stabilito nessun uso medico per questa sostanza. A partire dal 1961, l'uso non medico dell'LSD, spesso chiamato "acido", è di gran lunga aumentato. Da 30 a ben 45 milioni di persone nel mondo, che includono il 4-9% degli studenti, hanno provato l'LSD qualche volta. Le

Tabella M2.2 Lista dei cactus narcotici ed allucinogeni

Pianta	Soprannome	Alcaloidi*
Ariocarpus		
agavoides	Maqueyitos (piccolo agave)	Fenetilamine
fissuratus	Sunami,Chautle, Peyote cimarron	Fenetilamine
kotschoubeyanus	Pezuna de venado	Fenetilamine
retusus	Falso peyote	Fenetilamine, retusin
Astrophytum		
asterias	Peyotillo	Fenetilamine
capricorne	Peyotillo, Beznaga de estropajo	Isochinoline
myrostigma	Mitra, Birrete de obispo	Fenetilamine
Aztekium		
ritterii	Peyotillo	Fenetilamine, mescalina, isochinoline, pellotina, anhalidina
Carnegiea		
gigantea	Non noto per essere usato come allucinogeno	Fenetilamine, arizonina, dopamina, heliamina, carnegina, gigantina, salsolidina
Coryphantha		
compacta	Banaka, Bakanawa, Hikuli, Wichuri	Fenetilamine
elephantidens	Comunicazione personale	Fenetilamine, macromerina, sinefrina
macromeris	Donana	Macromerina
runyonii	Donana	Fenetilamine, macromerina, metanefrina, sinefrina
Dolichothele		
longimamma	Peyotillo	Normacromerina, sinefrina, Longimammosina, longimammidina
Echinocereus		
salm-dyckianus	Falso peyote, Pitallito o Hikuri	
triglochidiatus	Pitallito, Alte qualità mentali	Fenetilamine, N,N-dimetilistamina
Epithelantha		
micromeris	Hikuli mulato, Dark skinned peyote	Fenetilamine, tiramina
Heyderi		
longimamma	Tarahumaras, Black magic, Peyotillo, Peotillo	Sconosciuti
pectinifera	Cochinito (porcino)	Sconosciuti
Lophophora		
diffusa	Nessun soprannome (sconosciuto)	Fenetilamine, hordenina, pellotina, anhalinina, mescalina
williamsii	Peyote	Fenetilamine, anhalamine, mescalina e derivati della peyotina
Mammillaria		
craigii	Wichuri, Peyote de San Pedro	Sconosciuti
olivae	Hikuri	Sconosciuti
Neoraimondia		
macrostibas	Cimora	Fenetilamine
Obregonia		
denrii	Obregona	Fenetilamine, hordenina, tiramina
Pachycereus		
aboriginum	Wichowara (insanity)	Penetilamine, salsolidina, arizonina, carnegina, heliamina, isosolsolina, solsolina
Pelecyphora		
aselliformis	Peyote meco	Fenetilamine, anhalidina, mescalina, pellotina
Trichocereus		
pachanoi	Cactus di San Pedro, Cimora	Anhalonidina, hordenina, mescalina, pellotina
werdemannianus	Nessun soprannome	Fenetilamine, mescalina, tiramina
validus	Nessun soprannome	mescalina (contenuto del 50%)
Turbinicarpus		
pseudomacrochele	Peyotillo	Hordenina

* I nomi degli alcaloidi citati da soli denotano alti contenuti

"teste acide" – individui che lo consumano una volta o due a settimana per anni – sono soltanto una frazione di quel numero. La percentuale di consumatori adulti è rimasta costante dal 1967 in poi, indicando uno stabilizzarsi dell'uso. Comunque, l'uso tra gli studenti delle scuole superiori e medie viene segnalato in aumento. Questo fatto è particolarmente grave, considerando i possibili effetti dell'LSD sul cervello nel processo della crescita accelerata.

L'esperienza dell'LSD, spesso chiamata "viaggio", è caratterizzata da marcate alterazioni della sensazione, del pensiero, del sentimento e del senso del tempo e dello spazio. Le alterazioni visive sono le più impressionanti ed includono l'intensificarsi del colore e dell'intensità. È riportato anche l'aumento del significato dell'oggetto percepito. Sotto l'influenza dell'LSD, il tempo appare scorrere lentamente. Il pensiero diviene simile al sogno e le emozioni diventano mutevoli, passando da una grande gioia all'orrore. L'io può apparire stranamente alterato, trasformato, o può completamente scomparire. Qualche volta possono essere provate illusioni. Con dosi medie che vanno da 75 a 150 μg, queste alterazioni possono persistere da 6 a 12 ore.

I segni fisici dell'assunzione da LSD comprendono pupille dilatate, volto arrossato ed un leggero tremore delle estremità. Quasi tutti i test di funzionalità psicologica ne mostrano il danneggiamento e l'esecuzione psicomotoria risulta meno precisa. L'impressione soggettiva di aumentata creatività non può essere provata oggettivamente.

Un "buon viaggio" sembra essere una piacevole esperienza sensoriale. Un "cattivo viaggio" è una rottura disorganizzante e temporanea con la realtà. Sia il buono che il cattivo viaggio portano a difficoltà – un buon viaggio può indurre una persona a comportarsi con la convinzione di grandiosità ed onnipotenza, mentre un cattivo viaggio può provocare panico e comportamento incontrollato.

Il ripetersi dello stato da LSD, settimane o mesi dopo l'assunzione del composto, è noto come *flashback*. Questo non è provocato dalla ritenzione dell'LSD nell'organismo, ma rappresenta una possibile reazione psicologica allo stress, in genere dopo molte esposizioni all'LSD. Le complicazioni più prolungate dell'LSD includono stati di ansia cronica o persistenti psicosi simili alla schizofrenia.

Sia che l'LSD provochi danno alle cellule cerebrali, sia che produca danno cromosomiale, sono problemi che sono stati intensamente indagati, ma che non sono stati ancora risolti su basi strettamente scientifiche.

La *tolleranza* alle alterazioni sia psicologiche che fisiologiche indotta da LSD, si sviluppa rapidamente. Può anche svilupparsi *tolleranza crociata* tra l'LSD e gli altri agenti psichedelici, come la mescalina e la psilocibina.

È diventato del tutto chiaro che non si sviluppa *dipendenza fisica* all'LSD, persino quando il composto è usato ripetutamente per un prolungato periodo di tempo. Infatti, la maggior parte dei consumatori accaniti di queste sostanze afferma che smise di usare l'LSD perché ne era stanco, non ne aveva più bisogno o per entrambe le cose. Anche quando la sostanza non viene più usata, a causa di cattivi viaggi, o di un danno fisico o mentale, non compaiono segni di astinenza.

Sembra che la dipendenza psicologica possa intervenire in quei pochi individui che sono diventati "preoccupati" dall'LSD. Di norma, comunque, tale preoccupazione sembra fare il suo corso e autolimitarsi. La maggior parte dei consumatori alla fine cessa di usare l'LSD e ritorna agli altri agenti psichedelici meno potenti o ai più tradizionali composti ipnotico-sedativi, come l'alcol o la marijuana.

Alcuni ricercatori hanno tentato di identificare il meccanismo dell'LSD attraverso tre differenti approcci: paragonando gli effetti dell'LSD alle interazioni comportamentali già identificate con i neurotrasmettitori, determinando chimicamente con quali neurotrasmettitori e recettori l'LSD interagisce ed identificando le regioni del cervello che potrebbero essere responsabili dell'ampia varietà di effetti.

Iniziali ricerche trovarono che strutturalmente l'LSD somigliava alla serotonina. Come è noto, la serotonina è implicata nella regolazione di molti sistemi su cui l'LSD può agire attraverso le vie mediate dalla serotonina. Ulteriori ricerche rivelarono che l'LSD non ha soltanto affinità per i recettori della serotonina, ma anche per i recettori dell'istamina, dell'acetilcolina, della dopamina e delle catecolamine: epinefrina e norepinefrina.

Sistema serotoninergico. La maggioranza dei neuroni serotoninergici si trova nei nuclei del rafe (RN). I RN sono ubicati al centro del tronco cerebrale dal mesencefalo al bulbo. Essi innervano il midollo spinale, dove sono coinvolti nella regolazione del dolore. Come il *locus caerulens* (LC), i RN innervano ampie aree del cervello. Insieme con il LC, i RN fanno parte del sistema reticolare attivante ascendente. La serotonina inibisce la trasmissione ascendente nel sistema reticolare, probabilmente proteggendo il cervello dal sovraccarico sensoriale. Si ritiene anche che i recettori post-sinaptici della serotonina nelle aree visive siano inibitori. Perciò, è evidente che un'interruzione dell'attività della serotonina provocherebbe la disinibizione, e quindi l'eccitazione, di varie modalità sensoriali.

È opinione corrente che il meccanismo dell'LSD sia collegato alla regolazione dell'attività della serotonina nei RN. Comunque, i RN sono influenzati anche dai neuroni colinergici ed istaminergici. Quindi è possibile che alcuni dei suoi effetti possano essere mediati attraverso altre vie.

La mancanza di conoscenza del meccanismo dell'LSD è indicativa dei problemi coinvolti nel collegamento degli universi della psicologia e della neurobiologia. Tanto è stato detto circa i ruoli e le interazioni dei vari neurotrasmettitori, dei recettori, e su scala più vasta, su porzioni del cervello, ma il "mistero" deve essere ancora sciolto. Con questo *caveat emptor* saldamente nella mente, sembra che la miglior spiegazione degli effetti dell'LSD sia che si comporti come un agonista parziale della serotonina ad alta affinità. A seconda della presenza di altre molecole e della loro stessa concentrazione, l'LSD può avere effetti sia agonisti che antagonisti sui recettori post-sinaptici della serotonina. Questa modulazione del comportamento della serotonina è probabilmente responsabile di molti degli effetti attribuibili all'LSD. L'LSD ha anche affinità per i recettori di altri neurotrasmettitori, che giocano importanti ruoli nel tronco cerebrale, come la norepinefrina, la dopamina e l'istamina. È ipotizzato anche che l'LSD possa modulare le risposte di questi neurotrasmettitori, attraverso la sua attività sui recettori serotoninergici.

L'**ergot** (vedi Cap. 18) provoca allucinazioni e visioni epifaniche che alla fine portano ad una morte lenta e dolorosa.

È stato usato sin dall'antichità a scopo terapeutico dalle "streghe bianche" o levatrici. Fu adoperato come abortivo o come farmaco per diminuire la natalità. Tale uso fu menzionato per la prima volta in uno scritto del 1582. Dal 1824 l'ergot (e derivati dell'ergot più recenti: ergonovina, L-2-propanamide dell'acido D-lisergico, ergina, LA-111 ecc.) è stato usato in medicina principalmente per il controllo dell'emorragia *post-partum*.

La **dimetiltriptamina** (DMT), sostanza endogena presente nel fluido cerebrospinale, sintetizzata nel 1957 da S. Szara, non è molto usata negli Stati Uniti, ma è invece ampiamente utilizzata in altre parti del mondo. È il principio attivo di vari tabacchi sudamericani, come il *cohoba* (preparato dal seme di *Piptadenia peregrina*) e lo *yopo* (un prodotto simile delle Indie occidentali). La DMT è in parte responsabile delle allucinazioni e della sindrome confusionale che segue l'inalazione di queste polveri, ma il composto bufotenina, che è anch'esso presente, contribuisce agli effetti. Diversamente dall'LSD, la DMT non è assorbita nel flusso sanguigno quando è assunta oralmente, perciò di solito è inalata attraverso i polmoni, o come polvere o come sigaretta.

Le proprietà psichedeliche della DMT sembrano risultare prevalentemente da alterazioni della percezione visiva o dal manifestarsi di allucinazioni reali. Spesso euforia ed eccitabilità del comportamento accompagnano le alterazioni sensoriali. La durata d'azione della DMT è estremamente breve, in genere soltanto 1-2 ore circa, da qui il suo nome in gergo "LSD degli uomini d'affari".

La dimetiltriptamina è un costituente di molti tabacchi e bevande sudamericani che contengono altri derivati indolici psichedelici. La DMT è il principale costituente della corteccia della *Virola calophylla;* si trova anche nei semi di *Anadenthera peregrina*, in quelli della pianta rampicante *Mimosa hostilis*, che viene usata nel Brasile orientale per fare una bevanda chiamata *ajuca* o *jurema*, nelle foglie di *Banisteriopsis rusbyana*, che vengono aggiunte alle bevande di hermalina, ricavate da altre piante del genere *Banisteriopsis* per fare ocoyage, e nelle foglie di *Psychotria viridis*, anch'esse aggiunte alle bevande contenenti foglie di *Banisteriopsis*. La DMT deve essere somministrata in associazione agli inibitori delle monoaminossidasi per diventare attiva oralmente.

I principali effetti sono avvertiti con circa 50 mg, sia che venga fumata o iniettata. La tolleranza si sviluppa soltanto dopo un uso estremamente frequente – nei ratti un'iniezione ogni due ore per tre settimane; in queste condizioni, ma non altrimenti, si presenta anche una tolleranza crociata tra la DMT e l'LSD.

Similmente all'LSD, la DMT provoca sintomi simpaticomimetici: la dilatazione delle pupille, l'innalzamento della pressione sanguigna e l'aumento del ritmo del polso sono più comuni e più intensi. Poiché non è assunta *per os*, gli effetti progrediscono immediatamente e possono essere opprimenti. Il termine "mente sbocciante" potrebbe essere stato inventato per questo farmaco. L'esperienza fu descritta da Alan Wats come simile ad "essere sparati fuori dalla bocca di un cannone atomico". Pensieri e visioni si affollano a grande velocità; sono caratteristici un senso di abbandono o di tempo trascendente ed una sensazione che gli oggetti abbiano perso tutta la forma e si siano dissolti in un gioco di vibrazioni. L'effetto può essere simile ad un trasporto istantaneo in un altro universo per un soggiorno senza tempo. Quando la DMT è fumata o iniettata, gli effetti hanno inizio in un secondo, raggiungono un picco in 5-20 minuti e cominciano a calare dopo mezz'ora circa. Per questo ha meritato il nome "viaggio dell'uomo d'affari". La brevità dell'esperienza rende la sua intensità sopportabile e, allo stesso tempo, gradevole.

Altri allucinogeni possiedono strutture e proprietà molto simili a quelle della DMT: la dietiltriptamina (DET) ad es., è un analogo della DMT e provoca gli stessi effetti farmacologici, ma è decisamente meno potente della DMT. L'α-etiltriptamina (AET) è un altro triptamin-allucinogeno.

Il composto DET è attivo alla stessa dose della DMT e gli effetti si protraggono leggermente più a lungo, tra un'ora e mezza e le due ore circa. La DPT è a durata d'azione ancora più lunga e possiede minori effetti collaterali di tipo autonomo. In studi sperimentali la sua azione continua per 1,5-2 ore a dosi di 15-30 mg, e per 4-6 ore a dosi di 60-150 mg. Sia la DET che la DPT sono più leggere della DMT. Il composto 6-FDET (6-fluorodietiltriptamina) nei suoi effetti somiglia alla DET. Tutti questi composti, come la DMT, non sono attivi oralmente e perciò devono essere fumati o iniettati. La dibutiltriptamina (DBT) è inerte, ma altri composti di sintesi correlati alla DMT possono essere psicoattivi.

Uno dei più potenti catalizzatori psichedelici scoperto dagli esseri umani è noto come *ayahuasca*, una parola indiana Quechua (Perù ed Ecuador) che significa, ironicamente, "vite dei morti". In Colombia ed in alcune parti del Brasile, è usato il nome indiano Tupi *Yage*, e tra gli adepti ai culti religiosi dell'Amazzonia è chiamato *Daime*.

L'*ayahuasca*, come sostanza allucinogena, non si riferisce propriamente ad un'unica pianta, ma ad una singolare miscela di due specie di piante molto differenti. Correttamente, l'*ayahuasca* si riferisce ad una combinazione psichedelica di piante, che varia in potenza in base all'abilità del preparatore.

Mentre ogni sciamano possiede la propria formula segreta per la miscela (probabilmente con due specie non esattamente simili), è stato stabilito che il vero *ayahuasca* contiene sempre sia alcaloidi β-carbonilici che triptaminergici: i primi (harmina ed harmalina) di solito ottenuti dalla pianta rampicante *Banisteriopsis caapi*, i secondi (N,N-dimetiltriptamina, o DMT) dalle foglie dell'arbusto *Psychotria viridis*.

La DMT, in qualsiasi quantità, non è attiva oralmente, a meno che non venga usata in combinazione con inibitori delle monoaminossidasi (MAO). Questo è precisamente quello che in effetti fa l'*ayahuasca*; gli alcaloidi harmala, nella pianta rampicante *Banisteriopsis caapi*, sono potenti inibitori delle MAO a breve durata che sinergizzano la DMT – contenuta nelle foglie di *Psychotria viridis* – per produrre quella che è stata descritta come una delle più profonde tra tutte le esperienze psichedeliche.

La **psilocibina** e la **psilocina** sono due agenti psichedelici che si trovano in almeno 15 specie di funghi appartenenti al genere *Psilocybe*, *Panaeolus* e *Conocybe*. Questi funghi crescono in tutto il mondo, incluse l'America centrale e la porzione nordoccidentale degli Stati Uniti. *Psilocybe mexicana* (riferito anche come *Teonanacatl* o *God's Flesh*) possiede una lunga e colorita storia di uso sacerdotale in tutta l'America centrale.

La psilocina e la psilocibina sono i due più importanti composti psicoattivi contenuti nel fungo, e sono approssivativamente 200 volte meno potenti dell'LSD. Diversamente dalla DMT, la psilocina e la psilocibina sono efficacemente assorbite quando somministrate per via orale, ed i funghi sono mangiati crudi allo scopo di indurre effetti psichedelici. È difficile stabilire quanta psilocibina e/o psilocina sia contenuta in ogni particolare fungo. Esiste una grande variabilità nella potenza tra le differenti specie di funghi, così come importanti differenze tra funghi della stessa specie. Ad es., la dose usuale orale di *Psilocybe semilanceata* ("Cappelli della Libertà") può variare da 10 a 40 funghi. Perciò le specie devono essere opportunamente identificate per determinare il giusto dosaggio. Inoltre esistono alcune specie estremamente tossiche di funghi, che non sono psicoattive e che apparentemente somigliano a quelle che contengono psilocibina e psilocina. Così, per evitare esperienze spiacevoli, bisogna avere dimestichezza con tutte le specie allucinogene e velenose di funghi.

Per lungo tempo, la psilocina e la psilocibina furono entrambe considerate attive dal punto di vista farmacologico. Tuttavia, i due composti differiscono soltanto in quanto la psilocibina contiene una molecola di acido fosforico (Fig. M2.4). Quello che sem-

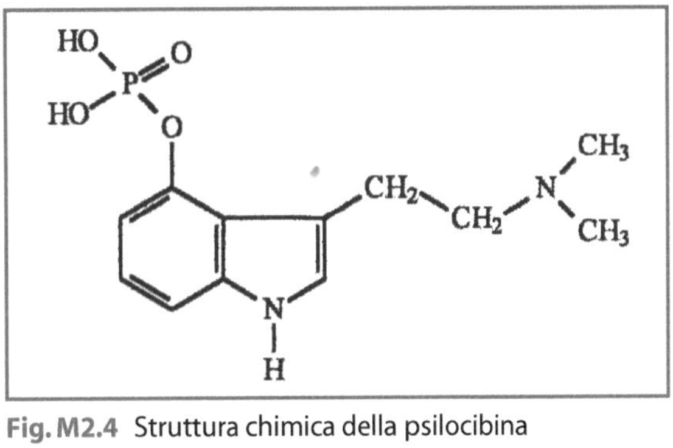

Fig. M2.4 Struttura chimica della psilocibina

bra avvenire dopo che il fungo è stato ingerito è che l'acido fosforico è rimosso dalla psilocibina, liberando psilocina, l'agente psichedelico attivo.

Sebbene gli effetti psichedelici di *Psilocybe mexicana* abbiano fatto a lungo parte del folklore indiano, la prima descrizione dettagliata dell'intossicazione da *Psilocybe* non si ottenne fino al 1955, quando Gordon Wasson, un banchiere di New York, viaggiò attraverso il Messico, si unì alle tribù indigene e gli fu concesso di partecipare ad una cerimonia sacra e di assaggiare il fungo magico.

Le allucinazioni e le distorsioni del tempo e dello spazio, sono simili a quelle provocate dall'LSD. La durata d'azione della *Psilocybe*, comunque, è molto più breve (tra le 2 e le 4 ore) della durata d'azione dell'LSD. Si ha tolleranza crociata tra la psilocibina, l'LSD ed anche la mescalina. Come l'LSD, gli effetti collaterali precedono sempre lo svilupparsi dell'azione psichedelica. I consumatori avvertono sintomi associati a reazioni di conflitto/fuga/spavento, in concomitanza agli effetti psicologici così vivamente descritti da Jarvik, nel 1970.

La psilocibina non è così potente come l'LSD, ed è alquanto più facile aggiustare la dose per raggiungere un livello desiderato di effetto. Basse dosi di psilocibina (4 o 5 mg) inducono una piacevole esperienza con rilassamento mentale. Dosi più elevate (fino a 15 mg) inducono alterazioni della percezione, in concomitanza ad allucinazioni occasionali.

Bufotenina. Precedentemente in questo capitolo abbiamo parlato dell'*Amanita muscaria* e di due dei suoi farmaci psicoattivi, l'acido ibotenico ed il muscimolo. La bufotenina (Fig. M2.5) è un altro farmaco che, insieme all'acido ibotenico ed il muscimolo, si trova nell'*Amanita muscaria*, sebbene le quantità siano piccole. Quantità più significative di bufotenina si possono ottenere dalla secrezione della pelle e dalle ghiandole parotidi dei rospi. La bufotenina può anche essere ottenuta (come la DMT) dai semi di *Piptadenia peregrina*, albero che cresce ad Haiti ed in Venezuela. Questi semi sono polverizzati ed inalati come tabacco. Tali preparazioni sono riferite con vari nomi, che includono *yopo*, *parica*, *epena* e *cohoba*.

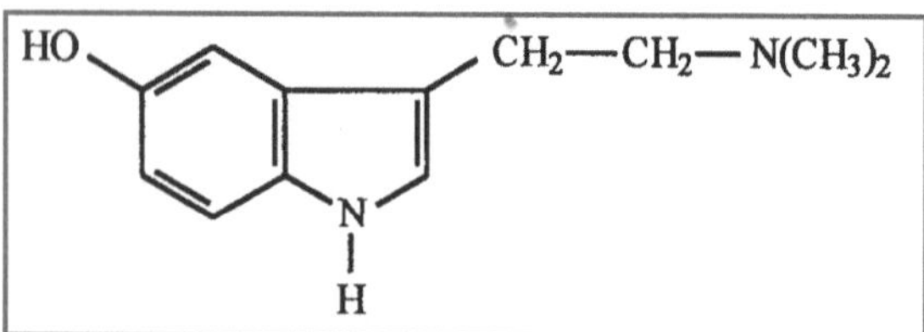

Fig. M2.5 Struttura chimica della bufotenina

Dal punto di vista farmacologico, la bufotenina (nelle dosi da 1 a 16 mg) può indurre distorsioni visive insieme con una sensazione di rilassamento e leggerezza/assenza di peso. Le allucinazioni possono o non possono aversi. Gli effetti collaterali della bufotenina (aumento della pressione sanguigna e del ritmo cardiaco, visione annebbiata, incremento del tono muscolare e così via) sono maggiori di quelli prodotti dalla psilocibina o dalla DMT e sono spesso alquanto fastidiosi. Perciò, la bufotenina è più tossica della psilocibina ed induce deficit della funzione motoria con atassia (barcollamento), paralisi minore e rigidità muscolare. Poiché questi effetti collaterali possono essere tremendi per il consumatore, il composto risulta notevolmente sgradevole da prendere e tali effetti potrebbero essere confusi con le allucinazioni.

Tlitliltzin e ololiuqui. Descritte con i nomi locali aztechi *tlitliltzin* e *ololiuqui*, le piante usate in Messico durante le cerimonie religiose sono state di recente identificate rispettivamente come *Ipomoea tricolor* Cav. (= *I. violacea* L.) e *Turbina corymbosa* (L.) Raf (= *Rivea corymbosa* L.) (*Fam. Convolvulaceae*).

I. violacea (*morning glory*) è una pianta rampicante dell'America Centrale. Presenta foglie cordate e fiori caratteristici, a campanella, che di solito sono di colore blu o porpora. Il frutto, ovoide, è lungo circa 1 cm e produce semi allungati, neri, che contengono diversi alcaloidi quali ergina (amide dell'acido lisergico) (Fig. M2.6), lisergolo e diverse clavine (elimoclavina, chanoclavina). La concentrazione di questi alcaloidi, anche se molto bassa (alcaloidi totali 0,06%), conferisce proprietà allucinogene ai semi di *I. violacea*.

L'ergina e gli altri alcaloidi originano dal metabolismo del triptofano, *via* triptina, e sono strutturalmente più semplici di quelli presenti nel fungo *Claviceps*. Pertanto possono costituire dei precursori per la sintesi dell'LDS. Questi alcaloidi si trovano anche in *Rivea corymbosa* (alcaloidi totali 0,012%), un'altra pianta considerata magica dagli aztechi e da loro chiamata *ololiuqui*.

L'**ololiuqui** è un altro agente ritrovato in natura, usato dagli indiani dell'America centrale e meridionale sia come veleno che come allucinogeno. L'ololiuqui viene usato nei rituali come mezzo per comunicare con il soprannaturale, così come sono utilizzati estratti di molte piante che contengono sostanze ad effetto psichedelico. L'uso dei semi di ololiuqui in America centrale e meridionale fu descritto per la prima volta dallo spagnolo Hernandez, il quale dichiarò che "quando i sacerdoti volevano essere in comunicazione spirituale con i loro dei,

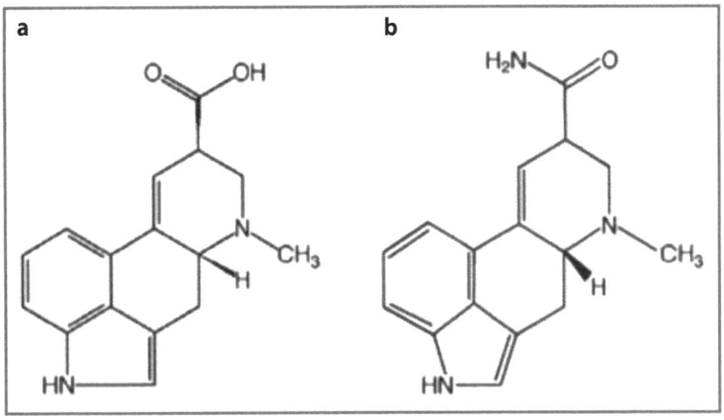

Fig. M2.6 Struttura chimica (**a**) dell'acido lisergico e (**b**) dell'LSA (amide dell'acido lisergico)

mangiavano i semi di ololiuqui ed appariva loro un migliaio di visioni ed allucinazioni sataniche".

Ad accompagnare l'azione psichedelica dell'ololiuqui sono i soliti effetti collaterali dei serotonin-psichedelici: nausea, vomito, mal di testa, incremento della pressione sanguigna, dilatazione delle pupille, sonnolenza e così via. Questi effetti collaterali sono di solito molto intensi e servono a limitare l'uso voluttuario dell'ololiuqui.

L'ergina è presente anche in altre convolvulacee tra cui *Argyreia nervosa*, nota come *Hawaiian woodrose*, perché produce un fiore simile alla rosa.

L'**armina** (Fig. M2.7) è un agente psichedelico ottenuto dai semi di *Peganum harmala*, una pianta originaria del medio oriente. Questi semi sono stati utilizzati per secoli. L'intossicazione di solito è accompagnata da nausea, vomito, sedazione ed infine sonno ed eccitamento psichico, che consiste in distorsioni visive simili a quelle indotte dall'LSD.

Anestetici psichedelici

Nell'ultimo decennio, è stata introdotta una nuova classe di agenti anestetici. Questi differiscono notevolmente dai tradizionali composti ipnotico-sedativi e sembrano somigliare più strettamente ai composti psichedelici. Fra tali agenti abbiamo la fenciclidina (PCP) e la ketamina.

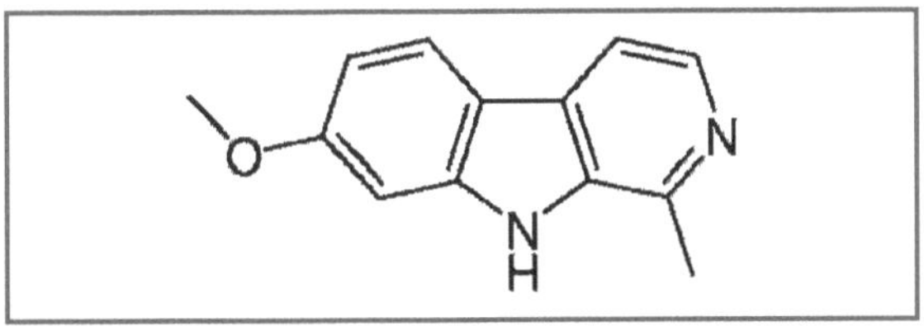

Fig. M2.7 Struttura chimica dell'armina

Dal 1978, a causa del notevole abuso della **fenciclidina**, essa è stata considerata dalle leggi sanitarie di molti Paesi un farmaco illegale. Oggi, praticamente, tutta la fenciclidina che si trova sul mercato illecito negli Stati Uniti e nei Paesi europei è prodotta in laboratori clandestini.

La fenciclidina, nota più comunemente come PCP, è venduta illegalmente sotto diversi altri nomi, tra cui *Polvere d'angelo*, *Super-erba*, *Erba killer*, *Fluido imbalsamante* e *Carburante per razzi*, nomi che rispecchiano la sua serie di effetti bizzarri e mutevoli. Nella sua forma pura è una polvere cristallina bianca che si dissolve velocemente in acqua. Comunque la PCP venduta illegalmente contiene diversi contaminanti che derivano da espedienti industriali i quali alterano il colore, che varia dal marrone chiaro allo scuro e la consistenza, che va dalla polvere alla massa gommosa. Sebbene sia venduta in compresse e capsule come pure in polvere ed in forma liquida, la PCP di solito viene applicata a del fogliame, come prezzemolo, menta, origano o marijuana, e viene così fumata.

Gli effetti del farmaco sono tanto svariati quanto il suo aspetto esteriore. Una quantità moderata di PCP spesso provoca nel consumatore un senso di distacco, lontananza ed alienazione dall'ambiente in cui si trova. Il torpore, la disarticolazione del linguaggio e la perdita della coordinazione possono essere accompagnati da un senso di potenza ed invulnerabilità. Lo sguardo fisso privo d'espressione, movimenti rapidi ed involontari degli occhi ed un'andatura esagerata, sono tra gli effetti più osservabili. Si possono avere anche allucinazioni uditive, distorsioni dell'immagine, gravi disturbi dell'umore ed amnesia. In alcuni consumatori, la PCP può provocare ansia acuta ed un senso di morte incombente, mentre in altri può determinare paranoia e violenta ostilità ed in altri ancora psicosi non distinguibile dalla schizofrenia. L'uso della PCP comporta diversi rischi e molti sono convinti che essa sia uno degli agenti di abuso più pericolosi. Per quanto concerne il meccanismo di azione, la PCP è un antagonista del recettore del glutammato del tipo NMDA.

Attraverso modificazioni del processo industriale è possibile ottenere degli analoghi chimicamente correlati, capaci di produrre effetti psichici simili alla fenciclidina. Quattro di queste sostanze (N-etil-1-fenilcicloesilamina o PCE, 1-(fenilcicloesil)pirrolidina o PCPy, 1-[1-(2-tienil) cicloesil]piperdiene o TCP e 1-[1-(2-tienil)cicloesil]pirrolidina o TCPy) sono state trovate sul mercato illegale.

Ketamina. Nell'ambiente dei *rave* e dei centri sociali, specialmente in Europa, spesso viene venduta una sostanza sotto i nomi di Special K o ketamina. Questa sostanza molto spesso è ketamina mescolata con diverse altre sostanze tra le quali vi possono essere l'eroina, la cocaina o l'ecstasy. Qualsiasi combinazione di sostanze contenente ketamina risulta pertanto estremamente pericolosa.

La ketamina (Fig. M2.8) è un anestetico usato principalmente per scopi veterinari. La ketamina blocca le vie nervose senza deprimere le funzioni respiratorie e circolatorie, e perciò agisce come anestetico sicuro ed affidabile. È comunemente iniettato per via intramuscolare, ma può anche essere somministrato oralmente e per via nasale.

È stato riportato che una massiccia "overdose" orale, costituita da più di 1 g di materiale acquistato per strada, causa prolungati periodi di stupore o coma. Questo stato può protrarsi per diversi giorni e può essere caratterizzato da una depressione respiratoria potenzialmente letale, da intensi attacchi e dall'aumento della pressione sanguigna. In seguito a questo periodo di stupore, una lunga fase di recupero, caratterizzata da illusioni confusionali, può protrarsi per più di due settimane. In pochi casi, questo stato confusionale può essere seguito da una psicosi che dura da diverse settimane a qualche mese.

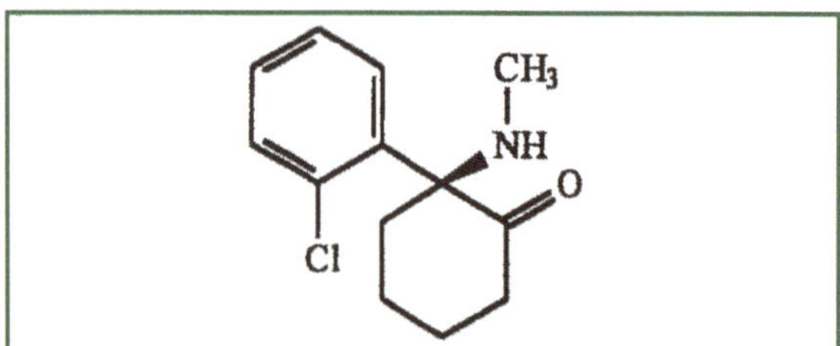

Fig. M2.8 Struttura chimica della ketamina

Cannabis sativa

La canapa da sempre è stata usata come pianta tessile. Anche il suo uso come medicamento è assai antico: un erbario cinese del 2700 a.C. raccomanda preparati di *cannabis* per il trattamento di diverse malattie. Gli arabi, scoperti gli effetti inebrianti di questa pianta, cominciarono a farne un largo uso. I musulmani del Libano, "fanatizzati" dal *Vecchio della montagna* ed "inebriati" dai preparati di canape, divennero ben presto i guerrieri più feroci e temuti dai Crociati (erano chiamati *haschiachin*, da cui il termine *assassino*). Fu Napoleone a sottoporre all'attenzone dei medici europei la *Cannabis* che più tardi (1838-1840) entrerà a far parte della medicina occidentale.

La droga è costituita dalle infiorescenze femminili di *Cannabis sativa* L., var. *indica* (*Fam. Cannabidaceae*), pianta erbacea annua che può raggiungere anche i 2 m di altezza (Fig. M2.9). Presenta un caule eretto, semplice o ramificato, irto di peli; foglie peziolate, ruvide, le inferiori opposte, palmate (con lobi lanceolati e seghettati), le superiori alterne;

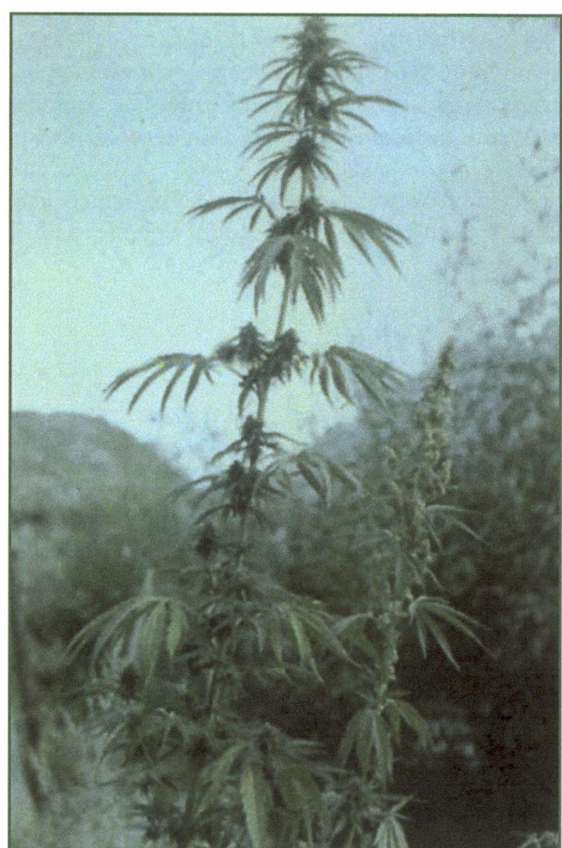

Fig. M2.9 *Cannabis sativa*: pianta (A. Poletti)

Tabella M2.3 Le principali preparazioni di *Cannabis*

Nome della preparazione	Luogo di provenienza	Parti della pianta utilizzate
Hashish	Libano, Nepal, Europa	Infiorescenze (soprattutto femminili) e foglie
Charas	India, Asia centrale	Infiorescenze femminili
Ganja	India	Infiorescenze e steli privati delle foglie
Kief o Kif	Nord Africa	" "
Dagga	Sud Africa	" "
Djoma	Africa centrale	" "
Kabak	Turchia	" "
Liamba	Brasile	" "
Marijuana	Sud America	Infiorescenze, foglie e steli

fiori ascellari, penduli i maschili, eretti e più piccoli i femminili. Il frutto è un achenio uniloculare. Le infiorescenze si raccolgono poco prima della fioritura (in aprile) e soprattutto con queste si preparano le principali varietà della droga (Tabella M2.3). Innumerevoli ghiandole diffuse in tutta la pianta secernono una resina che si presenta sotto forma di masse brune dall'odore caratteristico.

Nella droga sono presenti il Δ^9-tetraidrocannabinolo (THC) e diversi altri cannabinoidi: cannabidiolo, cannabigerolo ecc. (Tabella M2.4). La presenza di questi composti varia notevolmente, a seconda del clima, del terreno, del tempo di raccolta ecc. Il THC è il composto psicotropo. Sulla base dei suoi effetti clinici viene classificato come sostanza *allucinogena*. Tuttavia, i suoi effetti sul cervello sembrano differire da quelli prodotti dagli altri allucinogeni, come l'LSD o la mescalina.

Il THC non è utilizzato in terapia e le proposte che affermano che può essere valido nel trattamento della depressione o rappresentare un'utile alternativa all'uso sociale dell'alcol, non hanno ricevuto una sufficiente attenzione. Essenzialmente, il THC agisce sul sistema nervoso centrale, legandosi a recettori specifici. Gli effetti prodotti dipendono dalla personalità del consumatore, dalla dose, dalle modalità di somministrazione e dalle circostanze riguardanti il suo utilizzo.

Marijuana

L'uso regolare ad alte dosi della marijuana (o marihuana) provoca una certa tolleranza. Tuttavia, diversamente dai narcotici (farmaci come la morfina), dai barbiturici e dall'alcol, l'uso ripetuto della marijuana non causa dipendenza fisica e, semmai fosse interrotto, non si presenterebbe nessuna sindrome di astinenza.

L'effetto più consistente della marijuana è il cambiamento dell'umore. In genere la marijuana provoca un senso di benessere (euforia), l'aumento della stima in se stessi ed una sensazione di rilassamento. Frequentemente, questi cambiamenti dello stato d'animo sono accompagnati da alterazioni della percezione sensoriale. Le distanze possono apparire più grandi e gli intervalli di tempo possono sembrare più lunghi di come sono in realtà. Gli stimoli sensoriali possono assumere anche una qualità più piacevole o inusuale, cosicché i soliti suoni e oggetti possono sembrare esteticamente più gradevoli ed interessanti.

In alcuni casi, la marijuana provoca la diminuzione del controllo emozionale, che causa l'instaurarsi di un comportamento impulsivo. Per i consumatori è più frequente, tuttavia, ritirarsi in sogni introspettivi. I consumatori di marijuana definiscono questo livello di intossicazione, come "high" e generalmente cercano di evitare di prendere una quantità di droga maggiore di quella necessaria a raggiungere tale livello.

Alcuni consumatori di marijuana o di hashish provano illusioni o allucinazioni visive ed uditive, che qualche volta sono accompagnate da agitazione, sensazione di panico ed altri sintomi psicotici. È ora noto che tali intossicazioni acute non sono necessariamente causate da idiosincrasie individuali, come si pensava in precedenza, ma che, a dosi sufficientemente alte, il THC, il principio attivo della marijuana, può provocare tali effetti in molte persone.

La marijuana viene quasi sempre fumata. Poiché il THC risulta più potente quando viene fumato piuttosto che quando viene assunto per via orale, e poiché l'inizio degli effetti è rapido quando la droga viene fumata, di solito per i consumatori di marijuana è possibile evitare sovradosaggi, facendo soltanto tante inalazioni quante ne sono necessarie per provocare un piacevole "high". Comunque la marijuana, specialmente ad alte dosi, ha provocato episodi psicotici in consumatori saltuari che non avevano precedenti storie di comportamento psicotico.

Poiché il THC è poco solubile in acqua, una volta che esso è entrato nel torrente circolatorio, tende ad essere depositato nei tessuti, specialmente in quelli che hanno alte concentrazioni di lipidi. Poiché il THC è solubile nei grassi, penetra velocemente nel cervello; la barriera emato-encefalica non sembra impedire il suo passaggio. Il THC può essere ritrovato in alte concentrazioni anche nel fegato, nei reni, nella milza, nei polmoni ed anche nei testicoli. Similmente, il THC attraversa velocemente la barriera placentare e raggiunge così il feto. Diversamente dagli oppiacei, il THC nel cervello raggiunge livelli paragonabili a quelli ritrovati in altri tessuti.

Il THC viene quasi completamente metabolizzato in prodotti inattivi prima di essere escreto. Questo metabolismo avviene principalmente nel fegato, ma può avvenire anche in altri tessuti, come ad es. i polmoni.

A differenza dei principali agenti psicoattivi che abbiamo discusso, i metaboliti del THC non sono escreti soltanto con le urine, ma anche con le feci, in quantità pressocché uguali. Nonostante sia inalato, il THC non è escreto dai polmoni come gli anestetici gassosi o volatili. La velocità di metabolismo ed escrezione del THC è piuttosto lenta. Approssimativamente una metà è escreta in pochi giorni, il resto di solito entro una settimana.

Il possesso e la vendita della marijuana sono illegali in tutto il mondo. Nella legislazione di molti stati, le sanzioni per la violazione delle leggi sulla marijuana sono severe tanto quanto le pene per il possesso o la vendita dei narcotici. L'iniziale proibizione dell'uso della *Cannabis* nel mondo si basava sulla convinzione che gli utilizzatori di marijuana fossero soggetti ad episodi psicotici e propensi a commettere crimini aggressivi e sessuali. Quando le indagini successive non hanno provato queste asserzioni, la continuazione della proibizione della marijuana fu sostenuta dalla ragione che l'uso della marijuana fosse soltanto un preliminare per la sperimentazione dei narcotici (oppiacei).

Nonostante le sanzioni legali, c'è stato un forte aumento dell'uso della marijuana tra gli studenti. Tra questi gruppi non c'è stato però un aumento corrispondente delle psicosi croniche, dell'uso dei narcotici o di seri crimini aggressivi; c'è stata anzi una crescente richiesta per la legalizzazione della marijuana.

Nella comunità scientifica, molti sono a favore del mantenimento della proibizione della marijuana, asserendo che una ripetuta intossicazione autoindotta risulta pericolosa sia per la manifestazione di disturbi psichiatrici, sia perché ciò può ritardare il tentativo di un trattamento appropriato. Altri scienziati distinguono tra l'uso saltuario della marijuana e l'uso abituale (pericoloso) da parte di individui con problemi della personalità. Questi scienziati credono che l'uso sporadico della marijuana non sia più pericoloso dell'uso saltuario dell'alcol, ma in genere essi rifiutano il paragone tra la marijuana e l'alcol come valida argomentazione per rendere la marijuana (che è un potente veleno) disponibile liberamente al pubblico. Altri ancora suggeriscono che l'attuale uso saltuario della marijuana e la bassa incidenza di effetti tossici, potrebbero indurre il consumo, se disponibili, di preparati più potenti e quindi pericolosi.

C'è stata un'ampia serie di opinioni circa la determinazione del comportamento sociale e legale con la marijuana. Durante gli anni, comunque, coloro i quali hanno studiato gli effetti della marijuana hanno concluso all'unanimità che i rischi individuali e sociali associati al suo utilizzo, sono insignificanti.

Molti Paesi che non hanno ancora "depenalizzato" il possesso della marijuana, ne stanno accettando la realtà dell'uso assai diffuso e ne stanno considerando la depenalizzazione. Sta diventando chiaro che esistono scarse evidenze che l'uso della marijuana sostituisca quello dell'alcol ed altre droghe psicoattive. Coloro i quali fanno uso della marijuana sono propensi ad utilizzare anche l'alcol, spesso simultaneamente.

Sembra, inoltre, che la società stia accettando e tollerando (sebbene non ancora approvando) l'uso sociale della marijuana come sostanza voluttuaria. È in esame anche l'approvazione della marijuana per scopi terapeutici.

Hashish

L'hashish è strettamente correlato alla marijuana, ma è più potente. La potenza si pensa sia determinata dalla quantità di THC presente nel preparato.

La marijuana di solito non possiede più del 3% di THC, mentre l'hashish ne possiede dal 10 al 15%.

L'hashish è stato usato per secoli in tutto il mondo. Fu, ad es., descritto ne *Le notti arabe* dello scrittore romano Plinio e dal viaggiatore medievale Marco Polo. Venne utilizzato da artisti e scrittori francesi ne *Le Club des Hashichins* negli anni '50 del secolo scorso.

L'hashish è la forma di *Cannabis* che è stata utilizzata più frequentemente in Europa occidentale ed è diventata sempre più popolare negli Stati Uniti durante gli ultimi anni '70. Viene di solito fumato in una pipa ad acqua o mescolato con del tabacco e fumato in una classica pipa. Può anche essere ingerito, ma è meno potente quando viene assunto *per os*.

Gli effetti dell'hashish sono maggiori di quelli prodotti dalla marijuana, ma inferiori rispetto a quelli provocati dall'LSD. L'hashish può indurre un ampio spettro di alterazioni mentali, a seconda della personalità e delle aspettative del consumatore e del luogo nel quale la droga è utilizzata. Più frequentemente, gli utilizzatori descrivono una fantasia simile al sogno. Si avvertono inoltre distorsioni del tempo e dello spazio e, raramente, allucinazioni. Possono anche intervenire ansia e panico, ma è più frequentemente riportata una sensazione di euforia. In alcune persone può aversi un riso incontrollabile. Con l'uso dell'hashish qualche volta si avvertono anche sonnolenza ed un forte desiderio di cibo, diversamente dall'LSD, che non produce questi effetti.

Gli effetti del fumo dell'hashish per lunghi periodi di tempo non sono scientificamente noti. In quei Paesi dove l'uso dell'hashish è tradizionalmente assai diffuso, l'utilizzo di forti dosi è considerato dannoso. Tra le caratteristiche dei consumatori abituali sono state frequentemente descritte apatia, perdita dell'abilità nel pensare in maniera logica ed un occasionale comportamento bizzarro. Come con gli altri agenti disinibitori, una persona, sotto l'influenza dell'hashish, può perdere il controllo e diventare aggressiva. Di norma, comunque, si può incorrere nella passività, ed il consumatore cronico può essere attratto da un gruppo di altri consumatori abituali, che fanno una esperienza particolare fumando hashish.

Recettori per i cannabinoidi

Oggi è nota l'esistenza di recettori specifici per i cannabinoidi sui quali interagiscono agonisti endogeni.

Finora sono state identificate due classi di recettori per i cannabinoidi, denominati CB_1 e CB_2, ed entrambi appartengono alla superfamiglia di recettori accoppiati alle proteine G. I recettori CB_1 sono stati localizzati sia nel sistema nervoso centrale (dove medierebbero i caratteristici effetti dei cannabinoidi, in particolare quelli sulla cognizione, sulla memoria e sulle funzioni motorie), sia in diversi neuroni periferici (cuore, intestino, vescica urinaria, deferente, retina, utero), mentre i recettori CB_2 sono localizzati esclusivamente a livello periferico, particolarmente sulle cellule del sistema immunitario ed infiammatorio, dove medierebbero l'immunosoppressione indotta dai cannabinoidi ed eventualmente anche gli effetti antinfiammatori.

In seguito alla scoperta dei recettori dei cannabinoidi sono stati isolati due cannabinoidi endogeni: l'arachidoniletanolamide, chiamata anandamide, dal termine sanscrito *ananda*, che vuol dire "felicità perfetta" e il 2-arachidonilglicerolo. Esistono prove sperimentali che entrambi questi composti agiscono come neuromodulatori o come neurotrasmettitori. Infatti essi possono essere sintetizzati dai neuroni, vengono rilasciati in seguito a depolarizzazione delle membrane, ed inoltre, dopo essere stati rilasciati, essi sono rapidamente rimossi dallo spazio extracellulare mediante processi di ricaptazione o di degradazione enzimatica.

Cannabinoidi non psicoattivi

Nella *Cannabis* sono presenti anche diversi cannabinoidi non psicoattivi (Tabella M2.4) che agiscono su diversi *target* farmacologici (Tabella M2.5). Di questi il più interessante è il cannabidiolo (CBD), utilizzato in terapia in associazione con il THC. Il preparato, in commercio con il nome di Sativex®, è stato sviluppato dalla ditta inglese GW Pharmaceutical per il trattamento del dolore neuropatico, degli spasmi muscolari e dell'iperattività vescicale, nonché di altri sintomi associati alla sclerosi multipla. A differenza degli altri cannabinoidi attualmente disponibili come prodotti farmaceutici, ad es. il nabilone o il THC (nome commerciale dronabinolo), il Sativex® viene ottenuto principalmente a partire da materiale di origine vegetale piuttosto che da un processo unicamente sintetico. Si tratta di un medicinale formato da due estratti, standardizzati in composizione, formulazione e dose: un estratto ad alto contenuto di THC ed un estratto ad alto contenuto di CBD, in rapporto 1:1. Tale formulazione è stata concepita per migliorare il profilo farmacologico e la

Tabella M2.4 Struttura chimica ed alcune informazioni sui principali cannabinoidi non psicotropi

Cannabinoide	Principali informazioni
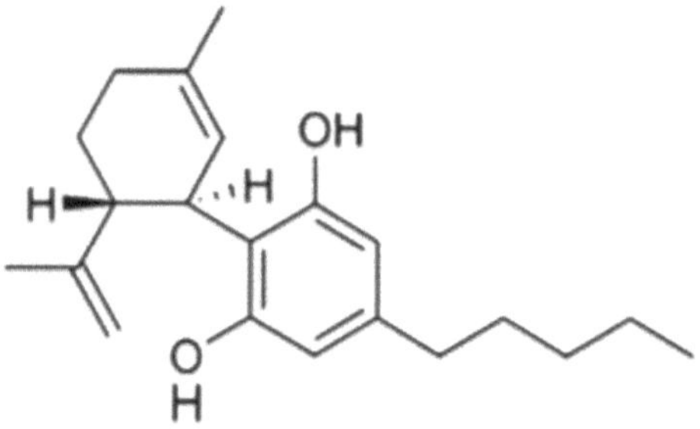 Cannabidiolo (CBD)	Il cannabidiolo (CBD) è il principale cannabinoide non-psicotropo. È stato per primo isolato da Adams e collaboratori nel 1940, ma la sua struttura e la sua stereochimica sono state determinate nel 1963 da Machoulam e Shvo. Il CBD esercita molteplici effetti farmacologici attraverso diversi meccanismi d'azione. È stato valutato clinicamente in pazienti con ansia, psicosi, disturbi dei movimenti ed utilizzato per contrastare il dolore neuropatico nei pazienti con sclerosi multipla (in combinazione con Δ^9-THC, preparazione nota con il nome commerciale di Sativex®).
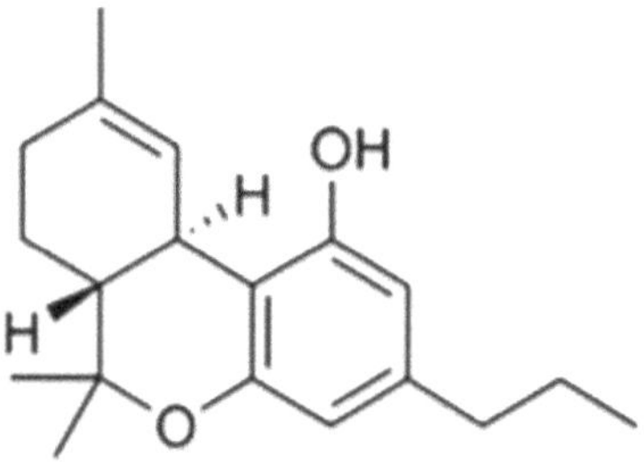 Δ^9-tetraidrocannabivarina (Δ^9-THCV)	La Δ^9-tetraidrocannabivarina (Δ^9-THCV) è stata isolata nel 1970 da Edward Gill e colleghi da una tintura di *Cannabis* BPC (*British Pharmaceutical Codex*, sigla utilizzata per indicare una medicina autorizzata nel Regno Unito). È particolarmente abbondante nell'hashish pakistano. La Δ^9-THCV, a basse dosi (meno di 3 mg/kg), antagonizza gli effetti del Δ^9-THC, mentre a dosi più elevate (10 mg/kg) ha effetti psicotropi. La Δ^9-THCV è un antagonista dei recettori CB_1 dei cannabinoidi.
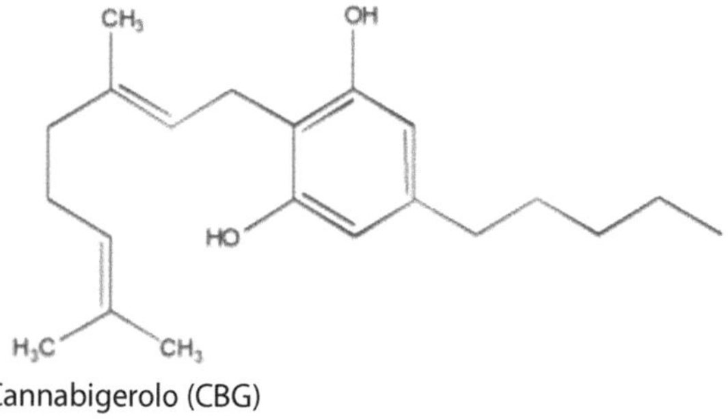 Cannabigerolo (CBG)	Il cannabigerolo (CBG) è un cannabinoide non psicotropico isolato nel 1964 da Gaoni e Machoulam. Esercita un'attività antiproliferativa ed antibatterica. È un potente antagonista del recettore TRPM8. Il CBG inibisce, a concentrazioni micromolari, il *re-uptake* dell'anandamide.
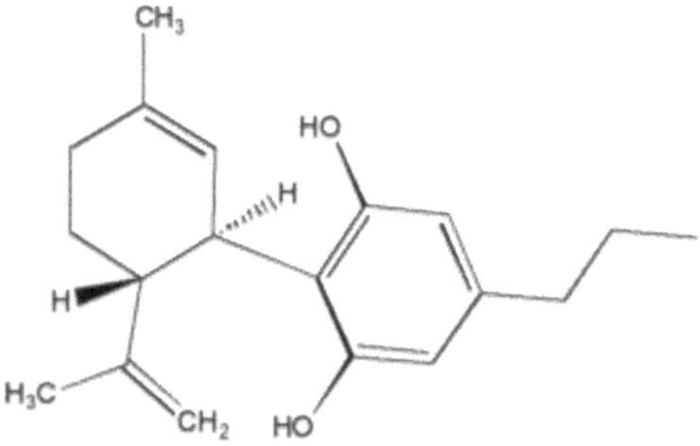 Cannabidivarina (CBDV)	La cannabidivarina (CBDV) è stata isolata dall'hashish da Vollner e collaboratori nel 1969. Poche le azioni farmacologiche riportate, senza alcuna indicazione sul possibile meccanismo d'azione.

(*segue* →)

Tabella M2.4 (*seguito*)

Cannabinoide	**Principali informazioni**
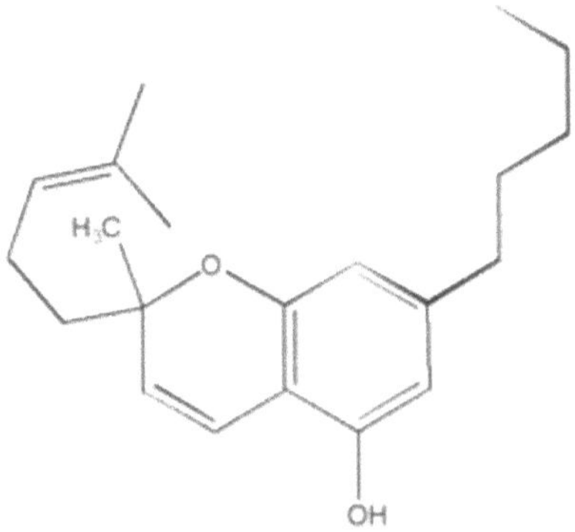 Cannabicromene (CBC)	Il cannabicromene (CBC) è stato isolato indipendentemente da Claussen e i suoi colleghi e Gaoni e Mechoulam. IL CBC, insieme col Δ^9-THC è il principale cannabinoide presente nelle foglie fresche di *Cannabis*. Il CBC è circa 2,5 volte più tossico del Δ^9-THC e come questo può causare ipotermia, sedazione e ipoattività nei topi. Il CBC esercita attività antinfiammatoria, antimicrobica e moderatamente analgesica. È un potente agonista del recettore TRPA1 ed un debole inibitore del *re-uptake* dell'anandamide.
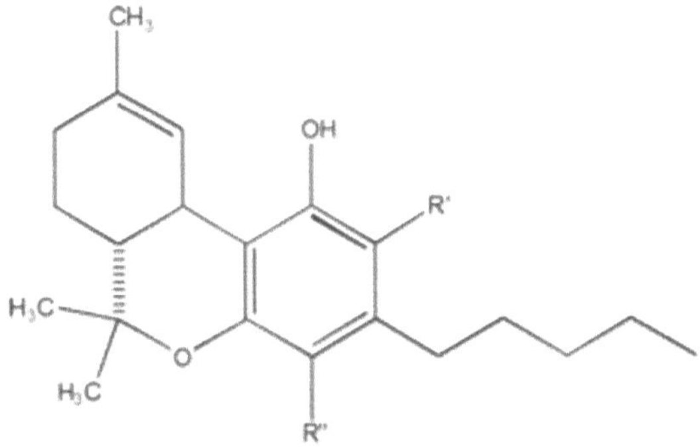 Acido Δ^9-tetraidrocannabinolico R' = COOH; R'' = H Δ^9-THCA A R' = H; R'' = COOH Δ^9-THCA B	Il Δ^9-THC presenta come analoghi due acidi: il Δ^9-THCA A e il Δ^9-THCA B. Il Δ^9-THCA è un potente agonista dei recettori TRPA1 ed antagonista dei recettori TRPM8.
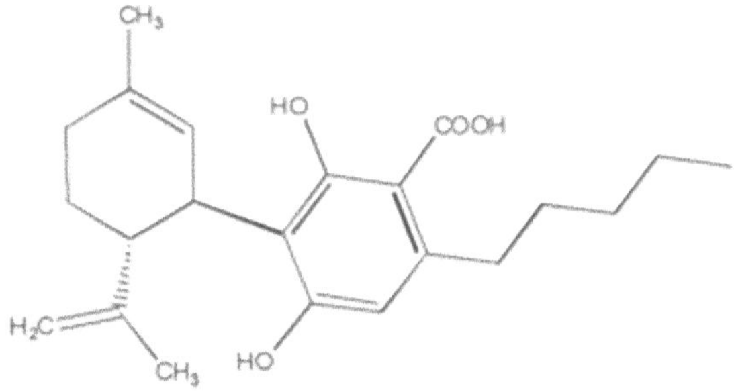 Acido cannabidiolico (CBDA)	L'acido cannabidiolico è il principale componente dei peli ghiandolari della pianta. Nella droga fresca, il 95% del CBD è presente in forma acida. Il CBD è un antagonista dei recettori TRPM8 e, a concentrazioni micromolari, inibisce la ciclossigenasi 2.

sicurezza del THC, il quale, somministrato come tale, causa anche effetti psicotropi indesiderati ed alterazioni fisiologiche varie, come ad es. la tachicardia. Il prodotto farmaceutico è formulato come spray oromucosale da somministrare all'interno della cavità buccale; questa via di somministrazione consente un più rapido assorbimento dei composti cannabinoidi ed una minore insorgenza degli effetti psicotropi indesiderati. Una singola vaporizzazione spray consente di rilasciare una dose fissa di prodotto costituita da 2,7 mg di THC e da 2,5 mg di CBD.

Tabella M2.5 Principali *target* ed effetti farmacologici dei cannabinoidi

Cannabinoide	Principali *target* farmacologici	Principali azioni farmacologiche riportate
Cannabidiolo (CBD)	TRPA1 (agonista, EC_{50}: 96 nM) TRPV1 (agonista, EC_{50}: 1-3 μM) TRPM8 (antagonista, EC_{50}: 80-140 nM) GPR55 (antagonista, EC_{50}: 445 nM) adenosina (inibitore dell'uptake, EC_{50}: 120 nM)	Antipsicotico, antiepilettico, ansiolitico, neuroprotettivo, antinfiammatorio, analgesico, immunosoppressore, antitumorale, antischemico, antiemetico, antibatterico, stimolante osteogenesi
Δ^9-tetraidrocannabidivarina (Δ^9-THCV)	CB_1 (antagonista, pA_2: 7,44-7,62) CB_2 (agonista parziale)	Anoressizzante, antiepilettico
Cannabigerolo (CBG)	TRPM8 (antagonista, EC_{50}: 140-160 nM) Recettore α_2 adrenergico (agonista, EC_{50}: 0,2 nM) 5-HT_{1A} (antagonista, K_b: 59 nM)	Antibatterico, stimolante osteogenesi, antiproliferativo
Cannabicromene (CBC)	TRPA1 (agonista, EC_{50}: 60 nM)	Antinfiammatorio, analgesico, antibatterico, stimolante osteogenesi, antiproliferativo
Cannabidivarina (CBDV)	Non riportati	Stimolante osteogenesi
Acido Δ^9-tetraidrocanna-binolico (Δ^9-THCA)	TRPM8 (antagonista, EC_{50}: 70-140 nM) TRPA1 (agonista parziale, EC_{50}: 240 nM)	Antiproliferativo, spasmolitico
Acido cannabidiolico (CBDA)	TRPM8 (antagonista, EC_{50}: 0,9-1,9 μM)	Antiproliferativo

Salvia divinorum

La *Salvia divinorum* è una pianta allucinogena che appartiene alla famiglia delle *Labiatae/Laminacae* insieme con le più comuni *Salvia officinalis* L, *Mentha piperita* L, *Thymus vulgaris* L, *Origanum majorana* L, *Calamintha nepeta* (L), ed altre dalle quali si discosta considerevolmente per la presenza di una sostanza psicoattiva tra le più potenti che si conoscano, la salvinorina. È compresa nel subgenere *Calosfaceae* (cioè le salvie scoperte nel Nuovo Mondo), in cui vengono descritte più di 500 altre specie.

Salvia, da *salvus* = sano, salvo o *salus* = salute; *divinorum* = veggente, divino, denominazione data dagli indiani Mazatechi di Oaxaca (Messico) che, fin dall'antichità, utilizzavano le foglie di questa pianta per le pratiche religiose e spiritiche e per curare le più diverse malattie.

Nel 1939 un certo J.B. Johnson riportò l'uso di questa pianta da parte degli sciamani (*curanderos*) mazatechi; nel 1952 fu descritta da R.S. Waitlaner e successivamente da R.G. Watson ed Albert Hofmann. Nel 1962 fu identificata come nuova specie di *Salvia* da Carl Eplin e Carlos D. Jativa, del *Botanical Istitute of Harward University of Cambridge*.

Si tratta di una pianta erbacea perenne, alta 2-3 m, riconoscibile per il suo tipico stelo quadrangolare, vuoto, succulento. Le foglie, di colore verde scuro, lunghe 25-30 cm e larghe più di 10 cm, sono opposte, brevemente picciolate, ellittiche-lanceolate con margine leggermente dentato, con apice acuto, con nervatura mediana prominente, dalla quale partono nervature secondarie, meno evidenti e da esse le terziarie, che si anastomizzano. La superficie della pagina superiore è punteggiata da una peluria vellutata, mentre quella inferiore è glabra (Fig. M2.10).

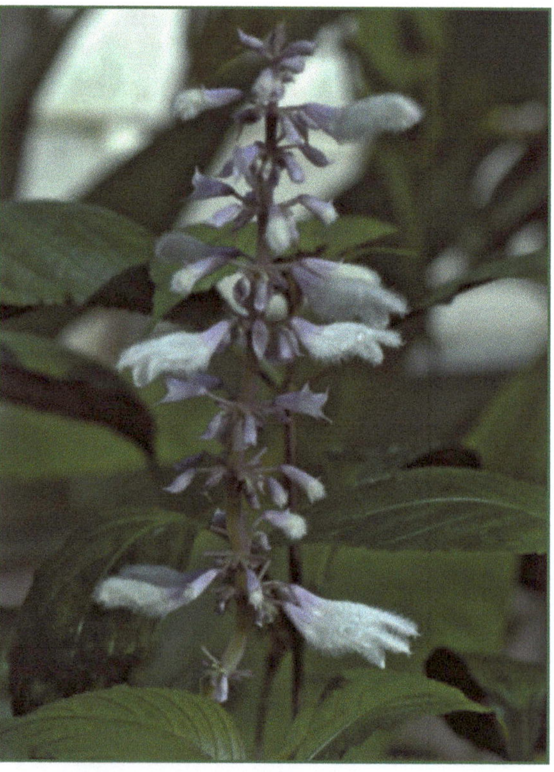

Fig. M2.10 *Salvia divinorum*: pianta

I fiori, ermafroditi, danno luogo a delle infiorescenze (ascellari o terminali) lunghe anche 35 cm.

La *S. divinorum* si propaga con estrema facilità per via agamica: talee di 15-20 cm lasciate in acqua sviluppano in circa 5 mesi delle sottili radichette bianche.

È originaria del Nord-Est del Messico, della regione di Oaxaca, nella Sierra Mazateca, dove è considerata sacra e conosciuta come *hierba Maria* (erba di Maria), *hojas de la Virgen* (foglie di Maria) o *hojas de Maria Pastora* (foglie di Maria la Pastora).

In anni recenti la *S. divinorum,* detta anche "Salvia divina" o "menta magica", è stata usata in sostituzione della marijuana dai giovani messicani e coltivata in Europa (Svizzera in particolare) e negli USA (California) per scopi voluttuari. Oggi è vietata sia la coltivazione che l'uso di questa pianta. Nelle pratiche religiose si usano dalle 20 alle 80 foglie; in genere le foglie si masticano per poi inghiottirle, si tritano in mortaio e si beve il succo che fuoriesce, oppure si fumano.

Il responsabile dei suoi effetti è la salvinorina A, un terpenoide appartenente alla classe dei neoclerodani identificato da Alfredo Ortega nel 1982 ed indipendentemente isolato da Leander Valdes nel 1984. La salvinorina A è capace di agire sulla psiche in dosi veramente basse (200 µg). Sotto l'effetto di questa sostanza si percepiscono "colori danzanti e disegni tridimensionali" oppure "sorprendenti immagini colorate dai bordi brillanti". In alcuni casi l'effetto allucinogeno è descritto come uno stato di aumentata sensibilità mentale, interrotta bruscamente da forti rumori o dalla luce: il tutto si manifesta dopo 10-30 minuti dall'assunzione e può durare 1-2 ore. Le esperienze variano con l'individuo, la dose e le modalità di somministrazione. I "viaggi" con la salvia/salvinorina vengono valutati con una scala che riflette il termine SALVIA (Tabella M2.6). L'effetto allucinogeno prodotto è molto intenso, paragonabile a quello determinato dall'LSD (dietilammide dell'acido lisergico) o dal DOB (4-bromo-2,5-dimetossifenilisopropilammina).

Studi piuttosto recenti hanno mostrato che la salvinorina A agisce selettivamente sui recettori oppioidi *k* (ROK). Visto che gli agonisti dei ROK si comportano da psicotomimetici, si è supposto che le proprietà psicoattive della salvinorina fossero mediate dai ROK. Oggi, grazie a queste nuove acquisizioni, si ritiene che in numerose malattie (depressione con caratteristiche psicotiche, allucinazioni associate a malattie demenziali quali Alzheimer, Huntington, Pick ecc.) caratterizzate da allucinazioni, svolgono un ruolo chiave i recettori ROK. Pertanto, la salvinorina, come agonista selettivo dei ROK, rappresenta una nuova classe di molecole candidata per lo sviluppo di nuovi farmaci antipsicotici. Studi recenti hanno anche mostrato che la salvinorina A inibisce la motilità intestinale preferenzialmente durante un processo flogistico, agendo sui recettori dei cannabinoidi CB1, oltre che sui ROK. Anche in questo caso la struttura della salvinorina, secondo alcuni, potrebbe dare il via alla sintesi di nuovi farmaci antidiarroici e di farmaci attivi sulla ipermotilità che si verifica nelle malattie infiammatorie dell'intestino.

Tabella M2.6 Scala di valutazione degli effetti allucinogeni di *S. divinorum* e della salvinorina A

Livelli	Effetti
S	Effetti **Sottili**. la sensazione è che sta accadendo qualcosa; si ha rilassamento ed un incremento nell' apprezzamento sensoriale (livello 1)
A	Percezione **Alterata**. Lo spazio può risultare alterato, i colori catturano l'attenzione, la memoria è labile, il pensare diviene meno razionale e più scherzoso (livello 2)
L	Stato visionario **Leggero**. Si hanno visioni ad occhi chiusi (forme geometriche, tipi di foglie ecc.) ed effetti bidimensionali (livello 3)
V	Stato visionario molto **Vivido**. Chiudendo gli occhi ci si allontana dalla realtà e si va verso luoghi lontani, immaginari: si ha la sensazione che il viaggio stia realmente avvenendo (livello 4)
I	Stato fisico particolare e **Immateriale**. Anche se alcuni processi mentali sono ancora lucidi, si è completamente coinvolti nell'esperienza vissuta, terrificante per alcuni, piacevole per altri (livello 5)
A	Stato di completa o profonda **Amnesia**. Non si ricorda cosa si è vissuto o provato (livello 6)

Bibliografia essenziale

Aghajanian GK (1980) Mescaline and LSD facilitate the activation of locus coeruleus neurons by peripheral stimulation. Brain Research 186:492-503

Ashton H (1987) Brain systems disorders and psychotropic drugs. Sci Books Inc, New York

Balick MJ, Co PA (1996) Plants, people, and culture. The science of ehnobotany. Scientific American Library, New York

Capasso R, Borrelli F, Capasso F et al (2006) The hallucinogenic herb *Salvia divinorum* and its active ingredient salvinorin A inhibit enteric cholinergic transmission in the guinea-pig ileum. Neurogastroenterol Motil 18:69-75

Capasso R, Borrelli F, Cascio MG et al (2008) Inhibitory effect of salvinorin A, from *Salvia divinorum*, on ileitis-induced hypermotility: cross-talk between kappa-opioid and cannabinoid CB(1) receptors. Br J Pharmacol 155:681-689

Capasso R, Borrelli F, Zjawiony J et al (2008) The hallucinogenic herb *Salvia divinorum* and its active ingredient salvinorin A reduce inflammation - induced hypermotility in mice. Neurogastroenterol Motil 20:142-148

Comelli F, Bettoni I, Colleoni M et al (2009) Beneficial effects of a Cannabis sativa extract treatment on diabetes-induced neuropathy and oxidative stress. Phytother Res 23:1678-1684

Glennon R (1990) Do classical hallucinogens act as 5-Hydroxytryptamine 2 (5-HT2) agonists or antagonists. In: Green A (ed) Neuropharmacology. Monach Univ Press, p 482

Izzo AA, Borrelli F, Capasso R et al (2009) Non-psychotropic plant cannabinoids: new therapeutic opportunities from an ancient herb. Trends Pharmacol Sci 30:515-527

Jacobs B (1985) An overview of brain serotonergic unit activity and its relevance to the neuropharmacology of serotonin. In: Green A (ed) Neuropharmacology. Monach Univ Press, p 504

Joy J, Watson E, Benson JA (1999) Marijuana and medicine. Natl Acad Press, Washington

Katzung BG (2009) Farmacologia Generale e Clinica. Piccin, Padova

Ott J (1979) Hallucinogenic plants of North America. Wingbow Press, Brakley

Ott J (1993) Pharmacotheon. Natural Products Co., Pierce P, Peroutka S (1990) Antagonist properties of d-LSD at 5-hydroxytryptamine 2 receptors". Neuropsychopharmacology 3:509-518

Schaefer SB, Frust PT (1996) The people of the peyote: Huichol Indian history, religion and survival. University of New Mexico Press, New Mexico

Snyder SH (1989) Farmaci, droghe e cervello. Zanichelli Editore, Bologna

Tinklenberg JR, Murphy P (1972) Marihuana and crime: a survey report. J Psychedelic Drugs 3:183-191

Capitolo M3 Immunomodulatori e adattogeni

Il controllo farmacologico del sistema immunitario si è per anni basato sull'impiego di farmaci in grado di determinare una soppressione della risposta immunitaria (nelle malattie del collageno, negli stati allergici, dopo il trapianto d'organi). Successivamente la constatazione che alcune patologie sono caratterizzate da un difetto della risposta immunitaria ha prospettato la necessità di avere a disposizione farmaci capaci di stimolare (potenziare), anziché deprimere, la risposta immunitaria. Una depressione o un'alterata disregolazione del sistema immunitario è oggi una condizione di frequente riscontro, a causa dell'intervento di numerosi fattori (Fig. M3.1):

- terapie con farmaci immunosoppressori (citostatici, corticosteroidi) impiegate comunemente per il trattamento delle neoplasie e delle malattie autoimmuni;
- radioterapia (per il trattamento delle neoplasie);
- inquinamento ambientale (radiazioni UV, radioattività, prodotti chimici);
- insorgenza di microrganismi patogeni resistenti ai comuni antibiotici;
- diffusione dell'infezione da virus HIV ed incremento dei casi di AIDS;
- neoplasie.

A ciò si deve aggiungere che sempre più numerose sono oggi le malattie alla base delle quali viene riscontrata un'alterata regolazione del sistema immunitario. Di più, il trattamento e/o la profilassi antibiotica delle malattie ricorrenti delle vie aeree o delle vie urinarie finiscono per essere a lungo termine insoddisfacenti (per l'insorgenza di resistenze multiple) o addirittura dannosi (effetti collaterali di alcuni antibiotici, insorgenza di allergie).

Di conseguenza, è stata da tempo promossa la ricerca di sostanze in grado di stimolare il sistema immunitario. Comunque, il concetto di "immunostimolante" diventa sempre più vago e semplicistico, perché la immunostimolazione può nascere da un effetto immunosoppressore su alcune popolazioni linfocitarie e viceversa.

È preferibile allora impiegare per queste sostanze il termine di "immunomodulatori".

Tra gli immunomodulatori sono annoverate numerose droghe vegetali: per comprenderne il mec-

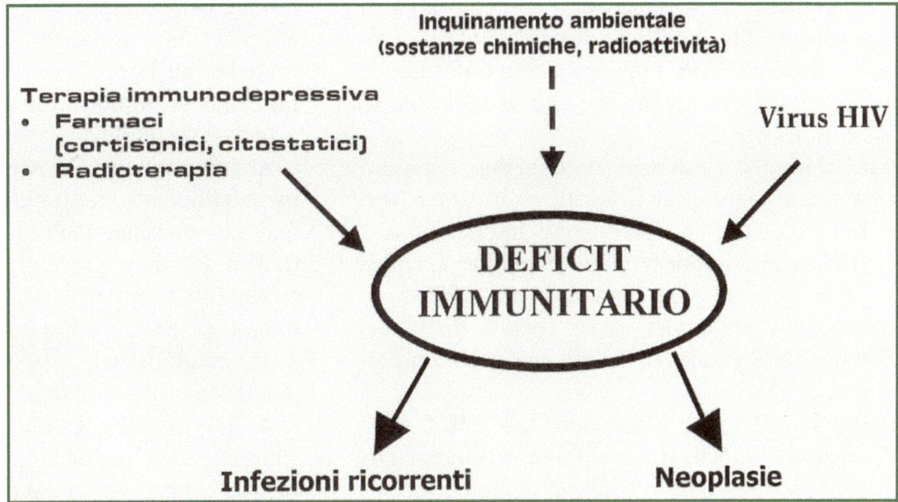

Fig. M3.1 Fattori che deprimono il sistema immunitario

canismo d'azione è opportuno fare una panoramica generale sul sistema immunitario.

L'organismo umano è capace di elaborare una risposta difensiva di fronte ad agenti biologici con i quali venga a contatto, onde preservare la propria omeostasi.

La funzione immunitaria consiste nel riconoscere una sostanza come estranea all'organismo ed eliminarla, mediante due tipi di risposta:

- **risposta immunitaria aspecifica** (o naturale), che prescinde da un precedente contatto con la sostanza estranea: succo gastrico, properdina, lisozima, ferritina, interferone α e β, complemento; fagociti circolanti (leucociti PMN) e residenti (macrofagi).
  Il complemento è un sistema di proteine plasmatiche, che può essere attivato tanto dall'interazione antigene/anticorpo (via classica) quanto direttamente da antigeni o polisaccaridi ed è in grado di promuovere la lisi cellulare o favorire la fagocitosi;
- **risposta immunitaria specifica**. Per quanto riguarda la risposta immunitaria specifica, essa è costituita da tre sistemi paralleli di ricognizione immunologica, ciascuno con un compito diverso:

a) sistema dei linfociti T CD4+ e degli antigeni di classe II del sistema di istocompatibilità MHC (o HLA);
b) sistema dei linfociti T CD8+ e degli antigeni di classe I del sistema di istocompatibilità MHC (o HLA);
c) sistema dei linfociti B (produttori di anticorpi).

I tre sistemi paralleli interagiscono tra loro a vari livelli nell'elaborazione della risposta immunitaria.

A) Sistema dei linfociti T CD4+ (o linfociti T *helper*) e degli agenti di classe II del sistema di istocompatibilità MHC (o HLA).

Il linfocita CD4 riconosce l'antigene quando esso si trova alla superficie di una cellula presentante l'antigene (APC) (abitualmente costituita da un fagocita) in combinazione con le molecole di classe II del MHC.

In conseguenza di questa attivazione si producono due sottogruppi di linfociti:

i) linfociti Th1, che producono interleuchina-2 (IL-2), interferone-γ (IFN-γ), *tumor necrosis factor* β (TNF-β), e sono coinvolti nell'immunità cellulare (attivazione per contatto diretto dei monociti-macrofagi); azione *helper* sui linfociti citotossici;
ii) linfociti Th2, che producono IL-4 e IL-5 e inducono i linfociti B a proliferare e differenziarsi in plasmacellule produttrici di anticorpi.

B) Sistema dei linfociti T CD8+ (o linfociti T-*suppressor*/citotossici) e degli antigeni di classe I del sistema di istocompatibilità MHC (o HLA).

Il linfocita CD8+ citotossico riconosce l'antigene quando esso si trova sulla superficie di una cellula presentante l'antigene (APC) (abitualmente costituita da un fagocita) in combinazione con le molecole di classe I del MHC. Per l'attivazione è necessario un secondo segnale rappresentato dalle citochine rilasciate da un linfocita CD4+ attivato (T *helper*). Il linfocita CD8+ citotossico attivato interagisce con la cellula bersaglio che presenta in superficie l'antigene complessato con le molecole di classe I del MHC (è questo un meccanismo che consente la distruzione selettiva delle cellule infettate da un virus).

C) I linfociti B, a seguito di contatto con una sostanza antigenica (mediante, come si è visto, l'intervento adiuvante dei linfociti CD4+), sono in grado di proliferare e differenziarsi in plasmacellule, cioè in cellule produttrici di anticorpi (IgG, IgM, IgA, IgE, IgD).

Va infine accennata la presenza di altre due popolazioni di linfociti: linfociti *natural killer* (NK), che sono cellule citotossiche che, a seguito dell'intervento dei macrofagi attivati, diventano capaci di distruggere le cellule tumorali; linfociti *killer* (K) che per svolgere l'attività citolitica richiedono l'intervento di anticorpi IgG.

Le droghe vegetali ad attività immunomodulatrice attualmente disponibili inducono una stimolazione aspecifica dei meccanismi di difesa immunitaria attraverso l'attivazione di cellule (macrofagi, granulociti, leucociti, linfociti NK) e di fattori umorali (lisina, interferone, interleuchine, complemento ecc.) dell'immunità aspecifica (Fig. M3.2).

Gli immunomodulatori aspecifici risultano utili nei casi di terapie a lungo termine con chemioterapici o immunodeprimenti; possono essere utili anche per la profilassi di metastasi, dopo la rimozione del tumore primario e di infezioni virali o batteriche delle vie respiratorie ed urogenitali. Così pure sono indicati nei casi di leucopenie e, come coadiuvanti, nel trattamento antibiotico di infezioni batteriche quali bronchiti, faringiti, sinusiti, otiti. È chiaro che le piante ad attività immunomodulatrice sono più indicate per la profilassi e la terapia di infezioni modeste delle vie respiratorie ed urogenitali, mentre i farmaci di sintesi o i componenti puri delle piante sono da preferire nei casi di gravi infezioni virali o batteriche. Poiché si somministrano per un lungo periodo di tempo è necessario che gli immunomodulatori siano sicuri e

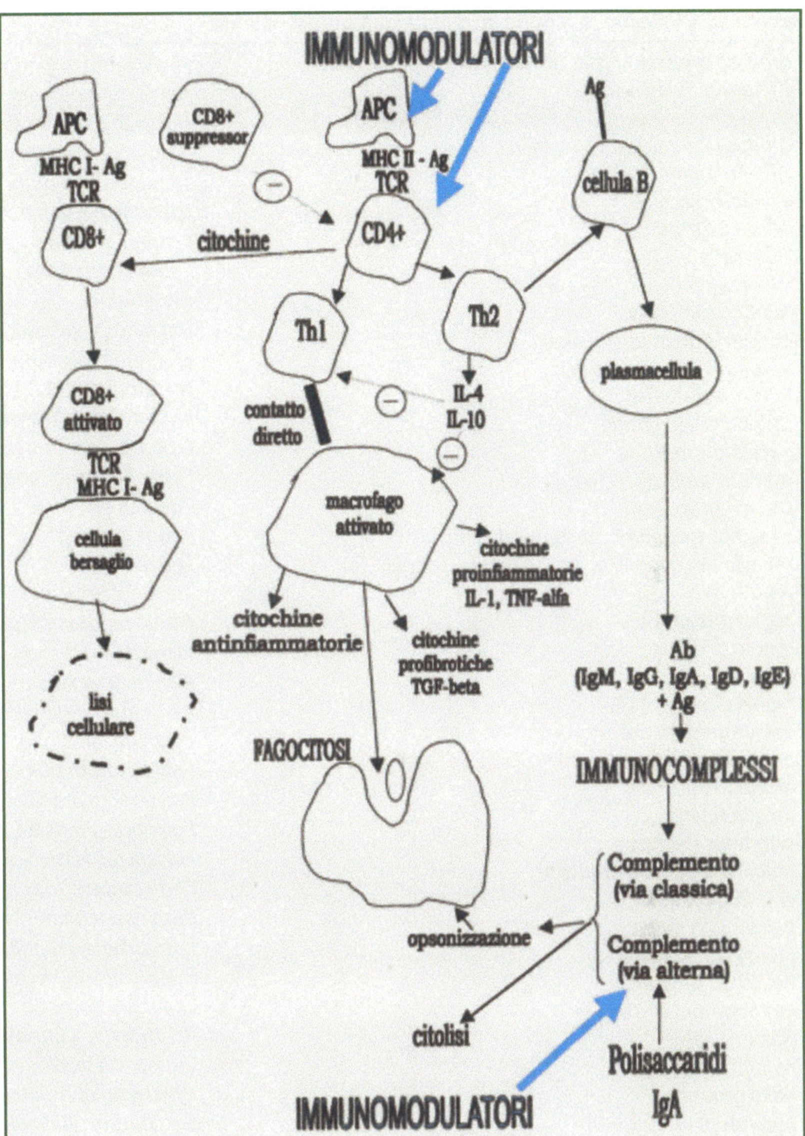

Fig. M3.2 Tipi di risposta immunitaria e loro reciproche interazioni. *Ab, anticorpo; Ag,* antigene; *APC, antigen presenting cell; CD4+, linfocita CD4+; CD8+, linfocita CD8+; IL, interleukina; MHC, major histocompatibility complex; TCR, T cell receptor; TGF, trasforming growth factor; Th1, linfocita T Helper 1; Th2, linfocita T Helper 2; TNF, tumor necrosis factor*

che non provochino effetti spiacevoli (allergie, shock anafilattici ecc.).

Le piante che stimolano il sistema immunitario sono diverse (Tabella M3.1); di queste, il 90% è dato da piante superiori ed il 10% da funghi, alghe o licheni. Il 70% delle piante si utilizza sotto forma di estratti acquosi ed etanolici o tal quale (la droga in polvere). Del restante 20% si utilizzano le frazioni e si è osservato che i composti attivi appartengono a differenti classi chimiche (Tabella M3.2). Gli studi eseguiti fino ad ora mostrano (i) un incremento del numero di cellule immunocompetenti (leucociti, polimorfonucleati, macrofagi, cellule NK, cellule-T e -B), (ii) un *release* di citochine (interferone, interleuchine), (iii) un'attivazione del complemento e (iv) una protezione contro infezioni batteriche e virali.

Le piante immunostimolanti sono spesso anche adattogene, termine riportato da Lazarev nel 1958. Le piante adattogene vengono usate per: (i) incrementare l'attenzione e sopportare la fatica; (ii) prevenire, mitigare o ridurre l'affaticamento (o indebolimento) causato dallo stress e i disordini correlati con i sistemi neuro-endrocrino e immunitario; (iii) normalizzare le funzioni organiche e rafforzare i sistemi compromessi dallo stress; (iv) incrementare, anche se in modo aspecifico, la resistenza dell'organismo nei casi di stress o di stimoli nocivi; (v) evocare uno stato di aumentata resistenza, in modo da adattare l'organismo a uno sforzo eccessivo.

Tabella M3.1 Piante (e funghi) ad attività immunostimolante

Acanthopanax senticosus (Eleuterococcus senticosus)
Achyranthes bidentata
Achyrocline satureoides
Aconitum (carmichaelli, napellus)
Actinidia arguta
Aeginetia indica
Albizzia julibrissin
Allium sativum
Aloe vera
Alsophila spinulosa
Angelica (acutiloba, sinensis)
Anthurium wagnerianum
Aralia mandshurica
Aristolochia clematitis
Arnica montana
Artemisia capillaris, A. iwayomogi
Asarum europaeum
Astragalus (membranaceus, onobrychis)
Atractyloides (japonica, lancea, macrocephala)
Avena sativa
Azadirachta indica
Baptisia tinctoria
Benincasa cerifera
Bryonia dioica
Bupleurum chinense
Caesalpinia sappan
Calendula officinalis
Camelia sinensis
Carthamus tinctorius
Caulophyllum thalictroides
Cetraria islandica
Chelidonium majus
Chlorella prenoidosa
Cimicifuga simplex
Cinnamomum cassia
Cistanche salsa
Cnidium officinale
Coffea arabica
Combretum micranthum
Cordyceps sinensis
Coriolus versicolor
Croton tiglium
Curcuma longa
Daucus carota
Echinacea (angustifolia, pallida, purpurea)
Echinosphora koreensis
Emblica officinalis
Emipedium alpinum
Eupatorium cannabinum
Euphorbia hirta
Fagopyrum cymosum
Forsythia koreana
Galax aphylla
Ganoderma lucidum
Geranium macrorrhizium, sanguineum
Glycine maxima
Glycyrrhiza (uralensis, glabra)
Grifola frondosa
Guatteria spruceana
Gymnema (sylvestre, pentaphillum)
Hedysarum polybotrys
Herpestis monniera
Houstonia purpurea
Jacaranda rhombifolia
Janaica arayalpathra
Laetipurus sulphureus
Lentinula edodes
Lycium barbarum
Morus alba
Nectandra globosa, trucillensis
Nicotiana tabacum
Nocardia rubra
Nyctanthes arbor-tristis
Ocimum sanctum
Ophiopogon japonicus
Paeonia albiflora
Panax ginseng
Petivera alliacea
Phellinus linteus
Phellodendron amurense
Picrorrhiza kurroa
Pinellia ternata
Pinus (armandii, caribaea, sylvestris, taeda, strobilius)
Polygala tenuifolia
Polygonatum sibiricum
Polygonum multiflorum
Polyporus umbellatus
Polystictus versicolor
Poria cocos
Porphyra tenora
Potentilla tormentilla
Pseudostellaria heterophylla
Quillaja saponaria
Rehmannia glutinosa
Rudbeckia bicolor
Rynchosia phaseoloides
Saccharum officinale
Sapium sebiferum
Schisandra chinensis
Selenostemma argel
Serenoa repens
Sophora subprostrata
Spirulina platensis
Tabebuia barbata
Taraxacum platycarpum
Thuja occidentalis
Tinospora cordifolia
Tremelia fuciformis
Trichosanthes kirilowii
Tripterygium wilfordii
Ulva lactuca
Uncaria tomentosa
Viscum album
Withania somnifera
Zea mays
Zingiber officinale
Zizyphus jujuba

Tabella M3.2 Classi di composti ad attività immunostimolante

Composti a basso peso molecolare

Alcaloidi (cefarantrina, emetina, vincristina, camptotecina ecc.)
Composti fenolici
Alchilamidi (curculigoside, urusiolo ecc.)
Chinoni (lapacone, plumbagina, ubichinone ecc.)
Saponine (quillaianina, acido oleanolico, acido glicirrizico ecc.)
Sesquiterpeni (elenalina, zexbrevina A e B , alantolattone ecc.)

Composti ad alto peso molecolare

Polisaccaridi (inulina, eteroglicani, lentinano ecc.)
Proteine (lectine ecc.)
Peptidi

Echinacea

L'echinacea è data dalle radici e dalle parti aeree di diverse specie di *Echinacea* (*E. pallida*, Nutt. *E. angustifolia* DC, *E. purpurea* (T) Moench) (*Fam. Asteraceae*), originarie delle zone temperate dell'America del nord, dal Texas alla Georgia, dal Nebraska alla Pennsylvania (Figg. M3.3 e M3.4).

Da lungo tempo utilizzata dagli indiani Sioux del Dakota per curare cicatrici e combattere sifilide e morsi di serpenti, l'echinacea è stata introdotta in Europa nel XIX secolo. Completamente dimenticata tra il 1930 ed il 1980, è stata riscoperta grazie all'aumentato interesse per le funzioni del sistema immunitario. Solo in Germania oggi esistono circa 100 prodotti registrati contenenti echinacea da sola o in associazione (baptisia, tuia ecc.).

Le specie di *Echinacea* sono piante erbacee perenni, alte dai 30 ai 150 cm (Tabella M3.3), con fusto semplice, cavo alla base, con foglie ovali o lanceolate, a margine intero o seghettato, con fiori terminali, solitari, di colore viola, rosa o bianco, recanti un grande capolino. Le radici sono fusiformi, a fittone, di forma cilindrica (lunghe 10-20 cm, larghe 0,5-1 cm), leggermente inanellate, segnate da cicatrici a forma di V di colore nero. Il sapore è prima dolce e poi pungente; l'odore è debole.

L'echinacea contiene polisaccaridi, presenti in elevate quantità nelle radici di *E. angustifolia* (inulina: 5,9%) e nelle parti aeree di *E. purpurea* (polisaccaridi ad alto peso molecolare: 25.000-50.000); flavonoidi (rutoside), soprattutto nelle foglie e nei cauli di *E. angustifolia* e di *E. purpurea*; derivati dell'acido caffeico quali echinacoside, acido cicorico, acido clorogenico, acido cinarinico-3-cicorico, ecc; un olio essenziale contenente borneolo, α-pinene e relativi composti aromatici; poliacetileni; alchilamidi (presenti in elevate quantità nelle radici). Il contenuto di tali composti varia a seconda della

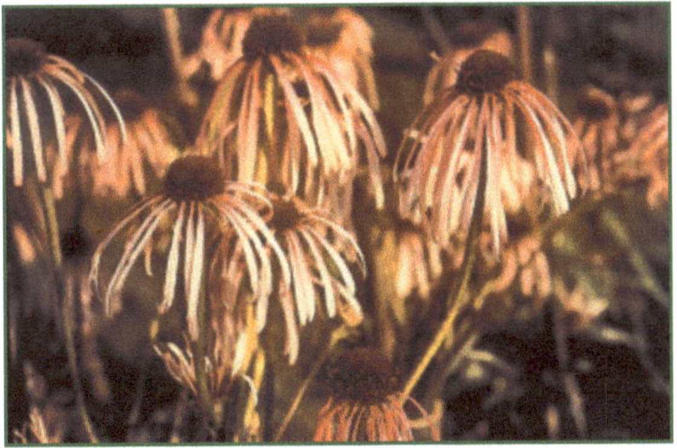

Fig. M3.3 *Echinacea angustifolia*: pianta (R. Longo)

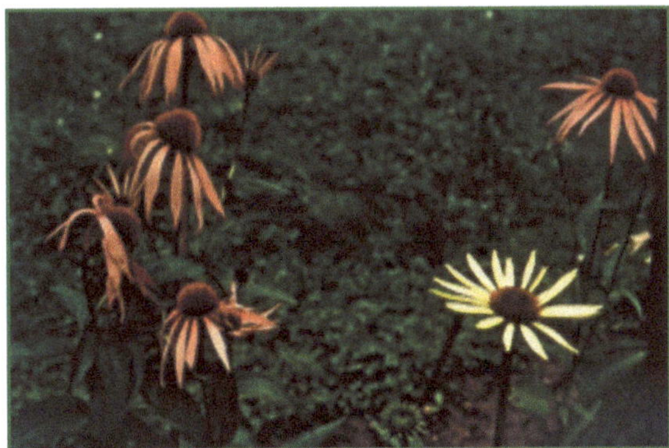

Fig. M3.4 *Echinacea purpurea*: pianta (R. Longo)

Tabella M3.3 Differenze anatomiche tra le specie di *Echinacea* utilizzate in campo medico

Specie	Altezza del caule	Colore del polline	Foglia
*E. angustifolia**	fino a 60 cm	Giallo	Lanceolata, intera e vellutata
*E. purpurea**	45-150 cm	Giallo	Ovale, seghettata e quasi glabra
E. pallida	30-90 cm	Bianco	Lanceolata, intera e vellutata

* *E. angustifolia* ed *E. pallida* sono state a lungo considerate due varietà della stessa specie. Il genere *Echinacea* comprende nove specie e due varietà

specie di *Echinacea* considerata (Tabella M3.4). Sono inoltre presenti alcaloidi pirrolizidinici (tussilagina, isotussilagina), resine, glicoproteine, steroli, minerali ed acidi grassi.

L'echinacea possiede numerose proprietà farmacologiche (Tabella M3.5), in gran parte caratterizzate utilizzando il succo delle parti aeree di *E. purpurea*. L'attività antiflogistica e riparatrice del tessuto sembra sia dovuta alla inibizione dell'enzima ialuronidasi da parte dei componenti polisaccaridici ed in parte delle alchilamidi. Oltre ad aumentare l'acido ialuronico, l'echinacea stimola anche i fibroblasti e la secrezione di ormoni corticosurrenalici, esercitando un blando effetto cortisone-simile.

Il succo delle parti aeree di *E. purpurea*, ma anche l'estratto acquoso ed alcolico delle radici, ha mostrato attività antivirale verso i virus *influenza, herpes, stomatite vescicolare*. Oltre al blocco dei recettori "virali" sulla superficie cellulare (azione diretta), l'azione antivirale dell'echinacea può essere una conseguenza dell'inibizione della ialuronidasi (azione indiretta), visto che l'aggiunta di ialuronidasi a colture cellulari riduce significativamente l'effetto dell'echinacea. D'altra parte alcuni virus secernono l'enzima ialuronidasi il quale incrementa la permeabilità del tessuto connettivale e consente all'organismo di essere più invasivo. L'azione antivirale indiretta dell'echinacea è, molto probabilmente, più interessante di quella diretta e coinvolge il *release* di interferone che stimola tra l'altro la sintesi di proteine intracellulari che bloccano la trascrizione di RNA virale.

L'azione antibatterica dell'echinacea è piuttosto blanda, tale da non giustificarne l'uso clinico come

Tabella M3.4 Contenuto medio dei principali componenti nelle diverse specie di *Echinacea*

Componenti	Specie di *Echinacea*		
	angustifolia	*purpurea*	*pallida*
Polisaccaridi			
Inulina	5,9%	tracce	tracce
Flavonoidi[a]	0,48%	0,38%	0,25%
Derivati acido caffeico			
echinacoside[b]	0,3-1,3%	0,4-1,2%	0,4-1,7%
Olio essenziale	1%	0,2-0,6%*	1-2%**
Alchilamidi	0,004-0,03%	0,009-0,15%	0,001%
Alcaloidi	0,06%	0,06%	–

[a] Il contenuto totale dei flavonoidi è calcolato come quercetina
[b] L'echinacoside si accumula soprattutto nelle radici, ma in piccole quantità si trova anche nelle foglie
* 0,2% nelle radici, 0.6% nelle foglie e nei fiori
** Fino all'1% nelle foglie e fino al 2% nelle radici (questo valore è del 2,5-4% in aprile e maggio).
L'olio essenziale ed i polieni sono apolari e quindi insolubili in acqua e soluzioni idroalcoliche; i derivati dell'acido caffeico, a media polarità, sono solubili in alcol e soluzioni idroalcoliche; i polisaccardi sono solubili in acqua

Tabella M3.5 Proprietà farmacologiche dell'*Echinacea*

Proprietà	Componenti attivi	Meccanismo d'azione	Usi clinici
Antinfiammatoria e rigeneratrice tessutale	Polisaccaridi, alchilamidi	Inibizione della ialuronidasi, aumentata secrezione di ormoni corticosurrenalici	Ulcere, ferite, scottature, eczema, artrite reumatoide
Antivirale	Polisaccaridi, derivati acido caffeico	Blocco recettori per i virus sulla superficie cellulare	Influenza, *herpes*, stomatite vescicolare
Antibatterica	Derivati acido caffeico	Prevenzione aderenza batterica	Profilassi stati infettivi, infezioni vie respiratorie ed urogenitali
Antitumorale	1,8-pentadecatiene	Attività indiretta, via attivazione sistema immunitario	Coadiuvante nella chemioterapia e radioterapia
Immunostimolante	Polisaccaridi, derivati acido caffeico	Attivazione del complemento, aumento del numero dei globuli bianchi, attivazione delle cellule-T e dei macrofagi	Infezioni ricorrenti per deficit immunitario, leucopenie

rimedio antibatterico. Probabilmente l'efficacia dell'echinacea come antibatterico (contro *Staphylococcus aureus, Corynebacterium diphtheriae, Proteus vulgaris*) è la conseguenza della sua spiccata azione immunostimolante. È stato tra l'altro osservato che 6,3 mg di echinacoside equivalgono a 10 U Oxford di penicillina.

Anche l'azione antitumorale dell'echinacea è di tipo indiretto, via un'azione immunostimolante generale, nonostante si sia osservato che l'1,8-pentadecatiene, un composto liposolubile presente nelle radici di *E. angustifolia* e di *E. pallida*, sembra possedere *in vivo* un'azione antitumorale diretta.

Comunque l'azione più interessante sembra essere quella immunostimolante. L'echinacea attiva una parte del sistema immunitario, nota come via alternativa del complemento, migliorando la migrazione dei leucociti nell'area infetta e/o infiammata, solubilizzando i complessi immuni e distruggendo batteri, virus ed altri microrganismi. L'echinacea incrementa anche i livelli di properdina, una proteina sierica che stimola la via alternativa del complemento. L'echinacea provvede poi ad aumentare i livelli di cellule bianche nel sangue quando questi sono bassi. Le cellule più sensibili all'echinacea sono i linfociti T e le cellule NK.

I polisaccaridi dell'echinacea si legano alla superficie delle cellule-T ed incrementano la produzione di interferone e di altre sostanze che potenziano il sistema immunitario: il risultato è la replicazione delle cellule-T, l'attivazione dei macrofagi e l'incremento del numero di neutrofili circolanti. I neutrofili fagocitano i batteri e le cellule tumorali e prevengono l'infezione batterica. L'echinacea attiva anche le cellule NK, la prima linea di difesa dell'organismo contro lo sviluppo del tumore, capaci di distruggere cellule tumorali o infettate da virus, ed i macrofagi, i monociti ematici che risiedono in tessuti aspecifici quali fegato, milza e linfonodi. I macrofagi fagocitano batteri, frammenti cellulari ed altre particelle estranee. Oltre ad esaltare la fagocitosi, l'echinacea stimola i macrofagi a produrre il TNF (*tumor necrosis factor*), l'interferone e l'interleuchina.

La Commissione E tedesca raccomanda le radici di *E. pallida* per il trattamento dell'influenza e le parti aeree di *E. purpurea* in casi di raffreddore e infezione delle vie respiratorie ed urinarie e come cicatrizzante (uso esterno); non raccomanda invece l'uso di *E. angustifolia*. Comunque gli studi clinici eseguiti non sono tutti concordi sulla efficacia dell'echinacea, anche perché i preparati utilizzati sono tra di loro diversi e non sempre ugualmente titolati.

Per una migliore applicazione terapeutica dell'echinacea alcuni suggeriscono di: (a) utilizzare la pianta fresca, (b) utilizzare una combinazione di radici, foglie e fiori di *E. purpurea* da sola o in associazione con radici di *E. pallida*, (c) controllare l'assenza nella preparazione di *Parthenium integrifolium* o di altre specie di *Echinacea* (rappresentano una sofisticazione), (d) stabilizzare il succo fresco di echinacea con etanolo (20-25%), (e) utilizzare, per la preparazione dell'estratto di droga secca, una miscela di etanolo (55%) e acqua (45%).

Le forme farmaceutiche ed i dosaggi consigliati sono: tisane (polvere di radice secca) 1-2 g; succo di parti aeree (2,4% di β-1m 2- fructifirabisudi) 2-3 ml; tintura (1:5) 3-4 ml; estratto fluido (1:1) 1-2 ml; estratto secco (3,5% di echinacoside) 100-250 mg. In commercio è disponibile una associazione di *E. purpurea* ed *E. pallida* (radici, 15 mg).

Le tinture omeopatiche si preparano utilizzando piante intere di *E. angustifolia* ed *E. pallida*. Terapie a lungo termine devono prevedere una pausa di una settimana dopo 7-8 settimane di trattamento giornaliero.

L'echinacea può provocare, a dosaggi superiori alla norma ed in seguito a trattamenti prolungati, fenomeni allergici e disturbi gastrointestinali (nausea, vomito, dolori addominali, diarrea). Se ne sconsiglia l'uso in malattie autoimmunitarie in fase acuta e durante una terapia con benzodiazepine (ne aumenta la biodisponibilità).

Infezioni respiratorie

Le infezioni respiratorie sono tra le più frequenti malattie. I sintomi sono: mal di gola, raffreddore, raucedine, ecc. Poiché le infezioni del tratto respiratorio superiore sono in genere causate da virus mentre solo il 5% dei casi è di origine batterica, il beneficio di un trattamento con antibiotici è in genere limitato. Il trattamento con antibiotici è indicato invece, nei casi in cui si sospetta un'infezione batterica secondaria. Allo scopo di prevenire "un'infezione secondaria" e di ridurre i sintomi, potrebbe essere utile una terapia con fitoterapici contenenti sostanze secretolitiche ed antimicrobiche. Soprattutto a causa della buona tollerabilità i fitoterapici potrebbero essere una buona scelta per i bambini, soggetti maggiormente esposti alle infezioni respiratorie. L'eucalipto (olio) ad es. possiede proprietà antibatteriche, facilita la secrezione di muco e potenzia l'espettorazione: il pino (olio) ha un'azione antisettica e facilita la secrezione di muco e l'espettorato mentre il mentolo è un antimicrobico e antiossidante. Queste tre sostanze sono presenti in una formulazione (Pinimenthol® unguento). Comunque, l'echinacea è spesso consigliata, da sola o in combinazione con altre droghe vegetali, nei casi di infezioni respiratorie.

Rodiola

È data dai rizomi di *Rhodiola rosea* L. (= *Sedum rhodiola* DC, *Sedum rosea* L. Scop.) (*Fam. Crassulaceae*). *Rhodiola*, dal greco ρoδεος, simile alla rosa; *rosea*, dal latino *roseus*, roseo o coperto di rose. Si tratta di una pianta erbacea perenne alta circa 50 cm, diffusa nelle regioni artiche dell'Europa, Asia (Siberia in particolare) e Nord America; si può trovare anche sui Pirenei e sulle Alpi. Presenta un rizoma voluminoso, un caule semplice, foglie alterne e allungate e fiori giallo-rossi che emanano un gradevole profumo di rose. Il rizoma si raccoglie in autunno da piante di almeno 3 anni di vegetazione, si taglia a fette e si essicca ad una temperatura di 40-45 °C. La rodiola, detta anche "radice dorata", per le sue proprietà terapeutiche, sarà riportata nel 1976 dalla FF. Comunque era ben nota agli antichi. Dioscoride e Galeno la consigliavano nei casi di cattiva digestione; il Mattioli la considerava utile nel mal di testa e per "corroborare" il cervello. La medicina tradizionale considera tuttora la rodiola un ottimo rimedio nei casi di stress e nei disturbi mentali (depressione, ansia, paura). Nella rodiola sono presenti alcoli monoterpenici e loro glicosidi (circa l'1,5%) quali salidroside (0,1-1%), detto anche rodioloside o rodosina, rosiridolo, rosina, rosavina, rosarina, rosiridina, rodocianoside, lotaustralina; tannini; acidi organici (ossalico, citrico, malico, succinico); proantocianidine; flavonoidi; p-tirosolo (0,03-0,2%); un olio essenziale (0,05%) ecc. La rodiola ha manifestato in studi sperimentali proprietà antiflogistiche ed immunomodulanti; inoltre aumenta la resistenza degli animali di laboratorio ad una varietà di agenti chimici, fisici e biologici. I principali responsabili di questa attività adattogena sono il rodioloside e la rosiridina. Questi composti influenzano a livello del SNC la produzione e l'attività delle monoamine, dei peptidi oppioidi e della 5-HT; inoltre si comportano da *scavangers* dei radicali liberi (soprattutto il p-tirosolo). Queste azioni sono comunque amplificate da altre sostanze presenti nella droga (acidi organici, proantocianidine, flavonoidi). Studi clinici hanno, infine, mostrato che la rodiola riduce la fatica mentale e ha un effetto antidepressivo e stimolante (migliora lo stato fisico e il benessere generale) (Tabella M3.6). Questi studi, anche se preliminari, giustificano l'uso della rodiola nello stress acuto (in questo caso poco efficaci risultano il ginseng e l'eleuterococco), nella depressione lieve e moderata e per migliorare la performance fisica e mentale. La rodiola sembra inoltre utile nel danno cardiovascolare indotto dallo stress. Diversi meccanismi d'azione probabilmente contribuiscono agli effetti clinici citati; questi includono interazioni con il sistema HPA, con le protein kinasi p-JNK, con l'NO e con il sistema proteico di difesa (ad es. *heat shock proteins* Hsp70 e Fox0/DAF-16). La rodiola è una droga sicura; dosi eccessive possono provocare in alcuni pazienti insonnia ed irritabilità. In genere si utilizzano 100-170 mg di un estratto standardizzato (rosavina 3,6%, salidroside 1,6%, p-tirosolo <0,1%).

Tabella M3.6 L'impiego della rodiola (*R*) in alcuni disturbi: *trials* clinici

Rodiola/ Rodioloside	Indicazioni per l'uso/ attività farmacologica	*Trials* n	Soggetti n	Grado* di raccomandazione	
				EMEA	NSR
Rodiola	**Affaticamento mentale:** *R* può migliorare la capacità di apprendimento	3	257	A	A
	Sindrome da affaticamento: *R* ha un effetto antiaffaticamento nella spossatezza fisica, emotiva e mentale	1	60	A	B
	Depressione lieve: *R* ha un effetto antidepressivo	1	89	A	B
	Effetto stimolante: *R* può migliorare la performance mentale e fisica	3	419	B	B
Rodioloside	**Effetto stimolante:** questo composto può migliorare la performance mentale e fisica	1	46	B	

* Si basa su di una evidenza scientifica ottima (A) o buona (B)

Aglio

L'aglio, oltre a prevenire lo sviluppo di tumori, ridurre i rischi di malattie cardiovascolari, abbassare i livelli di colesterolo e trigliceridi ematici, inibire la coagulazione del sangue, migliorare il circolo ematico ed abbassare la pressione sistolica (vedi Cap. 15), stimola anche il sistema immunitario.

L'azione immunostimolante dell'aglio è stata studiata estensivamente utilizzando un estratto d'aglio invecchiato (*aged garlic extracted*: AGE). L'AGE si prepara tagliando a fette e lasciando macerare l'aglio in una soluzione di acqua-etanolo per più di 10 mesi a temperatura ambiente. L'AGE così preparato contiene circa il 15% di materiale solido e non meno dello 0,1% di S-allilcisteina. L'AGE stimola l'attività dei macrofagi, delle cellule NK e dei linfociti T e B. La stimolazione delle cellule del sistema immunitario provoca un aumento della fagocitosi, una proliferazione delle cellule della milza, un incremento del *release* di interleuchina-2, TNF (*tumor necrosis factor*) ed interferone-γ ed un aumento della produzione di anticorpi.

L'azione immunostimolante dell'aglio è, molto probabilmente, il risultato di un'interazione tra i diversi composti di questa droga (composti solforati, lectine ed altri).

L'AGE, rispetto alle altre preparazioni di aglio presenti sul mercato (polvere d'aglio, olio d'aglio, macerato oleato d'aglio), sembra privo di tossicità anche se assunto a dosi elevate e per lunghi periodi.

Tinospora

La tinospora è data dal caule di *Tinospora cordifolia* Miers (*Fam. Menispermaceae*), un arbusto ramificante originario delle foreste dell'India. È chiamata *amrita* in Sanskrito, cioè ambrosia, ed è considerata munita di proprietà "divinatorie".

Presenta un caule glabro, una corteccia dal bianco-crema al verde chiaro, succulenta, recante profonde fessure a spirale e lenticelle a rosetta, con foglie cordate. Le radici, aeree, sono esili e presentano rigonfiamenti. In sezione trasversale il caule presenta una struttura a forma di ruota.

La tinospora si raccoglie in maggio. Contiene alcaloidi (berberina, palmitina, tembetarina, magnoflorina, tinosporina), glicosidi (giloina, giloinina, gilosterolo, cordifoliside A, B, C ecc.), steroli (β- e δ-sitosteroli, eptacosanolo, octacosanolo ecc.); inoltre tre polisaccaridi, proteine, calcio, fosforo ecc.

La droga è stata studiata in diverse condizioni patologiche (cirrosi, epatite di tipo B, tubercolosi, ustioni, tumore alla mammella) ed è stato osservato che l'azione immunostimolante si espleta soprattutto attraverso l'attivazione dei macrofagi.

Witania

È data dalle radici (ma anche foglie e semi) di *Withania somnifera* (L.) Dunal (*Fam. Solanaceae*). L'origine del termine *Withania* è ancora incerto; *somnifera* per le proprietà narcotiche delle foglie. Si tratta di un arbusto di circa 1,5 m, spontaneo in India, con fusto eretto, ramificato, foglie semplici, alterne, ovate e fiori ascellari bianco-giallognoli. I frutti sono piccoli, globosi, rossastri e recano numerosi semi giallastri, reniformi. Le radici, tuberose e piuttosto lunghe, mostrano in sezione una corteccia spessa ed uno strato sugheroso marrone. Si raccoglie in autunno o in primavera, prima della fioritura e si essicca in stufa ad una temperatura di 50 °C circa. Essiccata è inodore; bagnata emana un odore che ricorda quello dell'urina di cavallo [in sanskrito si chiama appunto *ashvaganda* (*ashva* = cavallo e *ganda* = odore)]. Il sapore è terroso, astringente, sgradevole.

La witania contiene alcaloidi (isopelletierina, anaferina, cuscoigrina ecc.), lattoni steroidei (witaferina, witanolidi), saponine (sitoindosidi), tropina, zigrina, un olio essenziale ecc. Nelle foglie sono presenti anche flavonoidi, acidi organici (clorogenico), ecc. La medicina popolare indiana attribuisce alla witania proprietà adattogene, da cui il nome "ginseng indiano". Di recente sono stati condotti numerosi studi con l'intento di caratterizzarne l'azione adattogena e si è osservato che questa droga incrementa, anche se in modo aspecifico, la resistenza di animali (topi e ratti) sottoposti ad uno stress o ad uno sforzo (*swimming performance test*) e ne migliora l'apprendimento e la memoria; inoltre è anche in grado di ostacolare ed inibire un processo flogistico e la formazione di tumori sperimentali. Circa i meccanismi d'azione sembra che la witania inibisca i livelli di urea e di acido lattico negli animali stressati (azione adattogena), incrementi i livelli di enzimi antiossidanti (azione antiossidante), inibisca l'azione della cicloossigenasi (azione antiflogistica), incrementi il numero totale dei leucociti (azione emopoietica) ed interferisca con il GABA, migliorando la memoria e l'apprendimento. Inoltre la witania mostra un effetto sedativo su diversi tipi di animali (topi, ratti, gatti, cani, scimmie). Questi risultati sperimentali ed alcuni studi clinici giustificano, anche se in parte, l'uso tradizionale della witania come tonico ed adattogeno. È stata inoltre osservata l'efficacia della witania nell'osteoartrite; un altro studio clinico ha infine mostrato che un trattamento cronico (un anno) con witania migliora alcuni parametri ematologici (emoglobina, globuli rossi). L'uso appropriato di witania non provoca effetti indesiderati (decotti o infusi: 2g in 150 ml di acqua; 3-6 g/*die*); può però potenziare gli effetti degli analgesici e dei sedativi. È controindicata in pazienti con disordini autoimmuni, in gravidanza e durante l'allattamento.

Picrorriza

La picrorriza è data dalle radici (e dalle foglie) di *Picrorrhiza kurroa* Royle et Benthe (*Fam. Scrofulariaceae*), pianta tuberosa come il rafano, con foglie dentate.

Contiene una sostanza amara, picrorrizina (0,5%), acido catartico, kutkina, apocinina, picroside I, II e III, kutkoside, cera, glucosio ecc.

La picrorriza è ben nota per il suo effetto lassativo e coleretico. In anni recenti è stato osservato che la picrorriza potenzia l'ipersensibilità di tipo ritardata, incrementa la risposta anticorpale agli antigeni e la fagocitosi dei PMN (polimorfonucleati).

In commercio esiste il *Picroliv*®, un estratto standardizzato di rizoma e radici di *P. kurroa,* che contiene soprattutto glicosidi iridoidi.

Azadiracta

L'azadiracta è data dalla corteccia di *Azadirachta indica* A. Juss (*Fam. Meliaceae*), un albero alto 8-10 m, recante una grossa corteccia che produce una gomma cremosa.

La pianta presenta foglie piccole e falciformi, fiori bianchi, profumati, frutti piccoli e di colore verde. Dai semi si ricava un olio che viene utilizzato come antielmintico, in casi di infezioni respiratorie, di disturbi ginecologici ed intestinali (sindrome del colon irritabile): l'olio viene utilizzato anche come contraccettivo. L'azadiracta possiede attività immunostimolante aspecifica: stimola la produzione di interleuchina-2, interferone-γ e TNF α e incrementa la fagocitosi e la funzione linfocitica.

Ginseng

Il ginseng stimola la fagocitosi del sistema reticoloendoteliale e la produzione di anticorpi e quindi migliora le funzioni immunitarie. Il ginseng (ginsenosidi) possiede anche proprietà nootrope: migliora la memoria ed i processi di apprendimento con un meccanismo che prevede, a livello cerebrale, un incremento della sintesi e del *release* di acetilcolina, una riduzione di 5-HT, un incremento di nucleotide e del metabolismo proteico ed un effetto *free radical scavenging*. Per ulteriori dettagli vedi Cap. 15.

Altre sostanze attive sul sistema immunitario

Delle altre droghe risultate attive sul sistema immunitario, ricordiamo: la liquirizia, il ganoderma, il maitake, il shiitake, la tuia, l'astragalo, l'angelica, l'eleuterococco ed il poligonum.

L'azione immunostimolante della **liquirizia** (radici di *G. glabra* L., *G. inflata* Bat., *G. uralensis* Fisch.) è attribuita all'amide dell'acido glicirrizico che, tra l'altro, aumenta i livelli di PGE_2 e di AMP ciclico.

Il **ganoderma** (frutti di *Ganoderma lucidum* (Leyss. et Fr.) Karst., (*Fam. Poliporaceae*) contiene polisaccaridi (β-D-glucano) che incrementano l'attività dei macrofagi e la sintesi proteica. In Cina ed in altri Paesi orientali questa droga (*reishi*) viene utilizzata in diverse malattie associate all'età quali disturbi coronarici, ipertensione, bronchite cronica, iperlipidemie, insonnia ecc. Ne viene consigliato specificamente l'impiego per il ripristino delle difese immunitarie nei pazienti sottoposti a chemioterapia antitumorale. Come immunostimolante, ne viene consigliata l'assunzione unitamente alla vitamina C. La droga è disponibile in polvere e viene abitualmente preparato un decotto mantenendo l'acqua per 2-3 ore a temperatura inferiore a quella di ebollizione fino a che il volume originale del liquido non si sia ridotto di circa due terzi. Sono disponibili anche preparazioni in capsule, tinture e sciroppo.

Altri funghi con attività immunostimolante sono:

- il maitake (*Grifola frondosa*), conosciuto da secoli in Giappone, ma presente in Europa, Asia e Nord America, di cui è stata evidenziata un'azione nei confronti di alcune neoplasie (carcinoma gastrico e colonretto; leucemie). Il dosaggio è di 3-7 g al giorno di funghi secchi;
- il shiitake (*Lentinula edodes*) è anch'esso diffuso in Europa, Asia e Nord America. Il dosaggio è di 6-16 g di funghi secchi/*die*.

L'**astragalo** (radici di *Astragalus membranaceus (*Fisch.) Bge. (*Fam. Leguminosae*) regola il sistema immunitario agendo sui livelli ematici e tessutali di cAMP, sui livelli ematici di IgM e di IgE e sull'attività fagocitica delle cellule reticoloendoteliali. In clinica si usa nel trattamento dell'epatite cronica.

L'**angelica** (radici di *Angelica sinensis* (Oliver.) Diels. (*Fam. Umbelliferae*) contiene polisaccaridi ed acido ferulico che incrementano la sintesi del DNA, la produzione di interleuchina-2, la proliferazione di linfociti e la fagocitosi dei macrofagi.

L'**eleuterococco** (corteccia delle radici di *Acanthopanax senticosus* (Rupr. et Metim.) Metim (*Fam. Araliaceae*) contiene polisaccaridi che aumentano i livelli plasmatici di cAMP, i fattori del complemento, la formazione di interferone (inibendo la degradazione dell'RNA responsabile della produzione di interferone) ed il numero di cellule-T.

Il **poligonum** (radici tuberose di *Polygonum multiflorum* Thunb.) (*Fam. Polygonaceae*) contiene lecitine, antrachinoni (reina, emodina, crisofanolo), minerali (Ca, Fe, Zn, Mn, Cu, Sr). Alcuni studi hanno dimostrato che questa droga può prolungare il ciclo vitale delle cellule somatiche; inoltre incrementa l'attività antiossidante cellulare e l'attività della superossido dismutasi.

La **tuia** è data dalle parti erbacee di *Thuja occidentalis* L. (*Arbor vitae*, nome dato da Teofrasto perché la pianta, molto profumata, conforta la vita). La pianta, nota anche come cedro bianco, cresce nelle paludi e nelle zone umide del Nord America. La droga contiene frazioni polisaccaridiche con peso molecolare compreso tra 20.000 e oltre 1.000.000. Questi polisaccaridi si sono rivelati capaci di attivare i linfociti CD4+ e di stimolare la produzione di IL-1 β, IL-2, IL-3, IL-6, γ-IFN, G-CSF, GM-CSF, e TNF-β in colture di linfociti del sangue periferico e di IL-1, IL-3, e IL-6 in colture purificate di monociti e macrofagi. Il suo impiego viene proposto nelle infezioni virali e nelle condizioni di immunodeficienza acquisita, compresa l'infezione da virus HIV.

Bibliografia essenziale

Bach JF, Lesavre P (1993) Terapia immunologica. In: Bach JF, Lesavre P (eds) Immunologia. Ed. Boehringer-Mannheim Italia, p 328

Barrett B (2003) Medicinal properties of Echinacea: a critical review. Phytomedicine 10:66-86

Bhattarai JP, Ah Park S, Han SK (2010) The methanolic extract of Withania somnifera ACTS on GABAA receptors in gonadotropin releasing hormone (GnRH) neurons in mice. Phytother Res 24:1147-1150

Chen QG, Zeng YS, Qu ZQ et al (2009) The effects of Rhodiola rosea extract on 5-HT level, cell proliferation and quantity of neurons at cerebral hippocampus of depressive rats. Phytomedicine 16:830-808

David J (1995) Immune response mechanisms. In: Rubenstein E, Federman DD (eds) Scientific American medicine. 1st bound ed. Scientific American, New York, pp 1-16

David J (1995) Organs and cells of the immune system. In: Rubenstein E, Federman DD (eds) Scientific American medicine, 1st bound ed. Scientific American, New York, pp 2-17

Dayer JM, Chizzolini C (1997) Inflammation: cells, cytokines and othr mediators. In: Kelley W N (ed) Textbook of internal medicine. Lippincott-Raven, Philadelphia New York, pp 25-30

Gillespie EL, Coleman CI (2006) The effect of Echinacea on upper respiratory infection symptom severity and quality of life. Conn Med 70:93-97

Gohla SH, Haubeck HD, Neth RD (1988) Mitogenic activity of high molecular polysaccharide fractions isolated from the Cupressaceae Thuja occidentale L. I. Macrophage- dependent induction of CD-4-positive T-helper (Th+) lymphocytes. Leukemia 2:528-533

Hadden JW (1993) Immunostimulants. Trends in Pharmacol Sei 14:169-174

Huntley AL, Thompson Coon J, Ernst E (2005) The safety of herbal medicinal products derived from Echinacea species: a systematic review. Drug Saf 28:387-400

Kamin W, Kieser M (2007) Pinimenthol ointment in patients suffering from upper respiratory tract infections - a post-marketing observational study. Phytomedicine14:787-791

Mishra LC, Singh BB, Dagenais S (2000) Scientific basis for the therapeutic use of Withania somnifera (ashwagandha): A review. Altern Med Rev 5:334-346

Offergeld R, Reinecker C, Gumz E, Schrum S, Treiber R, Neth RD, Gohla SH (1997) Mitogenic activity of high molecular polysaccharide fractions isolated from the cuppressaceae Thuja occidentalis L. enhanced cytokine-production by thuyapolysaccharide, g-fraction (TPSg). Leukemia 6 [Suppl 3]: 189S-191S

Panossian A, Wikman G, Sarris J (2010) Rosenroot (Rhodiola rosea): Traditional use, chemical composition, pharmacology and clinical efficacy. Phytomedicine 17:481-493

Pooja, Bawa AS, Khanum F (2009) Anti-inflammatory activity of Rhodiola rosea – "a second-generation adaptogen". Phytother Res 23:1099-102

Raduner S, Majewska A, Chen JZ et al (2006) Alkylamides from Echinacea are a new class of cannabinomimetics. Cannabinoid type 2 receptor-dependent and -independent immunomodulatory effects. J Biol Chem 281:14192-14206

Ramarao P, Rao KT, Srivastava RS, Ghosal S (1995) Effects of lycowithanolides from Withania somnifera on morphine-induced inhibition of intestinal mobility and tolerance to analgesia in mice. Phytother Res 9:66-68

Scartezzini P, Speroni E (2000) Review on some plants of Indian traditional medicine with antioxidant activity. J Ethnopharmacol 71:23-43

Schulz, V, Hansel R, Tyler VE (1998) Rational phytotherapy. A physician's guide to herbal medicine. Springer, Berlin Heidelberg New York, pp 273-285

Wagner H (1999) Immunomodulatory agents from plants. Birkhauser Verlag, Basel

Winchester R (1997) Principle of the immune response. In: Kelley WN (ed) Textbook of internal medicine. Lippincott-Raven, Philadelphia New York, pp 18-24

Capitolo M4 Piante che curano altre piante

L'uso di prodotti di origine vegetale quali pesticidi naturali è noto fin dall'antichità. Prima dell'avvento del DDT le uniche sostanze di origine vegetale usate come pesticidi erano il piretro, il rotenone, la nicotina, la sabadilla e la quassina. Attualmente il rotenone (estratto dalle radici di leguminose dei generi *Derris* e *Lonchocarpus*) è utilizzato solo per un limitato numero di coltivazioni avendo evidenziato effetti tossici. Il piretro, estratto dai fiori di *Chrysanthemum cinerariaefolium* (crisantemo della Dalmazia), trova ancora oggi grande impiego soprattutto contro alcuni insetti dannosi, alati e atteri, ma non presenta applicazioni in pieno campo a causa della elevata fotoinstabilità dei suoi principi attivi. L'utilizzo della nicotina, estratta dalle foglie di *Nicotiana e Duboisia* spp. e altre *Solanaceae*, di derivati della sabadilla (*Schoenocaulon officinale*, *Liliaceae*) e della quassina, estratta da *Picrasma excelsa* o *Quassia amara* (*Simaroubaceae*) è stato oggi ridotto solo alle applicazioni in luoghi specifici e circoscritti, come le serre o ambienti domestici. Molte altre preparazioni vegetali usate tradizionalmente come insetticidi rivestono a livello locale un interesse commerciale limitato, seppur significativo, come ad es. i derivati di *Ryania* spp. (*Flacourtiaceae*) e *Haplophyton* spp. (*Apocynaceae*), utilizzati per lungo tempo nelle Indie occidentali e in Messico.

Benché la scoperta del DDT avesse dato adito ad ottimistiche previsioni di impiego e fosse apparsa come la panacea sintetica contro ogni attacco di insetti, il suo uso prolungato si è però dimostrato assai dannoso per l'impatto ambientale. Ciò ha condotto ad una frenetica ricerca di sostanze sintetiche ritenute più innocue, in particolare idrocarburi cloridrati (aldryn, dieldrin, chlordano ed heptacloro). Anche questi composti si sono, tuttavia, rivelati pericolosi sotto l'aspetto tossicologico, per l'ambiente e per la forte capacità di indurre fenomeni di resistenza negli insetti; per questo motivo l'utilizzo di questi fitofarmaci è stato estremamente ridotto.

In relazione a tali inconvenienti, nella ricerca di alternative più sicure, l'attenzione si è di nuovo spostata sulle sostanze di origine vegetale. In questi ultimi anni la ricerca sulle sostanze *antifeedant* (per *antifeedant* si intendono quelle sostanze che entrando in contatto con l'insetto impediscono e/o interrompono la sua attività trofica) e sulle sostanze naturali con possibile attività pesticida si è sviluppata seguendo tendenze diverse che cercheremo qui di analizzare nei diversi aspetti.

Il mercato degli insetticidi

Il mercato degli insetticidi consta oggi principalmente di quattro classi chimiche: i composti organofosforici; i carbammati; i piretroidi e i derivati dell'urea. A parte questi ultimi, gli insetticidi elencati presentano alcune importanti caratteristiche comuni, come la capacità di esercitare un'azione rapida provocando un abbattimento veloce su un ampio spettro di insetti, lasciando una bassa attività residuale. I composti organofosforici, i carbammati ed i piretroidi esplicano il loro meccanismo di azione a livello del sistema nervoso, mentre i derivati ureici agiscono sui processi di formazione della cuticola. Molti composti organofosforici e carbammati hanno purtroppo evidenziato anche un alto grado di tossicità a carico di mammiferi, oltreché indotto resistenza, nel corso del tempo, negli insetti bersaglio.

Recentemente molti prodotti naturali, compresi quelli derivati da fermentazione di vari materiali vegetali, hanno occupato una importante nicchia di mercato, proprio in virtù degli effetti indesiderati dei pesticidi sintetici e delle crescenti restrizioni sul loro uso, dovute all'elevata tossicità ed all'impatto ambientale. Per queste ragioni, feromoni, *antifeedant* e regolatori della crescita degli insetti e delle piante hanno trovato varie applicazioni commerciali. Parallelamente, i loro analoghi sintetici o emisintetici hanno trovato un mercato altrettanto vasto.

È prevedibile che in futuro l'introduzione di nuovi prodotti di sintesi incontrerà sempre maggiore difficoltà. Gli insetti nocivi, infatti, riescono a sviluppare sempre più efficaci meccanismi di resistenza acquisendo protezione da differenti tipi di principi attivi (resistenza multipla e/o incrociata) o accentuando la resistenza verso lo stesso principio attivo. L'uso in successione di insetticidi diversi provoca d'altra parte problemi multipli e rende il monitoraggio tossicologico ed ambientale più difficile. In alcuni casi, tuttavia, l'uso di prodotti sinergici ha dato buoni risultati, come nel caso del trattamento delle mosche con il gene super-kdr (*super knock-down resistance*). Pertanto, potrebbe risultare interessante sviluppare la ricerca di composti naturali in grado di superare la resistenza acquisita. Un secondo campo di intervento è costituito dalla valutazione delle popolazioni di insetti con particolari meccanismi di difesa per studiare i processi in base ai quali essi acquisiscono meccanismi di adattamento.

L'interazione insetti-piante

La difesa costituisce una strategia comune a tutti gli organismi vegetali poiché essendo immobili devono evolvere strategie per opporsi ai loro nemici. Due possono essere le tattiche di difesa fondamentali: una difesa passiva o strutturale e una difesa indotta dall'agente infettivo o dall'erbivoro. Le piante hanno sviluppato moltissime strutture morfologiche di difesa passiva e sintetizzato numerose sostanze chimiche accumulandole in tessuti particolarmente esposti, a scopo difensivo. Tali difese costitutive possono impedire, respingere, intossicare o interferire con lo sviluppo o la riproduzione di erbivori invertebrati e vertebrati.

Il sistema difensivo indotto è invece costituito da un meccanismo flessibile che fronteggia attacchi all'integrità vegetale quando questi sono in atto. L'intensità della reazione può essere una risposta stabilita o proporzionale al persistere dell'aggressione. Sotto questo aspetto, le piante a fiore hanno sviluppato diversi meccanismi per inibire l'infezione dei patogeni e per limitare il saccheggio da parte degli erbivori. Le strategie sviluppate per portare a termine questi compiti distinti comprendono: le modificazioni strutturali che accrescono le difese fisiche dei tessuti delle piante; il costituire associazioni simbiotiche con specie in grado di difendere l'integrità della pianta; la biosintesi di metaboliti secondari capaci di interferire con la crescita, lo sviluppo e/o e la riproduzione di organismi nocivi.

Tenendo in considerazione il processo evolutivo del mondo vegetale si può notare che, per quanto riguarda i *taxa* più evoluti, si è passati dalle gimnosperme alle dicotiledoni secondo una linea evolutiva che ha portato alla progressiva perdita delle caratteristiche originali. Alle specie arboree, con individui longevi ed a lenta crescita, sono infatti succedute specie erbacee annue con individui a crescita rapida. La perdita della legnosità, a favore della forma erbacea e la conseguente perdita delle relative difese meccaniche contro gli erbivori ed i patogeni, è stata compensata con l'introduzione di nuove strategie di difesa basate sulla sintesi di molecole biologicamente attive.

Esistono vincoli fisiologici fra l'elevato tasso di crescita richiesto per competere con gli erbivori e l'instaurarsi di nuove difese chimiche. L'insieme di genotipi in una popolazione vegetale dipenderà dalle pressioni esercitate dalla concorrenza delle altre piante e dagli erbivori che si nutrono o infestano le piante stesse.

Poiché la biosintesi di sostanze chimiche difensive è un processo metabolico dispendioso, il costo in termini energetici per la pianta è molto elevato. In particolare, le sostanze chimiche di difesa vengono sintetizzate soprattutto per la protezione delle piante alte o poco legnose. Queste sostanze biologicamente attive riducono o prevengono la razzia da parte degli insetti fitofagi, rendendo le piante sgradevoli al palato o velenose. Si è venuto a creare, così, un nuovo rapporto anche tra gli insetti come vettori di certe malattie e le piante infestate. Sostanze attrattive, repellenti, stimolanti la nutrizione o deterrenti sono tutti esempi di allocomposti prodotti dal regno vegetale. Questi composti sono di solito metaboliti secondari classificabili quali sostanze tossiche o inibitrici lo sviluppo degli insetti.

Fin dal 1960 era riconosciuta l'importanza che gli insetti ed i funghi ricoprivano nel selezionare determinate vie chimiche dei vegetali superiori. Herms e Mattson (1992) hanno coniato il termine "coevoluzione" per il processo attraverso il quale le piante elaborano difese chimiche e gli insetti sviluppano meccanismi di resistenza e di tolleranza verso tali sostanze. Infine, sono state identificate delle sostanze di origine patogena, gli elicitori, che provocano reazioni di difesa delle piante come avviene nella produzione di fitoalesine antimicrobiche. In particolare tali elicitori si legano a specifici recettori delle membrane plasmatiche. Si ritiene che l'interazione elicitore-recettore generi segnali che rendono attivi alcuni geni nucleari che mettono in atto un meccanismo di difesa delle piante, come appunto la biosintesi di fitoalesine. Gli elicitori, inoltre, in combinazione con ferite di natura meccanica, determinano il rilascio di composti, sia in loco che in maniera sistemica all'interno della pianta, che servono da segnale di richiamo per i predatori e i parassitoidi dei fitofagi.

Fonti di sostanze con attività *antifeedant*

Parallelamente al miglioramento delle tecniche fitochimiche estrattive sono state potenziate le metodiche atte ad isolare e identificare nuovi composti chimici. Migliaia di nuovi metaboliti primari e secondari sono stati estratti, identificati e catalogati per classi chimiche a partire soprattutto da piante appartenenti alle Angiosperme. A tutt'oggi più di 50 famiglie appartenenti al regno vegetale sono state esplorate e studiate per la possibilità di estrarne sostanze con attività *antifeedant* a carico di insetti.

Studi approfonditi sono stati compiuti soprattutto su piante appartenenti alle famiglie delle *Meliaceae, Asteraceae, Labiatae e Leguminosae*. La potenzialità dei taxa vegetali nel sintetizzare sostanze *antifeedant* è risultata essere dote precipua di certe specie ed è stato accertato che la loro efficienza dipende sia dal genotipo, sia dallo stato di sviluppo della pianta.

Tra i parametri usati per valutare il grado di tossicità sugli insetti delle sostanze con attività biologica *antifeedant* si includono la mortalità, il tasso di crescita, la fecondità, le variazioni nell'efficienza digestiva, l'incidenza di anomalie morfologiche, l'incidenza di anormalità comportamentali, la maggiore incidenza delle malattie, cambiamenti a livello istologico ed altri ancora.

Lo *screening* delle sostanze *antifeedant* presenti nelle specie vegetali non è stato mai completamente standardizzato, per cui l'attività di una sostanza può variare notevolmente a seconda del metodo di valutazione adottato. Numerosi tipi di test sono stati utilizzati dai vari ricercatori in relazione al tipo di insetto e di substrato per valutare l'efficacia di vari composti.

Importante è anche il metodo con cui si offre il materiale vegetale o il substrato trattato. Si può infatti offrire solo il substrato trattato oppure proporre la scelta tra un controllo e il substrato trattato. Il primo metodo comunque sembra essere più vicino alle condizioni in cui si trova l'insetto in natura, specialmente per gli insetti monofagi. Il secondo può, invece, fornire più informazioni sui meccanismi *antifeedant* e sulle possibili applicazioni. Molte sostanze potenzialmente *antifeedant* prendono contatto con i sistemi sensoriali dell'insetto, svolgendo attività deterrente preventiva. Ai fini applicativi è necessario rilevare l'effetto che queste sostanze hanno sull'entomofauna utile; a questo proposito alcuni Autori, studiando il meccanismo d'azione dei tannini e del catalpolo su *Lymantria dispar*, non hanno rilevato nessuna azione negativa di tali allelochimici sul suo parassitoide *Compsilura concinnata*. Molte sono le classi di composti vegetali che agiscono come deterrenti per gli insetti, ma le caratteristiche biologiche più promettenti sono state riscontrate nei terpenoidi, negli alcaloidi ed in alcuni composti fototossici.

Terpenoidi

Molti generi di piante, appartenenti alla famiglia delle labiate (ad es. *Mentha* ed *Ocimum),* presentano terpeni volatili con interessanti caratteristiche biologiche. Negli ultimi anni tuttavia sono stati isolati da generi quali *Ajuga, Teucrium* e *Plectranthus* diterpeni non volatili molto più potenti.

Azadirachta indica (*neem tree*) è un albero subtropicale nativo delle regioni aride dell'Asia e dell'Africa, coltivato in numerose regioni a clima mite. Alcuni estratti di varie parti dell'albero, ma specialmente dei semi, il cui uso a fini insetticidi è da tempo diffuso in India, hanno dimostrato un'attività deterrente, repellente e tossica in vari test a carico di differenti insetti. L'azadiractina è effettivamente una sostanza deterrente la nutrizione, repellente, tossica, e inibitrice della crescita degli insetti, essendo motivo di alterazioni nella metamorfosi, interferendo con il meccanismo d'azione e sintesi degli ecdisteroidi. Estratti grezzi o parzialmente purificati possono infatti essere utilizzati per controllare gli insetti nocivi, risultando nel contempo inattivi per gli animali e per l'uomo. Negli ultimi anni molte ricerche sono state intraprese per determinare i gruppi funzionali responsabili della sua attività biologica. Alcuni insetticidi basati su tale molecola sono attualmente commercializzati negli Stati Uniti; essi contengono una miscela di vari limonoidi, tra i quali l'azadiractina risulta essere preponderante al fine di limitare l'insorgenza di resistenze.

Altra pianta simile al *neem* è *Melia azedarach,* presente in moltissime regioni africane e asiatiche. I suoi semi contengono numerosi limonoidi, presenti anche nei semi del neem, con eccezione però della azadiractina. I suoi estratti hanno attività insetticida, ma manifestano tossicità nei confronti degli animali a sangue caldo e dunque anche per l'uomo. Estratti etanolici di *Cedrela odorata* sono attivi in serra sulle forme adulte di *Acalymna vittatum*, mentre alcuni limonoidi estratti dalla corteccia della radice di *Trichilia roka* presentano attività *antifeedant* per le larve di *Spodoptera eridania* e per gli adulti di *Epilachna varivestis*. Il limonoide sendanina, isolato dai frutti di questa pianta, è un potente inibitore della crescita per *Heliothis virescens, Spodoptera frugiperda* ed *Heliothis zea*. Sostanze quali timolo, eucaliptolo, canfora e linalolo provocano elevata mortalità nei confronti dell'acaro *Varroa jacobsoni*, pericoloso parassita di *Apis mellifera*.

Dal punto di vista biosintetico è stato tentato un approccio utilizzando il farnesil pirofosfato, naturale precursore dei terpenoidi, che dopo un processo di ciclizzazione e di ossidazione può produrre sesquiterpeni con attività *antifeedant*. Poiché tale via biosintetica naturale è presente anche nelle piante coltivate, un'appropriata espressione del gene della ciclasi può determinare la produzione di trimetil pirofosfato.

Piante appartenenti alla famiglia delle *Asteraceae*, con esclusione della tribù delle *Tagetae*, presentano un gran numero di lattoni sesquiterpenici, alcuni dei quali caratteristici della famiglia. I sesquiterpeni, infatti, giocano un ruolo importante nelle difese delle parti aeree delle *Asteraceae* contro fitofagi (sia insetti sia mammiferi), oltre ad esercitare un'azione allopatica verso le altre piante. In numerosi studi su sesquiterpeni è sempre emersa, oltre alle numerose attività biologiche esplicate, l'attività deterrente di tali composti. Queste sostanze sono particolarmente abbondanti nei germogli e nei fiori di queste piante, dove possono costituire fino al 5% del peso secco. In particolare, tali sostanze sono localizzate a livello dei tricomi ghiandolari ed in alcune specie di *Parthenium* anche nel polline, negli acheni e nelle plantule. Raramente sono presenti nelle radici.

Alcaloidi

Gli alcaloidi, derivando da numerosi precursori biosintetici, esibiscono differenti attività biologiche e spesso si rivelano altamente tossici. Numerosi alcaloidi, come la lupanina e la solanina, sono presenti in natura come basi libere, ma la maggior parte di essi è combinata con acidi organici allo stato di sale. Uno straordinario costituente alcaloideo rinvenuto in piante di *Dithyrea wislizenii*, è il ditireanitrile: il primo prodotto naturale con due atomi di zolfo ed un nitrile attaccati allo stesso atomo di carbonio con interessanti attività biologiche. Un altro alcaloide, la tiloforina, isolata da *Tylophora asthmatica*, inibisce completamente l'assunzione di cibo da parte di *Spilosoma obliqua* sia in condizioni di laboratorio sia in campo dove persiste per almeno due giorni. Questi prodotti elencati possono essere usati come prototipi per la sintesi di sostanze ad azione *antifeedant* non dannose ed economiche per applicazioni commerciali o su vasta scala.

Numerosi polidrossialcaloidi, con struttura simile agli zuccheri piranosi, sono importanti come inibitori della digestione delle sostanze zuccherine negli insetti. Questi analoghi del fruttosio sono dei potenti inibitori della α-glucosidasi nelle larve del coleottero (*Callosobruchus maculatus*), un insetto dannoso per i legumi, ma sono poco attivi per lo stesso enzima dei mammiferi. La castanospermina, isolata da *Castanospermum australe*, è un eccellente esempio della attività di tali sostanze. È, infatti, un potenziale inibitore di numerose glicosidasi e mostra un'attività biologica ad ampio spettro. Alcuni alcaloidi sono invece metabolizzati da alcuni insetti e trasformati all'interno del loro stesso organismo. L'erba tropicale *Chromolaena odorata* contiene gli N-ossidi di 5 alcaloidi pirrolizidinici. La cavalletta polifaga *Zenocerus variegatus* preleva l'intermedina e la rinderina dai fiori di *Chromolaena* e trasforma fino al 20% di questi alcaloidi rispettivamente in licopsamina ed echinatina attraverso l'inversione della configurazione del carbonio C-3'. La rinderina pura iniettata nella emolinfa di *Zenocerus* viene convertita parzialmente in intermedina, indicando la capacità dell'insetto di operare una inversione della configurazione in C-7 dell'alcaloide.

Numerose piante appartenenti alla famiglia delle leguminose accumulano un'ampia gamma di composti azotati a basso peso molecolare, come alcaloidi, amine, aminoacidi non proteici, alcuni dei quali di un livello difensivo straordinariamente alto.

Insetticidi fototossici

Composti fototossici, cioè molecole che diventano tossiche in presenza di luce, sono ampiamente distribuiti tra le famiglie vegetali. In virtù della capacità di legarsi covalentemente al DNA o di reagire con l'ossigeno e generare radicali ossidrilici, questi composti sono tossici per numerosi organismi erbivori. Circa 10 classi di composti chimici con caratteristiche fototossiche sono state estratte da piante superiori appartenenti principalmente a 40 famiglie delle *Magnoliophyta*. Queste sostanze, classificabili chimicamente come acetofenoni, acetileni, benzofenantreni, β-carboline, chinoni estesi, furanocumarine, pterocarpani e tiofeni, presentano origini biosintetiche diverse. In questi composti sono state notate la capacità deterrente la nutrizione, l'inibizione della crescita, l'attività sui sistemi di riproduzione e la mortalità sugli insetti adulti. L'azione larvicida, in particolar modo, costituisce il principale bersaglio dell'attività fototossica. In merito, la tossicità dei composti acetilenici e tiofenici verso le larve di zanzara (*Aedes aegypti*) e di mosca nera (*Simulium vittatum)* è già stata ampiamente documentata. Anche numerose larve di lepidotteri si sono dimostrate sensibili all'applicazione topica dell'α-tertienile seguita da una breve illuminazione con la luce UV con un'attività comparabile a quella dei ciano-derivati.

La potenzialità larvicida di 27 metaboliti acetilenici/tiofenici è stata studiata successivamente in specie appartenenti alle *Asteraceae*. L'α-tertienile (α-T) e fenileptatrine (PHT) sono, tra le sostanze fotosensibili studiate, quelle rivelatesi più attive. α-T, PHT e numerosi derivati biosintetici di questi composti agiscono infatti come potenti inibitori della nutrizione in una grande varietà di insetti erbivori. L'azione biologica, per quanto riguarda i tiofeni, sembra esplicarsi attraverso l'interazione tra l'ossigeno di singoletto prodotto dalla irradiazione UVA sull'α-T con le proteine di membrana e inibendo o inattivando gli enzimi presenti sulle membrane biologiche degli insetti.

Anche l'attività insetticida fototossica di alcune β-carboline, furanocumarine e alcaloidi isochinolinici, come ad es. l'ipericina, è stata ben documentata. Rimane poco chiara l'importanza della luce sugli effetti di altre sostanze fotosensibilizzanti. Il ruolo eventuale della luce non è considerato negli studi sugli effetti letali degli acetofenoni, o negli studi sull'effetto deterrente la nutrizione delle fitoalesine su un'ampia gamma di insetti erbivori. Per quanto riguarda l'espressione della tossicità della sanguinarina verso le larve del "looper" del cavolfiore, la fotoattivazione non sembra giocare un ruolo determinante.

Alcuni ricercatori hanno saggiato numerosi tiofeni e polieni provenienti da piante delle *Asteraceae* per quanto riguarda la loro attività biologica con e senza l'attivazione mediante irradiazione con UVA. I tertiofeni, caratterizzati molecolarmente da un nucleo a 3 anelli solforati a 5 atomi di carbonio che rappresentano la base del nucleo dell'α-T, hanno mostrato una forte attività dipendente dagli UVA, alle volte superiore a quella dell'α-T stesso. Al contrario, i polieni non hanno dimostrato una significativa attività biologica con o senza l'irradiazione UVA.

Miscellanea di sostanze naturali biocide

Tra le sostanze insetticide vegetali, le saponine steroidee, biogeneticamente correlate con i glicoalcaloidi steroidei, rivestono una notevole importanza. Queste sostanze hanno la capacità di ridurre la tensione superficiale e di produrre effetti litici a livello delle membrane cellulari. In virtù di questa loro capacità tali composti possono influenzare la nutrizione degli insetti. È stato riportato che il triacontanolo e composti correlati, ottenuti da *Arundo donax*, presentano una marcata attività *antifeedant* nei confronti della calandra del grano (*boll weevil*), *Anthonomus grandis*. È stato anche notato che la perdita dell'attività dei derivati dei cromoni era in relazione con la degradazione o la saturazione di entrambi gli anelli eterociclici. Le acetogenine presenti nelle *Annonacee* sono state oggetto di dettagliate indagini in virtù della loro spiccata attività insetticida, ma presentano a tutt'oggi costi di estrazione e purificazione troppo elevati, come nel caso dell'annonina I, presente tra i metaboliti dell'albero *Annona squamosa*. Recentemente, alcuni rizomi di *Zingiberaceae*, tra i quali *Curcuma xanthorrhiza, C. zedoaria, Kaempferia galanga e K. pandurata* sono stati analizzati al fine di isolare composti insetticidi.

I flavonoidi sono sintetizzati ed accumulati in numerose piante erbacee. La maggior parte di essi ha attività *antifeedant*, specialmente contro gli insetti succhiatori. Alcune sostanze *antifeedant* naturali hanno una modalità di azione sistemica e tale caratteristica rappresenta un enorme vantaggio per il loro impiego. In tale campo i flavonoidi rivestono un ruolo importante nella ricerca di strutture per sostanze con tale attività. Ad es. alcuni flavonoidi sono stati isolati ed identificati ed è stata rilevata una forte azione tossica per contatto contro le larve di *Spodoptera littoralis*. La rutina, come metabolita secondario della solanacea *Fabiana imbricata*, si è dimostrata altamente tossica nei confronti dell'afide *Rhopalosiphum padi*. Anche alcuni composti frequentemente presenti nei licheni, l'acido usnico, l'acido vulpinico e l'acido stictico sono stati saggiati per la loro tossicità e attività *antifeedant* contro le medesime larve. L'acido usnico, così come l'acido vulpinico, determina una forte mortalità, un significativo ritardo di crescita e un pronunciato aumento del periodo larvale quando somministrato per lungo periodo a concentrazioni simili o significativamente più basse di quelle presenti nei vari licheni. Due cucurbitacine (cucurbitacina E ed I) sono state isolate da *Iberis amara* e sono state identificate mediante spettroscopia UV ed

NMR. È stato dimostrato che il primo composto presenta potenzialità *antifeedant* verso la larva di *Pieris rapae* in un test nutrizionale a doppia scelta. Da *Aglaria odorata* è stato isolato il rocaglamide, un ciclopentatetraidrobenzofurano, che presenta una forte attività insetticida comparabile a quella dell'azadiractina. Questo composto inibisce la crescita delle larve e mostra attività insetticida sia per *Peridroma saucia* che per *Spodoptera litura*. La separazione di estratti metanolici di foglie di *A. odorata* ha portato all'isolamento di sostanze simili al rocaglamide: desmetilrocaglamide, metilrocaglate e rocaglaolo. Il metilrocaglate ha mostrato sia una potente attività insetticida, mediante inibizione della crescita, sia tossicità da contatto, nel verme variegato *Peridroma saucia*.

L'ipotesi che le lectine vegetali non solo esplichino la loro attività biologica all'interno della pianta stessa, come riserva di azoto, ma che rappresentino una difesa dall'attacco di microrganismi e di fitofagi, è recente. Uno studio effettuato nel 1994 ha dimostrato che l'ingestione di varie lectine da parte di larve di *Licilia cuprina* causa la riduzione di peso dell'80-90%. In questo caso, oltre ad un danno della membrana peritrofica dell'intestino dell'insetto, è stato dimostrato un legame tra le lectine e le glicoproteine dei dendriti nei neuroni chemiorecettori che ha causato anche una accentuata deterrenza all'assunzione di cibo. La riduzione dell'assunzione di cibo sembra anche il meccanismo d'azione della lectina del germe di grano (WGA) e della lectina del *Galanthus nivalis* (GNA) in *Nilaparvata lugens*. In questa visione tutte le piante ricche di lectine potrebbero essere protette dall'attacco dei fitofagi, ma potrebbero anche rappresentare, pur considerando la loro eventuale interazione con altri organismi, una possibile fonte di molecole da utilizzare come pesticidi o *antifeedant*. Recentemente alcune piante transgeniche di riso, trasformate con il gene che produce la lectina GNA, hanno mostrato attività insetticida contro alcuni insetti dannosi delle graminacee.

Altre fonti di sostanze con potenzialità biopesticide sono quelle rappresentate dai microrganismi. I vantaggi di tale fonte sono numerosi, come la possibilità di produrre grandi quantità di materiali mediante fermentatori liquidi, l'eventualità di una loro applicazione mediante mezzi convenzionali e, cosa anche più importante, la loro specificità su organismi bersaglio. Il microrganismo più importante nella lotta biologica contro gli insetti è il *Bacillus thuringiensis*, un batterio che produce una tossina altamente velenosa verso alcuni insetti specifici in grado di danneggiare seriamente le cellule epiteliali del mesentero di lepidotteri, coleotteri e ditteri causandone la morte.

Nonostante questo, il mercato degli insetticidi microbiologici non rappresenta più dell'1% del mercato mondiale degli insetticidi. I prodotti, infatti, sono destinati principalmente ad un mercato di nicchia a causa dello scarso rapporto costo-efficacia. Una strategia alternativa per l'utilizzazione della tossina del *B. thuringiensis* è quella di utilizzare piante transgeniche in cui vengono introdotti i geni che inducono la produzione delle proteine tossiche. Negli Stati Uniti si stanno introducendo su larga scala piante transgeniche di cotone, pomodoro e patata con queste caratteristiche. Ad es. sono state recentemente commercializzate varietà di mais in grado di produrre spontaneamente l'endotossina.

Per quanto riguarda la possibilità di utilizzare funghi entomopatogeni come insetticidi, soltanto alcune specie appartenenti ai generi *Metarhyzium, Beauveria e Verticillium* hanno avuto un certo interesse commerciale. Recentemente questa nicchia di mercato ha ricevuto un sensibile impulso dalle ricerche inerenti le spinosine A e D, prodotte dall'actinomiceto *Saccharopolyspora spinosa*, le quali trovano già applicazioni sul campo nel controllo dei lepidotteri nelle piantagioni di cotone. Un'altra classe di insetticidi fungini è costituita dagli analoghi delle dioxapirrolomicine, prodotte da *Streptomyces fumans* e scarsamente impiegate, tuttavia, a causa della loro elevata fitotossicità. In campo medico e veterinario un largo impiego hanno le avermectine. Questi composti (8 in totale), prodotti da processi fermentativi da *Streptomyces avermitilis* (microrganismo scoperto nel 1970 in Giappone nei pressi di un campo da golf), mostrano un'elevata tossicità verso un ampio spettro di artropodi e nematodi (Fig. M4.1). Le avermectine sono tossiche verso gli invertebrati a bassissime dosi, ma presentano una moderata tossicità anche nei confronti degli animali da laboratorio.

La modalità di azione degli insetticidi di origine fungina (con condizioni di temperatura e di umidità adeguate per l'infezione) e la relativa lentezza nello sviluppare un'adeguata attività, rappresentano tuttavia un ostacolo alla loro diffusione. Questi prodotti potrebbero comunque rappresentare efficaci bioinsetticidi per gli ambienti controllati come le serre o i tunnel delle colture protette, ma non sono sempre applicabili in pieno campo.

Altre sfide sono in atto in vari laboratori per reperire fitofarmaci microbiologici per il controllo dei nematodi, dei marciumi post raccolta e per il

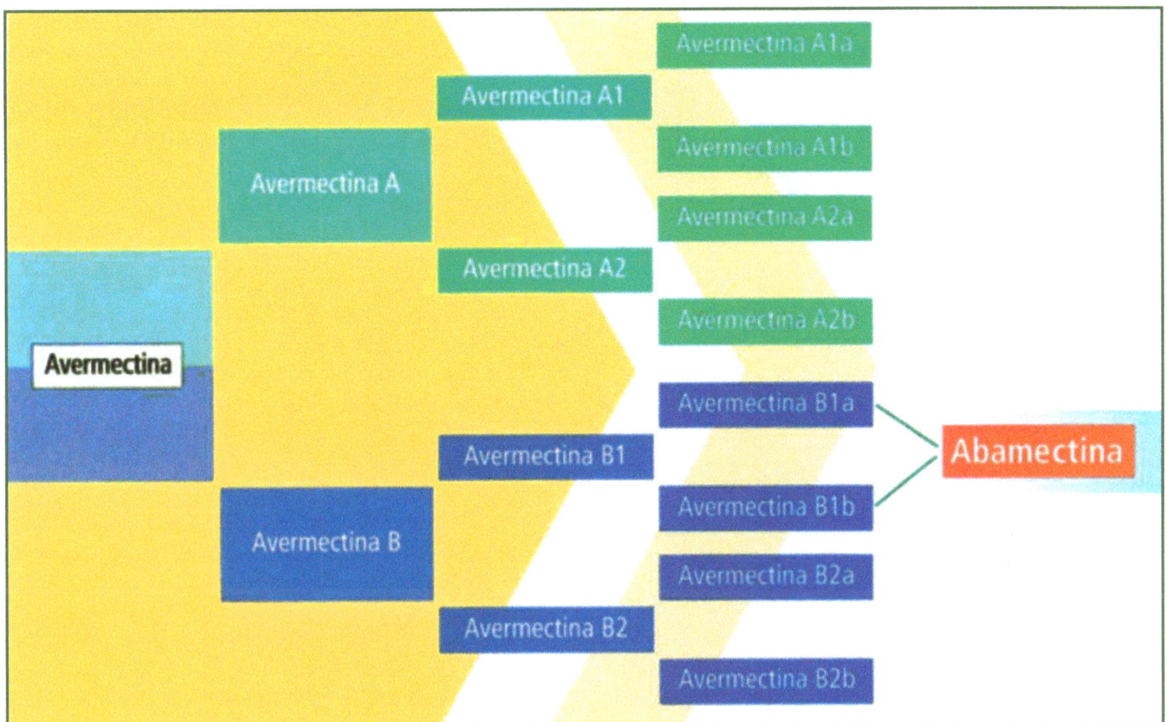

Fig. M4.1 Gruppo chimico delle avermectine, prodotte per fermentazione naturale da *S. avermitilis*. L'abamectina è la miscela di due molecole di avermectine con la maggiore attività acaricida ed insetticida

grande mercato che si sta aprendo con la proibizione dei geodisinfestanti chimici e la loro drastica riduzione per il controllo dei patogeni terricoli.

Considerazioni conclusive

È difficile prevedere che cosa ci riservi il futuro per quanto concerne l'isolamento e l'identificazione di nuovi insetticidi. L'utilizzo di una sempre maggiore concentrazione degli insetticidi sintetici esistenti evidenzia un rischio sostanziale per l'ambiente e di tossicità per gli organismi non bersaglio. Inoltre, l'uso di tipi differenti di insetticidi, diversi per struttura chimica, è spesso reso inefficace dall'insorgere di resistenze multiple messe in atto dagli insetti.

I fattori chiave che guideranno la ricerca futura possono comunque essere così elencati:

1. miglioramento e progresso della chimica organica di sintesi;
2. miglioramento dello studio della fisiologia e della biochimica degli insetti;
3. l'impiego sempre più esteso delle tecnologie informatiche;
4. l'applicazione delle innovative tecniche biotecnologiche.

Quest'ultimo fattore, probabilmente, sarà quello che darà i maggiori contributi in futuro. Anche la ricerca di base in chimica organica ogni anno presenta innovazioni e per il futuro potrà darci nuovi insetticidi sintetici sempre più efficaci e con un ridotto impatto ambientale.

Uno tra i più significativi argomenti da approfondire in futuro è senza dubbio lo studio delle piante come base per nuovi insetticidi innocui per l'uomo e gli animali, di insetticidi legati a prodotti naturali che abbiano una buona biodegradabilità e che quindi non lascino residui nocivi nell'ambiente.

Negli ultimi anni, i prodotti vegetali secondari come possibili insetticidi o come possibili farmaci per le grandi patologie del secolo, sono stati rivisti attraverso le nuove tecnologie. L'attuale rinascita di interesse nei confronti degli insetticidi di derivazione vegetale si è concentrata principalmente sulla flora tropicale. Si è ormai diffusa la convinzione che la flora tropicale, in virtù della grandissima biodiversità che presenta, sia la più promettente dal punto di vista della possibile scoperta e isolamento di nuovi insetticidi.

Come fonti di nuovi composti, i prodotti naturali denotano un enorme potenziale, se non in quanto insetticidi essi stessi, in qualità di molecole con un'attività biologica che può essere accentuata attraverso la sintesi di analoghi. La documentazione su piretroidi, precoceni, ecdisteroidi e *antifeedant* costituisce la prova dei vari modi nei quali gli insetti possono interagire con le piante e di come si possano sfruttare tali conoscenze per limitare i danni degli insetti fitofagi. La misura in cui questo avviene dipenderà da un più efficace impiego del tempo, dei ricercatori e della loro creatività.

Pur essendo, tuttavia, necessarie maggiori nozioni e conoscenze a livello molecolare, si richiede ulteriore spazio per la ricerca di base su argomenti quali:

1. base molecolare del rapporto sostanza *antifeedant*-chemorecettore mediante l'impiego delle nuove tecniche neurofisiologiche;
2. studi di ecologia chimica per decifrare codici di scambio tra i vari organismi per poterli utilizzare come deterrenti;
3. studio sulla biodegradabilità e la fotostabilità di nuovi prodotti in modo tale da non lasciare tossicità residua.

Non ultimo deve essere preso in considerazione il costo associato allo sviluppo e all'introduzione sul mercato di nuovi *antifeedant*.

In conclusione, nella ricerca di nuovi costituenti *antifeedant*, il regno vegetale può essere esplorato anche dal punto di vista chemiotassonomico. Molte sostanze biologicamente attive sono infatti presenti in specie affini o generi vicini dal punto di vista sistematico ed evolutivo. I prodotti di origine naturale rappresentano, inoltre, anche una guida al miglioramento della conoscenza dei sistemi ecologici. Attraverso l'identificazione dei vari metaboliti, si sono registrati progressi nella comprensione dei cicli metabolici dei vari organismi, sono stati identificati gli enzimi correlati alla loro biosintesi e sono stati compresi i sistemi genetici che ne dirigono la sintesi.

Bibliografia essenziale

Arnason JT, Philogene BJR, Morand P (eds) (1989) Insecticides of plant origin. ACS Symposium Series No. 387. American Chemical Society, Washington, DC

Biller A, Boppre M, Witte L, Hartman T (1993) Pyrrolizidine alkaloids in Chromolaena odorata – Chemical and chemoecological aspects. Phytochemistry 35:615-619

Calderone WN, Spivak M (1995) Plant extracts for control of the parasitic mite Varroa jacobsoni (Acari: Varroidae) in colonies of the western honey bee (Hymenoptera: Apidae). J Econ Entomol 88(5):1211-1215

Downum KR (1992) Light-activated plant defence. New Phytol 122:401-420

Emmerich R, Giez I, Lange OL, Proksch P (1993) Toxicity and antifeedant activity of lichen compounds against the polyphagous herbivorous insect Spodoptera littoralis. Phytochemistry 33:1389-1394

Estruch JJ, Carozzi NB, Desai N et al (1997) Transgenic plants: an emerging approch to pest control. Nature Biotecnol 15:37-141

Gatehouse AMR, Powell KS, Pneumans WJ, Gatehouse JA (1995) Insecticidal properties of plants lectins: their potential in plant protection. In: Lectins biomedicals perspectives. Taylor & Francis, London, pp 35-57

Gill SS, Cowless EA, Pierantonio PV (1992) The mode of action of Bacillus thuringiensis and toxins. Annu Rev Entomol 37:615-636

Hedin PA (ed) (1991) Naturally occurring pest bioregulators. ACS Symposium Series No. 449. American Chemical Society, Washington, DC

Helson B, Kaupp W, Ceccarelli, Arnason (1996) Variation in susceptibility of tree-feeding insect species to photoactived thiophene insecticides. Ecotoxicology 89:820-825

Herms DA, Mattson WJ (1992) The dilemma of plants: to grow or defend. Quart Rev Biol 67:283-335

Hudson JB, Graham EA, Rossi R et al (1993) Biological activities of terthiophenes and polyynes from the Asteraceae. Planta Med 59:447-450

Ishibashi F, Satasook C, Isman MB, Towers GHN (1993) Insecticidal 1H-ciclopentatetrahydro(B)benzofurans from Aglaia odorata. Phytochemistry 32:307-310

Jain DC, Tripathi AK (1993) Potential of natural products as insects antifeedants Review paper. Phytother Res 7:327-334

Janprasert J, Satasook C, Sukumalanand P et al (1993) Rocaglamide, a natural benzofuran insecticide from Aglaia odorata. Phytochemistry 32:67-69

Koziel MG, Beland GL, Bowman C et al (1993) Field performance of elite transgenic maize plants espressing an insecticidal protein derived from Bacillus thuringiensis. Bio/Technology 11:194-200

Koziel MG, Crozzi NB, Desai N et al (1996) Transgenic maize for the control of corn barer and other maize insects pest. In: Collinns GB, Shephard RJ (eds) Engeneering plants for conner. New York Accademy of Sciences 792:164-171

Lasota JA, Dybas RA (1991) Avermectins, a novel class of compounds: implications for use in arthropod pest control. Ann Rev Entomol 36:91-117

Londershausen M, Leicht W, Lieg F et al (1991) Pestic Sci 33:427-432

Luthria DL, Ramakrishnan V, Banerji A (1993) Insect antifeedant activity of furochromones – Structure-activity relationships. J Nat Prods 56:671-675

Marles RJ, Compadre RL, Compadre CM et al (1991) Thiophenes as mosquito larvicides: structure-toxicity relationship analysis. Pesticide Biochem Physiol 41:89-100

Maroni M, Fait A (1993) Heath effects in man from long-term exposure to pesticides – A review of the 1975-1991 literature. Toxicology 78:1-3

Miles DH, Tunsuwan K, Chittawong V et al (1993) Boll Weevil Antifeedants from Arundo donax. Phytochemistry 34:1277-1279

Pandji C, Grimm C, Wray V et al (1993) Insecticidal constituents from 4 species of the Zingiberaceae. Phytochemistry 34:415-419

Parè PW, Tumlinson JH (1996) Plant volatile signals in response to herbivore feeding. Florida Entomol 79 (2):93-103

Powell KS, Gateouse AMR, Hilder VA, Gateouse JA (1995) Antifeedant effects of plants lectins and on enzyme on the adult stage of the rice brown planthopper, Nilaparvata lugens. Entomol Exp Appl 75:51-59

Rao KV, Rathore KS, Hodgest TK et al (1998) Expression of snowdrop lectin (GNA) in transgenic rice plants confers resistence to rice brown planthopper. Plant J 15:469-477

Sachdevgupta K, Radke CD, Renwick JAA (1993) Antifeedant activity of Cucurbitacins from Iberis amara against larvae of Pieris rapae. Phytochemistry 33:1385-1388

Sandberg SL, Berenbaum MR (1989) Leaf-tying by tortricid larvae as an adaptation for feeding on phototoxic Hypericum perforatum. J Chem Ecol 15:875-885

Satasook C, Isman MB, Wiriyachitra P (1992) Activity of Rocaglamide, an insecticidal natural product, against the variegated cutworm, Peridroma saucia (Lepidoptera: Noctuidae). Pestic Sci 36:53-58

Schmeda-Hirschmann G, Roman P, Theoduloz C et al (1995) Effect of Fabiana imbricata constituents on Rhopalosiphum padi and Heliothis zea. Phytother Res 9:219-221

Capitolo M5 PIANTE E ALCOLISMO

Introduzione

L'abuso e la dipendenza da bevande alcoliche costituiscono un problema sanitario a livello mondiale, sia dal punto di vista medico, sia per quel che riguarda i costi sociali. Si calcola che, in Italia, circa un milione di soggetti sia alcol-dipendente e che nel 2000 quasi centomila pazienti siano stati dimessi dall'ospedale con una diagnosi clinica attribuibile all'utilizzo di alcol, per un tasso globale pari a 172,2/100.000 persone. L'abuso di alcol e le conseguenze ad esso correlate (ad es. mortalità alcol-relata, perdita di produttività, assenteismo, ricoveri ospedalieri ecc.), presentano importanti implicazioni in termini di costi sociali, incidendo in maniera consistente (5-6%) sul prodotto interno lordo italiano.

Il trattamento riabilitativo dell'alcol-dipendenza rappresenta un modello di intervento integrato, che contempla in sé il trattamento farmacologico con i gruppi di auto/mutuo-aiuto, il *counseling* ed il supporto psicologico. Tuttavia, nonostante i progressi compiuti dalla ricerca scientifica, ad oggi non siamo in grado di comprendere a pieno gli esatti meccanismi d'azione dell'alcol. Le terapie farmacologiche attualmente disponibili sono ancora lontane dall'essere soddisfacenti, anche se nuove evidenze indicano l'efficacia e la sicurezza di nuovi farmaci nell'induzione e nel mantenimento dell'astinenza alcolica. Nell'ambito degli approcci terapeutici, recenti studi suggeriscono la possibile utilità dei prodotti naturali, nel trattamento della dipendenza da alcol. Per molti secoli infatti, soprattutto in Cina e in India, numerose piante medicinali sono state utilizzate per il trattamento della dipendenza da alcol. Un nuovo approccio farmacologico al trattamento della dipendenza da alcol potrebbe derivare quindi dall'uso di sostanze di origine naturale.

Iperico

L'iperico è dato dalle parti aeree di *Hypericum perforatum* L., pianta erbacea efficace nel trattamento dei disturbi depressivi di entità lieve-moderata. L'iperico contiene diversi composti biologicamente attivi, tra cui ipericina e iperforina (Fig. M5.1 a e b).

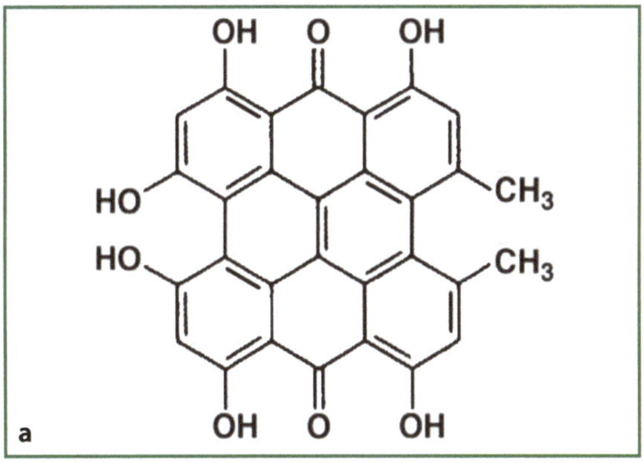

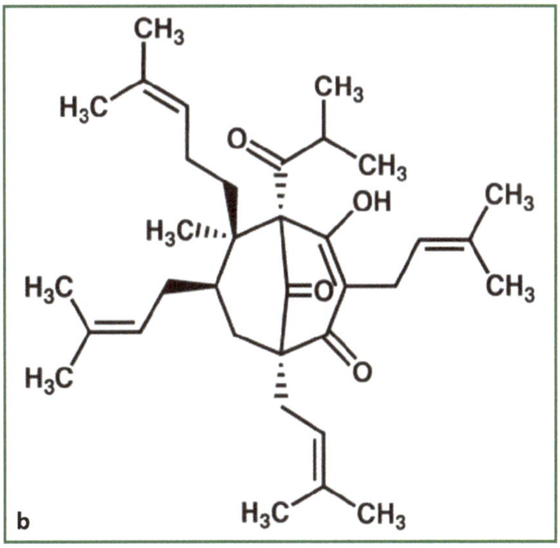

Fig. M5.1 **a** Struttura chimica dell'ipericina. **b** Struttura chimica dell'iperforina

In accordo con l'alta comorbidità esistente tra gli stati depressivi e la dipendenza da alcol è stata esaminata l'efficacia dell'iperico, un antidepressivo naturale, nei soggetti alcolisti. Alcuni studi hanno dimostrato che gli estratti di iperico dimezzano l'assunzione volontaria di alcol in diverse linee di ratti alcol-preferenti (sP). Questo effetto sembra dovuto al blocco del *re-uptake* della serotonina e della dopamina, con il conseguente aumento di questi neurotrasmettitori nello spazio sinaptico. È stato inoltre mostrato che l'iperforina inibisce la captazione del GABA mentre l'iperico ne blocca il *re-uptake*.

Gli antagonisti dei recettori degli oppioidi, come il naloxone e il naltrexone, sono efficaci nel ridurre l'assunzione di alcol sia nei ratti che nell'uomo. Uno studio pre-clinico ha valutato l'effetto dell'iperico e degli antagonisti dei recettori degli oppioidi sull'assunzione di alcol. Tale studio ha riportato come la somministrazione intra-gastrica di naloxone (1 mg/kg) o naltrexone (0,5 mg/kg), prima dell'iperico, ne potenziasse gli effetti nell'attenuare l'assunzione di alcol. Questi risultati suggeriscono un'azione sinergica da parte degli antagonisti dei recettori degli oppioidi e dell'iperico, nel ridurre l'assunzione di alcol negli animali da esperimento. Tuttavia il sito d'azione non è stato ancora identificato, anche perché, in questi studi, le sostanze sono state somministrate per via intragastrica o intraperitoneale. Ad ogni modo l'iperico, da solo o in associazione con altre sostanze, sembra in grado di ridurre l'assunzione volontaria di alcol nei ratti sP. Si ipotizza che possa avere lo stesso effetto nell'uomo.

Pueraria

La *Pueraria lobata* L. (*Fam. Fabaceae*) è inserita nella farmacopea ufficiale cinese come miorilassante, antipiretico, antidiarroico ed antipertensivo (Fig. M5.2 a). Gli effetti anti-alcol della pueraria sono noti ai medici cinesi da più di quattordici secoli. Le proprietà farmacologiche degli estratti di pueraria, nota anche come *kudzu*, sull'alcolismo sperimentale, sono quelle più estesamente investigate tra tutte le piante medicinali. Uno studio sperimentale ha dimostrato come la somministrazione giornaliera intraperitoneale di pueraria sia in grado di dimezzare l'assunzione di alcol nei criceti della specie *Syrian Golden* sP. In questo studio sono stati identificati due principi attivi di questa pianta. Infatti la somministrazione dei due principali isoflavoni presenti negli estratti di pueraria, daidzina e daidzeina (Fig. M5.2 b), ha determinato la ridotta assunzione di etanolo nei criceti *Syrian Golden* sP. La capacità della pueraria nel ridurre il consumo di alcol negli animali da esperimento è stata ulteriormente dimostrata testando una miscela di erbe medicinali tra cui la pueraria. Curiosamente questa miscela è comunemente utilizzata in Cina per preparare il cosiddetto "tè della sobrietà".

Infine la puerarina (Fig. M5.2 c) rappresenta l'isoflavonoide più concentrato presente nel *kudzu*, anche se non è così potente come la daidzina. Gli effetti positivi della puerarina sull'assunzione di alcol nei ratti e nelle scimmie alcol-preferenti riportati in letteratura, suggeriscono la potenziale utilità della puerarina come agente *anti-craving*.

Sulla base dei dati pre-clinici, uno studio clinico preliminare ha esplorato l'effetto dell'estratto

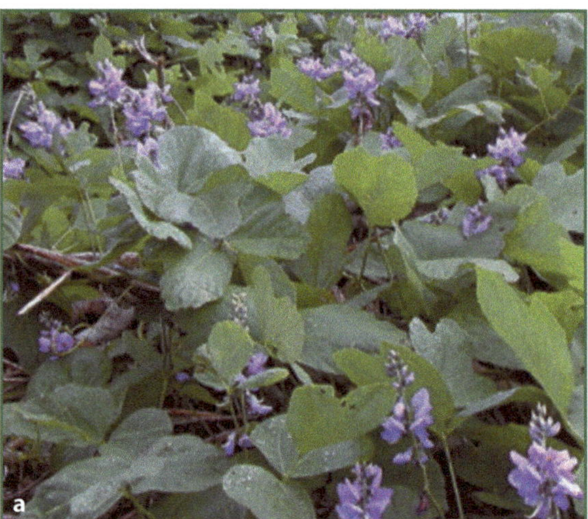

Fig. M5.2 **a** *Pueraria lobata*, pianta. **b** Struttura chimica della daidzina (R=O-glucosio) e della daidzeina (R=OH). **c** Struttura chimica della puerarina

di radice di *kudzu* su trentotto pazienti alcoldipendenti, assegnando in modo randomizzato l'estratto di *kudzu* (1,2 g due volte al giorno) o il placebo. Sono stati valutati sia i livelli di sobrietà, che il *craving* per mezzo della scala analogica visiva. Il *kudzu* non è sembrato essere più efficace del placebo nel ridurre il desiderio di alcol e/o di promuovere l'astinenza. C'è però da dire che gli Autori non hanno riportato la concentrazione di isoflavonoidi attivi presenti nell'estratto di *kudzu* utilizzato per lo studio. Più recentemente è stato effettuato uno studio, con l'intento di verificare l'efficacia del *kudzu* in un gruppo di alcolisti, sottoposti ad un trattamento di 7 giorni. Dopo tale periodo, i soggetti hanno avuto la possibilità di bere birra della loro marca preferita. Il trattamento con *kudzu* ha determinato una significativa riduzione del numero di birre consumate, con un aumento del numero di sorsi e del tempo di consumo di ogni birra, ma con riduzione del volume medio di ogni sorso. Queste modifiche comportamentali si sono verificate, tuttavia, in assenza di un effetto significativo sul *craving*. Gli Autori hanno comunque concluso che il *kudzu* può essere un utile coadiuvante nel ridurre l'assunzione di alcol, anche se resta ancora da chiarire l'esatto meccanismo attraverso il quale esso sopprime l'assunzione di etanolo.

Salvia cinese

Le radici secche di *Salvia miltiorrhiza*, una pianta appartenente alla famiglia delle *Labiatae*, nativa della Cina, sono largamente utilizzate nella medicina popolare di quel Paese per il trattamento di disturbi quali le emopatie, le cardiopatie, le epatiti, le emorragie, i disturbi mestruali, l'edema (uno studio clinico indica che la salvia cinese è efficace nel trattamento dell'ematoma intracranico traumatico) e l'insonnia (Fig. M5.3).

Un recente studio ha mostrato l'efficacia della *Salvia miltiorrhiza* nel ridurre il consumo volontario di alcol da parte di ratti *Sardinian alcohol-preferring* (sP). Questi animali sono stati selezionati geneticamente presso alcuni laboratori per la loro preferenza per le soluzioni alcoliche e l'elevato consumo di alcol. I ratti sP costituiscono un modello animale utile nella ricerca scientifica sull'alcolismo e, specificatamente, per a) investigare le basi genetiche, biochimiche e comportamentali della dipendenza da alcol e b) saggiare l'efficacia di nuovi potenziali farmaci capaci di sopprimere il consumo di alcol.

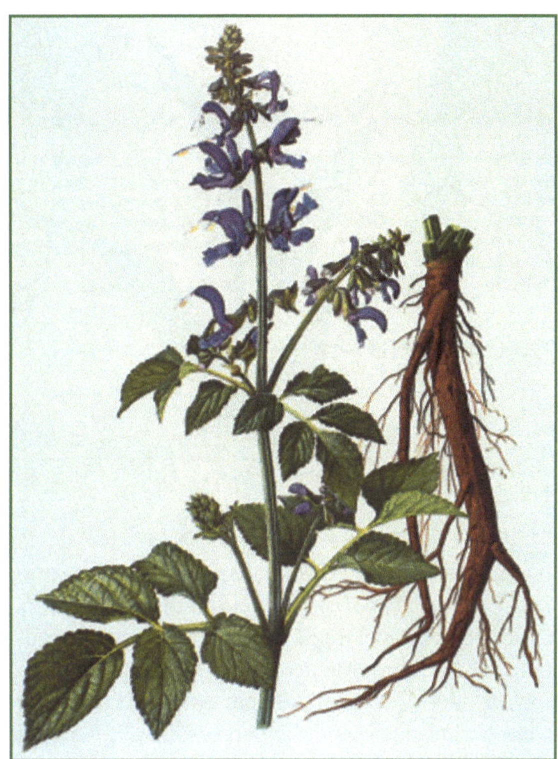

Fig. M5.3 *Salvia miltiorrhiza*: ramo con foglie e fiori e radice

Nello studio condotto con la *Salvia miltiorrhiza*, ai ratti sP è stata offerta la libera scelta fra due bottiglie contenenti, rispettivamente, una soluzione alcolica al 10% ed acqua, in sessioni giornaliere della durata di 4 ore (nelle rimanenti 20 ore era disponibile solo l'acqua). Dopo un breve periodo di assuefazione a questo protocollo sperimentale, i ratti sP consumavano circa 2,5 grammi di alcol puro per chilogrammo di peso corporeo (valore che, tenuto conto della differenza esistente tra il metabolismo dell'uomo e quello del ratto, corrisponde a circa quattro bicchieri di whisky nell'uomo) durante ciascuna sessione giornaliera e rifiutavano l'acqua quasi completamente. La somministrazione giornaliera, per via orale, dell'estratto di *Salvia miltiorrhiza* induceva una riduzione del consumo di alcol di circa il 50-60% rispetto ai ratti trattati con il placebo. Inoltre, si registrava un aumento del consumo di acqua, tale da mantenere invariata l'assunzione giornaliera di fluidi.

Un esperimento successivo ha dimostrato poi che la dose di *Salvia miltiorrhiza* efficace nel ridurre il consumo di alcol nei ratti sP riduceva, di circa il 60%, l'alcolemia nell'animale da esperimento; questo effetto si manifestava quando l'alcol veniva somministrato per via intragastrica, ma non

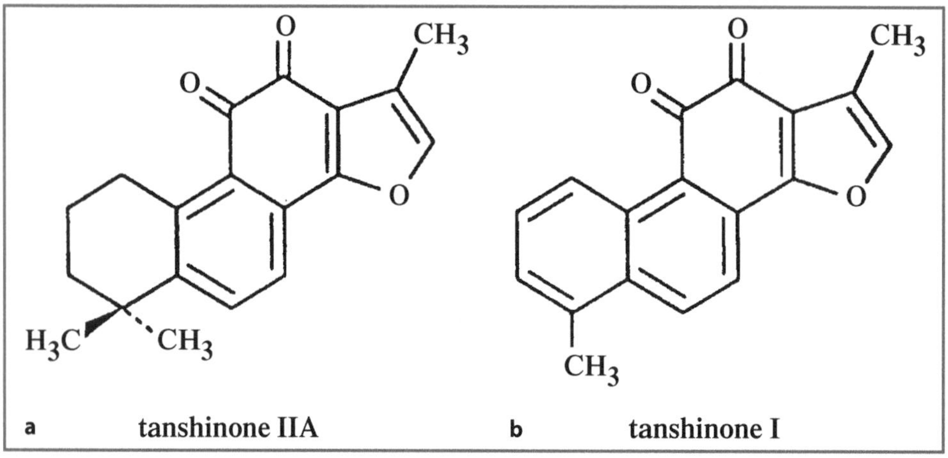

Fig. M5.4 Formula di struttura del tanshinone IIA (**a**) e del tanshinone I (**b**)

per via parenterale. Questi risultati suggeriscono che la *Salvia miltiorrhiza* va a modificare l'assorbimento gastrointestinale dell'alcol. A questo meccanismo sarebbe dunque dovuta la ridotta assunzione di alcol precedentemente osservata: ad ogni modo la diminuzione della percezione degli effetti centrali dell'alcol (conseguente alla ridotta alcolemia) potrebbe portare ad una graduale estinzione del consumo.

Oltre all'azione svolta sull'assorbimento gastrointestinale, per la *Salvia miltiorrhiza* possono essere ipotizzati anche dei meccanismi centrali. È noto che i principali costituenti dell'estratto lipofilo di *Salvia miltiorrhiza* sono quattro diterpeni abietanoidi: il tanshinone IIA, il tanshinone I (Fig. M5.4), il criptotanshinone e il miltirone. Il tanshinone IIA possiede attività bloccante sui canali neuronali permeabili al calcio; il blocco farmacologico di questi canali riduce il consumo di alcol in diversi modelli animali di alcolismo, probabilmente attraverso il blocco della percezione degli effetti psicotropi dell'alcol. È stato inoltre dimostrato che questi diterpeni possono legarsi al sito recettoriale delle benzodiazepine, sito modulatorio incluso nel complesso recettoriale $GABA_A$, presente nel sistema nervoso centrale. In accordo a ciò, il miltirone esercita, in un modello sperimentale di ansia, un'azione ansiolitica simile a quella svolta dalle benzodiazepine. È stato recentemente dimostrato che i ratti alcol-preferenti sP presentano un elevato grado di ansia, che viene parzialmente compensato dal consumo volontario di alcol; pertanto, gli effetti ansiolitici dell'alcol costituiscono presumibilmente una parte rilevante delle sue proprietà di rinforzo, che mantengono e promuovono il consumo volontario di alcol in questa linea di animali. Si può quindi concludere che vi sia un altro meccanismo d'azione della *Salvia miltiorrhiza*, dovuto alla sostituzione dell'effetto ansiolitico dell'alcol con quello del miltirone, che comporterebbe una riduzione della necessità, da parte del ratto sP, di ricorrere all'alcol per curare la propria ansia.

Tabernanthe

Tabernanthe è la radice di *Tabernanthe iboga* (*Fam. Apocynaceae*), un arbusto che cresce nell'Africa centrale (Fig. M5.5 a). Dalla tabernanthe è stata isolata l'ibogaina, un alcaloide indolico, i cui effetti stimolanti, antifatica, antisete ed anoressizzanti, sono noti agli sciamani da secoli (Fig. M5.5 b). La letteratura riporta come l'ibogaina sia efficace nel trattamento della dipendenza da numerose sostanze stupefacenti, tra cui la morfina, la cocaina, l'eroina e la nicotina. Inoltre, è stato proposto che l'ibogaina esercita i suoi effetti *anti-craving* attraverso la stimolazione dei sistemi dopaminergici e serotoninergici. Di conseguenza la tabernanthe sembra essere in grado di ridurre notevolmente l'assunzione volontaria di alcol nei ratti alcol-preferenti. È interessante notare come la ridotta assunzione di alcol sia stata osservata solo negli studi in cui l'ibogaina veniva somministrata per via intraperitoneale o intragastrica, ma non quando veniva somministrata per via sottocutanea. Questo lascia intendere che l'effetto sia dovuto non dall'ibogaina, ma un suo metabolita prodotto dal fegato come effetto di primo passaggio. È stato inoltre ipotizzato che l'ibogaina riduca il consumo di alcol attraverso la modulazione dei sistemi neurotrasmettitoriali cerebrali, specie quelli dopaminergico, serotoninergico, oppioidergico e glutammatergico, nonché di alcuni tipi di canali del calcio.

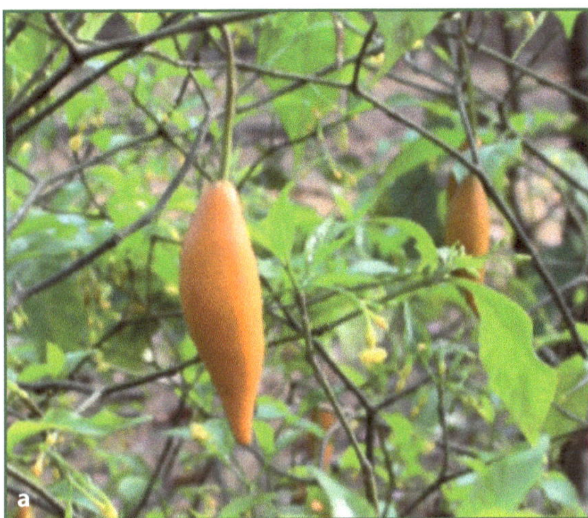

Fig. M5.5 **a** *Tabernanthe iboga.* **b** Struttura chimica dell'ibogaina

Ginseng

Il ginseng (radice di *Panax ginseng* C. Meyer; *Fam. Araliaceae*) è sicuramente la droga vegetale più conosciuta, utilizzata nella medicina tradizionale cinese e coreana con differenti indicazioni terapeutiche quali, ad es., la cura dello stress e dell'astenia e poi come ansiolitico, ipnotico, antinvecchiamento, immunostimolante ed antiateromasico. È utilizzato anche dalla medicina orientale nell'intossicazione acuta da alcol. Inizialmente è stato proposto che il ginseng sia in grado di accelerare il metabolismo dell'alcol, diminuendone i livelli nel sangue, attraverso l'aumento dell'attività dell'alcol deidrogenasi e della *clearance* ematica. Inoltre, un recente studio pre-clinico, ha dimostrato come la somministrazione orale di un estratto di ginseng rosso sia in grado di alterare l'assorbimento di alcol lungo il tratto gastrointestinale.

Considerazioni conclusive

In definitiva, la letteratura riporta come numerosi estratti di origine vegetale siano in grado di ridurre significativamente l'assunzione di alcol, specie negli animali da esperimento. Differenti sistemi neurotrasmettitoriali sono coinvolti nella genesi della dipendenza da alcol. Tuttavia, l'esatto meccanismo d'azione con cui i fitoterapici agiscono riducendo o addirittura eliminando il *craving* da alcol, deve essere ancora chiarito. L'importanza e l'impiego di questi prodotti nel trattamento dell'alcolismo dipenderà sicuramente dai risultati che si otterranno su ampie casistiche cliniche. Intanto, i risultati positivi già ottenuti nei modelli animali depongono per un moderato ottimismo in tal senso.

Bibliografia essenziale

Abenavoli L, Capasso F, Addolorato G (2009) Phytotherapeutic approach to alcohol dependence: new old way? Phytomedicine 16:638-644

Abenavoli L, Capasso F, Addolorato G (2010) Phytotherapeutic approach to alcohol dependence. In: Recent Progress in Medicinal Plants, edrs. Govil J N and Singh VK, Vol. 29. Studium Press LLC, USA, pp 19-29

Addolorato G, Leggio L, Abenavoli L, Gasbarrini G, Alcoholism Treatment Study Group (2005) Neurobiochemical and clinical aspects of craving in alcohol addiction: a review. Addict Behav 30:1209-1224

Brunetti G, Serra S, Vacca G et al (2003) IDN 5082 a standardized extract of Salvia miltiorrhiza delays acquisition of alcohol drinking behavior in rats. J Ethnopharmacol 85:93-97

Colombo G, Serra S, Vacca G et al (2006) Identification of miltirone as active ingredient of Salvia miltiorrhiza responsible for the reducing effect of root extracts on alcohol intake in rats. Alcohol Clin Exp Res 30:754-762

Fisunov A, Lozovaya N, Tsintsadze T et al (2000) Hyperforin modulates gating of P-type Ca2+ current in cerebellar Purkinje neurons. Pflugers Arch Eur J Physiol 440:427-434

Kumar V, Mdzinarishvili A, Kiewert C et al (2006) NMDA receptor-antagonistic properties of hyperforin, a constituent of St John's Wort. J Pharmacol Sci 102:47-54

Lu L, Liu Y, Zhu W et al (2009) Traditional medicine in the treatment of drug addiction. Am J Drug Alcohol Abuse 35:1-11

Lukas SE, Penetar D, Berko J et al (2005) An extract of the Chinese herbal root kudzu reduces alcohol drinking by heavy drinkers in a naturalistic setting. Alcohol Clin Exp Res 29:756-762

Maisonneuve IM, Glick SD (2003) Anti-addictive actions of an iboga alkaloid congener: a novel mechanism for a novel treatment. Pharmacol Biochem Behav 75:607-618

Overstreet DH, Keung WM, Rezvani AH et al (2003) Herbal remedies for alcoholism: promises and possible pitfalls. Alcohol Clin Exp Res 27:177-185

Perfumi M, Mattioli L, Cucculelli M, Massi M (2005) Reduction of ethanol intake by chronic treatment with Hypericum perforatum, alone or combined with naltrexone in rats. J Psychopharmacol 19:448-454

Perfumi M, Mattioli L, Forti L et al (2005) Effect of Hypericum perforatum CO_2 extract on the motivational properties of ethanol in alcohol-preferring rats. Alcohol Alcohol 40:291-296

Rezvani AH, Overstreet DH, Perfumi M, Massi M (2003) Plant derivatives in the treatment of alcohol dependency. Pharmacol Biochem Behav 75:593-606

Serra S, Vacca G, Tumatis S et al (2003) Anti-relapse properties of IDN 5082, a standardized extract of Salvia miltiorrhiza, in alcohol preferring rats. J Ethnopharmacol 88:249-252

Sun M, Zhang JJ, Shan JZ (2009) Clinical observation of Danhong Injection (herbal TCM product from Radix Salviae miltiorrhizae and Flos Carthami tinctorii) in the treatment of traumatic intracranial hematoma. Phytomedicine 16:683-689

Treiber K, Singer A, Henke B, Müller WE (2005) Hyperforin activates nonselective cation channels (NSCCs). Br J Pharmacol 145:75-83

Uzbay TI (2008) Hypericum perforatum and substance dependence: a review. Phytother Res 22:578-582

Yu XQ, Xue CC, Zhou ZW (2008) Tanshinone IIB, a primary active constituent from Salvia miltiorrhiza, exerts neuroprotective effect via inhibition of neuronal apoptosis in vitro. Phytother Res 22:846-850

Capitolo
M6 PIANTE E CANALI DEL CALCIO

È ben chiaro a tutti che la maggior parte dei farmaci presenti nell'armamentario farmaceutico proviene dalla ricerca condotta nei laboratori di industrie farmaceutiche. Questo processo, esploso verso la metà del secolo appena trascorso, ha portato alla scoperta di farmaci sempre più selettivi ed anche più tollerati. Non per questo, però, bisogna trascurare, o ignorare, un altro processo (o tipo di ricerca) che nel passato, ma anche nel presente, ha portato alla scoperta di sostanze di enorme valore terapeutico (morfina, digossina ecc.). Questo processo, basato sulla ricerca di rimedi "caratteristici" della medicina popolare, ha consentito anche la scoperta di nuove categorie di sostanze che fino a qualche decennio fa si riteneva non fossero presenti in natura, sia nel regno vegetale che in quello animale. Parliamo dei ß-bloccanti, degli ACE-inibitori e soprattutto dei calcioantagonisti. Questi ultimi rappresentano un gruppo eterogeneo di composti che, interferendo con la cinetica cellulare del calcio, modulano i processi fisiologici cellulari. La Tabella M6.1 propone un elenco dei più noti calcioantagonisti.

Canali del calcio

Lo ione calcio svolge un ruolo essenziale nel processo attraverso il quale una cellula converte uno stimolo in una risposta. Il passaggio dello ione calcio avviene sia a livello della membrana cellulare che a livello degli organuli intracellulari attraverso canali selettivi.

L'ingresso del calcio all'interno della cellula avviene attraverso:

1. Canali voltaggio-dipendenti (VOC: *Voltage Operated Channels*); in base alle caratteristiche elettrofisiologiche e farmacologiche ne sono stati individuati a tutt'oggi i seguenti tipi: L, T, N, P/Q, R.

Tabella M6.1 Elenco dei più noti calcioantagonisti

Gene α1	Tipo di canale	Antagonisti specifici	Distribuzione tessutale
Ca_v 1,1	L-	Diidropiridine Fenilalchilamine Benzodiazepine	Muscolo scheletrico, Tubuli trasversi
Ca_v 1,2	L-	Diidropiridine Fenilalchilamine Benzodiazepine	Cardiomiociti, Neuroni, Cellule endocrine
Ca_v 1,3	L-	Diidropiridine Fenilalchilamine Benzodiazepine	Cardiomiociti, Neuroni, Cellule endocrine
Ca_v 1,4	L-	Diidropiridine Fenilalchilamine Benzodiazepine	Fotorecettori retinici
Ca_v 2,1	P/Q-	ω-Agatossina	Neuroni
Ca_v 2,2	N-	ω-Conotossina	Neuroni
Ca_v 2,3	T-	SNX - 482	Neuroni
Ca_v 3,1	T-	Kurtoxina	Cardiomiociti, Neuroni
Ca_v 3,2	T-	Kurtoxina, nickel	Cardiomiociti, Neuroni
Ca_v 3,3	T-	Kurtoxina	Neuroni

I canali T sono attivati da deboli depolarizzazioni, gli altri da forti depolarizzazioni.

I canali L, in particolare, sono presenti nelle cellule della muscolatura striata, nei cardiomiociti, nelle cellule della muscolatura liscia vascolare ed in cellule endocrine e neuronali. Nelle cellule muscolari intervengono nell'accoppiamento eccitazione-contrazione e rappresentano il sito di legame dei calcioantagonisti di sintesi attualmente in commercio. I canali N, P, Q ed R sono stati identificati nei neuroni. I canali T sono presenti nelle cellule in rapida crescita, nelle cellule del nodo seno-atriale e del nodo atrioventricolare e nelle cellule della muscolatura liscia vascolare.

I canali constano di cinque subunità (α1, α2, β, gamma e delta) con il sito di legame dei calcioantagonisti nei canali L a livello della subunità α1. Nei mammiferi almeno dieci geni distinti codificano la subunità α1 e i canali voltaggio-dipendenti possono essere ulteriormente contraddistinti sulla base delle caratteristiche strutturali della subunità α1. La Tabella M6.1 sintetizza le caratteristiche e la nomenclatura adottata per i vari tipi di canali.

2. Canali non voltaggio-dipendenti; questi comprendono:
   - canali recettore-dipendenti (ROC: *Receptor Operated Channels*): possono essere attivati per stimolazione di un recettore α1 adrenergico, da parte di agonisti fisiologici (noradrenalina, dopamina, 5 HT) o farmacologici (ergonovina);
   - canali del calcio dipendenti da un secondo messaggero: SMOC (*Second Messenger-Operated Channels*);
   - canali del calcio attivati dalla deplezione dei depositi di calcio intracellulari non mitocondriali (CRAC: *Calcium Release Activated Channels*): l'ingresso di calcio attraverso questi canali viene anche definito "ingresso capacitativo di ioni calcio". Questi canali rientrano nel gruppo più ampio dei SOC (*Store Operated Channels*).

I canali intracellulari del calcio comprendono:

(i) recettori rianodinici, localizzati a livello delle cisterne subsarcolemmali;

(ii) recettori InsP3, attivati dall'inositolo trifosfato.

L'interesse dell'industria farmaceutica si è fino ad oggi incentrato sullo sviluppo di prodotti di sintesi, i quali, come si è visto, interagiscono essenzialmente con i canali di tipo L dei cardiomiociti e della muscolatura liscia vasale. Contemporaneamente sono oggetto di studio numerose piante contenenti principi attivi ad attività calcioantagonista. Alcune di queste sono note da secoli in Cina come piante medicinali.

Antagonisti dei canali del calcio di origine vegetale

I calcioantagonisti di origine vegetale posseggono, rispetto ai loro analoghi di sintesi, una moderata o bassa specificità nei confronti dei canali VOC. Inoltre, interagiscono anche sugli altri tipi di canali del calcio, sia a livello della membrana cellulare che intracellulare. L'unica eccezione è rappresentata dal **fraxinellone**, isolato da *Dictamus dasycarpus* Turez, che agirebbe solo sui canali VOC. I calcioantagonisti vegetali sono anche meno potenti dei loro analoghi di sintesi. Per molti di essi gli studi farmacodinamici e farmacocinetici sono ancora incompleti. Pertanto le prospettive di un loro impiego clinico appaiono oggi limitate.

La **tetrandrina** è una bis-benzilisochinolina isolata da *Stephania tetrandra* S. Moore (Fig. M6.1). È uno dei composti più studiati ed il meccanismo di azione è stato sufficientemente chiarito. L'attività calcioantagonista si esercita su: i) canali VOC di

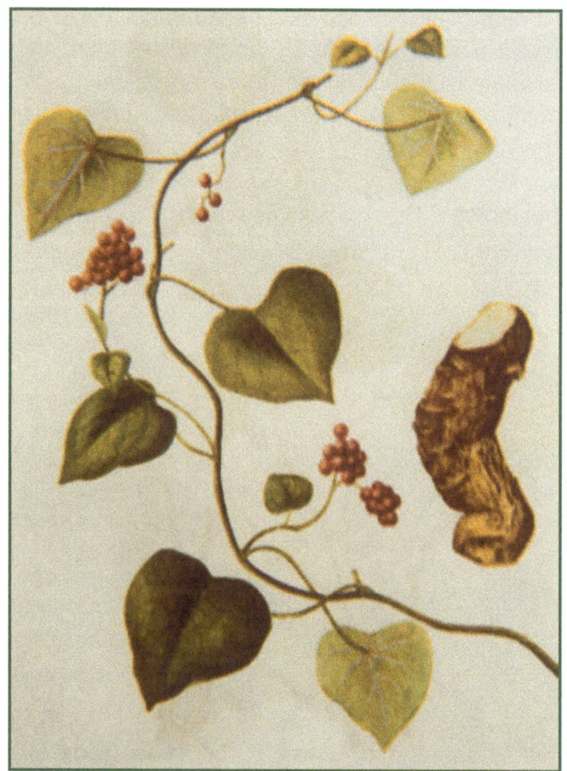

Fig. M6.1 *Stephania tetrandra*: ramo con foglie, fiori e radice (R. Longo)

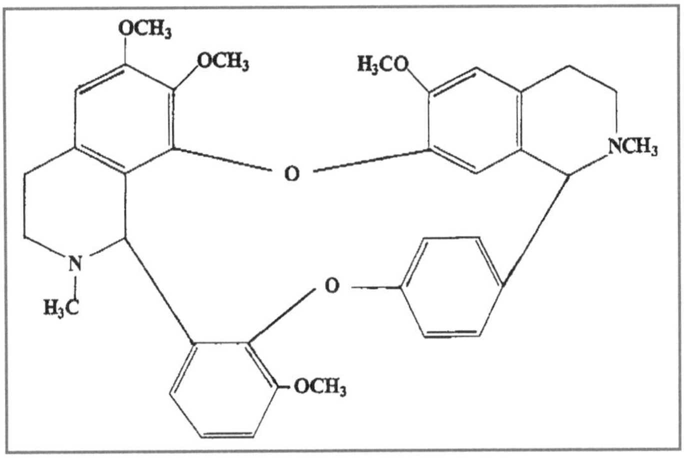

Fig. M6.2 Formula di struttura della tetrandrina

tipo L, mediante interazione con il sito recettoriale delle benzodiazepine; ii) canali VOC di tipo T (dimostrata sulle cellule della zona glomerulare del surrene con conseguente inibizione della steroidogenesi); iii) canali ROC; iv) a livello intracellulare sui recettori CRAC. È stato dimostrato che il farmaco rallenta la conduzione atrio-ventricolare, deprime la contrattilità miocardica e riduce la pressione arteriosa. Sono inoltre descritte un'azione antiaggregante piastrinica ed un'attività immunosoppressiva e mutagena *in vitro* ed *in vivo*. Non è noto quanto in questi effetti sia dovuto all'attività Ca-antagonista e quanto ad interazioni con altri recettori.

La tetrandrina (Fig. M6.2) è stata impiegata nel trattamento dell'ipertensione arteriosa, della tachicardia parossistica sopraventricolare e dell'angina pectoris. Dosi di 3-10 mg/kg non producono effetti collaterali di rilievo, mentre una dose di 40 mg/kg, somministrata 3 volte la settimana per due mesi, provoca nel cane necrosi epatocellulare.

La radice (e le parti aeree) di *S. tetrandra*, unitamente alle radici di S. *japonica e S. cepharanta*, è stata impiegata come analgesico, diuretico ed antinfiammatorio.

La **tetrametilpirazina** (Fig. M6.3) strutturalmente è un analogo dell'amiloride. È presente nel

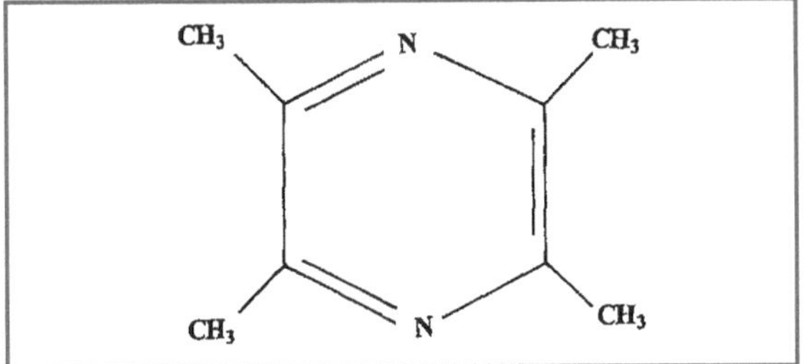

Fig. M6.3 Formula di struttura della tetrametilpirazina

Ligusticum wallichii Franchat, impiegata in Cina come pianta medicinale ed inoltre in una pianta di origine africana, *Jatropha podagrica*.

Possiede, come la tetrandrina, un'attività calcioantagonista a livello della muscolatura liscia vascolare mediante blocco dei canali VOC di tipo L e blocco dei canali ROC; inoltre, sembra che il farmaco sia capace anche di inibire il rilascio di calcio da depositi intracellulari, ma presumibilmente quest'effetto sarebbe sempre correlato all'interazione con il recettore $\alpha 1$ adrenergico che regola la cinetica dei canali ROC.

La tetrametilpirazina possiede: a) azione vasodilatatrice (è stata segnalata un'azione vasodilatatrice selettiva del prodotto sui vasi polmonari); in particolare, nell'uomo, sarebbe dieci volte più potente nell'indurre rilasciamento delle arterie polmonari di piccolo calibro rispetto alle arterie lobari dopo vasocostrizione indotta da PGF2α, b) ipotensiva e c) antiaggregante piastrinica.

In Cina viene impiegata nel trattamento delle malattie arteriolari occlusive cerebrali. Anche estratti di *Ligusticum wallichii* Franchat sono stati impiegati in Cina nel trattamento delle malattie vascolari.

Le **saponine estratte da** *Panax notoginseng*, una pianta medicinale cinese conosciuta anche come Tien Chi o San Chi, hanno azione vasodilatatrice; sembra che interagiscano con i canali ROC, ma non a livello del sito recettoriale α-adrenergico, in quanto non influenzano il legame della prazosina alle membrane microsomiali dell'arteria mesenterica del cane.

Il *P. notoginseng* (Fig. M6.4) viene impiegato in Cina come emostatico ed analgesico.

Il **tanshinone IIA** e il **dashensu** sono stati ottenuti dalla radice di S*alvia miltiorrhiza* Bunge. Il meccanismo dell'azione calcioantagonista del tan-

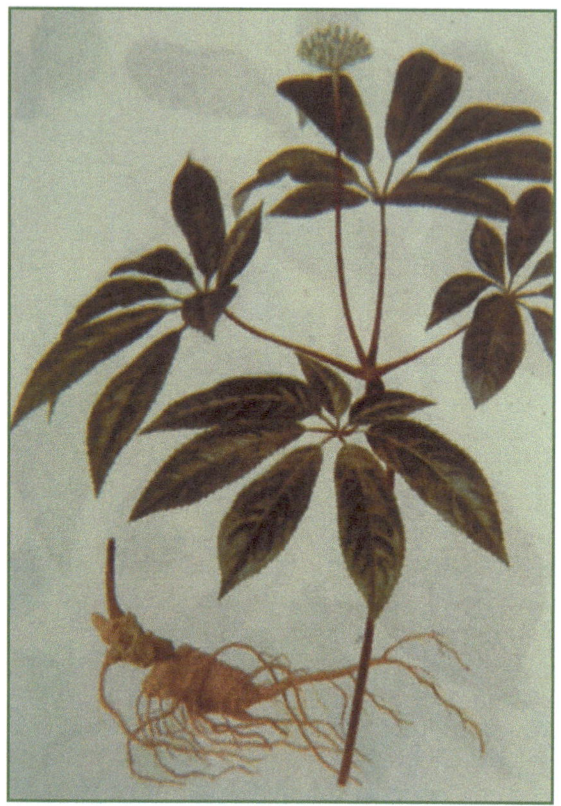

Fig. M6.4 *Panax notoginseng*: ramo con foglie e radice (R. Longo)

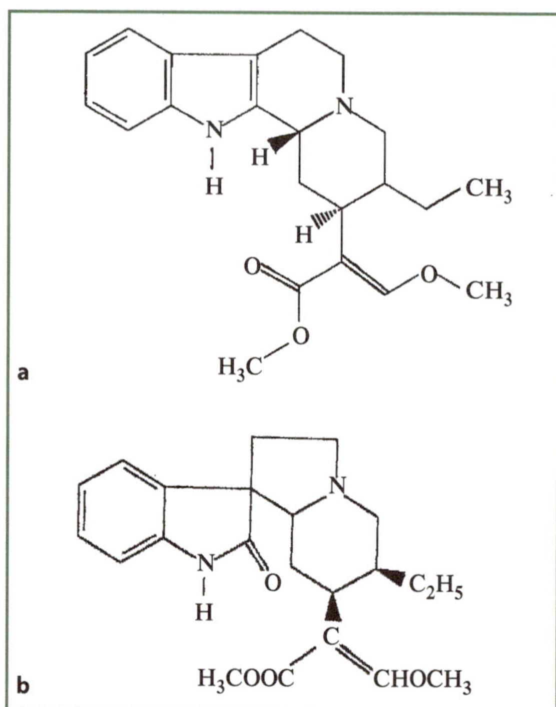

Fig. M6.5 Formule di struttura dell'irsutina (**a**) e della rincofillina (**b**)

shinone IIA non è ben noto: sembra che interagisca con la subunità α1 del canali VOC e lo stesso presumibilmente vale per il dashensu, che possiede attività vasodilatatrice e agonista della morfina.

La radice di *Salvia miltiorrhiza* Bunge viene utilizzata in Cina da secoli per il trattamento dell'angina pectoris.

L'**irsutina** e la **rincofillina** (Fig. M6.5) sono alcaloidi indolici isolati da *Uncaria rhyncophylla*. Ambedue interagiscono con i canali VOC e ROC in maniera simile al verapamile. In più, l'irsutina interferisce con la liberazione dei depositi intracellulari di calcio.

Estratti di *U. rhyncophylla* (Fig. M6.6) sono stati utilizzati nel trattamento della ipertensione arteriosa.

Lo **scoparone** è un derivato cumarinico isolato da *Artemisia capillaris*. Il meccanismo dell'azione calcioantagonista sembrerebbe coinvolgere tanto l'ingresso del calcio nella cellula quanto i depositi intracellulari di calcio.

Gli estratti della pianta sono stati impiegati come antipiretici e secretagoghi biliari.

Le **preruptorine C ed E** sono due derivati cumarinici isolati da *Peucedanum praeruptorin* Dunn,

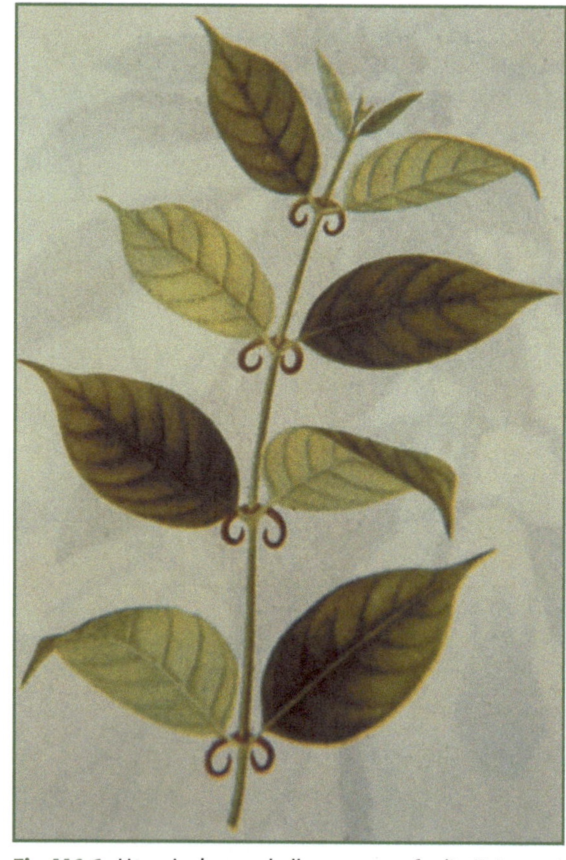

Fig. M6.6 *Uncaria rhyncophylla*: ramo con foglie (R. Longo)

pianta usata in Cina per il trattamento dei disturbi respiratori e della cardiomiopatia ipertrofica ostruttiva.

Il meccanismo dell'attività calcioantagonista non è sufficientemente noto.

Viene ancora descritta un'attività calcioantagonista verapamile-simile (ma otto volte meno potente del verapamile) sui canali VOC e ROC del **noratriolo,** isolato da membri della famiglia delle *Gentianaceae*, e del **peonolo,** un acetofenone isolato da *Paeonia suffruticosa*.

Attività calcioantagonista possiede anche la **quercetina,** un flavonoide isolato da *Psidium guaiava*: a concentrazioni pari o superiori a 10^{-5} M esibisce un effetto rilassante sulla muscolatura liscia dell'aorta e dell'ileo di cavia. Comunque, preparati di *P. guaiava* (infusi di foglie) si utilizzano contro la diarrea.

Antagonisti dei canali del calcio di origine animale

I calcioantagonisti di origine animale possono essere esogeni ed endogeni. Quelli esogeni comprendono la tossina **taicatossina** presente nel veleno del serpente australiano Taipan (*Oxyuyanus S. scutellatus*), la **ω-conotossina**, presente nel veleno del mollusco *Conus geographicus* e l'**apamina**, un componente del veleno di api. I calcioantagonisti endogeni includono sostanze presenti nell'uomo: **dinorfina A, somatostatina, leu-encefalina, metil-encefalina, morfina, acetilcolina.** Il meccanismo con cui queste sostanze endogene inibiscono i canali del calcio non è affatto uniforme. La dinorfina interagisce con i canali del calcio lungo i gangli dorsali diminuendone il tempo di apertura; la morfina e le encefaline sopprimono l'attività dei canali del calcio in seguito all'iperpolarizzazione che queste sostanze producono; l'acetilcolina regola la funzione dei canali del calcio attraverso una inibizione dell'AMP ciclico.

La **taicatossina** è un polipeptide (contiene 65 aminoacidi) che a concentrazioni nanomolari blocca i canali del calcio di tipo L presenti nelle cellule del muscolo; interagisce con la "faccia" extracellulare del canale del calcio. Infine, non agisce sui canali del sodio e del potassio.

L'**ω-conotossina** è un polipeptide (contiene 27 aminoacidi) capace di inattivare i canali del calcio per un'azione su un sito diverso da quello occupato da verapamile, diltiazem e nifedipina. L'effetto dell'omega-conotossina si reverte lentamente, interessa i canali di tipo N presenti nei neuroni e non coinvolge un "secondo messaggero". L'omega-conotossina agisce solo sui vertebrati, mentre la taicatossina agisce sia sui vertebrati che sugli invertebrati.

L'**apamina** è un altro polipeptide (contiene 18 aminoacidi) che blocca i canali del calcio. Questo polipeptide presenta due residui di arginina in posizione 13 e 14 che sembrano essenziali per l'attività calcioantagonista. L'effetto dell'apamina non è reversibile, interessa i canali del calcio situati nel muscolo cardiaco e non coinvolge i canali del sodio. Ciò nonostante, non si può considerare un calcio antagonista puro perché blocca anche i canali del calcio (tetraetilammonio-insensibili) potassio dipendenti.

Considerazioni conclusive

I calcioantagonisti animali e vegetali possono essere utili come modelli sperimentali per meglio comprendere la cinetica cellulare dello ione calcio (caratteristiche dei canali del calcio a livello della membrana basale e a livello intracellulare: si veda al riguardo la diversa sensibilità dei canali del calcio presenti nel muscolo e nei neuroni alla taicatossina e alla omega-conotossina).

Rappresentano inoltre un promettente campo di ricerca per individuare nuovi prodotti di sintesi eventualmente più efficaci e con differente selettività rispetto ai calcioantagonisti di sintesi attualmente disponibili.

Bibliografia essenziale

Boraso A, Ferrari R (1997) I canali del calcio: molteplicità, funzioni e novità. Cardiologia 42:1237-1244

Capasso F, Grandolini G, Izzo AA (2006) Fitoterapia. Springer-Verlag Italia, Milano

Castaldo S, Capasso F (1997) Calcioantagonisti naturali: attualità e prospettive. Acta Phytother 2:77-83

Catterall WA, Striessnig J, Snutch TP, Perez-Reyes EP (2003) International union of Pharmacology. XL. Compendium of Voltage-gated ion channels: calcium channels. Pharmacological Reviews 55:579-581

Chen YY, Kwan C-Y, Hui S-C (1996) Tetrandrine differentially inhibits aggregation and ATP-release of rat platelets. Acta Pharmacologica Sinica 17:105-108

Katz AM (1997) Myocite structure and function. In: Topol EJ (ed) Textbook of cardiovascular medicine, Lippincott-Raven. Philadelphia New York, pp 2449-2462

Khosravani H, Zamponi GW (2006) Voltage-gated calcium channels and idiopathic generalized epilepsies. Physiological Reviews 86:941-966

Kwan C-Y (1994) Plant-derived drugs acting on cellular Ca^{2+} mobilization in vascular smooth Muscle: tetramethylpirazine and tetrandrine. Stem Cells 12:64-67

Kwan C-Y (1995) Vascular effects of selected antihypertensive drugs derived from traditional medicinal herbs. Clin Exp Pharmacol Physiol (Suppl 1):297-299

Kwan C-Y, Deng H-W, Guan Y-Y (1992) Tetrandrine is not a selective calcium channel blocker in vascular smooth muscle. Acta Pharmacologica Sinica 13:385-390

Morales MA, Tortoriello J, Meckes M et al (1994) Calcium-antagonist effect of quercetin and its relation with the spasmolytic properties of psidium guajava L. Arch Med Res 25:17-21

Nayler WG (1988) Naturally occurring calcium antagonists. In: Nayler WG (ed) Calcium antagonists. Academic Press, New York, pp 145-155

Parekh AB, Putney IW Jr (2005) Store-Operated Calcium Channels. Physiological Reviews 85:757-810

Rossier MF, Python CP, Capponi AM, Schlegel W, Kwan C-Y, Vallotton MB (1993) Blocking T-type calcium channels with tetrandrine inhibits steroidogenesis in bovine adrenal glomerulosa cells. Endocrinology 132:1035-1043

Scwartz A, Mckenna E, Vaghy PL (1988) Receptors for calcium antagonists. Am J Cardiol 62:3G-6G

Sutter MC, Wang Y-X (1993) Recent cardiovascular drugs from Chinese medicinal plants. Cardiovascular Research 27:1891-1901

Tedford HW and Zamponi GW (2006) Direct G Protein Modulation of Cav2 Calcium Channels. Pharmacological Reviews 4(58):837-862

Walsh CP, Davies A, Butcher AJ et al (2009) Comparison with the cardiac l-type voltage-gated calcium channel monomer architecture. J Biol Chem 284: 22310-22321

Capitolo M7 Piante tossiche

Introduzione

Nel mondo vegetale esistono moltissime piante utili o dannose per la salute umana. La distinzione fra questi due tipi di azioni è stata fatta dall'uomo fin dai tempi più antichi sulla base dell'esperienza.

Una testimonianza ci è offerta dai fregi del tempio di Bacco a Baalbek, dove il papavero, pianta tossica, si alterna al frumento, pianta utile. È comunque difficile differenziare in modo netto le piante velenose da quelle non velenose anche perché, mentre alcune piante contengono sostanze dichiaratamente velenose, altre contengono sostanze che possono risultare tossiche solo se assunte in eccesso. Così pure la tossicità delle piante varia in funzione delle condizioni ambientali (clima, terreno) per cui non deve sorprendere se una pianta tossica risulta innocua se raccolta in un ambiente diverso da quello naturale. Inoltre, la tossicità può dipendere dall'età e dalle parti della pianta (radice, foglia, seme ecc.) utilizzate (ad es., la pericolosità delle differenti parti del tasso è, in ordine decrescente, la seguente: foglie aghiformi → corteccia → legno → coni maschili maturi). Pertanto le piante devono essere considerate *a priori* nocive, salvo verificare la natura e la gravità degli effetti che la loro ingestione normalmente provoca.

L'elenco delle piante medicinali considerate responsabili di fenomeni tossici è piuttosto lungo (Tabella M7.1). In questo breve capitolo sarà nostro compito esaminare le cause, i sintomi ed i principi generali della terapia in caso di avvelenamento; accenneremo poi ad alcune sostanze responsabili di effetti tossici gravi ed all'uso di piante tossiche per la caccia e la pesca. Infine tratteremo, anche se brevemente, l'intossicazione da funghi.

Avvelenamento da prodotti naturali

Le cause di avvelenamento possono essere accidentali o medicamentose.

Alle prime appartengono tutti quei casi di avvelenamento dovuti ad incauta ingestione di frutti (o di altre parti della pianta) che per aspetto, colore, odore e sapore possono essere confusi con frutti normalmente ingeriti a scopo alimentare. È sufficiente ricordare la possibilità di avvelenamenti da bacche di *Atropa belladonna* (Fig. M7.1), che ricordano molto da vicino quelle del ciliegio (*Prunus avium*); da frutti del sorbo selvatico (*Sorbus aucuparia*), simili a quelli del sorbo comune (*Sorbus domestica*); da frutti di *Ginkgo biloba* (Fig. M7.2)

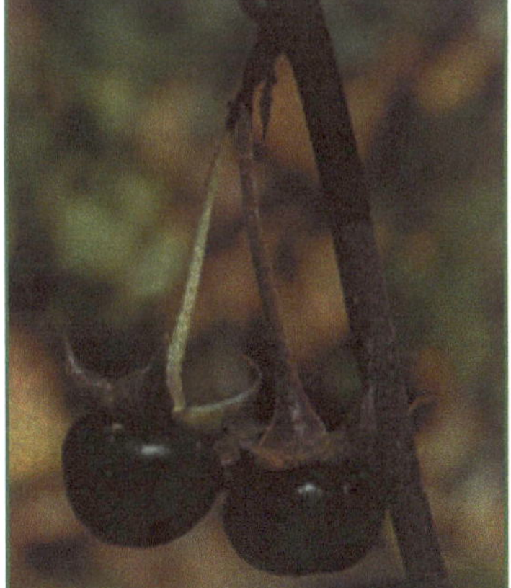

Fig. M7.1 *Atropa belladonna*: frutti

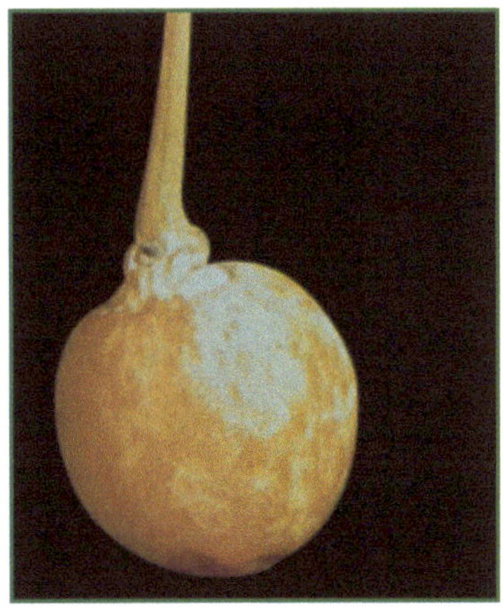

Fig. M7.2 *Ginkgo biloba*: frutto

Tabella M7.1 Elenco di piante tossiche

Pianta **droga**	**Parte tossica**	**Sostanza tossica**	**Sintomi iniziali**	**Esito letale**
Aconitum napellus aconito	erba	aconitine	bruciore e formicolio alla bocca	+
Aesculus hippocastanum ippocastano	frutti, semi	esculetina, esculina	gastroenterite, emorragie	+
Aristolochia spp. aristolochia	radici, rizoma	acidi aristolochici	gastroenterite	+
Arnica spp. arnica	fiori	lattoni sesquiterpenici	irritazioni cutanee (t) vomito (i)	– +
Artemisia cina artemisia	fiori	lattoni sesquiterpenici	mal di testa, nausea	+
Atropa belladonna belladonna	frutti	atropina	paralisi vagale	+
Chamomilla recutita camomilla	fiori	lattoni sesquiterpenici	irritazioni cutanee	–
Citrullus colocynthis coloquintide	frutti	cucurbitacine, elaterina	dolori addominali	+
Cnicus benedictus cardo benedetto	frutti	lattoni sesquiterpeni	irritazioni cutanee	–
Colchicum autumnale colchico	semi	colchicina	gastroenterite, tremori	+
Convallaria majalis mughetto	erba	glicosidi cardioattivi	vomito	+
Convolvulus scammonia scommonea	radici	glucoresine	gastroenterite	–
Corynanthe yohimbe yohimbe	corteccia	yohimbina	gastroenterite	+
Crocus sativus zafferano	stimmi	safrolo	gastroenterite	+
Cynara scolimus carciofo	foglie	lattoni sesquiterpenici	irritazioni cutanee	–
Cytisus scoparius ginestra	parti aeree	citisina	gastroenterite	+
Cynoglossum officinale lingua di cane	erba	alcaloidi pirrolizidinici	gastroenterite	+
Cymbopogon spp. citronella	foglie	olio (safrolo)	gastroenterite	+
Digitalis spp. digitale	foglie	glicosidi cardioattivi	vomito	+
Dipteryx odorata fava di tonka	semi	cumarine	reazioni allergiche	–
Dryopteris filix-mas felce maschio	rizoma	filicine	gastroenterite	–
Eucalyptus spp. eucalipto	foglie	olio	bruciore epigastrico e dolori addominali	+
Euphorbia spp. euforbia	latice	resiniferatossina	irritazione cutanea	+
Gaultheria procumbens gaulteria	foglie	olio	nausea, vomito	+
Gloriosa superba gloriosa	tuberi	colchicina	gastroenterite	+
Grindelia spp. grindelia	erba	resine	disturbi renali	+
Hedeoma pulegioides mentuccia americana	foglie	olio	vomito, crampi addominali	+
Hedera helix edera	frutti	saponine	gastroenterite	+
Hypericum perforatum iperico	sommità fiorite	ipericina	fotosensibilizzazione	–
Ilex aquifolium agrifoglio	frutti, semi	ilicina	gastronterite	+
Ipomea purga gialappa	tuberi	glucoresine	gastroenterite	–

(t) uso topico; (i) uso interno (come tintura o decotto)

(*segue* →)

Tabella M7.1 (*seguito*)

Pianta droga	Parte tossica	Sostanza tossica	Sintomi iniziali	Esito letale
Juniperus communis ginepro	bacche	olio	gastroenterite	–
Laurus nobilis alloro	foglie, frutti	olio	irritazioni cutanee	–
Linum usitatissimum lino	semi	linamarina	paralisi spastica (i)	non chiaro
Manihot esculenta cassava	radice	linamarina	paralisi spastica	non chiaro
Medicago sativa alfa alfa	semi	canavanina	gastroenteriti, anormalità ematiche, lupus eritematoso	non chiaro
Myristica fragrans noce moscata	semi	olio	gastroenteriti, convulsioni ipocalcemia	+
Nerium oleander oleandro	frutti	glicosidi cardioattivi	gastroenterite	–
Parthenocissus spp. edera americana	foglie	ossalati solubili	ipocalcemia	–
Phoradendron flavescens vischio americano	foglie, frutti	foratossine	gastroenterite	+
Podophyllum peltatum podofillo	radici, rizoma	resine	gastroenterite	–
Prunus laurocerasus lauroceraso	foglie, frutti	laurocerasina	cianurosimile	+
Psoralea corylifolia psoralea	frutti	psoraleni	reazioni allergiche	–
Rheum rhaponticum rabarbaro	rizoma	ossalati solubili	ipocalcemia	–
Ricinus communis ricino	semi	ricina	disturbi gastrointestinali	+
Sassafras albidum sassofrasso	radici	olio (safrolo)	vomito	+
Senecio spp. senecio	pianta intera	alcaloidi pirrolizidinici (retrorsina, jacobina)	crampi addominali	+
Strychnos nux vomica noce vomica	seme	stricnina	convulsioni	+
Symphytum spp. consolida maggiore	radici	alcaloidi pirrolizidinici	crampi addominali	+
Tanacetum parthenium partenio	erba	lattoni sesquiterpenici olio (tuione)	irritazioni cutanee, spasmi addominali	– +
Taraxacum officinale tarassaco	rizoma	lattoni sesquiterpenici	irritazioni cutanee	–
Taxus baccata tasso	foglie, frutti	tassine	gastroenterite	+
Teucrium spp. teucrium	parti aeree	teucrine	dispepsia, dolori gastrici	+
Thermopsis spp. termopsis	semi	anagirina, termopsina	crampi addominali, vomito, cefalea	–
Thevetia peruviana oleandro giallo	frutti	glicosidi cardioattivi	gastroenterite	+
Tripterygium wilfordii tripterigium	radici	alcaloidi, glicosidi	gastroenterite	+
Tussilago farfara farfara	foglie	alcaloidi pirrolizidinici	crampi addominali	+
Veratrum album veratro	radici	veratrine	vomito	+
Viscum album vischio	erba	lectine e viscotossine	vomito	+
Xanthosoma spp. caladium	parti aeree	ossalato di Ca	edema della bocca	–
Zantedeschia spp. calla	parti aeree	ossalato di Ca	edema della bocca	–

(t) uso topico; (i) uso interno (come tintura o decotto)

simili alle susine gialle (*Prunus domestica*); da frutti di ippocastano (*Aesculus hippocastanum*), rassomiglianti a quelli del castagno (*Castanea sativa*) e così via. In genere è l'aspetto del frutto che trae in inganno i bambini, i soggetti più esposti a questo tipo di intossicazione. La diffusione di colture di piante officinali può costituire un ulteriore pericolo, dato che in spazi ristretti si possono ritrovare quantità enormi di frutti tossici di piante che allo stato naturale (spontanee) sono rare. Valga come esempio il frutto di *Atropa belladonna* o di *Ginkgo biloba*, piante rare allo stato spontaneo, mentre coltivate rappresentano una facile fonte di attrazione per il raccoglitore incauto.

Un altro tipo di intossicazione da piante è quello dovuto a cause medicamentose. In questi casi è la possibilità di confondere le diverse specie vegetali (errore di chi raccoglie), e non la sostituzione dolosa, la causa principale. I frutti di badiana del Giappone (*Illicium anisatum*) confusi con quelli di *Pimpinella anisum*, la radice di *Veratrum album* confusa con quella di *Genziana lutea* e quella di *Stephania tetrandra* confusa con quelle di *Aristolochia fang-chi* sono al riguardo esempi significativi.

L'incidenza di intossicazione da piante è per fortuna bassa perché la quantità di sostanze tossiche ingerite è generalmente piccola. L'enorme diffusione in questi ultimi venti anni di prodotti fitoterapici impone però un'attenta considerazione del problema, per la scarsa consapevolezza sul potenziale pericolo di molti di questi preparati. A parte la tossicità intrinseca di alcune sostanze presenti nelle piante (Tabella M7.1), i prodotti fitoterapici possono risultare tossici per la presenza in essi di sali di metalli (mercurio, piombo, arsenico, cadmio) e di altri contaminanti (pesticidi, aflatossine ecc.). Si aggiunga poi che diverse altre cause possono concorrere a determinare la sintomatologia tossica (Tabella M7.2).

Tabella M7.2 Cause che aumentano il rischio di tossicità dei prodotti fitoterapici

- Presenza di sostanze tossiche: alcaloidi pirrolizidinici, acidi aristolochici, ipericina, furanocumarine, lattoni sesquiterpenici, safrolo, aconitine, estragolo ecc.
- Uso contemporaneo di prodotti vegetali e farmaci di sintesi
- Presenza di contaminanti: metalli pesanti, pesticidi, aflatossine ecc.
- Sostituzione del vegetale, per dolo (più rara) o per errore (più frequente)
- Inadeguata preparazione e conservazione del prodotto fitoterapico
- Uso di prodotti fitoterapici complessi (miscele di più droghe)
- Ricorso a dosaggi elevati e/o a terapie prolungate nel tempo
- Automedicazione

I sintomi tossici sono diversi e riguardano più organi ed apparati. Un tipo di intossicazione frequente riguarda il tratto digerente: nausea, vomito, diarrea e dolori addominali insorgono in 60-90 minuti. Alcune sostanze tossiche (ad es. ricina) possono causare poi gravi gastroenteriti e perdita significativa di fluidi ed elettroliti.

I cristalli di ossalato di calcio, presenti in alcune piante, a contatto con le mucose possono causare, a determinate concentrazioni, dolore pungente, di tipo urente, e conseguente edema delle labbra, della lingua e della faringe ed in casi rari della glottide con ostruzione delle vie aeree; inoltre precipitano nel sistema renale provocando disfunzione renale e squilibrio elettrolitico. Gli ossalati solubili creano invece, una volta assorbiti, ipocalcemia secondaria ed in casi estremi danni multipli, tra cui necrosi dei tubuli renali (ad es. foglie di *Rheum rhaponticum*). Frequenti sono anche le intossicazioni epatiche e le irritazioni cutanee.

L'identificazione del tipo di pianta è importante per un trattamento appropriato. È di fondamentale importanza impedire, mediante lavaggio gastrico, adsorbenti e catartici, l'assorbimento della sostanza ingerita: il vomito indotto da ipecacuana può essere utile solo se il trattamento viene fatto entro pochi minuti dall'intossicazione. Il ricorso a preparati antistaminici giova nei casi di irritazioni cutanee, mentre per le manifestazioni tossiche sistemiche la terapia sintomatica è quella praticabile, mancando nella maggior parte dei casi antidoti specifici.

Talora risulta utile mantenere pervie le vie aeree e somministrare ossigeno; in alcuni casi è necessario procedere alla ventilazione assistita e trattare, se presenti, coma, convulsioni, aritmie ed ipotensione.

Alcaloidi pirrolizidinici

Gli alcaloidi pirrolizidinici sono circa 200 e sono presenti in più di 300 specie di piante appartenenti a diverse famiglie (*Apocinaceae*, *Asteraceae*, *Boraginaceae*, *Celestraceae*, *Euphorbiaceae*, *Fabaceae*, *Graminaceae*, *Orchidaceae*, *Ranunculaceae*, *Ricophoraceae*, *Santalaceae*, *Scopotaceae*, *Scrophula-*

riaceae), alcune delle quali di interesse medico come le *Asteraceae* (*Tussilago farfara*, specie di *Petasites*, specie di *Senecio*, *Alkanna tinctoria*, specie di *Eupatoria*), le *Boraginaceae* (specie di *Symphytum*, specie di *Heliotropium*, *Cynoglossum officinale*, *Echium plantagineum*) e le *Fabaceae* (specie di *Crotalaria*).

La struttura base degli alcaloidi pirrolizidinici è data da due anelli a 5 atomi di carbonio con un azoto in posizione 4, un gruppo idrossimetilico in posizione 9 ed uno idrossilico in posizione 7 (Fig. M7.3); questa strutttura è detta *base necina*. Diversa è la *base otonecina* che contiene in aggiunta una funzione carbonilica in posizione 8 ed un gruppo metilico in posizione 4. Per essere tossici gli alcaloidi pirrolizidinici devono presentare (i) un doppio legame in posizione 1 e 2, (ii) un'esterificazione dei gruppi idrossilici in posizione 9 e 7 e (iii) una catena carboniosa in almeno una delle catene esteree laterali.

Gli alcaloidi pirrolizidinici possono facilmente ossidarsi durante la conservazione del materiale vegetale (droga); in questa forma gli alcaloidi, molto solubili in acqua, possono essere facilmente estratti dalla droga.

Gli alcaloidi pirrolizidinici vengono prontamente assorbiti a livello intestinale e convertiti nel fegato in sostanze tossiche (derivati del pirrolo) che si legano alle proteine cellulari, causando dolori addominali accompagnati da vomito e diarrea; nei casi più gravi si ha cirrosi ed ascite. Questi alcaloidi possono causare danni anche ai polmoni, ai reni ed all'intestino: così pure gli alcaloidi pirrolizidinici sono mutageni e possono provocare tumori, malformazione nei nati ed aborto.

Gli alcaloidi pirrolizidinici, data la loro tossicità, vengono allontanati dalle preparazioni fitoterapiche trattando inizialmente con resine a scambio ionico gli estratti alcolici.

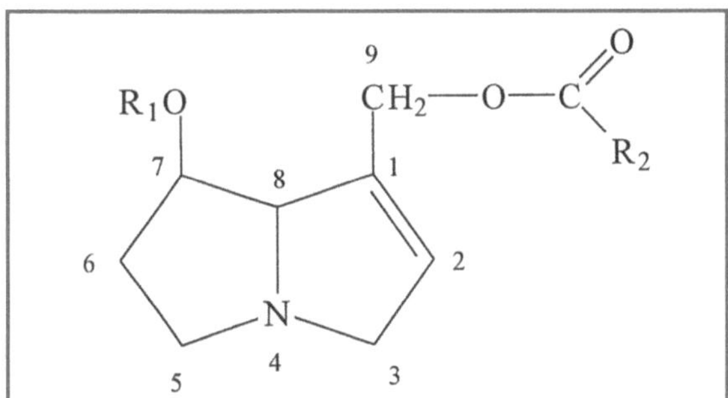

Fig. M7.3 Struttura base degli alcaloidi pirrolizidinici. R_1 = residuo acilico; R_2 = residuo alchilico

Acidi aristolochici

Gli acidi aristolochici sono presenti in alcune specie del genere *Aristolochia* (*A. clematitis, A. argentina, A. bracteata, A. debelis, A. esperanzae, A. indica, A. kaempferi, A. longa, A. manshuriensis, A. maxima, A. mollissima, A. reticulata, A. rotunda, A. taliscana, A. serpentaria, A. fang-chi*). Di queste *A. clematitis* e *A. serpentaria* sono state utilizzate in campo medico per le loro proprietà antinfiammatorie ed antibatteriche (le parti usate erano le radici ed i rizomi).

L'acido aristolochico è una miscela di derivati nitrofenantrenici: i principali sono l'acido aristolochico I (acido 3,4-metilendiossi-8-metossi-10-nitrofenantren-1-carbossilico) e l'acido aristolochico II (norderivato). Di minore importanza sono l'acido aristolochico III e IV. Queste sostanze si accumulano nell'organismo e causano danni gravissimi al fegato ed al rene: sono inoltre carcinogene e mutagene. Per tali ragioni i preparati di aristolochia furono ritirati dal commercio nel 1982-83, incluse le diluizioni omeopatiche fino alla D 10.

Fotosensibilizzatori

La fotosensibilizzazione è una reazione della cute quando esposta alla luce ed è dovuta alla presenza nella pelle di sostanze fotosensibilizzanti che diventano fluorescenti per assorbimento di un fotone e possono attivare altre molecole. La fotosensibilizzazione si manifesta con un eritema. A parte la reazione allergica, l'attivazione delle sostanze fotosensibilizzanti porta alla formazione di radicali liberi che conferiscono a queste sostanze potenzialità mutagene e carcinogene.

L'ipericina, uno dei componenti dell'iperico, è un sostanza fotosensibilizzante e può provocare seri problemi cutanei. Anche le furanocumarine (psoralene, angelicina ecc.), sostanze diffuse in diverse ombrellifere, sono spesso causa di reazioni fotosensibili; inoltre possono formare radicali liberi che facilitano la formazione di ponti tra le due catene del DNA che sono all'origine di mutazioni.

Delle altre sostanze che provocano reazioni allergiche ricordiamo i lattoni sesquiterpenici, composti aromatici presenti soprattutto nelle specie appartenenti alle *Asteraceae*, *Lauraceae*, *Magnoliaceae* e *Frullaniaceae*. Queste sostanze si concentrano nei fiori e nelle foglie, ma quantità considerevoli si accumulano anche nei peli ghiandolari e nei tricomi.

I lattoni sesquiterpenici sono dotati di attività antiflogistica, antibatterica, analgesica, antielmintica, antitumorale e cardiotonica (di tipo digitalico). Anche se non tossici, provocano reazioni allergiche sia di tipo immediato che ritardato. La reazione allergica dipende dalla concentrazione dei lattoni sesquiterpenici presenti nel preparato vegetale, dalla frequenza delle applicazioni locali e dalla sensibilità del paziente. Soggetti sensibili ad una specie vegetale si dimostrano spesso sensibili anche ad altre specie vegetali. Alcuni sesquiterpeni si sono dimostrati anche mutageni. Per tali ragioni le specie vegetali contenenti tali composti sono raramente usate in medicina.

Aconitine

Si tratta di alcaloidi diterpenici (aconitina, mesaconitina, jesaconitina) presenti nelle specie del genere *Aconitum* (*A. napellus*). I diterpeni sono poco tossici mentre le basi norditerpeniche esterificate sono molto tossiche. Se la funzione esterea è idrolizzata, la tossicità dei composti equivale a quella dei diterpeni.

Tutte le parti della pianta contengono aconitine tossiche; il contenuto di queste sostanze varia durante l'anno ed è massimo nel periodo che precede la fioritura.

Le aconitine sono rapidamente assorbite (entro pochi minuti) dopo ingestione orale (l'assorbimento può avvenire anche per contatto dermico).

Un grammo di droga fresca (contiene 2-20 mg di aconitine) può portare a morte dopo circa 8 ore. L'intossicazione si manifesta entro 10-20 minuti dall'assunzione con una sensazione di bruciore e formicolio alla bocca, lingua e gola; successivamente (entro 2-6 ore) si hanno nausea, salivazione, vomito, diarrea, paralisi dei muscoli scheletrici, disturbi del ritmo cardiaco, convulsioni ed infine morte per paralisi respiratoria. Gli effetti tossici prodotti dagli alcaloidi dell'aconito sono simili a quelli degli alcaloidi del veratro (veratrine).

Safrolo

Il safrolo (4-allil-1,2-metilenediossibenzene) è il principale componente di diverse essenze tra cui quella che si ricava da *Sassafras albidum* (circa l'80%), da *Ocotea cymbarum*, da *Cinnamomum micranthum* e da *Cinnamomum camphora* (50-60%). Il safrolo sembra essere presente anche nell'essenza di anice giapponese (*Illicium anisatum*; circa il 6%) mentre risulta assente nell'essenza di anice cinese (*Illicium verum*).

L'uso di piante aromatiche contenenti safrolo è oggi sconsigliato a causa del potenziale carcinogeno e mutageno di questa sostanza. Il safrolo causa anche psicosi ed ipertrofia epatica; inoltre stimola l'attività degli enzimi microsomiali epatici (bifenil idrossilasi, nitroreduttasi, glucuronil transferasi e citocromo P-450). A causa dei suoi effetti cancerogeni, l'uso del safrolo come additivo (aromatizzante) nelle bevande e nelle preparazioni farmaceutiche è vietato; in alcuni casi si tollerano quantità minime (< 1mg/kg nelle bevande e negli alimenti; fino a 5 mg/kg nelle bevande alcoliche contenenti più del 25% di alcol; non più di 100 ppm nei prodotti cosmetici).

Una volta somministrato, il safrolo viene metabolizzato nel fegato in prodotti molto più tossici quali 1-idrossisafrolo e safrolo 2,3-ossido; questo è uno dei motivi per cui si consiglia di evitare che il safrolo venga somministrato per via sistemica.

Estragolo

L'estragolo (1-allil-4-metossibenzene) è presente soprattutto negli oli essenziali di finocchio, anice e badiana. Questa sostanza ha un'attività carcinogena più importante dello stesso safrolo. A differenza del suo precursore, l'estragolo è potenzialmente carcinogeno non solo quando viene somministrato per via intraperitoneale, ma anche per via orale o dermica.

Piante tossiche utilizzate per la caccia e la pesca

Il *Chondrodendron tomentosum* è un classico esempio di pianta tossica impiegata dall'uomo per uccidere la selvaggina. Questa menispermacea vegeta nella giungla del Sud America e produce il curaro, una sostanza paralizzante i muscoli scheletrici (vedi Cap. 18). Un'altra menispermacea utilizzata dall'uomo, nonostante la sua tossicità, è *Anamirta cocculus*. Si tratta di una pianta rampicante che si rinviene lungo la costa indiana di Malabar e, più in generale, nelle foreste montane dell'Asia sud-orientale. I frutti di questa pianta, di un colore rosso scuro, vengono gettati negli stagni per stordire i pesci e facilitarne la cattura. I frutti di *A. cocculus* contengono picrotossina, una sostanza convulsivante. Delle altre piante utilizzate per la cattura dei pesci ricordiamo: *Alstonia macrophylla* Wall, (frutti); *Arenga undulatifolia* Becc. (frutti); *Barringtonia racemosa* (L.) Blum, (frutti); *Croton tiglium* L. (frutti); *Derris elliptica* (Roxb.) Benth. (radici); *Dioscorea hispida* Dennst. (legno); *Diospyros multiflora* Bico (frutti) e *Pangium edule* Reinw. (corteccia). Le diverse parti della pianta (frutto, radice, legno, corteccia) vengono frantumate, ridotte in poltiglia e gettate negli stagni e nelle anse dei fiumi dove la corrente è più lenta. A seconda della tossicità e della quantità di materiale vegetale utilizzato, i pesci, storditi o addirittura uccisi, risalgono in superficie entro 30-60 minuti.

Piante utilizzate per avvelenare dardi e frecce sono poi *Alstonia scholaris* e *Antiaris toxicaria* (Fig. M7.4). Incidendo la corteccia di questi alberi si ricava un latice velenoso che viene concentrato al calore, fino ad ottenere un liquido denso ed appiccicoso nel quale vengono intinte le punte dei dardi e delle frecce.

Numerose piante contengono, inoltre, sostanze tossiche per gli invertebrati e vengono utilizzate per proteggere la vegetazione di piante sia per uso alimentare che per uso medicinale. È il caso, infine, di segnalare il latice di *Euphorbia splendens*, ad attività molluschicida, ed una saponina presente nella *Phytolacca dodecandra*, anch'essa ad attività molluschicida.

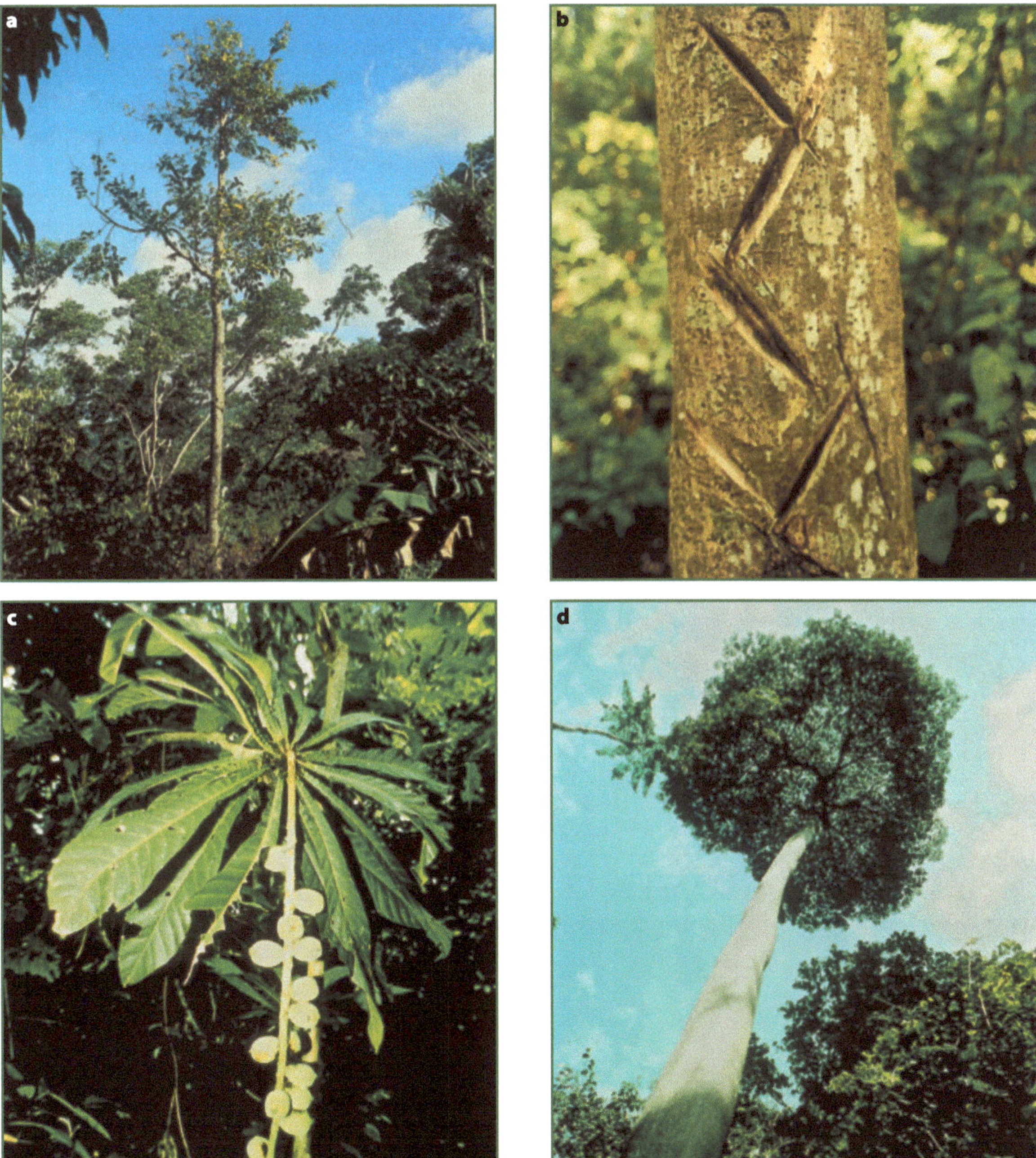

Fig. M7.4 Piante tossiche utilizzate dagli indigeni dell'isola di Palawan per avvelenare dardi e frecce (**a**, **b**, **d**) e per la pesca (**c**): *Antiaris toxicaria* (**a**), *Antiaris toxicaria*, particolare del tronco (**b**), *Barringtonia racemosa* (**c**), *Alstonia scholaris* (**d**) (D. Novellino)

Intossicazione da funghi

Le intossicazioni da funghi sono provocate dalla ingestione di funghi velenosi, molto spesso scambiati con altri utilizzati a scopo alimentare, e si manifestano con gastroenterite di grado lieve o moderato; in casi rari si hanno reazioni gravi o mortali.

La pericolosità dei funghi era già nota agli antichi greci e romani e prima ancora ai babilonesi. Una delle prime testimonianze ci viene offerta da Ippocrate che nel *Libro delle Epidemie* riporta, tra l'altro, un caso di avvelenamento da fungo fresco. Interessante è anche la descrizione dettagliata fatta da Plinio il Vecchio sull'*Amanita muscaria*. Molti personaggi passati alla storia morirono avvelenati da funghi come ad es. la moglie ed i figli di Euripide, l'imperatore Claudio, il papa Clemente VI e Carlo V.

Delle specie fungine note circa il 2% è potenzialmente tossico. Una prima analisi del carpoforo porta a classificare i funghi in tre gruppi: (i) funghi provvisti di gambo e cappello, (ii) funghi che si presentano a forma di uovo (massa globosa) e (iii) funghi a forma di clava, coppa, alberello o fava. Per l'identificazione delle diverse specie di funghi è necessaria un'analisi botanica più accurata. A parte il metodo botanico, macro- e microscopico, non esistono altri metodi per accertare se un fungo è edule o velenoso: prove empiriche quali quella dell'aglio o della moneta d'argento (che si anneriscono) non servono a nulla; saggi chimici non esistono e le prove biologiche, quali quelle di far mangiare i funghi ad un animale domestico, possono risultare fallaci. Pertanto agli specializzati in materia (micologi), e solo a questi, vanno riservati il compito e la responsabilità di un sicuro riconoscimento dei funghi velenosi.

I funghi possono essere classificati, in base alla loro tossicità, in: **funghi non tossici**, quali ad es. *Boletus appendiculatus* (boleto radicante), *Boletus edulis* (porcino), *Boletus aureus* (porcino nero), *Amanita caesarea* (ovolo buono o cocco), *Morchella esculenta* (spugnola gialla), *Russula cyanoxantha* (colombina maggiore), *Lactarius deliciosus* (agarico delizioso), *Tuber magnatum* (tartufo bianco), *Pratella arvensis* (prataiolo), *Cantharellus cibarius* (gallinaccio), *Tuber melanosporum* (tartufo nero); **funghi poco tossici**, quali ad es. *Boletus satanas* (porcino malefico), *Lactarius torminosus* (lattarolo delle coliche), *Tricholoma murinaceum*, *Lepiota rhacodes;* **funghi tossici**, quali *Gyromitra (Helvella) esculenta* (spugnola di primavera), *Agaricum xanthoderma* (prataiolo giallo), *Tricholoma tigrinum*, *Lepiota helveola*, *Russula emetica* (colombina rossa), *Amanita pantherina* (tignosa bruna), *Amanita muscaria* (ovolo malefico o ovolaccio); **funghi molto tossici** quali *Amanita phalloides* (tignosa verdognola), *Amanita verna* (tignosa primaverile), *Amanita virosa* (Figg. M7.5 e M7.6).

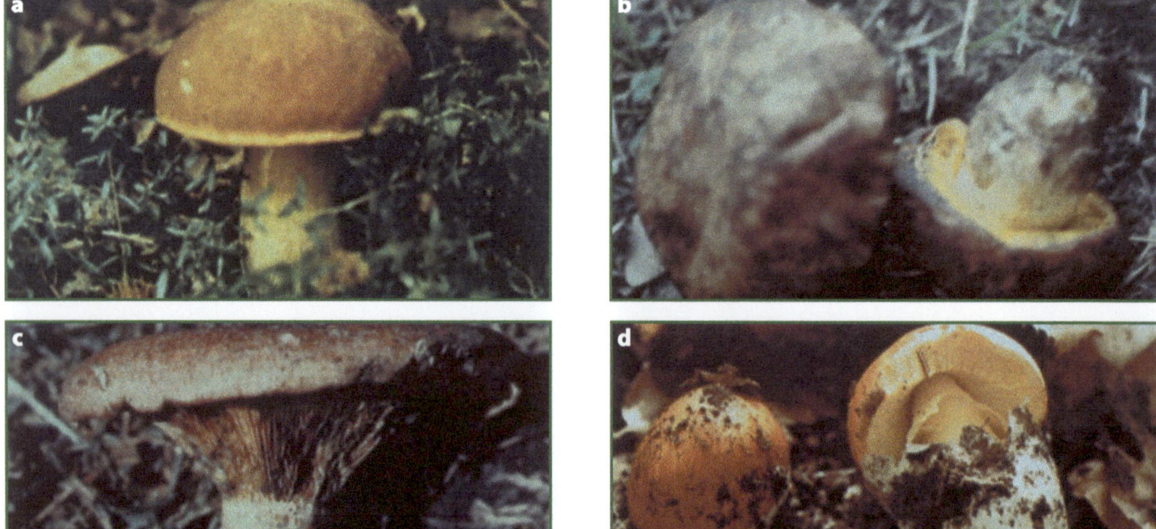

Fig. M7.5 Esempi di funghi eduli: *Boletus edulis* (**a**), *Boletus officinalis* (**b**), *Lactarius deliciosus* (**c**) *Amanita caesarea* (**d**) (U. Violante)

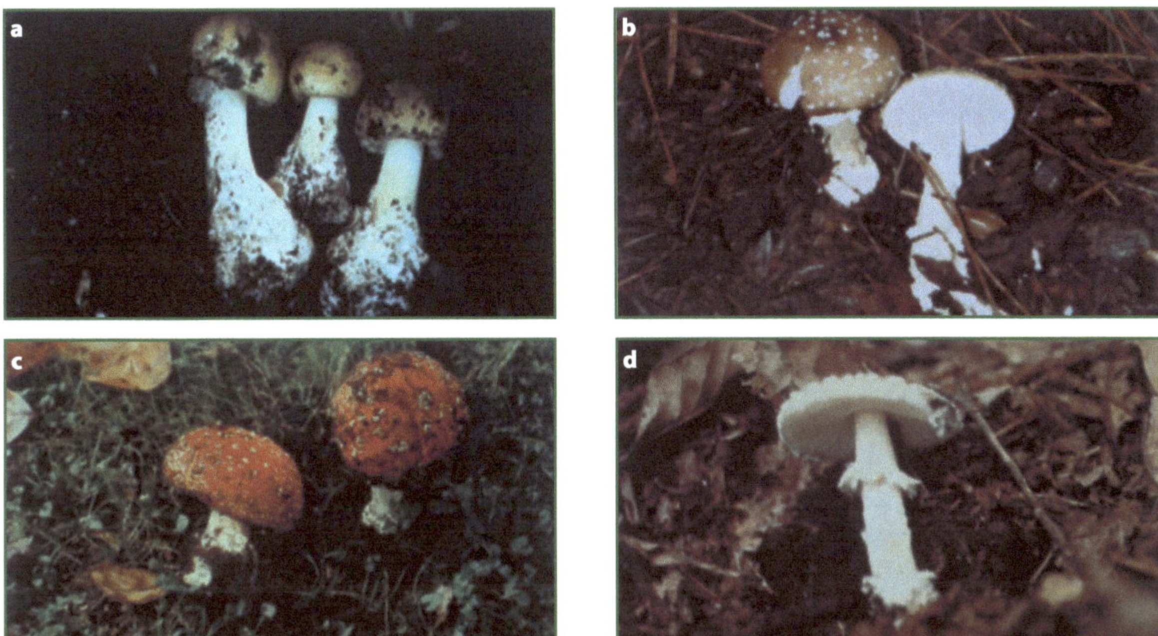

Fig. M7.6 Esempi di funghi velenosi: *Amanita phalloides* (**a**), *Amanita pantherina* (**b**), *Amanita muscaria* (**c**), *Amanita verna* (**d**) (U. Violante)

Tabella M7.3 Sostanze tossiche presenti nei funghi

Sostanza tossica	**Fungo**	**Latenza**	**Sintomi**
Acido ibotenico, muscimolo, muscazone	*Amanita muscaria* *A. pantherina* ecc.	0,5-2 ore	Fascicolazioni muscolari, sindrome anticolinergica, allucinazioni*
Acroresine	*Boletus satanas*	0,5-2 ore	Vomito violento
Amatossine	*Amanita phalloides*, *A. ocreata*, *A. verna* A. *virosa*, specie di *Lepiota* o *Galerica*	6-12 ore	Vomito, diarrea, crampi addominali, insufficienza epatica, convulsioni
Coprina	*Coprinus atramentarius*	1-2 ore	Effetto antabuse
Micoatropina	*Amanita pantherina*	0,5-2 ore	Dispnea, tachicardia, tremori, convulsioni
Monometilidrazina	*Gyromitra esculenta*	6-12 ore	Vomito, diarrea, convulsioni, emolisi, epatite, metaemoglobinemia
Muscarina	*Clitocybe dealbeata*, *C. cerusata*, *Inocybe* spp.	0,5-2 ore	Scialorrea, sudorazione, vomito, diarrea, miosi

* Vedi Cap. M2

Nella Tabella M7.3 sono riportate alcune sostanze responsabili di avvelenamento e la loro sintomatologia. Tra queste le amatossine sono le più tossiche. Si tratta di una serie di 7 octapeptidi ciclici, sostanze che provocano gastroenteriti e diarree che evocano il colera. Successivamente compaiono sintomi di epatite tossica nel corso della quale il paziente può morire (80-90% dei casi) per arresto cardiaco. In effetti le amatossine inibiscono l'RNA-polimerasi B, fatto che blocca l'elongazione dell'RNA messaggero con conseguente arresto della sintesi proteica. Di conseguenza si ha necrosi delle cellule epiteliali gastrointestinali e degli epatociti. Alle amatossine si accompagnano in *Amanita phalloides* altri due tipi di tossine: la fallina e le fallotossine. La fallina viene degradata dagli enzimi digestivi e distrutta a 60 °C: pertanto non può esercitare l'attività emolitica se data *per os*. Lo stesso vale per le fallotossine. Un cenno a parte meritano anche la monometilidrazina e la coprina. La prima è molto volatile e può essere quasi del tutto eliminata facendo bollire il fungo per 10-15 minuti; la seconda, una volta assorbita, viene metabolizzata in ciclopropanone, inibitore reversibile dell'acetaldeide deidrogenasi. L'interferenza della coprina nel metabolisno dell'etanolo provoca accumulo di acetaldeide ed una risposta cardiovascolare.

È difficile stabilire per i funghi pericolosi una dose tossica in quanto la quantità di tossine varia di molto tra i funghi di una stessa specie in funzione sia dello stato di maturazione che delle condizioni climatiche ed ambientali di sviluppo. D'altra parte gli individui possono, per cause genetiche, reagire in modo diverso all'assunzione di un fungo. È infatti noto che alcuni individui manifestano una reazione tetanica dopo assunzione di *Scleroderma aurantium*, altri diarrea e crampi addominali con *Agaricum campestris*, altri disturbi renali ed anemia con *Boletus edulis* o *Patillus involutus*, mentre altri non manifestano alcun segno di tossicità dopo aver ingerito *Gyromitra esculenta*. Così pure soggetti molto giovani sono molto più esposti ad intossicazioni da funghi che non soggetti maturi. L'essiccamento e la cottura sono poi fattori che riducono di molto la tossicità del fungo; è questo il caso di *Amanita rubescens* ed *Helvella crispa* (l'acido elvellico che contengono perde completamene la sua tossicità). Anche la diagnosi non può essere semplice in quanto il paziente può non associare i disturbi all'ingestione di funghi se questi insorgono dopo ore o addirittura giorni. È bene comunque ricercare gli avanzi dei funghi e chiedere l'assistenza di un micologo attraverso l'unità sanitaria locale per la loro identificazione, tenendo presente che i funghi consegnati per l'identificazione possono non essere gli stessi che sono stati consumati.

Talora l'analisi del materiale vomitato potrà risultare utile per il riconoscimento della specie fungina responsabile dell'avvelenamento.

L'intervento precoce è importante in caso di avvelenamento perché può risolvere casi anche molto gravi. Il vomito e la diarrea, se presenti, devono esere facilitati e non ostacolati perché limitano o impediscono l'assorbimento della sostanza tossica. Se l'ingestione risale a poco tempo prima della comparsa dei disturbi tossici si procederà alla lavanda gastrica, si somministrerà un emetico (sciroppo di ipecacuana 20-30 ml; tartaro emetico 2-3 g; solfato di zinco 6-10 g) o un lassativo ad azione pronta. Un'ipotensione dovuta alla gastroenterite sarà trattata con farmaci adeguati per via endovena. Un'ipoglicemia da *Amanita* richiederà la somministrazione di soluzione glucosata ipertonica. Se è presente una sofferenza renale si somministrerà una soluzione di cloruro di sodio. I pazienti saranno monitorati, soprattutto se si sospetta un'ingestione di *Amanita* e/o *Cortinarius*. Dei farmaci utili in caso di intossicazione da funghi ricordiamo la fisostigmina, che migliora i sintomi anticolinergici indotti da acido ibotenico (o muscimolo); l'atropina, che allevia i sintomi indotti dalla muscarina; la piridossina, che si oppone alle convulsioni da monoetilidrazina ed il blu di metilene, utile per trattare la metaemoglobinemia; la silimarina che migliora parzialmente l'insufficienza epatica indotta da amatossine. In alcuni casi poi risulta utile l'ossigenoterapia, la ventilazione assistita ed il trattamento delle aritmie, dell'ipotensione e del coma, se presente.

Bibliografia essenziale

Abel G (1997) Safrole. General discussion. In: De Smet PAGM, Keller K, Hansel R, Chaudler RF (eds) Adverse effects of herbal drugs, vol 3. Springer-Verlag, Berlin Heidelberg New York, pp 105-122

Bruneton J (1999) Toxic plants dangerous to humans and animals. Lavoisier Pub, Secaucus, USA

De Smet PAGM (1995) Health risks of herbal remedies. Drug Safety 13:81-93

Ernst E, Rand JI, Barness C, Stevinson C (1998) Adverse effects profile of the herbal antidepressant St. John's wort (Hypericum perforatum L.). Eur J Clin Pharmacol 24:589-594

Kaplowitz N (1997) Hepatotoxicity of herbal remedies: insights into the intricacies of plant-animal warfare and cell death. Gastroenterology 113:1408-1412

Novellino D, De Matteis Tortora M (1997) L'uso delle piante nella medicina tradizionale e nell'organizzazione di alcune pratiche Palawan. In: Proceeding 1° Int. Conference Anthropology History Health Disease. Geneva, pp 312-319

Olson KR (1999) Intossicazioni acute. Veleni, farmaci e droghe. Springer-Verlag Italia, Milano

Von Bibra E (1995) Plant intoxicants. Healing Arts Press, Rochester, Vermont

Westendorf J (1997) Pyrrolizidine alkaloids. General discussion. In: De Smet PAGM, Keller K, Hansel R, Chaudler RF (eds) Adverse effects of herbal drugs, vol 1. Springer-Verlag, Berlin Heidelberg New York, pp 193-205

Wexler P (1998) Encyclopedia of toxicology Academic Press, San Diego

Capitolo M8 Medicine alternative

Nota come medicina alternativa, la cura dei disturbi e delle malattie con mezzi diversi da quelli della medicina ufficiale si è notevolmente diffusa in questi ultimi decenni anche nei Paesi industrializzati. Le ragioni sono diverse: il desiderio di autocurarsi con "terapie naturali", il costo esagerato delle terapie convenzionali, la nuova regolamentazione sugli integratori alimentari, gli effetti indesiderati prodotti da farmaci convenzionali. Inoltre, esami accurati sulla validità della medicina ufficiale hanno rivelato che questa è efficace nella cura di traumi, di infezioni di diversa origine e nei casi di interventi chirurgici, mentre risulta poco efficace nella cura di malattie croniche.

Molti considerano le terapie alternative nuove e pertanto poco credibili in quanto non sufficientemente sperimentate; in realtà molte di queste sono antichissime, come ad esempio la medicina ayurvedica o l'agopuntura. Per molti altri si tratta poi di terapie complementari, ma il termine non è appropriato in quanto il medico allopatico non consentirebbe mai l'uso simultaneo di una cura ayurvedica, omeopatica o cinese senza conoscerne la reale efficacia.

A differenza di quelle classiche, più drastiche, le terapie alternative sono considerate "dolci" perché cercano, in molti casi, di ristabilire lo stato di salute attraverso la ricerca dell'equilibrio fisico e mentale (con un approccio più spirituale o olistico).

I sistemi terapeutici alternativi sono circa 150 e vanno dalle medicine tradizionali alle tecniche corporee (shiatsu, t'ai chi ecc.) e a quelle psicosomatiche (yoga, biofeedback ecc.) (Tabella M8.1). In questa sede saranno trattati, anche se brevemente,

Tabella M8.1 Alcune medicine alternative

Tipo	Commento
Cinese	Sistema medico che si serve dell'esame della lingua e del polso per la diagnosi, dell'agopuntura, di miscele di erbe, del massaggio, di esercizi e di diete per la terapia
Ayurveda	Principale sistema medico tradizionale dell'India orientale, che si serve di metodi diagnostici basati su rilievi relativi alla lingua ed al polso; i trattamenti comprendono la dieta, l'attività fisica, l'uso di preparati erboristici, massaggi con oli e regimi di eliminazione (con uso di emetici, lassativi ecc.)
Agopuntura	Pratica medica cinese che prevede l'introduzione di aghi sottilissimi in determinati punti del corpo (condotti energetici chiamati meridiani)
Aromaterapia	Sistema terapeutico che prevede l'uso di oli essenziali per bagni, massaggi o inalazioni
Biofeedback	Sistema terapeutico che prevede l'utilizzo di una macchina computerizzata che trasforma i segnali acustici e visivi in funzioni biologiche. Grazie a questo congegno biomedico il paziente impara a controllare la frequenza cardiaca, l'attività cerebrale, il tono muscolare ed altre funzioni autonome
Chelazione	Approccio terapeutico che prevede l'uso di sostanze capaci di chelare ioni metallici. Grazie ad un processo chimico-fisico le sostanze chelanti sequestrano e rimuovono dai tessuti cationi metallici presenti in concentrazioni tossiche
Chiroterapia	Pratica medica che si basa sulla manipolazione della colonna vertebrale e dei nervi spinali. Lo scopo è quello di influenzare la funzione neuromuscolare
Fiori di Bach	Terapia energetico-vibrazionale rivolta a normalizzare le cattive vibrazioni che la psiche mette in atto. Questo sistema terapeutico utilizza infusioni di fiori
Ipnosi	Pratica medica che provoca uno stato psicofisico paragonabile alla sonnolenza, inducendo il paziente a rispondere a specifiche suggestioni
Medicina antroposofica	Pratica medica che si basa sulla spiritualità e l'uso di erbe, diete antroposofiche e movimenti programmati (euritmia)
Shiatzu	Pratica orientale che prevede una pressione digitale in punti localizzati lungo i meridiani
Yoga	Pratica orientale che risale al III secolo a.C. Comprende posture, esercizi respiratori e pratiche di purificazione. Patanjali, padre della filosofia yoga, la definì "la cessazione della modificazione della mente". In sanscrito yoga significa "unione"
Termalismo	Pratica medica attribuita a Vincent Priessnitz (1799-1851) che utilizza acqua a diverse temperature

quei sistemi di medicina alternativa che hanno una storia consolidata o che presentano una base scientifica.

Medicina Tradizionale Cinese (MTC)

La MTC si basa sostanzialmente su esperienze antiche e su concetti filosofici che non sono semplici da trasferire nella pratica medica occidentale. Le antiche Farmacopee cinesi (la più famosa risale al 16° secolo ed è la *Pen-ts'sao kang Mu* del medico Li-shi-chen), nonostante identificassero le malattie in modo "pittoresco" e con il semplice esame del polso e della lingua ed ascrivessero gli effetti delle "erbe" a fatti cosmici e filosofici, costituiscono ancora oggi un punto di riferimento, in quanto rappresentano un "erbario" inesauribile di formulazioni erboristiche di notevole complessità.

Le preparazioni contengono numerose erbe (da 7 a 15), la più attiva delle quali, detta "king", garantisce di norma l'efficacia, mentre le altre dovrebbero amplificare ed armonizzare l'effetto terapeutico in modo da renderlo blando, ma tale da garantire la normalizzazione delle funzioni dell'organismo. Si può supporre che tra i diversi componenti delle erbe si stabiliscano interazioni terapeuticamente utili, ma ciò non è stato mai dimostrato. Esistono comunque studi clinici preliminari a favore di una possibile efficacia di alcune erbe: *Glycyrrhiza uralensis* nell'eczema topico; *Ephedra sinica* e *Ginkgo biloba* nell'asma; *Tripterygium wilfordi* nelle malattie reumatiche; *Cordyceps sinensis* nell'asma; il fungo reishi (*Ganoderma lucidum*) sempre nell'asma e un lievito rosso (ottenuto da *Monascus purpurus*) nell'ipercolesterolemia (il componente attivo è la monoclina, presente nell'armamentario farmaceutico europeo con il nome commerciale di lovastatina).

Resta comunque il fatto che l'impiego in terapia di molte piante cinesi (Tabella M8.2) è basato più sull'immaginazione e sulla tradizione che sull'evidenza scientifica. Per questo i rimedi cinesi

Tabella M8.2 Piante usate nella Medicina Tradizionale Cinese (MTC)

Nome cinese	Nome latino	Proprietà o indicazioni
Bai bu	*Stemona tuberosa*	Antitussivo, analgesico, antiparassitario
Bai guo	*Ginkgo biloba*	Demenza, disturbi circolatori, asma
Bai hua shi shi	*Oldenlandia diffusa*	Psoriasi
Bai shao	*Paeonia lactiflora*	Dismenorrea, spasmi, angina
Bai tou weng	*Pulsatilla chinensis*	Antipiretico, dissenteria amebica, analgesico
Ban xia	*Pinellia ternata*	Espettorante, sedativo
Bai xian pi	*Dictamnus dasycarpus*	Psoriasi
Bei mu	*Fritillaria verticillata*	Antitussivo, espettorante
Cang zhu	*Atractylodes chinensis*	Disturbi digestivi, stimolante, analgesico
Chai hu	*Bupleurum falcatum*	Disturbi epatici, problemi ginecologici, malattie autoimmuni, infezioni
Chai	*Camellia sinensis*	Digestivo, stimolante, antiossidante
Chiu'tzu ts'ao	*Ophiopogon japonicus*	Bronchiti, laringiti, tosse
Chuan wu tou	*Aconitum carmichaelii*	Cardiotonico, analgesico, antidiarroico, antinfiammatorio
Chuan xiong	*Ligusticum wallichii*	Raffreddore, reumatismi, allergie, ischemia
Ci wu jia	*Acanthopanax senticosus*	Immunostimolante, antitumorale, ipolipidemico, lassativo, tonico
Da huang	*Rheum palmatum*	Lassativo, antipiretico
Da zao	*Zizyphus vulgaris*	Affaticamento, ipertensione
Dan shen	*Salvia miltiorrhiza*	Disturbi circolatori, epatiti, disturbi mestruali, psoriasi
Dang shen	*Codonopsis pilosula*	Tonico, diabete, ipertensione
Di huang	*Rehmannia glutinosa*	Allergie, emorragie, reumatismi, psoriasi
Ding xiang	*Syzygium aromaticum (Eugenia caryophyllata)*	Antiemetico, antisettico, anestetico locale
Dong chong-xia cao	*Cordyceps sinensis*	Tonico, ipercolesterolemia, tosse, asma, antiossidante, disturbi renali
Dong quai, tang-kuei	*Angelica sinensis*	Menopausa, problemi ginecologici, allergie, antinfiammatorio, psoriasi
Fo-ti, he shou wu	*Polygonum multiflorum*	Antimicrobico, catartico
Fu ling, fushen	*Poria cocos*	Espettorante, diuretico, sedativo

(*segue* ⟶)

Tabella M8.2 (*seguito*)

Nome cinese	Nome latino	Proprietà o indicazioni
Gan cao	*Glycyrrhiza uralensis*	Epatiti, eczema, tosse, psoriasi
Geh gen	*Pueraria lobata*	Antipiretico, alcolismo, angina
Gua lou, tin hua fen	*Trichosanthes kirilowii*	Cancro, AIDS, angina
Gui zhi	*Cinnamomum cassia*	Diaforetico, disturbi gastrointestinali, carminativo, antisettico
Guo ji zi	*Lycium chinense*	Tonico, problemi oculari, antiobesità
Hai hua	*Sophora japonica*	Emorragie, ipertensione, disturbi epatici
Hong hua	*Carthamus tinctorius*	Angina, psoriasi
Hsi hsin	*Asarum sieboldi*	Analgesico, espettorante, raffreddore
Hu huang lian	*Picrorrhizza kurroa*	Antipiretico, asma, vitiligine
Huang bai	*Phellodendron chinense*	Vaginiti, diarrea, antinfiammatorio
Huang lian	*Coptis sinensis*	Antipiretico, diarrea
Huang qi	*Astragalus membranaceous*	Infezioni, fatica, adattogeno, AIDS, immunostimolante, angina
Huang qin	*Scutellaria baicalensis*	Allergie, antinfiammatorio, bronchite, enteriti, ipertensione
Ji hua	*Chrysanthemum morifolium*	Antipiretico, congiuntivite
Jiao gu lan	*Gynostemma pentaphyllum*	Adattogeno, sedativo, tonico, ipertensione
Jie geng	*Platycodon grandiflora*	Tonsillite, bronchite, parassiti
Jin yin hua	*Lonicera japonica*	Antipiretico, faringiti, diarrea
Ku guai zi	*Momordica charantia*	Diabete, antimicrobico, AIDS
Lei gong teng	*Tripterygium wilfordii*	Artrite, antinfiammatorio, immunosoppressore
Ling chi	*Ganoderma lucidum*	Bronchite, antitumorale, allergie, immunostimolante
Lo han kuo	*Momordica grosvernori*	Antitussivo, digestivo, dolcificante
Ma huang	*Ephedra sinica*	Asma, sinusite, diuretico, tosse
Nan sha sheng	*Adenophora tetraphylla*	Antitussivo, espettorante
Nu zheng zi	*Ligustrum lucidum*	Immunomodulante, infezioni
Pi pa ye	*Eriobotrya japonica*	Espettorante, antitussivo
Qian ceng ta	*Huperzia serrata*	Antiossidante, demenza
Quing hao	*Artemisia annua*	Malaria, lupus, diarrea
Ren shen	*Panax ginseng*	Tonico, adattogeno, diabete, disturbi cardiaci, cancro
Sang ye	*Morus alba*	Espettorante, raffreddore
Sha shen	*Glehnia littoralis*	Tosse, espettorante
Shan yao	*Dioscorea opposita*	Tonico, diabete, digestivo
Sheng ma	*Cimicifuga foetida*	Mal di testa, febbre, bronchite, tonsillite, infezioni
Tao ren	*Prunus persica*	Problemi mestruali, analgesico, angina
Tian qi, tien chan	*Panax notoginseng*	Disturbi cardiaci, emorragie
Tu fu ling	*Smilax glabra*	Psoriasi
Wu wei zi	*Schizandra chinensis*	Disturbi epatici, tosse, adattogeno, antiossidante
Xin yi	*Magnolia liliflora*	Decongestionante, sinusiti
Yan hu suo	*Corydalis ambigua*	Analgesico, ipnotico, dismenorrea
Yang jin hua	*Datura metel*	Broncospasmo
Yuan zhi	*Polygala tenuifolia*	Espettorante, sedativo
Zi cao	*Lithospermum erythrorhizon*	Psoriasi
Zi su zi	*Perilla frutescens*	Raffreddore, tosse, febbre

non devono essere assolutamente utilizzati nei casi di patologie gravi quali cancro, AIDS, sclerosi multipla, infarto del miocardio ed infezioni di una certa gravità.

Inoltre i rimedi cinesi possono provocare effetti indesiderati e tossici, vuoi perché contengono dalle 7 alle 15 erbe (per esempio il preparato PC-SPES, una miscela di 8 erbe, ha provocato embolia polmonare in diversi pazienti), vuoi perché alcune componenti possono essere molto tossiche (*Aristolochia fanghi* che provoca nefrotossicità, *Sauropus androgynous* associato a bronchioliti obliteranti, *Jin bu buan* responsabile di epatotossicità); queste preparazioni possono anche contenere metalli pesanti, pesticidi, steroidi ed altri farmaci di sintesi, che da soli rappresentano una minaccia per la salute.

È bene quindi essere cauti nel consigliare e nel somministrare prodotti erboristici cinesi, soprattutto se mancano studi che possono garantire la loro sicurezza ed efficacia.

Medicina Tradizionale Indiana (ayurveda)

Ayurveda deriva dalle parole sanscrite *ayur*, che significa vita, e *veda*, che significa conoscenza. Si tratta del più antico sistema di medicina conosciuto dall'uomo (praticato in India sin dall'epoca ariana 8.000 anni a.C.) e oggi riconosciuto dal WHO. Per la medicina ayurvedica esiste una bilanciata armonia tra il corpo, la mente e lo spirito; pertanto i fattori mentali ed emotivi del paziente sono considerati fondamentali per lo sviluppo della malattia. La diagnosi di malattia è basata sul principio che le persone appartengono a 3 tipi metabolici conosciuti come *vata*, *pitta* e *kapha*, paragonabili ai tipi di corpo magro, muscoloso e grasso. Una volta diagnosticata l'assenza di armonia tra corpo, mente e spirito il trattamento prevede lo *shodan* (depurazione e disintossicazione), lo *shaman* (mitigazione), il *rasayana* (ringiovanimento) e/o il *satvajaya* (igiene spirituale e mentale). La depurazione e la disintossicazione richiede il ricorso ad emetici (per lo stomaco), purganti (per l'intestino), clisteri (per il retto), tonici vegetali (per il sangue), docce (per le narici). Questa procedura depurante e disintossicante è conosciuta come *panchakarma* e può comprendere anche un massaggio del corpo con oli vegetali. Lo *shaman* prevede l'uso di piante medicinali (Tabella M8.3), il digiuno, esercizi fisici e

Tabella M8.3 Piante usate nella medicina ayurvedica

Nome indiano	Nome latino	Proprietà o indicazioni
Bai bu	*Stemona tuberosa*	Antitussivo, analgesico, antiparassitario
Adrk	*Zingiber officinale*	Antiemetico, raffreddore
Ajmood	*Petroselinum crispum*	Eupeptico, diuretico
Ajvini	*Trachyspermem ammi*	Antispastico, antimicrobico
Amalaki, dhatri	*Emblica officinalis*	Espettorante, antimicrobico, ipercolesterolemia
Anasphal	*Illicium verum*	Digestivo, reumatismi
Anatamula	*Hemidesmus indicus*	Malattie della cute, artrite
Anthrapachaka	*Tylophora asthmatica*	Asma, diarrea
Arjuna	*Terminalia arjuna*	Cardioprotettivo, diuretico
Ashwagandha	*Withania somnifera*	Adattogeno
Bahupatra	*Phyllanthus amarus*	Epatite, dolore, diabete
Banajwain	*Thymus vulgaris*	Antisettico, espettorante
D'hatura	*Datura metel*	Asma, spasmi, malattie oculari
Dalchini	*Cinnamomum zeylanicum*	Disturbi gastrointestinali
Dhania	*Coriandrum sativum*	Antibatterico, antinfiammatorio
Garmalu	*Coleus forskohlii*	Asma, disturbi cardiaci
Gingli	*Sesamum indicum*	Lassativo
Gobra sala	*Abies webbiana*	Espettorante, tonico, carminativo
Gokshura	*Tribulus terrestris*	Disturbi genitourinari, analgesico
Gotu kola	*Centella asiatica*	Memoria, adattogeno
Guduchi	*Tinospora cordifolia*	Artrite, epatite
Guggul	*Commiphora mukul*	Ipercolesterolemia, artrite
Haldi	*Curcuma domestica*	Digestivo, artrite
Haritaki	*Terminalia chebula*	Espettorante, digestivo
Hing	*Ferula asa-foetida*	Flatulenza, antispastico
Imli	*Tamarindus indica*	Lassativo, digestivo
Jainaveri, brahmi	*Bacopa monniera*	Epilessia, diuretico
Jethimach	*Glycyrrhiza glabra*	Ulcera peptica, faringite
Kalmehi, kirata	*Andrographis paniculata*	Infezioni, disturbi epatici e cardiaci
Kalonji	*Nigella sativa*	Carminativo, eupeptico
Karela	*Momordica charantia*	Diabete, adattogeno
Kattukkazuva	*Pimenta dioica*	Analgesico, antidiarroico
Katuvira	*Capsicum annum*	Analgesico, influenza
Kesar	*Crocus sativus*	Eupeptico, emmenagogo, reumatismo, nevralgia
Kramuka, supari puga	*Areca catechu*	Stimolante, tenifugo

(*segue* →)

Tabella M8.3 (*seguito*)

Nome indiano	Nome latino	Proprietà o indicazioni
Kutaki	*Picrorhiza kurroa*	Infezioni, epatite, immunostimolante
Laung	*Syzygium aromaticum*	Analgesico
Meetha neem	*Murraya koenigii*	Carminativo
Meshashringi, gurmar	*Gymnema sylvestre*	Diabete, colesterolo
Methi	*Trigonella foenum-graecum*	Diabete, digestivo, colesterolo
Neem, arishta	*Azadirachta indica*	Antibatterico, malattie cutanee
Pippali	*Piper longum*	Espettorante, digestivo
Podina	*Mentha piperita*	Antispastico
Pushkarmoola	*Inula racemosa*	Bronchite, angina
Rasna, kulinjan	*Alpinia galanga*	Reumatismo, bronchiti
Rusmary	*Rosmarinus officinalis*	Spasmolitico, antitumorale
Safaid jeeza	*Cuminum cyminum*	Antitumorale, antimicrobico
Sallaki	*Boswellia serrata*	Antiflogistico
Sanni	*Foeniculum vulgare*	Carminativo, diuretico
Sarpagandha, vijaysar	*Rauvolfia officinalis*	Ipertensione, tranquillante
Shankapushpi	*Convolvulus pluricalis*	Tranquillante, insonnia
Shatavari	*Asparagus racemosus*	Antispasmodico, immunostimolante
Shirajira	*Carum carvi*	Antielmintico
Shirisha	*Albizzia lebbek*	Malattie atopiche, diarrea
Surva	*Anethum graveolens*	Flatulenza
Tazhutama	*Boerhaavia diffusa*	Diuretico, espettorante
Tuisi	*Ocimum sanctum*	Influenza, malattie renali, diarrea
Vasuna	*Crataeva nurvala*	Disturbi urinari
Vayambo, vacha	*Acorus calamus*	Espettorante, spasmolitico
Vilayati	*Pimpinella anisum*	Carminativo, espettorante

meditazione; questo trattamento è riservato a pazienti debilitati per i quali il *panchakarma* potrebbe risultare un trattamento troppo aggressivo. Il *rasayana* viene in genere praticato dopo il *panchakarma* e serve a ristabilire lo stato fisiologico del paziente; si utilizzano tra l'altro piante medicinali di dimostrata attività sul sistema immunitario sotto forma di pillole, polverine, gelatine o marmellate.

Il *satvajaya* è infine essenziale per la medicina ayurvedica. Un corpo perfettamente in salute è in completa armonia con la mente e viceversa; inoltre la mente è vista come un'entità fisiologica piuttosto che astratta. Sollecitare la coscienza del paziente per ridurre lo stress è uno degli approcci più usati dei medici ayurvedici. La meditazione trascendentale è la tecnica più ricorrente ed anche più studiata per gli effetti che provoca: cambiamenti metabolici (livelli di colesterolo ridotti), riduzione della pressione sanguigna, ridotta ansietà, aumentata longevità.

Numerose conferenze internazionali sulla medicina ayurvedica hanno avuto luogo in questi ultimi anni in tutto il mondo; cosi pure diverse scuole ayurvediche che prevedono un corso di laurea di 5 anni si stanno diffondendo non solo in India, ma anche in altre parti del mondo.

La medicina ayurvedica, nonostante sia stata oscurata in questo secolo dalla medicina allopatica, incontra sempre più proseliti in virtù anche degli studi clinici che vengono progettati di continuo per chiarire il reale valore terapeutico di questa medicina alternativa che considera l'individualità biologica essenziale ai fini terapeutici.

Agopuntura

L'introduzione e il movimento di aghi in determinati punti del corpo per eliminare il dolore o altri sintomi è chiamata agopuntura. Questa è una delle più antiche terapie cinesi: il **Nai Ging**, un testo di medicina cinese del V secolo a.C., parla di punti terapeutici del corpo, collegati da 12 linee meridiane immaginarie, descrive 9 tipi di aghi usati per l'agopuntura e riporta le malattie per le quali l'agopuntura e più indicata. È comunque sotto la dinastia Sung, intorno al 1000 d.C., che viene redatto un trattato di agopuntura con più precise indicazioni dei punti terapeutici e ricco di illustrazioni (Fig. M8.1). Sotto la dinastia Ching, in seguito all'ortodossia confuciana (che vietava all'uomo di toccare le donne) l'agopuntura venne abolita. Oggi l'agopuntura è praticata in quasi tutto il mondo. Studi significativi che hanno contribuito a migliorare le conoscenze dell'agopuntura risalgono agli anni sessanta, quando un gruppo di ricercatori coreani dimostrò che accanto al sistema vascolare e linfatico esisteva un sistema specializzato di condotti chiamati "meridiani".

L'esistenza dei meridiani è stata successivamente confermata dal francese de Vernejbul con l'aiuto di isotopi radioattivi. Questi ed altri studi hanno portato ad ipotizzare che (i) esiste un legame tra i punti dell'agopuntura, i meridiani e l'attività elettrica del corpo (le correnti elettriche scorrono lungo i meridiani e gli agopunti si trovano in questi condotti), (ii) l'agopuntura stimola il rilascio di cortisolo, endorfine ed encefaline, (iii) l'agopuntura influenza la sintesi e la distribuzione di neuromodulatori e di neurotrasmettitori. Così, agendo sui medesimi punti è possibile indurre con l'agopuntura sia uno stimolo inibitorio (in caso di spasmo muscolare si può ottenere la cessazione del dolore) che eccitatorio (in caso di flaccidità muscolare si può ripristinare il tono muscolare).

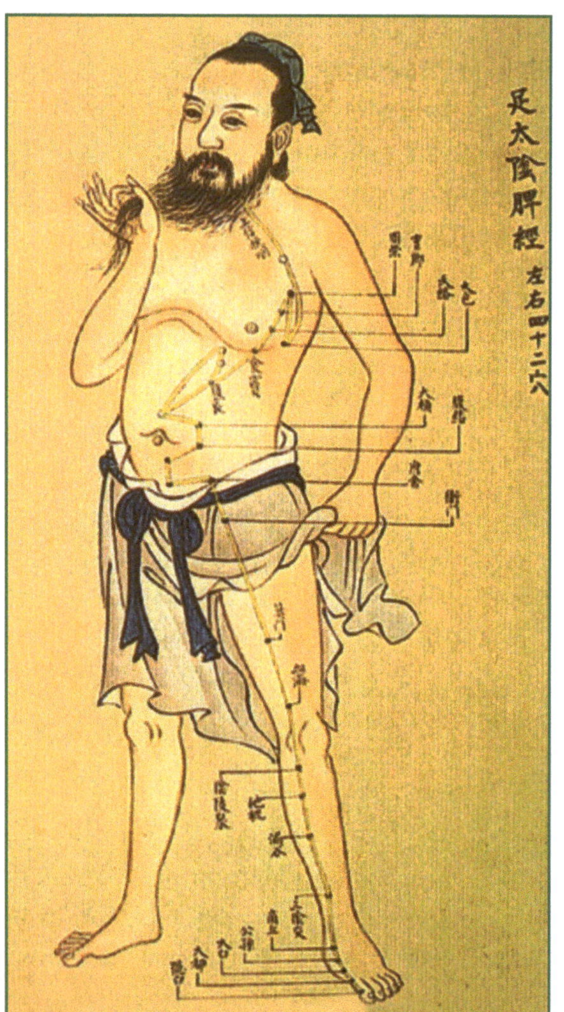

Fig. M8.1 Rappresentazione dei punti dell'agopuntura in un'antica illustrazione cinese

Il medico agopuntore fa una diagnosi dopo aver sottoposto il paziente ai seguenti esami: anamnesi, osservazione diretta del paziente, percezione delle caratteristiche del paziente attraverso l'udito (modo di parlare, tossire, respirare), l'olfatto (acidità dell'alito, odore delle feci e delle urine) ed il tatto (palpazione del corpo). Quindi classifica la malattia e determina gli organi interessati da questa in base alle 8 classi nelle quali si raggruppano i sintomi:

ying	*caldo*	*debole*	*interno*
yang	*freddo*	*forte*	*esterno*

Ying e yang sono le due forze opposte dell'universo che cooperano quando sono in equilibrio.

Il corpo è diviso in 12 meridiani, ognuno dei quali corrisponde ad un organo e due linee meridiane (centro anteriore e centro posteriore); linee di connessione congiungono poi i meridiani e questo consente di individuare punti attraverso i quali è possibile influenzare un organo con un altro e stabilire un rapporto con le ossa, i vasi sanguigni ed i legamenti. Per ricercare i punti è necessaria una vasta esperienza perché attraverso il tatto si individuano i punti sui quali intervenire.

L'agopuntura sembra essere efficace soprattutto nei casi di insonnia, cefalee, nevralgie, ipertensione, forme spastiche intestinali e dolori artritici e muscolari.

Omeopatia

La medicina omeopatica venne fondata verso la fine del secolo XVIII dal medico tedesco Samuel Hahnemann. Questi nacque il 10 aprile 1755 a Meissen, in Sassonia, da una famiglia di semplici artigiani ma, grazie alle sue straordinarie capacità, poté continuare gli studi e laurearsi in medicina a Vienna. Una volta medico, Hahnemann incominciò a studiare i sintomi delle malattie ed a riflettere sugli aspetti del paziente, compreso quello psichico. Questi primi studi lo porteranno a definire uno dei pilastri dell'omeopatia: l'esistenza del malato, non della malattia.

Più tardi Hahnemann fu protagonista di un episodio che si rivelò determinante per i suoi studi. Chiamato per soccorrere un bambino che si era scottato con della colla bollente, trovò la madre che, in attesa dell'arrivo del medico, medicava le ferite con grasso sciolto al calore. Ovviamente interruppe quella pratica ed incominciò a bagnare le rimanenti parti del corpo ustionate con acqua fredda. La sorpresa fu che nei giorni a seguire le piaghe trattate con sugna calda erano guarite quasi del tutto, mentre quelle da lui bagnate con acqua fredda stentavano a guarire. A tutto ciò non seppe dare una spiegazione, ma più tardi, sperimentando su se stesso una preparazione di china, ipotizzò la legge della similitudine; la malattia poteva essere curata da medicamenti che producevano sintomi analoghi alla malattia stessa (*similia similibus curantur*). Tutto ciò era possibile, secondo Hahnemann, solo se il medicamento era somministrato a dosi bassissime. Questa osservazione, mai dimostrata, si basava sull'ipotesi che, nel corso di una malattia, l'organismo umano sia molto più sensibile ai medicamenti che non quanto gode ottima salute. Pertanto dosi molto basse (10^{-18} g) di medicamento potevano essere efficaci dal punto di vista terapeutico.

L'originalità dell'omeopatia deriva, oltre che dalla legge della similitudine e dal principio della dose infinitesimale, dalla concezione olistica della malattia e del malato. Per l'omeopata la malattia non è un episodio fine a se stesso, ma una manifestazione di un tutto dove i singoli episodi esprimono la sofferenza di un particolare terreno proprio di ciascun individuo. Il principio della individualità biologica è centrale nella medicina omeopatica. Inoltre il rimedio omeopatico, contrariamente a quello erboristico, è diluito e dinamizzato. La particolare diluizione porta ad un prodotto con proprietà diverse da quelle di partenza, e in alcuni casi è così spinta che il farmaco risulta pressoché assente. La presenza di effetti biologici delle soluzioni molto diluite, pur in mancanza di molecole attive, ha fatto ipotizzare che lo scuotimento (succussione) nel corso delle diluizioni possa determinare un'interazione tra le molecole del farmaco originariamente presenti e l'acqua (teoria della memoria). È stato anche ipotizzato che le molecole dell'acqua possano immagazzinare e veicolare informazioni, intendendo per informazione l'acquisizione di una configurazione elettromagnetica, derivata dalla sostanza base di partenza. S'ipotizza infine che il meccanismo d'azione dei rimedi omeopatici si realizzi a livello chimico-fisico, attraverso differenze conformazionali degli isotopi e/o formazione di clatrati.

Attualmente è in corso una revisione critica di tutta la letteratura omeopatica. Gli Autori di una recente revisione sistematica [Shang e coll. (2005) Lancet 366:726-732] hanno analizzato 110 studi relativi all'omeopatia e, per confronto, 110 studi di medicina convenzionale. Sia per la medicina omeopatica che per la medicina convenzionale, gli studi con un basso numero di pazienti e di scadente qualità metodologica riportavano risultati positivi (omeopatia e medicina convenzionale risultavano superiori al placebo). Al contrario, quando si analizzavano soltanto gli studi qualitativamente migliori e con un elevato numero di pazienti, non si osservava nessuna differenza significativa tra placebo e rimedi omeopatici, mentre il trattamento convenzionale risultava comunque superiore al placebo. Pertanto, gli Autori hanno concluso che, a differenza della medicina convenzionale, esistono scarse evidenze sull'efficacia clinica dei rimedi omeopatici.

Fiori di Bach

La floriterapia, cioè la cura per mezzo di fiori, inizia con Edward Bach, medico inglese nato a Moseley il 24 settembre 1886. Bach, come Hahnemann, è convinto che deve essere curato il malato, non la malattia. È altresì convinto che nel fiore di alcune piante (Tab. M8.4) ci siano vibrazioni dotate di un peculiare potere terapeutico. La teoria di Bach è piuttosto semplice: ciascuno di noi è avvolto da un campo elettromagnetico, e se questo s'interrompe, per una qualsiasi causa, ci ammaliamo. I 38 fiori di Bach possiedono un loro campo elettromagnetico ed emettono vibrazioni che possono compensare le nostre, ristabilendo lo stato di salute.

La floriterapia utilizza estratti che si preparano in modo piuttosto semplice. Si utilizza un becker pieno di acqua pura (di fonte); i fiori, in quantità adeguate e raccolti al massimo della fioritura, si lasciano galleggiare nell'acqua esponendoli ai raggi solari per 3-4 ore. Una volta rimossi i fiori il liquido, arricchitosi di energia vitale, viene versato in un altro contenitore contenente parti uguali di alcool. Questo metodo è detto metodo del sole.

Per alcuni fiori si usa invece il metodo della bollitura, cioè il fiore si lascia bollire per 30 minuti e, dopo il filtraggio, si diluisce con alcool.

Attualmente sono disponibili in farmacia flaconi da 10-20 ml. Secondo i sostenitori della floriterapia, l'effetto terapeutico dei fiori di Bach si registra dopo 2-3 settimane.

Tabella M8.4 Rimedi utilizzati nella floriterapia

Nome della pianta	Periodo di fioritura	Metodo di preparazione
Aesculus hippocastanum	Marzo-Maggio	Bollitura
	Aprile-Giugno	Al sole
Aesculus hippocastanum carnea	Maggio-Giugno	Bollitura
Agrimonia eupatoria	Giugno-Agosto	Infusione al sole Bollitura
Bromus ramosus	Luglio-Agosto	Al sole
Calluna vulgaris	Agosto-Settembre	Al sole
Carpinus betulus	Aprile-Maggio	Bollitura
Castanea sativa	Giugno-Agosto	Bollitura
Centarium umbellatum	Luglio-Agosto	Al sole
Ceratostigma willmottiana	Agosto-Settembre	Al sole
Cichorium intybus	Luglio-Agosto	Al sole
Clematis vitalba	Luglio-Agosto	Al sole
Fagus sylvatica	Aprile	Bollitura
Gentiana amarella	Agosto-Settembre	Al sole
Helianthemum nummularium	Giugno-Agosto	Al sole
Hottonia plaustris	Maggio-Giugno	Al sole
Ilex aquifolium	Maggio	Bollitura
Impatiens glandulifera	Luglio-Agosto	Al sole
Juglans regia	Maggio	Bollitura
Larix decidua	Aprile-Giugno	Bollitura
Lonicera caprifolium	Giugno-Settembre	Bollitura
Malus sylvestris	Aprile-Giugno	Bollitura
Mimulus guttatus	Giugno-Luglio	Al sole
Olea europea	Maggio	Al sole
Ornithogalum umbellatum	Aprile-Giugno	Bollitura
Pinus sylvestris	Maggio-Giugno	Bollitura
Populus tremula	Febbraio-Marzo	Bollitura
Prunus cerasifera	Febbraio-Marzo	Bollitura
Quercus robur	Aprile-Maggio	Al sole
Rosa canina	Maggio	Bollitura
Salix alba sp. vitellina	Maggio	Bollitura
Scleranthus annuus	Luglio-Agosto	Al sole
Sinapis arvensis	Maggio-Giugno	Bollitura
Ulex europaeus	Luglio-Agosto	Al sole
Ulmus procera	Marzo	Bollitura
Verbena officinalis	Luglio-Agosto	Al sole
Vitis vinifera	Maggio	Al sole

Biofeedback

Fino a qualche decennio fa si è creduto che le funzioni vitali regolate autonomamente (battito cardiaco ecc.) non potessero essere condizionate da tentativi volontari. Pertanto le rivendicazioni dei praticanti di yoga di controllare con la meditazione il respiro ed il battito cardiaco non sono mai state prese in considerazione. Successivamente si è osservato che tecniche psicosomatiche che sfruttano movimenti fisici ed uno stato mentale meditativo consentono di controllare funzioni vitali autonome. Il biofeedback (reimmissione di dato biologico) è appunto un sistema terapeutico che consente di seguire il comportamento di alcune funzioni biologiche quali la pressione arteriosa o la frequenza del polso. Il paziente adopera una macchina computerizzata che mediante segnalazione acustica o visiva monitora il comportamento delle sue funzioni biologiche. Grazie a questo congegno biomedico il paziente impara a riprodurre quelle condizioni di riposo e/o di attività che gli consentono di controllare la frequenza cardiaca, l'attività cerebrale, il tono muscolare e altre funzioni autonome.

Questa pratica terapeutica, una volta imparata, può essere quotidianamente utilizzata dal paziente per risolvere problemi quali fastidi correlati allo stress, ipertensione, asma, disfunzioni muscolari ecc. Anche se considerato nuovo, quest'approccio terapeutico risale a migliaia di anni fa.

Chelazione

La chelazione è un processo fisico-chimico in base al quale un catione metallico contrae un legame stabile con una molecola organica della cui struttura entra a far parte. Il prodotto di questa reazione, il chelato, rientra nella classe più generale dei complessi anche se si differenzia per la sua struttura anulare e per una maggiore stabilità. Una rappresentazione schematica di queste reazioni che portano alla formazione di un complesso e di un chelato è la seguente:

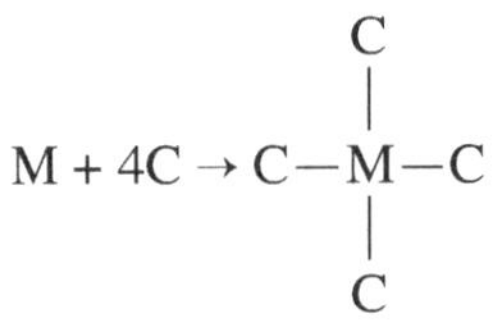

```
                 C
                 |
M + 4C → C—M—C            complesso
                 |
                 C

                  C
                  | \
M + 2C—C → C—M—C          chelato
                 \ |
                  C
```

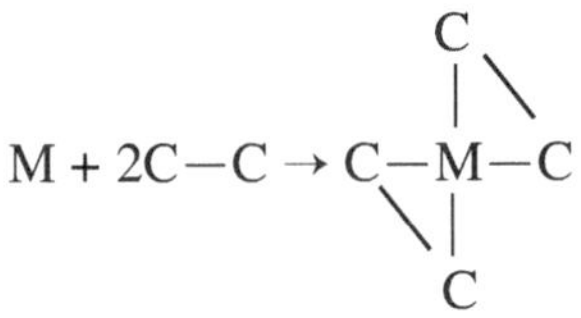

dove M rappresenta uno ione metallico, C un agente complessante e C—C un agente chelante. In pratica quando un metallo si combina con un donatore di elettroni (e^-) la sostanza che si forma è un composto complesso; se invece la sostanza che si combina con il metallo contiene 2 o più donatori di e^-, si forma un composto chelato. Il termine chelazione deriva dal greco κελε e significa pinza dello scorpione o branca, in riferimento alla funzione dei donatori di e^-.

Nonostante siano numerose le sostanze capaci di chelare ioni metallici, poche sono quelle utilizzate per sequestrare e rimuovere dai tessuti cationi metallici presenti in concentrazioni tossiche.

Perché una sostanza possa essere utilizzata per una chelazione terapeutica occorre che essa abbia i seguenti requisiti: (i) stabilità chimica, (ii) tossicità trascurabile, (iii) farmacologicamente inattiva, (iv) potere di chelare selettivo, (v) dare un chelato non tossico e privo di attività farmacologica.

Delle sostanze chelanti utilizzate le più note sono l'acido etilendiaminotetracetico (EDTA) e i suoi sali bisodico ($EDTANa_2$), calcio bisodico ($CaEDTANa_2$) e magnesio bisodico ($MgEDTANa_2$); l'1,2-dimercaptopropanolo (BAL); la β-mercaptoetilamina; l'acido N-idrossi-etilendiaminotriacetico; la penicillamina; la desferiossamina ed altre.

La chelazione è un approccio terapeutico utile oltre che nelle intossicazioni da metalli, nelle arteriosclerosi. Se si considera il numero elevato di interventi che annualmente vengono eseguiti alle coronarie (by-passes) ed ai vasi (angioplasti) e si tiene conto del numero significativo di decessi che si verificano durante queste procedure, ci si rende conto dell'importanza di questa terapia alternativa. Comunque sono ancora molti coloro che si oppongono a questa pratica terapeutica, per giunta non riconosciuta dalla FDA e da altre organizzazioni biomediche. Osservazioni recenti considerano la chelazione terapeutica utile anche nella talassemia e nel morbo di Alzheimer.

Chiroterapia

La chiroterapia o medicina manuale si basa sulla manipolazione della colonna vertebrale e dei nervi spinali. Praticata dai popoli orientali fin dai tempi antichi, fu riportata in auge verso la fine del XIX secolo dal medico statunitense Daniel David Palmer. Costui, nell'esaminare un paziente che aveva perso l'udito per una ferita alla schiena riportata anni prima, trovò una delle vertebre spostate e cercò di farla tornare a posto con la manipolazione manuale. Il paziente cominciò a riacquistare l'udito grazie a questa tecnica chiropratica che in breve si diffuse in tutto il territorio statunitense.

Palmer fondò la prima scuola di chiropratica a Davenport, nell'Iowa, nel 1897. Negli ultimi decenni anche in Europa e nei Paesi orientali (Giappone e Cina) si sono sviluppate valide scuole che prevedono un corso di 4 anni (Dottore di Chiropratica), simile alla laurea in Medicina. La preparazione professionale si basa soprattutto sull'anatomia e fisiologia dei sistemi nervoso e muscolo-scheletrico.

La manipolazione chiropratica è una mobilizzazione articolare passiva praticata dal medico sul paziente secondo la schema seguente: (i) rilassamento muscolare, (ii) mobilizzazione passiva ripetuta per constatare l'avvenuto rilassamento muscolare, (iii) tensione dell'apparato articolare, (iv) manipolazione della colonna vertebrale, organo altamente reflessogeno, o di altre articolazioni, solitamente accompagnata da un rumore articolare.

Le manipolazioni vertebrali sono ovviamente le più importanti perché possono risolvere disturbi molto gravi (Tab. M8.5) ed anche l'ipertensione. Le manipolazioni delle altre articolazioni del corpo

Tabella M8.5 Indicazioni delle manipolazioni vertebrali

Vertebre del tratto	Indicazioni
Cervicale	Cefalee, cervicobrachialgie artrosiche e post traumatiche, torcicolli, sindrome di Neri-Barri-Lieou, colpi di frusta
Dorsale	Nevralgie intercostali, distorsioni costovertebrali
Lombare	Lombalgie acute post traumatiche, sciatiche da radicolite lombosacrale
Coccigeo	Coccigodinie postraumatiche

(polso, ginocchio, spalla ecc.) sono indicate nei postumi di traumi che hanno richiesto l'uso di apparecchi gessati per un lungo periodo di tempo.

La chiroterapia è controindicata nei processi flogistici (acuti e cronici) delle ossa e delle articolazioni, nelle decalcificazioni ossee, nei tumori ossei, nelle sciatiche (per ernie discali).

La manipolazione vertebrale è un mezzo terapeutico alternativo molto valido, se eseguito su precise indicazioni e da esperti, ma non una panacea.

Termalismo

Fin dai tempi antichi, attraverso periodi di entusiasmo e di perplessità, il termalismo è stato tra i mezzi terapeutici il più usato per molte patologie dell'apparato locomotore, respiratorio, digerente, urogenitale, vascolare e cutaneo. Tuttora, nonostante le nuove acquisizione sulla etiopatogenesi di molte affezioni e la scoperta di nuovi mezzi terapeutici (antibiotici, ormoni ecc.), le cure termali conservano, sia pure limitatamente a precise indicazioni (Tabella M8.6), tutta la loro importanza e validità, grazie anche alla evoluzione tecnologica che ha consentito nuove tecniche di utilizzazione del mezzo termale ed inoltre un ampliamento dei campi di intervento.

Il termalismo, nelle sue diverse espressioni applicative (acque minerali, bagni, fanghi ecc.) si basa sul fatto che stimoli fisici appropriati, quale la esposizione a particolari sostanze e/o ad alte temperature, possono (i) attivare una risposta biologica dell'organismo capace di ripristinare uno stato di normalità, (ii) accelerare la trasformazione di prodotti del metabolismo e ridare salute e benessere e (iii) influenzare favorevolmente alcune malattie.

Il meccanismo d'azione è complesso e sotto certi aspetti ancora oscuro. Probabilmente l'azione locale termica e chimico-fisica del fango e del bagno in acque termali causa una vasodilatazione che aumenta la sensibilità locale a sostanze endogene (endorfine, encefaline ecc.). Così pure oligoelementi (sodio, bromo, rame, iodio, zinco ecc.), minerali (calcio ecc.) ed elementi radioattivi, una volta attraversata la cute o la mucosa delle vie respiratorie e del tratto digerente, possono raggiungere il diencefalo ed attivare neurotrasmettitori e/o stimolare le surrenali ed il sistema endocrino preipofisario.

Regimi dietetici appropriati (personalizzati) ed una opportuna attività fisica possono potenziare gli effetti terapeutici delle cure termali e contribuire al recupero ed al mantenimento di uno stato fisico e psichico ottimale. La permanenza in un ambiente termale consente poi di eliminare, attraverso la cute e gli emuntori renali, sostanze tossiche accumulatesi nell'organismo, sia in seguito a terapie farmacologiche che per la permanenza in ambienti inquinati.

La efficacia delle cure termali dipende sostanzialmente da tre fattori: diagnosi corretta, indicazione terapeutica precisa, utilizzazione appropriata (intervento personalizzato per tempi e modi).

Le cure termali, come qualsiasi presidio medico, presentano delle controindicazioni che possono essere relative alla natura della patologia, alla fase della malattia ed a patologie concomitanti.

Tabella M8.6 Alcune malattie per le quali sono indicate le cure termali

Malattie reumatiche	Osteoporosi ed altre forme degenerative, reumatismo extra articolare
Malattie delle vie respiratorie	Sindromi rinosinusitiche-bronchiali croniche, bronchiti croniche semplici e a componente ostruttiva (esclusa l'asma e l'enfisema polmonare)
Malattie dermatologiche	Psoriasi (escluse le forme pustolose), eczema e dermatite atopica, dermatite seborroica ricorrente
Malattie orecchio-naso-gola	Rinopatia vasomotoria, faringolaringiti croniche, sinusiti croniche, stenosi tubariche, otiti catarrali croniche, otiti croniche purulente
Malattie dell'apparato urinario	Calcolosi delle vie urinarie e sue recidive
Malattie vascolari	Postumi di flebopatie di tipo cronico
Malattie dell'apparato gastroenterico	Dispepsie di origine gastroenterica e biliare, sindrome dell'intestino irritabile accompagnata da stipsi

Le malattie riportate sono croniche, cronico-degenerative e/o recidivanti. Per alcune di queste la cura termale può essere risolutiva, per altre, ed è la maggior parte, si può ottenere un miglioramento sintomatico (migliora il quadro clinico e rallenta l'evoluzione della malattia)

Così ad esempio l'idropinoterapia solfurea è controindicata nell'ulcera gastrica e la crenoterapia nelle malattie acute (sia per fase evolutiva che per natura).

Così pure, nel caso di una flogosi in atto, di uno scompenso d'organo (scompenso cardiaco, insufficienza respiratoria o renale, cirrosi epatica, insufficienza vascolare ecc.) o di una estrema debilitazione, la cura termale deve essere proscritta. Particolare attenzione richiedono poi pazienti che hanno superato gravi eventi (infarto, ischemia cerebrale, forme tumorali ecc.).

Bibliografia essenziale

Benveniste J et al (1991) L'agitation de solutions hautement diluées n'induit pas d'activité biologique spécifique. CR Acad Sci Paris 312:461

Campbell AH et al (1990) Is homoeopathy a placebo response? A controlled trial of homeopathic immunotherapy in atopic asthma. Am Rev Resp Dis 141:A24

Ernst E et al (1990) Complementary treatment of varicose veins. A randomized, placebo controlled, double blind trial. Phlebology 5:157

Gibson SL et al (1996) The effect of homoeopathic potencies of house-dust mite on the migration of house-dust-sensitive human leukocytes. Complement Ther Med 4:169

Giles J (2007) Degrees in homeopathy slated as unscientific. Nature 446:352-353

Goldacre B (2007) Benefits and risks of homeopathy. Lancet 370:1672-1673

Hirst SJ et al (1993) Human basophil degranulation is not triggered by very dilute antiserum against human IgE. Nature 366:525

Jacobs J et al (1994) Treatment of acute childhood diarrhea with homeopathic medicine: A randomized clinical trial in Nicaragua. Pediatrics 93:719-725

Kaul PN (1996) Alternative therapeutic modalities. Alternative medicine. In: Jucker E (ed.) Progress in drug Research, vol 47. Birkhauser Verlag, Basel, pp 251-277

Kleijnen J, Knipschild P, ter Riet G (1991) Clinical trials of homeopathy. BMJ 302:316-323

Linde K et al (1994) Critical review and meta-anlyis of serial agitated dilutions in experimental toxicology. Hum Exp Toxicol 13:481

Marti J (1995) Alternative Health Medicine Encyclopedia. Visible Ink Press, Detroit

Montgomery DH, Richardson MA (1999) Complementary and alternative medical therapies. Food Med 1:283-288

Nappi G (1999) Medicina e Clinica Termale. Editore Tip. La Commerciale, Milano

Quan H, Lai D, Johnson D (2008) Complementary and alternative medicine use amon Chinese and white Canadians. Can Fam Physician 54:1563-1569

Reilly D et al (1994) Is the evidence for homoeopathy reproducible? Lancet 344:1601

Schmidt K, Pittler M, Ernst E (2001) Bias in alternative medicine is still rife but is diminishing. BMJ 323:1071

Shang A, Huwiler-Müntener K, Nartey L (2005) Are the clinical effects of homoeopathy placebo effects? Comparative study of placebo-controlled trials of homoeopathy and allopathy. Lancet 366:726-732

Sheldon T (2007) Dutch doctor struck off for alternative care of actor dying of cancer. BMJ 335:13

Spence DS, Thompson EA, Barron SJ (2005) Homeopathic treatment for chronic disease: a 6-year, university-hospital outpatient observational study. J Altern Complement Med 11:793-798

Thaler K, Kaminski A, Chapman A (2009) Bach Flower Remedies for psychological problems and pain: a systematic review. BMC Complement Altern Med 9:16

Weiser M et al (1994) Controlled double-blind study of a homoeopathic sinusitis medication. Biol Ther 13:4

Wiesenauer M et al (1995) The treatment of pollinosis with Galphimia glauca D4 – a randomized placebo controlled duble-blind clinical trial. Phytomedicine 2:3

Capitolo

M9 SOSTANZE DI ORIGINE ANIMALE

L'impiego di organi animali o di loro preparati nella cura delle malattie era praticato fin dall'antichità e affonda le sue radici in alcune pratiche rituali che vedevano, nel mangiare i visceri della preda o del nemico ucciso, il mezzo per assumerne le virtù. Solo piuttosto recentemente, nella seconda metà del secolo scorso, si è scoperta l'esistenza in organi e tessuti animali di principi dotati di importanti effetti fisiologici e farmacologici; primi fra tutti gli ormoni, quindi le vitamine, gli enzimi, i fattori della coagulazione del sangue, le prostaglandine ecc. Tali scoperte hanno permesso di utilizzare, scientificamente e non più empiricamente, i preparati di origine animale.

Gli organi animali sono stati utilizzati in terapia in un primo tempo come tali, allo stato fresco o secco (*organoterapia*), o sotto forma di estratti (*opoterapia*, dal greco "opos" = succo) grezzi o parzialmente purificati. Simili preparati erano in uso fino a qualche decennio fa: la VIII Edizione della Farmacopea Ufficiale Italiana (1972-1985) prevedeva ad es. estratti di fegato di mammifero che venivano utilizzati nella terapia antianemica. Analogamente venivano usati la bile bovina ed i suoi estratti, come coleretici e stimolanti la peristalsi intestinale, nonché preparati di mucosa gastrica e duodenale nelle dispepsie e in altre disfunzioni gastriche e intestinali. In seguito, col progredire delle tecnologie di estrazione e di separazione, è stato possibile disporre dei principi animali in forma purificata; talvolta essi sono stati anche riprodotti per sintesi, così i preparati puri hanno incominciato pian piano a sostituire gli opoterapici e gli organoterapici. L'impiego terapeutico degli organi *in toto* o dei loro estratti più o meno grezzi presenta infatti dei limiti che si possono sintetizzare nel modo seguente:

1. il contenuto in principi attivi è piuttosto basso perché essi sono dispersi nell'organo animale, quindi le quantità che si possono somministrare sono limitate;
2. se l'organo contiene più principi attivi con effetti fisiologici diversi, tali principi si ritrovano tutti nell'estratto totale, che non consente quindi di effettuare una terapia mirata ad ottenere un solo effetto; ad es. un estratto di ipofisi posteriore possiede attività ossitocica, antidiuretica e ipertensiva: l'impiego di un tale preparato per ottenere un effetto ossitocico comporterebbe come effetto collaterale un aumento della pressione arteriosa. Questo fatto limita l'uso dei preparati totali alla terapia sostitutiva in caso di ipofunzione dell'intera ghiandola corrispondente;
3. gli organo- e gli opoterapici sono somministrabili quasi esclusivamente per via orale, raramente per via sottocutanea quelli parzialmente purificati, ma mai per via endovenosa, poiché essendo ricchi di materiale proteico eterologo possiedono attività antigenica e possono dar luogo a reazioni di ipersensibilità;
4. per la determinazione del contenuto di principi attivi, essenziale per poter stabilire la dose terapeutica, non sempre è possibile utilizzare i metodi chimici, ma spesso è necessario ricorrere ad una titolazione biologica (vedi oltre, paragrafo "La titolazione biologica dei medicamenti") con tutte le difficoltà che essa comporta.

Attualmente gli organoterapici e gli opoterapici sono caduti in disuso; i prodotti animali, utilizzati in forma più purificata possibile, sono ottenuti oltre che per *via estrattiva* da organi animali o da materiale biologico umano, anche per *via sintetica* e, in alcuni casi, per *via ricombinante*. L'impiego di un composto purificato offre numerosi vantaggi: una facile standardizzazione, la possibilità di somministrazione anche per via parenterale con rischio limitato, un'azione più pronta e più definita, la possibilità infine di utilizzare dosaggi più elevati.

Impieghi farmacologici dei prodotti di origine animale

L'intervento farmacologico può essere fisiologico o non fisiologico. Il primo fa leva sull'organismo, riportandolo alla normalità e sollecitandone le difese. Comprende, ad es., le vitamine e gli ormoni, ma solo se usati alle dosi richieste per correggere i danni causati dalla loro carenza. Include anche i vaccini, che attivano le difese immunitarie. Il vantaggio dei farmaci fisiologici è di agire col tramite dei meccanismi messi a punto dalla vita, nel corso di un'esperienza iniziata un miliardo di anni fa, consentendo di confrontare miliardi e miliardi di soluzioni. Il loro svantaggio è di non avere sempre la rapidità d'azione necessaria per fronteggiare i pericoli imminenti. I farmaci non fisiologici nascono dall'inventiva dell'uomo e ne soddisfano in maniera più specifica le necessità contingenti, di ordine sanitario, ma talvolta anche speculativo. Possono essere costituiti sia da sostanze sintetizzate per la prima volta dall'uomo, come i chemioterapici, gli psicofarmaci, gli antipertensivi, gli antinfiammatori, sia da sostanze naturali, come le vitamine e gli ormoni se usati con modalità che ne modificano le proprietà originali (l'Organizzazione Mondiale della Sanità definisce farmaci "composti naturali e di sintesi capaci, quando introdotti in un organismo vivente, di modificarne una o più funzioni" – OMS, Rapp. Techn., 1969, 407:6; OMS, Rapp. Techn., 1973, 516:9-10). Anche i farmaci non fisiologici sono sottoposti ad un approfondito collaudo, basato su prove *in vitro*, su modelli matematici dei processi vitali, sull'animale da laboratorio e su volontari sani e malati. Questo collaudo, tuttavia, è incomparabilmente meno sicuro dell'altro, quello condotto sul campo dalla natura. Entrambi questi interventi hanno contribuito in modo sostanziale al miglioramento della qualità e della durata dell'esistenza umana. Quello non fisiologico, tuttavia, dovrebbe essere riservato a situazioni di emergenza, quando l'altro fallisce o non è disponibile.

La differenza tra intervento fisiologico e non fisiologico non dipende dalle qualità intrinseche dei farmaci, bensì dalle modalità del loro impiego. Il cortisone ed il testosterone appartengono alla composizione ed al funzionamento dell'organismo, ma in quantità non fisiologiche manifestano effetti abnormi, addirittura antifisiologici. I danni prodotti dalla somministrazione di dosi eccessive di vitamina A sono altrettanto gravi quanto quelli causati dalla sua carenza. Essi comprendono tumori e malformazioni fetali, queste ultime riportate anche con preparazioni cosmetiche incautamente formulate senza tener conto dell'elevato potere di assorbimento della cute. Al contrario, un vaccino contiene sostanze innaturali per l'organismo, in qualche caso addirittura sintetizzate per la prima volta dall'uomo con le tecniche dell'ingegneria molecolare, ma è fisiologico, in quanto attiva un meccanismo difensivo naturale.

I prodotti di origine animale sono farmaci fisiologici in quanto possono essere impiegati nella terapia sostitutiva in caso di carenza, ma esistono impieghi terapeutici che sono non fisiologici per la via di somministrazione e le dosi impiegate; è ad es. il caso del cortisone che viene utilizzato come antinfiammatorio e immunosoppressore o di alcuni ormoni sessuali impiegati nella terapia antitumorale.

La titolazione biologica dei medicamenti

Un concetto fondamentale in farmacologia è quello di dose poiché è dalla dose somministrata che dipende l'effetto di un farmaco; per stabilire il dosaggio di un farmaco è però necessario conoscerne il contenuto in principio attivo. La titolazione dei medicamenti si effettua generalmente o con metodi chimico-fisici o con metodi biologici. I metodi chimico-fisici (titolazione acido-base, spettrofotometria, gas-cromatografia, HPLC ecc.) sfruttano una reazione specifica del principio attivo che si presta ad una quantificazione dello stesso; essi vengono generalmente preferiti perché sono semplici da eseguire, sono rapidi e forniscono risultati riproducibili. I metodi biologici si basano sulla quantificazione di un effetto specifico evocato dalla sostanza in esame su di un reattivo biologico che può essere un animale o un organo isolato di un animale o un fluido biologico. La titolazione biologica è generalmente più complessa; è più difficilmente ripetibile perché si basa su una risposta biologica che è variabile, quindi necessita di essere ripetuta più volte per bilanciare la variabilità; è generalmente più costosa e non ultimo pone il problema dell'uso degli animali nella sperimentazione. Tuttavia essa possiede delle peculiarità rispetto al metodo chimico; in particolare, essendo basata sulla quantificazione di un effetto biologico, permette di titolare l'attività di un preparato che è dovuta a più principi differenti strutturalmente. È ad es. questo il caso dell'eparina, una miscela di mucopolisaccaridi con peso molecolare diverso che sarebbe difficoltoso titolare chimicamente uno ad uno. La titolazione biologica inoltre permette di quantificare l'attività di un preparato anche quando non è nota la struttura chimica del principio attivo. Vale la pena di ricordare a questo proposito che quando fu scoperta la penicillina la struttura chimica dell'antibiotico non era ancora nota; per poterlo dosare e utilizzare in terapia si ricorse allora alla titolazione biologica; oggi, per valutare il contenuto di estrogeni nelle carni di vitello si ricorre di nuovo alla titolazione biologica. Infine la titolazione biologica è l'unica via possibile quando non è stato individuato un metodo chimico di dosaggio o quando il metodo chimico rischia di alterare i principi attivi. Da quanto detto si evince come il saggio biologico come mezzo di titolazione dei medicamenti sia tuttora molto attuale, in particolare per i preparati di origine animale che per la natura chimica dei principi attivi (spesso si tratta di peptidi o proteine) o per la loro composizione (miscele di principi attivi) sono difficili da titolare chimicamente. Nella FU XII (pag. 261) sono riportati i preparati per i quali è prevista la titolazione biologica.

Come si esegue. Si misura l'effetto evocato dal preparato in esame a concentrazioni opportune, scelte in prove preliminari, su un reattivo biologico che può essere un animale (ormai poco usati) o un organo di animale o un liquido biologico. L'effetto che viene misurato è generalmente quello che viene sfruttato in terapia, ma in alcuni casi può anche essere diverso, purché sia un effetto specifico del principio attivo e sia proporzionale alla dose somministrata. Il saggio viene sempre condotto in confronto con una preparazione a titolo noto della sostanza in esame o con una preparazione di riferimento chiamata campione internazionale o Standard Internazionale. È questo un preparato purificato della stessa sostanza o di una sostanza avente la stessa attività biologica, ottenuto con procedimenti codificati e messo a disposizione generalmente dall'OMS.

Come si esprimono i risultati. I risultati ottenuti somministrando una serie di dosi scalari della sostanza in esame e di quella di riferimento vengono analizzati con metodi statistici. L'attività del preparato viene espressa in Unità Internazionali: l'Unità Internazionale (UI) corrisponde ad una quantità definita dello Standard Internazionale.

Prodotti attivi sull'emostasi e sulla fibrinolisi

L'emostasi e la fibrinolisi (trombolisi)

La **coagulazione del sangue** (Fig. M9.1) è un processo costituito da una cascata di reazioni enzimatiche che portano come ultima tappa alla trasformazione del fibrinogeno solubile in fibrina. I vari componenti della cascata, chiamati fattori, sono presenti nel sangue sotto forma di precursori inattivi che vengono attivati mediante proteolisi. L'attivazione di una piccola quantità di ogni fattore consente l'attivazione di una grande quantità del fattore successivo, formando un sistema di amplificazione che porta rapidamente alla coagulazione.

Il processo di coagulazione viene attivato attraverso due vie: la *via intrinseca*, in cui tutti i componenti sono presenti nel sangue, viene attivata quando il sangue è prelevato dai vasi e posto a contatto con una superficie artificiale, ad es. di vetro; la *via estrinseca*, in cui alcuni fattori non sono presenti nel sangue, viene attivata nella coagulazione del sangue all'interno dell'organismo.

La *via estrinseca* si attiva quando da una cellula danneggiata viene liberato il fattore tessutale (una lipoproteina di membrana); questo, in presenza di fattore VIIa, fosfolipidi e ioni calcio, converte il fattore X in Xa attivandolo. Il fattore Xa in presenza del fattore Va, di fosfolipidi carichi negativamente e di ioni calcio, attiva il fattore II, la protrombina, trasformandolo in trombina (fattore IIa). La trombina stacca dalla molecola del fibrinogeno piccoli frammenti peptidici che polimerizzano formando una rete di fibrina. La trombina attiva anche il fattore XIII a XIIIa che stabilizza il polimero di fibrina. Altre funzioni della trombina (promozione dell'aggregazione piastrinica e attivazione della proteina C) vengono descritte in seguito.

La *via intrinseca* si attiva quando il fattore XII (fattore di Hageman) aderisce ad una superficie carica negativamente e, in presenza di chininogeno e precallicreina, viene attivato a fattore XIIa. Questo attiva il fattore XI in XIa, che a sua volta converte IX in IXa. In presenza di ioni calcio, di una superficie di fosfolipidi carichi negativamente e del fattore VIIIa, il fattore IXa attiva il fattore X e a questo punto la cascata segue il percorso della via estrinseca; quindi le due vie, pur partendo da punti diversi, si riuniscono a livello del fattore X. Esistono inoltre dei *feedback* positivi, ad es. la trombina facilita l'attivazione sia del fattore V a Va che del fattore VIII a VIIIa, aumentando la velocità di reazione.

Il processo di cascata della coagulazione del sangue è controllato e bilanciato da altri meccanismi che hanno la funzione di impedire la coagulazione intravasale. I principali sono:

- gli inibitori enzimatici: uno dei più importanti è l'antitrombina III, una α_2-globulina che neutralizza la trombina e i fattori IXa, Xa, XIa e XIIa; altri inibitori sono le α_2-macroglobuline e l'α_2-antitripsina;

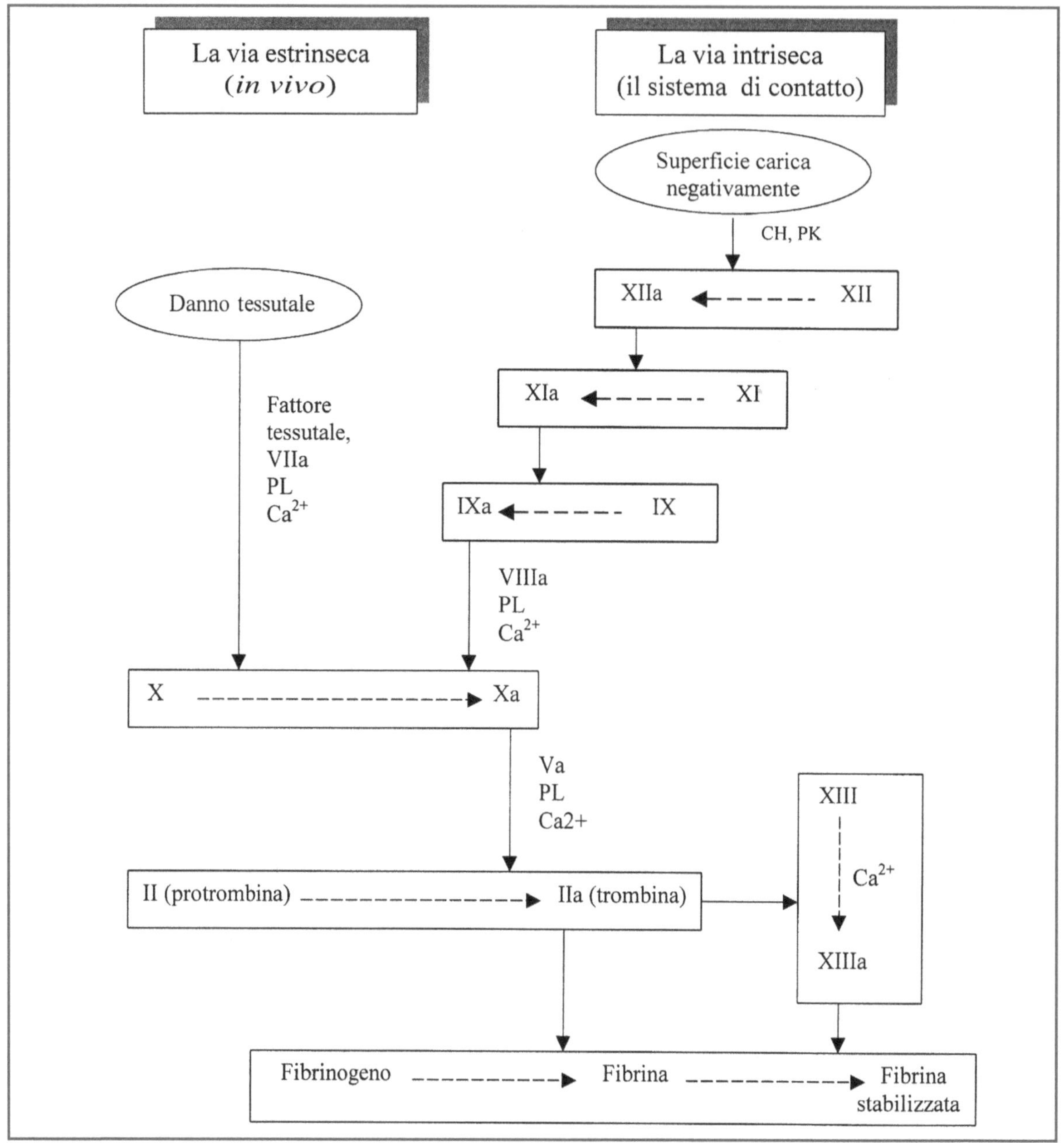

Fig. M9.1 Schema della coagulazione del sangue. *PL*, fosfolipide carico negativamente; *CH*, chininogeno; *PK*, precallicreina. La trombina facilita la produzione dei fattori Va e VIIIa, attivando i precursori V e VIII; il fattore VIIa si forma per attivazione del fattore VII (proconvertina).
----▶ = Si trasforma in ——▶ = Agisce su

- l'endotelio dei vasi sanguigni rilascia eparan solfato ed eparina, cofattori dell'antitrombina III;
- nell'endotelio normale la trombina è legata ad un recettore, la trombomodulina: quando è legata essa è inattiva ed è capace di attivare la proteina C che, a sua volta, inattiva i fattori di coagulazione Va e VIIa e stimola la fibrinolisi;
- l'endotelio normale genera e rilascia prostaciclina e nitrossido, entrambi inibenti l'aggregazione piastrinica, e l'attivatore del plasminogeno ad azione fibrinolitica (vedi oltre);
- l'attivazione del sistema fibrinolitico (vedi oltre).

Le piastrine. Le piastrine svolgono un ruolo importante nella formazione dei trombi arteriosi e nella risposta dei vasi sanguigni alle lesioni. Quando una placca aterosclerotica si rompe o un vaso viene danneggiato, oltre ad essere liberato il fattore tessutale che attiva la via estrinseca della coagulazione, si verifica l'adesione delle piastrine al collagene e la loro attivazione. Questa porta alla liberazione di diverse sostanze biologicamente attive tra cui l'ADP, il fibrinogeno, la 5-idrossitriptamina, il fattore di attivazione piastrinico (PAF) e il trombossano A_2 (TXA_2), molte delle quali promuovono l'aggregazione piastrinica. L'aggregazione comporta la formazione di ponti di fibrinogeno che si legano ai recettori localizzati sulle piastrine. Le piastrine rilasciano anche il fattore IV piastrinico che è un inibitore dell'eparina. Infine i fosfolipidi acidi, che vengono esposti sulla superficie delle piastrine dopo l'attivazione, si comportano da siti di legame per i fattori della coagulazione favorendo la formazione localizzata di trombina; la trombina, oltre a formare la fibrina è un potente attivatore dell'aggregazione piastrinica. Le piastrine sono quindi essenziali ai fini dell'emostasi, ma una loro eccessiva attivazione può portare a fenomeni di tipo trombotico.

La fibrinolisi. È un processo di lisi del coagulo che viene attivato contemporaneamente alla cascata della coagulazione e che ha lo scopo di controllarla. Si esplica attraverso due meccanismi principali:

- l'azione degli attivatori del plasminogeno endogeno: attivatore tessutale del plasminogeno (t-PA) e urochinasi (u-PA). Il plasminogeno, una β-globulina del siero, viene depositato all'interno del trombo sui fili di fibrina; gli attivatori (proteasi seriniche) penetrano all'interno del trombo e liberano dal plasminogeno la plasmina, enzima noto come fibrinolisina. Questa agisce sulla rete di fibrina degradandola e portando alla lisi del coagulo; la sua azione è localizzata sul coagulo poiché gli attivatori agiscono principalmente sul plasminogeno legato alla fibrina;
- l'attivazione della proteina C da parte della trombina. La proteina C attivata inibisce i fattori della coagulazione Va e VIIa e stimola la fibrinolisi.

Preparati di origine animale impiegati nei difetti della coagulazione e della fibrinolisi

Antiemorragici e procoagulanti

Vitamina K. È un cofattore essenziale per la sintesi epatica dei fattori della coagulazione II, VII, IX e X; le forme di vitamina K e le loro fonti naturali sono descritte nel capitolo dedicato alle vitamine. La FU X riportava il fitomenadione (Vit. K_1) e il menadione (Vit. K_3). Il fitomenadione è un liquido oleoso, giallo intenso, insolubile in acqua; il menadione, un prodotto di degradazione della Vit. K_1 privata della catena laterale, è una polvere cristallina gialla insolubile in acqua.

I preparati di vitamina K, riportati nella FU XII (Tab. 2), vengono impiegati per prevenire le emorragie da carenza della vitamina (causata da alimentazione inadatta, da terapia antibiotica, da alterato assorbimento intestinale, da insufficiente produzione ad opera di batteri intestinali ecc.) e per prevenire o trattare sanguinamenti da anticoagulanti orali.

Frazioni emocoagulative per uso sistemico. La carenza di fattori della coagulazione può comportare fenomeni emorragici; in particolare la carenza di fattore VIII e di fattore IX provocano l'emofilia, una malattia emorragica ereditaria recessiva. Le forme più note sono quella classica o emofilia A (carenza di fattore VIII) e la malattia di Christmas o emofilia B (carenza di fattore IX). Esiste poi la malattia di von Willebrand, anch'essa una condizione emorragica ereditaria in cui, oltre al fattore VIII è carente anche il fattore di von Willebrand da cui dipende l'adesione delle piastrine al subendotelio dei vasi nella sede della lesione; in questa patologia quindi, oltre al difetto di coagulazione, è presente anche un'alterazione dell'aggregazione piastrinica.

Per il trattamento delle sindromi da carenza dei fattori della coagulazione sono disponibili preparati contenenti tali fattori concentrati, ottenuti a partire da plasma umano per frazionamento (FU). Il plasma utilizzato come materiale di partenza è ottenuto da donatori sani accuratamente selezionati, risultati esenti da agenti responsabili di infezioni trasmissibili mediante gli emoderivati. Il plasma viene poi ulteriormente testato per i virus HBV, HCV e HIV e trattato con procedure di eliminazione di questi virus.

Tutti i preparati contenenti fattori della coagulazione debbono soddisfare i requisiti di sterilità e assenza di pirogeni; la loro attività viene determinata mediante titolazione biologica per confronto con uno Standard Internazionale (FU XII: 2.7.4; 2.7.10.; 2.7.11) ed espressa in Unità Internazionali.

Fattore VII (FU XII 2.7.10). Il preparato può contenere anche piccole quantità del fattore attivato VIIa, insieme ai fattori della coagulazione II, IX e X, e alla proteina C.

Fattore VIII (globulina antiemofilica). Sono disponibili due tipi di preparazioni, i concentrati liofilizzati di fattore VIII (FU XII 2.7.4) e i crioprecipitati.

Questi ultimi contengono, oltre al fattore VIII, il fattore di von Willebrand e il fibrinogeno; sono pertanto preparati utili, oltre che nell'emofilia classica, anche nella malattia di von Willebrand e, talvolta, per reintegrare il fibrinogeno.
Fattore IX. Anche in questo caso sono disponibili due tipi di preparazioni, il fattore IX purificato (FU XII 2.7.11) ed il complesso del fattore IX, contenente anche i fattori II, VII e X. Entrambi vengono ottenuti dal plasma; il primo viene purificato mediante cromatografia per affinità, il secondo viene ottenuto dal supernatante del plasma dopo crioprecipitazione. I due preparati sono indicati nell'emofilia B; il complesso è preferito per correggere le emorragie da emofilia A con resistenza al fattore VIII.
Fibrinogeno umano. Può essere somministrato come tale, ottenuto da plasma umano, o sotto forma di concentrati liofilizzati di fattore VIII che ne sono ricchi. I preparati sono impiegati nella afribrinogenemia.

Emostatici per uso topico

Trombina. L'enzima, che trasforma il fibrinogeno in fibrina, è usato per arrestare emorragie in sedi accessibili, specie a livello della mucosa orale. La trombina è impiegata da sola in polvere, spray o in combinazione con una spugna di gelatina; è da evitare la penetrazione nei grandi vasi ove può provocare trombosi. È preferibile la trombina di origine bovina che non presenta il rischio di virus epatitico.
Colla di fibrina. È un preparato costituito da fibrinogeno umano, fattore XIII umano, trombina umana, aprotinina, fibronectina e cloruro di calcio. La soluzione viscosa viene ricostituita al momento dell'uso mediante un opportuno solvente; essa aderendo alla ferita acquista una consistenza gommosa, quindi va incontro a lisi. È utile per l'emostasi di organi parenchimatosi e nella chirurgia delle ferite in luogo delle suture.
Spugna di gelatina. Viene ottenuta per coagulazione della gelatina a caldo. Il materiale spugnoso, imbevuto di trombina o inumidito con soluzione fisiologica o con un antibiotico, una volta applicato sulle ferite favorisce la deposizione di tappi di fibrina; se lasciato *in situ* dopo 6 settimane si riassorbe.
Collagene. Viene utilizzato quello bovino; si applica allo stato secco sulle superfici sanguinanti ove si umidifica, richiama e intrappola le piastrine che si aggregano su di esso attivando la coagulazione. Il materiale viene riassorbito nel giro di 7-10 settimane lasciando residui minimi.

Anticoagulanti sistemici

Eparina. È una miscela di mucopolisaccaridi solfatati con peso molecolare da 3000 a 40000 Dalton. Nei tessuti è localizzata nei mastociti, sotto forma di polimero; è anche presente nel plasma e nelle cellule endoteliali dei vasi sanguigni. L'eparina per uso clinico viene estratta dal polmone di bue o dalla mucosa intestinale di bue, di maiale o di montone. Poiché i preparati contengono generalmente una miscela di prodotti che possono avere potenza diversa, la loro determinazione quantitativa viene effettuata mediante titolazione biologica (FU XII 2.7.5) e l'attività viene espressa in Unità Internazionali. Sono disponibili l'eparina sodica e l'eparina calcica: la prima si somministra per via endovenosa, la seconda per via sottocutanea.

L'azione anticoagulante dell'eparina si esplica attraverso una intensificazione dell'azione dell'antitrombina III, che inattiva diversi fattori della coagulazione, in particolare la trombina ed il fattore X. L'eparina legandosi all'antitrombina III ne cambia la conformazione accelerandone così la velocità di reazione.

L'eparina è il farmaco di scelta nel trattamento delle trombosi venose profonde, nelle tromboembolie, nella prevenzione delle complicanze tromboemboliche postoperatorie, nell'infarto del miocardio, per prevenire le tromboembolie venose, le embolie arteriose e la riocclusione trombotica dopo trombolisi. Il principale effetto indesiderato è il sanguinamento spontaneo; esso viene trattato, oltre che con l'immediata sospensione della terapia, con somministrazione di protamina. La *protamina* è costituita da un complesso di peptidi fortemente basici estratti dallo sperma o dalle uova di pesce, generalmente della famiglia dei salmonidi e dei clupeidi; somministrata per via endovenosa in soluzione all'1%, forma un complesso con l'eparina inattivandola.
Eparine a basso peso molecolare. Sono costituite da frazioni di eparina con peso molecolare inferiore a 8000. Si differenziano dall'eparina classica in quanto aumentano l'azione dell'antitrombina III sul fattore Xa, ma non sulla trombina; tale selettività d'azione dipende dal fatto che le ridotte dimensioni delle molecole non consentono loro di legare contemporaneamente la trombina e l'antitrombina, come invece accade con l'eparina. Le eparine a basso peso molecolare sembrano causare, rispetto a quella classica, una minore incidenza di emorragie a parità di efficacia; hanno inoltre una maggiore biodisponibilità dovuta al minor legame con le proteine plasmatiche. Allo stato

attuale trovano impiego nella prevenzione della trombosi venosa postoperatoria.

Irudina. È un potente inibitore naturale della trombina, estratto dalla sanguisuga (*Hirudo medicinalis*) e attualmente ricavato con la tecnologia del DNA ricombinante. È in grado di raggiungere e inattivare la trombina legata alla fibrina a livello dei trombi e, a differenza dell'eparina, a dosi antitrombotiche nell'uomo non causa alcun sanguinamento. La sostanza è attualmente in corso di sperimentazionec linica.

Antitrombina III. Il concentrato di antitrombina III è utilizzato nei difetti congeniti di questo fattore, allo scopo di prevenire o trattare fenomeni tromboembolici: nei soggetti portatori di tali difetti l'eparina è inattiva. Il concentrato di antitrombina III viene ottenuto da plasma umano che soddisfi i requisiti di sicurezza previsti dalla FU. L'attività del preparato viene determinata mediante titolazione biologica in confronto ad una preparazione di antitrombina III umana a titolo noto e si basa sulla sua capacità di inattivare la trombina.

Fibrinolitici

I farmaci fibrinolitici causano una rapida lisi dei trombi per formazione di plasmina (fibrinolisina) a partire dal suo precursore plasminogeno. La plasmina è un enzima proteolitico che converte la fibrina in prodotti solubili. Vengono impiegati nel trattamento delle malattie trombo-emboliche e nell'infarto acuto del miocardio. Quando vengono somministrati per via endovenosa determinano uno stato di lisi generalizzato con possibile insorgenza di emorragie sistemiche. I fibrinolitici di interesse terapeutico come l'alteplasi, l'anistreplasi, la fibrinolisina, la streptochinasi ed altri sono stati trattati nel capitolo degli enzimi (enzimi fibrinolitici).

Antifibrinolitici

Aprotinina. È un peptide di 58 aminoacidi estratto dal polmone di bue che inibisce vari enzimi proteolitici (chimotripsina, tripsina, plasmina, attivatore del plasminogeno ecc.) con i quali forma un complesso inattivo. Il principale effetto dell'interazione dell'aprotinina con gli enzimi della fibrinolisi è l'effetto antifibrinolitico da complessazione della plasmina. Viene utilizzata soprattutto in interventi di cardiochirurgia allo scopo di ridurre il rischio di perdite di sangue notevoli.

Fattori di crescita

La cellula si moltiplica e si differenzia quando l'organismo necessita di un nuovo apporto di cellule (crescita fisiologica, evento patologico) e quando deve compiere determinate funzioni. La divisione e la differenziazione cellulare sono fenomeni ai quali sovraintendono specifici fattori di crescita. Si tratta di proteine (polipeptidi a lunga catena) sintetizzate dai ribosomi, organuli citoplasmatici deputati alla sintesi proteica.

I fattori di crescita agiscono sulle stesse cellule che li producono (attività autocrina), ma anche su cellule che si trovano nelle immediate vicinanze di quelle da cui vengono prodotte (attività paracrina). La loro azione si esplica mediante recettori specifici presenti sulla superficie della membrana citoplasmatica. Legandosi a questi recettori i fattori di crescita attivano un sistema che trasmette segnali all'interno della cellula con conseguente depressione di geni specifici e sintesi di RNA messaggeri per determinate proteine utili alla crescita ed alla differenziazione della cellula stimolata. Una insufficiente produzione di fattori di crescita o una scarsa sensibilità verso gli stessi può essere causa di patologie anche gravi.

I fattori di crescita oggi vengono prodotti mediante tecniche (fusione cellulare, DNA ricombinante) che consentono di attuare sostanze più omogenee e sicure da un punto di vista terapeutico.

L'impiego dei fattori di crescita in terapia è ipotizzabile nella cura delle fratture, delle ustioni e delle neoplasie.

Dei vari fattori di crescita (Tabella M9.1) l'EGF viene considerato con interesse per la cura di ulcere, per innesti della pelle e per il trapianto della cornea e del cristallino. L'FGF stimola la crescita dei capillari e viene sperimentato per la cura di ustioni, ulcere, piaghe da decubito, ferite chirurgiche, fratture, strappi ai tendini ed ai legamenti. L'FGF stimola anche la crescita di cellule nervose e pertanto potrebbe trovare un'utile applicazione nella cura di malattie neurodegenerative (Alzheimer, Parkinson ecc.). Una trattazione a parte meritano infine l'interferone, l'eritropoietina e le interleuchine.

Interferone

L'interferone fu scoperto nel 1957 da Isaacs e Lindenmann nel corso di studi sugli effetti di virus influenzali inattivati con i raggi UV su frammenti di

Tabella M9.1 Fattori di crescita e loro applicazioni

Fattori di crescita	Applicazione
EGF (*Epidermal growth factor*)	Guarigione di ferite
CSF (*Colony stimulating factor*)	Terapia con chemioterapici citotossici
FGF (*Fibroblast growth factor*)	Guarigione di ustioni, piaghe e ferite; terapia dell'ischemia cerebrale
PDGF (*Platelet derived growth factor*)	Chirurgia dell'occhio
ANF (*Atrial natriuretic factor*)	Terapia dell'ipertensione
IGF (*Insulin-like growth factor*)	Trattamento delle fratture
LIF (*Leukemia inhibitory factor*)	Terapia della leucemia
NGF (*Nerve growth factor*)	Terapia dell'Alzheimer
TNF (*Tumor necrosis factor*)	Terapia dei tumori
SCF (*Sten cell factor*)	Terapia di anemie
MCP-1 (*Macrophage chemotactin protein-1*)	Terapia di infiammazioni
TGFB (*Transforming growth factor B*)	Terapia di ferite e fratture

membrana corionallantoidea di embrione di pollo. L'interferone è una glicoproteina prodotta dalle cellule eucariotiche (soprattutto linfociti T e cellule NK attivate), in seguito a stimolazione antigenica o per l'azione di un induttore (virus, batterio, endotossina, sostanza chimica). L'induttore rimuove l'inibizione sul gene che regola la sintesi di interferone: questo richiede alcune ore perché il gene possa esprimersi codificando l'RNA messaggero per la sintesi della proteina interferone. In realtà sarebbe più esatto parlare di interferoni, dato che si conoscono diversi tipi: **interferone leucocitario**, prodotto da leucociti stimolati da virus o mitogeni; **interferone fibroblastico**, prodotto da fibroblasti infettati da virus; **interferone immune**, prodotto da linfociti T, dopo attivazione con antigeni e mitogeni.

Gli interferoni sono presenti nelle specie animali più evolute, e presentano una caratteristica specificità di specie, essendo attivi su cellule omologhe, ma non su cellule eterologhe; la specie-specificità non è tuttavia assoluta. L'interferone si lega su un recettore specifico presente sulla superficie della cellula bersaglio: il segnale che ne deriva funge da secondo messaggero per la sintesi di nuove proteine (tramite un RNAm). Le principali azioni biologiche degli interferoni sono: azione antivirale, antiproliferativa, immunomodulatrice.

L'azione antivirale sembra risiedere nella induzione della sintesi di enzimi quali proteinchinasi, che inattiva il peptide che inizia la sintesi proteica virale, oligoadenilato sintetasi, che attiva un'endonucleasi che demolisce l'RNA cellulare utile per la replicazione virale, e di una fosfodiesterasi, che inibisce la sintesi di nuove proteine. L'azione antiproliferativa è la conseguenza dell'interazione dell'interferone con meccanismi che regolano il ciclo cellulare, la sintesi proteica, la crescita e differenziazione cellulare ed il citoscheletro cellulare. L'azione immunomodulatrice è infine la conseguenza di un'aumentata attività dei macrofagi indotta dall'interferone.

Per tutte queste attività gli interferoni trovano impiego nelle malattie virali, ed in quelle oncologiche (l'interferone induce remissione della leucemia a cellule capellute nel 90% dei pazienti); sono stati poi proposti nell'AIDS (sembra che inibiscano la replicazione del virus HTCV III), nei casi di *herpes labialis* e *genitalis*, condilomi acuminati, cheratite erpetica.

Eritropoietina

L'eritropoietina o fattore stimolante l'eritropoiesi (ESF) è una glicoproteina complessa prodotta nel feto dal fegato e nell'adulto dal rene per il 90% e dal fegato per il 10%. Agisce sulle cellule stimolanti inducendo la loro differenziazione in cellule eritroidi.

Circa il meccanismo d'azione, viene suggerito che l'eritropoietina può attivare l'adenilciclasi con conseguente produzione di AMPciclico, la produzione sequenziale di diversi tipi di RNA, la sintesi di DNA ed infine modificare il microambiente inducendo, nei tessuti emopoietici, vasodilatazione e vasoproliferazione con conseguente iperplasia eritroide. Nel 1989 la *Food and Drug Administration* ha approvato l'uso dell'eritropoietina ricombinante per il trattamento dell'anemia cronica indotta da insufficienza renale; il prodotto può essere utilizzato per curare anche altre anemie da deficienze proteiche

Tabella M9.2 Principali interleuchine e possibili applicazioni terapeutiche

Interleuchina	Applicazione
IL-1	Terapia antitumorale; stimolazione dell'ematopoiesi midollare dopo radioterapia e chemioterapia
IL-2	Terapia antitumorale, antibatterica
IL-3	Riattivazione di leucociti (dopo trapianto di midollo osseo, chemioterapia, radioterapia)
IL-4	Terapia antitumorale, antibatterica ed immunostimolante
IL-5	Terapia immunostimolante (durante infezioni)
IL-6	Stimolazione ematopoietica midollare dopo chemioterapia o trapianto di midollo osseo
IL-7	Stimolazione ematopoietica midollare dopo chemioterapia o trapianto di midollo osseo
IL-8	Protezione midollare prima della chemioterapia
IL-9	Riattivazione emopoietica
IL-10	Terapia antirigetto (trapianti) ed antireumatica
IL-11	Riattivazione piastrine e neutrofili dopo radioterapia, chemioterapia e trapianto di midollo osseo
IL-12	Terapia immunostimolante (durante infezioni)
IL-13	Terapia dell'artrite reumatoide e dello shock settico

(gravidanza, malattie infettive, neoplasie, AIDS). Altre possibili indicazioni riguardano i pazienti trapiantati con midollo osseo, nei quali l'eritropoietina potrà stimolare l'eritropoiesi. L'eritropoietina può causare, come effetti collaterali, ipertensione e convulsioni.

Interleuchine

Le interleuchine (Tabella M9.2) fanno parte di una famiglia di proteine glicosilate e non, sintetizzate da diverse cellule in risposta ad infezioni, reazioni immunitarie, stimoli lesivi ecc.

L'interleuchina più nota è interleuchina-2 (IL-2); questa è stata identificata come un fattore di crescita autocrino dei linfociti T. Agisce sui linfociti, inducendo l'espressione del proprio recettore e provocando la divisione e differenziazione delle cellule T *helper* e T citotossiche. Può inoltre indurre la proliferazione di linfociti B. È stata sperimentata con successo nella terapia dei tumori. Provoca, come effetti collaterali, disturbi gastrointestinali, reazioni cutanee, febbre, senso di fatica, ipertensione. Un'altra interleuchina interessante nella cura di neoplasie è l'IL-1: questa è prodotta soprattutto dai macrofagi attivi ed a sua volta attiva i linfociti B e T e le cellule NK. Esistono due forme di IL-1, (IL-1α ed IL-1β), codificate da geni diversi, ma riconosciute dal medesimo recettore. L'IL-1 è importante per il mantenimento della risposta immunitaria ed infiammatoria (stimola il release di PG's ed agisce come fattore chemiotattico per le cellule della reazione infiammatoria). Causa, come effetti collaterali, febbre, dolori articolari, proteolisi muscolare ecc. Per le interleuchine si sta valutando l'impiego nelle malattie autoimmuni, infiammatorie e tumorali.

Bibliografia essenziale

Alberghina L, Cernia E (1996) Biotecnologie e bioindustrie. UTET, Torino

Autore G (1995) In: Capasso F (ed) Farmacognosia. Droghe animali, enzimi e vitamine. EMSI, Roma, pp 49-53

De Pasquale R (1995) In: Capasso F (ed) Farmacognosia. Droghe animali, enzimi e vitamine. EMSI, Roma, pp 55-65

Farmacopea Ufficiale Italiana Ed XII (2008) Istituto Poligrafico e Zecca dello Stato, Roma

Furie B, Furie BC (1992) Molecular and cellular biology of blood coagulation. N Engl J Med 326:800-806

Molinoff PB, Ruddon RW (1996) Goodman & Gilman's The pharmacological basis of therapeutics, 9th ed. McGraw-Hill

OMS (1969) Rapp Techn 407:6

OMS (1973) Rapp Techn 516:9-10

Silvestrini B (1999) Atti del Convegno C.N.R. "Dal Doping al Sostegno Fisiologico dell'Attività Sportiva". Roma, 15.01.1999

Capitolo M10 Sostanze di origine minerale

Elementi e composti formati da uno o più elementi minerali sono stati usati per lungo tempo in farmacia e medicina.

Alcune di queste sostanze hanno attività terapeutica intrinseca mentre altre sono utili come eccipienti. Molte sono poi efficaci senza essere assorbite dall'organismo e ciò conferisce loro una bassa tossicità. In genere le sostanze naturali di origine minerale sono usate per problemi gastrointestinali o dermatologici. Questo capitolo esaminerà l'origine, gli usi (terapeutici o come adiuvanti) e le reazioni avverse delle sostanze minerali di maggiore interesse farmaceutico.

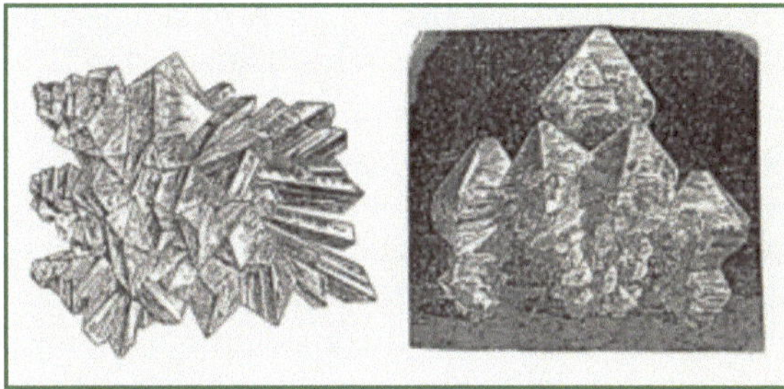

Fig. M10.1 Cristalli ottaedrici regolari di allume (F. Capasso e L. Donatelli)

Allume

L'allume esiste in due forme, l'allume di potassa e l'allume di ammonio, il più usato per il suo basso costo. L'**allume di potassa**, detto anche **allume di rocca** (perché gli arabi lo preparavano da minerali estratti presso Rochka) o allume curdo, è solfato di alluminio e potassio con 12 molecole di acqua di cristallizzazione. Per **allume usto** o **calcinato** s'intende lo stesso, privato delle 12 molecole di acqua di cristallizzazione mediante riscaldamento a temperatura che non superi i 200 °C. L'allume di potassa si presenta in forma di cristalli ottaedrici incolori, quasi trasparenti, che sfioriscono all'aria, inodori, di sapore astringente, dolciastro, acidulo (Fig. M10.1). L'allume usto si presenta come una polvere bianca, leggera, soffice ed è meno solubile in acqua e di sapore più aspro dell'allume di potassa. L'allume di ammonio, o allume ammoniacale, si presenta cristallino, leggermente dolce e di gusto acre.

L'allume può essere estratto dal minerale allumite (pietra di allume), oppure preparato da schisti alluminosi o da argille, creolite, bauxite ecc.

L'allume è un astringente efficace per la pelle e le mucose. Nel passato è stato incluso nei colluttori ma, a causa degli effetti nocivi sui denti, quest'uso è stato praticamente abbandonato. L'allume è più comunemente usato per ridurre l'odore del corpo associato all'eccessiva sudorazione. Quest'effetto antitraspirante è una conseguenza del blocco dei pori delle ghiandole sudoripare per azione astringente sulla superficie cutanea. L'interazione con gli acidi grassi (gliceridi) liberati dall'azione dei batteri sui lipidi della pelle può determinare l'effetto deodorante. I lavaggi detergenti vulvovaginali e per la leucorrea possono anche contenere allume. Soluzioni dallo 0,5% fino al 5% sono di solito efficaci per effetti locali. L'allume in polvere può essere usato come emostatico per fermare emorragie di piccoli tagli; talvolta il nitrato di potassio è associato all'allume di potassio in una forma solida conveniente (Stick). In alcuni casi di emorragie nasali le narici possono essere tamponate con cotone impregnato di una soluzione di allume. La proprietà dell'allume di indurire la pelle è stata sfruttata dagli atleti per irrobustire la pelle dei piedi. Sebbene non comunemente impiegato per questo scopo, una soluzione (0,5-1%) di allume ha un effetto spermicida.

L'ingestione di soluzioni di allume può causare infiammazioni gastrointestinali, vomito e diarrea. L'antidoto a questo tipo di intossicazione è la somministrazione orale di soluzioni emollienti (come il latte) e di un antiacido. Altre misure di supporto potrebbero essere necessarie in gravi forme di intossicazione.

Altri sali di alluminio

Diversi sali di alluminio sono usati localmente. Questi includono l'acetato di alluminio, il solfato di alluminio ed il cloruro di alluminio o cloridrato di alluminio. Il primo di questi è conosciuto come *Soluzione di Burow* ed è usato come bendaggio esterno o lozione (ad una diluizione del 10% o meno) per trattare le dermatiti vescicolari acute e le infiammazioni cutanee subacute, incluse il piede d'atleta e il rossore da pannolini. Essa agisce attraverso un effetto combinato, antisettico, detergente ed astringente.

Come l'allume, il cloruro di alluminio e il cloroidrossido di alluminio idrato sono usati come antitraspiranti. Il sale cloruro è talvolta preparato come soluzione al 20% in alcol assoluto, mentre il cloridrato è di solito preparato come soluzione acquosa, lozione o pasta. La seconda preparazione è considerata di solito meno irritante delle soluzioni di cloruro di alluminio.

Altri composti contenenti alluminio sono stati invece usati per uso interno per neutralizzare l'acidità gastrica. Anche se le sospensioni di fosfato di alluminio (contenenti il 4-5% di $AlPO_4$) sono state usate come antiacidi, le forme più popolari sono sospensioni colloidali (gel) di idrossido di alluminio (contenente 3,6-4% di Al_2O_3) con olio di menta e agenti dolcificanti per l'aroma. Nello stomaco ogni molecola di idrossido di alluminio reagisce con tre ioni di idrogeno facendo così aumentare il pH intragastrico e neutralizzando l'acido cloridrico prodotto dalle cellule parietali. Nel processo vengono prodotti cloruro di alluminio e acqua.

La neutralizzazione avviene lentamente mentre gli ioni idrogeno si diffondono nel gel idrato e reagiscono con gli ioni idrossili. Ogni grammo di gel di idrossido di alluminio neutralizzerà approssimativamente 12,5-25 ml di acido cloridrico 0.1 N. Generalmente dopo una dose di circa 10-15 ml di gel di idrossido di alluminio, il pH dello stomaco aumenterà fra 3,5 e 5. All'interno di questo *range* del pH, la secrezione di pepsina (enzima proteolitico) da parte della mucosa dello stomaco, è, almeno parzialmente, inibita.

Inoltre, la produzione di pepsina dal suo precursore (pepsinogeno) è altamente diminuita in questo *range* del pH. Gli ioni di alluminio potrebbero avere attività inibitoria intrinseca verso la pepsina anche in condizioni acide.

L'uso principale degli antiacidi che contengono idrossido di alluminio è nel trattamento di gastriti e ulcere peptiche dell'esofago, dello stomaco o del duodeno. Riducendo l'acidità e inibendo l'attività della pepsina, l'antiacido controbilancia questi fattori aggravanti permettendo alle ulcere di cicatrizzarsi. Uno degli effetti collaterali più comuni dell'idrossido di alluminio è la stipsi. Quindi l'idrossido di magnesio, che ha un effetto lassativo blando (vedi oltre), è spesso incluso al fine di alleviare l'effetto collaterale della stipsi. Sebbene l'alluminio non sia assorbito prontamente dal tratto gastrointestinale, alcuni ioni di alluminio possono raggiungere il circolo ematico. Se, dopo un uso prolungato, una significativa quantità di alluminio si accumula nei tessuti, vi è la possibilità di un danno neuronale. L'accumulo di alluminio nel cervello potrebbe essere un possibile fattore della malattia di Alzheimer.

L'intossicazione da alluminio è invece una reale preoccupazione in malattie renali dove l'idrossido di alluminio è usato frequentemente per prevenire l'iperfosfatemia. Alcune sostanze potrebbero avere il loro assorbimento ridotto dal gel di idrossido di alluminio. Fra queste ci sono aminofillina, atropina, tetraciclina, antibiotici e ciprofloxacina.

La forma di dosaggio preferita per l'idrossido di alluminio è la sospensione liquida. Comunque, la forma anidra del gel di idrossido di alluminio può essere confezionata in compresse che possono essere masticate.

Il gel di idrossido di alluminio e numerosi altri preparati antiacidi sono ampiamente disponibili senza prescrizione (OTC) e sono comunemente usati dai consumatori per trattare disturbi e acidità di stomaco, indigestione e ulcere peptiche immaginarie o reali. Comunque, questi prodotti sono raramente prescritti dai medici nei casi di ulcere in quanto sono indispensabili terapie molto più efficaci che attaccano un batterio (*Helicobacter pylori*) che ora si sa essere responsabile delle maggiori forme di ulcere peptiche.

Il gel di idrossido di alluminio è stato applicato anche localmente per trattare una varietà di patologie cutanee come impetigine e lesioni eczematose.

Sali di bismuto

Il bismuto è un componente di sali complessi usati esternamente ed internamente. Questi includono il subcarbonato, il subgallato, il subnitrato, il tartrato di potassio e il subsalicilato. Il subcarbonato di bismuto (o carbonato basico di bismuto) è quasi insolubile in acqua ed è usato internamente come un ingrediente in miscele utilizzate per la gastroenterite e la diarrea.

Il subcarbonato ha il vantaggio, nei confronti del sale di subnitrato (usato anche in disturbi gastrointestinali), perché non trattiene lo ione del nitrato potenzialmente tossico.

Il subcarbonato di bismuto è anche usato esternamente come lozione, polvere o pomata per lenire l'irritazione della pelle.

Il magma di bismuto è una miscela di idrossido di bismuto e subcarbonato di bismuto. Questa sospensione è usata per le stesse indicazioni per cui è utilizzato il subcarbonato di bismuto. Il sale di subgallato è prodotto dalla reazione dell'acido gallico con l'idrossido di bismuto. La polvere, di colore giallo vivo, è stata usata come astringente/protettivo esternamente e internamente. Il subsalicilato di bismuto originariamente è stato studiato per fornire ioni di bismuto per azioni astringenti e protettive sul tratto intestinale, e il salicilato per una possibile azione antibatterica. Dopo la somministrazione orale il subsalicilato di bismuto è idrolizzato nello stomaco, trattenendo gli ioni di ossicloruro di bismuto e gli ioni salicilato. Sembra che una sospensione aromatizzata contenente subsalicilato di bismuto sia utile nella *diarrea del viaggiatore* causata da ceppi di *E. Coli* enterotossici.

Acido borico

Il borato di sodio, conosciuto anche come **borace** (dall'ebraico *boraq*, brillante) e altri borati metallici alcalini, sono sali naturali da cui si ricava l'acido borico. Queste sostanze originariamente erano ottenute dalle zone vulcaniche della Toscana e, più recentemente, dai deserti della California. L'elemento boro è il maggior componente nell'acido borico e nei suoi sali. L'acido borico una volta era usato comunemente in soluzioni, polveri e unguenti come blando antisettico locale per il trattamento delle infiammazioni delle mucose e della pelle. L'acido borico in soluzione acquosa (una soluzione del 2,2% è isotonica con il fluido lacrimale) è un debole tampone, e tuttora si usa nei lavaggi oculari. Altri usi di soluzioni acquose di acido borico sono le irrigazioni della vescica, i lavaggi vaginali e le medicazioni di pustole e di altre alterazioni cutanee. L'acido borico un tempo era incluso in polveri per gli arrossamenti da pannolini. Questo secondo uso è oggi considerato pericoloso perché anche quando viene impiegato in polvere, l'acido borico potrebbe essere assorbito attraverso la pelle irritata tanto da produrre tossicità. Gravi intossicazioni si sono verificate in neonati dopo l'applicazione locale, su scottature, zone denudate o tessuti da cicatrizzare, di soluzioni, unguenti o polveri contenenti acido borico.

Se ingerito per via orale, l'acido borico è ben assorbito, anche se lentamente. Una seria intossicazione (nausea, vomito, dolori addominali, diarrea, mal di testa, disturbi della vista) può avvenire con appena 5 g di acido borico. In dosi maggiori (circa 20 g negli adulti) ed in individui sensibili, lo shock, con ipotensione, tachicardia e convulsioni, potrebbe portare ad un esito fatale.

Il trattamento per la intossicazione da acido borico include la lavanda gastrica e misure terapeutiche di supporto.

Sali di calcio

Sostanze che contengono calcio sono usate in terapia per sopperire carenze di calcio, per prevenire o ridurre l'evoluzione dell'osteoporosi e come antiacido gastrico. I sali di calcio solubili, come il clorato di calcio e il gluconato di calcio, sono stati usati in medicina, ma la maggior parte degli agenti utili sono precipitati di calcio. Il carbonato di calcio è insolubile in acqua ed è stato ampiamente usato come antiacido gastrico. Un grammo di polvere neutralizza circa 200 ml di HCl 0,1 N, rendendolo equivalente all'idrossido di magnesio come antiacido. Il carbonato di calcio è soprattutto disponibile in compresse. La dose è di 1 g 4 o più volte al giorno. Nello stomaco il carbonato di calcio reagisce con l'acido cloridrico e si trasforma in cloruro di calcio solubile il quale passa

$$CaCO_3 + 2HCl \rightarrow CaCl_2 + H_2CO_3$$

nell'intestino dove reagirà con i bicarbonati intestinali. Si forma così cloruro di sodio che riassorbito restaura la quota di

$$CaCl_2 + 2NaHCO_3 \rightarrow 2NaCl + CaCO_3 + CO_2 + H_2O$$

cloruro di sodio ematico mentre il carbonato di calcio formatosi, non essendo assorbito, viene espulso con le feci. La possibilità che si abbiano effetti generali è scarsa. Un uso eccessivo di carbonato di calcio può causare stipsi e secrezione acida di rimbalzo dovuta alla eccessiva produzione di gastrina.

Troppo calcio potrebbe poi essere un fattore predisponente nella formazione di calcoli renali.

Sali di magnesio

In natura il magnesio esiste come materiale dal colore bianco-argenteo. Il magnesio si trova in cibi come la carne, le verdure, il latte. Nell'uomo il magnesio è necessario per la produzione dell'energia cellulare, della funzione cardiovascolare normale e della funzione neuronale e muscolare scheletrica. È stato stimato che un essere umano adulto contiene circa 20 g di magnesio di cui la metà è presente nelle ossa e un terzo nei muscoli. Una carenza di magnesio può causare irritabilità neuronale, convulsioni e aritmia cardiaca. Il magnesio generalmente agisce per controbilanciare gli effetti del calcio nei muscoli e nel tessuto neuronale.

Come l'alluminio, il magnesio è un minerale utile sia in medicina che in farmacia. Le forme principali di magnesio sono il carbonato, il citrato, l'idrossido, il trisilicato, il solfato, l'ossido e lo stearato. La sospensione di idrossido di magnesio, conosciuta comunemente anche come latte di magnesio, è ampiamente usata sia come antiacido che come lassativo.

Il latte di magnesio contiene 7-8,5% di idrossido di magnesio in sospensione. Come antiacido, la dose comune è di 5 ml e contiene 385 mg di idrossido di magnesio. Questa dose neutralizza circa 135 ml di acido cloridrico 0,1 N. Agenti aromatizzanti, come l'olio essenziale di menta, sono spesso aggiunti al latte di magnesio per renderlo più gradevole; talora viene aggiunto lo 0,1% di acido citrico per diminuire la reazione della sospensione con il vetro del contenitore. Come lassativo la dose di idrossido di magnesio è 3-6 volte maggiore della dose richiesta per avere un effetto antiacido. Nello stomaco, l'idrossido di magnesio non solubile è trasformato in cloruro di magnesio combinandosi con gli ioni di idrogeno:

$$Mg(OH)_2 + 2HCl \rightarrow MgCl_2 + 2H_2O$$

Ossido di magnesio può anche essere dato oralmente come antiacido gastrico. Dapprima l'ossido viene convertito in idrossido nello stomaco, rallentando la velocità e l'efficacia della neutralizzazione acida.

Una piccola quantità (circa 15% di una dose data) di magnesio viene comunque assorbita dall'intestino, ma questo non crea alcun problema di tossicità, poiché il magnesio è utilizzato in parecchie importanti funzioni dell'organismo, a meno che non ci sia una funzionalità renale ridotta o un equilibrio elettrolitico non normale.

In rare situazioni in cui gli ioni di magnesio sono somministrati per via endovenosa, bisogna avere grande cura per evitare la tossicità (vedi oltre).

Tre sali di magnesio sono comunemente usati come lassativi: citrato, solfato e idrossido. Si pensa che l'azione lassativa sia principalmente dovuta all'effetto osmotico del magnesio e ai suoi ioni che sono scarsamente assorbiti dall'intestino.

Altri meccanismi, inclusa la liberazione di colecistochinina e la stimolazione della liberazione di ossido d'azoto, sono stati proposti di recente. Comunque l'azione lassativa causata dal solfato di magnesio è principalmente dovuta all'accumulo di liquido intraluminale in eccesso, combinato probabilmente con gli effetti diretti o indiretti sulla motilità intestinale.

L'idrossido di magnesio, come detto prima, è un lassativo alquanto debole, perché solo lo ione di magnesio entra nel tratto intestinale dove produce il suo effetto osmotico. La soluzione di citrato di magnesio è preparata per mezzo di una combinazione di carbonato di magnesio e di acido citrico. Il citrato di magnesio è spesso aromatizzato con essenza di limone ed è reso effervescente con l'aggiunta di bicarbonato di sodio. Come il latte di magnesio, la soluzione di citrato di magnesio deve la sua azione principalmente ad un singolo ione di magnesio e quindi per produrre un effetto lassativo è necessario un grande volume (250-350 ml che contengono circa 15 g di carbonato di magnesio) di questo preparato.

Il solfato di magnesio è forse il più potente dei lassativi contenenti magnesio. Questo sale è un costituente dell'acqua di molte sorgenti naturali. È stato cristallizzato per la prima volta nel 1675 dall'acqua proveniente dalla sorgente di Epsom, in Inghilterra (e perciò detto **Sale di Epsom** o **sale inglese**).

Questo sale naturale è molto solubile in acqua, rendendo facile la preparazione di soluzioni ipertoniche. La dose comune di sale di Epsom è di 10-15 g (in circa 15-20 ml di acqua): dato a stomaco vuoto produce feci acquose in circa tre ore.

Il solfato di magnesio è talvolta usato per via sistemica per trattare anormalità elettrolitiche e condizioni come aritmia cardiaca, convulsioni, contrazioni uterine associate a carenza di magnesio. In caso di tossicità da sovradosaggio un antidoto efficace è il gluconato di calcio, per via endovenosa.

Un altro preparato che merita di essere menzionato è lo stearato di magnesio. Lo stearato di magnesio è costituito da magnesio con quantità variabili di acido stearico e palmitico e fino all'8% di ossido di magnesio. Questa polvere bianca, di struttura fine, ma voluminosa, è insolubile in acqua. Non è tossica se ingerita ed è ampiamente usata come lubrificante nella produzione di compresse e nella composizione di unguenti e polveri lenitive.

Silicati

Bentonite e caolino sono silicati di alluminio idrato. L'attapulgite è invece un silicato idrato di alluminio, magnesio e ferro. La **bentonite** è una polvere fine di color crema. Non è solubile in acqua ma si gonfia sino a circa 12 volte il suo volume se aggiunta all'acqua. La stabilità delle sospensioni di bentonite è alterata dal pH, essendo più stabile in ambiente alcalino. Essa forma un gel simile ad una pasta viscida, la cui consistenza può essere regolata variando la quantità di acqua. Nella sospensione acquosa le particelle di bentonite sono caricate positivamente. Questa proprietà può giustificare la capacità della bentonite di chiarificare sospensioni che contengono particelle caricate positivamente.

La bentonite è usata nell'industria farmaceutica e in altre industrie come agente assorbente, stabilizzante o sospendente. Una forma comune utilizzata in prodotti cosmetici o farmaceutici è il magma di bentonite, preparato come sospensione al 5% (v/v) in acqua caldissima. La bentonite può anche essere ingerita ma è usata più frequentemente per prodotti per uso esterno.

Il **caolino** (dal cinese *kaoling* o *ka-ling*, nome di una collina presso Fou-liang dalla quale si ricava) è un termine generico applicato a vari silicati naturali di alluminio idrato. Come la bentonite, il caolino è un'argilla. Ci sono almeno tre classi di argille classificate come caolino: caolinite, diskite e nacrite. Nella sua forma naturale il caolino è impuro, essendo contaminato con ossido ferrico che gli dà un colore rosso o con altre impurità come i carbonati di calcio e di magnesio (che come l'ossido ferrico alterano il colore del prodotto in natura). Poiché il caolino proveniente da varie fonti naturali viene considerato di qualità abbastanza modesta, quello per uso farmaceutico viene purificato per mezzo di un trattamento con acidi forti, lavandolo con acqua, asciugandolo e setacciandolo. Si ottiene una polvere fine, sottile, bianca, untuosa al tatto, insolubile in acqua e negli acidi.

Ha spiccate proprietà adsorbenti: s'impiega all'interno come antiacido ed antitossico (nelle intossicazioni alimentari) ed all'esterno come polvere aspersoria. Sebbene nel passato il caolino sia stato usato per il trattamento di coliti ulcerose, c'è poca attendibilità per sostenere oggi questo approccio terapeutico. È pratica comune usare il caolino in miscela con la pectina (un polimero poliuronico ottenuto dai frutti di *Citrus* o di mela) in preparati contro la diarrea. La dose orale comune di sospensioni di caolino/pectina è 60-120 ml dopo ciascun episodio diarroico; ciò rappresenta approssimativamente 10-25 g di caolino per dose. L'applicazione di polveri che contengono caolino per lesioni trasudanti della pelle produce un piacevole effetto essiccante. Entra inoltre nella composizione di dentifrici ed entrava come eccipiente nella preparazione di pillole.

L'**attapulgite** è un'argilla che prende il nome dal luogo di estrazione, Attapulgue, Paese della Georgia (USA) dove è stato rinvenuto il primo giacimento. È una polvere finissima, inodore, di un colore crema chiaro, o nocciola chiaro, insolubile in acqua ed in alcali. La capacità adsorbente dell'attapulgite può essere accresciuta con un opportuno riscaldamento. La sostanza così ottenuta (*attapulgite attivata*) ha un potere adsorbente 5-8 volte maggiore del caolino. L'attapulgite ed il caolino sono comunemente usati in sospensioni orali per trattare diarree blande o moderatamente gravi. Non è raccomandato l'uso nella diarrea cronica ad eccezione di un trattamento sintomatico temporaneo finché non potrà essere individuata la causa della diarrea. Questi preparati non dovrebbero essere usati se febbre o sangue nelle feci sono associati alla diarrea. Si pensa che queste sostanze diano una copertura protettiva per la mucosa intestinale irritata e assorbano acqua per ridurre la fluidità delle feci.

Inoltre, si ritiene comunemente che le tossine associate a varie forme di enteriti vengano assorbite dalle particelle di attapulgite (o di caolino) e rese incapaci di interagire con la mucosa intestinale. L'attapulgite è di solito usata nella diarrea a dosi di 1,2-3 g (30 ml dei preparati commerciali).

Sia l'attapulgite che il caolino riducono l'assorbimento di un considerevole numero di farmaci. Si pensa che ciò si verifichi attraverso un assorbimento fisico sulla superficie delle particelle sospese. Il significato clinico di queste interazioni varierà a seconda del farmaco, della dose e del tempo di somministrazione relativo al preparato usato contro la diarrea. I farmaci che sembra che interagiscono meglio con il caolino e l'attapulgite sono i glucosidi digitalici, gli antibiotici del tipo lincomicina, gli antipsicotici fenotiazine/tioxanteni e le xantine (ad es. oxtrifillina, teofillina).

Per prevenire o ridurre l'entità di queste interazioni si raccomanda che i preparati contenenti caolino o attapulgite vengano somministrati non meno di due ore prima o tre-quattro ore dopo questi farmaci.

Il **talco**, dall'arabo *talak*, è idrosilicato di magnesio. Come minerale si trova in tutto il mondo, anche negli Stati Uniti, dove depositi di alta qualità esistono nel Nord Carolina. Si distingue il talco foliaceo dalla steatite. Il primo è in masse squamose o lamellari, di lucentezza madreperlacea, untuoso al tatto. La steatite è una varietà compatta di talco, tenera, untuosa al tatto (detta anche pietra da sarto perché da questo utilizzata per segnare le correzioni da fare sugli abiti). Per uso medico si adopera il talco bianco, ridotto in polvere finissima.

Il fatto di non essere sabbioso e la struttura levigata lo rendono particolarmente idoneo come polvere aspersoria per lenire la pelle irritata. Tende ad avere un'azione lubrificante sulla pelle.

I guanti di latice sono spesso ricoperti di talco che agisce come lubrificante per agevolarne la rimozione. Comunque l'uso del talco per guanti chirurgici non è senza conseguenze; anche quantità minime di talco che si depositano sui tessuti possono causare la formazione di granuloma.

Dei vantaggi sono stati tratti dalle proprietà del talco in pazienti con episodi ricorrenti di pneumotorace. Talco sterilizzato viene spruzzato attraverso un endoscopio nello spazio pleurico dopo la rottura e il collasso del polmone. Ciò produce una blanda irritazione e aderenza del rivestimento dei polmoni alla cavità toracica.

Nelle preparazioni farmaceutiche il talco viene usato come mezzo filtrante per liquidi coprenti e come lubrificante per confezionare compresse. Esso è talvolta anche usato nella dispersione di sostanze scarsamente solubili nell'acqua come oli volatili in miscele idroalcoliche o acquose.

Trisilicato di magnesio (ossido di magnesio più ossido di silicio) è talvolta aggiunto ad altri preparati di magnesio, oppure usato da solo come antiacido. Nello stomaco il trisilicato assume una consistenza simile a gel, che potrebbe aderire alle lesioni ulcerose e avere un'azione protettiva. Ad ogni modo, il cloruro di magnesio formatosi nello stomaco reagisce con il bicarbonato di sodio nel duodeno per produrre carbonato di magnesio (che è eliminato con le feci) e cloruro di sodio (che è rapidamente assorbito).

Un effetto collaterale potenziale del consumo eccessivo di trisilicato di magnesio è la formazione di calcoli renali di silicati. Il trisilicato di magnesio e il carbonato di magnesio non producono effetto lassativo.

Sali di zinco

Lo zinco è un importante elemento, richiesto per la normale attività di numerosi enzimi nell'organismo. Se ingerito, lo zinco agisce come antiossidante contrastando l'effetto di alcuni tipi di radicali liberi. Si pensa anche che questo elemento aumenti l'attività del sistema immunitario e che possibilmente blocchi la proliferazione di alcuni batteri e rinovirus. Si pensa che lo zinco stimoli anche la guarigione delle lesioni cutanee.

Lo zinco può essere usato in terapia in varie forme, incluso l'ossido di zinco ed i sali: solfato, stearato e cloruro. L'ossido di zinco è una polvere bianca insolubile in acqua e alcol. È ampiamente usato in dermatologia, sia da solo che con altri ingredienti, per produrre un effetto protettivo e leggermente astringente. La pomata all'ossido di zinco è un preparato comune che contiene il 20% di ossido di zinco, il 15% di olio minerale ed il 65% di vaselina bianca. Una variante di questa è la pasta all'ossido di zinco (conosciuta anche come la pasta di Lassar) che contiene il 25% di ossido di zinco, il 25% di amido e il 50% di vaselina. Questo preparato in pasta è usato quando c'è una trasudazione di liquido dalla pelle.

Il cloruro di zinco è astringente, antisettico e deodorante, con effetti caustici ad una concentrazione di circa il 30%. Talvolta il cloruro di zinco, a concentrazione compresa tra lo 0,5% e l'1%, è usato per collutori. Il solfato di zinco è una polvere cristallina incolore che si discioglie rapidamente in acqua, ma è insolubile nell'alcol. Il solfato di zinco può essere usato sia esternamente che internamente. Per uso esterno è stato impiegato come astringente ad una concentrazione dello 0,2%-1%. Ad una concentrazione dello 0,25% il solfato di zinco è stato aggiunto in preparati oculari nel trattamento di congiuntiviti causate da alcune infezioni batteriche. Per le lesioni pustolose ed essudative della pelle il solfato di zinco è stato combinato con lo zolfo per formare una lozione acquosa lenitiva.

Usato internamente in quantità di milligrammi, il solfato di zinco è talvolta incluso negli integratori di minerali/vitamine. In quantità di grammi il solfato è stato usato come antiemetico.

Bibliografia essenziale

Aiazzi Mancini M, Donatelli L (1969) Trattato di farmacologia. Vallardi, Milano

Capasso F, Donatelli L (1981) Farmacognosia. Le droghe della F.U.I. Piccin, Padova

Capasso F, D'Argenio G (2007) Lassativi. Impiego razionale dei lassativi nella stipsi. Springer-Verlag Italia, Milano

Izzo AA, Gaginella TS, Capasso F (1996) The laxative effect of oral high doses of magnesium sulphate: the importance of digestive polypeptides, platelet activating factor and nitric oxide. Magnesium Res 9:133-138

Capitolo M11 INTEGRATORI ALIMENTARI

Gli studi epidemiologici sui rapporti tra nutrizione e malattie evidenziano oggi nel mondo due aspetti contrastanti dominati da problematiche diverse:

- da un lato, nei Paesi in via di sviluppo, esiste il problema di un ridotto apporto di nutrienti e una consistente parte della popolazione è soggetta a ridotto apporto proteico e calorico con associate carenze vitaminiche multiple;
- da un altro lato, nei Paesi industrializzati, emergono le cosiddette "patologie del benessere", legate a squilibri dietetici prodotti da: (i) esagerato apporto di calorie (con insorgenza di obesità e diabete); (ii) alto contenuto di grassi saturi (con comparsa di dislipidemia, aterosclerosi e coronaropatia e vasculopatia pluridistrettuale e maggiore incidenza di neoplasie); (iii) basso contenuto di fibre e (iv) ridotto apporto di vegetali (frutta e verdure) (con comparsa di carenze vitaminiche e ridotta protezione contro neoplasie e danno da sostanze ossidanti) (Fig. M11.1). Ad es., in una dieta equilibrata dovrebbe essere presente un minimo di cinque o

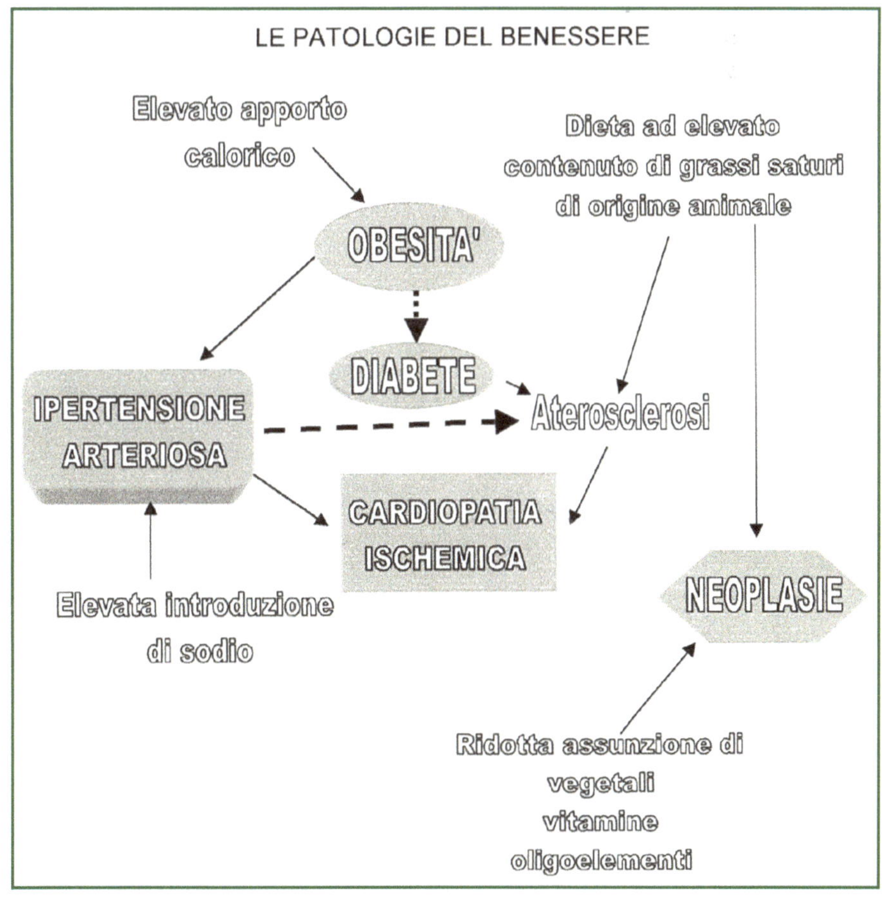

Fig. M11.1 Le patologie del benessere

sei razioni di frutta e verdura al giorno. È stato evidenziato che solo il 10-15% degli adulti negli USA ed in Europa si uniforma a questo standard dietetico.

Queste abitudini alimentari, poco utili o addirittura pericolose, hanno facilitato la diffusione degli integratori alimentari, agevolata anche dalla convinzione che un supplemento di nutrienti è in grado di migliorare lo stato di salute, indipendentemente dalle errate abitudini alimentari. Il D.L.vo 27 gennaio 1992, n. 111, che prevedeva una semplice notifica al Ministero della Sanità per l'immissione in commercio di prodotti dietetici, ha consentito di mettere in commercio una quantità sempre maggiore di integratori alimentari (Tabella M11.1).

Contemporaneamente è stata ampliata la lista dei nutrienti ammessi (prima del 1992 i nutrienti ammessi nei prodotti dietetici erano vitamine, minerali ed alcuni aminoacidi), è stato rivisto il dosaggio delle vitamine e degli aminoacidi e sono stati aggiunti gli estratti vegetali ai prodotti destinati ad una alimentazione particolare.

Tutto ciò ha modificato il "significato" dell'integratore (prima del D.L.vo 111 era considerato un prodotto aggiunto all'alimentazione per fornire sostanze con valenza di "nutrienti"; successivamente al D.L.vo 111 una fonte concentrata di sostanze aventi un effetto "nutritivo" e soprattutto "fisiologico") ed ha creato delle situazioni *borderline*, dove il confine tra integratore e farmaco è sempre più sfumato. Questo è il caso della glutamina, presente in specialità medicinali con dosaggi giornalieri pari a 50 mg e negli integratori con dosaggi giornalieri pari ad 1 g.

Anche l'EPA (acido eicosapentanoico) ed il DHA (acido decosaesaenoico) sono presenti in farmaci (dose giornaliera 1g) e negli integratori (dose giornaliera non inferiore ad 1 g). Lo stesso dicasi per la rutina, la cui posologia come farmaco è di 135 mg/*die* e come integratore di 200 mg/*die*; per il fluoro il dosaggio come farmaco è compreso tra 0,25-1 mg, mentre come integratore il dosaggio giornaliero consigliato è di 1,5-4 mg. È ovvio che l'uso di integratori dietetici contenenti sostanze presenti nei farmaci con dosaggi sovrapponibili, o addirittura superiori, rappresenta un reale rischio per il consumatore, tanto più grave quanto più è ingiustificato l'uso di questi o l'abuso.

Una situazione analoga si è creata anche nel settore dei prodotti naturali. Numerosi sono infatti gli esempi di alimenti contenenti estratti vegetali utilizzati anche per la preparazione di vari tipi di farmaci (specialità medicinali, OTC, galenici ecc.). L'aspetto più inquietante, in questo caso, è che non era prevista l'indicazione in etichetta del dosaggio dei vari estratti. Il D.L.vo citato prevedeva solo l'indicazione di questi prodotti in ordine decrescente di peso e non la quantità di ognuno di questi all'interno del prodotto. Successivamente, in attuazione della direttiva 2002/46/CE, emanata per uniformare la normativa degli Stati membri in materia di integratori alimentari, è stato approvato il D.L.vo 21 maggio 2004 n. 169 (G.U. 164 del 17 luglio 2004) con il quale sono individuate le possibili denomi-

Tabella M11.1 Tipi di integratori

Integratore	Commento
Integratore semplice	
Fibre	L'uso di alimenti raffinati ha fatto si che la quantità di fibre introdotte col cibo si sia ridotta con conseguenze negative sul tratto gastrointestinale, e non solo. Gli integratori di fibre sopperiscono l'uso ridotto di molti alimenti grezzi
Vitaminico e minerale	L'uso prolungato di alimenti precotti o preconfezionati ed il ricorso ad una dieta povera di alimenti vegetali (frutta e verdura) può causare ipovitaminosi. L'integratore vitaminico può essere utile in queste circostanze. Spesso alle vitamine si associano minerali
Proteico	Può contenere aminoacidi ramificati (valina, leucina ecc.) o un *pool* aminoacidico; a questo si attribuisce una funzione energetica e plastica
Integratore complesso	
Sostituto del pasto	Un'alimentazione povera o sbilanciata richiede l'integrazione con preparati contenenti proteine (ad elevato contenuto biologico), carboidrati (di pronta disponibilità), lipidi (acidi grassi essenziali), vitamine e minerali
Antiossidante	Ai radicali liberi sono attribuiti fenomeni regressivi tessutali. Sostanze naturali antiossidanti neutralizzano le azioni negative dei radicali liberi e prevengono patologie tipiche dell'età avanzata
Salutare	Diversi estratti vegetali sono stati assimilati ai prodotti alimentari e immessi in commercio come "alimenti" per prevenire e curare disturbi e/o patologie

nazioni, le sostanze presenti e la loro purezza, le nuove modalità di etichettatura, di produzione, confezionamento e di immissione in commercio. Data l'importanza anche economica degli integratori alimentari, nel corso degli anni successivi al D.L.vo 169/2004 c'è stata una lunga serie di atti normativi, quali decreti e circolari ministeriali.

Integratori contenenti vitamine, minerali ed aminoacidi

Secondo i risultati di uno studio della *United States Food and Drug Administration* i tre quarti della popolazione adulta sono convinti che un supplemento in vitamine sia in grado di migliorare lo stato di salute e la qualità e la durata della vita; inoltre un quinto della popolazione ritiene che l'insorgenza di determinate patologie (neoplasie, artrite, raffreddore) sia la conseguenza di una deficienza dietetica di vitamine, minerali ed altri nutrienti (oligoelementi, aminoacidi). Queste ed altre convinzioni, come ad es. l'attribuire ad alcuni nutrienti la capacità di curare e di prevenire alcune malattie e/o disturbi, si sono diffuse in vasti strati della popolazione, non solo negli USA, ma anche in Europa, Giappone e Canada; di conseguenza oggi si fa un abuso di integratori alimentari con il rischio di provocare effetti indesiderati o tossici.

Alcuni nutrienti, infatti, possono, una volta somministrati, accumularsi nell'organismo fino a raggiungere concentrazioni tossiche; ciò accade, ad es., con le vitamine liposolubili. Altri nutrienti possono invece provocare effetti spiacevoli o addirittura tossici, in seguito a somministrazioni ripetute ed a dosaggi elevati (Tabella M11.2). È ovvio che l'integratore "naturale" non offre alcun vantaggio rispetto a quello di "sintesi", per il semplice fatto che il nostro organismo, non distinguendo la sostanza naturale da quella ottenuta per sintesi, metabolizza l'una e l'altra allo stesso modo: di conseguenza bisogna attendersi gli stessi benefici, ma anche gli stessi inconvenienti. Non è da escludere poi la presenza negli integratori di sostanze che possono risultare tossiche a determinate concentrazioni. C'è poi il rischio che l'esagerata, ed in molti casi ingiustificata, fiducia riposta in questi prodotti porti, medico e paziente, a sottovalutare sintomi e disturbi che, viceversa, andrebbero curati con farmaci appropriati.

È chiaro che l'impiego di integratori a base di vitamine e minerali è da evitare perché inutile e non privo di rischi in un soggetto sano; al contrario, il ricorso ad integratori alimentari può essere appropriato in particolari situazioni fisiopatologiche, oppure quando un'anamnesi diagnostica abbia messo in evidenza deficit vitaminici e/o di altri nutrienti, causati da abitudini alimentari. I fattori che possono condurre a stati carenziali alimentari sono diversi: dieta insufficiente, aumentato fabbisogno di qualche principio nutritivo, sindromi di malassorbimento. Comunque il rischio di gravi stati carenziali si ha solo nel caso in cui questi fattori (2 o tutti e 3) si sommano (Fig. M11.2).

Così, un'integrazione di nutrienti può giovare alla donna in gravidanza e durante l'allattamento. La gravidanza, infatti, comporta un aumento del

Tabella M11.2 Eventi collaterali per un uso inappropriato (esagerato) di nutrienti

Nutrienti	Effetti nocivi
Cobalto	Ipertrofia della tiroide, insufficienza cardiaca
Cromo	Insufficienza renale, cancro, dermatite
Ferro	Melena, nausea, dolori addominali
Iodio	Irregolarità nel battito cardiaco, confusione mentale
Magnesio	Nausea, ipotensione, debolezza muscolare, aritmie
Manganese	Insonnia, depressione, impotenza
Potassio	Tachicardia
Rame	Nausea, vomito, dolori muscolari
Selenio	Alopecia, apatia, alterazioni delle unghie, alitosi (odore di aglio)
Triptofano	Eosinofilia-mialgia
Vitamina A	Dolori ossei, dermatite a scaglie, epato- e splenomegalia, nausea e diarrea
Vitamina C	L'ossalato è il principale metabolita della vitamina C, quindi elevate assunzioni di questa vitamina in teoria potrebbero portare alla formazione di calcoli renali di ossalato in soggetti predisposti
Vitamina D	Ipercalcemia che (i) favorisce la formazione di calcificazioni metastatiche, (ii) provoca demineralizzazione delle ossa, (iii) predispone alla formazione di calcoli renali
Vitamina E	Segni di malessere ed aumentata affaticabilità

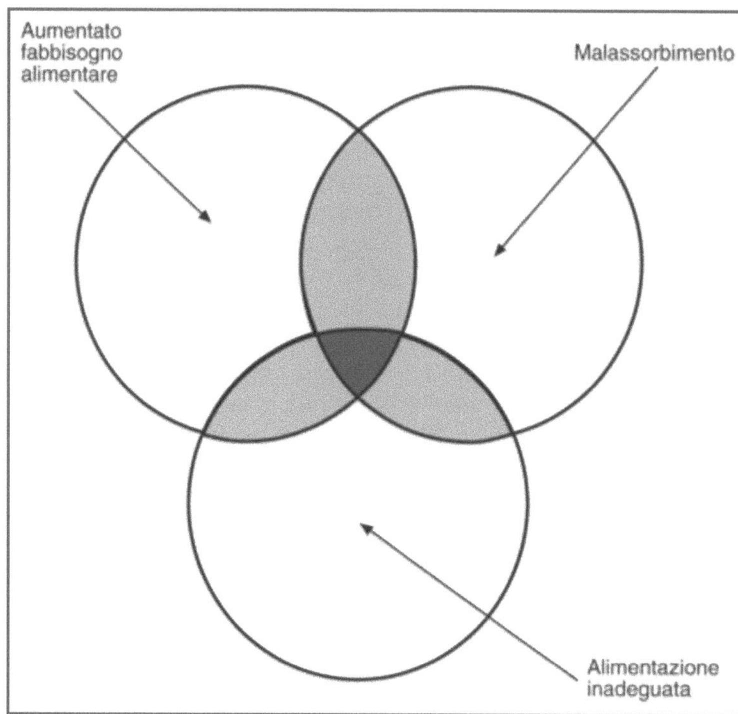

Fig. M11.2 Fattori che causano stati carenziali alimentari. Il rischio di stati carenziali è (i) molto basso se il paziente si trova nella zona bianca di uno dei 3 cerchi (è interessato un solo fattore), (ii) alto se il paziente si trova nella zona di sovrapposizione di due cerchi (sono interessati 2 fattori su 3), (iii) molto alto se si trova nella zona di sovrapposizione dei 3 cerchi (sono interessati i 3 fattori) (F. Capasso e G. Grandolini)

fabbisogno di acido folico, piridossina, vitamina C, niacina, vitamina B_6, ferro, calcio, magnesio, zinco ecc. Inoltre, durante la gravidanza, vi è un ridotto assorbimento intestinale e nel corso dell'allattamento un aumento della *clearance* renale di acido folico e di altri nutrienti. Così pure, anche se il latte materno è un alimento completo, l'allattamento al seno può rendere necessaria una integrazione di vitamina C e di tiamina; l'impiego invece di latte di mucca richiede un supplemento di ferro, di vitamina C e di vitamina K (nel neonato vi è in particolare una deficienza di vitamina K fino a quando non si sviluppa la flora batterica intestinale).

Un'integrazione della dieta con opportuni nutrienti può essere giustificata anche negli alcolisti cronici (l'alcolismo causa denutrizione, per insufficiente apporto alimentare e per alterazioni croniche dell'apparato digerente e del pancreas), nei giovani che fanno uso di stupefacenti [anche le droghe, sia leggere (marihuana ecc.) che pesanti (oppiacei ecc.), possono essere causa di denutrizione sia per il ridotto apporto alimentare che per le alterazioni funzionali che causano lungo il tratto digerente] e nei pazienti portatori di malattie che interferiscono con i processi digestivi (assunzione, assorbimento, utilizzazione) quali: anoressia nervosa, lesioni e/o processi flogistici a carico del cavo orale (ivi compresa la mancanza di denti), malattia ischemica cronica dell'intestino, parassitosi intestinali, morbo celiaco, insufficienza pancreatica (l'assorbimento dei grassi e delle vitamine liposolubili è ridotto), ipoparatiroidismo (l'assorbimento intestinale del calcio è difettoso), malattia di Hartnup (difettoso assorbimento di acidi monocarbossilici e carenza di triptofano), sindrome carcinoide (neoplasia maligna che produce forti quantità di serotonina e di altre amine biogene; l'aumentata sintesi di serotonina richiede un maggiore consumo di triptofano, a danno della produzione di niacina). Anche pazienti con malattie epatiche e renali richiedono un'integrazione alimentare perché in questi sono compromesse l'attivazione della vitamina D e la possibilità di immagazzinare ed utilizzare la vitamina A, la vitamina B_{12} e l'acido folico. Così pure pazienti sottoposti ad interventi chirurgici (resezione gastrica ed intestinale) e quelli che presentano errori congeniti del metabolismo richiedono la somministrazione di una dieta adeguata, integrata con vitamine, minerali, aminoacidi.

Richiedono abitualmente somministrazioni aggiuntive di nutrienti anche (i) i neonati ed i bambini che presentano un aumentato fabbisogno di ferro, calcio, e vitamine, (ii) gli adolescenti che tendono ad alimentarsi con diete povere di calcio, magnesio, vitamina A, B_6 e C e (iii) gli anziani, nei quali il deficit di nutrienti è dovuto al som-

Tabella M11.3 Farmaci che possono provocare un deficit di nutrienti

Farmaco	Nutriente
Antibiotici	Vitamina K, vitamina H
Anticonvulsivanti	Acido folico, calcio fosfato, vitamina B_1, vitamina D_3, vitamina K
Corticosteroidi	Calcio, potassio, vitamina C, vitamina B_6, vitamina D_3, zinco
Diuretici	Calcio, magnesio, potassio, zinco
Contraccettivi orali ed estrogeni	Acido folico, vitamina B_6, vitamina B_{12}, vitamina C

Anche alcol e fumo possono condurre a stati carenziali di acido folico e vitamina B_6

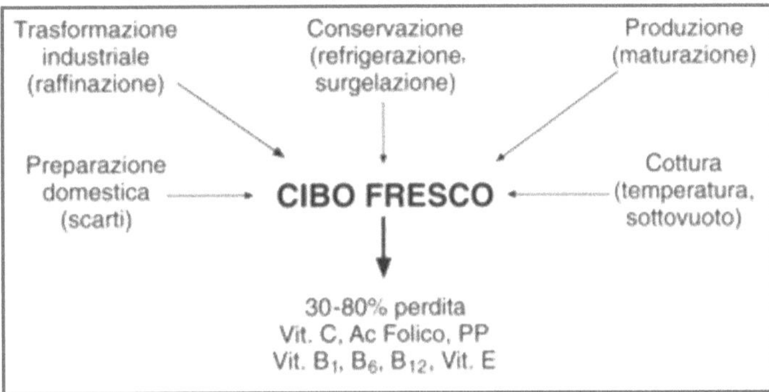

Fig. M11.3 Perdita di valore nutrizionale vitaminico degli alimenti (F. Capasso e G. Grandolini)

marsi di abitudini alimentari più frugali con una ridotta capacità di assorbimento; gli anziani, ma anche gli adulti, consumano poi una quantità elevata di farmaci che molto spesso determinano un aumento del fabbisogno di certi principi alimentari (Tabella M11.3). Lo stesso vale per coloro che escludono dalla dieta frutta e verdura (in questo caso è necessario integrare la dieta con acido ascorbico), per coloro che usano quasi esclusivamente cibi surgelati, preconfezionati, inscatolati o trattati con altre tecniche di conservazione che distruggono parte delle vitamine (Fig. M11.3) e degli altri nutrienti presenti negli alimenti (essiccamento, sbiancamento ecc.) e per i vegetariani.

Il principale problema di una dieta strettamente vegetariana (assenza anche di uova e latte) consiste nel riuscire ad introdurre una quantità sufficiente di proteine e calorie. Le proteine vegetali hanno un basso contenuto proteico (vegetali: 1-2 g/100 g; carne 15-20 g/100g) ed un basso valore biologico; alcune, inoltre, non sono completamente digerite. Per quanto riguarda invece le calorie, il contenuto calorico di frutta e verdura è 5-6 volte minore di quello della carne (30-50 kcal/100 g di frutta e verdura contro le 150-300 kcal di carne). Ciò nonostante, una dieta ben equilibrata può soddisfare il fabbisogno di calorie. Seri rischi corrono invece quei soggetti nei quali il fabbisogno di calorie e proteine risulta superiore al normale (bambini, donna in gravidanza, donna che allatta). In questi casi è necessario introdurre nella dieta vegetali che forniscano un maggior numero di calorie (fagioli secchi, grano, frutta secca, noci) e di proteine, uova, latte ed eventualmente nutrienti come integratori.

Integratori contenenti prodotti naturali

L'impiego degli estratti vegetali come integratori alimentari (o come alimenti) nasce dalla consapevolezza che diversi prodotti naturali sono in grado di prevenire malattie nell'uomo. Gli antiossidanti presenti negli alimenti (tocoferoli, retinolo, β-carotene, acido ascorbico) ed in alcuni estratti di piante (oligoelementi polifenolici del tipo bioflavonoidi noti come procianidine, proantocianidine, leucoantocianidine, picnogenoli, tannini ecc.) sono ad es. utili nel prevenire l'ossidazione delle lipoproteine e nel sequestrare i radicali liberi. Pertanto risulta prudente assumere con regolarità alimenti contenenti vitamine E, C ed A e carotene. Risulta anche prudente ricorrere all'uso di integratori contenenti estratti di piante antiossidanti (Tabella M11.4) quando c'è la possibilità che si formino nell'organismo radicali liberi (esagera-

Tabella M11.4 Alcuni esempi di droghe per le quali è stata dimostrata o ipotizzata un'attività antiossidante

Droga	Pianta: parte usata	Componenti
Aglio	*Allium sativum:* bulbo	Allicina, diallilsolfuro
Biancospino	*Crataegus monogyna:* parti aeree	Procianidine
Carciofo	*Cynara scolymus:* foglia	Polifenoli, flavonoidi
Cardo mariano	*Sylibum marianum:* frutti	Silimarina
Ginkgo	*Ginkgo biloba:* foglia	Proantocianidine, Flavonoidi
Pino	*Pinus pinaster:* corteccia	Polifenoli
Rosmarino	*Rosmarinus officinalis:* foglia	Fenoli, flavonoidi
Salvia	*Salvia officinalis:* foglia	Polifenoli, tannini
Tè verde	*Camellia sinensis:* foglia	Tannini
Uva	*Vitis vinifera:* seme, acino	Procianidine, resveratrolo

ta introduzione di acidi grassi polinsaturi, induttori enzimatici, ossigeno iperbarico, inquinamento atmosferico ecc.).

Dei vari componenti presenti nelle droghe antiossidanti, le procianidine sono state le più studiate, anche in campo clinico. Queste sostanze impediscono la formazione di radicali liberi e la perossidazione lipidica, e la degradazione dei principali componenti della matrice extravascolare (inibendo collagenasi, elastasi, ialuronidasi e β-glucuronidasi). Le procianidine si trovano in commercio sotto forma di capsule contenenti estratti secchi con un titolo in polifenoli del 97% circa. Le dosi iniziali raccomandate sono di 100-300 mg/*die* mentre le dosi di mantenimento sono di 40-50 mg/*die*. Le procianidine e le droghe antiossidanti sono consigliate in caso di stress, tumore, malattie cardiovascolari, condizioni infiammatorie.

A parte gli integratori antiossidanti, oggi le industrie del settore sono sempre più impegnate nella ricerca di integratori di estratti vegetali aventi un effetto fisiologico tale da prevenire o ritardare la comparsa di disturbi collegati soprattutto all'età avanzata. È questo il caso, ad esempio, di prodotti a base di centella e di rusco, utili nelle varici ed in altre vasculopatie periferiche, o di senna e cascara, utili per regolarizzare le funzioni intestinali. Molto richiesti sono poi i prodotti contenenti droghe ipocolesterolemizzanti ed ipoglicemizzanti (galega, mirtillo, opunzia, aglio, carciofo, olivo, ecc.) o droghe adattogene ed immunomodulatrici (ginseng, eleuterococco, echinacea, rodiola, ecc.).

Visto che i prodotti naturali contenenti estratti vegetali vengono sempre di più destinati ad una alimentazione particolare (prevenzione di patologie) sarebbe auspicabile definire con chiarezza il loro reale valore "fisiologico" (la capacità di prevenire) e soprattutto la loro innocuità e di delineare in modo inequivocabile un confine tra integratore dietetico (alimento) e farmaco. È chiaro che questa linea di confine non può essere tracciata in base al modo in cui vengono presentati questi prodotti, bensì in base al dosaggio e quindi alla reale attività farmacologica dei diversi componenti del prodotto.

Ciò comporta una definizione del titolo e del dosaggio degli estratti vegetali ed una diversa presentazione al pubblico di questi integratori.

Notifica di un integratore "nutritivo" o "fisiologico"

- Domanda del produttore o distributore
- Etichetta in veste grafica definitiva
- Versamento dei diritti
- Certificato di libera vendita del Paese di origine se non U.E.
- Razionale
- Ingredienti (vitamine, minerali, aminoacidi, acidi grassi essenziali, fibre e/o estratti di origine vegetale) e possibili interazioni
- Sicurezza d'uso

Allegato I

Sostanze vitaminiche e minerali consentite per la fabbricazione di integratori alimentari:

A. Vitamine

Vitamina A: retinolo; acetato di retinile; palmitato di retinile; beta-carotene.
Vitamina D: colecalciferolo; ergocalciferolo.
Vitamina E: D-alfa-tocoferolo; DL-alfa-tocoferolo; acetato di D-alfa-tocoferile; acetato di DL-alfa-tocoferile; succinato acido di D-alfa-tocoferile.
Vitamina K: fillochinone (fitomenadione).
Vitamina B1: cloridrato di tiamina; mononitrato di tiamina.
Vitamina B2: riboflavina; riboflavina-5'-fosfato, sodio.
Niacina: acido nicotino, nicotinamide.
Acido pantotenico: D-pantotenato, calcio; D-pantotenato, sodio; dexpantenolo.
Vitamina B6: cloridrato di piridossina; piridossina-5'-fosfato.
Acido folico: acido pteroil-monoglutammico.
Vitamina B12: cianocobalamina; idrossocobalamina.
Biotina: D-biotina.
Vitamina C: acido L-ascorbico; L-ascorbato di sodio; L-scorbato di calcio; L-ascorbato di potassio; 6-palmitato di L-ascorbile.

B. Minerali

Carbonato di calcio.
Cloruro di calcio.
Sali di calcio dell'acido citrico.
Gluconato di calcio.
Glicerofosfato di calcio.
Lattato di calcio.
Sali di calcio dell'acido ortofosforico.
Idrossido di calcio.
Ossido di calcio.
Acetato di magnesio.
Carbonato di magnesio.
Cloruro di magnesio.
Sali di magnesio dell'acido citrico.
Gluconato di magnesio.
Glicerofosfato di magnesio.
Sali di magnesio dell'acido ortofosforico.
Lattato di magnesio.
Idrossido di magnesio.
Ossido di magnesio.
Solfato di magnesio.
Carbonato ferroso.
Citrato ferroso.
Citrato ferrico di ammonio.
Gluconato ferroso.
Carbonato di manganese.
Cloruro di manganese.
Citrato di manganese.
Gluconato di manganese.
Glicerofosfato di manganese.
Solfato di manganese.
Bicarbonato di sodio.
Carbonato di sodio.
Cloruro di sodio.
Citrato di sodio.
Gluconato di sodio.
Lattato di sodio.
Idrossido di sodio.
Sali di sodio dell'acido ortofosforico.
Bicarbonato di potassio.
Carbonato di potassio.
Cloruro di potassio.
Fumarato ferroso.
Difosfato ferrico di sodio.
Lattato ferroso.
Solfato ferroso.
Difosfato ferrico (pirofosfato ferrico).
Saccarato ferrico.
Ferro elementare (carbonile+elettrolitico+riduzione con idrogeno).
Carbonato rameico.
Citrato rameico.
Gluconato rameico.
Solfato rameico.
Complesso rame-lisina.
Ioduro di potassio.
Iodato di potassio.
Ioduro di sodio.
Iodato di sodio.
Acetato di zinco.
Cloruro di zinco.
Citrato di zinco.
Gluconato di zinco.
Lattato di zinco.
Ossido di zinco.
Carbonato di zinco.
Solfato di zinco.
Citrato di potassio.
Gluconato di potassio.
Glicerofosfato di potassio.
Lattato di potassio.
Idrossido di potassio.
Sali di potassio dell'acido ortofosforico.
Seleniato di sodio.
Selenito acido di sodio.
Selenito di sodio.
Cloruro di cromo (III).
Solfato di cromo (III).
Molibdato di ammonio (molibdeno (VI)).
Fluoruro di potassio.
Fluoruro di sodio.

Allegato II

Piante officinali consentite per la fabbricazione di integratori alimentari:

Nome botanico	Parti utilizzate
Abies alba	Coni, corteccia, foglie, gemme, olio, resina
Abies balsamea	Balsamo
Abies fraseri	Balsamo
Abies sibirica	Foglie
Achillea millefolium	Fiori, parte aerea
Aesculus hippocastanum	Corteccia, fiori, foglie
Agrimonia eupatoria	Foglie, parte aerea, sommità
Agrimonia odorata	Foglie, parte aerea, sommità
Agropyrum repens	Rizoma
Alchemilla vulgaris	Foglie, parte ipogea
Allium cepa	Foglie, parte aerea
Allium sativum	Parte ipogea
Aloe vera	Succo
Alpinia galanga	Rizoma
Alpinia officinarum	Rizoma
Altheae officinalis	Foglie, radice
Altheae rosea	Foglie, radice
Amygdalus communis	Seme
Ananas comosus	Gambo
Angelica archangelica	Foglie, frutto, olio, radice
Angelica silvestris	Frutto, parte aerea, radice, sommità
Antennaria dioica	Fiore, parte aerea
Anthemis nobilis	Fiore
Apium graveolens	Parte aerea, radici, frutto
Arctostphylos uva ursi	Foglie
Arnica montana	Foglie, parte aerea, radice, sommità
Ascophyllum nodosum	Tallo
Asparagus officinalis	Rizoma con radici
Avena sativa	Frutto, parte aerea
Betula pendula	Corteccia, foglie, gemme, resina
Betula pubescens	Foglie
Borago officinalis	Olio
Calendula officinalis	Fiore, parte aerea
Capsella bursa pastoris	Parte aerea
Capsicum annum	Olio
Carbo ligni	Polvere
Carex arenaria	Rizoma
Carica papaya	Frutto
Carum carvi	Essenza, frutto
Caryophyllus aromaticus	Fiore
Cassia angustifolia	Foglie, frutto
Cassia senna	Foglie, frutto
Castanea vesca	Foglie
Centaurea cyanus	Fiore
Centaurium minus	Parte aerea
Centella asiatica	Foglie, parte aerea
Ceratonia siliqua	Frutto
Cetraria islandica	Tallo
Chimafila umbrellata	Corteccia, foglie, parte aerea, radice, sommità
Cichorium intybus	Parte aerea
Cimicifuga racemosa	Rizoma
Cinnamomum ceylanicum	Corteccia

(*segue* →)

(*seguito*)

Nome botanico	**Parti utilizzate**
Citrus aurantium amara	Scorza
Citrus limonum	Scorza
Citrus nobilis	Scorza
Citrus sinensis	Scorza
Cnicus benedictus	Foglie, sommità fiorite
Cocus nucifera	Frutto, olio
Coriandrum sativum	Frutto
Crataegus azarolus	Foglie
Crataegus curvisepala	Fiori, foglie
Crataegus laevigata	Fiori, foglie
Crataegus monogyna	Fiori, foglie
Crataegus nigra	Fiori, foglie
Crataegus oxyacantha	Fiori, foglie
Crataegus pentagyna	Fiori, foglie
Crocus sativus	Stimmi
Croton eleuteria	Corteccia, foglie
Cucurbita pepo	Semi
Cuminum cyminum	
Curcuma longa	Rizoma
Curcuma zedoaria	Rizoma
Cymbopogon nardus	Parte aerea, olio, sommità
Cynara scolymus	Foglie
Drosera anglica	Parte aerea
Drosera intermedia	Parte aerea
Drosera peltata	Parte aerea
Drosera ramentacea	Parte aerea
Drosera rotundifolia	Parte aerea
Echinacea angustifolia	Parte aerea, radice
Echinacea pallida	Radice
Echinacea purpurea	Parte aerea, radice
Elettaria cardamomum	Frutto
Eleutherococcus senticosusele	Radice
Equisetum arvense	Parte aerea
Equisetum fluviatile	Parte aerea
Equisetum hyemale	Parte aerea
Equisetum telmateja	Parte aerea
Escholtzia californica	Parte aerea
Eucalyptus globulus	Foglie
Ferula asa - foetida	Radice, gomma
Ficus carica	Frutto, gemme, foglie
Filipendula ulmaria (spirea u.)	Parte aerea, radice
Filipendula vulgaris (spirea v.)	Parte aerea, radice
Foeniculum vulgare	Frutto, essenza
Fraxinus excelsior	Corteccia, foglie
Fraxinus ornus	Succo
Fucus vescicolosus	Tallo
Fumaria officinalis	Parte aerea
Galeopsis segetum	Parte aerea
Galipea cusparia	
Galium odoratum	Parte aerea
Gentiana lutea	Radice, rizoma
Ginkgo biloba	Foglie
Glycyrrhiza glabra	Radice
Grindelia camporum	Foglie, sommità fiorite
Grindelia humilis	Foglie, sommità fiorite

(*segue* →)

(*seguito*)

Nome botanico	Parti utilizzate
Grindelia robusta	Foglie, sommità fiorite
Grindelia squarrosa	Foglie, sommità fiorite
Guajaco officinale	Corteccia, resina
Guajaco sanctum	Corteccia, resina
Gypsophila paniculata	Radice
Hamamelis virginiana	Corteccia, foglie
Harpagophytum procumbens	Radice
Harunganae madagascariensis	Foglie, corteccia
Hedera helix	Foglie
Helichrysum italicum	Fiore, sommità
Herniaria glabra	Parte aerea
Herniaria hirsuta	Parte aerea
Hibiscus sabdariffa	Fiori
Humulus lupulus	Frutto
Hypericum perforatum	Fiori, sommità, parte aerea
Hyssopus officinalis	Parte aerea
Ilex paraguariensis	Foglie
Illicium verum	Frutto
Juglans regia	Foglie, frutto
Juniperus communis	Foglie, frutto, corteccia
Kola acuminata	Semi
Laminaria cloustoni	Tallo
Lamium album	Parte aerea, fiori
Lavandula officinalis	Fiori, olio, sommità
Leonurus cardiaca	Parte aerea
Linum usitatissimum	Olio, semi
Majorana hortensis	Foglie, parte aerea, olio
Malva sylvestris	Fiori, foglie
Marrubium vulgare	Foglie, sommità con fiori
Marsdenia condurango	Corteccia
Matrecaria chamomilla	Fiore
Melilotus officinalis	Foglie, fiori
Melissa officinalis	Foglie
Mentha piperita	Foglie
Mentzelia cordifolia	Parte aerea, radice
Menyanthes trifoliata	Foglie
Myristica fragrans	Semi
Olea europea	Foglie
Ononis spinosa	Radice
Origanum	Parte aerea
Ortosiphon stamineus	Foglie, parte aerea
Panax ginseng	Radice
Papaver rhoeas	Fiore
Passiflora edulis	Parte aerea
Passiflora incarnata	Parte aerea
Petroselinum crispum	Parte aerea, radice, frutto
Peumus boldus	Foglie
Phaseolus vulgaris	Baccello
Pimpinella anisum	Frutto
Pimpinella major	Parte aerea, radici
Pimpinella saxifraga	Parte aerea, radici
Pinus sylvestris	Gemme
Piper nigrum	Frutto
Plantago arenaria	Semi
Plantago lanceolata	Parte aerea

(*segue* →)

(*seguito*)

Nome botanico	Parti utilizzate
Plantago ovata (p. Ispagula)	Semi, tegumento del seme
Plantago psyllium (p. Afra)	Semi
Potentilla anserina	Sommità fiorite, rizoma
Potentilla argentea	Sommità fiorite, rizoma
Potentilla erecta	Rizoma
Potentilla reptans	Rizoma
Primula elatior	Fiori, radice
Primula officinalis	Fiori, radice
Primula veris	Fiori, radice
Primula vulgaris	Fiori, radice
Prunus serotina	Corteccia, foglie
Prunus spinosa	Fiori, frutto, foglie
Pterocarpus santalinus	Corteccia
Ptychopetalum olacoides	Corteccia
Pulmonaria officinalis	Parte aerea
Punica granatum	Corteccia, frutto, fiore
Quercus petraea	Corteccia
Quercus robur	Corteccia
Raphanus sativus	Radice
Rhamnus catharticus	Frutto
Rhamnus frangula	Corteccia
Rhamnus purshiana	Corteccia
Rheum officinale	Radice
Rheum palmatum	Radice
Rosa centifolia	Frutto, fiore
Rosa gallica	Frutto, fiore
Rosmarinus officinalis	Olio, foglie
Rubus fructicosus	Foglie
Rubus idaeus	Foglie
Ruscus aculeatus	Rizoma
Salix alba	Corteccia, foglie
Salix purpurea	Corteccia
Salvia officinalis	Foglie
Sambucus nigra	Corteccia, fiori, foglie
Sanicula europea	Parte aerea
Santalum album	Corteccia
Saponaria officinalis	Parte aerea, radici
Sesamum indicum	Semi
Solidago virga aurea	Parte aerea
Sorbus aucuparia	Frutto
Spinacia oleracea	Foglie
Sylibum mariano	Parte aerea, frutto
Syzygium cuminum	Corteccia
Tamarindus indica	*z*
Taraxacum officinalis	Radici, parte aerea
Tea sinensis	Foglie
Theobroma cacao	Semi
Thymus serpillum	Foglie, infiorescenze
Thymus vulgaris	Foglie, infiorescenze
Tilia	Corteccia, foglie, fiori, gemme
Trigonella foenum grecum	Semi
Turnera diffusa	Fiori, foglie, sommità fiorite
Urtica dioica	Foglie, parte aerea, radice
Urtica urens	Foglie, parte aerea, radice
Usnea barbata	Tallo

(*segue* →)

(*seguito*)

Nome botanico	Parti utilizzate
Usnea plicata	Tallo
Vaccinum mirtillus	Foglie, frutto
Valeriana officinalis	Radici
Vanilla plantifolia	
Verbascum densiflorum	Fiore
Verbena officinalis	Parte aerea
Veronica officinalis	Parte aerea
Viola odorata	Fiori, foglie, rizoma
Vitex agnus castus	Frutto
Zea mais	Stigmi
Zingiber officinale	Rizoma

Bibliografia essenziale

Capasso F, Grandolini G (1999) Fitofarmacia, 2ª ed. Springer-Verlag Italia, Milano

Chevion M (1998) The first regional meeting on medical sciences: free radicals in health and disease. J Medicinal Food 1:157-165

Derache R (1988) Tossicologia e sicurezza degli alimenti. Tecniche Nuove, Milano

Gordon MH (1996) Dietary antioxidants in disease prevention. Nat Prod Rep 13:265-273

Guidarelli L, Copparoni R, Scarpa B (1997) Prodotti destinati ad un'alimentazione particolare. Di Renzo Editore, Roma

Falchuck KH (1995) Alterazioni del metabolismo degli elementi in tracce, In: Harrison's: Principi di Medicina interna, 13ª ed. McGraw-Hill Italia, Milano, pp 552-555

Johnson LE (1998) Nutrizione vitaminica. In: Rakel RE (ed) Conn's current therapy. Verduci Ed, Roma, pp 519-520

Parthasarathy SC (1998) Mechanisms by which dietary antioxidants may prevent cardiovascular diseases. J Med Food I:45-51

Shaw D, Leon C, Kolev S, Murnay V (1997) Traditional remedies and food supplements. Drug Safety 17:342-356

Capitolo

M12 Droghe obsolete e/o poco studiate

Aconito. È la droga costituita dalla radice di *Aconitum napellus* (*Fam. Ranunculaceae*), erba perenne delle regioni montane dell'Europa centrale. Di forma conica, la droga appare globosa, rugosa, di colore bruno. La frattura è netta e di colore bianco. Le radici giovani sono ricche di principi attivi. Contengono alcamine (sostanze alcaloidee contenenti un nucleo steroideo). Il più noto principio attivo dell'aconito è l'aconitina, un alcaloide molto tossico (la dose letale nell'uomo è di 3-6 mg). L'aconitina presenta numerosi gruppi ossidrilici, due dei quali sono esterificati. È necessario, pertanto, essiccare e conservare la droga in modo opportuno, allo scopo di evitare reazioni di idrolisi che conducano ad una perdita dell'attività. In passato la droga, per le sue proprietà analgesico-locali, veniva usata come rimedio nel trattamento della nevralgia del trigemino. Oggi, per la sua tossicità, il suo uso è piuttosto raro.

Agarico. È la droga costituita dal corpo fruttifero di *Polyporus officinalis* (*Fam. Polyporaceae*) detto anche agarico bianco. *Polyporus* deriva dal greco πολύς che significa molto e πόρος = poro, per i molti pori dello strato imeniale. Cresce nelle regioni alpine, nella Russia settentrionale e nella Siberia meridionale ed è parassita dei larici. Il corpo fruttifero che si sviluppa sul tronco del larice è a forma di zoccolo di cavallo, ha un diametro di 5-30 cm ed è giallo, duro e legnoso nella parte esterna, mentre spugnoso e bianco in quella interna. Si utilizza la parte interna dei corpi fruttiferi, essiccata ed imbianchita al sole e poi battuta per renderla più spugnosa. La droga del commercio è costituita dai corpi fruttiferi interi o tagliati in pezzi dai quali fuoriesce una polvere biancastra, farinosa. La droga contiene agaricina, agaricolo, una resina amara e fitosterina. È utilizzata solo come antidrotico contro l'eccessiva sudorazione e non più come purgante.

Arancio amaro. È la droga costituita dalla buccia del frutto (o dai fiori o dalle foglie) di *Citrus aurantium* L., subsp. *amara* (*Fam. Rutaceae*). Si differenzia dall'arancio dolce per le foglie, dal picciolo alato, e per le spine caulinari verdi; le foglie sono glabre, lucide, di colore verde scuro. I fiori sono bianchi e profumati; la buccia del frutto, costituita dall'esocarpo o flavedo, è verde nei frutti immaturi e giallo-arancione in quelli maturi. Dai fiori, per distillazione, si ottiene l'essenza di *neroli*; dalle foglie, sempre per distillazione, si ottiene invece l'essenza di *petit-grain*, meno pregiata della precedente. L'essenza si ottiene anche dalla buccia del frutto, ma in questo caso la resa è molto bassa. L'essenza di arancio amaro possiede propietà amaro-digestive, spasmolitiche, antiflogistiche. Contiene limonene (80-90%), linalolo, geraniale, cumarine ecc. Si usa come aromatico, correttivo e stomachico, raramente come sedativo. Le foglie e la buccia si usano per preparazioni stomachiche, digestive ed antispastiche. La buccia si usa anche in liquoreria (Curacao, Mandarino ecc.); l'essenza di neroli è molto usata in profumeria.

Assenzio. È la droga costituita dalle foglie e dalle sommità fiorite di *Artemisia absinthium L.* (*Fam. Compositae*). È una pianta erbacea annuale o perenne, spontanea nella fascia mediterranea fino alla zona subalpina. Tutta la pianta ha un aspetto serico-argentato, perché ricoperta di peli. Le infiorescenze sono costituite da grappoli unilaterali, da capolini globulari numerosi, composti da brattee vellutate dello stesso colore delle foglie, racchiudenti piccoli fiori giallastri maschili che circondano fiori tubulosi centrali, anch'essi gialli. I frutti sono acheni lisci obovati. La distillazione della droga porta alla separazione dell'olio essenziale, costituito da α- e β-tuione, tuiolo, pinocanfone, fenchone e sesquiterpeni proazulenici (artemisina). L'olio essenziale è di colore verde-azzurro se estratto da pianta fresca, giallo se da quella essiccata. Il titolo secondo la F.U. è di 2 mg/kg di essenza.

L'assenzio è legato soprattutto alla storia dell'omonimo liquore, che si ottiene dalla distillazione con alcol della droga con altre piante (anice verde, finocchio, issopo, melissa, anice stellato ed altre). Sia il liquore che l'olio essenziale risultano ampiamente tossici a causa del tuione, che è un forte stimolante del sistema nervoso centrale. A basse dosi l'assenzio è tonico e stimolante. Possiede proprietà eupeptiche, antielmintiche, emmenagoghe e colagoghe.

Betulla. È la droga costituita dalle foglie di diverse piante del genere *Betula (alba, pubescens o verrucosa, pendula)* (*Fam. Betulaceae*). Si tratta di alberi, spontanei o coltivati, che possono raggiungere anche i 30 metri d'altezza, con foglie caduche, romboidali, alterne, acute con piccoli denti. La pagina inferiore è più chiara della superiore. Oltre alle foglie si possono usare anche le gemme, la corteccia di rami giovani ed il succo. La betulla contiene flavonoidi (2-3%), un olio essenziale (0,3-1%), tannini, acido ascorbico. I flavonoidi (quercetina, iperoside e proantocianidine) sembrano responsabili dell'azione diuretica della betulla. La droga si usa sotto forma di infuso, nei casi di affezioni batteriche, flogistiche e spastiche delle vie urinarie (cistiti, uretriti, pielonefriti). Il tannino della corteccia fornisce la concia bulgara, e dalla distillazione si ottiene il catrame di betulla, per preparare il "cuoio di Russia" e un olio balsamico, simile al catrame vegetale.

Borsa del pastore. La droga è data dalle parti aeree di *Capsella bursa pastoris* L. (*Fam. Cruciferae*). *Capsella*, dal latino *Kapsa*, significa scatola, piccolo contenitore; *bursa*, dal latino *bursa*, significa pelle. Si tratta di una pianta erbacea bienne, alta circa 50 cm, che si incontra lungo i bordi delle strade e nei luoghi incolti. Le foglie inferiori sono raccolte in una rosetta basale e si presentano spatolate mentre le superiori sono lanceolate. I fiori sono bianchi e raccolti in infiorescenze a racemo; il frutto è una siliqua triangolare-bilobata e contiene numerosi semi. I principali componenti della droga sono: aminoacidi (prolina, tiramina ecc.), acidi organici (fumarico, bursinico, malico, silicico ecc.), flavonoidi (rutina ecc.), alcaloidi (bursina ecc.) e poi un olio essenziale, minerali e vitamine (A, K). La borsa del pastore è stata utilizzata nel passato come rimedio emostatico, diuretico ed ipotensivo.

Calamo. È la droga costituita dal rizoma di *Acorus calamus L.* (*Fam. Araceae*). È una pianta erbacea perenne con un rizoma strisciante orizzontalmente, lungo anche oltre un metro, di colore verde nella parte superiore, più scuro in quella inferiore, da cui partono le radici carnose. Il rizoma si raccoglie alla fine dell'estate o in primavera e contiene acorina, tannino, colina, un olio essenziale, acido cetilico e palmitico, vitamina B_1 ecc. La presenza dell'asarone conferisce sapore amaro e piccante al rizoma. Questa sostanza si trova in percentuale variabile nell'olio essenziale (2-9%), insieme ad altri composti amari. Al calamo sono state attribuite proprietà aromatizzanti, toniche, digestive, antipiretiche ed ansiolitiche. Il calamo aromatico è usato in liquoreria ed in profumeria, per approntare rispettivamente liquori amari e profumi particolari.

Cardo benedetto (o santo). È la droga costituita dalle sommità fiorite di *Cnicus benedictus* L. (*Fam. Compositae*), pianta erbacea alta 30-50 cm., con un capolino solitario a squame spinose, con lunghissimi peli che avvolgono il capolino. È una pianta spontanea nei terreni sabbiosi ed asciutti dell'area mediterranea e viene raccolta al momento della massima fioritura, in maggio-giugno. Contiene cnicina (un lattone sesquiterpenico), un olio essenziale, mucillagini, sali minerali, tannini, vitamina B ecc. Alla droga si attribuiscono proprietà antibatteriche, antifungine, antireumatiche, eupeptiche.

Cassia. È la droga costituita dai frutti di *Cassia fistula* L. (*Fam. Leguminosae*), albero originario dei Paesi tropicali. Il frutto è un baccello cilindrico indeiscente, lungo 25-30 cm, di diametro di 20-25 mm e di colore bruno-nerastro, contenente dai 25 ai 100 semi ovali; all'interno è diviso da numerosi setti trasversali che limitano degli spazi contenenti i semi. Ciascun seme è immerso in una polpa di colore nero e di sapore dolciastro. La droga si trova in commercio intera o in pezzi lunghi 10 cm; talvolta viene commercializzata solo la polpa. La cassia contiene acido citrico, tannini, pectine, derivati antrachinonici e elevate quantità di fruttosio. La droga, per le sue proprietà lassative, si usa nei casi di stitichezza cronica.

Centaurea minore. È la droga costituita dai cauli e dalle sommità fiorite di *Centaurium erythraea* Rafu. (*Fam. Genzianaceae*): *centaurium*, a ricordo del centauro Chirone, esperto di arte medica. La pianta, diffusa in Europa ed in Africa settentrionale, nelle zone soleggiate e lungo i margini dei boschi, è un'erba annua o bienne, alta 20-60 cm, a cauli solitari glabri, quadrangolari, rami eretti alla sommità, foglie di un colore verde pallido, a rosetta le basali, opposte e più piccole le caulinari. I fiori sono disposti in infiorescenze cimose. Contiene sostanze amare (eritrocentauroside), resine ecc. Si usa spesso nelle preparazioni di aperitivi e digestivi.

Cicoria. È la droga costituita dalle radici di *Cichorum intybus* L. (*Fam. Compositae*); κίχορα, nome della pianta, *intibus*, dal latino *intibus*, usato da Virgilio, corrisponde all'italiano indivia, o da *tubus* = tubo, per il fusto cavo. Si tratta di pianta erbacea, alta dai 15 cm ai 2 metri, con radice a fittone, caule eretto, ruvido, ramificato, foglie sinuate o profondamente seghettate, fiori grandi di colore azzurro. Originaria dei Paesi mediterranei o dell'Asia occidentale, oggi è diffusa quasi dappertutto. Contiene inulina, sostanze amare (lactucina, lactucopicrina) ecc. È stata usata per preparazioni depurative, lassative, diuretiche e digestive. Le foglie di *C. intybus* sono usate come insalata; la radice, torrefatta, è un ottimo surrogato del caffè.

Cocciniglia. È la droga costituita dall'insetto femmina essiccato, *Dactylopius coccus*, che vive sui cactus del genere *Opuntia* (*Fam. Cactaceae*). Gli insetti, lunghi 3,5-5,5 mm, sono di forma ovale. Sono originari dell'America centrale, ma commercialmente derivano anche dal Perù, dalle isole Canarie e dall'Algeria. La droga è ottenuta rimuovendo dalle foglie del cactus gli insetti con una piccola spazzola e, successivamente uccidendoli mediante immersione in acqua bollente o per esposizione ai fumi di zolfo o ai carboni ardenti. La cocciniglia contiene il carminio, una sostanza colorante, di colore rosso intenso, cere e grassi. Viene adoperata in cosmetologia in sostituzione di coloranti sintetici potenzialmente più pericolosi.

Coclearia. La droga è data dalle parti aeree (o pianta intera) di *Cochlearia officinalis* L. (*Fam. Brassicaceae*), pianta erbacea perenne, alta 30-90 cm, con caule ramificato, eretto, glabro, con foglie lungamente picciolate, a forma di cucchiaio (κοχλιάριον = cucchiaio) con fiori bianchi riuniti in racemo. Il frutto è una siliqua ovoidale. È diffusa in Europa ed è coltivata nei Paesi mediterranei. Contiene un olio essenziale, coclearina (sostanza amara), iodio ecc. È stata usata per preparare collutori antisettici o preparazioni antireumatiche ed antigottose.

Colombo. La droga è data dalle radici di *Jatrorrhiza palmata* (*Fam. Menispermaceae*), pianta rampicante originaria dell'Africa orientale, coltivata in India. In commercio si presenta in rotelle tondeggianti larghe 3-6 cm e spesse 0,5-2 cm. La superficie esterna è rugosa e di colore bruno. Di intenso sapore amaro, appare inodore. Contiene alcaloidi isochinolinici, palmatina, columbamina e jatrorrizina; inoltre sostanze amare e soprattutto amido. Per le sue proprietà amare e mucillaginose, la droga può essere impiegata come tonico eupeptico nei disturbi digestivi ed intestinali.

Condurango. È la droga data dalla corteccia del tronco *Marsdenia condurango* L. (*Fam. Asclepiadaceae*), arbusto con foglie ovali e numerosi piccoli fiori ascellari. La corteccia, spessa 3-6 mm, presenta una superficie esterna rugosa di colore grigio o bruno-rossastro. La superficie interna, al contrario, è di colore giallo-bruno e presenta delle striature longitudinali. Cresce nel Perù, in Colombia ed Ecuador. Ha un odore di cannella. Contiene glicosidi amari tra cui il principale è la condurangina A, fitosteroli, triterpeni, resine, un olio essenziale, fenoli ed ossalato di calcio. Ha proprietà analgesiche e viene utilizzato, nella medicina tradizionale latino-americana, come amaro eupeptico nelle dispepsie e nelle affezioni gastriche.

Crescione. È la droga costituita dal fusto foglioso di *Nasturtium officinale* R. Br. (*Fam. Ombrelliferae*); *nasturtium* da *nasus* = naso e *tortus* = torto, per l'odore piccante. Si tratta di pianta acquatica, piccola (10-80 cm.), perenne, con fusto prostrato, carnoso, con foglie carnose, di un colore verde scuro, glabre, pennate (quella terminale è più grande), con fiori bianchi riuniti in grappoli. Contiene gluconasturtioside (sostanza insetticida), fosfati, iodio, ferro, calcio, vitamine (A, B, C, E, PP) ecc. Al crescione sono state attribuite proprietà depurative, diuretiche, febbrifughe, antiscorbutiche.

Drosera. È la droga data dalle parti aeree di *Drosera rotundifolia* L. (*Fam. Droseraceae*); *drosera* da δροσερά = ricoperta di brina, per le goccioline di secreto che si formano all'apice delle ghiandole provviste di peduncolo che si trovano nelle foglie (queste goccioline, ben evidenti alla luce del sole, furono interpretate come goccioline di rugiada); *rotundifolia* = per le foglie rotonde. Trattasi di una piccola pianta erbacea (10-20 cm) perenne, diffusa dalla pianura alla regione submontana di tutta la zona nordica temperata ed artica, munita di una rosetta di foglie, lungamente picciolate, ricoperte di peli ghiandolari rossastri. Dal centro della rosetta di foglie spunta un caule sottile, alto 6-12 cm, che porta fiori bianchi o rosati. Contiene naftochinoni (droserone), flavonoidi, tannini ecc. Alla drosera si attribuiscono proprietà antibatteriche ed antitussive ed è stata utilizzata nelle affezioni bronchiali e polmonari.

Farfara. Detta anche tussilagine, è data dalle foglie e dai fiori della *Tussilago farfara* L. (*Fam. Compositae*). *Tussilago*, dal latino *tussis* = tosse e *ago* = scaccio. È una pianta perenne, che cresce nei prati, nei pascoli, nei campi umidi, in suoli argillosi e calcarei dell'Europa temperata. Presenta un fusto tozzo e scaglioso, foglie molto larghe e arrotondate, incavate a cuore alla base e sono verdi nella pagina superiore e biancastre in quella inferiore. I fiori, in capolini, sono di colore giallo oro e vengono raccolti nel periodo che va da febbraio a marzo. La farfara contiene mucillagini (7%), tannini, zuccheri, inulina e sali minerali (20%). Possiede proprietà emollienti, astringenti, decongestionanti e bechiche. Entra nella composizione di preparati utili in caso di catarri acuti accompagnati da tosse e raucedine. Diversi cosmetici antirughe contengono questa droga.

Galanga. È la droga costituita dal rizoma di *Alpinia officinalis* Hance (*Fam. Zingiberaceae*). *Alpinia* perché dedicata a Prospero Alpino, medico e botanico, direttore dell'Orto Botanico di Padova (1553-1616); *officinalis*, officine farmaceutiche. Il nome volgare deriva dal persiano *Khulandjan*, arabizzato in *Hulangian* e *Galangian*. Originaria della Cina e di Formosa è oggi coltivata in vari Paesi asiatici (Giappone, Vietnam, ecc.). È una pianta erbacea perenne. Si utilizza il rizoma che contiene un olio essenziale costituito da d-α-pinene, cineolo, eugenolo, galangina, kaempferide, alpinina e terpeni. La galanga possiede proprietà aromatiche, stomachiche, eupeptiche e carminative simili allo zenzero.

Galega. È la droga costituita dalle parti aeree (o dai semi) di *Galega officinalis* L. (*Fam. Papilionaceae*), pianta erbacea perenne con fusto ramificato, alto circa 1 m, foglie imparipennate composte da 11-17 foglioline lanceolate, acute e fiori bianchi o blu celesti. Il frutto è un legume lungo 2-3 cm, di colore rosso scuro, contenente 3-5 semi marroni. La porzione aerea della pianta si raccoglie all'inizio della fioritura, in maggio-giugno. La galega contiene derivati guanidinici (galegina), flavonoidi, sali di cromo, saponine, allantoina, tannino, un alcaloide (peganina), ecc. Per la presenza dei derivati guanidinici, la galega viene adoperata come ipoglicemizzante.

Garcinia. È la droga costituita dalle bucce del frutto di *Garcinia cambogia* L. (*Fam. Glusiaceae*), pianta legnosa spontanea in India, Vietnam, Cambogia, Filippine. Contiene idrossicitrato, pectine, calcio, ecc. L'acido idrossicitrico blocca la formazione di acetilcoenzima A, un substrato utilizzato nel fegato ed in altri distretti per la sintesi del colesterolo e degli acidi grassi. Pertanto si ha un ridotto accumulo di grassi e senso di sazietà. La garcinia si usa per ridurre il peso corporeo e per mantenere entro certi limiti i livelli di colesterolo ed i trigliceridi.

Gialappa. Droga data dalle radici tuberizzate di *Exogonium purga* Benth = *Ipomea purga* Hayne (*Fam. Convolvulaceae*). Dal greco ἔξω = fuori e γονή = generazione, perché gli elementi sessuali (stami e pistillo) sporgono fuori dalla corolla. Ipomea dal greco ἴψ, ἰπός che significa verme e ὅμοιος = somigliante, allusione all'avvolgimento dei cauli e all'aspetto delle radici. Il nome gialappa deriva dalla città messicana di Xalappa. È infatti originaria del Messico, dove vegeta nelle foreste paludose delle Ande (2000 m.), ma è coltivata anche in Europa e nei Paesi tropicali. È una pianta erbacea perenne, con radici grosse, tuberizzate, con caule ramoso e volubile. Le foglie picciolate sono ovali, acuminate e cordiformi, i fiori pentameri sono rosso-violacei, il frutto è una cassula globosa. Le radici tuberizzate, di forma ovoidale allungata con superficie esterna rugosa, sono di colore giallo scuro, lunghe 5-10 cm, di sapore dolciastro, poi acre e penetrante. La frattura presenta un colore grigio. Queste contengono una glucoresina complessa ricca di convolovulina e gialappina, oltre ad amido, gomma e ossalato di calcio. È un purgante drastico. Può determinare colite, nausea e vomito, perdite ematiche; può inoltre causare alterazioni anatomo-funzionali a livello del colon (colon catartico). Pertanto il suo uso è proscritto in campo umano mentre trova applicazione in campo veterinario. È controindicata nelle infiammazioni intestinali.

Gimnema. È la droga costituita dalle foglie di *Gymnema sylvestre* (Retz) R.Br. ex Schultes (*Fam. Asclepidiaceae*), albero rampicante della Cina, India ed Africa tropicale. La droga contiene acidi gimnemici, aminoacidi, colina, betaina, adenina, ossido di trimetilamina, ecc. Gli estratti di gimnema e gli acidi gimnemici stimolano la secrezione di insulina, riducono l'assorbimento degli zuccheri e determinano un calo di peso. La gimnema viene adoperata soprattutto come dimagrante.

Ginepro. È la droga data dai frutti (galbuli) di *Juniperus communis* L. (*Fam. Cupressaceae*), un arbusto che raramente raggiunge le dimensioni di un albero e che cresce nelle zone mediterranee ed in quelle alpine di diversi Paesi europei. Il frutto è una pseudobacca formata dalle tre brattee che circondano il fiore femminile; queste si sono accresciute e saldate tra di loro a formare un frutto sferico nero o bluastro, di consistenza carnosa. I frutti si raccolgono a completa maturazione, processo che avviene in due anni, e si fanno essiccare al sole o in stufa, a calore molto moderato. I principali costituenti sono l'olio volatile (0,5-1,5%), zucchero invertito (33%) e resina. L'olio di ginepro contiene più di 60 composti, tra cui i principali sono α- e β-pinene, cariofillene, cadinene e terpinene-4-olo; quest'ultimo composto incrementa la filtrazione glomerulare. Il ginepro, usato sotto forma di infuso, è molto attivo come diuretico ed antisettico delle vie urinarie. Irrita però il tessuto renale e pertanto se ne sconsiglia l'uso. È probabile che l'irritazione ed il danno renale dell'olio di ginepro dipenda dal rapporto tra terpeni irritanti (idrocarburi) e non irritanti (alcol). Se questo rapporto è basso (3:1) il ginepro non è tossico; viceversa, se è alto (55:1) è nefrotossico e quindi da evitare. Il ginepro possiede anche attività antinfiammatoria.

Gramigna. È la droga costituita dal rizoma di *Agropyrum repens* L. (*Fam. Graminaceae*). È una pianta infestante con rizoma strisciante, coriaceo, con molte radichette stolonifere; i culmi sono radi, glabri, sterili e fertili; le foglie sono sottili, lineari e leggermente seghettate. Si raccoglie durante tutto l'anno. Contiene amido, mucillagini, mannite, un olio essenziale (per lo 0,01-0,05% ad attività antibatterica), vanilloside, polisaccaridi (triticina), sali di potassio. La gramigna, nella pratica erboristica, viene impiegata come diuretico. Il decotto di gramigna è un vecchio rimedio tradizionale per depurare l'organismo, nel periodo primaverile, ed un buon palliativo nelle infiammazioni del rene e della vescica; per migliorare il gusto della gramigna è consigliabile far bollire per un minuto i rizomi, gettare l'acqua, aggiungerne dell'altra ed utilizzare quest'ultima decozione.

Guaiaco. È la droga costituita dal legno di *Guajacum officinale* L. e di *G. sanctum* L. (*Fam. Zygophyllaceae*). Sono piccoli alberi sempreverdi dell'America tropicale. Il legno, molto duro, si presenta sotto forma di masse brune a riflessi verdastri, con odore leggermente aromatico e sapore acre; è impregnato di una resina che essuda quando esposto al calore; infatti, la resina, oltre che per incisione, può essere ottenuta scaldando al fuoco il legno (le piante appartenenti alle *Zygophyllaceae* non hanno apparato secretore e l'essudazione di resina, che manifesta il guaiaco, è dovuta alla degenerazione delle pareti dei vasi legnosi). Il principale componente della resina è l'acido guaiaconico, che viene adoperato sperimentalmente in biologia per la determinazione delle ossidasi; per le sue proprietà antiossidanti si trova spesso in preparazioni per il trattamento della gotta e dei dolori reumatici

Ibisco (carcadé). È dato dal fiore (calice e calicetto) di *Hibiscus sabdariffa L.* (*Fam. Malvaceae*) var. *ruber*, pianta erbacea annua originaria dell'Angola ed oggi diffusa un po'ovunque in Africa centro settentrionale, Tailandia, India, Sri Lanka, America centrale ed in altri Paesi. Presenta uno stelo alto fino a 5 m, le foglie sono alterne, lobate, larghe, picciolate; i fiori sono solitari. Il calice è compatto e bombato inferiormente mentre superiormente è diviso in 5 lunghe lacinie, spesso ripiegate su se stesse. Queste ultime presentano una nervatura mediana ed una ghiandola nettarifera scura, piuttosto spessa. Il calicetto è dato da 8-12 brattee sottili, allargate alla base del calice. Con la fioritura calice e calicetto diventano carnosi e di colore rosso o viola scuro. L'odore della droga è debolmente caratteristico, il sapore acidulo. Oggi si conoscono circa 200 specie del genere *Hibiscus*; di queste alcune sono piante erbacee (annue e perenni), altre arbusti, altre piccoli alberi.

L'ibisco contiene acidi organici (15-30%); antocianine (1,7-2,5%) come delfinidina-3-sambubioside (ibiscina), delfinidina-3-monoglucoside, cianidina-3-monoglucoside, cianidina-3-sambubioside, responsabili della colorazione rossa delle tisane di ibisco; flavonoidi come gossipetina, gossipetrina, quercetina, miricetina; polisaccaridi (50-65%) mucillaginosi, costituiti per circa il 50% da sali di acidi uronici e per il resto da ramnosio, arabinosio, galattosio, glucosio, mannosio; steroli (ß-sitosterolo, ergosterolo): inoltre e poi trigonellina (0,007-0,02%), glicinebetaina (0,7-1,1%) ecc. Degli acidi organici i più abbondanti sono il citrico ed il malico mentre il tartarico, l'ossalico e l'ascorbico sono presenti in minori quantità. È inoltre presente l'acido protocatechinico e l'acido di ibisco, cioè il lattone dell'acido allo-idrossi-citrico, presente a quanto sembra soltanto nell'ibisco. Questi acidi conferiscono alle bevande di ibisco un piacevole sapore acidulo. L'ibisco deve contenere non meno del 13,5% di acidi, calcolati come acido citrico.

All'ibisco vengono attribuite proprietà antipertensive, antiossidanti, antiflogistiche, antipiretiche,

analgesiche, miorilassanti, antibatteriche, antifungine, ipocolesterolemizzanti ed infine afrodisiache. Di recente sono stati condotti alcuni studi clinici intesi a verificare il potenziale terapeutico di questa droga nell'ipertensione e poi come ipocolesterolemizzante. Purtroppo gli studi sono considerati mediocri da un punto di vista metodologico (numero dei pazienti piuttosto basso, preparati di ibisco non standardizzati, tecniche di preparazione delle forme farmaceutiche utilizzate non ben definite, assenza di placebo) e quindi poco attendibile.
L'ibisco viene in genere utilizzato sotto forma di tè (1,5 g), da solo o in associazione con altre droghe. La droga è considerata sicura anche se alcuni dati scientifici lasciano supporre che l'ibisco possa agire negativamente sulla spermatogenesi ed interferire con la cinetica di alcuni farmaci quali paracetamolo e clorochina.

Lichene d'Islanda. È la droga costituita dal tallo di *Cetraria islandica* L. (*Fam. Parmeliaceae*). È un lichene alto al massimo 10 cm. Cresce nelle praterie, nei boschi, in montagna, sulla corteccia di alberi e tra il muschio in regioni fredde d'Europa, d'America ed in Groenlandia. È possibile trovarlo anche nelle regioni artiche. Il tallo, variamente ramificato, è verdastro. La droga si raccoglie in marzo-aprile ed in settembre-ottobre. Contiene un composto molto amaro, l'acido cetrarico, acidi lichenici, amido e mucillagine. Alla droga sono state attribuite proprietà immunostimolanti, antiinfiammatorie, antielmintiche, antiemetiche, antidiarroiche e digestive. Inoltre è stata usata per attenuare il sapore di certi medicinali.

Maggiorana. È la droga costituita dalle sommità fiorite di *Origanum majorana* (*Fam. Labiatae*). *Origanum* da όρος = monte e γάνος = ornamento. È una pianta perenne con la porzione basale lignificata e quella superiore erbacea. Ha caule alto fino a 2 metri e rami eretti, muniti di foglie picciuolate, tomentose. I fiori sono raccolti in spicastri terminali, di colore bianco o porporino. Il frutto consta di quattro acheni ovoidi, lisci. Fiorisce d'estate e le sommità fiorite si raccolgono da luglio a settembre recidendo la pianta a 10-15 cm da terra ed evitando la porzione basale lignificata. Contiene olio essenziale (terpineolo, canfene, borneolo), acido rosmarinico, sali minerali. Alla maggiorana sono state attribuite proprietà aromatizzanti, digestive, antispasmodiche, antinevralgiche e sedative. Per uso esterno è un buon rimedio sintomatico dei raffreddori, poiché contribuisce a liberare dal muco le cavità nasali.

Malva. È la droga costituita dai fiori e dalle foglie di *Malva sylvestris* e dalle foglie di *M. neglecta* (*Fam. Malvaceae*), piante erbacee annuali o biennali, alte 30-150 cm, presenti nei prati, nei campi e nei terreni incolti di tutta l'Europa temperata. Il fusto è in parte diritto e vellutato, le foglie sono di forma cordata o rotondeggiante, palmatinervie, a margine dentato, di colore verde chiaro, larghe ed arrotondate. La loro superficie presenta peli semplici e ramificati; inoltre lungo le nervature sono presenti anche peli ghiandolari; le foglie inferiori hanno un piccolo picciolo molto lungo che diminuisce in quelle superiori. I fiori, a 5 petali roseo-violetti con striature più scure (*M. sylvestris*), azzurri o bianchi, sono raccolti in gruppetti di 2-6 all'ascella delle foglie superiori. Il calice è composto da cinque sepali triangolari parzialmente saldati alla base. I fiori si raccolgono prima che sboccino completamente. Le foglie si raccolgono da giugno a settembre, recidendole senza il picciolo. La droga contiene mucillagini, antociani, acido caffeico ed acido clorogenico. Le mucillagini a loro volta contengono acido galatturonico, galattosio ed un metil-pentoso. La malva possiede proprietà emollienti, antiinfiammatorie e debolmente lassative.

Melograno (pomo saraceno). La droga è data dalla corteccia delle radici di *Punica granatum* (Fam. *Punicaceae*), un alberello o arbusto alto fino a 4 m. Originario dell'Asia minore e del Caucaso, è coltivato e inselvatichito in Italia, soprattutto a scopo ornamentale. Presenta foglie intere, ovali, opposte, di un colore verde lucente nella pagina inferiore e fiori solitari piuttosto grandi e di un colore rosso-scarlatto. Il frutto è una bacca (denominata balaustio) grande quanto un'arancia, di colore giallo-arancione; al suo interno è divisa da setti membranosi, ciascuno contenente numerosi semi rossi, prismatici. La corteccia delle radici, raccolta in autunno, si trova in commercio in frammenti irregolari, grigio giallastri, oppure bruno rossastri. A volte viene utilizzata la corteccia del fusto e dei rami, ma è meno attiva. La corteccia ed i frutti contengono tannini, polifenoli tra cui l'acido ellagico ed alcaloidi quali pelletierina e glicosidi della malvidina e pentunidina. Sia la corteccia che l'esocarpo del frutto sono stati utilizzati nel passato nei casi di emorragie vaginali e gastrointestinali, grazie alle proprietà astringenti dei tannini. Nel passato la corteccia è stata usata anche come vermifuga. Comunque studi piuttosto recenti mostrano che preparazioni differenti di *P. granatum* [estratti (frutto), succhi freschi e fermentati (frutto), olio (semi)] inibiscono la crescita di diversi tipi di tumori (polmone, pelle, colon, prostata). È stato anche osservato che non solo i polifenoli, bensì anche gli altri componenti del melograno, interferiscono con la proliferazione cellulare, con il ciclo cellulare e con l'angiogenesi. È stato inoltre mostrato di recente un effetto benefico dell'olio (semi) in soggetti iperlipidemici. Questi ed altri risultati, preclinici e clinici, fanno ben sperare in una futura applicazione terapeutica dei preparati di *P. granatum* (soprattutto estratti del frutto e olio dei semi) nella cura e prevenzione del cancro, nelle malattie cardiovascolari, nelle iperlipidemie: altre potenziali applicazioni includono la disfunzione erettile, le infezioni batteriche, l'artrite, l'obesità e l'Alzheimer. Gli estratti di *P. granatum* risultano sicuri. Comunque alcuni studi condotti *in vitro* riportano che il succo del frutto di *P. granatum* interagisce con il sistema P450, inibendolo, ed un caso clinico, riportato di recente, evidenzia una possibile interazione tra il succo di melograno (frutto) e la warfarina.

Mirto (o mortella). È dato dalle foglie di *Myrtus communis* (*Fam. Myrtaceae*), un arbusto della regione costiera del Mediterraneo e della macchia boschiva fino agli 800 m. Simbolo di gloria e di onore, con i rami si preparavano ghirlande da offrire agli dei, agli eroi ed alle spose; inoltre in diverse funzioni religiose il legno di *M. communis* veniva bruciato al posto dell'incenso. La pianta si presenta molto ramificata, tale da formare ciuffi sempreverdi, con foglie coriacee, lucide, opposte a 2 a 2, lanceolate, intere e profumate; controluce mostrano piccole ghiandole contenenti un olio essenziale. I fiori sono bianchi, peduncolati, solitari, all'ascella delle foglie; il frutto è una bacca nera, di sapore aspro e resinoso. Il mirto contiene tannini, un olio essenziale (pinene, canfene, geraniolo, nerolo, cineolo ed un alcol sesquiterpenico, il mirtenolo), sostanze resinose, acidi (citrico, malico), vitamina C e dei mirto-commuloni con proprietà antibatteriche simili alla penicillina ed alla streptomicina. L'olio essenziale di mirto, associato all'amfotericina B, si è rilevato attivo contro *Candida albicans*. Il mirto è usato nella medicina popolare sottoforma di infuso e di estratto fluido contro le affezioni respiratorie e polmonari (raffreddore, tosse, bronchite ecc.) e nei casi di contusioni, emorroidi, psoriasi. L'olio essenziale è adoperato in profumeria ed aromaterapia. Con le bacche si prepara un liquore stomachico, mentre la corteccia dei rami si utilizza come antielmintico.

Niaouli. È la droga che si ottiene dalle foglie di *Melaleuca viridiflora* (*Fam. Myrtaceae*), arbusto sempreverde dell'Australia. La droga, l'essenza di Niaouli o gomenolo, è un olio volatile che contiene, oltre a 1,8-cineolo e α-terpineolo, idrocarburi terpenici, terpeni ossigenati, linalolo e diversi sesquiterpeni. Viene usato, per applicazioni locali, come cicatrizzante e disinfettante di ferite, nei casi di punture di insetti ed in altri disturbi a carico della cute. Recentemente è stata dimostrata l'efficacia dell'essenza nel trattamento dell'acne vulgaris e di infezioni vaginali e cutanee. Può essere causa di dermatite.

Noce. È la droga costituita dalle foglie o dal mallo di *Juglans regia* L. (*Fam. Iuglandaceae*), detto noce comune, un albero alto fino a 15 metri, con tronco dritto e chioma tondeggiante. Originario dell'Asia, è da tempo coltivato nelle regioni mediterranee, dal mare alla zona montana. Le foglie sono ovali-oblunghe e inserite quasi sessili sul picciolo; la superficie è glabra sopra, mentre nella pagina inferiore vi sono dei ciuffetti di peli all'attaccatura delle nervature secondarie sulla principale; il mallo è il rivestimento esterno, carnoso, del frutto (una drupa), che nella parte interna, legnosa, contiene il seme diviso in quattro lobi rugosi. Le foglie si raccolgono da maggio ad agosto, staccandole senza picciolo e si essiccano all'ombra; il mallo si ottiene in agosto-settembre, quando i frutti maturano, proteggendo le mani con i guanti per evitare macchie persistenti sulle dita e, successivamente, si essicca all'ombra. Sia le foglie che il mallo sono ricchi in juglone, un derivato naftochinonico; altri principi attivi sono tannini ed un olio essenziale. Per la presenza di iuglone, le foglie hanno proprietà digestive, antielmintiche ed ipoglicemizzanti. Il decotto trova applicazione anche per uso esterno, per pelli o mucose arrossate. Il mallo ha proprietà antisettiche e cheratinizzanti; per la proprietà di tingere in bruno, il mallo è usato in cosmetica in prodotti abbronzanti e per tingere i capelli.

Ononide. È la droga costituita dalla radice di *Ononis spinosa* L. (*Fam. Fabaceae*). *Ononis*, forse deriva dal greco ὄνος = asino; *spinosus*, dal latino = spinoso. È un piccolo arbusto spinoso con il fusto spesso, lignificato alla base, ampiamente ramificato ed alto fino a 60-70 cm. È comune in tutta l'Europa, nell'Asia del sud-ovest e nell'Africa del nord. La radice si raccoglie in settembre-novembre; si lava per eliminare la terra e si divide in pezzi lunghi 5-10 centimetri; si essicca al sole o in ambiente riscaldato. La medicina tradizionale attribuisce all'ononide proprietà diuretiche o favorenti l'eliminazione di piccoli calcoli renali. La sua azione è dovuta alla presenza di un olio essenziale, contenente mentolo, carvone e soprattutto anetolo. Gli infusi di ononide, per uso esterno, costituiscono un buon rimedio per gengive molli e sanguinanti.

Papavero selvatico. È dato dai fiori del *Papaver rhoeas* (*Fam. Papaveraceae*), pianta annuale a fusto diritto, sottile, forte, leggermente peloso, alta dai 25 ai 60 cm. La pianta ha foglie molto dentellate, verde chiaro; i fiori rosso vivo, molto fragili, si raccolgono da maggio a luglio. Cresce nei campi di cereali, sulle scarpate e sui terrapieni di tutta l'Europa. Purtroppo non si trova più facilmente nei campi a causa dell'impiego sistematico degli erbicidi. Contiene l'alcaloide reodina, tannini e mucillagini. È utilizzato da tempo in Oriente per la sua efficacia contro la tosse e come sedativo. Ad alte dosi può provocare gravi intossicazioni.

Piantaggine. È la droga costituita dalle parti aeree di *Plantago major* L. (*Fam. Plantaginaceae*): *plantago*, forse dal latino *planta* = pianta del piede, per le foglie di alcune specie che somigliano a impronte del piede. È una pianta erbacea, alta 10-60 cm, con una rosetta di foglie basilari, strettamente aderenti al suolo e stelo fiorale sporgente sopra le foglie. La pianta cresce nelle zone aride ed è diffusa in Europa ed Asia. Contiene mucillagini, tannini, sali minerali, glucidi ecc. Alla piantaggine si attribuiscono proprietà astringenti, cicatrizzanti, depurative, espettoranti, diuretiche.

Pruno spinoso. È la droga costituita dai fiori e dalla corteccia di *Prunus spinosa* L. (*Fam. Rosaceae*) È un arbusto a foglie caduche alto fino a 3-4 metri; cresce dal mare alla zona montana di tutta l'Italia, nei boschi e soprattutto nelle siepi. I fiori, isolati, hanno un peduncolo glabro; il calice ha cinque sepali triangolari-ovati, la corolla è composta da cinque petali bianchi ovali-oblunghi, rotondi all'apice e ristretti alla base. Si raccolgono, appena schiusi, in marzo-aprile, si essiccano all'ombra e si conservano in recipienti al riparo dalla luce. La corteccia dei rami è lucida e di colore cenere scuro, quella del tronco è nerastra e lievemente fessurata; si raccoglie in primavera o in autunno, staccandola dai rami non molto vecchi; una volta raccolta, si essicca al sole. La corteccia viene tradizionalmente usata come astringente ed antinfiammatoria, per il contenuto in tannini; l'infuso dei fiori possiede proprietà digestive e blandamente lassative; tuttavia, la composizione chimica dei componenti responsabili di tali attività non è nota.

Quillaia. È la droga costituita dalla corteccia di *Quillaia saponaria* (*Fam. Rosaceae*), pianta originaria dell'America latina. La corteccia, inodore e di sapore acre, si presenta di colore nero all'esterno e bianco all'interno. Di dimensioni diverse, è venduta in pezzi lunghi 20-100 cm, larghi 8-15 cm e spessi 1 cm. Contiene saponine, e il cui componente più noto è l'acido quillaico. Si usava come espettorante e diuretico.

Ratania. È la droga costituita dalla radice di *Krameria triandra* (*Fam. Krameriaceae*), piccolo arbusto con rami lunghi circa 1 m. La radice, di colore rosso bruno, è nodosa all'estremità superiore, da cui si dipartono delle radici. La corteccia, inodore ma di sapore amaro, è rugosa e scagliosa. Cresce spontanea in Brasile e sulle montagne andine. La droga, per la presenza di tannini, possiede proprietà astringenti.

Rehmannia. Chiamata anche digitale cinese, per l'aspetto simile alla *Digitalis purpurea*, la droga è costituita dalla radice e dai rizomi, spessi e carnosi, dal sapore dolce, di *Rehmannia glutinosa* Gaertn. (Fam *Scrophulariaceae* o *Gesneriaceae* secondo alcune classificazioni). Si tratta di una pianta erbacea perenne, tomentosa, con foglie basilari per la maggior parte obovate, rugose, le apicali quasi lanceolate; fiori con corolla tubulare, raccolti in racemo di 5-10 fiori. La droga originaria della Cina dove è coltivata nella provincia dello Henan, e negli Stati Uniti; si utilizza fresca, essiccata o trattata al vapore. L'analisi chimica, ha evidenziato la presenza di 25 iridoidi, naftopirone, glicosidi fenetil alcolici, catalpolo, diidrocatalpolo, aucubina, acteoside, isoacteoside A e F, polisaccaridi (galattosio, glucosio, xilosio, mannosio, arabinosio), 15 aminoacidi liberi, esteri degli acidi grassi, metil linoleato, metil palmitato, metil-n-octadecanoato, beta-sitosterolo, daucosterolo, acido palmitico, acido succinico, composti ciclici, stachiosio, minerali in traccia, mannitolo, campesterolo, acido-α-aminobutirrico, mannitolo, β-sitosterolo. La Rehmannia viene utilizzata in varie forme nella medicina cinese [fresca - essiccata o al vapore] per la cura delle più diverse patologie. È adoperata nelle insufficienze renali e surrenali (sembra che antagonizzi la soppressione dell'ettività surrenalica causata dagli ormoni steroidei), e nelle malattie autoimmuni quali lupus

ed artrite reumatoide come mostrato in uno studio clinico. La somministrazione orale di 10-500 mg/Kg di estratto fluido di Rehmannia ha dimostrato effetti immunomodulatori in un modello sperimentale.
Alcuni studi sperimentali hanno ipotizzato che la principale funzione del catalpolo, il primo iridoide isolato da rehmannia, sia quella di stimolare la produzione di ormoni surrenalici.
Recenti studi hanno poi evidenziato che estratti di Rehmannia ed il catalpolo hanno effetti ipoglicemizzanti, facilitano la cicatrizzazione delle ulcere alle zampe in ratti resi diabetici da streptozotocina, migliorano la funzione renale in ratti parzialmente nefrectomizzati. La rehmannia è ben tollerata. Può causare lievi sintomi di vertigini, palpitazioni e mancanza di energia, che scompaiono proseguendo la somministrazione; dosaggi eccessivi provocano gonfiore addominale (per la formazione di gas) e diarrea. Cautela in gravidanza e allattamento.

Rosa canina (o rosa selvatica). È data dai frutti (falsi frutti detti cinorridi) di *Rosa canina L.* (*Fam. Rosaceae*). *Rosa*, nome latino di derivazione indogermanico da *wrod*; *canina*, da *canis*, cane, soprannome dato alla maggior parte delle rose selvatiche. Si tratta di un arbusto alto fino a 3 m. È provvisto di robusti aculei, con foglie pennate in 5-7 foglioline a margine dentato e fiori solitari o raccolti in infiorescenze a corimbo, di colore rosa chiaro. Il ricettacolo è allungato-ovoidale: con la fioritura si trasforma nella coccola carnosa di colore scarlatto (frutto). La pianta cresce ai margini dei boschi, sui ruderi e nelle siepi. La droga di sapore acidulo e odore soave contiene tannini, vitamine (C ed A), carotenoidi, flavonoidi, acidi (malico, citrico) ecc. con l'essiccamento la droga perde gra parte della vitamina C (del 5% iniziale si riduce all'1%). La rosa canina è stata utilizzata nel passato come astringente, blando lassativo, diuretico ed antiscorbutico. Di recente uno studio randomizzato e controllato condotto su 29 pazienti con artrite reumatoide ha mostrato che la somministrazione di rosa canina (5g/*die*) per sei mesi riduceva i sintomi della malattia.

Sabadiglia. È la droga data dai semi di *Sabadilla officinarum* L. (*Fam. Liliaceae*), pianta erbacea delle Cordigliere americane. I semi sono oblunghi, lanceolati, ricurvi, lucidi, di colore bruno-nero, flessibili. Internamente sono di colore bianco-giallo persistente. Contengono alcaloidi, il più importante dei quali è la cevadina. Per anni, l'unguento di sabadiglia è stato adoperato come antisettico.

Salsapariglia. È la droga costituita dalla radice (con o senza rizoma) di piante (liane) del genere *Smilax* (*Fam. Liliaceae*). Le piante più utilizzate sono la *S. officinalis* Schlech. E Cham. (salsapariglia del Messico o di Vera Cruz), la *S. aristolochiaefolia* Mill, anch'essa messicana e la *S. ornata* (salsapariglia della Giamaica), che cresce nell'America centrale e meridionale. La *S. aspera* L. (salsapariglia nostrana) è povera in principi attivi e perciò non viene adoperata. Le radici hanno colore grigio-brunastro nella maggior parte delle specie, rosso bruno nella *S. ornata*. Le salsapariglie contengono saponosidi a struttura steroidea. La medicina popolare attribuisce alla salsapariglia proprietà diaforetiche, diuretiche, antireumatiche e scialagoghe; a dosi elevate produce emesi; l'estratto fluido viene adoperato come veicolo che favorisce l'assorbimento di altri medicamenti. La smilagenina e la sarsapogenina, due stereoisomeri presenti nella salsapariglia, vengono utilizzati come composti base per la semisintesi degli ormoni steroidei. In omeopatia si usa la T.M. in caso di coliti nefritiche, cistiti, prostatiti.

Sambuco. La droga è costituita dai fiori di *Sambucus nigra* L. (*Fam. Caprifoliaceae*). Si tratta di una pianta originaria dell'Europa e del Caucaso; oggi è una specie ormai cosmopolita, diffusa in tutte le aree temperate dei continenti. In Italia è presente in tutte le regioni, dal piano ai 1400 metri circa di quota.
Albero piuttosto corto, nodoso e irregolare, con scorza bruno-grigiastra, rugosa e solcata in senso verticale. Il midollo centrale è candido e soffice.I fusti sono retti e molto ramificati, con rami ad andamento arcuato e ricadente. Le foglie sono opposte, decidue, picciolate, lunghe 20-30 cm, provviste di stipole ovate o tondeggianti (1 cm), acute all'apice. Emanano un odore sgradevole. La lamina è imparipennata, composta da 5-7 segmenti ovati, ad apice acuminato e margine seghettato.
I frutti sono delle drupe globose, succose a maturità, viola-nerastre; contengono da 2 a 5 noccioli monospermi a forma di pinolo.
I componenti del sambuco variano nelle diverse parti della pianta.
Nei fiori troviamo un olio essenziale, flavonoidi, glicosidi flavoni, acidi fenolici, quercetina, canferolo, rutina, isoquercitrina, iperoside, astragalina, quercitrina, acido p-cumarico, acido caffeico, acido ferulico, triterpeni afla e beta-amirina, acido ursolico, acido oleanolico, acido ascorbico, alcido palmitico, acido linoleico, acido clorogenico,steroli, mucillagini, tannini, pectine, zuccheri. Nelle foglie

troviamo sambunigrina, gliucoside cianogenetico, colina, rutina, quercetina, steroli, sitosterolo, stigmasterolo, campestrolo, triterpeni, alfa e beta-amirina, palmitati acido oleanoico ed ursolico, alcani, acidi grassi, stearico, oleico, linoleico, tannini, resine, grassi, zuccheri, vitamina C. Nei frutti troviamo flavonoidi, rutina, isoquercitrina, iperoside, tannini, antociani, sambucianina, crisantemina, tracce di olio essenziale, sambunigrina, prunasina, zierina, olocaina, zuccheri, acido citrico, acido malico, vitamina A, vitamina C, vitamine del complesso B (tiamina, riboflavina), acido nicotinico, ammide, vitamina B6, inositolo, acido pantotecnico, acido folico, biotina, tirosina. Nella corteccia troviamo sali di potassio, colina, zuccheri, tracce di olio essenziale, glicosidi cianogenentici, sambunigrina, alcaloide sambucina, tannini. Infine nei semi sono presenti glicosidi cianogenetici. Pertanto, il sambuco presenta attività ed usi diversi a seconda della parte di pianta adoperata: emolliente, sudorifero, diaforetico (fiori); lassativo, diuretico e poi nelle malattie da raffreddamento (frutti); nelle cistiti e nelle nevralgie (corteccia). I fiori hanno attività astringente sulla pelle, si impiegano per il trattamento dei reumatismi. Come emolliente, lenitivo sui foruncoli, scottature, emorroidi. Infuso: 5 g di fiori in 100 ml di acqua. Fare lavaggi e applicare compresse imbevute di infuso. La presenza di glicosidi cianogenetici sconsiglia l'uso interno dei frutti.

Sassofrasso. È la droga costituita dal legno della radice di *Sassafras officinale* (*Fam. Lauraceae*), un albero del Nord America. Il sassofrasso contiene un olio essenziale, di colore giallo arancio, contenente safrolo. Sia la droga che l'essenza hanno proprietà carminative. Negli Stati Uniti vengono utilizzate come condimento ed aromatizzante. Il sassofrasso è spesso indicato come droga ad attività adattogena, anche se tale supposizione non è supportata da dati scientifici adeguati; per la presenza di safrolo, sostanza considerata carcinogena, l'uso del sassofrasso dovrebbe essere limitato.

Scammonea. È la droga costituita dalle radici di *Convolvulus scammonia* L. (*Fam. Convolvulaceae*). È una pianta erbacea perenne che cresce in Grecia, Crimea, Siria ed Asia Minore. Ha radice fusiforme, carnosa e tuberizzata dalla quale si dipartono ogni anno numerosi fusti pelosi, a foglie sparse, picciolate, con lamina saettiforme e triangolare e grandi fiori turchini; in commercio si trova in pezzi cilindrici, contorti di color bruno-verdastro e rugosi all'esterno, lunghi 10-30 cm, di debole odore e di sapore forte amaro. In terapia non hanno impiego, mentre si utilizza la gommoresina che si raccoglie dalle incisioni praticate nella radice a livello del colletto per farne uscire il succo. La resina della scammonea si presenta in masse bruno-verdastre ed è inodore ed insapore. Contiene scammonina, zuccheri, mucillagini e gomme. Ha proprietà purgative drastiche, simili a quelle della gialappa.

Serpentaria. È la droga costituita dai rizomi e dalle radici di *Serpentaria virginiana* (*Fam. Aristolochiaceae*), pianta originaria degli Stati Uniti d'America. Le piante appartenenti a questa famiglia sono erbe o arbusti legnosi, con foglie alterne, intere e fiori solitari o a grappoli ascellari. La droga contiene acido aristolochico, un olio etereo, acido malico, sostanze amare. Alla serpentaria sono state attribuite proprietà diaforetiche, toniche, diuretiche ed espettoranti. Si utilizza sottoforma di estratto fluido nelle dispepsie atoniche, per stimolare l'appetito associata ad altri amari tonici.

Solidago. È la droga costituita dalle sommità fiorite di *Solidago virga-aurea* L. (*Fam. Compositae*): *solidago*, nome volgare di incerta origine; *virga*, dal latino = verga, *aureus*, dal latino = aureo, con riferimento all'infiorescenza. La pianta (alta 120-150 cm) cresce nei boschi aridi silicei, nelle macchie e sulle rocce, sia in Europa che in Asia, Africa ed America; presenta un caule semplice che si ramifica in corrispondenza dell'infiorescenza. Le foglie (ovoidali e con picciolo alato le inferiori, lanceolate e sessili le superiori) sono vellutate, ruvide ai bordi e dentate. I fiori, riuniti in pannocchie terminali, sono gialli. Contiene saponine, flavonoidi, cumarine e tannini. Alla droga sono ascritte proprietà antidiarroiche e diuretiche. Diminuisce inoltre la permeabiltà capillare e sembra utile nelle enteriti, nefrite acuta ed edemi.

Tiglio. È la droga costituita dalle infiorescenze di alcune specie di *Tilia* (*T. platyphyllos* Scop., *T. cordata* Miller, *T. curapaca*) (*Fam. Tiliaceae*), piante arboree alte anche 30 m, spontanee in tutta Europa nelle zone submontane e montane fino ai 600 m. Presentano foglie cuoriformi, alterne, picciolate, a margine seghettato; i fiori, raggruppati in infiorescenze cimose, sono biancastri e profumati. Il tiglio contiene mucillagini, un olio essenziale, pigmenti flavonici e tannini. Il tiglio sembra possedere proprietà emollienti, bechiche, sedative, coleretiche, ipotensive e diuretiche. Il legno della pianta fornisce un carbone leggero, poroso, impiegato come adsorbente ed antifermentativo in alcuni disturbi gastrointestinali.

Tinospora. La droga è costituita dalle foglie di *Tinospora cordifolia* (Willd.) Miers ex Hook (*Fam. Menispermaceae*), un arbusto a foglie caduche che si sviluppa ad intreccio con uno stelo succoso e corteccia cartacea, rami da cui si dipartono lunghe, filiformi e flessibili radici aeree. Le foglie sono membranose e cordate, i fiori gialli ascellari e racemi a stelo lungo. I frutti sono drupe portate su un corto stelo ed hanno la forma di pisello ovoide, lucido, di colore rosso. La pianta fiorisce in giugno e fruttifica in novembre. Una grande varietà di costituenti sono stati isolati dalla tinospora: alcaloidi, diterpeni lattonici, glicosidi, steroidi, sesquiterpenoidi, composti alifatici, polifenoli e polisaccaridi. Le foglie sono ricche di proteine (11,2%), calcio e fosforo. Tinosporina, tinosporidina, e tinosporasina presentano proprietà spasmolitiche, anti-infiammatorie ed antipiretiche. Negli studi clinici, estratti della droga hanno determinato un aumento del rapporto NADPH/NADP (indicando una riduzione dei danni da radicali liberi e una migliore respirazione cellulare). L'attività di SDH (deidrogenasi sorbitolo), che catalizza la conversione di sorbitolo in fruttosio, è ridotta anche in maniera significativa. Con il nome di Guduchi è largamente utilizzata in veterinaria e nella medicina ayurvedica come immuno-modulatore, spasmolitico, antiallergico e per il trattamento di sepsi, ittero, fibrosi epatica, peritonite. Numerosi studi eseguiti su roditori hanno mostrato che la droga possiede proprietà ipoglicemizzanti, immunomodulatorie, epatoprotettive, antiinfiammatorie ed antiossidanti. Inoltre uno studio clinico in doppio cieco ha evidenziato che l'estratto (300 mg × 3/*die*) di tinospora riduce significativamente l'incidenza della sintomatologia in soggetti affetti da HIV. In un altro studio randomizzato e in doppio cieco eseguito di recente è stata dimostrata l'efficacia di tinospora nel ridurre la sintomatologia della rinite allergica.

Tribolo. La droga è costituita dai frutti di *Tribulus terrestris* (*Fam. Zygofillaceae*). *Tribulus*, dal latino e significa tribolo, pianta spinosa; *terrestris*, che si trova in natura, a differenza di una specie acquatica. Si tratta di una pianta erbacea annua nativa delle regioni mediterranee, ma diffusa in India, Cina, Australia. Presenta foglie pennatocomposte e fiori piccoli di colore giallo. I frutti sono capsule spinose, coriacee. I principali componenti del tribolo sono: saponine steroidee (protodioscina, diosgenina, gitonina ecc.), alcaloidi (tribulusamide A e B, armani ecc.), flavonoidi (kaempferolo, quercitina ecc.) ecc. La droga viene utilizzata per migliorare le prestazioni sessuali, (è il principale componente di un prodotto chiamato *Tradamix*®), nelle malattie dell'apparato genito-urinario, nei disturbi epatici.

Trifoglio fibrino. È la droga costituita dalle foglie di *Menyanthes trifoliata* L. (*Fam. Menyanthaceae*): *menyanthes*, nome di incerta etimologia, *trifoliatus* = trifoglio. La pianta è un'erba perenne che cresce nelle paludi umide e basse, nei fossati e nelle zone di interramento delle acque. Possiede un rizoma strisciante dal quale partono rami fioriferi senza foglie, con una brattea sotto ogni fiore, e foglie carnose, munite di un lungo e grosso picciolo. La lamina fogliare è divisa in 3 segmenti ellittici, glabri, lucenti. Le foglie contengono la meniantina (un glucoside), glucosidi flavonici, vitamina C, iodio, enzimi. Al trifoglio fibrino si attribuiscono proprietà digestive, diuretiche, lassative ed emetiche (a dosi elevate).

Verbasco. È la droga costituita dalle foglie e dai fiori del *Verbascum thapsus* L. (*Fam. Scrofulariaceae*), pianta annuale o biennale. Inizialmente si forma una rosetta di foglie basali distese sul terreno e successivamente si origina un fusto semplice, alto dai 50 cm fino a due metri. Le foglie sono coperte densamente con peli stellati, lanuginosi, molto ramificati. L'infiorescenza è un lungo racemo semplice o ramificato; i fiori hanno il calice diviso in cinque lobi; la corolla, di colore giallo chiaro, ha la parte inferiore tubulare e quella superiore divisa in cinque lobi arrotondati. Le foglie si raccolgono in primavera-estate; i fiori si raccolgono appena aperti nel periodo giugno-agosto. Il verbasco contiene saponine, mucillagini, tracce di olii essenziali e fitosteroli. Alla droga sono state attribuite proprietà astringenti, antiinfiammatorie, lenitive, decongestionanti ed espettoranti.

Viburno. È la droga costituita dalla corteccia di *Viburnum prunifolium* (*Fam. Caprifogliacee*), arbusto cespuglioso diffuso negli Stati Uniti. In commercio si presenta in forma di frammenti irregolari, spessi 1-2 mm. La frattura è granulosa e l'odore gradevole è simile a quello della valeriana. Contiene scopoletina, salicina, olio volatile ed acido isovalerico, tannini e resina. Veniva usato come rimedio nel trattamento della dismenorrea.

Viola tricolore. È la droga costituita dalle parti aeree di *Viola tricolor* L. (*Fam. Violaceae*), pianta erbacea annuale o bienne, che cresce sia nelle zone marine che in quelle montane. Il fusto è alto fino a

40 cm, semplice o ramificato. Le foglie inferiori sono ovato triangolari, le superiori oblungo-lanceolate; i fiori solitari, ascellari e peduncolati, son formati dal calice con cinque sepali e dalle corolle con cinque petali. Il colore dei petali, a seconda delle numerose varietà, va dal viola, al giallo e al bianco, con sfumature color porpora. Il frutto è una capsula oblungo-ovoidale, racchiusa dal calice persistente; a maturità si apre in tre valve ricche di molti semi brunastri. La pianta si raccoglie durante la fioritura, da aprile a luglio-agosto, si taglia vicino alla base, viene privata delle foglie ingiallite e si essicca in luogo aerato ed ombreggiato. La viola tricolore contiene mucillagini, derivati salicilici, flavonoidi e saponosidi. Nella medicina tradizionale viene utilizzata per le sue proprietà diuretiche, diaforetiche e blandamente lassative; esternamente viene adoperata nelle affezioni cutanee. I saponosidi, assunti per via orale con l'infuso, provocano irritazione della mucosa gastrica provocando, per via riflessa, la fluidificazione del secreto bronchiale.

Zedoaria. Droga data dalla radice di *Curcuma zedoaria* (*Fam. Zingiberaceae*). È una pianta indigena delle Indie occidentali e dell'isola di Giava. Ha proprietà stimolanti, aromatiche. È indicata nelle coliche e nelle atonie gastriche. Entra nella composizione di liquori amari e di aperitivi.

Bibliografia essenziale

Adhami VM, Khan N, Mukhtar H (2009) Cancer chemoprevention by pomegranate: laboratory and clinical evidence. Nutr Cancer 61:811-815

Ali BH, Al Wabel N, Blunden G (2005) Phytochemical, pharmacological and toxicological aspects of Hibiscus sabdariffa L.: a review. Phytother Res 19:369-375

Al-Romaiyan A, Liu B, Asare-Anane H et al (2010) A novel Gymnema sylvestre extract stimulates insulin secretion from human islets in vivo and in vitro. Phytother Res 24:1370-1376

Benavente-García O, Castillo J (2008) Update on uses and properties of citrus flavonoids: new findings in anticancer, cardiovascular, and anti-inflammatory activity J Agric Food Chem 56:6185-6205

Bødtger U, Poulsen LK, Jacobi HH, Malling HJ (2002) The safety and efficacy of subcutaneous birch pollen immunotherapy - a one-year, randomised, double-blind, placebo-controlled study. Allergy 57:297-305

Chrubasik C, Roufogalis BD, Müller-Ladner U et al (2008) A systematic review on the Rosa canina effect and efficacy profiles. Phytother Res 22:725-733

Gauthaman K, Ganesan AP (2008) The hormonal effects of *Tribulus terrestris* and its role in the management of male erectile dysfunction – an evaluation using primates, rabbit and rat. Phytomedicine 15:44-54

Guo R, Pittler MH, Ernst E (2007) Complementary medicine for treating or preventing influenza or influenza-like illness. Am J Med 120:923-929

Jain N, Jain R, Jain A, Jain DK, Chandel HS (2010) Evaluation of wound-healing activity of *Acorus calamus* Linn. Nat Prod Res 24:534-541

Jurenka JS (2008) Therapeutic applications of pomegranate (*Punica granatum* L.): a review. Altern Med Rev 13: 128-144

Lachenmeier DW, Walch SG, Padosch SA, Kröner LU (2006) Absinthe – a review. Crit Rev Food Sci Nutr 46:365-377

Mahboudi M, Ghazian Bidgoli F (2010) In vitro synergistic efficacy of compination of amphotericin B with Myrtus communis essential oil against clinical isolated of Candida albicancs. Phytomedicine 17: 771-774

Mirmiran P, Fazeli MR, Asghari G et al (2010) Effect of pomegranate seed oil on hyperlipidaemic subjects: a double-blind placebo-controlled clinical trial. Br J Nutr 104:402-406

Obolskiy D, Pischel I, Siriwatanametanon N et al (2009) Garcinia mangostana L.: a phytochemical and pharmacological review. Phytoter Res 23:1047-1065

Singh P, Langowski HC, Wani AA, Saengerlaub S (2010) Recent advances in extending the shelf life of fresh Agaricus mushrooms: a review. J Sci Food Agric 90: 1393-1402

Tzu-Li Lin, Hui Hsuan Kin, Chang-Che Chen (2007) Hibiscus sabdariffa extract reduces serum cholesterol in men and women. Nutr Res 27:140-145

Vlachojannis JE, Cameron M, Chrubasik S (2010) A systematic review on the sambuci fructus effect and efficacy profiles. Phytother Res 24:1-8

Wahabi HA, Alansary LA, Al-Sabban AH, Glasziuo P (2010) The effectiveness of Hibiscus sabdariffa in the treatment of hypertension: a systematic review. Phytomedicine 17:83-86

Attrezzature presenti in una farmacia all'inizio del XX secolo (iconografia)

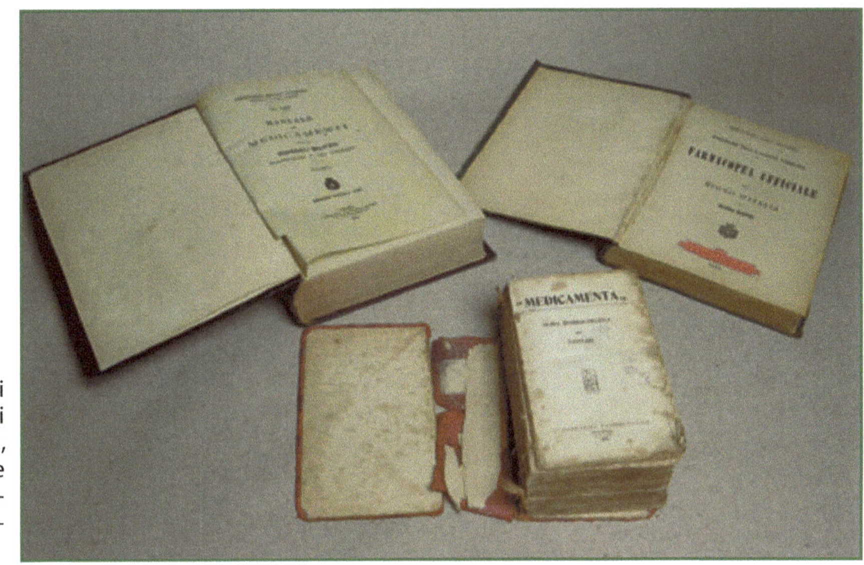

Foto 1 Da sn.: "Manuale dei medicamenti per gli Ospedali Militari", Tip. Manuzio, Roma, 1916; "Farmacopea ufficiale del Regno d'Italia", II Ed., Paravia, Torino, 1902; "Medicamenta", Coop. Farm., Milano, 1908

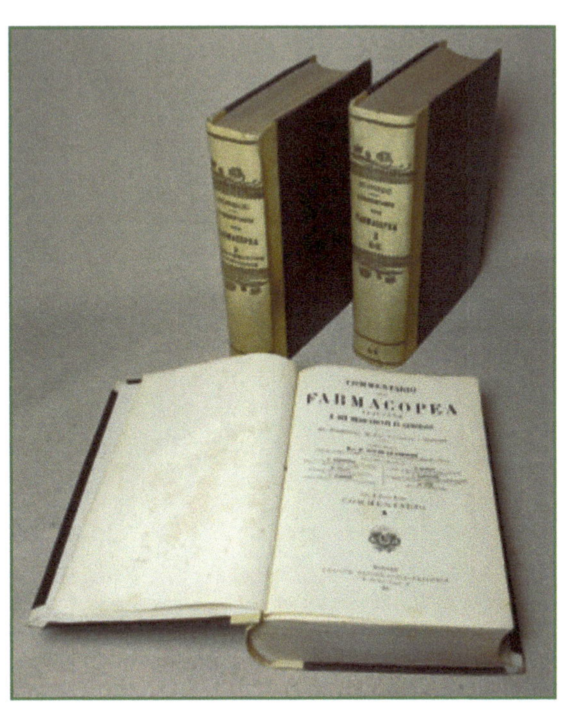

Foto 2 I. Guareschi, "Commentario della Farmacopea Italiana", Unione Tip. Ed., Torino, 1897

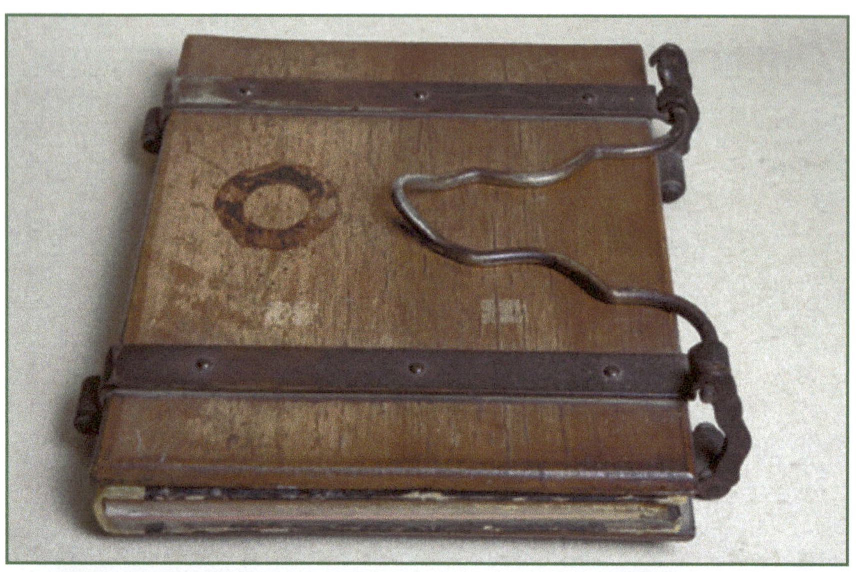

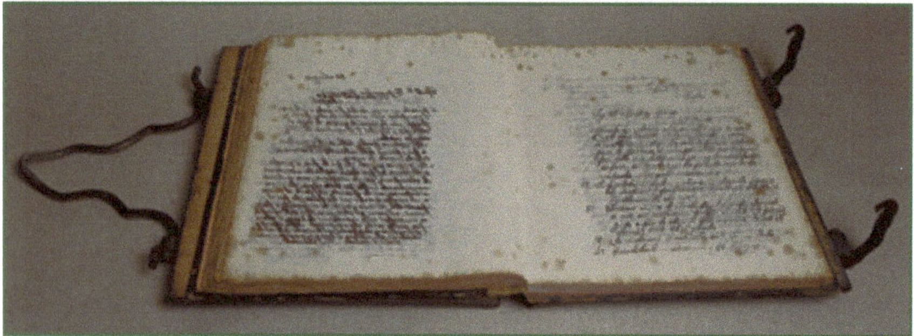

Foto 3 Copiaricette e/o copialettere a pressione

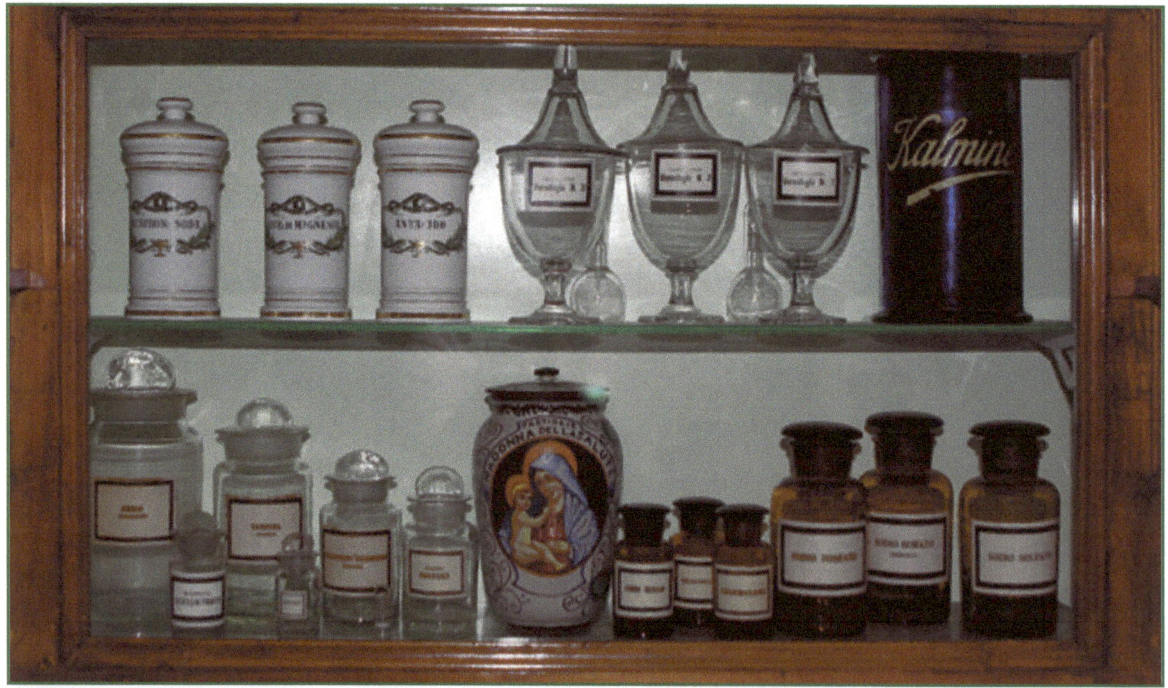

Foto 4 In alto, da sn.: vasi di porcellana Richard-Ginori (inizio sec. XX); vasi a calice di vetro (fine sec. XIX); vaso di vetro in blu cobalto della Ditta Brioschi. In basso, da sn.: vasi di vetro a tappo smerigliato (fine sec. XIX); vaso di ceramica di Faenza della Ditta Alberani; vasi di vetro a tappo smerigliato (inizio sec. XX)

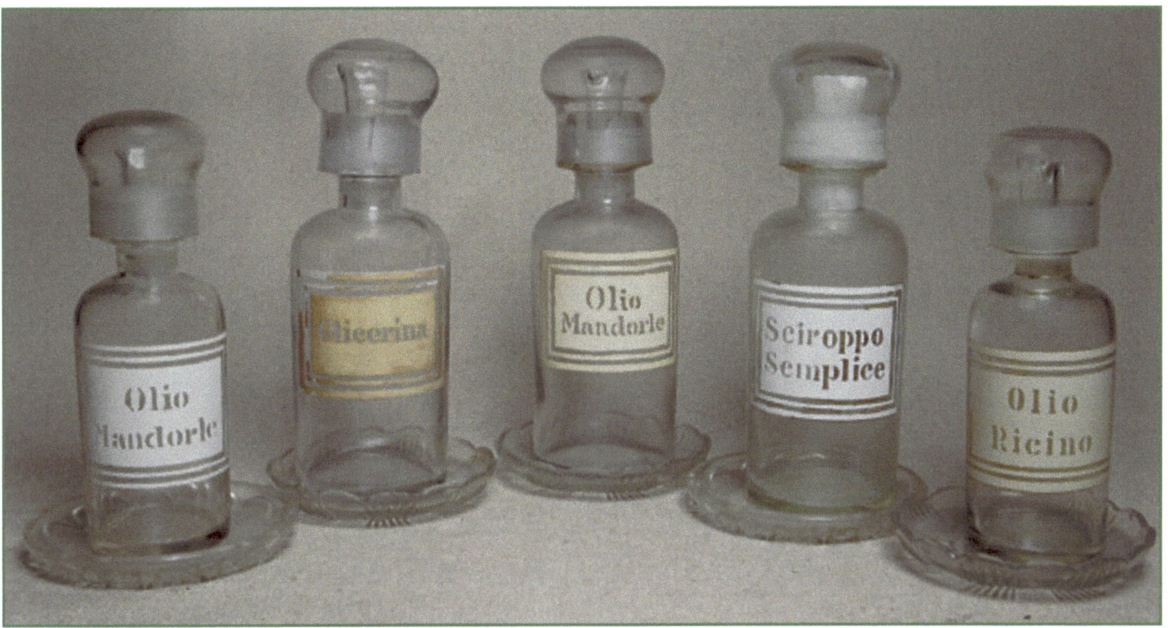

Foto 5 Flaconi con gocciolatoio ed etichetta a fuoco, con relativi piattini

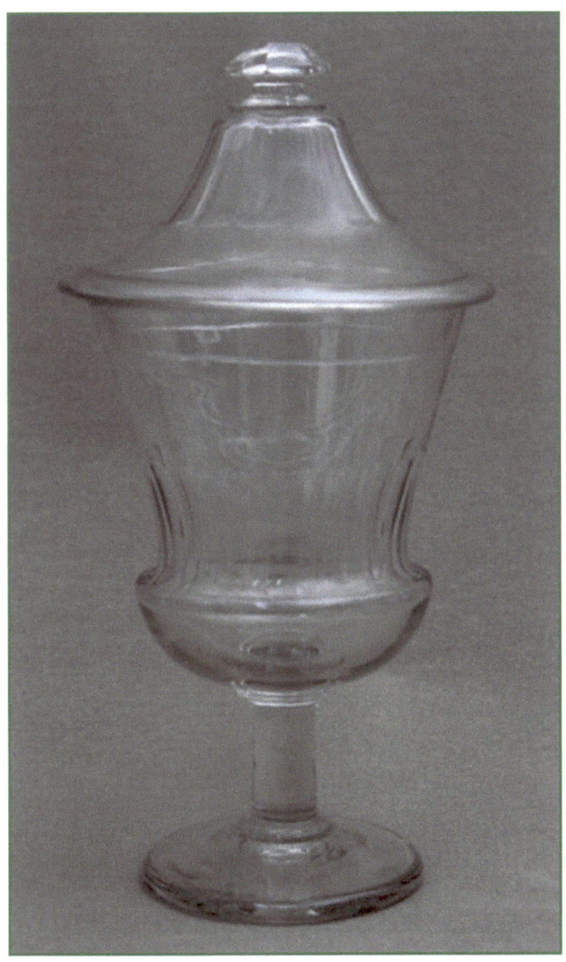

Foto 6 Vaso di vetro a calice (fine sec. XIX)

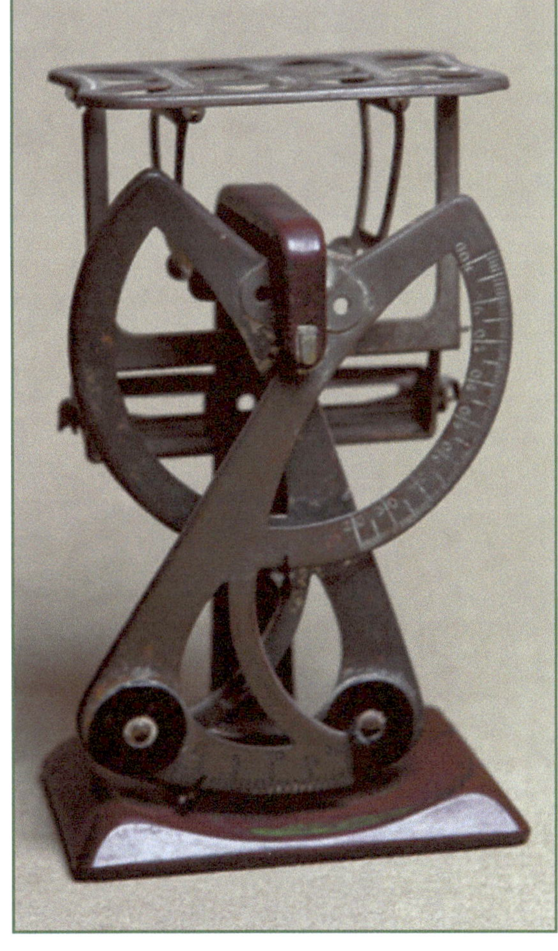

Foto 7 Bilancia (sec. XIX)

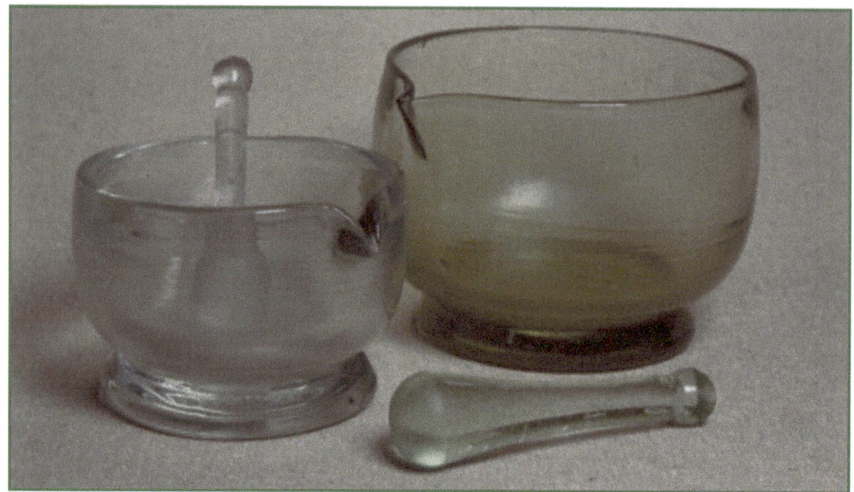

Foto 8 Mortai di vetro

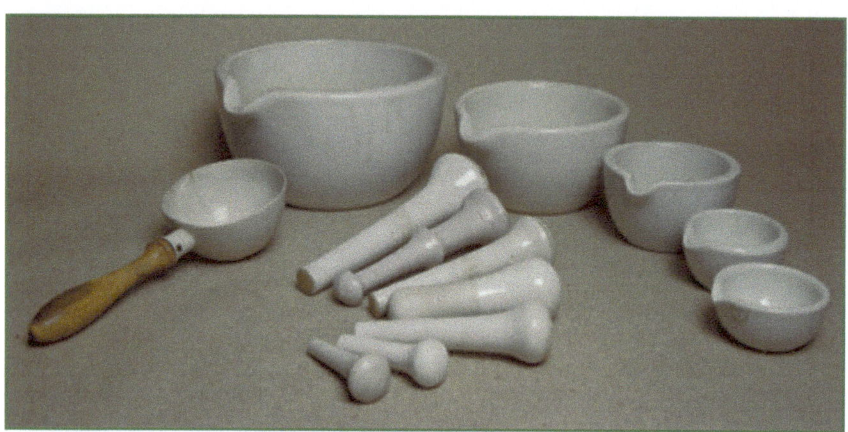

Foto 9 Mortai di porcellana

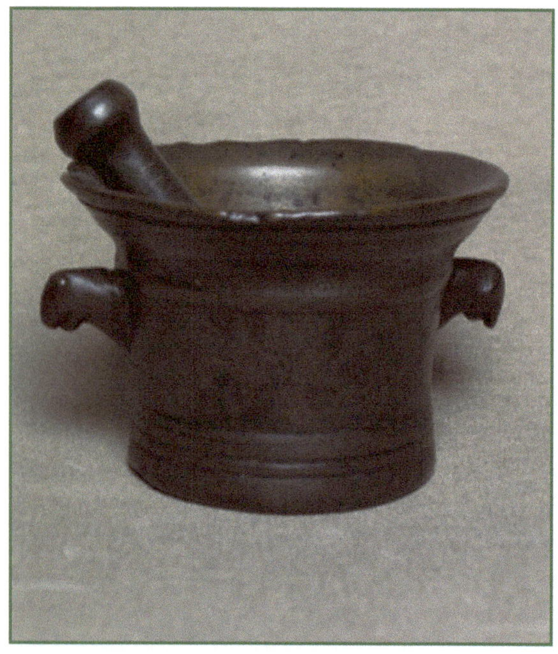

Foto 10 Mortaio di bronzo (sec. XIX)

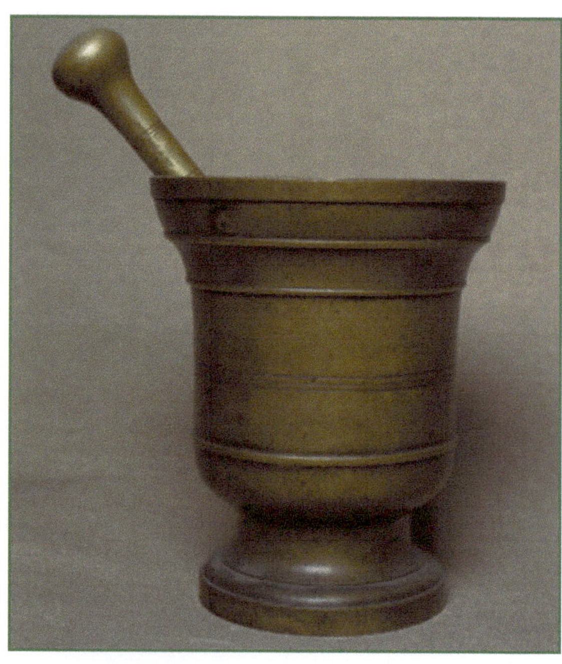

Foto 11 Mortaio di bronzo (inizio sec. XX)

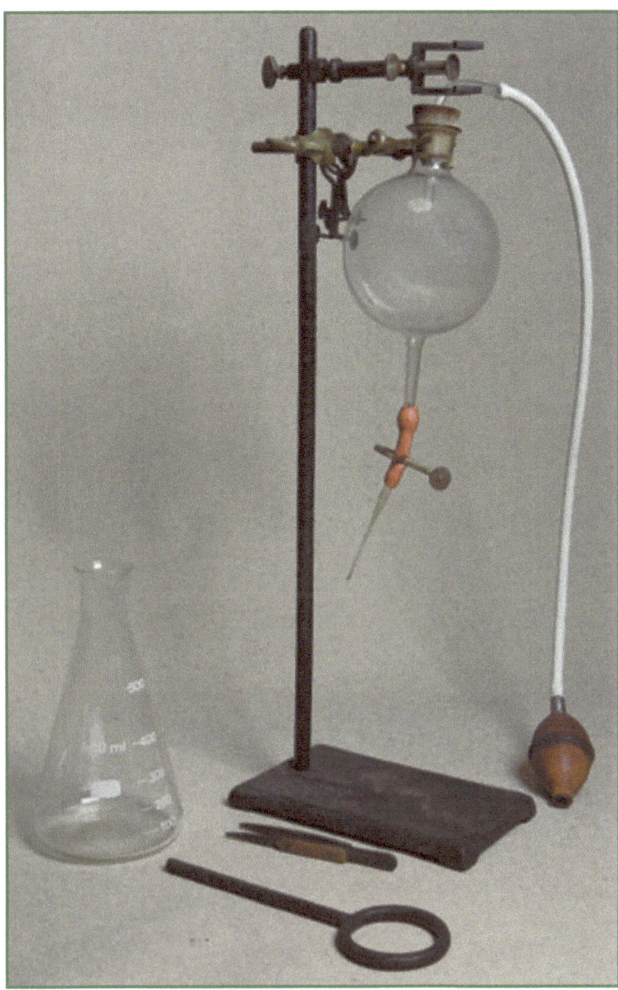

Foto 12 Pallone per riempimento fiale

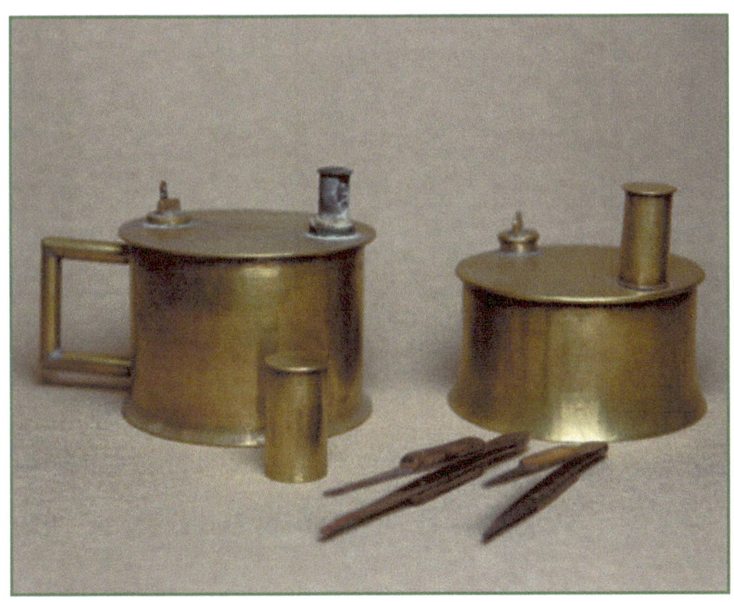

Foto 13 Lampade ad alcool di ottone e pinze per saldatura di fiale

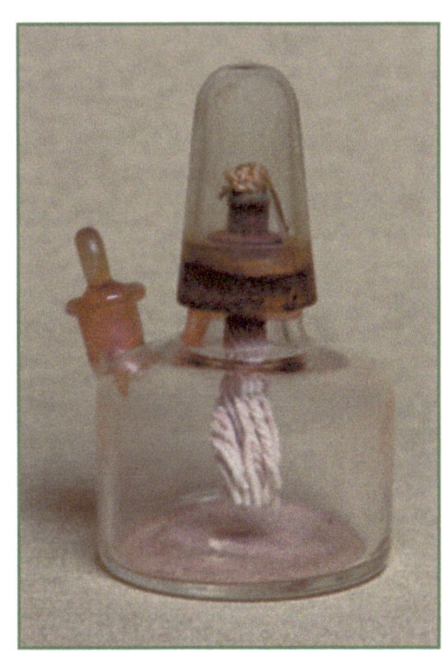

Foto 14 Lampada ad alcool di vetro

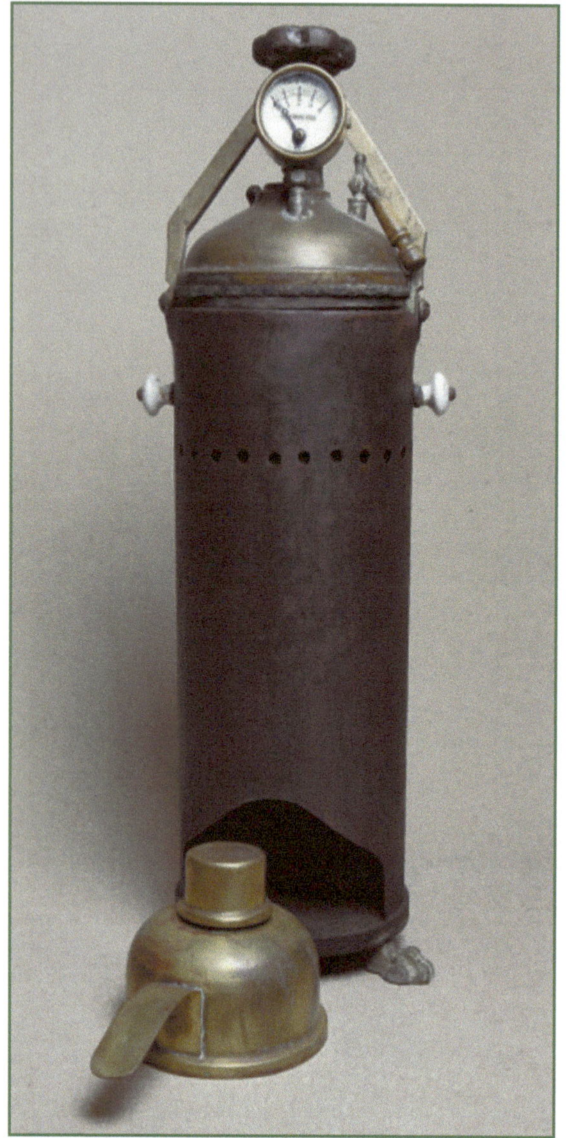

Foto 15 Autoclave con relativa lampada di ottone ad alcool

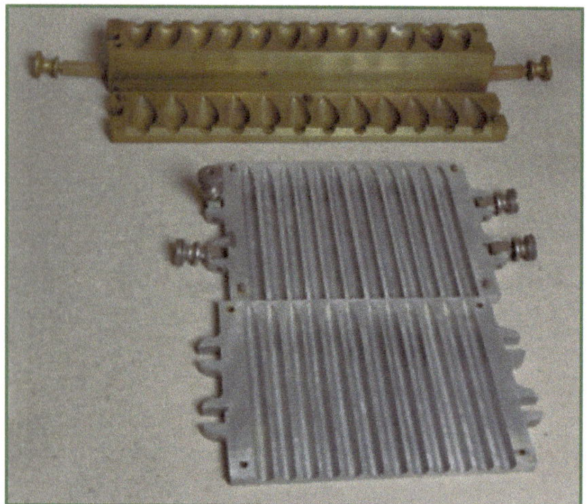

Foto 16 Stampi per candelette e ovuli vaginali

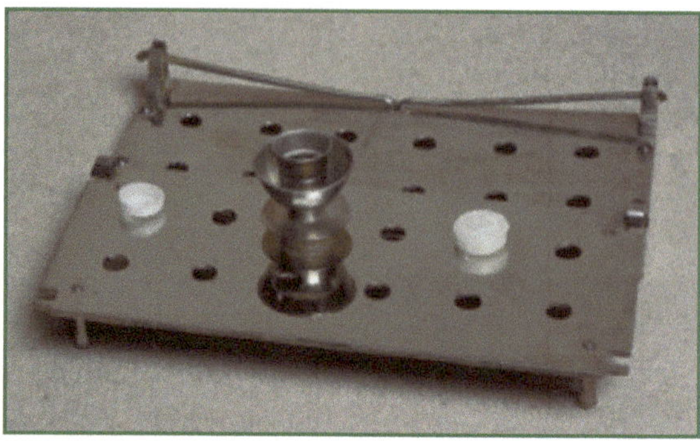

Foto 17 Macchinetta per saldatura dei cachet con relativo imbuto e raccoglipolvere

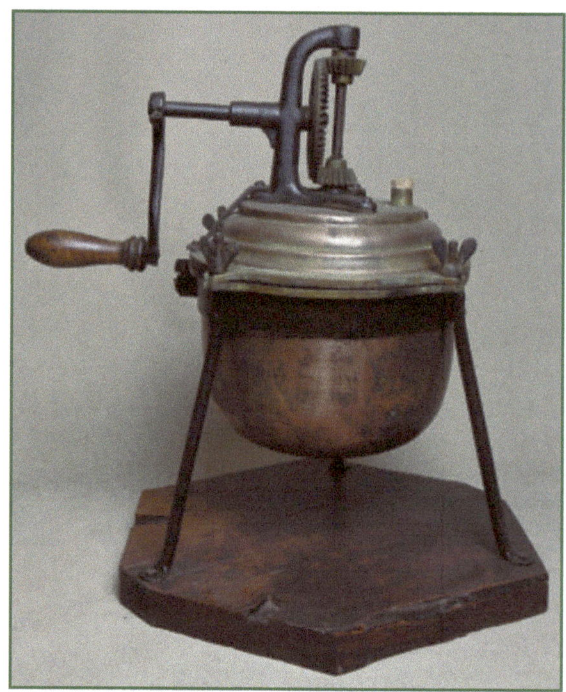

Foto 18 Emulsionatrice

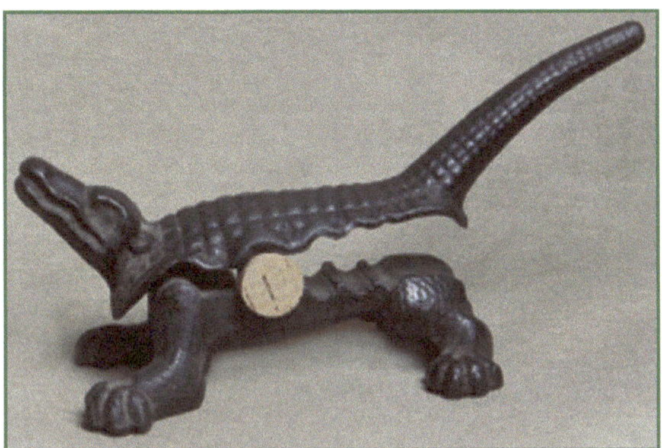

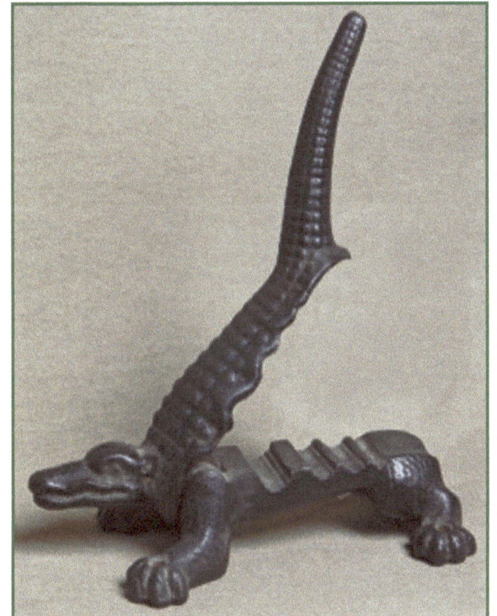

Foto 19 Schiacciasugheri

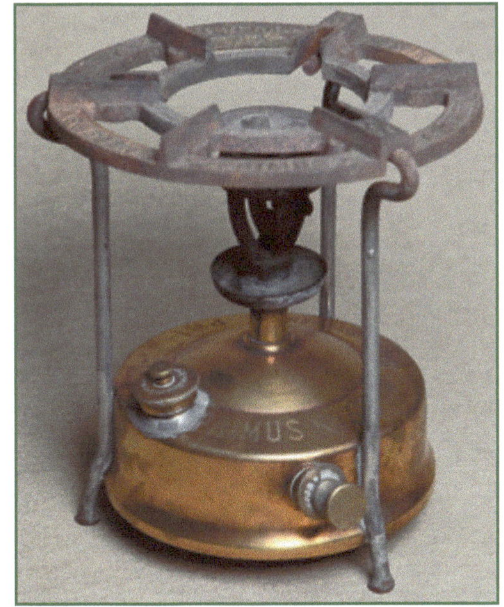

Foto 20 Fornello Primus a petrolio

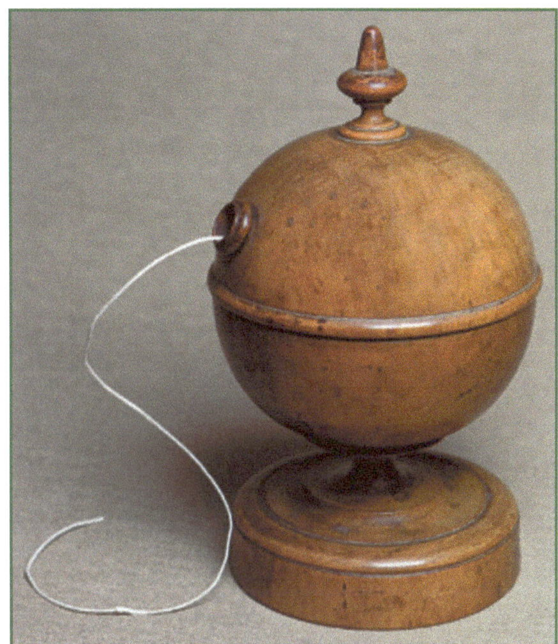

Foto 21 Portaspago

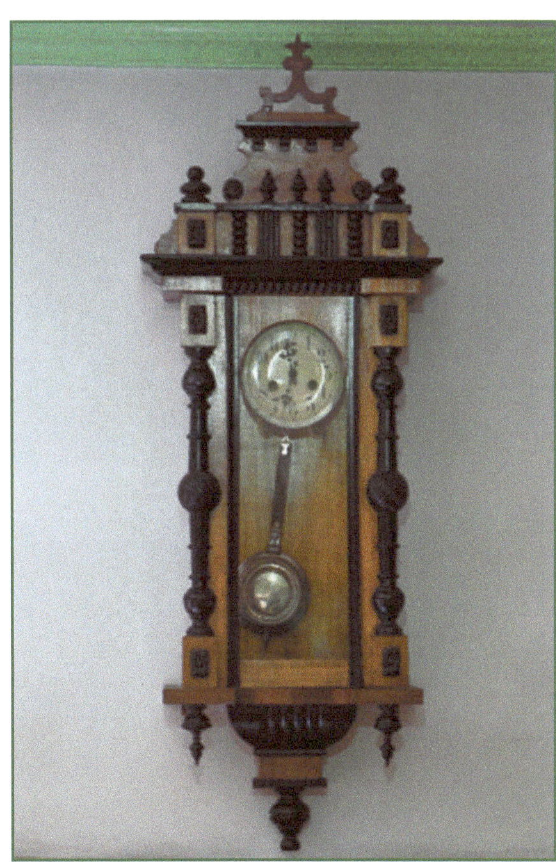

Foto 22 Orologio a pendolo in stile liberty

Formulario fitofarmaceutico

Viene qui riportato un formulario, tratto dal Formulario Nazionale, Sezione C (F.N.); da Medicamenta VI Edizione (Med.); da Prescripciones Farmaceuticas, di L.M. Guerrero (P.F.) e da Fitofarmacia, di F. Capasso e G. Grandolini (FITO).

L'intento è didattico, ma anche pratico ed applicativo. Pertanto, per quasi tutte le preparazioni galeniche è riportata la composizione, le modalità di preparazione, l'impiego terapeutico ed il dosaggio consigliato.

Specie

SPECIE STOMACHICHE E DIGESTIVE (Med.)

Composizione:

Arancio amaro corteccia	p.	20
Trifoglio fibrino foglie	”	20
Assenzio foglie e sommità fiorite	”	20
Cardo benedetto sommità fiorite	”	20
Centaurea minore sommità fiorite	”	20

Si mescoli.

Conservare al riparo dalla luce.

SPECIE ANTISETTICHE-DIURETICHE (Med.)

Composizione:

Betulla foglie	p.	20
Uva ursina foglie	”	20
Mais stimmi	”	20
Liquirizia radice	”	20
Gramigna rizoma	”	20

Si mescoli.

Conservare al riparo dalla luce.

SPECIE AROMATICHE (Med.)

Composizione:

Garofano fiori	p.	10
Lavanda sommità fiorite	”	10
Menta foglie	”	15
Salvia foglie	”	10
Maggiorana foglie e sommità fiorite	”	15
Timo serpillo pianta fiorita	”	10
Angelica radice	”	10
Calamo aromatico rizoma	p.	10
Zedoaria rizoma	”	10

Si mescoli.

Conservare al riparo dalla luce.

SPECIE CARMINATIVE (Med.)

Composizione:

Camomilla fiori	p.	30
Menta foglie	”	30
Cardamomo frutto decorticato contuso	”	10
Calamo aromatico rizoma	”	10
Valeriana rizoma	”	10

Si mescoli.

Conservare al riparo dalla luce.

SPECIE DEPURATIVE (Med.)

Composizione:

Sassofrasso legno	p.	5
Pruno spinosofiori	”	5
Noce comune foglie	”	15
Senna foglie	”	20
Finocchio frutti contusi	”	10
Viola tricolore pianta	”	20
Guajaco legno rasura	”	5
Liquirizia radice	”	10
Salsapariglia radice	”	10

Si mescoli.

Conservare al riparo dalla luce.

SPECIE DIURETICHE (Med.)

Composizione:

Anice frutto contuso	p.	5
Ginepro frutto contuso	”	20
Prezzemolo frutto contuso	”	5
Viola tricolore pianta	”	10
Ligustico radice	”	20
Liquirizia radice	”	20
Ononide radice	”	20

Conservare al riparo dalla luce.

SPECIE EMOLLIENTI (Med.)

Composizione:

Camomilla fiori	p.	20
Altea foglie	”	20
Malva foglie	”	20

Lino seme	p.	40

Si mescoli.
Conservare al riparo dalla luce.

SPECIE LASSATIVE (Med.)
Composizione:

Sambuco fiori	p.	30
Senna foglie	"	40
Anice frutto contuso	"	10
Finocchio frutto contuso	"	10
Tartrato sodico potassico	"	10
Acqua	"	20

Si sciolgano 10 p. di tartrato di potassio e di sodio in 20 p. di acqua. Si umettino con questa soluzione le 40 p. di foglie di senna (tagliate grossolanamente), omogeneamente. Si aggiungano, mescolando alle foglie di senna fatte seccare a 30-40 °C, le altre droghe.
Conservare al riparo dalla luce.

SPECIE DIAFORETICHE (Med.)
Composizione:

Anice stellato frutto contuso	p.	2
Sassofrasso corteccia	"	25
Guajaco legno	"	20
Liquirizia radice	"	28
Salsapariglia radice	"	25

Si mescoli.
Conservare al riparo dalla luce.

SPECIE NERVINE (Med.)
Composizione:

Arancio foglie	p.	25
Menta foglie	"	25
Trifoglio fibrino foglie	"	25
Valeriana radice	"	25

Si mescoli.
Conservare al riparo dalla luce.

SPECIE PETTORALI (Med.)
Composizione:

Tussilagine fiore	p.	5
Verbasco fiore	"	5
Malva fiore	"	10
Papavero rosso fiore	"	10
Altea foglie	"	10
Tussilagine foglie	"	10
Timo foglie	"	10
Anice stellato frutto contuso	"	5
Altea radice	"	10
Liquirizia radice	"	25

Si mescoli.
Conservare al riparo dalla luce, su calce.

Tisane

TISANA COMPOSTA ALL'ALTEA (F.N.)
Composizione. 100 g di miscela contengono:

Altea radice	g	30
Timo erba	g	25
Finocchio dolce frutti	"	10
Piantaggine foglie	"	15
Liquirizia radice	"	10
Lichene islandico tallo (Cetraria islandica (L.) Ach.	"	10

Preparare la tisana al momento dell'uso per infusione. Un cucchiaio (g 5 circa) per una tazza (250 g circa), 1-3 volte al giorno.

TISANA COMPOSTA ALL'ACHILLEA (F.N.)
Composizione. 100 g di miscela contengono:

Achillea erba	g	30
Tarassaco erba	"	30
Zedoaria rizoma	"	20
Menta piperita foglie	"	20

Preparare la tisana al momento dell'uso per infusione. Un cucchiaio (g 5 circa) per una tazza (250 g circa), 1-3 volte al giorno.

TISANA COMPOSTA ALL'ANICE (F.N.)
Composizione. 100 g di miscela contengono:

Anice frutti	g	20
Camomilla comune	"	20
Cumino frutti	"	20
Menta piperita foglie	"	20
Finocchio dolce frutti	"	20

Preparare la tisana al momento dell'uso per infusione. Un cucchiaio (5 g circa) per una tazza (250 g circa), 1-3 volte al giorno.

TISANA COMPOSTA ALL'ASSENZIO, STOMACHICA E DIGESTIVA (F.N.)
Composizione. 100 g di miscela contengono:

Assenzio erba	g	30
Genziana radice	"	20
Arancia amara corteccia	"	20
Centaurea erba	"	20
Cannella corteccia	"	10

Preparare la tisana al momento dell'uso per infusione. Un cucchiaio (g 5 circa) per una tazza (250 g circa), 1-3 volte al giorno.

TISANA COMPOSTA ALLA CAMOMILLA, SEDATIVA E CALMANTE (F.N.)
Composizione. 100 g di miscela contengono:

Camomilla comune	g	25
Valeriana radice	"	25
Cumino frutti	"	25
Menta piperita foglie	"	25

Preparare la tisana al momento dell'uso per infusione. Un cucchiaio (g 5 circa) per una tazza (250 g circa), 1-3 volte al giorno.

TISANA COMPOSTA ALLA CENTAUREA, STOMACHICA E DIGESTIVA (F.N.)
Composizione. 100 g di miscela contengono:

Centaurea erba	g	35
Tarassaco erba	"	35

Genziana radice	g	30

Preparare la tisana al momento dell'uso per infusione. Un cucchiaio (g 5 circa) per una tazza (250 g circa), 1-3 volte al giorno.

TISANA COMPOSTA ALLA GENZIANA, STOMACHICA E DIGESTIVA (F.N.)

Composizione. 100 g di miscela contengono:

Genziana radice	g	30
Arancia amara corteccia	"	30
Assenzio erba	"	20
Centaurea erba	"	20

Preparare la tisana al momento dell'uso per infusione. Un cucchiaio (g 5 circa) per una tazza (250 g circa), 1-3 volte al giorno.

TISANA COMPOSTA ALLA GRAMIGNA, DEPURATIVA (F.N.)

Composizione. 100 g di miscela contengono:

Gramigna radice	g	20
Betulla foglie	"	20
Solidago erba	"	20
Ononide radice	"	20
Liquirizia radice	"	20

Preparare la tisana al momento dell'uso per infusione. Un cucchiaio (g 5 circa) per una tazza (250 g circa), 1-3 volte al giorno.

TISANA COMPOSTA ALLA MELISSA (F.N.)

Composizione. 100 g di miscela contengono:

Melissa foglie	g	15
Valeriana radice	"	25
Luppolo coni	"	35
Menta piperita foglie	"	25

Preparare la tisana al momento dell'uso per infusione. Un cucchiaio (g 5 circa) per una tazza (250 g circa), 1-3 volte al giorno.

TISANA COMPOSTA AL SAMBUCO (F.N.)

Composizione. 100 g di miscela contengono:

Tiglio fiori	g	30
Sambuco fiori	"	30
Spirea olmaria fiori	"	20
Rosa canina frutti	"	20

Preparare la tisana al momento dell'uso per infusione. Un cucchiaio (g 5 circa) per una tazza (250 g circa), 1-3 volte al giorno.

TISANA COMPOSTA ALLA SENNA, LASSATIVA (F.N.)

Composizione. 100 g di miscela contengono:

Senna foglie	g	60
Menta piperita foglie	"	20
Camomilla comune	"	10
Finocchio dolce frutti	"	10

Preparare la tisana al momento dell'uso per infusione. Un cucchiaio (g 5 circa) per una tazza (250 g circa), 1-3 volte al giorno.

L'uso continuato può indurre abitudine. Non somministrare a donne in gravidanza. Per i pazienti anziani e per i bambini le dosi vanno opportunamente ridotte. Le feci, per la presenza di antrachinoni, possono assumere colore gialloarancio, mentre le urine si colorano in marrone.

TISANA COMPOSTA AL TARASSACO (F.N.)

Composizione. 100 g di miscela contengono:

Tarassaco erba	g	30
Cardo mariano frutti	"	20
Zedoaria rizoma	"	20
Menta piperita foglie	"	20
Cumino frutti	"	10

Preparare la tisana al momento dell'uso per infusione. Un cucchiaio (g 5 circa) per una tazza (250 g circa), 1-3 volte al giorno.

TISANA COMPOSTA AL TIGLIO (F.N.)

Composizione. 100 g di miscela contengono:

Tiglio fiori	g	40
Sambuco fiori	"	30
Spirea olmaria fiori	"	30

Preparare la tisana al momento dell'uso per infusione. Un cucchiaio (g 5 circa) per una tazza (250 g circa), 1-3 volte al giorno.

TISANA COMPOSTA AL TIMO (F.N.)

Composizione. 100 g di miscela contengono:

Timo erba	g	25
Finocchio dolce frutti	"	15
Piantaggine foglie	"	35
Liquirizia radice	"	25

Preparare la tisana al momento dell'uso per infusione. Un cucchiaio (g 5 circa) per una tazza (250 g circa), 1-3 volte al giorno.

TISANA COMPOSTA ALLA VALERIANA, SEDATIVA E CALMANTE (F.N.)

Composizione. 100 g di miscela contengono:

Valeriana radice	g	40
Luppolo (Humulus lupulus L.)	"	20
Melissa foglie	"	15
Menta piperita foglie	"	15
Arancia amara corteccia	"	10

Preparare la tisana al momento dell'uso per infusione. Un cucchiaio (g 5 circa) per una tazza (250 g circa), 1-3 volte al giorno.

INFUSO ANTIDIABETICO DI GALEGA (FITO)

Galega parti aeree	g	2
Acqua di fonte	ml	150

Lasciare in infusione per 5 minuti, colare e bere nella giornata 2-3 tazze.

INFUSO DI ORTICA CONTRO L'IPERTROFIA PROSTATICA (FITO)

Ortica radice	g	4
Acqua di fonte	ml	150

Lasciare in infusione per 15 minuti; colare e bere nella giornata 3-4 tazze.

Polveri

POLVERE DEL DOVER, ANALGESICA (Med.)
Composizione:

Oppio polvere N. 40	g	10
Ipecacuana polvere N. 40	"	10
Lattosio polv. sott	"	80

Si mescoli accuratamente.
1 g contiene 0,10 g di oppio pari a 1 cg di morfina.

POLVERE DI LIQUIRIZIA COMPOSTA (Med.)
Composizione:

Senna polvere N. 40	g	180
Liquirizia rad. polvere N. 40	"	236
Solfo sublimato lavato	"	80
Finocchio essenza	"	4
Zucchero polv.	"	500

Mescolare intimamente l'essenza di finocchio con la metà dello zucchero, aggiungere la quantità rimanente dello zucchero e quindi le altre sostanze mescolando accuratamente; passare quindi il tutto attraverso setaccio.

POLVERE ORALE COMPOSTA DI SENNA, LASSATIVA (F.N.)
Composizione. 100 g contengono:

Senna foglie polvere	g	40
Frangola polvere	"	30
Anice polvere	"	30

Le singole polveri, opportunamente setacciate e pesate, si mescolano accuratamente. Polvere di colore giallo-verdastro, di aspetto uniforme, di odore caratteristico. Conservare in recipiente ben chiuso, al riparo dalla luce. Usare da 1/4 a 1 cucchiaino da caffè di polvere al giorno, ingerita con acqua, dopo i pasti o prima di coricarsi.

Pillole

PILLOLE ANTISPASTICHE ED ANTINEVRALGICHE (P.F.)
Composizione. Dieci pillole contengono:

Giusquiamo estratto	p.	1,05
Valeriana estratto	"	0,10
Chinina bromidrato	"	0,10
Zinco ossido	"	1

Ridurre in polvere il bromidrato, aggiungere parte dell'ossido di zinco, poi gli estratti. Regolare la quantità di ossido di zinco per ottenere un magdaleone di consistenza idonea, che, cosparso di Licopodio polvere, va diviso in dieci parti. Tre pillole al giorno. Conservare in recipienti adeguati.

Capsule

CAPSULE ANTIREUMATICHE DI ARPAGOFITO (FITO)

Arpagofito radice polvere	mg	250
Eccipienti	q.b.	

La polvere, opportunamente mescolata con l'eccipiente, s'introduce nella capsula fino a riempimento completo.
2-4 capsule (gastroresistenti) 2-3 volte al giorno.

CAPSULE SEDATIVE DI VALERIANA (F.N.)
Composizione. Una capsula contiene:

Valeriana estratto secco idroalcoolico	mg	50
Eccipienti	q.b.	

L'estratto, eventualmente setacciato e mescolato con una opportuna quantità di eccipienti, si introduce negli opercoli fino a riempimento completo.
1-2 capsule, 1-3 volte al giorno. Conservare in recipiente ben chiuso, al riparo dalla luce.
Tenere lontano dalla portata dei bambini.

CAPSULE TONICHE DI GINSENG (FITO)
Composizione. Una capsula contiene:

Ginseng radice polvere	mg	250
Eccipienti	q.b.	

La polvere, mescolata con una opportuna quantità di eccipiente, s'introduce nella capsula fino a riempimento completo. 2-4 capsule al giorno.

CAPSULE PURGATIVE DI OLIO DI RICINO (F.N.)
Composizione. Una capsula contiene:

Olio di ricino	g	1

Conservare in confezione ben chiusa, al riparo dalla luce.
Evitare l'impiego cronico.

CAPSULE ANTIMALARICHE DI CHINA E RABARBARO (P.F.)
Composizione. Due capsule contengono:

China solfato	g	0,10
Rabarbaro polvere	"	0,10
Ferro carbonato	"	0,10
Lattosio	"	0,20

Mescolare accuratamente in mortaio. 1-2 capsule, 2-4 volte al giorno.

CAPSULE ANTIMALARICHE DI CHINA E RABARBARO (P.F.)
Composizione. Una capsula contiene:

China solfato	g	0,15
Rabarbaro polvere	"	0,05
Blu di metilene	"	0,02

Omogeneizzare accuratamente in mortaio.
1 capsula ogni tre ore. Conservare in luogo fresco.

CAPSULE DIMAGRANTI ED IPOCOLESTEROLEMIZZANTI DI GARCINIA (FITO)
Composizione. Una capsula contiene:

Garcinia estratto secco	mg	350
Eccipienti	q.b.	

2-6 capsule al giorno, con il consenso del medico.

CAPSULE DIMAGRANTI DI GINNEMA (FITO)
Composizione. Una capsula contiene:

Gimnema estratto secco	mg	0.350
Eccipienti	q.b.	

2-3 capsule al giorno, con il consenso del medico.

CAPSULE DI SERENOA PER L'IPERTROFIA PROSTATICA (FITO)
Composizione. Una capsula contiene:

Serenoa estratto secco	mg	150
Eccipienti	q.b.	

Una capsula 2-4 volte al giorno

CAPSULE DI PRUNO AFRICANO PER L'IPERTROFIA PROSTATICA (FITO)
Composizione. Una capsula contiene:

Pruno africano estratto	mg	50
Eccipienti	q.b.	

Una capsula 2 volte al giorno

Confetti

CONFETTI LASSATIVI DI CASCARA (F.N.)
Composizione. Una compressa rivestita contiene:

Cascara polvere	mg	250
Eccipienti	q.b.	

Conservare in confezione ben chiusa, al riparo dalla luce. Evitare l'impiego cronico.

CONFETTI LASSATIVI DI ALOE E RABARBARO (F.N.)
Composizione. Una compressa rivestita contiene:

Aloe estratto secco	mg	50
Rabarbaro estratto secco	"	50
Eccipienti	q.b.	

Conservare in confezione ben chiusa, al riparo dalla luce. Evitare l'impiego cronico.

CONFETTI SEDATIVI DI VALERIANA (F.N.)
Composizione. Una compressa rivestita contiene:

Valeriana estratto secco idroalcoolico	mg	50
Eccipienti	q.b.	

Conservare in confezione ben chiusa, al riparo dall'umidità.

Gocce

GOCCE ORALI ANALGESICHE DI LAUDANO; tintura di oppio crocata; laudano del Sydenham (F.N.)
Composizione. 10 ml contengono:

Morfina anidra	mg	100
Soluzione idroalcoolica aromatizzata	q.b.	

Preparazione

Oppio polvere titolata	g	15 (*)
Alcool 60°	"	70
Acqua depurata	"	70
Zafferano	"	5
Cannella polvere	"	1
Garofano polvere	"	1

Si fa macerare in recipiente di vetro ben chiuso per la durata di 7 giorni. Si cola e si filtra. Dopo titolazione, il titolo può essere corretto con una miscela di alcol a 60°, e acqua, in parti eguali, o con alcol a 30°.
(*) La quantità di polvere di oppio deve corrispondere a 1,5 g di morfina anidra.

Liquido limpido, di colore rosso-arancio cupo, di odore caratteristico e di sapore amarognolo.Conservare in recipienti ben chiusi, al riparo dalla luce. 20 gocce in poca acqua. Questa preparazione è soggetta alla disciplina della legge n. 685/1975 Tabella I. Da vendersi dietro presentazione di ricetta medica speciale (art. 43).

GOCCE BALSAMICHE PER USO NASALE DI EUCALIPTO COMPOSTO PER ADULTI (F.N.)
Composizione. 100 g contengono:

Eucalipto essenza	g	1,5
Canfora	"	0,2
Mentolo	"	0,2
Timolo	"	0,05
Olio vegetale	q. b.	

Il mentolo, la canfora e il timolo si mescolano; alla miscela si aggiunge l'essenza e si porta a peso con l'olio. Liquido oleoso, di colore corrispondente a quello dell'olio utilizzato, di odore caratteristico: aromatico del mentolo e dell'essenza e penetrante del timolo e della canfora. Conservare in recipiente ben chiuso, al riparo dalla luce, di vetro scuro o di altro materiale idoneo. 2-3 gocce per narice, più volte al giorno. Tenere lontano dalla portata dei bambini. Informazioni sull'uso. Evitare trattamenti prolungati. Non somministrare ai bambini.

GOCCE NASALI ANTISETTICHE E FLUIDIFICANTI DEL MUCO NASALE DI OLIO GOMENOLATO per bambini (1 per cento) e per adulti (2 per cento) (F.N.)
Composizione. 100 g contengono:

	1%	2%
Niaouli essenza	g 1	g 2
Olio vegetale	99	98

Preparazione. L'essenza si mescola con l'olio. *Liquido oleoso, di colore corrispondente a quello dell'olio utilizzato, di odore aromatico. Conservare in recipiente ben chiuso, al riparo dalla luce. Confezionamento: in flacone contagocce di vetro scuro o di altro materiale idoneo. 2 - 3 gocce per narice, più volte al giorno. La soluzione all'1 per cento è per uso pediatrico. Tenere lontano dalla portata dei bambini. Informazioni sull'uso. Evitare trattamenti prolungati.*

GOCCE RINOBALSAMICHE DI NIAOULI E MENTOLO PER ADULTI (F.N.)
Composizione. 100 g contengono:

Niaouli essenza	g	1,5
Mentolo	"	0,5
Olio vegetale	"	98

Il mentolo si scioglie nell'essenza, alla quale, eventualmente, si è aggiunto poco olio vegetale. La soluzione ottenuta si mescola con il resto dell'olio. Si ha un liquido oleoso, di colore corrispondente a quello dell'olio utilizzato, di odore caratteristico del mentolo e dell'essenza. Si conserva in recipiente ben chiuso, al riparo dalla luce. Usare 2 - 3 gocce per narice, più volte al giorno. Tenere lontano dalla portata dei bambini. Evitare trattamenti prolungati. Non somministrare ai bambini.

GOCCE AMARE STOMACHICHE E DIGESTIVE (P.F.)
Composizione:

Genziana tintura	p.	10
Colombo tintura	”	10
Cassia tintura	”	10
Cola tintura	”	10
Noce vomica tintura	”	10

Mescolare accuratamente. 20 gocce in mezzo bicchiere d'acqua prima dei pasti. Conservare in contenitori adeguati, in luogo fresco.

GOCCE ANTISPASMODICHE ED ANALGESICHE (P.F.)
Composizione:

Drosera tintura	p.	15
Aconito tintura	”	3
Liquore di Hoffman	”	6

Mescolare accuratamente. Circa 10 gocce al giorno, dose dimezzata per i bambini. Conservare in contenitori adeguati, in luogo fresco.

GOCCE STOMACHICHE E DIGESTIVE (P.F.)
Composizione:

Genziana tintura	p.	10
Colombo tintura	”	10
Zenzero tintura	”	10
Cola tintura	”	10
Noce vomica tintura	”	5

Mescolare accuratamente. 20 gocce in acqua, prima dei pasti. Conservare in contenitore adeguato, in luogo fresco.

GOCCE PER LA TRACHEOBRONCHITE (P.F.)
Composizione:

Etil morfina cloridrato	p.	0,05
Aconito tintura	”	2
Giusquiamo tintura	”	4
Acqua di lauroceraso	”	4

Sciogliere l'etil morfina in acqua e unire alla soluzione delle due tinture. 20 gocce in acqua, prima dei pasti. Conservare in contenitori con contagocce, in luogo fresco.

GOCCE EMOSTATICHE (P.F.)
Composizione:

Amamelide estr. fluido	p.	10
Idrastis estr. fluido	”	10
Viburno estr. fluido	”	10
Oppio tintura	”	2
Glicerina	q.b. a	50

Mescolare gli estratti, aggiungere la tintura ed infine unire agitando la glicerina, 20 gocce, 3-4 volte al giorno.Conservare in contenitori adeguati, in luogo fresco.

Soluzioni

SOLUZIONE ANTISPASMODICA E SEDATIVA (P.F.)
Composizione:

Oppio tintura	p.	2
Belladonna tintura	”	2
Cloralio sciroppo	p.	100
Acqua di menta	”	100

Mescolare le tinture e incorporarle allo sciroppo, quindi aggiungere l'acqua di menta. Un cucchiaio ogni tre ore. Conservare in recipienti adeguati.

SOLUZIONE ANTIEMORRAGICA (P.F.)
Composizione:

Segale estr. fluido	p.	3
Calcio cloruro	”	10
Oppio sciroppo	”	40
Menta sciroppo	”	60
Acqua distillata	q.b. a	180

Sciogliere il cloruro in 60 p di acqua. Mescolare gli sciroppi e l'estratto, incorporare il calcio cloruro, e portare a volume. Filtrare se necessario. Due-quattro cucchiai al giorno. Conservare in recipienti adeguati.

SOLUZIONE CONTRO L'ARTEROSCLEROSI (P.F.)
Composizione:

Potassio ioduro	p.	15
Giusquiamo tintura	”	5
Diacodio sciroppo	”	40
Arancio amaro corteccia sciroppo	”	60
Acqua distillata	q.b. a	300

Sciogliere lo ioduro in poca acqua. Mescolare gli sciroppi e la tintura, incorporare lo ioduro, e portare a volume. Filtrare se necessario. Un cucchiaio prima dei pasti. Conservare in recipienti adeguati.

SOLUZIONE CONTRO LA BRONCHITE ACUTA (P.F.)
Composizione:

Sodio benzoato	p.	3
Aconito tintura	gtt	30
Acqua di lauroceraso	gtt	30
Sciroppo del tolù	”	8
Poligala sciroppo	”	30
Acqua distillata	q.b. a	150

Sciogliere il sodio benzoato in poca acqua. Aggiungere gli sciroppi, quindi la tintura e infine l'acqua di lauroceraso. Portare a volume con acqua distillata. Un cucchiaio ogni due-tre ore. Conservare in recipienti adeguati.

SOLUZIONE TONICO STIMOLANTE (P.F.)
Composizione:

Cola tintura	p.	10
Vaniglia tintura	”	0,5
Sciroppo semplice	”	15
Acqua distillata	q.b. a	50

Mescolare le tinture ed incorporare allo sciroppo, quindi portare a volume con acqua. Tre cucchiai prima dei pasti. Conservare in recipienti adeguati.

SOLUZIONE STOMACHICA E LASSATIVA (P.F.)
Composizione:

Noce vomica tintura	p.	2
Cascara sagrada estr.fluido	”	20
Acqua di lauroceraso	”	15
Sciroppo semplice	”	15
Acqua distillata	q.b. a	100

Unire l'estratto allo sciroppo, quindi aggiungere la tintura, l'acqua di lauroceraso e l'acqua distillata agitando fino a completa omogeneizzazione. Tre cucchiai prima dei pasti. Conservare in recipienti adeguati.

SOLUZIONE ESPETTORANTE (P.F.)
Composizione:

Sodio benzoato	p.	4
Aconito tintura	gtt	25
Acqua di lauroceraso	p.	10
Codeina sciroppo	”	10
Sciroppo del Tolù	”	30
Poligala infuso	q.b. a	150

Sciogliere il sodio benzoato nell'infuso, aggiungere l'acqua di lauroceraso e poi la soluzione gia preparata di sciroppi e tintura. Agitare bene, filtrare su cotone e portare a volume. Un cucchiaio ogni tre ore. Conservare in recipienti adeguati.

ACQUA DI ALIBOUR FORTE CONTRO L'IMPETIGINE E DERMATITI VARIE (P.F.)
Composizione:

Solfato di rame	p.	1
Solfato di zinco	”	3,5
Zafferano tintura	”	0,1
Canfora tintura conc.	”	1
Acqua distillata	q.b. a	100

Sciogliere i solfati in parte dell' acqua, unire le tinture e portare a volume. Lasciare a riposo per 24 ore. Diluire in 5 parti di acqua al momento dell'uso. 2-3 volte al giorno. Conservare in contenitori adeguati, in luogo fresco.

MISTURA GASTRICA ANTIEMETICA (P.F.)
Composizione:

Colombo tintura	p.	10
Belladonna tintura	”	5
Elisir paregorico	”	5

Miscelare bene.

20-30 gocce prima dei pasti. Conservare in recipienti adeguati.

MISTURA DI RABARBARO E SODA DA USARE COME ANTIACIDO NELL'IPERACIDITÀ (P.F.)
Composizione:

Rabarbaro estr.fluido	p.	1,5
Ipecacuana estr.fluido	”	0,3
Sodio bicarbonato	”	3,5
Menta essenza	gtt	8
Glicerina	”	20
Acqua distillata	q.b. a	100

Miscelare gli estratti con la glicerina, a parte sciogliere il bicarbonato in poca acqua. Aggiungere l'essenza di menta alla soluzione glicerica, quindi riunire le due soluzioni. Portare a volume con l'acqua. Una cucchiaiata dopo i pasti. Agitare prima dell'uso. Conservare in recipienti adeguati.

SOLUZIONE CONCENTRATA PER INALAZIONI DI PINO COMPOSTO, BALSAMICA ED ESPETTORANTE (F.N.)
Composizione. 100 g contengono:

Eucalipto essenza	g	45
Pino silvestre essenza	”	45
Menta essenza	”	10

Mescolare accuratamente.

Liquido limpido, incolore o leggermente giallo, di odore aromatico caratteristico delle essenze. Conservare in recipiente ben chiuso, possibilmente pieno, al riparo dalla luce, a temperatura non superiore a 15 °C. Confezionamento: in contenitore di vetro scuro, possibilmente pieno. Per suffumigi fino a 10 gocce in i litro di acqua bollente. Tenere lontano dalla portata dei bambini. Nei bambini sotto i 2 anni consultare il medico prima di applicare il prodotto. Usare con cautela nei bambini fino a 6 anni. Da dispensare con adatto dispositivo contagocce. Tenere lontano da fonti di calore.

Emulsioni

EMULSIONE LASSATIVA DI QUILLAIA (Med.)
La tintura di quillaia è un buon emulsionante delle materie resinose e dei prodotti del coaltar (sottoprodotto della distillazione del catrame). Dopo aver sciolto la sostanza resinosa nell'alcol si aggiunge la tintura e, a poco a poco, il veicolo. A cagione della tossicità della saponina, che è il suo agente emulsionante, si adopera solo per l'uso esterno. Le emulsioni fatte con questo mezzo possono essere addizionate di alcol o di alcali senza dar luogo a separazione.
Composizione:

tintura di quillaia coaltarata	g	200
acqua distillata	”	800

Si versa la tintura nell'acqua agitando continuamente. Questa emulsione si usa diluita con 10 volte il suo peso di acqua. In generale le emulsioni non si conservano a lungo, perché si separano in due strati di cui il superiore è ricco di sostanze in emulsione e l'inferiore assai povero; però, agitando con forza, la massa riprende un aspetto normale.

EMULSIONE DI OLIO DI MANDORLA E OLIO DI OLIVA (F.N.)
Composizione. 100 g contengono:

Olio di mandorla	g	20
Olio di oliva	g	15
Veicolo emulsionato edulcorato	q.b.	

Dopo agitazione, deve essere omogenea. Conservare in contenitori ben chiusi, al riparo dal calore. Agitare prima dell'uso. Evitare l'impiego cronico.

Spiriti

SPIRITO EUPEPTICO E DIGESTIVO DI CITRONELLA COMPOSTA (F.N.)
Composizione. 100 g contengono:

Citronella essenza	g	0,1
Limone essenza	”	0,2

Garofano essenza	g	0,05
Cannella essenza	"	0,05
Miristica essenza	"	0,05
Alcol	"	80
Acqua depurata	q.b.	

Le essenze si sciolgono, una dopo l'altra nell'alcol e quindi, lentamente e a porzioni, si aggiunge l'acqua, portando a peso. Uso interno: eupeptico digestivo. Uso esterno: antisettico, blando revulsivo. Liquido limpido o debolmente opalescente, di colore giallo pallido, di odore e sapore intensi ed aromatici. Conservare in recipiente ben chiuso, al riparo dalla luce. Confezionamento: in contenitore di vetro scuro. Uso esterno: per applicazioni locali, più volte al giorno. Uso interno: 40 gocce, 1-3 volte al giorno in acqua.

SPIRITO DI ARANCIA COMPOSTO VEICOLANTE AROMATIZZATO (P.F.)

Composizione:

Arancia essenza	p.	20
Limone essenza	"	5
Cilantro essenza	"	2
Anice essenza	"	5
Alcol a 95°	q.b. a	100

Mescolare le essenze e aggiungere l'alcol.
Indicato come veicolante ed aromatizzante. Conservare in contenitori ambrati.

Elixir

ELIXIR DI CHINA, APERITIVO, EUPEPTICO E DIGESTIVO (Med.)

Composizione:

China estr. fluido	g	25
Arancio amaro estr. fluido	"	5
Alcol di 95°	"	250
Acqua distillata	"	380
Zucchero	"	350

Si sciolga lo zucchero nell'acqua, vi si mescoli l'alcol e quindi si aggiungano gli estratti. Occorrendo si filtri su carta.

ELIXIR DI CHINA (Farm. militare) (Med.)

Composizione:

Tintura alcoolica di china composta	g	1000
Alcol di 95°	"	1950
Zucchero raffinato	"	2800
Acqua	"	2550
Per g 8000 di prodotto		

A moderato calore si fa sciogliere lo zucchero nell'acqua, si filtra lo sciroppo per manica di lana, si lascia raffreddare, si unisce, agitando, l'alcol e per ultimo la tintura.

ELIXIR DI CAMOMILLA, BLANDO SEDATIVO (F.N.)

Composizione. 100 g contengono:

Camomilla estratto secco idroalcoolico	g	10
Veicolo idroalcoolico sciropposo e aromatizzato	q.b.	

Liquido limpido o leggermente opalescente, di colore giallo paglierino. In dosi da 5-10 ml, secondo prescrizione. Conservare in contenitori ben chiusi.

ELIXIR DI CASCARA, EUPEPTICO LASSATIVO (F.N.)

Composizione. 100 g contengono:

Cascara estratto secco acquoso	g	50
Veicolo idroalcoolico sciropposo e aromatizzato	q.b.	

Liquido limpido, di colore bruno. In dosi da 5-10 ml, secondo prescrizione. Conservare in contenitori ben chiusi.

ELIXIR ALCALINO DI RABARBARO, LASSATIVO, ANTIACIDO, CARMINATIVO PER BAMBINI (P.F.)

Composizione:

Rabarbaro estr. fluido	p.	1,6
Idraste estr. fluido	"	0,8
Potassio carbonato	"	1,6
Cannella tintura	"	6,4
Menta piperita estr. alcolico	"	0,8
Sciroppo semplice	"	25
Alcol diluito	q.b. a	100

Sciogliere il carbonato di potassio nello sciroppo, e a parte miscelare le tinture e gli estratti con 625 p di alcol. Riunire le due soluzioni e portare a volume con l'alcol. In dosi da 4 ml, secondo prescrizione. Conservare in contenitori ambrati, in luogo fresco.

ELIXIR DI AMAMELIDE, EMOSTATICO, VASOCOSTRITTORE, ASTRINGENTE (P.F.)

Composizione:

Amamelide estr. fluido	p.	15
Vaniglia tintura	"	10
Alcol	"	40
Acqua distillata	"	135
Arancia dolce corteccia sciroppo	"	100

Mescolare l'arancia, l'amamelide e la vaniglia, diluire con l'acqua e aggiungere l'alcol. In dosi da 10-15 ml, secondo prescrizione. Conservare in contenitori adeguati, in luogo fresco.

ELIXIR DI CASCARA, LASSATIVO (P.F.)

Composizione:

Cascara estr. fluido	p.	9
Glicerina	"	9
Arancia dolce essenza	gtt	5
Cannella essenza	gtt	1
Alcol a 90°	p.	20
Sciroppo	"	40
Acqua distillata	q.b. a	100

Mescolare l'estratto fluido con lo sciroppo e, a parte l'alcol e la glicerina. Unire le due soluzioni agitando e aggiungere la tintura di cannella e l'essenza di arancio. Assumere 15-20 ml, prima dei pasti. Conservare in contenitori adeguati, in luogo fresco.

ELIXIR FLUIDO DI FIORAVANTI, VEICOLO PER LA PREPARAZIONE DI LINIMENTI (P.F.)

Composizione:

Garofano olio essenziale	p.	0,5
Ginepro olio essenziale	"	1,5
Cannella olio essenziale	"	1,5
Melissa olio essenziale	"	1,5

Lavanda olio essenziale	p.	3
Trementina essenza	"	5
Rosmarino olio essenziale	"	6
Alcol	q.b. a	100

Miscelare gli oli e l'essenza, quindi aggiungere l'alcol. Filtrare e conservare in contenitori adeguati.

ELIXIR DI COLOMBO E NOCE VOMICA, CONTRO L'ANORESSIA (P.F.)

Composizione:

Colombo tintura	p.	50
Noce vomica tintura	"	5

Miscelare bene. Un cucchiaio prima dei pasti. Conservare in recipienti adeguati.

Tinture

TINTURA OPPIO CROCATA - Laudano - Vino oppiato composto - Laudano liquido del Sydenham (Med.)

Composizione:

Oppio polvere grossolana	p.	15
Zafferano	"	5
Cannella	"	1
Garofani	"	1
Alcol a 60°	"	70
Acqua	"	70

Si faccia macerare sette giorni in vaso di vetro chiuso, si coli e si filtri (circa 1% di morfina). È classificato tra gli stupefacenti.

TINTURA EMMENAGOGA DI AGNOCASTO (FITO)

Composizione:

Agnocasto estratto fluido	g	20
Alcol 60°	g	80

Si prepara per percolazione, dopo opportuna macerazione. 20-30 gtt. al giorno.

TINTURA DI GIALAPPA COMPOSTA - Acquavite alemanna, contro la stipsi (Med.)

Composizione:

Gialappa, polvere grossolana	p.	8
Resina di scammonea, polvere	"	2
Alcol di 70°	q.b. a	100

Si prepari per macerazione.

TINTURA AMARA, EUPEPTICA E DIGESTIVA (grado alcolico 60°) (Med.)

Composizione:

Genziana radice	p. su mille di alcol	60
Centaurea radice	"	60
Arancio corteccia	"	40
Zedoaria radice	"	20

Si macera per 8 giorni la droga fresca contusa con alcol di 95° quindi si filtra.

TINTURA AROMATICA (grado alcolico 60°) (Med.)

Composizione:

Cannella corteccia	p. su mille di alcol	100
Zenzero rizoma	"	40
Galanga radice	p. su mille di alcol	20
Garofani	"	20
Cardamomo fiori	"	20

Si macera per 8 giorni la droga fresca contusa con alcol di 95° quindi si filtra.

TINTURA DI CHINA COMPOSTA (grado alcolico 60°) (Med.)

Composizione:

China corteccia	p. su mille di alcol	120
Arancio corteccia	"	40
Genziana radice	"	40
Cannella corteccia	"	20

Si macera per 8 giorni la droga fresca contusa con alcol di 95° quindi si filtra.

TINTURA OPPIO-BENZOICA (grado alcolico 70°) (Med.)

Composizione:

Tintura di oppio	p. su mille di alcol	50
Acido benzoico	"	5
Essenza di anice	"	5
Canfora	"	5

Si macera per 8 giorni la droga fresca contusa con alcol di 95° quindi si filtra.

TINTURA TONICO-AMARA (grado alcolico 60°) (Med.)

Composizione:

Foglie di assenzio	p. su mille di acqua	100
Arancio amaro scorze	"	40
Corteccia di china	"	20
Radice di genziana	"	20

Si macera per 8 giorni la droga fresca contusa con alcol di 95° quindi si filtra.

TINTURA ASTRINGENTE PER GENGIVARIO (F.N.)

Composizione. 20 g contengono:

Mirra tintura	g	10
Ratania tintura	"	10

Liquido limpido, da conservare in contenitori ben chiusi, al riparo dalla luce. Per pennellature.

TINTURA ACQUOSA DI RABARBARO, LASSATIVA (Med.)

Composizione:

Rabarbaro contuso	p.	6
Sodio carbonato	"	2
Acqua	"	100

Si versi sul rabarbaro e sul carbonato di sodio l'acqua bollente, si agiti, si copra il vaso e dopo completo raffreddamento si filtri.

TINTURA ETEREA DI VALERIANA, LASSATIVA (la sola in F. U. VI) - Tintura etereo-alcolica di valeriana

Composizione:

Valeriana rad., polvere N. 20	p.	2,0
Etere	"	2,5
Alcol 90°	"	2,5

Si prepari per macerazione.

Tinture vinose

VINO DI BOLDO, COLERETICO E COLAGOGO (Med.)
Composizione:

Boldo estr. fluido	p.	50
Vino di Marsala	"	900
Arancio amaro tintura	"	50

Si lasci la miscela in riposo per 5 giorni, quindi si filtri per carta.

VINO CHINATO, APERITIVO E DIGESTIVO. Vino di china (Med.)
Composizione:

China estr. fluido	p.	50
Vino di Marsala	"	950

Si lasci la miscela in riposo per 5 giorni, quindi si filtri per carta.

VINO DI CHINA FERRUGINOSO (Med.)
Composizione:

Estratto di malato di ferro	p.	20
Vino di china	"	980

Si stemperi l'estratto di malato di ferro nel vino di china, si lasci in riposo per qualche tempo, quindi si filtri per carta.

VINO DI CASCARA SAGRADA LASSATIVO (Med.)
Composizione:

Estratto fluido di cascara sagrada deamarizzato	p.	200
Vino di Marsala	"	750
Arancio amaro tintura	"	50

Si lasci in riposo la miscela per 5 giorni, quindi si filtri per carta.

VINO DI CONDURANGO ANALGESICO (Med.)
Composizione:

Condurango estr. fluido	p.	50
Vino di Marsala	"	940
Arancio amaro tintura	"	10

Si lasci la miscela in riposo per 5 giorni agitando di frequente, quindi si filtri per carta.

VINO CON RABARBARO, LASSATIVO. Tintura vinosa di rabarbaro. (Med.)
Composizione:

Estratto fluido di rabarbaro	p.	50
Vino di Marsala	"	900
Tintura arancio amaro	"	50

Si lasci la miscela in riposo per 5 giorni agitando di frequente, quindi si filtri per carta.

TINTURA VINOSA AMARA STOMACHICA E DIGESTIVA (Med.)
Composizione:

Assenzio fiori	p.	25
Centaurea	"	25
Corteccia arancio amaro	"	25
Trifoglio foglie	"	12,5
Genziana radice	"	125
Vino di Marsala	"	1000

VINO DI DIGITALE COMPOSTO CARDIOTONICO. Vino di Trousseau. (Med.)
Composizione:

Digitale foglie, polvere grossa	p.	5
Squame di scilla	"	7,5
Ginepro bacche	"	7,5
Potassio acetato	"	50
Vino di Marsala	"	900
Alcol a 60°	"	100

Si contundano le squame di scilla e le bacche di ginepro ed insieme alla digitale, in recipiente tappato, si facciano macerare, per 10 giorni, col vino di Marsala ed alcol, agitando di frequente. Si passi per tela: al liquido ottenuto si aggiunga l'acetato di potassio e si filtri.

Tinture acetiche

Modo di preparazione. - La preparazione viene fatta per macerazione. L'aceto da usare deve essere possibilmente di vino bianco e decolorato, con carbone animale. Deve essere puro e privo di acidi minerali e contenere il 5-6% di acido acetico. Per avere un solvente di composizione quanto più possibile costante si sostituisce negli aceti medicinali l'aceto di vino con acido acetico concentrato, acqua, alcol.

ACETO AROMATICO - Aceto antisettico - Aceto composto (Med.)
Composizione:

Specie aromatiche	p.	25
Canfora	"	2
Acido acetico concentrato	"	15
Acqua	"	190
Alcol di 90°	"	25

Fatte macerare le specie aromatiche per 10 giorni nell'acqua addizionata all'alcol ed a 10 p. di acido acetico, si aggiunga la canfora sciolta in 5 p. di acido acetico e dopo qualche giorno si filtri.

ACETO SCILLITICO, CARDIOTONICO (Med.)
Composizione:

Sfoglie (squame) di scilla, secche e tagliuzzate	p.	10
Acido acetico concentrato	"	6
Acqua	"	84
Alcol di 90°	"	10

Si faccia macerare per 10 giorni, quindi si coli. Si sprema debolmente il residuo ed i liquidi riuniti si filtrino.

Alcolati

ALCOLATO AROMATICO COMPOSTO O VULNERARIO: (Med.)
Composizione:

Assenzio sommità recenti	p.	10
Lavanda	"	10
Maggiorana	"	10
Melissa	"	10
Menta	"	10

Rosmarino	p.	10
Salvia	”	10
Timo	”	10
Fiori camomilla comune	”	20
Alcol a 90°	”	240

Si lasci macerare per 24 ore.

ALCOLATO DI CANNELLA (Med.)
Composizione:

Cannella	p.	60
Alcol a 60°	”	300

Si lascino macerare per 24 ore.

ALCOLATO DI COCLEARIA (Med.)
Composizione:

Coclearia fresca	p.	10
Alcol a 90°	”	10

Si lasci macerare per 24 ore.

ALCOLATO DI LAVANDA (Med.)
Composizione:

Lavanda fiori	p.	6
Alcol a 60°	”	30

Si lasci macerare per 24 ore.

ALCOLATO DI MELISSA (Med.)
Composizione:

Foglie di melissa	p.	10
Buccia di limone	”	40
Noce moscata	”	20
Cannella, garofaniana	”	10
Alcol a 60°	”	1200

Si lasci macerare per 24 ore.

ALCOLATO DI MENTA (Med.)
Composizione:

Menta verde	p.	100
Alcol a 80°	”	300
Acqua distillata menta	”	300

Si lasci macerare per 4 giorni.

ALCOLATO DI ANGELICA (Med.)
Composizione:

Angelica radice	p.	16
Valeriana radice	”	4
Ginepro bacche	”	4
Alcol a 75°	”	75
Acqua	”	125

Si lasci macerare per 24 ore.

ALCOLATO CARMINATIVO DI SILVIO (Med.)
Composizione:

Scorze limone ed arancio	p.	100
Vaniglia	”	30
Cannella Ceylon	”	15
Garofani	”	10
Cloridrato d'ammonio	”	500
Carbonato di potassio	”	500
Acqua distillata cannella	”	500
Alcol a 80°	”	500

Si lasci macerare per 4 giorni.

ALCOLATO DI GARUS (Codex 1949) (Med.)
Composizione:

Aloe	g	5
Mirra	”	2
Garofano chiodi	”	5
Noce moscata	”	10
Cannella Ceylon	”	20
Zafferano inciso	”	5
Alcol a 80°	”	5000

Si lasci macerare per 4 giorni.

Sciroppi

SCIROPPO DI ALTEA, EMOLLIENTE (Med.)
Composizione:

Altea radice polvere grossa	g	20
Alcol a 90°	”	10
Acqua	”	500
Zucchero	”	600

Si faccia macerare per 3 ore, agitando di frequente, la radice nell'acqua mescolata con l'alcol; si coli senza premere, si lavi con acqua fino a raggiungere 500 g di colatura ed in essi si sciolga lo zucchero.

SCIROPPO DI ARANCIO AMARO, AROMATIZZANTE (Med.)
Composizione:

Arancio amaro bucce tagliuzzate	g	20
Alcol a 80°	”	10
Acqua bollente	”	120
Zucchero	”	180

Si macerino per 6 ore in vaso coperto l'arancio e l'alcol; poi vi si versi sopra l'acqua bollente e si lasci il tutto a sé per altre 12 ore. Si filtri e nel filtrato si sciolga lo zucchero a bagnomaria.

SCIROPPO BALSAMO DEL TOLÙ, BALSAMICO (Med.)
Composizione:

Estratto fluido balsamo del Tolù	g	120
Sciroppo semplice	”	880

SCIROPPO DI BUCCE LIMONE, AROMATIZZANTE (Med.)
Composizione:

Limone bucce tagliuzzate	g	100
Alcol	”	50
Acqua	”	600
Zucchero	”	950

Si macerino le bucce in vaso coperto, vi si versi sopra l'acqua bollente lasciando il tutto a sé per altre 12 ore. Si filtri, e nel filtrato si sciolga su bagnomaria lo zucchero.

SCIROPPO DI IPECACUANA, EMETICO (Med.)
Composizione:

Ipecacuana tintura di recente preparata	g	100
Sciroppo semplice	”	900

SCIROPPO DI MORE, AROMATIZZANTE (Med.)

Composizione:

More schiacciate	g	60
Acqua	"	300
Zucchero	q.b.	

Si mescolino le more con l'acqua; si scaldi la miscela agitando ed appena entrata in ebollizione si coli subito. In 80 p. di colatura si sciolgano 140 p. di zucchero.

SCIROPPO DI POLIGALA, ESPETTORANTE (Med.)

Composizione:

Poligala radice contusa	g	10
Acqua	"	40
Acqua bollente	"	80
Zucchero	"	180

Si maceri la poligala in acqua, dopo 12 ore si coli e col residuo si faccia infusione in acqua bollente. In ultimo vi si sciolga lo zucchero. Diluito con acqua ed agitato dà schiuma; con alcali accentua la sua colorazione gialla.

SCIROPPO DI RABARBARO, LASSATIVO (Med.)

Composizione:

Rabarbaro contuso	g	10
Acqua	"	100
Carbonato sodico	"	2
Zucchero	q.b.	

Si lasci macerare la droga in acqua con il carbonato. Si riscaldi la colatura all'ebollizione e, dopo raffreddamento, si filtri. In 80 g del liquido si disciolgano 120 g di zucchero.

SCIROPPO DI POLIGALA E NARCEINA, ANTITUSSIVO (F.N.)

Composizione. 100 ml contengono:

Poligala estratto fluido	g	2,5
Narceina	"	0,05
Veicolo sciropposo aromatizzato	q.b.	

Liquido limpido, di colore giallo, da conservare in contenitori ben chiusi, al riparo dalla luce.

SCIROPPO DI RABARBARO, EUPEPTICO, DIGESTIVO, BLANDO LASSATIVO (F.N.)

Composizione. 100 g contengono:

Rabarbaro estratto fluido	g	5
Veicolo sciropposo aromatizzato	q.b.	

Liquido limpido, di colore giallo-bruno, da conservare in contenitori ben chiusi, al riparo dalla luce.

SCIROPPO DI CICORIA E RABARBARO, EUPEPTICO E LASSATIVO (Med.)

Composizione:

Foglie di cicoria	p.	0,50
Radice cicoria polvere grossa	"	0,50
Rabarbaro polvere grossa	"	1
Zucchero	"	16
Acqua	q.b.	

Si lasci digerire a 50-60° con una quantità di acqua sufficiente per ottenere 12 p. di liquido. Si coli e nella colatura si sciolga lo zucchero.

SCIROPPO DI FICHI COMPOSTO, LASSATIVO (Med.)

Composizione:

Tintura rabarbaro composta	ml	50
Estratto fluido sena	"	100
Elisir di cascara sagrada	"	50
Fichi	g	320
Zucchero	"	540
Acqua q. b. a	ml	1000

Coprire i fichi tagliati con 800 ml di acqua bollente e lasciar digerire per una ora. Si cola e si pressa fino ad ottenere 800 ml di colatura. Si concentra fino a metà volume, vi si scioglie lo zucchero, si aggiungono gli estratti e si porta a 1000 ml con acqua.

SCIROPPO DI RAFANO COMPOSTO, ANTISCORBUTICO (Med.)

Composizione:

Coclearia foglie	p.	12
Crescione	"	12
Rafano radice	"	12
Arancio amaro	"	8
Cannella	"	1,25
Vino di Marsala	"	400
Zucchero	"	600

Macera le droghe per due giorni nel vino; cola; nel colato sciogli lo zucchero e filtra.

SCIROPPO DI RAFANO IODATO (Med.)

Composizione:

Iodio	p.	0,25
Ioduro di potassio	"	0, 625
Acqua	"	10
Sciroppo rafano composto	"	1000

Sciogli iodio e ioduro nell'acqua e aggiungi la soluzione allo sciroppo di rafano composto. Agita bene.

SCIROPPO DI SENNA E MANNA, BLANDO LASSATIVO (Med.)

Composizione:

Senna	g	15
Manna	"	60
Alcolato anice	"	1
Zucchero	"	200
Acqua	"	150

Fare infuso della senna nell'acqua per avere dopo raffreddamento 130 g di colatura. Vi si sciolgano la manna e lo zucchero, poi si aggiunga l'alcolato di anice.

SCIROPPO PER L'ASMA BRONCHIALE (P.F.)

Composizione:

Grindelia estr. fluido	p.	30
Belladonna tintura	"	5
Lobelia tintura	"	5
Sodio ioduro	"	5
Acqua distillata	"	2
Poligala sciroppo	"	150

Sciogliere lo ioduro in acqua, quindi aggiungere amalgamando, prima lo sciroppo, la tintura e poi l'estratto fluido. Un cucchiaio, 3-4 volte al giorno. Conservare in recipienti adeguati, in luogo fresco.

SCIROPPO PER LA TOSSE (P.F.)
Composizione:

Acqua di lauroceraso	p.	20
Aconito tintura	"	2
Codeina sciroppo	"	80
Sciroppo del Tolù	"	80

Unire la tintura agli sciroppi, quindi aggiungere l'acqua. Tre, quattro cucchiai al giorno. Conservare in recipienti adeguati, in luogo fresco.

SCIROPPO PER LA TOSSE (P.F.)
Composizione:

Belladonna tintura	p.	6
Drosera tintura	"	2
Potassio bromuro	"	6
Arancia amara corteccia	"	200

Sciogliere il bromuro nello sciroppo, agitando bene, quindi aggiungere le tinture. Un cucchiaio, 3-4 volte al giorno. Conservare in recipienti adeguati, in luogo fresco.

SCIROPPO DI IPECACUANA E OPPIO, DIAFORETICO, ESPETTORANTE E SEDATIVO (P.F.)
Composizione:

Ipecacuana tintura	p.	8,5
Oppio tintura	"	8,5
Cannella estr. alcolico	"	0,5
Sciroppo semplice	q.b. a	100

Miscelare le tinture con 20 p. di sciroppo, aggiungere la cannella e portare a volume. 20 gocce 3-4 volte al giorno. Conservare in recipienti ambrati, in luogo fresco.

Paste

PASTA DI ALTEA (Med.)
Composizione:

Altea radice	p.	3
Acqua	"	40
Gomma arabica	"	20
Zucchero	"	20
Acqua distillata di fiori d'arancio	"	3
Albume d'uovo	q.b.	

Si faccia bollire la radice d'altea nell'acqua fino ad ottenere 10 p. di colatura, nella quale si sciolgano la gomma e lo zucchero; si coli, si faccia evaporare a bagnomaria, fino a che il miscuglio abbia consistenza di miele e mescolando si aggiunga a poco a poco per ogni kg l'albume di almeno quattro uova dibattuto con l'acqua d'arancio. Si continui a scaldare, agitando, sino a che la pasta non aderisca più alle dita; si versi sopra lastra di marmo cosparsa di lattosio, si distenda, si tagli in piccoli pezzi e si conservi, spolverata di lattosio, in recipienti tappati.

PASTA DI LICHENE - Pastiglie di lichene (Med.)
Composizione:

Lichene islandico	p.	1
Gomma arabica	"	5
Zucchero	"	5
Acqua distillata di fiori d'arancio	"	1
Albume d'uovo		q.b.
Acqua		q.b.

Si faccia macerare il lichene per 12 ore in 10 volte il suo peso di acqua, si agiti più volte la massa, si decanti e poi si lavi con acqua bollente.

Unguenti

UNGUENTO DI BELLADONNA (Med.)
Composizione:

Estratto idroalcolico di belladonna	p.	10
Glicerina	"	5
Grasso con benzoino (vaselina)	"	85

Si sciolga l'estratto nella glicerina indi s'incorpori col grasso.

UNGUENTO CON OLIO DI MANDORLE DOLCI (Med.)
Composizione:

Olio di mandorle dolci	p.	80
Cera bianca	"	10
Cetina	"	10

Si fonda a blando calore e si agiti fino a che la miscela sia raffreddata. Secondo i luoghi e la stagione si può diminuire la quantità di olio e aumentare quella della cera; 1 p. di olio può sostituirsi con altrettanta cera.

UNGUENTO DI SABADIGLIA (Med.)
Composizione:

Sabadiglia semi s. p.	p.	20
Grasso con benzoino	"	79
Essenza di trementina	"	1

Si fonda dapprima il grasso benzoinato; alla massa fusa si aggiungano rimescolando intimamente, i semi di sabadiglia s. p. e da ultimo l'essenza di trementina.

UNGUENTO BALSAMICO PER BAMBINI (F.N.)
Composizione. 100 g contengono:

Eucalipto essenza	g	8
Pino silvestre essenza	"	10
Paraffina solida	"	24
Vaselina bianca	"	58

La paraffina solida e la vaselina bianca, fuse a b.m., vengono omogeneizzate. Si lascia raffreddare e, prima che la massa sia completamente rappresa, si aggiunge, a porzioni, e si incorpora la miscela delle essenze.
Unguento bianco o quasi bianco, translucido, omogeneo, di odore caratteristico delle essenze. Conservare in recipiente ben chiuso, al riparo dalla luce. Confezionamento: in tubo o vasetto o confezione monodose di materiale idoneo. Frizionare sul petto e sul dorso, 1-2 volte al giorno. Per eventuali vaporizzazioni, 1 cucchiaino di unguento in acqua bollente.

CREMA ALLA CALENDULA EMOLLIENTE, PROTETTIVA E DECONGESTIONANTE. (F.N.)
Composizione. 100 g contengono:

Calendula estratto fluido	g	10
Crema base idrofila	"	90

Preparazione. L'estratto fluido di calendula si incorpora a porzioni nella crema base mescolando sino a completa omogeneizzazione ed aggiungendo, eventualmente, essenze per profumazione.
Crema di colore giallo pallido. Omogenea, di odore caratteristico. Conservare in recipiente ben chiuso. Al riparo dalla luce. Da usare per applicazioni locali, sino a 4-5 volte al giorno. Tenere lontano dalla portata dei bambini. Tenere lontano da fonti di calore.

UNGUENTO DI OLIO DI MANDORLA CON ZINCO, PROTETTIVO, EMOLLIENTE (F.N.)
Composizione. 100 g contengono:

Olio di mandorla	g	75
Zinco ossido	"	5
Cera bianca	"	10
Paraffina solida	"	10

Lo zinco ossido, finemente setacciato e pesato, si leviga con una piccola quantità di olio di mandorla sino ad ottenere una pasta omogenea senza grumi. A parte si fondono insieme la cera bianca e la paraffina solida e si riscalda cautamente a mite calore l'olio di mandorla. Si riunisce tutto in capsula e si mescola sino a raffreddamento.
Unguento bianco, omogeneo, semisolido, di odore caratteristico. Conservare in recipiente ben chiuso, non metallico, al riparo dalla luce. Si applica localmente 2-3 volte al giorno.

POMATA CONTRO LE EMORROIDI (P.F.)
Composizione:

Ratania estratto	p.	1
Belladonna estratto	"	0,5
Cocaina cloridrato	"	0,20
Acqua distillata	"	0,5
Vaselina	"	30

Sciogliere il cloridrato in acqua, incorporare la soluzione a parte in poca lanolina, quindi aggiungere gli estratti ed omogeneizzare. Incorporare il tutto nella vaselina. Conservare in recipienti adeguati.

POMATA DI HELMERICH, CONTRO SCABBIA, TIGNA E PIDOCCHI (P.F.)
Composizione:

Zolfo fiori	p.	10
Potassio carbonato	"	5
Sugna	"	35
Olio di papavero o di mandorle dolci	"	5

Sciogliere il carbonato in acqua. In mortaio triturare lo zolfo, quindi aggiungere gli altri componenti e lavorare fino ad omogeneizzazione. Applicare per la notte. Conservare in recipienti adeguati.

LINIMENTO SAPONATO CON CANFORA; BALSAMO OPODELDOCH, RISOLVENTE PER APPLICAZIONI LOCALI (F.N.)
Composizione.100 g contengono:

Canfora	g	6,50
Ammoniaca	"	3,50
Rosmarino essenza	"	3,50
Gel saponoso-alcolico	q.b.	

Gel trasparente di colore paglierino, con forte odore di ammoniaca e di canfora, da conservare in contenitori ben chiusi, al riparo dal calore. Chiudere bene il flacone dopo l'uso.

LINIMENTO DEL FIORAVANTI, STIMOLANTE NELLE AFFEZIONI ARTICOLARI E MUSCOLARI (P.F.)
Composizione:

Balsamo del Fioravanti	p.	20
Alcol canforato	"	10
Laudano del Sydenham	"	5
Trementina essenza	"	2
Cloroformio	"	5

Mischiare il balsamo con l'alcol, poi aggiungere cloroformio, trementina e infine il laudano. Agitare prima dell'uso. Conservare in recipienti adeguati, in luogo fresco.

Suppositori e succedanei

SUPPOSTE ANTIEMORROIDALI (F.N.)
Composizione. Una supposta contiene:

Ammonio solfoittiolato	g	0,075
Zinco ossido	"	0,12
Bismuto gallato basico	"	0,075
Belladonna estratto molle idroalcolico	"	0,015
Etile p-aminobenzoato	"	0,045
Eccipienti	q.b.	

Supposte omogenee, di aspetto uniforme, di colore bruno. Conservare in confezione ben chiusa, al riparo dalla luce e dal calore.

MICROCLISMI DI GLICERINA, CAMOMILLA E MALVA, EVACUANTE ED EMOLLIENTE (F.N.)
Composizione. Un microclisma contiene:

	g 3	**g 6**	**g 9**
Glicerolo	g 2,25	g 4,5	g 6,75
Amido di frumento	" 0,02	" 0,04	" 0,06
Camomilla estratto fluido	" 0,10	" 0,20	" 0,30
Malva estratto fluido	" 0,10	" 0,20	" 0,30
Acqua depurata	q.b.	q.b.	q.b.

Liquido limpido, viscoso, da conservare in confezione ben chiusa.

Glossario e acronimi

ACETILCOLINA (Ach): neurotrasmettitore del SNC e periferico. La trasmissione colinergica interessa la giunzione neuromuscolare, le fibre postgangliari del parasimpatico, le fibre autonome pregangliari del simpatico, del parasimpatico e della midollare del surrene ed alcune fibre nervose del SNC (putamen, amigdala).
ACHENIO: frutto indeiscente secco che deriva da un ovario infero, monocarpellare con un pericarpo coriaceo non aderente all'unico seme in esso contenuto. In alcune specie può essere munito di pappo, utile per la disseminazione.
ACIDI BILIARI: principali costituenti della bile, insieme ad i loro coniugati ed ai rispettivi sali.
ACIDO GRASSO: composto costituito da una catena carboniosa con un'estremità metilica ed una carbossilica. Può essere insaturo, cioè senza doppi legami, monoinsaturo, con un solo doppio legame e polinsaturo, con due o più doppi legami.
ACIDO GRASSO ω-3: il doppio legame più vicino al carbossile dell'acido grasso dista di 3 unità carboniose.
ACIDO GRASSO ω-6: il doppio legame più vicino al carbossile dell'acido grasso dista di 6 unità carboniose.
ACROMEGALIA: malattia endocrina causata da un adenoma dell'ipofisi anteriore (adenoipofisi) che provoca un eccesso di produzione dell'ormone della crescita (GH). Il termine acromegalia viene usato quando la patologia insorge in soggetti adulti, cioè al termine dell'accrescimento scheletrico.
ACTH: ormone adrenocorticotropo.
ACUMINATO: che termina restringendosi gradualmente in una punta sottile.
ADP: adenosina difosfato.
ADRENALINA (A): neurotrasmettitore che stimola i recettori α ed i recettori b del sistema nervoso simpatico. Particolarmente importanti risultano le azioni sul cuore, sulla muscolatura dei vasi e su altri muscoli lisci e gli effetti sui processi metabolici. È un potente agente vasopressorio.
AFIBRINOGENEMIA: malattia congenita molto rara trasmessa con carattere autosomico recessivo e caratterizzata da difetto di sintesi del fibrinogeno. La malattia si caratterizza per una diatesi emorragica che spesso si manifesta alla nascita con sanguinamento del cordone ombellicale.
AFRODISIACO: che stimola la libido.
AFTA: lesione superficiale della mucosa orale che determina la formazione di piccole ulcere dolorose che creano difficoltà all'alimentazione ed alla fonazione.
AGLICONE: parte non zuccherina di un glicoside.
AGONISTA: sostanza che si lega al recettore inducendo una risposta biologica.
AGP: acidi grassi polinsaturi.
AIC: autorizzazione immissione in commercio.
AIDS: *Acquired Immuno-Deficiency Syndrome*.
AL: acido linoleico.
ALA: acido a-linolenico.
ALBUME: parte del seme che contiene le sostanze di riserva.
ALEURONE: sostanza costituita da granuli di natura proteica; rappresenta il materiale di riserva in molti semi, specie in quelli oleosi.
ALLUCINAZIONE: percezione di qualcosa che non esiste e che il soggetto interpreta come reale.
ALOPECIA: mancanza di capelli o di peli.
ALOPECIA AREATA: forma patologica caratterizzata dalla comparsa di una o più chiazze prive di capelli, a limiti netti, senza segni clinici di flogosi.
AMARO: che stimola l'appetito e promuove la digestione. Stimola le terminazioni nervose gustative e per via riflessa le secrezioni salivare, gastrica, e pancreatica. Può essere semplice (o puro) (china, quassio), aromatico (anice) e mucillaginoso (colombo, lichene).
AMEBICIDA: sostanza utilizzata nel trattamento dell'amebiasi, parassitosi intestinale ed extraintestinale (fegato) determinata dalla colonizzazione dell'organismo da parte del protozoo *Entamoeba histolytica*.

AMFETAMINE: sostanze dotate di attività stimolante sul SNC. Gli effetti sono euforia, eccitazione psichica e psicomotoria, anoressia, insonnia e miglioramento delle prestazioni fisiche e psichiche. Assunte in forti dosi possono causare idee paranoidi e comportamenti violenti. Inducono rapidamente dipendenza psicologica.

AMM: *Autorisation de Mise sur le Marché.*

AMPLESSICAULE: picciolo o foglia sessile, slargato ed abbracciante il fusto.

ANALETTICO: che stimola i centri nervosi che regolano le funzioni cardiache e la respirazione.

ANALGESICO: che abolisce o mitiga il dolore.

ANAMNESI: raccolta dettagliata di tutte le notizie relative al paziente ed alla sua famiglia, alle malattie passate, alle modalità d'insorgenza e di decorso della malattia in atto. È di fondamentale importanza per orientare correttamente la diagnosi del medico.

ANEMIA: diminuzione dei valori normali del numero degli eritrociti nel sangue circolante e/o del loro contenuto di emoglobina.

ANESTETICO: che provoca una insensibilità locale o generale.

ANGINA PECTORIS: sindrome caratterizzata da sensazione di dolore o oppressione precordiale di breve durata (10-15 minuti) provocata comunemente da sforzi fisici e causata da stenosi di una o di tutte e due le arterie coronarie che riducono transitoriamente l'apporto di sangue alle cellule miocardiche.

ANORESSIZZANTE: che toglie l'appetito e talvolta può determinare disgusto per i cibi.

ANSIA: senso di timore indefinito.

ANTAGONISTA: sostanza che pur legandosi ad un recettore è incapace di produrre un effetto biologico e può inibire l'effetto di un agonista che agisce attraverso lo stesso recettore.

ANTERA: parte del fiore che contiene il polline.

ANTIAGING: che previene i processi degenerativi dovuti all'invecchiamento.

ANTIASMATICO: che previene o cura l'asma.

ANTIBIOGRAMMA: tecnica microbiologica mediante la quale è possibile isolare un microrganismo patogeno e stabilirne la sensibilità ai vari antibiotici.

ANTIBIOTICO: sostanza di varia struttura chimica, prodotta da microrganismi quali muffe e batteri o per semisintesi, con potere batteriostatico o battericida sui germi patogeni.

ANTICOAGULANTE: che previene la coagulazione del sangue.

ANTIDOTO: che trasforma le sostanze tossiche introdotte nell'organismo in prodotti innocui o poco tossici.

ANTIDROTICO: che arresta o diminuisce la sudorazione.

ANTIELMINTICO: che combatte le infestazioni da vermi (elmintiasi).

ANTIEMETICO: che mitiga o abolisce il vomito insistente.

ANTIEMORROIDARIO: che cura le emorroidi.

ANTIFEEDANT: sostanza che entrando in contatto con l'insetto, impedisce e/o interrompe la sua attività trofica.

ANTIFLOGISTICO: che contrasta l'insorgenza di processi infiammatori.

ANTIMICOTICO: che combatte le affezioni fungine.

ANTIMITOTICO: che inibisce la mitosi (replicazione cellulare).

ANTINEVRALGICO: che diminuisce la sensibilità al dolore riducendone la percezione.

ANTIOSSIDANTE: che contrasta lo stress ossidativo.

ANTIPIRETICO: sintomatico che combatte la febbre.

ANTIREUMATICO: che cura i reumatismi.

ANTISETTICO: che elimina i microrganismi patogeni o ne inibisce la riproduzione e l'attività metabolica, senza danneggiare i tessuti viventi su cui è applicato.

ANTISPASTICO: che calma le contrazioni dolorose e previene o riduce gli spasmi e le convulsioni.

ANTITROMBOTICO: che impedisce la formazione di trombi.

ANTIVIRALE: che impedisce lo sviluppo e la replicazione dei virus.

APOPTOSI: l'apoptosi (morte cellulare programmata) è un processo al quale vanno naturalmente incontro tutte le cellule degli organismi pluricellulari. L'incapacità di attivare l'apoptosi è un fattore di rischio per lo sviluppo di tumori, mentre un'amplificazione del processo sembra essere la causa di numerose patologie neurologiche.

ARITMIA: irregolarità del ritmo cardiaco.

AROMATIZZANTE: che impartisce odore e sapore aromatico.

ARTRITE: infiammazione di un'articolazione acuta o cronica conseguente ad un trauma, oppure a malattia (reumatismo articolare acuto, gotta, poliartirte cronica evolutiva).

ASCELLA: zona tra il fusto ed il picciolo della foglia in cui si sviluppa la gemma ascellare.

ASMA: patologia su base prevalentemente allergica caratterizzata da difficoltà respiratoria.

ASTENIA: indebolimento organico, specialmente a carico della muscolatura. Indica pure uno stato depresso di origine nervosa.

ASTRINGENTE: che diminuisce o arresta la secrezione ghiandolare e delle mucose oppure che provoca vasocostrizione.
ATASSIA: disturbo della coordinazione motoria.
ATEROGENO: che favorisce la formazione di placche aterosclerotiche.
ATEROSCLEROSI: processo caratterizzato dall'accumulo nella parete delle arterie di lipidi, i quali vanno a localizzarsi nell'intima generando successivamente una lesione che costituisce la placca aterosclerotica. Essa tende a protundere nel lume dell'arteria provocando restringimento del lume arterioso.
ATONIA: perdita di tono dei muscoli o di organi costituiti prevalentemente da tessuto muscolare.
ATP: adenosina trifosfato.
ATTIVITÀ ANTIGENICA: attività esplicata da una molecola che introdotta in un organismo provoca la formazione di un anticorpo specifico in grado di neutralizzarla.
ATTIVITÀ PROFILATTICA: insieme di provvedimenti atti ad impedire o a limitare l'insorgenza di una determinata patologia.
AUTACOIDI: deriva dal greco αὐτός = se stesso ed ἄκος = sostanza medicinale. Sono sostanze endogene con proprietà farmacologicamente differenti.
AUTISMO INFANTILE: psicosi che compare nei primi due anni di vita, caratterizzata da isolamento dalla realtà, con conseguente impossibilità di imparare e assenza o grave alterazione del linguaggio.
AUTOGAMIA: avviene quando il polline cade sugli stigmi dello stesso fiore (impollinazione diretta).
BACCA: frutto indeiscente carnoso che ha epicarpo sottile (buccia), mesocarpo ed endocarpo carnoso (polpa) ed è generalmente munito di più semi.
BALSAMICO: che calma le irritazioni e le infiammazioni delle mucose delle vie respiratorie.
BARRIERA EMATOENCEFALICA: sistema fisiologico di regolazione selettiva degli scambi fra sangue, encefalo e *liquor* cerebrospinale. È costituita dai capillari cerebrali, dai plessi coroidei e dall'aracnoide.
BECHICO: che attenua lo stimolo della tosse.
BENZODIAZEPINE: farmaci ad azione sedativa sul SNC.
BHC: *British Herbal Compendium.*
BHP: *British Herbal Pharmacopoeiae.*
BIOFEEDBACK: reimmissione di dato biologico. Informazione fornita al paziente mediante segnalazione acustica o visiva del comportamento di sue funzioni biologiche quali la pressione arteriosa o la frequenza del polso.
BORDER LINE: linea di confine. Al limite.
BRATTEA: foglia modificata che accompagna il fiore o l'infiorescenza.
BULBO: organo sotterraneo formato da scaglie o tuniche carnose.
CALCIO-ANTAGONISTI (O ANTAGONISTI DEI CANALI DEL CALCIO): composti che bloccano l'ingresso degli ioni calcio all'interno della cellula interagendo con siti recettoriali localizzati a livello dei canali del calcio.
CALCOLOSI: presenza di calcoli in un organo.
CALICE: parte esterna del fiore, costituita da sepali (di color verde) separati fra loro o fusi in un unico involucro.
CALLO: ammasso di cellule indifferenziate.
CANALI IONICI: complesso di proteine che, situate nella membrana cellulare, regolano il transito di ioni tra la cellula e l'ambiente extracellulare.
CANCEROGENO: che è responsabile di un significativo rischio di stimolazione o promozione di forme cancerose.
CAPE: estere feniletilico dell'acido caffeico.
CAPOLINO: infiorescenza composta da un ricettacolo slargato su cui sono inseriti fiori molto piccoli e sessili.
CAPSULA: frutto deiscente che a maturità si apre permettendo la fuoriuscita dei semi. È pluricarpellare e uni o pluriloculare e può essere setticida, loculicida, poricida, circumscissa o carnosa.
CARCINOMA: tumore maligno sviluppato a partire da un tessuto epiteliale.
CARMINATIVO: che diminuisce i gas intestinali o ne favorisce l'espulsione.
CARPOFORO: filamento di origine ricettacolare.
CATARTICO: che facilita l'espulsione di feci.
CATECOLAMINE: neurotrasmettitori del SNC e periferico (adrenalina, noradrenalina, dopamina).
CAULE: fusto o stelo che reca foglie e fiori.
CERA: estere di acidi grassi con alcoli primari a catena lunga.
CHELANTE: composto organico capace di legarsi agli ioni metallici polivalenti per formare complessi ciclici. È utilizzato per rimuovere dall'organismo ioni metallici responsabili di intossicazioni.
CHEMIOTERAPICO: che agisce contro agenti patogeni, interferendo con un loro processo vitale all'interno dell'organismo che li ospita. È anche utilizzato nel trattamento dei tumori.
CHERATINA: sostanza proteica che si trova nei peli, nelle unghie e nell'epidermide.
CHIROTERAPIA: terapia correttiva manuale volta ad eliminare le cause del dolore a carico della colonna vertebrale e del bacino.

CICATRIZZANTE: che favorisce il processo di riparazione tissutale.
CICLOPLEGIA: paralisi del muscolo ciliare responsabile dell'abolizione dell'accomodamento dell'occhio.
CITOGENETICA: branca della genetica che si occupa dei fenomeni ereditari osservati e studiati a livello cellulare ed in particolare della struttura e delle funzioni dei cromosomi.
CITOSTATICO: che inibisce la riproduzione cellulare.
CLISTERE: introduzione di liquido nel retto o per asportarne le feci (clistere evacuativo) o per introdurvi medicamenti da far assorbire dalla mucosa rettale (clistere medicato).
COLAGOGO: che favorisce il deflusso della bile dal fegato all'intestino.
COLELITIASI: calcolosi della colecisti.
COLERETICO: che stimola la produzione e la secrezione della bile.
COLESTEROLO: steroide alcolico presente nel sangue e nei tessuti, di origine endogena ed esogena.
COLICA: dolore acuto crampiforme dovuto a contrazione di organi dotati di muscolatura liscia.
COLLETTO: zona che fa da passaggio tra la radice ed il fusto e che nella maggior parte delle piante scompare e viene inglobata durante l'accrescimento dal fusto o dalla radice.
COMPLEMENTO: sistema costituito da 18 proteine plasmatiche che interviene nella risposta ad agenti patogeni sia a seguito di interazione tra antigene ed anticorpo (via classica), sia mediante attivazione non immunologica (via alternativa) e nella patogenesi delle lesioni tissutali.
CONGIUNTIVITE: processo infiammatorio della congiuntiva provocato da batteri, virus, funghi, fattori allergici ed agenti chimico-fisici.
CONTAMINANTE: sostanza estranea presente nella droga. Può essere di tipo botanico, chimico, microbiologico.
CONVULSIONE: contrazione brusca ed involontaria, di durata variabile, che può interessare pochi o numerosi gruppi muscolari, seguita da rilasciamento.
CORE-SPCS: *Core-Summary of Products Characteristics.*
CORIMBO: infiorescenza in cui i peduncoli dei fiori pur partendo da diverse altezze dell'asse raggiungono tutti lo stesso livello.
COTILEDONI: foglie embrionali con funzioni di riserva, assorbimento e protezione.
COX: ciclo-ossigenasi.
cP: un centesimo di Poise (misura).
CPMP: *Committer for Proprietary Medicinal Products.*
CRENOTERAPIA: dal greco krh´nh = sorgente è l'insieme di trattamenti effettuati con mezzi termali. La crenoterapia interna è costituita dall'idropinoterapia, dalle terapie irrigatorie, inalatorie ed insufflatorie. La crenoterapia esterna comprende tutte le altre metodiche (bagni, fanghi, docce, stufe, ecc.).
CROMATINA: sostanza specifica del nucleo delle cellule costituita da desossiribonucleoproteine.
CSP: *Code de la Santé Publique.*
CULMO: caule delle Graminacee e di altre Monocodiledoni, erbaceo o legnoso, di solito cavo negli internodi.
DECONGESTIONANTE: che elimina o diminuisce la congestione.
DELIRIO: sintomo psicopatologico caratterizzato da disturbi dello stato di coscienza ed agitazione psicomotoria.
DEPRESSIONE: alterazione psichica caratterizzata da senso di tristezza esistenziale.
DEPURATIVO: che ha la capacità di accelerare l'eliminazione di sostanze tossiche presenti nel sangue (scorie azotate) attraverso il rene.
DERMATITE: infiammazione della pelle di origine varia.
DERMATOSI: affezione della pelle caratterizzata da fenomeni prevalentemente degenerativi.
DHA: acido docosaesaenoico.
DIACILGLICEROLO: v. digliceride.
DIAFORETICO: che stimola la secrezione sudorale, agendo direttamente sulle ghiandole sudorifere o indirettamente sui centri nervosi.
DIATESI: disposizione dell'individuo ad essere sensibile nei confronti di alcune forme morbose.
DIGITALIZZAZIONE: somministrazione di digitalici secondo un preciso schema di dosaggio così da ottenere, in modo rapido, il raggiungimento di concentrazioni terapeutiche di farmaco nell'organismo.
DIGLICERIDE: estere del glicerolo ove due gruppi alcolici sono esterificati con acidi grassi.
DIPENDENZA: fenomeno per cui il benessere psicofisico di un individuo dipende dall'assunzione di una sostanza chimica. Si verifica in seguito all'assunzione ripetuta di alcune sostanze. La dipendenza può essere psichica e fisica. La dipendenza fisica può determinare crisi di astinenza.
DISCHERATOSI: alterazione dello strato corneo della pelle.
DISMENORREA: mestruazione dolorosa.
DISPEPSIA: alterazione della digestione che diventa difficile e dolorosa.

DISSENTERIA: infezione intestinale accompagnata da diarrea spesso con muco e sangue.
DIURETICO: che aumenta la diuresi.
DNA: acido desossiribonucleico.
DOPAMINA: diretto precursore della noradrenalina, si trova nei gangli della base (SNC) dove agisce da neurotrasmettitore.
DRASTICO: energico (purgante drastico).
DROGA: (a) corpo vegetale, animale o minerale o una parte di questo che contiene assieme ad altri componenti inattivi o di minimo interesse farmacologico una o più sostanze farmacologicamente attive dette principi attivi della droga; (b) sostanza naturale (oppio, cocaina, hashish, ecc.) o di sintesi (LSD, amfetamina, barbiturico, extasy, ecc.) capace di modificare temporaneamente lo stato psichico dell'individuo che è alla ricerca di una condizione patologica del piacere; (c) sostanza utilizzata in cucina (aglio, noce moscata, cannella, ecc.) per rendere più appetibili e digeribili i cibi (dette anche spezie).
DROGA ORGANIZZATA: che presenta una struttura cellulare (foglia, radice, seme, ecc.).
DROGA NON ORGANIZZATA: che è priva di elementi cellulari (latice, succo, balsamo, olio essenziale, ecc.).
DRUPA: frutto indeiscente carnoso; può essere fibroso e generalmente contiene un solo seme.
DSHEA: *Dietary Supplement Health and Education Act.*
ECCIPIENTE: sostanza solida o liquida inerte nella quale si scioglie o si incorpora il principio attivo.
ECZEMA ATOPICO: eruzione cutanea cronica e pruriginosa, ad eziologia sconosciuta. Fattori allergici, ereditari e psicogeni concorrono alla sua insorgenza. Le lesioni si trovano nelle pieghe di ginocchia e gomiti, ma possono essere colpite anche altre aree.
EDEMA: presenza di una quantità di liquido superiore alla norma negli spazi interstiziali dei tessuti, per ultrafiltrazione del plasma che comporta un anomalo rigonfiamento delle regioni interessate.
EDEMA POLMONARE: inondazione acuta dei polmoni da parte di sierosità provenienti da trasudazione dei capillari, che si manifesta con grande difficoltà respiratoria ed espettorazioni spumose. È una complicazione temibile delle malattie cardiovascolari.
EFPIA: *European Federation Pharmaceutical Industries Association.*
EGCG: epigallocatechina-3-gallato.
EHPM: *European Herbal Products Manufactures.*
EICOSANOIDI: composti che derivano dal metabolismo di acidi grassi a 20 atomi di carbonio.
EIDETICO (pensiero): che concerne l'attività conoscitiva sul piano logico-intellettuale (o la facoltà mnemonica fondata sulla percezione visiva).
EMBRIONE: uno degli stadi immaturi dello sporofito derivanti dall'evoluzione dello zigote, contenuto in un seme maturo o in via di maturazione.
EMEA: *European Medicines Evaluation Agency.*
EMETICO: che stimola il vomito (dal greco e´mesiV = vomito).
EMMENAGOGO: che rende regolari o ristabilisce le mestruazioni.
EMOLISI: processo di dissoluzione dei globuli rossi con fuoriuscita di emoglobina.
EMOLLIENTE: sostanza che ammorbidisce o lenisce la pelle attenuando l'infiammazione.
EMORROIDI: dilatazione varicosa della rete venosa della sottomucosa del retto (plesso emorroidario), caratterizzata da dolore e, nelle forme più gravi, sanguinamento. Si distinguono in interne, se non fuoriescono dall'orifizio anale ed esterne, se rimangono al di fuori dell'ano.
EMOSTATICO: che arresta le emorragie con azione vascolare o coagulante.
EMPIREUMATICO: che ha sapore ed odore bruciante.
ENDOSPERMA: tessuto nutritizio aploide dei semi delle Gimnosperme.
ENTOMOFAUNA: il complesso degli insetti di una determinata zona o regione.
ENURESI: emissione involontaria di urina.
ENZIMI LISOSOMIALI: enzimi (idrolasi acide) contenuti in granuli citoplasmatici. Hanno la funzione di degradare vari substrati biologici, intervengono nei processi di fagocitosi e sono potenzialmente distruttivi nei confronti di altri costituenti cellulari.
ENZIMI MICROSOMIALI: enzimi (ossidasi, ecc.) che prendono parte al metabolismo di un gran numero di farmaci.
EPA: acido eicosapentaenoico.
EPATITE: patologia caratterizzata da processi degenerativi ed infiammatori a carico del fegato e da disturbi della sua funzionalità.
EPICARPO: vedi esocarpo.
EPIDERMIDE: strato di cellule che riveste tutte le parti morfologiche con struttura primaria di una pianta (foglie, caule, radici, frutti e fiori).
EPISPERMA: involucro esterno del seme.
EPISTASSI: emorragia delle cavità nasali.
ERGOTISMO: intossicazione da alcaloidi della segale cornuta.
ERITEMA: arrossamento della cute determinato dall'aumentato apporto di sangue ai vasi sanguigni del derma superficiale.

ESCOP: *European Scientific Cooperative on Phytotherapy*.

ESOCARPO: strato esterno del pericarpo di alcuni frutti. Sinonimo di epicarpo.

ESPETTORANTE: che favorisce l'espulsione dell'espettorato dall'apparato respiratorio.

ESPIANTO: materiale vegetale da incubare *in vitro*.

ETEROZIGOTE: la condizione per cui in un determinato *locus* di cromosomi omologhi sono presenti due forme geniche diverse.

EU: Unione Europea.

EUFORIA: sensazione di benessere psichico e fisico che tende a manifestarsi con vivacità, allegria ed esuberanza non motivati dalla situazione oggettiva; può essere patologica, come conseguenza di abuso di determinate sostanze.

EUPEPTICO: che stimola la secrezione del succo gastrico, favorendo sia l'appetito che i processi digestivi (dal greco eupepto = facile a digerirsi).

FAGOCITOSI: processo attraverso il quale le cellule inglobano e digeriscono i corpi estranei per mezzo di espansioni citoplasmatiche mobili chiamate pseudopodi.

FARMACOPEA (FU): Farmacopea Ufficiale italiana (si inserisce nell'ordinamento giuridico italiano. È un codice farmaceutico, cioè un insieme di disposizioni tecniche ed amministrative che permettono il controllo della qualità dei medicamenti, delle sostanze e dei preparati finali, mediante l'indicazione di metodiche analitiche e tecnologiche e di metodi di preparazione e formulazione).

FDA: *Food and Drug Administration*.

FF: Farmacopea francese.

FIBRINOLITICO: che dissolve il reticolo di fibrina formatosi in conseguenza dell'emocoagulazione.

FITOFAGO: insetto che si nutre di vegetali.

FITOFARMACI: prodotti usati per la cura e la protezione delle piante (es. antiparassitari agricoli).

FITOMEDICINE: preparazioni medicinali contenenti estratti vegetali grezzi o purificati.

FITOSTEROLI: steroli di derivazione vegetale.

FITOTERAPICI: vedi fitomedicine.

FLASHBACKS: effetto tardivo dell'LSD e di altri farmaci simili che consiste nell'insorgenza di disturbi visivi episodici.

FLAVEDO: epicarpo sottile e ghiandoloso giallo o aranciato, tipico dei frutti del genere *Citrus*.

FLEBITE: infiammazione a carico delle vene.

FLOBAFENI: sostanze che danno alla parete cellulare vegetale una speciale colorazione e che servono a renderla resistente alla marcescenza. Si possono trovare nel *duramen* del legno o nella parte esterna di tronchi di piante erbacee o in alcuni semi (castagno).

FLOEMA: tessuto conduttore adibito al trasporto delle sostanze elaborate dalle foglie a tutte le altre parti della pianta dove vengono utilizzate ed in parte accumulate.

FOLLICOLO: frutto secco monocarpellare, deiscente lungo il margine di sutura.

FORMULARIO NAZIONALE (FN): era parte integrante della F.U. ed era una raccolta di formulazioni atte ad assicurare l'uniformità di composizione e di qualità delle preparazioni galeniche.

FOTOCHEMIOTERAPIA: si basa sull'uso combinato di farmaci o sostanze naturali e luce ultravioletta.

FOTOSENSIBILIZZANTE: sostanza che, applicata sulla cute o assunta per via sistemica, è in grado di provocare una reazione cutanea (eruzioni eritematose, urticarioidi, eczematose) in presenza di radiazioni solari.

FRUTICE: pianta legnosa ramificata fin dalla base che non supera i 5 metri d'altezza.

FRUTTI DEISCENTI: frutti che a maturità si aprono permettendo la fuoriuscita dei semi.

FRUTTI INDEISCENTI: frutti il cui pericarpo riveste sempre il seme fino a maturità e solo in seguito può distruggersi per marcescenza. Ricordiamo tra questi frutti a pericarpo coriaceo, che contengono poca acqua e perciò sono secchi e frutti a pericarpo ricco di succhi, detti carnosi.

GABA: acido γ-aminobutirrico, neurotrasmettitore del SNC.

GALATTOFUGO: che arresta o diminuisce la secrezione lattea.

GALATTOGOGO: che stimola ed aumenta la secrezione lattea.

GALATTORREA: fuoriuscita spontanea e continua di latte dai capezzoli. Possono determinarla lo stress, i farmaci neurolettici e antidepressivi, alterazioni ormonali.

GANGLIO: ammasso di cellule nervose situate lungo i nervi del SNC e periferico.

GAP: *Good Agricultural Practices*.

GASTROENTERITE: infiammazione acuta o cronica delle mucosa dello stomaco e dell'intestino con nausea, vomito, dolori addominali crampiformi, diarrea e febbricola.

GASTRORESISTENTE: che resiste al pH acido dello stomaco.

GLABRO: privo di peli.

GLAUCOMA: patologia dell'occhio causata da un aumento della pressione endoculare, in seguito ad un ostacolo nel deflusso dei liquidi fisiologici interni all'occhio, con alterazioni del campo visivo fino alla totale perdita della vista.

GMP: *Good Manufacturing Practices*.

GONORREA: malattia sessualmente trasmissibile, molto contagiosa, causata da *Neisseria gonorrhoeae*.
GOTTA: malattia delle articolazioni a carattere ricorrente legata a condizioni spesso ereditarie di iperuricemia e dipendente dalla precipitazione di cristalli di urato a livello delle articolazioni.
GRAS: *Generally Recognized as Safe*.
HERBAL MEDICINES (HM): medicine fatte con piante medicinali.
HERBAL REMEDIES (HR): prodotti medicinali contenenti materiale vegetale fresco o secco e loro preparazioni.
HDL: *High Density Lipoprotein*
12-HETE: 12-*Hydroxyeicosatetraenoic acid*.
HMPWG: *Emea's ad hoc Working Group on Herbal Medicinal Products*.
HPA: *Hypothalamic Pituitary-Adrenal Axis*.
IDROPINOTERAPIA: somministrazione di acqua minerale per bibite a scopo terapeutico.
ILLUSIONE: errata interpretazione di impressioni sensoriali.
IMMUNOSTIMOLANTE: che stimola la funzione del sistema immunitario.
INFIORESCENZA: insieme di più fiori disposti su di un asse comune.
INSETTICIDA: che combatte gli insetti dannosi.
INTERFERONE: glicoproteina (citochina) ad attività antivirale, immunomodulatrice ed antitumorale. Si distinguono tre classi di interferoni α (prodotto dai leucociti), β (prodotto dai fibroblasti) e g (prodotto dai linfociti attivati).
INTERLEUCHINE: proteine prodotte dai macrofagi e dai linfociti che intervengono nella regolazione delle risposte immunitarie.
INTERNODO: tratto compreso tra due nodi consecutivi.
INTROSPEZIONE: analisi del mondo interiore.
INVOGLIO (FETALE): involucro (tegumento).
IPB: ipertrofia prostatica benigna.
IPERALDOSTERONISMO: sindrome provocata da ipersecrezione dell'ormone aldosterone, che determina la comparsa di uno squilibrio elettrolitico caratterizzato da ritenzione di sodio ed aumentata eliminazione di potassio.
IPERCOLESTEROLEMIA: è caratterizzata da livelli eccessivamente elevati (>200 mg/dl) di colesterolo (e/o trigliceridi).
IPERTENSIONE: valore della pressione arteriosa al di sopra della norma.
IPERTROFIA: aumento del volume di un tessuto o di un organo a causa di una proliferazione esagerata delle sue cellule.
IPOCOLESTEROLEMIA: basso valore ematico di colesterolo.
IPOGLICEMIZZANTE: che riduce i livelli ematici di glucosio.
IPOKALIEMIA: basso valore ematico di potassio (ipopotassiemia).
IPOTENSIONE: valore della pressione arteriosa al di sotto della norma.
IRRANCIDIMENTO: processo di alterazione dei trigliceridi ad opera di lipasi, microrganismi ed ossigeno atmosferico.
ISTAMINA: neurotrasmettitore che regola un ampio spettro di risposte cellulari che comprendono reazioni allergiche ed infiammatorie, la secrezione acida gastrica e probabilmente la neurotrasmissione in alcune parti del SNC.
ITTIOSI: patologia caratterizzata da cute secca, ruvida e da continua desquamazione per ipertrofia dello strato corneo.
IVC: insufficienza venosa cronica.
KATAL (Kat): unità di attività enzimatica.
LANOLINA (grasso di lana): sostanza a composizione eterogenea che si ottiene con vari metodi di estrazione e purificazione dall'untume della lana di pecora.
LASSATIVO: che causa lo svuotamento dell'intestino in 6-8 ore.
LDL: *Low Density Lipoprotein*.
LEGUME: frutto deiscente uniloculare, che si apre longitudinalmente sia dalla parte centrale che da quella dorsale.
LEISHMANIOSI: malattia infettiva cronica tipica delle zone tropicali a localizzazione cutanea, mucocutanea o viscerale dovuta a protozoi del genere *Leishmania*.
LEUCEMIA MIELOGENICA: malattia mieloproliferativa dell'età adulta, caratterizzata da un aumento delle dimensioni della milza e da un'aumentata produzione di granulociti.
LEUCOCITI PMN: leucociti polimorfonucleati (neutrofili, basofili, eosinofili).
LEUCOPENIA: diminuzione dei leucociti nel sangue al di sotto dei normali valori fisiologici.
LIGULA: appendice dei fiori periferici simulante un petalo.
LINFOMA: proliferazione tumorale, spesso maligna di un tessuto linfoide.
LIPIDE: composto di natura chimica eterogenea, solubile in solventi apolari ed insolubile in acqua ed in solventi polari.
LIPOPROTEINA: macromolecola costituita da proteine e lipidi (colesterolo libero ed esterificato, fosfolipidi e trigliceridi).
LIQUIDO SINOVIALE: liquido viscoso, giallastro, contenuto in piccole quantità nelle cavità articolari, che ha la funzione di lubrificare le articolazioni.

LOMBAGGINE: dolore localizzato alla regione lombare della colonna vertebrale.
LOX: lipossigenasi.
LT: leucotrieni.
MAFF: *Ministry of Agriculture, Fisheries and Foods*.
MALARIA: malattia infettiva causata da protozoi del genere *Plasmodium* (*P. falciparum, P. vivax, P. malariae, P. ovale*).
MALATTIA DI ADDISON: sindrome caratterizzata da insufficienza corticosurrenalica cronica.
MALATTIA IATROGENA: stato patologico prodotto dal farmaco.
MAO: monoaminossidasi. Enzima che catalizza l'ossidazione delle amine nelle corrispondenti aldeidi, ammoniaca ed acqua ossigenata.
MARKER: sostanza (principio attivo) caratteristica di una determinata specie vegetale.
MASTALGIA: dolore alle ghiandole mammarie.
MCH: *Major Hystocompatibility Complex*. È un complesso di antigeni, situati sulla superficie delle cellule, responsabili della compatibilità tissutale, del rigetto dei trapianti e delle risposte immunitarie ad antigeni batterici o virali.
MEDICAZIONE PREANESTETICA: associazione di farmaci utilizzati prima di un intervento chirurgico allo scopo di ridurre l'ansia, alleviare il dolore, ridurre la quantità di anestetico inalatorio utilizzato e gli effetti collaterali (ipersalivazione, bradicardia, tosse e vomito).
MEDICINALE: sostanza o composizione con proprietà curative, profilattiche o diagnostiche.
MEIOSI: processo di divisione cellulare da cui originano i gameti.
MELANOSI: insolito aumento del numero delle cellule melaniche e concomitante produzione di pigmento.
MERISTEMA: tessuto embrionale tipico delle piante giovani e caratteristico, data la sua notevole attività mitotica, delle zone di accrescimento.
META-ANALISI: tecnica clinico-statistica di assemblaggio di sperimentazioni multiple di uno stesso trattamento (controllato e randomizzato) che consente una valutazione quantitativo-cumulativa dei loro risultati.
METABOLISMO PRIMARIO: insieme di reazioni che portano alla sintesi ed alla degradazione di sostanze indispensabili per lo sviluppo ed il funzionamento delle cellule e/o strutture vegetali.
METABOLISMO SECONDARIO: insieme di reazioni che portano, a partire dai prodotti intermedi del metabolismo primario, alla sintesi di sostanze non del tutto necessarie allo sviluppo ed al funzionamento della cellula e/o struttura vegetale.
METABOLITA PRIMARIO: prodotto del metabolismo primario (aminoacidi, carboidrati, lipidi, ecc.).
METABOLITA SECONDARIO: prodotto del metabolismo secondario (alcaloide, saponina, tannino, ecc.).
METAEMOGLOBINEMIA: presenza di metaemoglobina nel sangue.
METALLI PESANTI: elementi particolarmente tossici quali arsenico, cadmio, piombo e mercurio.
METRORRAGIA: emorragia uterina.
MIDRIASI: dilatazione della pupilla.
MIDRIATICO: che produce midriasi.
MIOMETRIO: tunica muscolare dell'utero formata da fasci di fibrocellule muscolari lisce.
MIORILASSANTE: che favorisce il rilassamento muscolare.
MIOSI: restringimento della pupilla.
MITOSI: divisione cellulare asessuata che dà origine a due cellule identiche fra loro.
MONOACILGLICEROLO: vedi monogliceride.
MONOFAGO: insetto che si nutre quasi esclusivamente di un solo alimento.
MONOGLICERIDE: estere del glicerolo dove un gruppo alcolico è esterificato con un acido grasso.
MORBO DI PARKINSON: malattia caratterizzata da rigidità, bradicardia, tremore ed instabilità posturale dovuta ad una riduzione della concentrazione di dopamina nei gangli della base (SNC).
MUTAGENO: agente fisico o chimico capace di indurre mutazioni genetiche.
NARCOTICO: che induce al sopore.
NEUROPATIA: affezione nervosa.
NEUTROPENIA: diminuzione del tasso dei granulociti neutrofili circolanti (al di sotto di $1500/mm^3$) dovuta ad un'affezione del midollo osseo o ad un processo immunitario patologico.
NEVRALGIA: dolore acuto e violento, occasionale, localizzato lungo il decorso o nell'area di distribuzione di singoli nervi.
NK: *Natural Killer*.
NODO SENO-ATRIALE: gruppo di cellule cardiache situate nell'atrio destro, a livello dell'ingresso della vena cava superiore da cui si origina lo stimolo elettrico che depolarizza sequenzialmente gli atri ed i ventricoli del cuore.
NSR: *Natural Standards Evidenve- Based Validated Grading Rationale*.
NTA: *Notice to Applicants*.
OCDE: Organizzazione, Cooperazione e Sviluppo delle Nazioni Unite.
OLIGURIA: riduzione della eliminazione di urina a quantità inferiore ad un litro nelle 24 ore.

OMBRELLA: infiorescenza nella quale i peduncoli fiorali sono inseriti tutti nello stesso punto e sono di uguale lunghezza.
OMOZIGOTE: quando due geni presenti su un determinato *locus* di cromosomi omologhi sono identici.
OMS: Organizzazione Mondiale della Sanità.
OPC: *Oligomeric Procyanidins.*
OPOTERAPIA: terapia basata sulla somministrazione di estratti di organi animali (ad esempio ghiandole endocrine).
ORGANO EPIGEO: che si sviluppa sopra il terreno.
ORGANO IPOGEO: che cresce sotto terra.
ORGANOTERAPIA: sinonimo di opoterapia.
OTC: farmaci da banco.
PANNOCCHIA: racemo in cui al posto dei peduncoli fiorali si formano altrettanti racemi che possono a loro volta portare degli altri piccoli racemi.
PAPPO: ciuffo di peli che favorisce la disseminazione.
PARALISI: perdita della funzione motoria di uno o più nervi o dell'organo bersaglio.
PARASIMPATICOLITICO: che ha la capacità di deprimere temporaneamente o paralizzare le terminazioni effettrici del parasimpatico.
PARASIMPATICOMIMETICO: che stimola il sistema parasimpatico.
PATOGENI: microrganismi dannosi per la salute.
PEDICULOSI: affezione cutanea (capo, pube), provocata dall'infestazione di varie specie di insetti della famiglia dei *Pediculidi.*
PELI GHIANDOLARI: hanno origine epidermica e su di essa s'impiantano costituendone la parte secernente. Sono formati da uno stipite di una o più cellule e da una testa secernente.
PERICARPO: si forma dall'ovario dopo la fecondazione e contribuisce alla protezione degli ovuli divenuti semi. Rappresenta lo strato esterno del frutto e può essere pluristratificato, carnoso o secco.
PEROSSIDAZIONE LIPIDICA: ossidazione di lipidi mediata dai radicali liberi.
PESTICIDA: sostanza impiegata per eliminare o prevenire effetti dannosi in agricoltura ed in altre attività derivanti da microrganismi, animali e vegetali.
PG: prostaglandine.
Ph. Eur.: Farmacopea Europea.
PIAGA DA DECUBITO: si sviluppa in parti del corpo a contatto con il piano del letto (regione sacrale e glutei) nei malati da tempo costretti all'immobilità per malattie gravi e debilitanti.
PIANTA MEDICINALE: pianta che contiene sostanze che possono essere utilizzate a fini terapeutici.
PIANTA OFFICINALE: pianta utile in campo farmaceutico, cosmetico, liquoristico, industriale, ecc.
PIORREA ALVEOLARE: patologia infiammatoria a carattere progressivo o degenerativo dei tessuti di sostegno del dente.
PITIRIASI: affezione cutanea, caratterizzata da desquamazione finissima di aspetto forforaceo.
PLACCA NEUROMUSCOLARE: punto in cui la terminazione di una fibra nervosa motrice viene a contatto con una fibra muscolare.
PLASMIDE: molecola di DNA circolare che funziona come un piccolo cromosoma e si autoreplica.
POLIACHENIO: frutto formato da parecchi carpelli che a maturità si separano in altrettanti acheni disposti circolarmente.
POLICRESTI: sostanze che presentano un ampio quadro sintomatologico.
POLIPI ANALI: formazioni molli peduncolate che si formano nella mucosa della cavità anale.
POLIPLODIA: condizione in cui una cellula è dotata di cromosomi in numero superiore a quello normale della cellula stessa e precisamente multiplo del numero aploide.
PREPARAZIONE GALENICA: preparazione farmaceutica estemporanea riportata dal Formulario Nazionale o dalla Farmacopea.
PREPARAZIONE MAGISTRALE: preparazione allestita in farmacia in base a prescrizione medica.
PRINCIPIO ATTIVO: componente responsabile dell'azione farmacologica della droga.
PROSTAGLANDINE: metaboliti di acidi grassi a 20 atomi di carbonio con un anello pentaciclico.
PROSTANOIDI: composti con struttura assimilabile a quella delle prostaglandine.
PROTOPLASTO: cellula vegetale privata della sua parete.
PSA: antigene specifico per la prostata.
PSEUDOMELANOSI: pigmentazione assunta dalla mucosa del colon dopo trattamento prolungato (4-9 mesi) con lassativi.
PSICHEDELICO (O ALLUCINOGENO): sostanza che altera la percezione ed induce uno stato onirico (delirante). Ricordiamo l'LSD, la mescalina, la psilocibina, ecc.
PSICOSI: malattia mentale caratterizzata da grave alterazione della personalità, con allucinazioni, delirio e perdita di contatto con il mondo esterno.
PSORIASI: dermatosi cronica che si manifesta con chiazze eritematose e squamose.
PUBESCENTE: coperto di peli morbidi e corti.
PURGANTE: che favorisce l'espulsione di feci liquide o semiliquide in 1-2 ore.

RACEMO: infiorescenza con asse allungato longitudinalmente che porta fiori peduncolati.

RADICALI LIBERI: specie chimiche altamente reattive contenenti un elettrone spaiato nell'orbitale più esterno. Tra questi ricordiamo lo ione superossido, l'acqua ossigenata, il radicale ossidrile, l'ossigeno singoletto, ecc.

RAGADI: disturbi cutanei (dolorosi) verificantisi in prossimità degli orifizi naturali del corpo e consistenti in un'ulcerazione lineare dovuta all'allontamento dei tessuti determinato da cause meccaniche.

RECETTORE MUSCARINICO: recettore per l'acetilcolina, chiamato così perchè attivato dall'alcaloide muscarina, presente a livello cardiaco, ghiandolare, cerebrale e della muscolatura liscia.

RECETTORE NICOTINICO: recettore-canale dell'acetilcolina chiamato così perché può essere attivato dall'alcaloide nicotina. È presente nelle giunzioni neuromuscolari, nei gangli autonomi e nella midollare del surrene.

RESPIRO STERTOROSO: respiro fragoroso che ricorda il ronfo.

REVULSIVO: sostanza che applicata alla superficie cutanea ne provoca l'irritazione e l'arrossamento, per un maggior afflusso di sangue, determinando così la decongestione dei tessuti sottostanti.

RICOSTITUENTE: che riporta alle condizioni normali un individuo indebolito.

RINITE VASOMOTORIA: processo infiammatorio acuto o cronico delle cavità nasali legato ad una distonia neurovegetativa.

RIZOMA: fusto munito di nodi ed internodi che si sviluppa orizzontalmente nel terreno rimanendo ipogeo.

RNA: *Ribo Nucleic Acid.*

ROS: specie reattive dell'ossigeno (*Reactive Oxygen Species*).

ROSETTA: raggruppamento di foglie disposte circolarmente intorno al colletto.

RUBEFACENTE: sinonimo di revulsivo.

SAPONIFICAZIONE: reazione di idrolisi dei trigliceridi in mezzo basico.

SCAPO: fusto portante i fiori ma sprovvisto di foglie.

SCIALAGOGO: che favorisce la secrezione salivare.

SCIALORREA: aumento della secrezione salivare.

SCREENING: indagine con intento selettivo.

SEMPLICI: medicamenti quali sono forniti dalla natura.

SERICEO: rivestito di peli setosi.

SEROTONINA: neurotrasmettiore presente nelle cellule enterocromaffini del tratto gastrointestinale, nelle piastrine e nel SNC coinvolto nella regolazione del sonno, del comportamento affettivo, dell'assunzione di cibo e delle attività neuroendocrine.

SESSILE: mancante di picciolo o di peduncolo.

SETTICEMIA: stato morboso infettivo caratterizzato dalla penetrazione e dalla permanenza nel sangue di germi patogeni precedentemente localizzati in un unico focolaio.

SIMPATICOLITICO: che deprime o paralizza temporaneamente le terminazioni effettrici simpatiche.

SIMPATICOMIMETICO: che stimola il sistema simpatico.

SINAPSI: connessione tra due cellule nervose (o fra una fibra nervosa e la placca neuromuscolare).

SINDROME: complesso di sintomi caratteristici di una determinata malattia.

SINDROME IPONATRIEMICA: sindrome dovuta ad una riduzione della concentrazione di sodio nel sangue al di sotto della norma (iposodiemia).

SINDROME PREMESTRUALE: è rappresentata da un insieme di sintomi fisici (palpitazioni, lombalgie, meteorismo, dolore e tensione mammaria, vampate, ecc.) e psicologici (agitazione, confusione, depressione, ecc.) che precede il periodo mestruale. Il tipo e l'intensità dei sintomi sono soggettivi.

SINERGICO: che potenzia l'effetto di un'altra sostanza.

SOFISTICAZIONE: sostituzione di pianta medicinale con altra priva di attività farmacologica.

SOSTANZA IGROSCOPICA: sostanza che assorbendo acqua mantiene l'ambiente asciutto.

SPASMOLITICO: che risolve la contrattura della muscolatura liscia per azione diretta sulle fibrocellule muscolari lisce o per un'azione sulle fibre nervose.

SPC: *Safety Product Character.*

SPECIALITÀ MEDICINALE: medicinale precedentemente preparato ed immesso in commercio con una denominazione speciale ed in confezione particolare.

SPERMACETI: cera naturale ottenuta dalla testa di capodoglio.

STEATORREA: feci ricche di grasso che tipicamente sono abbondanti, voluminose e di odore fetido.

STENOSI PILORICA: affezione conseguente all'eccessivo sviluppo della muscolatura a livello dello sfintere pilorico, che riduce notevolmente il diametro del tratto di congiunzione tra stomaco e duodeno.

STIMOLANTE GANGLIARE: sostanza che stimola in maniera transitoria i gangli autonomi.

STOMACHICO: che migliora o ripristina le funzioni della mucosa gastrica.

STOMATICO: che cura le affezioni del cavo orale.

STROMA: tessuto di sostegno di un organo.

SUBERIFICATO: coperto da uno strato di sughero.

SUFFRUTICE: pianta perenne con fusto legnoso alla base e rami erbacei.

TACHICARDIA: aumento della frequenza delle pulsazioni cardiache oltre i limiti abituali.

TALLO: corpo vegetativo delle piante inferiori: alghe, funghi e licheni.

TASSONOMIA: metodo di descrizione e classificazione degli organismi.

TEGUMENTO: strato di tessuto che riveste la nucella dell'ovulo.

TEMPO BALSAMICO: periodo dell'anno in cui la pianta ha la più elevata quantità di principi attivi.

TERIACA (TRIACA): antica composizione medicinale, costituita da molti ingredienti, che si usava quale antidoto contro il morso di serpenti velenosi e come rimedio in molte malattie.

TETANO: malattia causata dalla tossina prodotta dal batterio *Clostridium tetani,* che genera spore molto resistenti all'ambiente e che si manifesta con la contrazione continua di tutti i muscoli (paralisi spastica) a partire dai piccoli muscoli fino a quelli respiratori per cui segue la morte per soffocamento.

TINNITO: sensazione fastidiosa di ronzio alle orecchie che si manifesta come rumore, fischio o fruscio, dovuta ad una stimolazione anomala dei recettori sensoriali uditivi.

TNF-α: il *Tumor Necrosis Factor* α è una citochina prodotta dai macrofagi che interviene in numerosi processi infiammatori, durante infezioni protozoarie (malaria) o virali (virus HIV).

TOLLERANZA: diminuzione progressiva della risposta ad un farmaco introdotto nell'organismo, per cui per avere lo stesso effetto bisogna aumentarne la dose.

TONICO: che aumenta la forza e l'energia dell'organismo.

TOPICO (USO): per uso locale.

TRIACILGLICEROLO: vedi trigliceride.

TRICOMI: peli.

TRIGLICERIDE: estere di acidi grassi con glicerolo.

TROMBOCITOPENIA: carenza di piastrine, sinonimo di piastrinopenia.

TROMBOFLEBITE: occlusione del lume di una vena a causa di un trombo.

TSH: ormone tireotropo.

TUBERO: fusto sotterraneo più o meno globoso, irregolare e munito di gemme.

TUBULINA: le tubuline a e b sono proteine globulari che fondendosi con ordinamento a spirale formano dei dimeri che costituiscono i microtubuli.

URENTE: bruciante, detto di peli rigidi che producono sostanze ad azione caustica (es. ortica).

VALIDATO: di cui è stata controllata la riproducibilità.

VASOCOSTRITTORE: che contrae i vasi sanguigni.

VASODILATATORE: che dilata i vasi sanguigni.

VERMIFUGO: che favorisce l'espulsione dei vermi intestinali.

VERRUCA: formazione cutanea di origine virale che può avere grandezza variabile, superficie liscia o solcata e che può essere contagiosa ed autoinoculabile.

VESCICANTE: che provoca, applicata sulla pelle, la formazione di vescicole o bolle cutanee. I vescicanti sono in pratica dei forti revulsivi.

VIRUS HIV: *Human Immunodeficiency Virus*. Appartiene al gruppo dei retrovirus. Si distinguono due tipi HIV1 ed HIV2: il virus è responsabile dell'insorgenza dell'AIDS (sindrome dell'immunodeficienza acquisita).

VLDL: *Very Low Density Lipoproteins.*

WHO: *World Health Organization.*

XILEMA: tessuto legnoso adibito al trasporto dell'acqua e dei sali minerali in soluzione dalla radice alle foglie.

Indice terapeutico

Droghe e sistema digerente

Stomatici: altea, bistorta, coclearia, echinacea, mirra, propoli, pruno spinoso.

Antiacidi, eupeptici: achillea, altea, ammi, angelica, anice, arancio amaro, assenzio, calamo, camomilla, cannella, capsico, cardamomo, cardo benedetto, centaurea minore, china, colombo, condurango, consolida, coriandolo, finocchio, genziana, lichene islandico, liquirizia, luppolo, rosmarino, salvia, zafferano, zedoaria, zenzero.

Carminativi: angelica, anice, calamo, camomilla, cumino, finocchio, galanga, menta, zenzero.

Lassativi: agar, aloe, cascara, cassia, cicoria, frangola, frassino, gialappa, gomma karaja, malva, manna, mandorle (olio), podofillo, prugna, rabarbaro, ricino (olio), scammonea, senna, tamarindo, viola tricolore.

Emetici: ipecacuana, lobelia, poligala, senape.

Antiemetici: altea, belladonna, tuja, zenzero.

Antidiarroici, astringenti: aglio, amamelide, lichene islandico, mirtillo, ratania.

Stimolanti la motilità intestinale: fava del calabar, menta.

Deprimenti la motilità intestinale: belladonna, camomilla, giusquiamo, luppolo, maggiorana, oppio, stramonio.

Epatobiliari: aglio, aloe, assenzio, boldo, carciofo, cardo mariano, cascara, frangola, rosmarino, salvia, senna, tiglio.

Antiparassitari intestinali: aglio, assenzio, lichene islandico, noce, timo, zucca.

Antisettici intestinali: assenzio, cannella, eucalipto, garofano chiodi, tanaceto.

Droghe e sistema cardiovascolare

Cardiotonici: adonide, astragalo, biancospino, cacao, caffè, cola, convallaria, digitale, guaranà, oleandro, salvia cinese, scilla, strofanto.

Vasocostrittori: aconito, efedra, ginestra, ortica, rosmarino.

Vasodilatatori: achillea, aglio, biancospino, cimicifuga, jaborandi, olivo, segale cornuta, tabernante, vischio.

Antivaricosi, antiemorroidari: amamelide, asperula, balsamo del Perù, centella, ippocastano, rusco.

Antiischemici: ginkgo.

Antianginosi: biancospino, salvia cinese (tanshinone), stefania tetranda (tetrandrina).

Droghe e sistema respiratorio

Antisettici, balsamici: balsami (Tolù, Perù), eucalipto, pino, timo.

Bechici: edera, castagno, drosera, farfara, grindelia, lauroceraso, oppio (codeina), papavero selvatico, tiglio.

Espettoranti: anice, balsami (Tolù, Perù), ipecacuana, issopo, jaborandi, liquirizia, lobelia, psillo, piantaggine, poligala, quillaia, serpentaria, storace, timo.

Spasmolitici bronchiali: belladonna, efedra, elicriso, eucalipto, euforbia, ginkgo, grindelia, stramonio.

Analettici respiratori: angelica, anice, caffè, efedra, ginestra, lobelia, noce vomica, yohimbe.

Antiinfluenzali: astragalo, echinacea, maggiorana, propoli, sambuco.

Droghe e sistema genito-urinario

Diuretici: bardana, betulla, biancospino, borsa del pastore, carciofo, cicoria, crescione, equiseto, ginepro, gramigna, mais, ononide, ortica, piantaggine, quillaia, salsapariglia, scilla, tarassaco, tuja, viola tricolore.

Antisettici urinari: balsamo del Tolù, betulla, eucalipto, ginepro, mirtillo, uva ursina.

Spasmolitici: ammi, belladonna, lavanda, mais, melissa, menta.

Disturbi dell'apparato genitale: damiana, ginseng, muira puama, tribolo, yohimbe.

Antiafrodisiaci: luppolo

Prostatici: ortica, pruno africano, serenoa, zucca.

Emmenagoghi: agnocasto, cimicifuga, cumino, viburno.

Droghe e sistema nervoso

Sedativi, calmanti, ansiolitici: aconito, calamo, camomilla, kava, luppolo, passiflora, valeriana.

Antidepressivi: iperico.

Analgesici, antiemicranici: camomilla, canape indiana, coca, enagra (olio), eucalipto, garofano chiodi (olio), menta, mirra, oppio (morfina), paprica (capsaicina), sambuco, tanaceto.

Droghe e sistema endocrino

Ipoglicemizzanti: aglio, carciofo, fagiolo, galega, mirtillo, noce, opunzia, soia.

Ipocolesterolemizzanti: aglio, carciofo, fieno greco, garcinia, olivo.

Dimagranti, anoressizzanti: crusca, fuco, garcinia, gimnema, gomma guar, gomma karaya.

Droghe e sistema cutaneo

Cicatrizzanti, antiflogistici, antisettici: aloe (gel), balsamo del Perù, camomilla, echinacea, enagra (olio), iperico (olio), niaouli, piantaggine, sabadiglia.

Antidrotici: agarico, belladonna, salvia.

Droghe e sistema immunitario

Immunomodulatori: aglio, astragalo, azadiracta, echinacea, ganoderma, ginseng, picrorriza, poligonum, rehmania, tinospora, tuja, witania.

Droghe e stress

Ginseng, eleuterococco, rodiola, sassofrasso.

Droghe ed alcolismo

Iperico, ginseng, pueraria, salvia cinese, tabernante.

Droghe antitumorali

Camptoteca (camptotecine), enagra (olio), melograno, podofillo (podofillotossine), tasso (tassoidi), vinca (vinblastina, vincristina), vischio.

Droghe antibatteriche

Betulla, cardo benedetto, drosera, luppolo, garofano chiodi (olio).

Droghe antipiretiche, antireumatiche

Arpagofito, colchico, crescione gaultheria (olio), pioppo nero, rosa canina, salice, spirea olmaria (filipendula), tinospora, verbasco.

Droghe aromatiche e correttive del sapore

Arancio amaro, calamo, cardamomo, cumino, finocchio, galanga, menta, zafferano, zenzero.

INDICE ANALITICO

A

Abete 145-146
  bianco 145
Abies sibirica 420
Abuso farmacologico 319
Acacia 5, 116-117
Acacia spp. 5, 116-117
Acaciae gummi 116
Acacipetalina 206
Acalymna vittatum 356
Acanthopanax senticosus 223, 344, 351, 386
Acemannano 53
Aceti medicinali (Acetoliti) 61, 66-67
Acetilcolina 146, 180, 221, 280, 321, 327, 350, 373
  attivatori del recettore della 321, 327, 350
  bloccanti il recettore della 321-322, 350
Acetilcolinesterasi (inibitori della) 280, 321
Acetilcolin-psichedelici 321
Acetoacetato 18
Acetoliti 61, 66-67
Achillea 21, 154, 179, 420
Achillea 21, 154, 179, 420
  millefolium 420
Achyranthes bidentata 344
Achyrocline satureoides 344
Acidi
  aristolochici 379
  biliari 15, 122, 196, 219, 251
  ginkgolici 183
  grassi 137
  grassi polinsaturi 133, 137-141, 418
  lichenici 430
  pectinici 124
  polinsaturi 138
Acido
  abietico 143
  abscissico 23
  acetilsalicilico 227
  acetossivalerenico 170
  alginico 124
  angelico 159
  asiatico 218
  arachidonico 128, 131, 133, 137, 140
  borico 409
  caffeico 111-112, 163, 186, 251, 257, 345, 430, 433
  chinico 257
  chinotannico 288
  chinovico 285, 288
  cianidrico 80, 82, 121, 193, 205-207
  cinnamico 20, 82, 159, 168
  clorogenico 186, 251-252, 257, 282, 288
    294-295, 301, 303, 345, 430, 433
  crisofanico 203
  p-cumarico 433
  docosaesaenoico 137, 414
  dodecanoico 128
  eicosapentanoico 137, 414
  ellagico 257-258, 430
  folico 416-417, 419, 434
  α-D-galatturonico 118, 124
  gallico 163, 226, 257-258, 409
  giberellico 49
  glicirretinico 214-215
  glicirrizico 214, 345, 350
  D-glucuronico 117-118
  ialuronico 180, 218, 256, 346
  ibotenico 321, 323, 330, 383
  laurico 128-129
  linoleico 21, 128, 131, 135, 137, 139-140, 433
  linolenico 21, 131, 136
  D-lisergico 325, 328
  D-mannuronico 124
  meconico 277
  mevalonico 17-18, 151
  miristico 128
  oleanoico 222, 434
  oleanolico 164, 184, 187, 345, 433
  oleico 21, 128-132, 137-138, 140, 155
  palmitico 128, 132, 161, 432
  ricinoleico 130

salicilico 161, 197, 226-228, 248
stearico 128, 410
tannico 258-259
tiglico 159
tropico 293
ursolico 143, 164, 225-226, 254
valerenico 170
valerianico 82, 301
Acokanthera ouabaio 233, 238
Aconitine 376, 378, 380
Aconito 5, 21-22, 33, 78, 376, 380, 425
Aconitum napellus 376,380,425
Acorus calamus 389, 426
Acque
aromatizzate 82
cobate 82
distillate aromatiche 82
Acroresine 383
Actaea racemosa 181
Adanotricha 225
Adattoggeni 341
Adonide 236, 239-240
Adonis spp. 240
Aedes aegypti 357
Aeginetia indica 344
Aesculus hippocastanum 211-212, 215, 244, 376, 378, 392, 420
Aflatossine 36, 44, 61, 93, 245, 378
Agar 123
Agarico 382, 425
Agaricum xanthoderma 382
Agaropectina 123
Agarosio 123
ω-Agatossina 369
Agave 14, 212, 326
Agave sisalana 14, 212
Aglaria odorata 358, 385
Aglio 3, 41, 79, 153, 155, 209-211, 349, 382, 415, 418
Agnocasto 178-180
Agopuntura 385, 389-390
AGP 133-135, 137, 139-140
Agrimonia eupatoria 392, 420
Agrobacterium
rhizogenes 51
tumefaciens 51
Ajoene 209-210
Ajuga 355
Albatrellus ovinus 266
Albizzia julibrissin 344
Alcaloidi 263
benzilisochinolinici 277, 313
chinolinici 286
della segale cornuta 151, 283-284, 300
della Vinca 309, 313
dimerici 309
diterpenici 380, 435
fenantrenici 277
fenilalchilaminici 265
imidazolici 289-290
indolici 279
isochinolinici 268
piperidinici 290
piridinici 290
piridocarbazolinici 313
pirrolizidinici 376
purinici 299
steroidei 357
tropanici 293, 296
Alcolati 77
Alcolaturi 76
Alcolismo 363
Alcolati 61, 67, 77, 84
Aldeidici 109, 193, 224
Alghe 60, 109, 116, 123, 134, 263, 343
Alginati 124
Alkanna tinctoria 379
Allicina 209, 418
Alliina 209
Alliinasi 209
Allium 134
cepa 135, 155, 254, 420
porrum 135
sativum 135, 209
Allucinogeni 317
Allume 407-408
Alluminio 407, 410
Allumite 407
Aloctine 198
Aloe 5-6, 41, 53, 65, 70, 76, 194, 196, 344, 420
Aloe spp. 196
Aloe-emodina 53, 196, 201, 203
Aloe gel 197
Aloine 193, 197
Alpinia officinalis 428
Alprazolam 317
Alsophila spinulosa 344
Alstonia 211, 380, 381
Alstonia spp. 380, 381
Altea 19, 21, 33, 36, 68, 119
Alteplasi 403
Althaea officinalis 19, 119
Amamelide 19, 217, 257-258
Amamelitannino 258
Amanita spp. 321, 323, 330, 382

Amarogentina 172
Amaropanina 172
Amaroswarina 172
Amatossine 383-384
Ambra 166-167
Amfetamina 3, 267, 317, 320-321, 324-325
Amido 3, 113
  di frumento 115
  di mais 115
  di patata 115
  di riso 115
Amigdalina 19, 206
Amilasi 124, 147, 219
Amygdalus communis 420
Ammi 248
Ammi
  majus 244-245, 248
  visnaga 47, 248
Amomum racemosum 165
Amygdalus communis 420
Anadenthera peregrina 328
Ananas spp. 148, 420
Anandamide 19, 305, 335
Andrographis paniculata 184-185, 388
Anestetici psichedelici 321, 331
Anetolo 156, 214, 219, 314, 432
Anethum graveolens 389
Angelica 155, 245, 351
Angelica spp.
Angelicina 243-245, 379
Anice 12, 69, 156, 165, 380
  cinese 156, 380
  giapponese 380
  stellato 153, 156, 426
  verde 83, 153, 156, 426
Ansiolitici 317, 319, 366
Antagonisti dei canali del calcio 370, 373
Antennaria dioica 420
Anthemis nobilis 22, 158, 420
Anthonomus grandis 357
Anthoxanthum odoratum 244
Anthurium wagnerianum 344
Antiaris toxicaria 381
Anticoagulanti sistemici 402
Anticonvulsivanti 417
Antidoti 6-7, 322, 378
Antiemorragici 401
Antifeedant 355
Antifibrinolitici 403
Antigeni 342, 350, 404
Antimalarici 14, 183
Antimonio 5, 9
Antinfiammatori 121, 179, 217, 314, 335, 338, 386, 398
Antiossidanti 71, 129, 154, 163, 178, 216, 218, 255, 258, 314, 349, 414, 417, 429, 435
Antipsicotici 223, 317, 323, 339, 411
Antitumorali 309
Antocianidine 216, 246, 254, 277
Antocianine 243, 254, 429
Antrachinoni 17, 194
Apamina 373
Apigenina 158
Apis
  ligustica 110
  mellifera 110, 356
Apium
  carvi 164
  graveolens 157, 420
Apoatropina 294
Aprotinina 402
L-Arabinosio 109, 117, 121
Arachide 21, 128, 130, 245
Arachis hypogaea 130
Arancio 69, 76, 80, 82, 151, 289, 425
Arbutina 193, 225
Arbutoside 225
Arcangelica flava 269
Arctium lappa 132, 404, 479
Arctostaphylos uva-ursi 19, 225
Areca 8, 290
  cathecu 290, 388
Arecolina 290
Arenga undulatifolia 380
Argille 407, 411
Arginina 111, 373
Ariocarpus spp. 325
Aristolochia 344, 376, 378, 387
Aristolochia spp. 376
Armina 325, 329
Arnica 34, 185, 376
Arnica montana 22, 52, 185, 344, 420
Aromatizzazione delle preparazioni 83
Arpagide 171
Arpagofito 170
Arpagoside 171
Arringtonina 313, 315
Artemisia 183
Artemisia vulgaris 183
Arteriosclerosi 140
Artiglio del diavolo 171
Arundo donax 357
Asarum europaeum 344
Asiaticoside 218
Asparagina 119
Asparago 216
Asparagus officinalis 420
Aspartato 18, 218

Aspergillus 148, 194, 245
Aspirina 155, 171, 227
Assafetida 5
Assenzio 22, 155, 425
Astragalo 53, 117, 211, 344, 351
Astragalus spp. 117, 211, 351, 387
Astrophytum spp. 325-326
Atractyloides spp. 344
Atracurio 263, 273
Atropa belladonna 19, 21, 24, 48, 53, 293, 375, 378
Atropina 11, 13, 44, 53, 263, 293, 317, 321, 376, 384, 408
Attapulgite 411
Auxine 23, 79
Avena 344, 420
Avena sativa 344, 420
Avermectine 358
Ayurveda 5, 385, 388
Azadiracta 350
Azadirachta indica 350
Azadiractina 355, 358
Aztekium ritterii 325
Azulene 163

B

Bacillus 148, 154, 358
Bacteroides fragilis 165, 196
Badiana 156, 378, 380
Bal 280, 393
Balsami 167
   del Perù 168,
   del Tolù 168,
Banisteriopsis spp. 328-329
Baphicacanthus cusia 313
Baptisia tinctoria 344
Barbaforte 208
Bardana 78
Barringtonia racemosa 380
Basi xantiniche 300, 302, 305
Bauxite 407
Beauveria spp. 358
Belladonna 18, 73, 76, 293
Belladonnina 294
Bentonite 411
Benzodiazepine 250, 347, 366, 369, 371
Benzoino 20, 70, 168
Berberidaceae 245, 263
Berberina 53, 269, 349
Berberis spp. 53, 269
Bergamotto 245
Bergaptene 244-245
Betulla 111, 426
Betula spp. 420, 426
Biancospino 78, 253-254, 260, 418
Bile bovina 15, 397
Biofeedback 385, 392
Bioinsetticidi 358
Bisabololo 152, 158
Bisabolossido 21
Bismuto 408
Boldina 269-270
Boldo 172, 198, 201, 269
Boldoa fragrans 269
Boletus spp. 382
Borace 409
Borago officinalis 131, 420
Borneolo 163, 166, 345, 430
Boro 409
Borraggine 131
Bouvardia ternifolia 313
Brassica
   campestris 208
   nigra 208
   juncea 208
Bromelaina 148
Bromocriptina 283
Brucea spp. 313
Brucina 279, 281-282
Bryonia spp. 344
Bufadienolidi 233, 239, 241
Burro 139
   di cacao 21, 132, 305
Buvardina 313

C

Cacao 300, 304, 423
Cactus di San Pedro 267, 326
Caesalpinia sappan 344
Caffè 300
Caffeina 11, 179, 300
Calamo 33, 426
   aromatico 426
Calce sodata 35
Calcitonina 44
Calendola 186
Calendula (vedi calendola)
Calendula officinalis 186, 211
Calli 4, 23
Callosobruchus maculatus 356
Calluna vulgaris 225, 392
Caltha officinalis 186
Camazulene 158, 183
Camellia spp. 300, 386, 418
Camomilla 76,
   comune 157
   romana 157

Campanula sylvestris 237
Campanulaceae 292
Camptotecina 53, 89, 309, 312, 345
Camptotheca acuminata 14, 53, 312
Canape indiana 5
Canarium spp. 166
Canfora 163
Cannabidiolo 333
Cannabinoidi 333
recettori 335
non psicoattivi 335
Cannabis sativa 47, 332
Cannella 3, 8, 12, 22, 36, 80, 82, 111, 152, 154, 200, 278, 427
Cantharellus cibarius 382
Caolino 7, 111, 411
CAPE 111
Capsaicina 175, 177, 265, 314
Capsella bursa-pastoris 420, 426
Capsico 76, 174, 265
Capsicum spp. 173, 247, 265, 388, 420
Carboidrati 17, 79, 109-110, 112, 130, 153, 197, 215, 219, 283, 303, 414
β-Carboline 357
Carcadè 429
Carciofo 19, 65, 76, 78-79, 198, 251, 376, 418
Cardamomo 5, 165
Cardenolide 233
Cardo 169
benedetto 376, 426
mariano 21, 248, 418
santo 426
Carduus marianum 248
Carex arenaria 420
Carica papaya 148, 420
β-Cariofillene 160, 165, 170, 218
β-Carotene 173-174, 221, 417, 419
Carotenoidi 173
Carragenan 123
Carthamus tinctorius 344, 387
Carum
carvi 48, 157, 164
capticum 164
Carvacrolo 152, 154
Cascara 76, 202
Cascara sagrada 202
Cascarosidi A-D 203
Caseina 148, 265
Cassava 206, 377
Cassia 5, 426
Cassia spp. 19, 200
Castagno 78, 304, 378
Castanea
sativa 378, 392
vesca 146, 420
Castanospermina 356
Castanospermum australe 356
Casticina 179, 183
Catecolamine 265, 299, 327
Catecù 406
Catha edulis 266
Catharanthus roseus 52
Catina 267
Catinone 265-267
Caulophyllum thalictroides 344
Cedrela odorata 355
Cefalotassine 313
Cefarantrina 345
Cefelina 274
Cellulosa 29, 41, 109, 112, 118, 122, 125, 219
Centaurea 426
Centaurea cyanus 420
Centaurium erythraea 426
Centella 217-218, 418
Centella asiatica 211, 217
Cephaelis spp. 41, 273, 313
Cephalotaxus spp. 14
Ceratonia siliqua 118, 420
Cere 111, 127, 132, 288, 427
d'api 132-133
di carnauba 132
Cetraria islandica 344, 420, 430
Chamaelirium luteum 133
Chamomilla recutita 157, 376
Charas 333
Chelidonium majus 344
Chemioterapici 155, 246, 342, 398, 404
China 18, 73, 76, 286
Chinidina 264, 286, 288
Chinina 11, 19, 286
Chinoni 19, 195, 309, 345, 357
Chiodi di garofano 3, 154, 224, 314
Chiroterapia 385, 393
Chlorella prenoidosa 344
Chondrodendron tomentosum 272, 380
Chondrus crispus 123
Chromolaena spp. 137, 356
Chrysanthemum spp. 21, 47, 353, 387
Cianidina 216, 254, 429
Cianogenici 193, 205, 252
Cicada orni 112
Cichorium intybus 392, 420
Cicoria 260, 427
Cicuta 22, 291
Ciliegio 193, 375
Cimarina 238, 240
p-Cimene 165, 270
Cimicifuga racemosa 181, 211, 420

Cinarina 186, 251
Cinaroside 251
Cinchona spp. 19-21, 50, 286-288
Cinconidina 286, 288
Cinconina 286, 288
Cinnamomum spp. 151, 420
Ciprofloxacina 408
Cisplatino 312
Cistanche salsa 344
Citochine 141, 181, 185, 314, 342
Citrina 247
Citronella 80, 160, 376
Citrullus colocynthis 376
Citrus spp. 152, 245, 247, 300
Claviceps purpurea 15, 20, 43, 53, 263, 282
Clitocybe spp. 313, 383
Clordiazepossido 317, 319
Clorochina 289, 430
Clostridium 165
  acetobutylicum 148
  histolyticum 150
Cnicus benedictus 376, 421, 426
Cnidium officinale 344
Coactylis 225
Coca 4, 18, 47, 293, 298, 304, 319
Cocaina 3, 11, 250, 264, 293, 298, 317, 320, 323, 332, 366
Cocciniglia 427
Cocco 128, 138, 245, 382
Cochlearia spp. 208, 293, 427
Coclearia 427
Cocos nucifera 129
Coda cavallina 407
Codeina 19, 268, 276
Codergocrina 284
Coffea spp. 300, 344
Cola 300
Cola
  acuminata 300, 304
  nitida 304
  vera 304
  verticillata 304
Colchicina 14, 20, 263, 271, 313, 315, 376
Colchico 270, 376
Colchicum
  autumnale 14, 270, 376
  speciosus 313
Coleus forskohlii 52, 254, 388
Colofonia 5, 168
Colombo 427
Coloquintide 5, 193, 376
β-Colubrina 282
Combretum micranthum 344
Commiphora spp. 167, 388
Compsilura concinnata 355
Condurango 427
Coniina 11, 263, 290
Conium maculatum 291
ω-Conotossina 369, 373
Conus geographicus 373
Convallaria 239-240
Convallaria majalis 233, 240, 376
Convalloside 240
Convallotossina 240
Convolvulus scammonia 293, 376, 434
Copernicia spp. 132
Coprinus atramentarius 383
Coptis spp. 269, 387
Cordyceps sinensis 344, 386
Coriandolo 152, 157
Coriandrum sativum 22, 44, 48, 152, 157, 388, 421
Coriolus versicolor 344
Corticosteroidi 202, 211, 215, 222, 341, 417
Cortinarius spp. 384
Corydalis stricta 269
Corynanthe yohimbe 280, 376
Corynebacterium diphteriae 347
Costus speciosus 212
Cotogna 34
Cotone 3
Crataegus
  laevigata 253, 421
  monogyna 253, 418, 421
  oxyacantha 253, 421
Crescione 79, 207, 427
Cricetus griseus 378
Crisofanolo 194, 199, 201, 203, 351
Crocus sativus 175, 376, 388, 421
Crotalaria spp. 379
Croton spp. 152, 344, 380, 421
Cucurbita pepo 421
Cucurbitaceae spp. 14, 313
Cucurbitacine 313, 357, 376
Cumarina 111, 219, 243-245, 270
Cumarine 243
Cumino dei prati 164
Cuminum cyminum 389, 421
Cupressaceae 80, 152, 429
Cura bulgara 295
Curarea spp. 272
Curaro 4, 272, 380
Curbitacina 14
Curculigoside 345
Curcuma 80, 176
Curcuma spp. 178

Curcuminoidi 176, 178, 314
Curzarene 167
Cuscoigrina 299, 349
Cyamopsis tetragonolobus 119
Cyclea peltata 313
Cymbopogon winterianus 376, 421
Cynara scolymus 251, 418, 421
Cynips
  galla 258
  lignicola 259
Cynoglossum officinale 376, 379
Cytisus scoparius 376

D
Dactylopius coccus 427
Daidzeina 53, 364
Daidzina 364
Dashensu 371-372
Datura spp. 22, 24, 44, 53, 293, 295-296, 387-388
Daucus carota 173, 344
Decotti 66, 67
Derris spp. 248, 353, 380
10-Desacetilbaccatina III 15
Destrano 113-114
Destrina 111, 301
Diabete 132, 198, 219, 221, 223, 257, 281, 286, 314, 386, 413
Diazepam 317, 319
Dictamus dasycarpus 370
Dicumarolo 243-244
Digitale 12, 18, 20, 44, 107, 234, 236, 376, 385, 432
Digitalici 21, 107, 215, 237, 411
Digitalina 4, 11, 53, 237
Digitalis spp. 376
Digitossina 65, 237
Digossina 53, 234, 237, 369
Diidroergotamina 283
Diidroergotossina 283, 285
Diidrokavaina 250
Diidrometisticina 250
Dioscorea 14, 47, 212
Dioscorea spp. 211
Diosgenina 14, 50, 211, 219, 435
Diosmina 184, 248
Diospyros
  multiflora 380
Dipendenza
  fisica 250, 317-319, 327, 333
  psicologica 317, 319, 327
Diplolepsis
  gallae 258
  tinctoria 258
Diterpeni 151
Dithyrea wislizenii 356
Dopamina 179, 205, 265, 284-285, 299, 326-328, 364, 370
  α-idrossilasi 321
Dorema ammoniacum 127
Dosaggio biologico 43
Droga 3
  non organizzata 4
  organizzata 41
Drogato 3
Drosera 421, 427
Drosera rotundifolia 421, 427
Dryopteris filix-mas 376
Duboisia 294, 353
Duboisia
  myoporoides 20, 293

E
Echinacea 345, 418
Echinacea
  angustifolia 52, 344, 421
  pallida 344, 421
  purpurea 344, 421
Echinacoside 345
Echinocereus spp. 326
Echinospora koreensis 356
Echium planytagineum 421
Ecogenina 14, 212
Ecstasy 323, 332
Eczema atopico 131
Edera 212, 220, 376
Ederasaponine 220
Efedrina 11, 53, 263, 265, 267
Elephantopus elatus 313
Elettaria cardamomum 165, 421
Eleuterococco 212, 223, 350, 418
Eleutherococcus senticosus 211, 221, 421
Elleboro 239-241
Ellipticina 313
Emblica officinalis 344, 388
Emetina 53, 65, 264, 274-275, 313, 345
Emipedium alpinum 344
Emodina 199, 203
Emostasi 399, 401
Encefaline 373, 390, 394
Endorfine 179, 390, 394
Enoliti 66, 78
Enzimi 147
EPA 137, 139
Ephedra spp. 53, 267, 386
Epigallocatechina 302, 314
Epilachna varivestis 356
Epithelantha micromeris 326
Equiseto 78

Equisetum arvense 421
Erba 34
Erbari cinesi 5
Ergina 328, 330
Ergobasina 284
Ergocriptina 284
Ergocristina 43, 284
Ergometrina 15, 43, 53, 283
Ergonina 284
Ergonovina 284, 328, 370
Ergot 263, 282, 325, 328
Ergotamina 53, 264, 279, 283
Ergotossina 53, 284
Erica cinerea 135
Eritropoietina 403
Erythraea centarium 426
Erythroxylum
  coca 298
  truxillense 298
Escherichia coli 36, 44
Escina 214
Esculetina 243, 376
Eserina 280
Esperidina 225, 247
Essenze (vedi oli essenziali)
Essiccazione 34, 49, 60, 88, 95, 301
Estragolo 152, 156, 378, 380
Estratti 260
  di aglio invecchiato (AGE) 349
  di fegato di mammifero 397
  di ipofisi posteriore 397
  fluidi 69
  glicolici 66
  molli 74, 87
  secchi 74
Etoposide 14, 246, 310, 315
Eucalipto 162
  essenza di 163
Eucaliptolo 162
Eucalyptus 248, 376
  globulus 162, 421
Euforbio 266
Eugenia caryophyllata 386
Eugenolo 111, 152, 167, 214, 224, 258, 314
Eupatoria spp. 379, 392, 420
Eupatorium cannabinum 344
Eupatorium spp. 344
Euphorbia spp. 266, 344, 376, 381
Exogonium purga 428

F

Fabiana imbricata 357
Fagara 313
Fagiolo 50, 207
Fagopyrum spp. 248, 344
Fagus sylvatica 392
Farfara 34, 377, 379, 428
Farmaco 3
  fisiologico 430
  non fisiologico 430
Farmacodipendenza 277, 319
Fasciola
Fava 244, 280, 376, 382
  del Calabar 280
  di Tonka 244, 376
Ferula 388, 421
Fibre 119, 125, 413, 414
Ficina 148
Ficus spp. 148, 245, 421
Fieno greco 218, 314
Filipendula ulmaria 227, 421
Finocchio 156
Fiori di Bach 385, 391
Fisostigmina 279, 321, 384
Flashback 318, 324, 327
Flavonoidi 17, 246
Foeniculum vulgare 48, 155, 165, 389, 421
Foglie 27
Forme farmaceutiche 60
Forskolina 52, 152
Forsythia koreana 344
Frammenti peptidici 399
Frangola 65, 76, 198, 203
Frangula-emodina 204
Frangulina 204
Frangula alnus 203
Frassino 22, 310
Fraxinellone 370
Fraxinus spp. 112, 421
Frumento 114, 375
Fuco 78
Fucus spp. 124, 421
Fumaria 421
Fumaria officinalis 421
Funghi 382
Furanoendesma-1,3-diene 167

G

Gadus callarias 132
Galanga 357, 389, 420, 428
Galangina 111, 248, 428
Galanthus nivalis 358
Galax aphylla 344
Galega 418, 428
Galega officinalis 428
Galeopsis segetum 421

Galerica 383
Galium trifolium 244
Galle 257
Aleppo (di) 258
cinese 258
giapponese 258
Ganja 333
Ganoderma 350
Ganoderma lucidum 344, 350, 386
Garcinia 428
Garcinia spp. 166
Gaulterina 194
Gaultheria procumbens 277, 376
Gel
di idrossido di alluminio 408
di aloe 197
Gelidium spp. 123
Gentiana lutea 22, 172, 378, 421
Genziana 73, 172
Geranium spp. 344
Gialappa 193, 376, 428, 434
Giberelline 23
Gimnema 428
Ginepro 5, 79, 153, 377, 429
Ginestra 376
Gingeroli 176-177
Ginkgetina 183
Ginkgo 182-183
Ginkgo biloba 182, 375,
Ginkgolidi 183
Ginocardina 206, 253
Ginseng 221, 350, 367
Ginsenosidi 193, 211, 222, 350
Girasole 10, 21, 50, 138
Giusquiamo 4, 12, 41, 65, 78, 293
Glaucina 270
Glaucium flavum 270
Glicirrizina 19, 71, 193, 211, 214
Glicosidi 193
alcolici 193, 348, 432
aldeidici 193, 224
antrachinonici 107, 194, 199, 251
cardioattivi 11, 107, 193, 202, 233, 240, 376
cianogenici 17, 205
difenolici 225
digitalici 21, 107, 237
fenolici 225
saponinici 187, 193, 211
solforati 193
Gloriosa superba 376
Glucofrangulina A e B 204
Glycine spp. 130, 212, 344
Glycyrrhiza 211
glabra var. typica 213
glabra var. glandulifera 213
glabra var. violacea 213
Gomma 116-119, 167, 350, 421, 428
adragante 41, 117
arabica 116
carrubba 118
guar 119
karaya 118
Gommalacca 167
Gommo-resine 166
Gossypium spp. 152
Gossipolo 152
Gramigna 429
Grifolia frondosa 350
Grindelia spp. 376
Guaiaco 4, 429
Guajacum officinale 429
Guaranà 300, 303
Guarea rusby ????
Guatteria spruceana 344
Gymnema sylvestre 344, 389, 428
Gyromitra esculenta 383

H

Hamamelis virginiana 19, 257, 422
Haplophyton spp. 353
Harpagophytum procumbens 170, 422
Hashish 3, 41, 333
Hedeoma pulegioides 376
Hedera helix 211, 220, 376, 422
Hedysarum polybotrys 344
Helleborus niger 233, 240
Helicobacter pylori 154, 210, 408
Heliothis spp. 356
Helvella crispa 384
Herniaria glabra 422
Herpestis monniera 344
Heyderi spp. 326
Hibiscus subdariffa 422, 429
Hippocastanaceae 215, 244
Hirudo medicinalis 403
Homalanthus mutans 152
Houstonia purpurea 344
Humulus lupulus 259, 422
Hybiscus sabdariffa 422, 429
Hydrastis canadensis 268
Hydrocotyle asiatica 217
Hyosciamus
albus 293
aureus 293
niger 293
Hypericum perforatum 47, 53, 204, 376, 422
Hypoxis spp. 313
Hyssopus officinalis 184, 422

I

Iberis amara 357
Ibogaina 366
Idraste 65, 258, 268
Idrastina 269
Idrolati 61, 67, 82
5-Idrossitriptamina 321, 325, 401
Ilex
  aquifolium 376, 392
  paraguarienis 300, 302, 422
Illiaceae 156
Illicium
  anisatum 378, 380
  verum 156, 165, 380, 388, 422
Illudine 313
Immunomodulatori 314, 341, 433, 435
Immunosoppressori 341
Indigofera tinctoria 53
Indirubina 313
Infezioni respiratorie 154, 347, 350
Infusi 66-67, 69, 83-84, 151, 159, 215, 272, 324, 350, 373, 432
Inocybe spp. 383
Insetti-piante interazioni 354
Insetticidi 353
Insufficienza cardiaca 234, 415
Insufficienza venosa cronica 216-218, 254, 256
Integratori alimentari 413
Iosciamina 20, 53, 65, 263, 293
Ipecacuana 73, 273
Ipecacuanina 274
Iperforina 205, 363
Ipericina 204
Iperico 204, 363
Ipomea spp. 263, 376, 428
Ippocastano 65, 212, 215
Iridoidi 168
Irinotecano 312, 315
Iris spp. 225
Irsutina 372
Isatis indigotica 313
Isotiocianato di allile 208
Isovitexina 252
Issopo 184, 426
Iuglone 19, 22, 431

J

Jaborandi 289
Jacaranda rhombifolia 344
Janaica arayalpathra 344
Jatropha podagrica 371
Jatrorrhiza
  palmata 427
Jesaconitina 380
Juglans regia 392, 422, 431
Juniperus communis 377, 422, 429

K

Kabak 333
Kaempferia
  galanga 357
  pandurata 357
Kaempferolo 142, 171, 182, 216, 218, 256, 258, 277, 294, 435
Kalanchoe blossfeldiana 134
Kamala 107
Katal 147
Kava 248, 250
Kavaina 250
Kavapironi 250
Kellina 248
Ketamina 321, 331
Khat 266
Kief o Kif 333
Krameria triandra 432
Kudzu 364
Kutkina 350
Kutkoside 350

L

Labiatae 161, 163, 338, 355, 365, 430
Lactarius 266, 382
Laetipurus sulphureus 344
Laminaceae 33, 244
Laminaria 112, 124
Laminariaceae 124
Lamium album 422
Lampone 34
Lanolina 132
Lanosterolo 133
Lapacolo 14
Lardo 132, 139
Larix decidua 392
Latice 4, 148, 275, 381
Laudanina 277
Laudanosina 277
Lauro 80
Lauroceraso 80, 82, 206-207, 377
Laurus nobilis 153, 377
Lavanda 159
Lavandula
  angustifolia 159
  latifolia 20
  officinalis 20, 22, 47-48, 422
Lecitina 131
Lectine 145, 180
Legislazione piante medicinali 91

Lentinula edodes 344, 350
Leonurus cardiaca 422
Lepidotteri 357
Lepiota spp. 382
Lichene islandico 68
Licilia cuprina 358
Licopodio 107
Lignani 180, 245
Lignina 125, 224
Ligusticum wallichii 371, 386
Limone 247
  essenza di 410
Linamarina 206-207, 377
Lincomicina 411
Lino 119
Linum usitatissimum 119, 131
Lipidi 118, 127, 137
Liquirizia 211, 350
Lobelia 76, 292
Lobelia inflata 292
Lobelina 290, 292
Lochnera rosea 286
Loperamide 279
Lophophora williamsii 267, 324
LSD 317, 324, 327
Lupino 22, 263
Luppolo 259
Lupulone 259
Lycium barbarum 344
Lymantria dispar 355

M

Macerati glicerici 67, 79
Macrocystis pyrifera 124
Madecassoside 211, 218
Maggiorana 430
Magnoliophyta 356
Mais 15, 114, 131, 139, 358
Maitake 350
Majorana hortensis 48, 422
Malattia iatrogena 11
Malva 65, 430
Malva sylvestris 422, 430
Mammillaria spp. 325
Mandorla amara 19, 129, 207
Mandragora 5, 294
Mandragora officinalis 293
Manihot esculenta 207, 377
Manna 8, 22, 112
Mappia foetida 312
Marijuana 318, 333
Marrubium vulgare 422
Marsdenia condurango 422, 427
Mastalgia 131
Matè 300, 302
Matricaria
  chamomilla 21, 47, 157
  recutita 47, 157
Matricina 158
Maytenus spp. 313
Medicago sativa 377
Medicina
  alternativa 385
  ayurvedica 388
  complementare 385
  istintiva 4
  tradizionale cinese 166, 188, 367, 386
Melaleuca viridiflora 431
Melassa 83, 111
Melia azedarach 355
Meliaceae 350, 355
Melissa 68, 160, 426
Melissa officinalis 160, 422
Meliloto 78, 217
Melilotus spp. 244, 422
Menta 19, 68, 153, 161
Mentha spp. 22, 161
Mentone 152, 161, 166
Mentuccia 376
Mentzelia cordifolia 422
Menyanthes trifoliata 422, 435
Mescalina 3, 265, 267, 317, 320, 323, 330, 333
Metabolismo
  primario 17
  secondario 17
Metaboliti 17
Metadone 279
Metarhyzium 358
Metilergometrina 15, 284
Metilergotamina 283
Metisergide 15, 284
Metisticina 250
Micotossine 44, 152
Micropropagazione 50, 54
Miele 110
  rosato 111
Miltirone 152, 366
Mimosa 320
Mimosa hostilis 328
Miristicina 155, 321, 323
Mirra 76
Mirtillo 76, 254
Mirto 228, 255, 431
Mondatura 4, 34
Monosaccaridi 109, 116
Monoterpeni 151, 159
Morchella esculenta 382
More 34, 83, 314

Morfina 11, 19, 276
Morning glory (vedi *Ipomoea*)
Morus alba 344, 387
Mostarda 208
Mucillagini 19, 21, 115
Mughetto (vedi Convallaria)
Muscarina 321, 323, 383-384
Myristica fragrans 324, 377, 422
Myroxylon
 balsamum 168
 pereirae 168
 toluiferum
Myrtus communis 431

N

Nabilone 335
Naftochinoni 19, 22, 427
Naftodiantroni 204
Nasturtium officinale 427
Nauclea latifolia 406
Neem tree 355
Nematodi 358
Nerium oleander 233, 240, 377
Neuropatia diabetica 132, 266
Niaouli 82, 155, 431
Nicotiana tabacum 291, 344
Nicotina 11, 263, 290, 353
Nilaparvata lugens 358
Nocardia rubra 344
Noce
 d'areca 8
 di betel 18, 290
 moscata 3, 8, 154, 290, 321, 324, 377
 vomica 76, 281
Noci di galla 259
Noratriolo 373
N-8-norfisostigmina 280
Nyctanthes arbor-tristis 344

O

Obregonia denrii 326
Ochrosia elliptica 313
Ocimum spp. 344, 355, 389
Ocotea cymbarum 380
Ocratossina 44
Oenothera spp. 21, 131
Olea europaea 129
Oleandrina 240
Oleandro 239, 377
Oleoliti 61, 66, 78
Oleo-gommo-resine 166
Oleo-resine 166
Oleum sinapis 208
Oleuropeina 129, 173
Oligosaccaridi 109, 112
Oli 435
Oli essenziali 19, 151
Olivo 129, 173, 240, 418
Olmaria 78
Ololiuqui 321, 330
Omatropina 263
Omeopatia 390, 433
Omoarringtonina 313, 315
Ononide 431
Ononis spinosa 422, 431
Ophiopogon japonicus 344, 386
Opoterapici 397
Oppiącei 167, 250, 277, 334, 416
Oppio 18, 19, 275
 crocato 278
 grezzo 319
Opunzia 418
Organoterapici 397
Orgoteina 374
Origanum majorana 338, 430
Ormoni 14, 397
Ortosiphon stamineus 422
Ortica 78, 142, 180
Oryza sativa 115
Ossazepram 317
Ossigenoterapia 384
OTC 13, 101, 267, 408, 414
Ouabaina 19, 238
Oxyuyanus S. scutellatus 373

P

Pachycereus aboriginum 326
Paclitaxel 309, 311
Paeonia spp. 344, 373, 386
Panax
 ginseng 47, 211, 221, 387, 422
 notoginseng 371, 387
 pseudoginseng 221
 quinquefolium 221
Pangium edule 380
Papaina 148
Papaver
 bracteatum 49
 rhoeas 422, 432
 somniferum 19, 22, 47, 275
Papaveraccio 36
Papaverina 14, 276
Papavero 5, 8, 34, 275
 da oppio 21, 48
Pappa reale 110, 112
Partenio 377

Parthenium integrifolium 347
Partenolide 187-188
Parthenocissus spp. 377
Passiflora 78, 252
Passiflora incarnata 252, 422
Patillus involutus 384
Paullinia spp. 300, 303
Pausinystalia yohimbe 280
Pectine 70, 109, 122, 124
Peganum harmala 331
Pelecyphora aselliformis 325-326
Pelletierina 264, 290, 430
Peltatine 246
Penicillamina 393
Penicillina 21, 347, 398, 431
Penicillium crysogenum 21
Pentosani 118
Peonia 188
Peonia spp. 188
Peonolo 373
Pepe nero 166, 266
Peperoncino 174, 265, 314
Pepsina 214, 408
Peridroma saucia 358
Peripentadenia spp. 293
Pervinca 309
Pesticidi 15, 39, 44, 52, 61, 77, 85, 102, 353, 358, 378, 387
Petasites 379
Petroselinum spp. 157, 388, 422
Peucedanum praeruptorin 372
Peumus boldus 269-270, 422
Peyote 3, 267, 317, 324
Pharbitis nil 134
Phaseolus spp. 145, 207, 422
Phellinus linteus 344
Phellodendron amurense 344
Phoradendron flavescens 377
Phyllanthus acuminatus 313
Physostigma venenosum 280
Phytolacca dodecandra 381
Piantaggine 68, 121, 432
Picrasma excelsa 353
Picroliv 350
Picrorrhiza kurroa 344, 350
Picrorriza 350
Picrorrizina 350
Pieris rapae 358
Pillole 118, 180, 389, 411
Pilocarpina 53, 263, 290
Pilocarpus spp. 53, 289
Pilosina 290
Pimenta racemosa 152
Pimpinella anisum 48, 156, 378, 389, 422
Pinellia ternata 344, 386
Pino 111, 146, 153, 224, 347, 418
Pinus spp. 344, 392, 418, 422
Piperidina 264
Piperina 266, 290
Piper
  betle 290
  methysticum 250
  nigrum 266, 422
Piptadenia peregrina 320, 328, 330
Piretrine 21, 151
Piretro 248, 353
  di Dalmazia 21
Plantago spp. 121, 422, 432
Plasmide 50-51
Plectranthus 355
Podofillina 246
Podofillo 245, 310, 377
Podofillotossine 246, 309
Podophyllum spp. 14, 53, 245, 310, 377
Polidrossialcaloidi 356
Poligala 74, 83, 211, 219, 222
Poligonum 350
Polline 112
Polygala spp. 219, 344, 387
Polygonatum sibiricum 344
Polygonum spp. 256, 313, 344, 351, 386
Polyporus spp. 344, 425
Polystictus versicolor 344
Populus spp. 226, 392
Poria cocos 344, 386
Porphyra tenora 344
Potentilla spp. 344, 423
Primula 212, 221, 423
Primula veris 212, 221, 423
Principio attivo 4, 9, 11, 14, 19
Procumbide 171
Propoli 70, 110, 167, 248
Proscillaridina A 239
Prostaglandine 127, 131, 133
Prostanoidi 135, 141, 209, 214, 218, 244
Proteus vulgaris 347
Prunasisa 206
Pruno
  africano 142
  spinoso 432
Prunus
  africana 142
  amigdalus 207
  laurocerasus 206, 377
Pseudomonas
  aeruginosa 36, 44, 154
  saccharophyla 148
Pseudostellaria heterophylla 344

Psidium guaiava 373
Psillio 113, 121, 198
Psilocibina 320, 325, 327, 329
Psilocybe spp. 321, 329
Psoralea corylifolia 244, 377
Psoralene 243, 379
Psychotria viridis 328
Pterocarpus santalinus 423
Ptialina 148
Ptychopetalum olacoides 423
Pueraria 364
Pueraria spp. 53, 364, 387
Pulegone 183
Pulmonaria officinalis 423
Punica granatum 423, 430
Purpurea glicosidi A e B 237
Pygeum africanum 142
Pyrola rotundifolia 225

Q
Quassia amara 353
Quassina 353
Quercia 215, 259
Quercus spp. 258, 392, 423
Quillaia 432
Quillaja saponaria 211, 344

R
Rabarbaro 5, 41, 65, 73, 76, 83, 172, 198, 270, 377
Rafano 208, 350
Raphanus sativus 208, 254, 423
Ratania 76, 167, 257, 432
Rauvolfia 279, 389
Rauvolfia serpentina 24, 279
Rehmannia glutinosa 344, 386, 432
Reina 53, 194, 196, 199, 201, 351
Reserpina 279
Resina 20, 76, 167, 246, 258, 270, 310, 333, 420, 422, 425, 429, 434
Resiniferatossina 266, 376
Resinoidi 199
Resveratrolo 256, 314, 418
Rhamnaceae 202-203
Rhamnus
frangula 203, 423
purshiana 202, 423
Rheum spp. 41, 53, 198, 254, 377, 386, 423
Rhizopus spp. 148
Rhodiola rosea 348
Rhododendron 152
Rhopalosiphum padi 357
Rhus
chinensis 258
javanica 258
Ribes 34
Ribes spp. nigrum 78, 131
Ricina 145, 377
Ricino 5, 8, 34, 128, 130, 377
Ricinus communis 130, 145, 377
Ricophoraceae 378
Rincofillina 372
Rodioloside 348
Rosa canina 392, 433
Rosmarino 154, 163, 418
Rosmarinus officinalis 163, 389, 418, 423
Rosso di china 288
Rotenone 53, 248, 353
Rubiaceae 17, 41, 244, 263, 272, 279, 285, 301
Rubus spp. 423
Rudbeckia bicolor 344
Rumex 277
Rusco 212, 216, 418
Ruscus aculeatus 211, 216, 423
Russula spp. 382
Ruta 214
Rutina 142, 204, 220, 247, 256, 414, 426
Ryania spp. 353
Rynchosia phaseoloides 344

S
Sabadilla 353
Sabadilla officinarum 433
Sabal serrulata 141
Saccarosio 23, 69, 82, 109, 111, 214, 275
Saccharomyces diastaticus 148
Saccharopolyspora spinosa 358
Saccharum officinale 344
Safranale 176
Safrolo 151, 258, 376, 380, 434
Salice 19, 111, 193, 226
Salicilati 19, 226
Salicina 193, 226, 435
Salix spp. 228
Salsapariglia 433
Salvia 154, 163, 339, 365
Salvia
divinorum 152, 317, 338
miltiorrhiza 152, 365, 371, 386
officinalis 48, 163, 338, 418, 423
Salvinorina 152, 338
Sambuco 181, 433
Sambucus nigra 248, 423, 433
Sandalo 80
Sanguinarina 357
Sanicula europaea 423
Santalum album 423

Sapium sebiferum 344
Sapogenine 211, 219
Saponaria 21
Saponaria officinalis 423
Saponine 211, 216, 218, 236, 249, 258, 314, 345, 349, 357, 371, 376, 428, 432, 434
Saponinici 193, 211
Sapotossine 213
Sarin 321
Sarsasapogenina 211
Sassafras
  albidum 377, 380
  officinale 434
Sassofrasso 377, 434
Scammonea 193, 434
Schisandra chinensis 344
Schisti alluminosi 407
Schleehlendaria sinensis 258
Schoenocaulon officinale 353
Scilla 6, 33-34, 113, 236-239
Scilla maritima 238-239
Sciroppo 82
  ipecacuana (di) 83, 275, 384
  morfina (di) 278
Scleroderma aurantium 384
Sclerotium clavum 283
Sclerozio 282
Scoparone 183, 372
Scopolamina 20, 293, 321
Scopoletina 183, 244, 435
Scopolia 294
Scopolia spp. 293
Scrophulariaceae 236, 432
Scutigerale 266
Segale cornuta 20, 36, 151, 282, 300
Selenostemma argel 344
Semi 14, 27, 29
Senape 5, 34, 208
  bianca 193, 208
  nera 193, 208
Senecio spp. 377, 379
Senegina 211, 220
Senna 5, 8, 18-19, 107, 198, 200, 418
Sennosidi 19, 199, 201
Serenoa 141
Serenoa repens 344
Serotonina 15, 177, 180, 187, 205, 216, 267, 284, 299, 320, 325, 327, 364, 416
Serpentaria 379, 434
Serpentaria virginiana 434
Sesamum indicum 388, 423
Sfacelium segetum 283
Shogaoli 177
Shiitake 350
Sideritis mugronensis 152
Silibina 21, 248
Silicati 411
Silicristina 249
Silidianina 249
Silimarina 53, 249, 384, 418
Silybum marianum 21, 53, 248
Simmondsia chinensis 133
Simulium vittatum 357
Sinalbina 208
Sinapis alba nigra 208
Sindrome di astinenza 279, 319, 333
Sinigrina 208
SIPF 62, 78
Smilax spp. 387, 433
Soia (proteine di) 131
Solanina 356
Solanum spp. 14, 21, 49, 115, 211, 293
Solasodina 14, 21, 50, 211
Solidago 434
Solidago virga-aurea 423, 434
Sophora spp. 248, 344, 387
Sorbo 275
Sorbus spp. 375, 423
Spagirici 9
Sparteina 264
Spermaceti 132
Spilosoma obliqua 356
Spiraea ulmaria 227
Spirea 227, 421
Spirulina pratensis 344
Spodoptera spp. 356
Stachys tuberifera 113
Staphylococcus
  aureus 36, 44, 154, 347
Stephania spp. 370, 378
Sterculia spp. 118
Sterilizzazione 23, 35, 245
Stevia rebaudiana 152
Stevioside 152
Storace 5, 168
Stramonio 12, 21, 41, 65, 107, 267, 293
Streptomyces
  avermitilis 358
  fumans 358
Stricnina 11, 263, 273, 279, 281, 377
Strofantine 238
Strofanto 76, 236-238
Strombocactus disciformir 325
Strophantus spp. 233
Strychnos spp. 272, 281, 377
Succhi vegetali 78
Symphytum spp. 377, 379
Syzygium cuminum 423

T
Tabacco 18, 24, 257, 263, 291, 330, 335
Tabebuia spp. 14, 344
Tabernanthe 366
Tabernanthe iboga 366
Tagetae 356
Taicatossina 373
Talco 82, 411
Tamarindo 8
Tamarindus indica 388, 423
Tanaceto 187
Tanacetum parthenium 187, 377
Tannini 17, 255, 257
Tanshinone IIA 366, 371
Tarassaco 78, 226, 377
Taraxacum spp. 344, 377, 423
Tasso 122, 142, 152, 310, 354, 363, 375, 377
Tassoidi 310
Tassolo 14-15, 53, 89, 311
Taxomyces spp. 311
Taxus spp. 14, 52, 310, 377
Tè
  verde 301, 314, 418
  nero 301
  scuro 301
Tearubigina 302
Tebaina 49, 277
Tempo balsamico 33, 39, 77
Teniposide 246, 310, 315
Teobromina 300, 302
Teofillina 175, 300, 302, 411
Tephrosia vogelii 53
Teriaca 6
Termalismo 385, 394
Tetragonum 174, 265
Δ^9 –Tetraidrocannabinolo 333
Tetrandrina 370
Teucrium spp. 377
Thalictrum dasycarpum 313
Thea sinensis 301
Theobroma spp. 132, 300, 304, 423
Thermopsis 377
Thevetia peruviana 377
Thuja occidentalis 344, 351
Thymus
  serpyllum 423
  vulgaris 152, 338, 388, 423
Thynchosia minima 53
Tiglio 82, 434
Tilia spp. 423, 434
Timo 21, 68, 152, 154
Timolo 152, 154, 164, 186, 356
Tinospora 344, 349, 388, 435
Tinospora cordifolia 344, 349, 388, 435
Tisane 68, 83
Tlitliltzin 330
Topotecano 312, 315
Tossicodipendenza 319
Tremelia fuciformis 344
Triaca (vedi teriaca)
Trichilia roka 356
Trichocereus spp. 267, 325
Tricholoma 382
Trichosanthes kirilowii 344, 387
Triesifenidile 295
Trifoglio 435
Trifolium pratense 244
Trigonella foenum graecum 211, 218, 389, 423
Trigonellina 219, 238, 301, 429
Tripterygium wilfordii 313, 344, 377, 386
Triptofano 18, 208, 273, 279, 286, 320, 330, 415
Triticum spp. 115
Tuber spp. 382
D-Tubocurarina 14, 263, 273
Tuia 345, 350-351
Tujone 152, 155, 164, 183
Turbinicarpus pseudomacrochele 326
Turbina (Rivea) corymbosa 330
Turnera diffusa 423
Tussilago 21, 377, 379, 428
Tussilago farfara 377, 379, 428
Tylophora spp. 313, 356, 388

U
Ulva lactuca 344
Umulone 259
Uncaria 285
Uncaria spp. 372
Uncaria tomentosa 285, 344
Unguenti 8, 132, 155, 163, 168, 197, 409
Uragoga ipecacuanha 41
Urginea spp. 233, 238
Urtica spp. 180, 423
Usnea barbata 423
Uva ursina 19, 107, 194, 225, 255, 260

V
Vaccinium myrtillus 254
Valepotriati 22, 52, 169
Valeriana 21, 41, 52, 65, 68, 76, 78, 82, 169, 253, 260, 435
Valeriana
  officinalis 22, 52, 169, 424
  sylvestris 169
Valerianina 170
Vaniglia 111, 166, 168, 224
Vanilla spp. 224, 424

Vanillina 111, 168, 224
Vanilloidi 175, 266
Varroa jacobsoni 356
Vaselina 246, 412
Veleno 3, 6, 233, 237, 248, 272, 279, 282, 292, 330, 334, 373
Veratro 4, 377, 380
Veratrum album 377
Verbasco 36, 78, 435
Verbascum spp. 424, 435
Verbena officinalis 392, 424
Veronica officinalis 424
Verticillium 19, 358
Viburno 258, 435
Viburnum spp. 435
Vicia faba 148
Vinblastina 14, 52, 279, 286, 309
Vinca 15, 286, 309, 313
Vinca spp. 14, 53, 286, 309
Vincristina 14, 52, 286, 309, 315, 345
Vinum 167
Viola 424, 435
Viola spp. 424, 435
Virola spp. 272, 328
Virus 50, 245, 263, 341, 346, 351, 401, 412
Viscum album 47, 145, 344, 377
Vischio
  bianco 145
  abete (dell') 146
  pino (del) 146
  quercino 146
Vite 220, 254, 329
Vitex agnus-castus 178, 424
Vitexina 252
Vitis vinifera 255, 392, 418

W
Withania 349
Withania somnifera 344, 388

X
Xanthosoma spp. 377
Xantine 302, 411

Y
Yangonina 250
Yohimbe 280, 376
Yohimbina 280, 376
Yopo 328, 330

Z
Zafferano 3, 36, 42, 166, 174, 278, 376
Zantedeschia spp. 377
Zanthoxylum spp. 248, 313
Zea mays 115, 131, 344
Zedoaria 357, 436
Zenzero 80, 176-177, 266, 428
Zexbrevina 345
Zingiber 176
  officinale 176, 266, 344, 388, 424
Zizyphus jujuba 344
Zucca 34, 142, 272, 303

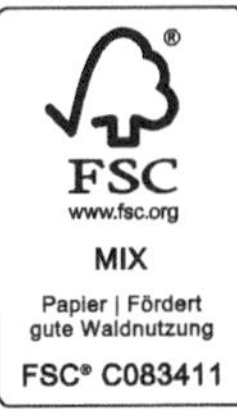

Zeitfracht Medien GmbH
Ferdinand-Jühlke-Straße 7
99095 Erfurt, Deutschland
produktsicherheit@kolibri360.de